卵巢衰老

OVARIAN AGING

主　编　王世宣

副主编　罗爱月　丁　婷　张金金

人民卫生出版社
·北京·

图书在版编目（CIP）数据

卵巢衰老 / 王世宣主编 . —北京：人民卫生出版社，2021.1 （2024.7重印）

ISBN 978-7-117-31159-5

I.①卵… Ⅱ.①王… Ⅲ.①卵巢功能早衰 Ⅳ.①R711.75

中国版本图书馆 CIP 数据核字（2021）第 007873 号

| 人卫智网 | www.ipmph.com | 医学教育、学术、考试、健康，购书智慧智能综合服务平台 |
| 人卫官网 | www.pmph.com | 人卫官方资讯发布平台 |

卵 巢 衰 老
Luanchao Shuailao

主　　编：王世宣

出版发行：人民卫生出版社（中继线 010-59780011）

地　　址：北京市朝阳区潘家园南里 19 号

邮　　编：100021

E - mail：pmph @ pmph.com

购书热线：010-59787592　010-59787584　010-65264830

印　　刷：北京华联印刷有限公司

经　　销：新华书店

开　　本：787×1092　1/16　印张：34　插页：4

字　　数：827 千字

版　　次：2021 年 1 月第 1 版

印　　次：2024 年 7 月第 4 次印刷

标准书号：ISBN 978-7-117-31159-5

定　　价：148.00 元

打击盗版举报电话：010-59787491　E-mail：WQ @ pmph.com

质量问题联系电话：010-59787234　E-mail：zhiliang @ pmph.com

编者名单 （以姓氏笔画为序）

丁　婷　华中科技大学同济医学院附属同济医院
习玥玥　华中科技大学同济医学院附属同济医院
马文擎　华中科技大学同济医学院附属同济医院
马菱蔚　华中科技大学同济医学院附属同济医院
马湘一　华中科技大学同济医学院附属同济医院
王　升　华中科技大学同济医学院附属同济医院
王　恬　华中科技大学同济医学院附属同济医院
王　波　华中科技大学同济医学院附属同济医院
王　曼　华中科技大学同济医学院附属同济医院
王世宣　华中科技大学同济医学院附属同济医院
文景宜　华中科技大学同济医学院附属同济医院
方　黎　华中科技大学同济医学院附属同济医院
卢智勇　武汉市普仁医院
叶双梅　华中科技大学同济医学院附属同济医院
田　勇　恩施土家族苗族自治州中心医院
付方方　华中科技大学同济医学院附属同济医院
刘　嵘　华中科技大学同济医学院附属同济医院
刘荣华　华中科技大学同济医学院附属同济医院
闫　玮　华中科技大学同济医学院附属同济医院
杜小芳　武汉市中心医院
杜鼎夫　华中科技大学同济医学院附属同济医院
李　天　华中科技大学同济医学院附属同济医院
李　亚　华中科技大学同济医学院附属同济医院
李　想　华中科技大学同济医学院附属协和医院
李咪璐　华中科技大学同济医学院附属同济医院
杨书红　华中科技大学同济医学院附属同济医院

吴　桐	华中科技大学同济医学院附属同济医院
吴　梦	华中科技大学同济医学院附属同济医院
吴明富	华中科技大学同济医学院附属同济医院
汪雯雯	华中科技大学同济医学院附属同济医院
沈　薇	华中科技大学同济医学院附属同济医院
沈　璐	华中科技大学同济医学院附属同济医院
张　岩	华中科技大学同济医学院附属同济医院
张金金	华中科技大学同济医学院附属同济医院
张晓凡	华中科技大学同济医学院附属同济医院
张敏莉	华中科技大学同济医学院附属同济医院
陈　蓉	北京协和医院
陈　骞	华中科技大学同济医学院附属同济医院
陈枝岚	武汉市中心医院
罗爱月	华中科技大学同济医学院附属同济医院
周　素	华中科技大学同济医学院附属同济医院
周　婷	华中科技大学同济医学院附属同济医院
郑庆梅	青岛大学附属医院黄岛院区
郝　星	华中科技大学同济医学院附属同济医院
项　涛	华中科技大学同济医学院附属同济医院
袁　明	华中科技大学同济医学院附属同济医院
袁素珍	华中科技大学同济医学院附属同济医院
栗　妍	华中科技大学同济医学院附属同济医院
高越越	华中科技大学同济医学院附属同济医院
唐维成	华中科技大学同济医学院附属同济医院
唐夏楠	华中科技大学同济医学院附属同济医院
蒋婧婧	华中科技大学同济医学院附属同济医院
程　静	武汉大学中南医院
鲁　欢	华中科技大学同济医学院附属同济医院
赖志文	成都西囡妇科医院
戴　俊	华中科技大学同济医学院附属同济医院
魏　嘉	华中科技大学同济医学院附属同济医院

主编简介

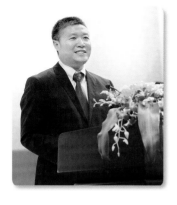

　　王世宣，二级教授、主任医师，博士及硕士研究生导师，"楚天学者计划"特聘教授。现任华中科技大学同济医学院附属同济医院妇产科常务副主任、普通妇科主任，国家妇产疾病临床医学研究中心（武汉）副主任，教育部及湖北省"肿瘤侵袭与转移"重点实验室副主任。学术任职包括中华医学会妇科肿瘤学分会常务委员、中国医师协会内镜医师分会常务委员、中国医疗保健国际交流促进会妇儿医疗保健分会副主任委员、中华医学会妇产科学分会绝经学组委员、湖北省医学会妇产科学分会名誉主任委员、湖北省医学会妇科肿瘤学分会主任委员等。

　　1988 年毕业于中山医科大学，获医学学士学位；1988—1991 年就职于同济医科大学附属同济医院妇产科；1991—1996 年在同济医科大学附属同济医院妇产科攻读医学博士学位；毕业后就职于同济医院妇产科至今；期间，2002—2004 年在美国德克萨斯大学达拉斯西南医学中心从事肿瘤免疫学博士后研究工作。

　　主要研究领域包括妇科肿瘤、卵巢衰老 / 损伤及功能保护。历经 10 余年的不懈努力，王世宣教授带领的团队已初步建立了卵巢衰老的基础和临床研究体系；在国内率先系统地开展卵巢衰老及相关疾病的研究；牵头成立了卵巢衰老及功能保护多中心协作组；制定了中国女性卵巢功能评价标准和预警体系；建立了卵巢衰老及损伤风险的分子检测技术；多方位探索了卵巢功能保护的策略和方法；参与了绝经期管理及绝经激素治疗临床应用指南制定；执笔撰写了《卵巢衰老的影响因素、临床评价及管理策略共识》及《女性恶性肿瘤患者化疗时卵巢损伤的防治策略专家共识》。主持包括国家国际科技合作专项、国家自然科学基金项目（7 项）、科技部重大项目、卫生部（现称为国家卫生健康委员会）行业专项、教育部重点项目等课题 10 余项。发表 SCI 论文 180 余篇，其中以第一或通讯作者发表 SCI 论文 80 余篇，相关研究发表在 *Nature Genetics*、*Journal of Clinical Investigation*、*Small*、*Clinical Infectious Diseases* 等国际高水平期刊。获得国家科学技术进步奖二等奖（2 项）等多个奖项。

序

卵巢是女性重要的生殖和内分泌器官,其功能有二:排出卵子,和男性的精子结合孕育下一代;分泌激素,作用于全身各个系统和器官,维持机体的稳态。

提到卵巢疾病,我们通常想到的多是卵巢子宫内膜异位囊肿、多囊卵巢综合征和卵巢癌等常见病、多发病或危及生命的疑难重症,对于卵巢作为一个器官发生衰老的相关知识却鲜有了解。

我和王世宣教授师出同门,均曾在我国著名妇科肿瘤专家蔡桂茹教授的指导下攻读博士学位。我"开山",他"关门"。我第一次系统地了解卵巢衰老,是在 2006 年年初和王世宣教授一同出差时去武汉天河机场的路上和候机厅内。王世宣教授跟我谈到:卵巢作为机体的众多器官之一,是会发生衰老的;卵巢衰老是卵巢功能由盛到衰,从衰退进而衰竭的过程;卵巢衰老不仅关乎女性自身的生命安全和身体健康,甚至会影响中华民族子孙后代的体质和健康。他同时提及:卵巢早衰(目前已改为"早发性卵巢功能不全")是卵巢衰老的一个比较极端的现象,是 40 岁之前卵巢功能衰竭的病理状态。因此,研究卵巢衰老,明确其病因和发病机制,并探寻有效和安全地干预卵巢衰老的策略和方法,有望留住女性正在或将要逝去的青春,提升其生活质量和健康水平。我非常认同他的观点,认为这是让人眼睛一亮和令人为之兴奋的想法,并鼓励和支持他组队探索。

十余年来,王世宣教授和他的团队在卵巢衰老和卵巢功能损伤及其保护上,进行了不懈和持续的努力,初步建立了基础和临床的研究体系,取得了一些重要的阶段性成果,发表了一系列有影响力的文章。他勤于思考,善于总结,在理论和实践上形成了自己独到的认识和见解,并将之梳理、整合编纂成《卵巢衰老》这本书。

本书对卵巢衰老的基础理论和临床实践的相关知识进行了详实和全面的介绍,我们可以深入了解到卵巢作为一个器官,从发生、发育到成熟,其功能由全盛走向衰老,直至衰竭,这整个过程的生理和病理变化,系统认识到其病因或影响因素、发病机制、危害及表现、评估、预警和干预方法等。这本书堪称卵巢衰老研究的百科全书,为了解卵巢衰老,进而预防、延缓甚至逆转卵巢衰老提供理论上的支持和实践上的指导。

目前,卵巢衰老的研究正在国内外如火如荼地进行,但该领域仍然存在许多未知,有待深入探索和挖掘。王世宣教授主编的《卵巢衰老》集数年研究成果于一书,是一本全新的妇科学领域的专著,对妇科理论知识体系亦是一个很好的补充。因此,不管是对于妇产科医师、医学生,还是对于广大的女性同胞,这本书都非常值得一读,都会对他们有所帮助。

以此为序。

马　丁

中国工程院院士

华中科技大学同济医学院附属同济医院妇产科主任

2020 年 12 月

前　言

就我个人所知,《卵巢衰老》这本书目前是全世界第一部关于女性卵巢器官衰老的医学专著。从开始筹建团队进行探索,到今天终于把所做、所思、所想和所感总结成文,历经约14年。

在1999年的全国政协会议上,中国宣布进入老龄化社会。而且,我国在老龄化人口绝对数量、所占比重和增长速度上远超世界上大多数国家。如何赡养老人和自己如何养老成为了亟待解决的社会和经济问题。而有关衰老的病因和防治研究,也引起了我的关注。

2002年,我在美国德克萨斯大学达拉斯西南医学中心(University of Texas Southwestern Medical Center at Dallas,UT Southwestern)做肿瘤免疫学博士后研究时,校园里贴满了学术前沿讲座的海报,这深深地吸引了我。其中,有关衰老(aging)的话题颠覆了我的认知。中国传统观念认为,生老病死之一的"老"是自然现象,常劝人们顺其自然,随遇而安。但在有关衰老最新研究的讲座上,我了解到,衰老是一种病理过程,因为其可以引起一系列相关疾病的发生和发展,例如老年痴呆、心血管疾病甚至癌症都与衰老有关。衰老有异质性,有的人老得快,有的人老得慢,都有其内在原因和科学规律。我感到震撼的同时也深受启发,这种观念为我以后确定卵巢衰老研究方向打开了一扇智慧之窗。

2004年,我回到中国,在继续做好妇科肿瘤的基础和临床研究的同时,也启动了对卵巢衰老的探索。当时,全世界范围内研究卵巢衰老的专业人士不多,有关文章和报道也甚少,甚至连什么是"卵巢衰老"都无明确定义,因而进步小而且慢。

所幸,人类基因组计划已经完成,医学的研究水平已从系统和器官,到组织和细胞,再到基因和分子层面。妇科肿瘤的临床和基础研究的学术背景,让我可以从不同的视角去审视和剖析卵巢衰老的本质和内在规律。

十余年来,在国家各部委、湖北省、武汉市、华中科技大学和华中科技大学同济医学院附属同济医院的大力支持下,我们团队进行了不懈和持续的努力。我们成立了卵巢衰老及功能保护多中心协作组,探索了卵巢衰老的病因和影响因素,挖掘了卵巢衰老的内在机制,初步建立了中国女性卵巢功能评价标准和预警体系,并对保护卵巢功能的策略、方法和药物进行了系统研究。目前,部分研究成果正在进行临床转化。与此同时,我们对卵巢衰老领域的相关理论也逐渐形成了自己的一些独特的认识和见解。我们将之与国内外该领域最新研究进展进行总结、融合编成此书,希望分享我们的想法、做法和观点,并对卵巢衰老研究的推动和发展有所帮助。

卵巢作为机体的众多器官之一,是会发生衰老的。卵巢衰老(ovarian aging)的核心是卵巢功能由强盛而衰退,进而衰竭的过程;在此基础上,我们提出并完善了卵巢衰老的定义及其所包含的要点。

任何器官都会经历出生、发育、成熟、衰退和衰竭这样的过程,卵巢也不例外,这就是本书中"卵巢的生命周期"所要探讨的问题。

卵巢衰老,不仅仅只是引起我们当下所重视和强调的绝经及其综合征,其实是发生更早、持续下降和牵涉面更广的重要过程。它不仅影响着女性的生殖功能,导致不孕不育,还可因为内分泌功能下降引起其靶器官或系统的相关疾病。本书将卵巢衰老对全身系统的危害和表现进行了分别阐述。

卵巢衰老是一个极其复杂的过程,其病因或影响因素众多,目前尚无明确的分类方式。本书以精准医学概念为基础,参考矛盾论中内因和外因的重要论断,将卵巢衰老的影响因素分为遗传因素、环境因素、行为学因素等十大类,便于进一步深入研究。同时,对前述因素导致卵巢衰老的病理生理学和分子生物学机制进行了系统梳理和分类论述。

正确诊断疾病是恰当治疗疾病的基石。本书对卵巢衰老如何评估、关键指标是什么、预警体系的构建和完善以及如何预测绝经和绝育这两个卵巢功能的重要终点等内容均一一进行了阐明。

早在2 000多年前,我国即有论述:"上医治未病,中医治欲病,下医治已病。"针对卵巢衰老:"已病"是指已经绝经;"欲病"指已出现卵巢功能衰退的表现,类似卵巢储备下降或早发性卵巢功能不全等;"未病"则指卵巢功能正常。以此为据,我们提出了干预卵巢衰老的三大理念和进行临床管理的七大策略。同时,也对日常生活或医疗过程中如何科学保养、维护或保护卵巢功能大胆地提出了我们的认识和建议。

本书分为两篇:基础篇和临床篇。主要内容包括卵巢衰老的定义及其相关概论、生理学基础、危险因素、发生机制、评估及预测、防治管理等。从结构上来看,卵巢功能为本书所有内容的核心,此为本书的"纲";而与卵巢功能衰退相关的以上所有其他要素,均为其"目"。以此为阅读本书的重要逻辑基点,即可纲举而目张,将比较容易地学习、掌握并灵活应用本书对卵巢衰老的相关知识。本书可供妇产科医师、妇女保健工作者、妇产科和衰老领域的研究生和本科生学习参考,也可帮助广大女性同胞了解自身和提升自己的健康水平和生活质量。

参加本书编写的人员以华中科技大学同济医学院附属同济医院卵巢衰老团队为主,我也非常荣幸地得到了北京协和医院妇产科陈蓉教授的鼎力相助,撰写了第八章绝经激素治疗。因为本书是"先行",可以用来参考的文献和书籍甚少,本书与其说是"编"和"写",不如说是"闯"和"创"。

本书中基因和蛋白符号大小写因人类及动物的不同而不统一,所有基因和蛋白符号的使用依据是 2016 年发表在《同济大学学报（医学版）》的《医学论文中人类基因符号及相应蛋白符号的正确书写》一文。本书出版之际，恳切希望广大读者在阅读过程中不吝赐教，如有疑问欢迎发送邮件至邮箱 renweifuer@pmph.com，或扫描封底二维码，关注"人卫妇产科学"，对我们的工作予以批评指正，以期再版修订时进一步完善，更好地为大家服务。

谨以此书献给所有女性和为了女性健康事业而不懈奋斗的人们！

王世宣

华中科技大学同济医学院附属同济医院妇产科常务副主任

2020 年 12 月

目 录

上 篇 基 础 篇

下篇　临　床　篇

上篇　基础篇

第一章

概　　论

第一节　人口老龄化与器官衰老

在过去的 100 年里,由于疫苗接种、消毒剂和抗生素的广泛使用,全世界范围内感染性疾病作为死亡原因的比重显著降低,人类寿命显著延长。随着生活质量的改善和人民素质的提高,一些预防保健措施,如均衡营养、适量运动和减少吸烟等,逐渐成为寿命延长的主要原因。根据 *The Lancet* 杂志发表的最新数据,世界范围内人均寿命将显著增加,预计 2040 年中国人均寿命将从 2016 年的 76.3 岁增至 81.9 岁。人口老龄化已成为现代社会的特征,与年龄有关的疾病,如癌症、脑卒中、心力衰竭、阿尔茨海默病和代谢性疾病等,发病率明显上升,已成为一个重大的社会、卫生和经济挑战。

我国人口老龄化形势严峻,老龄人口的规模和增长速度是世界之最。在发达国家,人口老龄化社会的标准是 65 岁及以上人口超过总人口的 7%。在发展中国家,人口老龄化社会的标准是 60 岁及以上人口超过总人口的 10%。按照该标准,我国于 21 世纪初,就已迈入老龄化社会。根据国家统计局发布的最新数据,2017 年我国 60 岁及以上的人口数已达 2.4 亿,占比 17.3%。2016 年世界卫生组织发布的《中国老龄化与健康国家评估报告》对未来中国老年人口规模作出了这样的预测:"在未来的 25 年里,中国 60 岁及以上老年人在全人口中的构成比将增加一倍以上,将从 2010 年的 12.4%(1.68 亿)增长到 2040 年的 28%(4.02 亿)"。

人口老龄化问题事关国家前途、民族命运,其应对面临着诸多难题。我国是在经济尚不发达的情况下提前进入老龄社会,即"未富先老"。生产力不发达、社会财富不充足、经济实力和物质基础相对薄弱等问题对人口老龄化社会而言无疑是雪上加霜。显著增速的人口老龄化和规模壮大的老年人口,对民生保障、经济发展、社会治理、文化传承乃至政治生态等方面都将产生深刻而持久的影响。养老问题已成为涉及广泛、备受关注且牵动民生的重大问题。但养老金缺乏、养老服务业的政策瓶颈及精神养老未受重视等将带来一系列社会和经济问题。同时,养老服务总量供给不足、结构失衡、资源浪费、服务质量不高以及护理人员极度短缺等问题也亟待解决。老龄化的不可逆转性及其对人民生活、经济建设、社会发展所带来的全局性、长期性、重大性影响,决定了它是关乎国家长远发展并需要全面、系统、综合应对的重大问题。2016 年年初,习近平总书记对加强老龄工作作出重要指示:"有效应对我国人口老龄化,事关国家发展全局,事关亿万百姓福祉。要立足当前,着眼长远,加强顶层设计,完善生育、就业、养老等重大政策和制度,做到及时应对,科学应对,综合应对"。近期,我国已成立国家卫生健康委员会老龄健康司等机构解决老龄化带来的健康领域的一系列问题,包括防治衰老相关疾病等。可见,老龄化问题在我国已受到高度重视,解决老龄化问题已迫在眉睫。

其中,增龄性衰老相关疾病已成为 21 世纪人类健康的最大威胁。随着现代医学水平日趋进步,衰老研究成果的逐渐积累,人们对自然和自身的认识也在发生转变。衰老,在过去几千年间,人们一直将它视为一个巨大的敌人。生老病死被认为是自然规律,代表着自然这一造物主拥有着不可抗拒的巨大力量。然而,人与衰老的关系就如同人类文明的演进一样,经历了从被动到主动的过程。人类的文明经历了敬畏自然的神话时代、认识自然的石器时代、利用自然的农耕时代、征服自然的机械时代、主宰自然的信息时代及与自然和谐共处的文明生态时代。人们对衰老的认识也发生了翻天覆地的变化,经历了衰老是自然的生理现象、衰老伴随着增龄性疾病的发生、年龄相关疾病受基因调控、寿命是受基因控制的遗传性状、调控相关基因和通路的表达能延长寿命以及延缓衰老等颠覆性的过程。目前,人们更倾向于认为衰老不再是听天由命的自然生理现象,而将其视为一种可以干预的病理过程。这种认识的转变源于 1939 年人们发现热量限制能够延长啮齿动物寿命。值得一提的是,热量限制不仅延长了整体寿命,而且推迟或抑制了年龄相关疾病的发生。由此,健康寿命的概念被提出来。一时之间,"衰老是可以干预的"这一观点激起了衰老研究领域的千层浪花。自此,衰老研究舞台的大幕就此拉开。

随着衰老的神秘面纱被层层揭开,调控衰老的众多遗传基因与关键通路纷纷登场。1952 年,一项果蝇衰老与繁殖的研究表明,其寿命与繁殖时间的早晚有关,且此差异可以遗传。从此,人们认识到,基因可以决定寿命。1988 年的一项线虫研究表明单个 *age-1* 基因就能决定个体寿命。后来科学家陆续发现了其他决定寿命长短的基因,并基于此建立了 GenAge 数据库。而人们已经不满足于单纯发现寿命基因与鉴定衰老表型,转而进一步研究决定表型的遗传通路。明确这些基因调控衰老的方式将为后续干预衰老奠定基础。1993 年,人们发现了能将线虫寿命延长近一倍的 *daf-2* 基因,该基因能够编码胰岛素样受体。随后,抑制胰岛素信号通路可延长寿命的效应在线虫、果蝇和小鼠上都得到了证实。上述研究提示了遗传的保守性,使得干预人类衰老的设想具有了可行性,为人类与衰老的博弈增加了决胜筹码。同时,从具有细胞周期阻滞特性的酵母突变体上鉴定出的编码雷帕霉素靶蛋白 Tor1 和 Tor2 的基因在哺乳动物上也有同源基因 *mTOR*。作为一种保守的营养传感器,TOR 通路和胰岛素信号通路也为热量限制延长人类寿命的设想提供了充分的依据。随后在人类与小鼠身上也发现热量限制延长酵母寿命过程中的关键蛋白 Sir2。后续研究表明人类表达的 7 种 sirtuin 蛋白可以预防年龄相关性疾病,从而提高健康寿命。通过预防年龄相关性疾病来延长健康寿命的这一可能性令人雀跃不已。衰老是一个极其复杂的过程,受多因素、多环节、多机制的影响和调控。研究衰老的机制及基于其机制探索延缓衰老、延长健康寿命的策略从未停止。在整体寿命和健康寿命延长的条件下,烟酰胺腺嘌呤二核苷酸(nicotinamide adenine dinucleotide,NAD^+)水平的升高揭示了其在衰老过程中发挥的保护效应。基于线粒体和氧化应激的自由基衰老理论被认为和寿命及衰老显著相关,仍有待充分依据证实。鉴于衰老过程中端粒酶的缩短与衰老细胞的累积,针对清除衰老细胞的"长生不老药"(senolytics)对抗器官衰老或延长寿命的动物研究与临床试验正在如火如荼地开展。

同时,与年龄相关性疾病有关的多种免疫和炎性因子的研究也开启了对免疫性衰老和炎性衰老的探索。衰老过程中失稳蛋白的累积使得蛋白质稳态失衡也成为衰老领域的一大热点。综上所述,衰老是一个内在的、普遍的、多因素的、渐进的过程,其本质特征是器官功能的退化及逐渐丧失,最终导致死亡风险上升。衰老这一复杂网络受基因组稳定性、营养感知、表观遗传改变、端粒损耗、蛋白质稳态、细胞衰老、线粒体功能与自由基等多种方式调控。上述调控方式通过各自的分子通路损伤细胞和组织,继而引起多器官衰老及整体寿命的缩短。

器官衰老是衰老问题的核心。器官衰老是指个体生命进程中,因内外因素引发的组成器官细胞的丢失和细胞外基质聚集,导致器官整体功能下降、对损伤因素易感性增强和应激反应能力下降。器官衰老可引起多种疾病的发生和发展,如心血管疾病、癌症、糖尿病、骨质疏松和神经退行性疾病等。器官衰老带来的严重危害已成为人口老龄化面临的首要问题,也是全人类需要共同面对的世纪科学难题。随着人口老龄化加剧,器官衰老以及衰老相关疾病给人们生活质量和健康水平带来的影响越来越大,对国家、社会和家庭都造成了极大的负担。目前,中国约 33% 的疾病总负担归因于 60 岁及以上老年人的健康问题。中国的疾病谱已经从传染病转向以高血压、心脏病、脑卒中、癌症等慢性衰老相关疾病为主的慢性非传染性疾病。到 2030 年,慢性非传染性疾病的患病率将至少增加 40%,在 60 岁及以上老年人中,大约 80% 将死于这些器官衰老相关疾病。

几十年来,降低器官衰老相关疾病的发生率和病死率一直是老年医学研究的基本策略,也是卫生与健康领域研究的焦点与难点。健康期望寿命指一个人在某个年龄不受疾病、死亡和机能障碍的影响,有望在健康状态下生活的年数。延长健康寿命是实现“最佳寿命”的重要组成部分。“最佳寿命”的定义是活得长,且拥有令人满意的健康水平和生活质量。既往以延长人类寿命为目标的研究曾引起了人们的担忧,大家忧虑上述努力可能导致老龄人口的进一步增加,从而引起与年龄有关的慢性器官病变的高度流行,结果与初衷适得其反。然而,实验数据不断显示,寿命延长通常伴有衰老相关疾病的发生延迟和 / 或发病率降低。与动物研究结果相一致,大多数百岁老人不仅表现出超长的寿命,而且通常在非常高龄之前并没有慢性疾病和残疾的发生。越来越多的观点提出衰老是一个病理性过程,延长健康寿命或延缓衰老被认为是防治器官衰老及相关疾病最好的方法。器官衰老已越发受到重视,逐渐被推动至需要治疗的状态。通过调控衰老相关通路,人们可以发现或设计干预衰老的药物与措施来预防器官衰老,从而达到延缓衰老、延长健康寿命的目标。二甲双胍、雷帕霉素类似物、清除衰老细胞的药物、sirtuin 活化剂、NAD^+ 前体等一系列药物已在临床前研究和试验中。除了药物策略,热量限制与适度锻炼也是预防机体及器官衰老,对抗衰老相关疾病的重要措施。

卵巢作为女性的生殖器官,兼具有生育功能和维持机体内分泌稳态的作用。伴随着卵子数量减少和质量衰退,卵巢衰老导致女性生育能力和生殖质量的下降,是关系到自身及下一代健康的重要问题。卵巢衰老速度远超机体其他绝大部分器官,呈现出连续性、渐进性和阶段性特征。女性的生育能力随着年龄增加逐渐下降,35 岁之后下降更为明显。目前女性平均绝经年龄为 51 岁,随着寿命延长,越来越多的女性有近 1/3 的生命将在绝经后度过。据统计,目前我国围绝经期妇女有 1.3 亿,预计 2030 年将超过 2.8 亿,全球围绝经期妇女将增至 12 亿。另外,尚有一部分特殊人群,由于遗传、行为、心理、免疫等种种原因,或因为罹患其他疾病特别是恶性肿瘤而需要进行治疗,其卵巢功能受到不同程度的损害,导致 40 岁之前卵巢功能衰竭,如早发性卵巢功能不全、卵巢功能早衰(简称卵巢早衰)。延缓卵巢衰老,以及预防随之而来的多器官衰老已成为老龄化社会的迫切需求。

本书将从基础到临床,在系统、器官、组织、细胞及分子水平上,全面系统地阐述卵巢衰老的病因和影响因素、发生和发展过程及内在机制、卵巢储备和功能的实时评估及早期预警、预防和治疗的策略及方法等重要问题,以便统一相关概念和标准,聚焦研究方向和目标。希望能为广大读者认识、理解卵巢衰老奠定理论基础,作出实践指导,启迪新的方向。

（张金金）

参考文献

1. de Magalhães João Pedro. The scientific quest for lasting youth: prospects for curing aging. Rejuvenation Research, 2014, 17: 458-467.

2. Steel N, Ford JA, Newton JN, et al. Changes in health in the countries of the UK and 150 English Local Authority areas 1990-2016: a systematic analysis for the Global Burden of Disease Study 2016. Lancet, 2018, 392: 1647-1661.

3. Beard JR, Bloom DE. Towards a comprehensive public health response to population ageing. Lancet, 2015, 385: 658-661.

4. Harper S. Economic and social implications of aging societies. Science, 2014, 346: 587-591.

5. 世界卫生组织. 中国老龄化与健康国家评估报告. 2016-1-12.

6. 唐钧, 刘蔚玮. 中国老龄化发展的进程和认识误区. 北京工业大学学报 (社会科学版), 2018, 18: 8-18.

7. McCay CM, Maynard LA, Sperling G, et al. Retarded growth, life span, ultimate body size and age changes in the albino rat after feeding diets restricted in calories. Nutr Rev, 1975, 33: 241-243.

8. Campisi J, Kapahi P, Lithgow GJ, et al. From discoveries in ageing research to therapeutics for healthy ageing. Nature, 2019, 571: 183-192.

9. Friedman DB, Johnson TE. A mutation in the age-1 gene in Caenorhabditis elegans lengthens life and reduces hermaphrodite fertility. Genetics, 1988, 118: 75-86.

10. Kenyon C, Chang J, Gensch E, et al. A C. elegans mutant that lives twice as long as wild type. Nature, 1993, 366: 461-464.

11. Bartke A. Impact of reduced insulin-like growth factor-1/insulin signaling on aging in mammals: novel findings. Aging Cell, 2008, 7: 285-290.

12. Heitman J, Movva NR, Hall MN. Targets for cell cycle arrest by the immunosuppressant rapamycin in yeast. Science, 1991, 253: 905-909.

13. Kaeberlein M, McVey M, Guarente L. The SIR2/3/4 complex and SIR2 alone promote longevity in Saccharomyces cerevisiae by two different mechanisms. Genes Dev, 1999, 13: 2570-2580.

14. Belenky P, Bogan KL, Brenner C. NAD$^+$ metabolism in health and disease. Trends Biochem Sci, 2007, 32: 12-19.

15. Kirkland JL, Tchkonia T, Zhu Y, et al. The clinical potential of senolytic drugs. J Am Geriatr Soc, 2017, 65: 2297-2301.

16. Franceschi C, Campisi J. Chronic inflammation (inflammaging) and its potential contribution to age-associated diseases. J Gerontol A Biol Sci Med Sci, 2014, 69 (Suppl 1): S4-S9.

17. López-Otín C, Blasco MA, Partridge L, et al. The hallmarks of aging. Cell, 2013, 153: 1194-1217.

18. Seals DR JJ, LaRocca TJ. Physiological geroscience: targeting function to increase healthspan and achieve optimal longevity. J Physiol, 2016, 594: 2001-2024.

19. Fontana L PL, Longo VD. Extending healthy life span—from yeast to humans. Science, 2010, 328: 321-326.

20. Willcox BJ WD, Ferrucci L. Secrets of healthy aging and longevity from exceptional survivors around the globe: lessons from octogenarians to supercentenarians. The journals of gerontology Series A, Biological sciences and medical sciences, 2008, 63: 1181-1185.

21. Bernard Rosner GAC. Age at menopause: imputing age at menopause for women with a hysterectomy with application to risk of postmenopausal breast cancer. Ann Epidemiol, 2011, 21 (6): 450-460.

22. Daayana S HC. Hormone replacement therapy and the endometrium. Menopause Int, 2009, 15: 134-138.

第二节　卵巢衰老概述

卵巢与身体中的其他组织器官,尤其与男性性腺睾丸相比,极具特殊性。卵巢衰老发生早,进展迅速;一般 35 岁即出现卵巢功能急剧下降,其最终结局为永久性衰竭。自古至今,中外研究均关注卵巢衰老的危害。部分研究虽没有提及"卵巢衰老"的概念,但"更年期""绝经综合征""卵巢早衰"等均是关于卵巢衰老的研究。卵巢衰老是女性机体衰老的起搏器,是绝经的罪魁祸首,其影响因素涉及遗传、环境、行为、医源性等诸多方面,核心是卵巢功能由盛至衰的病理过程,从而影响生殖内分泌、精神神经、骨骼、心血管等全身多个系统的健康。因此,研究卵巢衰老具有重要的科学意义和应用价值,探索、规范卵巢衰老的评估、管理及预防意义深远。

一、卵巢衰老的研究历史

在 2 000 余年前,早在西方医学对女性生殖功能进行系统研究之前,我国传统医学以"七"为周期论说女性生殖功能的阶段性变化。《黄帝内经·素问·上古天真论》写道:"二七而天癸至,任脉通,太冲脉盛,月事以时下,故有子……七七任脉虚,太冲脉衰少,天癸竭,地道不通,故形坏而无子也"。通俗的翻译就是说:女子 14 岁月经初潮,具备生育功能;49 岁月经断绝,形体衰老,丧失生育能力。以"形坏而无子"描述绝经后女性的内分泌功能和生殖功能衰退,生动而贴切。

远在 17 世纪,西方国家曾就女性年龄和生育力之间的关系进行统计研究。1670 年及 1789 年的法国人口学研究表明:20~24 岁结婚的女性平均生育 7 个孩子,约 3.7% 女性无生育;25~29 岁结婚的女性平均生育 5.7 个孩子,约 5.0% 女性无生育;30~34 岁结婚的女性平均生育 4 个孩子,约 8.2% 女性无生育。女性最后一次生育的平均年龄是 40 岁左右。20 世纪中叶,美国对未进行任何生育控制的人群进行大规模人口调查,研究者们就女性的年龄和不孕症发生率进行统计分析。统计结果显示,以 30 岁、35 岁、40 岁及 45 岁为节点,不孕的女性分别占 7%、11%、33% 及 87%。尽管生育力受多个因素影响,但卵巢的生殖功能是其核心环节,卵巢衰老势必导致生育力下降甚至不孕不育。

早在 1939 年,卵巢早衰女性高促性腺激素低雌激素的特点就已受到关注。1942 年,Fuller Albright 提出"原发性卵巢功能不全(primary ovarian insufficiency,POI)"的概念。1950 年,Atria 提出"卵巢早衰(premature ovarian failure,POF)"的概念,并详细讨论了 POF 的临床特征。

在可查阅的文献数据库中显示,20 世纪中叶已有科学家对衰老过程中卵巢的组织学及血供变化进行研究,并提出"卵巢衰老"(ovarian senescence)的概念,以及早绝经和激素治疗的文献报道。20 世纪 80 年代就有学者初步探究了卵巢衰老的激素分泌变化及下丘脑-垂体的调控。近 30 年亦有多个相关研究陆续开展,如 1981—1991 年美国马萨诸塞州妇女健康研究,历时 10 年调查了近万名女性围绝经期的主观感受。首次国际绝经大会于 1976 年在法国召开,定义了女性的更年期。WHO 专家组在 1994 年对绝经问题的相关术语给出了定义。1999 年,国际绝经协会(International Menopause Society,IMS)提出,更年期的概念包括围绝经期的概念。2001 年在美国召开的生殖衰老分期专题研讨会(the stages of reproductive aging workshop,STRAW)提出 STRAW 分期系统。在随后的 10 年中,STRAW 分期系统逐渐被广泛应用,并作为描述生殖衰老到整个绝经期的金标准。2011 年又提出 STRAW+10 分期系统。

自 20 世纪 50 年代始,以 Zuckerman 为主的多数学者提出哺乳动物"固定卵泡池"的学说,这一传统理论雄踞生殖生物学领域 50 余年,认为卵巢中的始基卵泡池是唯一的卵泡储备库,卵泡随时间不断消耗直至耗竭,驱动卵巢衰老的发生。2004 年起,Tilly 等学者发现,哺乳动物出生后的卵巢中存在卵原干细胞(oogonial stem cells,OSCs)能够定向分化为卵母细胞,参与始基卵泡池的更新。随后,在育龄期女性卵巢中亦分离出人 OSCs。进一步研究表明,分离获得的小鼠 OSCs 移植入成年小鼠卵巢,可分化成卵子,并受精及产仔。华中科技大学同济医学院附属同济医院王世宣教授团队成功移植 OSCs 并改善了化疗导致卵巢衰老小鼠的生育功能。OSCs 的发现为卵巢衰老的研究开启新的方向和思路(详见第五章)。但是,关于 OSCs 是否存在,至今仍然存在争议。

二、卵巢衰老及其他相关概念

卵巢衰老作为一个连续渐进性变化的过程,根据衰老的不同程度及其对生育力和内分泌功能的影响而区分为不同的临床概念,包括:卵巢储备功能减退和卵巢衰老。根据卵巢衰老的发生因素是自然衰老、病理性衰老及衰老进程的快慢不同,可分为:卵巢早衰、早发性卵巢功能不全、早绝经及绝经。此外,卵巢低反应是专用于辅助生殖技术领域的一个概念,评价卵巢对促排卵刺激的反应性,与妊娠结局直接相关。

(一)卵巢衰老

卵巢衰老(ovarian aging,OA),即女性卵巢功能随着年龄增长逐渐衰退的过程,受遗传、环境、生活方式等多因素影响,以卵泡数量和卵子质量下降为基础,最终表现为绝经,并且影响全身多个器官,导致相关疾病发生的一种病理过程。卵巢衰老从广义上来说,是指卵巢功能衰退的一个进行性变化的过程(ovarian aging,OA);从狭义上来讲,是指卵巢功能衰竭的一个最终状态(ovarian failure)。

(二)卵巢储备功能减退

卵巢储备功能减退(diminished/decreased ovarian reserve,DOR)是辅助生殖领域中的常用名词,尚无确切定义。国内也有学者称其为"卵巢储备功能低下""卵巢储备功能减低""卵巢储备下降""卵巢储备减低",常指育龄期女性卵巢反应性及生殖力下降。DOR 女性的卵巢内卵母细胞的数量和/或质量下降,同时伴有抗米勒管激素(anti-Müllerian hormone,AMH)水平降低(<1.1ng/ml),和/或窦卵泡数减少(<6 个),及/或卵泡刺激素(follicle-stimulating hormone,FSH)水平升高(>10U/L)。

这一概念的提出及临床评判主要依靠实验室检验及超声检查结果,关注患者生育力降低,但不强调年龄、病因和月经状态。

（三）早发性卵巢功能不全 / 卵巢早衰

早发性卵巢功能不全(premature ovarian insufficiency,POI)指女性 40 岁前由于卵泡耗竭而丧失卵巢功能。临床表现为持续 4 个月闭经或月经稀发,间隔超过 4 周两次检测 FSH 均超过 25U/L,伴或不伴低雌激素症状。

早发性卵巢功能不全,以往也被称为"卵巢早衰",指女性 40 岁之前出现闭经时间 ≥ 4~6 个月,两次间隔 4 周以上 FSH>40U/L,伴有雌激素降低及绝经症状。近年来,学界普遍认为 POF 不能体现疾病的发展过程,且疾病诊断的表述令患者难以接受,故推荐采用 POI,并将 FSH 诊断值从 40U/L 降低至 25U/L。美国生殖医学学会以 FSH 水平、生育能力和月经情况为参数,将疾病进程分为正常、隐匿性、生化异常和临床异常 4 个阶段。

临床上早发性卵巢功能不全患者可表现为原发闭经,甚至青春期发育缺失,多数为继发性闭经,由染色体或基因缺陷、自身免疫性疾病、环境因素及医源性因素等所导致。

临床上 40 岁前闭经并伴有 FSH 升高的除了早发性卵巢功能不全患者以外,还有卵巢抵抗综合征(resistant ovary syndrome),又称卵巢不敏感综合征(insensitive ovary syndrome),卵巢内有卵泡存在,但对外源性促性腺激素呈低反应或无反应。因此,这类患者 AMH 接近同龄女性的平均水平,这一点是 POI 与卵巢抵抗综合征的鉴别点。

（四）早绝经

早绝经(early menopause),早于正常绝经年龄,在 45 岁之前进入绝经状态,理论上包括卵巢早衰。卵巢早衰的年龄界定是 40 岁以前,因此,早绝经通常指 40~45 岁绝经。

（五）绝经

绝经(menopause),分为人工绝经和自然绝经。人工绝经是通过指手术或放化疗等医疗手段切除卵巢组织或破坏卵巢功能,使其停止分泌雌激素,不再有激素刺激子宫内膜生长,导致绝经。

自然绝经是指卵巢内卵泡自然耗竭,或剩余卵泡对促性腺激素失去反应,卵泡不再发育,停止分泌激素。自然绝经是个回顾性概念,指妇女一生中的最后 1 次月经,需要在最后 1 次月经的 12 个月之后方能确认。绝经的真正含义是指卵巢功能的衰竭,并非指月经有无。

绝经是卵巢衰老的终点事件。年龄相关的卵泡数目的下降引发月经周期不规律并最终绝经。与此同时,卵母细胞质量下降导致生育力逐步下降,并以自然绝育告终。

（六）卵巢低反应

卵巢低反应(poor ovarian response,POR),国内也有学者称为"卵巢反应不良",是指女性在接受辅助生殖技术控制性超促排卵时,卵巢对刺激药物的反应低下,获卵数少。卵巢低反应性被认为是卵巢储备下降的早期征象。其诊断标准各生殖中心有一定差异。2011 年欧洲人类生殖与胚胎学会(European Society of Human Reproduction and Embryology,ESHRE)提出了一个统一的标准:①高龄(≥ 40 岁)或其他发生 POR 的高危因素;②前次体外受精(in vitro fertilization,IVF)周期卵巢反应低下,常规促排卵方案获卵数 ≤ 3 个;③卵巢储备功能下降,如窦卵泡数(antral follicle count,AFC)<6 个,或者 AMH<1.1ng/ml。以上标准同时满足 2 个或以上即可诊断为 POR。

卵巢低反应性可导致促排卵治疗周期的获卵数少,而卵裂率、卵子成熟率、受精率、优质胚胎率降低,周期取消率升高,可移植胚胎数减少,胚胎着床率降低,影响妊娠结局。

三、卵巢衰老的临床特点及危害

20 世纪前人类寿命普遍不足 50 岁,近 80 余年人类寿命显著延长,卵巢衰老所导致的健康问题才逐渐被人类重视和研究。自 20 世纪以来,尽管人类寿命有所增长,初潮年龄提前,但是绝经年龄并没有明显推后。在女性一生中接近 1/2 的时间里卵巢停止发挥功能,处于衰老状态,且不可逆转。卵巢衰老是女性多器官衰老的起搏器,是一个有重大影响的病理过程。

(一)卵巢衰老是女性生殖功能下降的主要因素

卵巢衰老是女性生殖衰老的核心环节。生育年龄女性的卵巢功能随着年龄的增长逐渐衰退,直至绝经时完全消失;生育质量也随之平行性下降。当今社会中越来越多的职业女性选择晚婚晚育;同时中国"计划生育"政策的取消,施行全面两孩政策,高龄孕妇日益增多;生殖衰老问题显得尤为突出。研究发现卵巢衰老是高生育年龄女性发生低受孕率与高出生缺陷率的直接原因及决定性因素。高生育年龄女性流产率、出生缺陷发生率亦显著增加,直接关乎人口健康与国民素质。因此,卵巢衰老在一定程度上是一个需要临床干预的病理过程。

(二)卵巢衰老引发更年期综合征

卵巢衰老以往被称为"更年期"。"更年期"(climacteric period)起源于希腊语单词 klimaktēr,意思是"临界点""关键节点",其字面意思是"梯子的一阶"。更年期女性卵巢功能衰退,排卵不规律,可发生月经失调及异常子宫出血。因卵巢功能衰退,雌激素水平下降,体温调节失衡,引起血管舒缩症状,如潮热、出汗等;还可引起抑郁、烦躁、疑心等情绪波动及睡眠障碍等神经精神异常。早在 1966 年,Wilson 就提出"绝经期是一种雌激素不足的疾病"。此外,生殖器官逐渐萎缩,阴道上皮糖原消失,分泌物减少,易发生老年性阴道炎及反复发作的泌尿系感染。更年期的上述种种表现,确实可以说是女性一生中的一个节点。

(三)卵巢衰老可导致机体其他多个器官的衰老

卵巢功能衰退,由于雌激素分泌缺乏,直接影响女性身体多个系统的健康,启动了多器官的衰老过程。女性 50 岁后骨质疏松性骨折发生率显著升高,其终生危险约为 40%,是同年龄男性的 3 倍。心血管疾病被称为"性别差异性"疾病,根本原因在于绝经后女性心血管疾病发生率骤增。此外,肿瘤、老年痴呆、肥胖、糖尿病等疾病的发生率都随着绝经而增加。因此,卵巢功能衰退导致的低雌激素状态严重影响女性的生活质量和健康水平。

四、卵巢衰老研究的科学意义与应用价值

目前多数医务人员甚至部分妇产科医师对卵巢衰老认识不足,对绝经后的远期并发症及治疗未能正确认识,存在器官保护意识缺乏、治疗不规范甚至对患者错误宣教的现象。同时,广大社会女性对卵巢衰老的危害及治疗现状认识不足、理解片面甚至存在误解,亟待科普。

本书旨在对目前的传统共识、社会误解,进行正本清源,全面系统地解读"卵巢衰老",包括以下几方面内容:

1. 揭示卵巢作为一个器官的全生命周期的变化,其功能从无到有,从弱到强,继而出现由盛转衰,由衰至竭的全过程,以及卵巢衰老过程中对机体各系统的影响及其病理生理机制,包括生殖系统、神经系统、心血管系统、泌尿系统、内分泌系统、肿瘤发生、发展等方面。

2. 以精准医学分类法,从内因和外因及相互之间的作用,对卵巢衰老的危险因素与内在机制进行阐述,包括年龄、遗传、神经内分泌、社会心理、环境、行为、医疗相关因素及免疫、感染等众多因素,以及卵泡闭锁的分子调控、DNA 损伤、表观遗传、端粒与端粒酶、线粒体功能、自由基、微环境、能量感知障碍、卵巢生殖干细胞与细胞衰老等机制。

3. 从临床应用角度,探讨卵巢功能评估的指标、卵巢衰老及相关疾病的预测,并提出卵巢衰老的防治理念及卫生管理策略,系统解读绝经激素治疗的历史与现状、原则及利弊、问题及未来,探讨手术、放疗、化疗相关性卵巢损伤的防治策略与方法,以及 POI、DOR、POR 的临床处理。

4. 紧跟卵巢衰老研究领域的国际最新进展及医学前沿,探索卵巢衰老的防治方法及卵巢功能的日常维护与保养,包括抗氧化剂、表观遗传调节药物、热量限制类似物、激素类药物、小分子化合物与植物提取物、干细胞治疗、线粒体移植、卵巢体外激活、中医药治疗等可能改善卵巢功能的方法,以及通过保持心理健康、避免有害物质接触、热量限制和饮食补充、规律生活及充足睡眠、坚持适度锻炼等保护卵巢功能的生活习惯。

正确认识卵巢衰老及其危害,深入研究其机制并探讨卵巢功能保护策略,规范卵巢衰老的临床处理,不仅可改善女性的生活质量,提高幸福指数,延长妇女具备完好生理功能和有贡献力的年限,带来良好的社会效益,而且能显著降低常见老年病的发病率,在经济方面给政府巨额节支,从而部分缓解人口老龄化所产生的社会和经济压力,对减轻社会医疗负担亦具有深远意义。

(罗爱月)

参考文献

1. Heller CG, Heller EJ. Gonadotropic hormone: urine assays of normally cycling, menopausal, castrated, and estrin treated human females. J Clin Invest, 1939, 18 (2): 171-178.

2. Albright F SP, Fraser R. A syndrome characterized by primary ovarian insufficiency and decreased stature: report of 11 cases with a digression on hormonal control of axillary and pubic hair. Am J Med Sci, 1942, 204: 625-648.

3. Atria. La menopausia precoz y su tratamiento hormonal. Rev Med Chile, 1950, 78: 373-377.

4. Soules MR, Sherman S, Parrott E, et al. Executive summary: Stages of Reproductive Aging Workshop (STRAW). Climacteric, 2001, 4: 267-272.

5. Harlow SD, Gass M, Hall JE, et al. Executive summary of the Stages of Reproductive Aging Workshop + 10: addressing the unfinished agenda of staging reproductive aging. Fertil Steril, 2012, 97: 843-851.

6. White YA, Woods DC, Takai Y, et al. Oocyte formation by mitotically active germ cells purified from ovaries of reproductive-age women. Nat Med, 2012, 18 (3): 413-421.

7. Ding X, Liu G, Xu B, et al. Human GV oocytes generated by mitotically active germ cells obtained from follicular aspirates. Sci Rep, 2016, 6: 28218.

8. Zou K, Yuan Z, Yang Z, et al. Production of offspring from a germline stem cell line derived from neonatal ovaries. Nat Cell Biol, 2009, 11 (5): 631-636.

9. Xiong J, Lu Z, Wu M, et al. Intraovarian transplantation of female germline stem cells rescue ovarian function in chemotherapy-injured ovaries. PLoS One, 2015, 10 (10): e0139824.

10. Wagner M, Yoshihara M, Douagi I, et al. Single-cell analysis of human ovarian cortex identifies distinct cell populations but no oogonial stem cells. Nature communications, 2020, 11: 1147.

11. Meldrum DR, Casper RF, Diez-Juan A, et al. Aging and the environment affect gamete and embryo potential: can we intervene？ Fertil Steril, 2016, 105 (3): 548-559.

第二章

卵巢的生命周期

卵巢是女性的主要生殖内分泌器官,不仅为人类繁衍提供配子,也能分泌多种激素参与全身多系统功能的支持和维护。它的一生经历着发生、成长、成熟和衰退及衰竭的不同阶段,体现为女性生殖能力的改变和激素水平的变化。女性卵巢一生的生理变化,与卵巢中的卵泡数量和质量息息相关,从胚胎期原始生殖细胞迁移至生殖嵴形成始基卵泡池开始,虽然最高峰时卵巢中含有 600 万~700 万个始基卵泡,但与此同时始基卵泡因自发性的激活和闭锁而不断减少,至出生时仅剩 100 万~400 万个始基卵泡。出生后始基卵泡仍然持续被募集,在出生后 4 周内受胎盘及母体性腺产生的雌激素影响,女性卵巢中的部分初级卵泡可继续发育,但此时的卵巢几乎无生理功能。此后卵巢进入缓慢的发育成长过程,从出生后 4 周到青春前期,绝大多数卵泡(平均 50%~70%)在各个阶段发生退化而闭锁。直至青春期,卵巢在下丘脑和垂体的协助下逐渐发育成熟,开始为女性提供成熟的卵子并分泌激素和细胞因子,发挥成熟卵巢的生理功能,维持女性生育及多脏器功能。但随着卵泡数量持续减少和质量不断下降,围绝经期卵巢功能开始加速下滑直至卵泡池最终耗竭,功能丧失,从而引起绝经期综合征及全身多脏器功能损害,严重危害女性健康。

第一节　卵巢的发生

卵巢组织的发生可分为性未分化期和性分化期。两性别性腺在胚胎发育阶段初期并不具备明显区分的特征,但随后雌性胚胎在发育过程中,受到一系列关键基因及转录因子的作用,逐步分化为卵巢。

一、性未分化期——原始性腺的形成

人类胚胎的遗传性别是由卵母细胞(oocyte)受精的精子种类(X 或 Y)所决定的。直到人胚胎第 7 周,生殖腺才开始有性别的形态学特征,男性和女性性腺的组织学特征才开始显现出来。早期两性别的生殖系统是相似的,在人类的早期胚胎均有向两性别分化的潜能。因此,生殖系统发育的早期阶段是性别发育的未分化的阶段。

(一)生殖嵴的形成

原始性腺的发生始于生殖嵴的形成。生殖嵴为一对纵向嵴,来源于中胚层的中间带和

其上覆盖的上皮,起初不含任何生殖细胞。在人胚胎第 4 周时,生殖细胞开始通过后肠的背系膜从卵黄囊的内胚层迁移到生殖嵴。在人胚胎第 6 周时达到生殖嵴。同时,生殖嵴的上皮增殖并穿透中间中胚层以形成原始性索,生殖细胞和原始性腺的组合形成了未分化的性腺,从而发育成睾丸或者卵巢。

1. **性腺原基**　约在人胚发育第 4 周,中胚层逐渐向腹侧移动,并与体节分离,形成左右两条纵行的索状结构,称为生肾索(nephrogenic cord)。在人胚发育第 4 周末,生肾索体积不断增大,从胚体后壁突向体腔,在背主动脉两侧形成左右对称的一对纵行隆起,称为尿生殖嵴(urogenital ridge)。尿生殖嵴进一步发育,中部出现一条纵沟,将其分成内、外两部分。外侧部分较长而粗,为中肾嵴(mesonephric ridge);内侧部分较短而细,为生殖腺嵴(gonadal ridge)。

在人胚第 5 周时,原始生殖细胞通过阿米巴样运动沿着后肠的背侧肠系膜运动并达到发育胚胎中的腰部区域,即在将来形成生殖嵴的区域。在中肾体(或沃尔夫体)的前内侧排列的体腔上皮增厚形成了生殖嵴,并为性腺的支持细胞提供营养;如果原始生殖细胞无法到达生殖嵴部,则性腺无法发育,在女性中即会发生常见的性腺发育不全综合征。在人胚第 6 周,原始生殖细胞侵入生殖嵴,并被吸纳进入初级性索,从体腔上皮增殖并生长到下面的间充质中,形成性索的主要部分。此时的生殖嵴被称为"未分化的"性腺,因为这一时期在男胎和女胎中的性腺具有相同的外观。此时未分化的性腺是由外部的皮质和内部的髓质组成:在具有 XX 性染色体复合物的胚胎中,皮质形成卵巢,髓质退化;在具有 XY 染色体复合物的胚胎中,髓质分化成睾丸,但皮质退化。性索最终成为男性的生精小管及女性的髓质索。初级性索继续活跃增殖,于间充质深处相吻合,并形成一个复杂的网状体,其被视为位于中肾(沃尔夫)体前内侧上的体腔上皮下的隆起。

性腺发育起始于双潜能性腺(bipotential gonad)的形成,继而分化成为成熟的睾丸或卵巢。这一过程依赖于睾丸特异性或卵巢特异性途径的激活,与此同时,相反的途径被持续性地抑制。转录因子调控网络严格调控不同途径的起始和维持,破坏这些网络可以导致人类的性腺发育障碍,在小鼠中则会引起雌雄性别的逆转。

与性腺发育过程相关的基因可以大致分为三类:①形成尚未分化性腺的基因,如 *Sf1*、*Wt1*;②决定性腺可以分化为雄性或雌性的基因,如 *Sry*、*Sox9* 和 *Dax1*;③促进分化成为雌性或雄性结构的基因,如 *Sf1*、*Wt1* 和 *Wnt4* 等。*Sry* 仅仅在发育中的性腺表达,而其余基因在发育过程中的表达则不局限于性腺中。

2. **双潜能性腺的形成**　在小鼠的胚胎发育中,双潜能性腺最开始出现于胚胎第 10.5 天(E10.5)。一些在胚胎发育期间对于未分化的双潜能性腺形成起关键作用的转录因子总结于表 2-1。编码这些转录因子的基因的突变可导致性腺发育缺失功能,从而被纤维组织取代。

(1) *Emx2* 基因:*Emx2* 编码同源域转录因子,是果蝇中 *emx* 基因的同源物,在胚胎早期的原始性腺嵴中表达。*Emx2* 基因敲除的小鼠完全缺乏性腺、肾脏和生殖道,证实 Emx2 蛋白在早期泌尿生殖系统和双潜能性腺的发育中起到关键作用。在发育中的生殖系统中,它在上皮组织中表达且可以被 HOXA10 负性调节,选择性地剪切,导致产生编码不同蛋白质的多种转录产物变体。人类的 *Emx-2* 基因定位于 10q26.1,在人类的研究中主要集中在三种组织的表达:端脑背侧、嗅神经上皮和泌尿生殖系统。*Emx-2* 的杂合突变会导致人脑裂畸形,目前尚未发现有早期性腺发育不全的例证。

表 2-1 与双潜能性腺发育相关的基因

基因(蛋白)	蛋白功能	小鼠模型中的性腺表型
Emx2(empty spiracles homeobox2)	转录因子	*Emx2⁻/⁻* 小鼠缺少输尿管、性腺和生殖道
Cbx2(chromobox homolog 2)	转录因子	*Cbx2⁻/⁻* XY 雄性 - 雌性性别逆转,且 XX 基因型的卵巢发育受损
Lhx9(LIM homeobox 9)	转录因子	*Lhx9⁻/⁻* 小鼠无法发育双潜能性腺
Nr5a1[nuclear receptor subfamily 5,group A, member 1(steroidogenic factor 1,Sf1)]	核受体转录因子	*Nr5a1⁻/⁻* 小鼠无法发育双潜能性腺
Wt1(Wilms tumor 1)	转录因子	*Wt1⁻/⁻* 小鼠无法发育双潜能性腺

(2) *Lhx9* 基因:*Lhx9⁻/⁻* 敲除的小鼠也同样无法发育性腺,并且基因型为 XY 的小鼠由于缺乏睾酮和 AMH,从而在表型上发育为雌性小鼠。此外,*Nr5a1* 基因是非常早期的性腺发育所需的关键基因,由于 *Lhx9* 调控 *Nr5a1* 基因的表达,且小鼠中该基因的缺失会导致性腺发育不全和 SF-1 表达减低,因此推断 LHX9 蛋白可能位于转录因子调控网络的较上游位置。

(3) *Nr5a1* 基因:编码类固醇生成因子 1(steroidogenic factor 1,SF-1),一种在性腺和所有原发性类固醇生成组织(包括肾上腺)中表达的转录因子。在小鼠中敲除 *Nr5a1* 基因,会造成缺乏性腺和肾上腺的表型,表明该基因在性腺发育和类固醇生成中有重要作用。此外,Nr5a1 在上调睾丸基因 *Sox9* 的表达中也起到关键的作用。

(4) *Wt1* 基因:AMH(由 *Amh* 基因编码)是睾丸最早产生的激素之一,并且负责雌性米勒管的退化。*Amh* 的转录是由 Nr5a1 和 Wt1 负责调控的,为早期性腺发育和随后的睾丸分化所必需。与早期性腺和泌尿生殖系统发育期间表达的其他转录因子一样,*Wt-1* 基因敲除的小鼠无法发育出性腺和肾脏,证实了其在非常早期的双潜能性腺中具有重要作用。Wt-1 包括 2 个亚型,即含有氨基酸 KTS(赖氨酸 - 苏氨酸 - 丝氨酸)的 +KTS 型和不含 KTS 的 -KTS 型。+KTS 型的缺失会减少 *Sry* 和 *Sox9* 的表达,导致 46,XY 的个体发生性别逆转,-KTS 亚型的缺失则会导致性腺形成过程中细胞死亡的增加,从而使性腺呈条索状。

(5) *Cbx2* 基因:*Cbx2⁻/⁻* 小鼠性腺发育迟缓并发生雄 - 雌性别逆转、生殖细胞丢失,导致卵巢体积缩小并且不育,暗示 CBX2 在卵巢发育过程中发挥了潜在的作用。此外,*Cbx2* 也参与了几种睾丸基因的上调,包括 *Nr5a1*、*Wt1* 和 *Sry*。最近研究者认为其在人类性腺发育过程中扮演着重要作用,CBX2 及其小鼠同源蛋白 M33 是 Polycomb(PcG)蛋白质家族的成员。PcG 蛋白是高度保守的转录调节因子,可形成较大分子量的蛋白质复合物,通过调节高级染色质结构发挥其功能。Edi 等研究表明,CBX2 对于人类性腺发育中卵巢命运的决定及卵巢的维持有着重要的作用。CBX2 除了上调雄性相关基因(*SOX2*、*SOX3*、*FGF2*、*INSL3* 以及 *SF1* 和 *SRY* 之外),还可以负性调节雌性相关基因,例如 *FZD1*、*PBX1* 和 *FOXL2* 等。作为卵巢发育过程中的抑制因子,CBX2 可能是在卵巢中的调控网络的信号通路中精细调控因子之一(其他还包括 WNT4 和 RSPO1),可以防止卵巢非控制性地生长以及最终导致卵巢肿瘤的发生。

(二)原始生殖细胞

1. 原始生殖细胞的形成

(1)原始生殖细胞的来源:生殖腺或性腺,睾丸及卵巢由两种类型的细胞组成,即原始生殖细胞（primordial germ cells，PGCs）及营养支持细胞（卵巢的滤泡细胞和睾丸的支持细胞）。原始生殖细胞是在发育期间建立的第一个生殖细胞群，是卵母细胞和精原细胞的直接前体细胞。在哺乳动物胚胎原肠胚时期，外胚层细胞通过多种复杂信号诱导而成为原始生殖细胞。原始生殖细胞是较大的球形细胞群，直径为 25~30mm，具有颗粒状细胞质。生殖细胞的发育通过基因组功能的遗传及表观遗传调控产生了细胞的全能性。

在小鼠胚胎 E7.25 时，PGCs 在初期尿囊的基底部成为可鉴别的 40 个左右的细胞团，它们在 E7.75 迁移至正在发育中的后肠内胚层，至 E9.5 到达肠系膜，而后在 E10.5 定位于生殖嵴。在上述的 PGCs 增殖的过程中发生了一个重要的生物学事件，即表观重编程。其中，最重要的是包括基因组印记擦除在内的全基因组去甲基化的过程。

（2）PGC 特化（PGC specification）时基因表达的动态变化：在胚胎 E7.25 对 PGCs 进行的基因表达的单细胞分析鉴定出两个基因，即 Fragilis 和 Stella，它们分别高度和特异性地在 PGCs 中表达。进一步对 PGCs 转录组的筛选鉴定出了两个在 PGC 特化过程中的关键因子：Blimp1 和 Prdm14。

1）Fragilis：小鼠干扰素诱导的蛋白样基因 1 或干扰素诱导的跨膜蛋白 3（interferon-induced transmembrane protein 3，IFITM3）是干扰素可诱导的跨膜蛋白家族之一。它在 E6.25~E6.5 时在最近端外胚层细胞周围开始出现表达，并且其表达在胚外中胚层后部增强。其中碱性磷酸酶（alkaline phosphatase，AP）阳性的 PGCs 出现在 E7.0~E7.25。

2）Stella：发育多能性相关因子 3（developmental pluripotency associated 3，Dppa3）是一类小的高度保守的细胞核 - 细胞质穿梭蛋白。在 E7.0~E7.25，Stella 开始在胚外中胚层表达 Fragilis 的细胞中特异性表达，并持续在迁移的 PGCs 中表达。Stella 阳性表达的细胞显示出组织非特异性碱性磷酸酶基因（alkaline phosphatase，ALPL）的高表达。具有 Stella 阳性和 Fragilis 高表达的细胞抑制同源盒基因如 Hoxb1 和 Hoxa1 的表达，然而 Fragilis 阳性但是 Stella 阴性的细胞则保留 Hox 基因的表达。因此可以推测，Stella 阳性的、Hox 阴性的细胞是已经建立起的 PGCs。Stella 是在受精卵中保护母本基因组和父本印记基因不被全基因组甲基化的关键性因素。

3）Blimp1 和 Prdm14：BLIMP1 和 PRDM14 是高度保守的蛋白，与 Tcfap2c（AP2γ）一起，是在哺乳动物中 PGC 特化过程中所必需的因子。

A. Blimp1：促 B 淋巴细胞成熟蛋白 1（B-lymphocyte-induced maturation protein 1，Blimp1）。BLIMP1 阳性的细胞最初出现在胚胎后部最近端的外胚层细胞中，它们数量增多并形成具有强碱性磷酸酶的活性细胞团，并对 Stella 和 Hox 基因的表达具有抑制作用。BLIMP1 是一个转录抑制因子，在其氨基末端带有 PR（PRDIBF1 和 RIZ）结构域，在其羧基末端带有 5 个 Krüppel 型锌指结构。PR 结构域在结构上类似于 SET（hairless 抑制子，zeste 增强子和 Trithorax）结构域，显示出组蛋白甲基转移酶活性。BLIMP1 的 PR 结构域未显示出酶的活性。BLIMP1 与许多不同表观调控因子相互作用，包括 HDAC、Groucho 和 G9A 等。在 Blimp1 敲除的胚胎中，AP 阳性的 PGCs 样的细胞出现在 E/MB 期，但是其数目减少，未表现出迁移的表型，且无法表现出 PGCs 特异性的基因。

B. Prdm14：PR 域结合蛋白 14（PR domain-containing protein 14，Prdm14）最初于 E6.5 在 BLIMP1 阳性的细胞中表达并最终在 PGCs 中表达。所有 BLIMP1 阳性的 PGCs 前体细胞最开始表达 Hox 基因并抑制 Sox2 的表达。尽管如此，从 E6.75 开始，BLIMP1 阳性细胞开

始抑制 *Hox* 基因的表达并开始表达 *Sox2*、*Stella* 和 *Nanog*。此外，*Prdm14* 在原始细胞中的表达依赖 BMP4 信号通路。*Prmd14* 的缺失导致 PRDM1 阳性细胞减少，对 *Prdm1*、*Prdm14* 基因敲除的小鼠胚胎的研究发现，这两种蛋白彼此独立发挥作用。

综上所述，PGCs 承担了三个关键的生物学事件：①体细胞中胚层的程序性抑制；②重新获得潜在的多能性；③随后的表观重编程。在小鼠甚至所有哺乳动物中的早期原肠胚形成期间生殖细胞系在一系列信号分子的刺激下，最终分化为 PGCs。

2. 原始生殖细胞的迁移 在 20 世纪 70 年代左右，科学家发现在脊椎动物的胚胎发育过程中，存在原始生殖细胞能够精确地迁移到目的地的现象。而人类原始生殖细胞直到在 E21 才可辨别，并在尿囊起源附近的卵黄囊壁中的内胚层细胞中可见。因此，原始生殖细胞在距离生殖嵴的最终确定位置有一定的距离，需要通过迁徙及精确地调控才能使得原始生殖细胞到达生殖嵴。驱使原始生殖细胞进行迁移的因素及其作用方式都是学者研究的方向。近年来，传统分子生物学手段及高通量测序技术的发展逐步揭开了原始生殖细胞迁移机制的面纱。

（1）原始生殖细胞的迁移过程：在迁移之前，原始生殖细胞开始具有运动活力，并会接收到特定信号的引导。在不同物种中，PGCs 迁移受到不同信号通路、转录因子及细胞极性等机制的调控。

在果蝇的研究中，PGCs 特化之后展示出了迁移的特性，在原肠胚形成时期，PGCs 通过组织运动进入后形成胚胎的中肠袋。在后中肠中，PGCs 在腔中彼此形成紧密簇，但与周围的体细胞几乎没有接触。该 PGCs 簇具有径向结构，每个细胞的前缘朝向中肠后部的特征。随后，PGCs 开始向周围的后中肠细胞延伸细胞突起，并且彼此失去黏附。当细胞从 PGCs 簇中分散并通过后中肠单独迁移时，具有活性的 PGCs 迁移开始。

小鼠的 PGCs 最初在后原条中可以鉴定出来，随后 PGCs 开始展示出极性的形态学，并延伸出细胞质突起，其通过原条进入相邻的后胚胎内胚层，胚外外胚层和尿囊内膜。小鼠 PGCs 的迁移大约经历 4 天，整个迁移过程包括早期被动的迁移过程和晚期主动的迁移过程。第一阶段（E7.5~E9.0），从原条后部及尿囊根部内胚层来源的 PGCs 被卷入胚胎内部进入后肠，并到达后肠内胚层，此过程为 PGCs 随内陷的内胚层被动迁移的过程。第二阶段（E9.5~E11.5），PGCs 离开后肠内胚层，沿着背肠系膜，最终迁移到生殖嵴，此为主动迁移的过程。PGCs 表现出迁移细胞的超微结构，如伪足等结构，以阿米巴运动方式主动向生殖嵴迁移，其末端附着在细胞外基质或周围的体细胞上。

（2）原始生殖细胞迁移的机制：

1）迁移的启动：干扰素诱导的跨膜蛋白 1（interferon-induced transmembrane protein 1，IFITM1）：IFITM1 介导小鼠 PGCs 迁移的起始。该蛋白为膜表达蛋白，可以参与多种细胞学过程，包括细胞黏附等。RNA 干扰技术将原条中的 *Ifitm1* 进行敲减可导致 PGCs 无法进入内胚层，因此认为 IFITM1 驱使 PGCs 从中胚层进入至内胚层。然而，最新的研究表明，在胚胎中敲除 *Ifitm1* 并不影响 PGCs 迁移的启动，因此这一蛋白在 PGCs 迁移启动过程中的作用及其作用机制仍存在争议。

2）迁移的路径：PGCs 的迁移路径必须经过精细的调控才能引导 PGCs 通过发育的胚胎向体细胞性腺前体（somatic gonadal precursors，SGPs）迁移。在小鼠胚胎 E7.5 时，PGCs 启动迁移机制，细胞从后原条移动至内胚层。随后在 E8~E9.5 时，小鼠的 PGCs 在后肠中向前延伸,其路径与果蝇非常相似(在果蝇中,PGCs从后肠组织移动至中胚层)。紧接着在E10.5~E11.5期间,PGCs双向迁移至生殖嵴并形成性腺。

(3)原始生殖细胞迁移的相关基因:

1)*SOX17*:性别决定区域Y盒17(sex determining region Y box 17,*SOX17*)是编码参与胚胎发育调控和决定细胞命运的*SOX*转录因子家族的成员。编码的蛋白质和其他蛋白形成复合物可作为转录调节因子。在敲除*Sox17*转录因子的小鼠中,后肠的内胚层延伸受到抑制,PGCs无法正确地迁移至生殖嵴,从而使PGCs分散在胚外内胚层。

2)*SDF1/CXCR4*:基质细胞来源因子1(stroma-derived factor 1,*SDF1*)和趋化因子受体4(C-X-C motif chemokine receptor,*CXCR4*)作为PGCs的诱导系统,该信号通路对于细胞迁移出内胚层并不具有一定的功能,但对于PGCs迁移至生殖嵴终末阶段是必需的。*SDF1*表达于生殖嵴和周围的间充质,而*CXCR4*表达于PGCs。CXC4R4b/SDF-1a信号途径受到损害,PGCs不能正常定向迁移,且遍布整个胚胎。*SDF1*或*CXCR4*的敲除导致仅极少量的PGCs到达生殖嵴,而异位表达*SDF1*将引起PGCs迁移至新的位点。

3)c-kit/steel系统与PGCs的迁移:受体酪氨酸激酶(KIT proto-oncogene receptor tyrosine kinase,c-kit)与其配体steel(或KITlG)很久以来被认为在PGCs增殖迁移和生存中起到了重要的作用。c-kit-steel相互作用对于PGCs沿后肠的内胚层的迁移过程发挥了重要作用。近期的科学研究已经表明了这些因子特定的迁移作用,steel和c-kit调控PGCs的一般运动能力,steel功能的缺失导致PGCs在正确的方向上进行迁移,但PGCs在数量上明显下降。在果蝇中,该表型的PGCs功能的缺失被认为与JAK-STAT通路的干扰有关。

黏附分子:除了信号通路,也有证据表明黏附分子在小鼠PGCs迁移的过程中具有一定作用。E-cadherin随PGCs迁移出后肠时表达。干扰E-cadherin的功能会影响PGC-PGC之间的相互作用,进而导致PGC遗留在性腺外部。PGCs同样表达整合素β1(β1 integrin),对于PGCs正常地迁移出后肠而进入生殖嵴是必需的。

4)HMGCR:3-羟基-3-甲基戊二酰辅酶A还原酶(3-hydroxy-3-methylglutaryl-CoA reductase,HMGCR)是胆固醇合成的限速酶。在体外培养系统中抑制HMGCR损害了生殖细胞的迁移。在小鼠中,胆固醇及胆固醇合成中间产物如类异戊二醇,都参与了PGCs的迁移过程。此外,胆固醇被发现在生殖嵴中富集,进一步表明其在PGCs迁移过程中的潜在作用。但是HMGCR通路在体内的作用仍有待发掘,可通过基因靶向敲除以及更深入的基因表达分析来确定。

综上所述,PGCs迁移的启动和迁移路径受到多种因素的影响。探究PGCs的迁移机制,不仅可以了解迁移过程中细胞内信号传导和细胞间信息传递,而且对阐明PGCs迁移异常所致的人类肿瘤的发生机制有重要意义。目前研究多集中于小鼠、果蝇、斑马鱼等动物体内,若要探究人类的迁移机制还需要克服更大的困难,进行更深入细致的科学探究。

二、性分化期——性腺的性别分化

(一)卵巢的分化

虽然胚胎的染色体性别在受精时就已经确定,但直至胚胎发育至6~7周时,生殖腺才开始分化为睾丸或者卵巢。在缺少Y染色体的胚胎中,生殖嵴区域发育缓慢,且最初未分化的雌性性腺在大约人胚第10周才发育成为可识别的卵巢,此时其皮质的特征变得明显。X染色体具有促进卵巢发育的基因,常染色体上的基因也在卵巢的器官发生中起到一定的作用。

在胚胎时期,体腔生殖上皮细胞增殖进入其下的间充质中。性腺索延伸到卵巢中央并形成基本的卵巢网(rete ovarii)。人胚第 10 周后,初级性索退化,被基质和血管替代,成为卵巢髓质,并且出现表面上皮又一次向深层增殖形成新的细胞索,成为次级性索(secondary sex cords)或皮质索(cortical cord),最终构成了卵巢的皮质。随着皮质索体积的增加,原始生殖细胞逐渐被吸收融入其中,在大约人胚第 16 周,皮质索开始分裂成为独立的细胞团,其内中央是由原始生殖细胞分化而来的卵原细胞,是一类胞质清晰的大细胞,其周围是一层由次级皮质索或性索细胞分化而来的小而平的卵泡细胞,两者构成始基卵泡。始基卵泡分布在结缔组织基质中,其数目有限,出生时大约有 30 万 ~200 万个。

在最初的始基卵泡储存库中,大约有 400~500 个卵泡在青春期和至绝经前发育成熟,并产生可受精的卵子。卵原细胞在胚胎时期发生了活跃的有丝分裂,目前认为人类出生后无卵母细胞的产生。初级卵母细胞不能自我复制,因此出生后卵巢内的初级卵母细胞不再增多。当初级卵母细胞被 1~2 层立方形或低柱状滤泡细胞包围时,其被称为初级卵泡。大多数卵泡在青春期前一直处于静止状态。出生后,卵巢表面上皮与腹膜间皮连续的单层细胞相连续,表面上皮细胞通过薄层纤维囊,即白膜,与皮质中的卵泡相互分离。

原始性腺索在女性胚胎性腺中并不突出,延伸到髓质中以形成原始的卵巢网。卵巢网和初级性索通常会退化并消失。在性腺未分化时期,性索的第一次增殖并向腺体的中心区域重新定位,形成髓质索。髓质索和卵巢网以及其和中肾之间的连接,退化并最终组成罗森米勒小体(Rosenmüller's body)或者称为副卵巢。

(二) 决定分化为卵巢的相关因子

相比于睾丸,对于卵巢分化发育的相关理论与研究则少得多,目前尚未完全清楚。然而,仍有一些基因被鉴定出来(表 2-2),为我们对卵巢的发育调节提供了更多的见解。

表 2-2 小鼠中决定性腺发育命运的关键分子

基因(蛋白)	蛋白功能	小鼠模型中的性腺表型
Ctnnb1,也称为 β-catenin(cantenin,β1)	转录因子	β-catenin 基因的异位表达会导致雌 - 雄性别的逆转
Foxl2(forkhead box L2)	转录因子	出生后条件性敲除 Foxl2 会导致卵巢体细胞谱系(间质和颗粒细胞)转分化为睾丸 Sertoli 和 Leydig 细胞。细胞功能的缺失导致雌 - 雄性别的逆转
Rspo1(R-spondin 1)	信号分子	XX 的基因型小鼠具有部分雌 - 雄性别逆转的表型
Wnt4(wingless-type MMTV integration site)	信号分子	XX 的基因型小鼠具有米勒管发育不全,睾酮合成和体腔血管形成的表型

1. 决定分化为卵巢的相关因子

(1)Foxl2 基因:Foxl2(forkhead box L2)是叉头框基因家族的成员,编码进化中保守的转录因子。在小鼠中,Foxl2 是在发育中的雌性特异性性腺(卵巢)中最早上调的基因之一,表明该基因在早期卵巢分化中的重要功能。在基因型 XY 的小鼠中 Foxl2 的过表达和 XX 小鼠中 Foxl2 敲除导致性腺异常发育,但并不造成性别逆转。然而,在山羊模式动物中,Foxl2

缺失突变或 *Foxl2* 上游 11.7kb 区域的缺失导致雌性向雄性的性别逆转,进一步支持 *Foxl2* 在雌性性腺发育过程中的作用。*Foxl2* 可以从早期胚胎性腺分化开始至成年后抑制睾丸分化相关的基因的表达,也证实其在出生后卵巢的维持中起到重要作用。

(2) *Wnt4*、*Rspo1* 和 *β-catenin* 基因:是卵巢特异性激活相关的基因。*Wnt4* 和 *Rspo1* 是 WNT 信号通路上的两个重要组成部分,在卵巢分化发育过程中具有重要作用。*Wnt4* 和 *Rspo1* 是通过激活 *β-catenin* 来发挥作用的。*β-catenin* 又反过来调节多种基因的转录,其中包括多种重要的卵巢成分,如 *Wnt4* 和 *Fst*。在小鼠胚胎 E12.5,*Rspo1* 和 *Wnt4* 开始在卵巢内特异性表达。*Rspo1* 和 *Wnt4* 是由卵巢的体细胞表达的,其中,在 E12.5 和 E14.5 小鼠胚胎卵巢中的体细胞和生殖细胞的细胞膜中检测到了 RSPO1 的表达,而在胚胎 E12.5 *Rspo1*$^{-/-}$ 的性腺中无法检测到 WNT4 的表达;相反,在 *Wnt4*$^{-/-}$ 的性腺中 RSPO1 可以持续表达,证明了 RSPO1/WNT 信号通路可以维持 WNT4 的表达。*Wnt4* 的缺失可能会导致前颗粒细胞异常分化。

随着 *Rspo1* 和 *Wnt4* 的表达,WNT/β-catenin 在 E12.5 后在卵巢的体细胞和生殖细胞中以性别特异性的方式被激活,如 *Axin2* 的表达,是该信号通路上通用的激活标志物。在基因型为 XY 的性腺中,WNT/β-catenin 信号通路随着 *Sry* 的表达而逐渐下调。体外研究同样表明,SRY 可以在蛋白水平上与其相互作用来拮抗 CTNNB1,从而将 CTNNB1 靶向至核小体,来触发其降解并抑制 CTNNB1 介导的转录活性。在 XY 体细胞中异位激活 CTNNB1 会通过扰乱睾丸的命运而促进卵巢发育,导致雄 - 雌性的性别逆转,该研究证实了 β-catenin 信号通路是雌性性别决定的通路。

(3) GATA4/6 和 FOG2:哺乳动物的性别决定需要 GATA 家族的转录因子(GATA4 和 GATA6)及其辅助因子 FOG2(Zfpm2,zinc finger protein,multitype 2)之间的相互作用,而且已经被认为是多种发育过程中的关键驱动因素。Eifmenko 等利用转基因敲除鼠证实 GATA4-FOG2 在卵巢发育和卵泡形成中的重要作用。不同于个体在性别决定期间需要 GATA4-FOG2 复合体,接下来的卵巢分化过程需要的是 GATA4,但是并不依赖 FOG2。在卵巢中 *Gata4* 表达的缺失会损坏颗粒细胞的增殖和间质细胞的募集,同时卵巢皮质的始基卵泡数目减少,导致卵泡无法发育。

此外,GATA4-FOG2 复合物的作用还有其可以作为 *Dkk1* 基因的抑制剂,*Dkk1* 编码经典 β-catenin 信号通路上的一个分泌型抑制蛋白,是卵巢发育中 GATA4-FOG2 抑制的靶标。性腺中 *β-catenin* 基因的组织特异性的敲除破坏了雌性发育。GATA 家族蛋白在性别决定和性腺分化中的作用最近引起研究者的广泛关注,成为了胚胎期性别发育调控作用中较为火热的研究对象。

2. 决定睾丸与卵巢分化命运的因子相互作用　睾丸和卵巢的分化发育途径之间存在复杂相互作用。在发现 SRY 作为睾丸的关键性决定因素后不久,McElreavey 等提出 "Z 模型"的假设。在这种假设下,XX 性腺产生了 "Z 因子",通过抑制一种或多种促睾丸基因来促进卵巢发育。根据该模型,*Sry* 或另一早期雄性特异性基因通过阻断 Z 因子的活性来抑制卵巢发育。尽管尚未有明确的 Z 因子被鉴定出来,一些研究已经证实雄性和雌性通路在性腺分化期间和功能性睾丸或卵巢完全发育后相互拮抗。

Sox9 在早期睾丸发育的过程中有重要的作用,其表达和调控在特定的卵巢或睾丸形成的通路中占据中心地位。Sekido 等发现在小鼠中,*Sry* 和 *Nr5a1* 被证实通过睾丸特异性

Tesco 增强子来上调 *Sox9*。在 *Sry* 表达停止后,*Sox9* 通过该增强子维持其自身的表达,从而使睾丸分化进行。体外实验表明,雌性特异性转录因子 *Foxl2* 可以与 Tesco 结合并抑制其活性,从而阻止发育中的卵巢高水平的 *Sox9* 表达。Tesco 可能与其他调控元件协同作用,通过形成三维环状结构导致 *Sox9* 表达的起始、上调及自我维持。

Foxl2 的另外一个靶标是 *Nr5a1*。Taksawa 等发现,通过拮抗 Wt1-KTS 型,*Foxl2* 在发育中的卵巢中抑制 *Nr5a1* 的表达。性腺分化的另外两个相互拮抗的信号分子是 *Fgf9* 和 *Wnt4*。在睾丸发育中,*Fgf9* 被显著上调并起到维持 *Sox9* 表达以及下调雌性特异性基因如 *Wnt4* 的表达的作用,反过来,*Sox9* 会激活 *Fgf9* 的表达。在卵巢中,这个反馈环可能是通过 *β-catenin* 的激活而被 *Wnt4* 阻断。

在成熟的 XY 性腺中,*Dmrt1* 维持睾丸通路并抑制卵巢通路。在出生后的 XY 小鼠睾丸的支持细胞中敲除 *Dmrt1* 会诱导这些睾丸支持细胞转分化为颗粒细胞表型:生殖细胞开始具备雌性化特征,并且性腺开始产生雌激素。此外,*Foxl2* 也可以被诱导表达,这也提示为雌性途径的激活。另有研究表明,*Dmrt1* 和 *Sox9* 是通过抑制雌性性别决定的基因(如 *Foxl2*)来保持出生后睾丸的维持。*Dmrt1* 也是抑制睾丸中过量视黄酸信号传导所必需的,其作用是进一步阻断雌性性别决定基因的表达。

综上所述,在过去的十几年研究中,随着对调控 *Sry* 表达的新基因的鉴定,我们对性腺特化的调控与之后性别分化的认识已逐渐深入。除此之外,表观遗传修饰和不同种类的 microRNA 也已被发现作为支持性腺发育的新的调控层。尽管如此,目前仍缺乏对功能完好的睾丸和卵巢的调控网络的全面概括。若期待对调控性腺分化复杂网络进行全面的了解,必须在基因、表观遗传以及其他等多个层面进行探索。

(三)卵母细胞的发育

卵母细胞的形成过程又被称作卵子发生(oogenesis)。在胚胎期会形成初级卵母细胞,而后在排卵的过程中会形成次级卵母细胞。

在哺乳动物中,卵子发生起源于胚胎卵巢中 PGCs 向卵母细胞的分化。其包括几个亚过程(表 2-3):卵母细胞发生(oocytogenesis),卵母细胞生成(ootidogenesis),以及最后成熟卵子的形成(卵子形成本身)。卵泡发生(folliculogenesis)是一个独立的子过程,伴随并支持上

表 2-3　卵子发生过程中的细胞种类及特性

细胞种类	倍性 / 染色体	染色单体	生物学过程	完成时间
卵原细胞(oogonium)	二倍体 /46(2N)	2C	卵母细胞发生(oocytogenesis/mitosis)	人胚胎第 28 周后
初级卵母细胞(primary oocyte)	二倍体 /46(2N)	4C	卵母细胞生成(ootidogenesis/meiosis Ⅰ)	停滞在减数分裂 Ⅰ 期前期终变期至最多 50 年
次级卵母细胞(secondary oocyte)	单倍体 /23(1N)	2C	卵母细胞生成(ootidogenesis/meiosis Ⅱ)	停滞在减数分裂 Ⅱ 期中期直至受精
卵细胞(ootid)	单倍体 /23(1N)	1C	卵母细胞生成(ootidogenesis/meiosis Ⅱ)	受精后数分钟
卵子(oovum)	单倍体 /23(1N)	1C	-	-

述三个子过程。PGCs 经历有丝分裂,形成了卵原细胞,卵原细胞保持有丝分裂的状态,随后进入减数第一次分裂,历经细线期(leptotene)、偶线期(zygotene)、粗线期(pachytene),最后静止于双线期(diplotene),形成初级卵母细胞。进入青春期后,每次月经周期中仅招募少量的初级卵母细胞,且仅形成一个成熟的卵子。初级卵母细胞于排卵前完成减数第一次分裂,产生单倍体次级卵母细胞并排出第一极体。次级卵母细胞进入减数第二次分裂并停滞于中期,若发生受精,则完成减数分裂过程,排出第二极体。与卵子的发生同步,卵泡从始基卵泡发育成排卵前卵泡。

(四) 始基卵泡池的形成

始基卵泡由卵巢内单层扁平前颗粒细胞围绕初级卵母细胞形成,是卵巢储备的唯一形式,也是女性生殖的基本单位。从胚胎期 16 周开始到出生后 6 个月,始基卵泡逐渐形成,随着始基卵泡池的建立,始基卵泡就开始执行启动及凋亡过程。始基卵泡的募集分为初始募集和周期募集。初始募集为非促性腺激素依赖性的,始基卵泡在卵巢内因子及其他调控因素下脱离始基卵泡池,而向初级卵泡转化的过程。分为两个阶段:第一阶段为前颗粒细胞由扁平状向立方状转变,并伴随颗粒细胞的增殖;第二阶段为卵母细胞体积增大和颗粒细胞继续增殖。周期募集是指在每个月经周期中,当促性腺激素周期性变化,对这种变化发生应答的卵泡逐步转变为次级卵泡。始基卵泡的募集过程在卵巢生物学上有很重要的意义,直接影响了女性一生中能提供的卵子数量。

综上所述,卵巢发生的整体过程可概括为:人胚第 4 周时,尿囊处有许多源于内胚层的圆形的原始生殖细胞,于第 6 周经背侧肠系膜陆续向生殖嵴迁移,进入初级性索内。人胚第 5 周时,中肾嵴形成生殖腺嵴,其逐渐形成许多细胞索,称为初级性索。若体细胞和原始生殖细胞无 *Sry* 表达,则未分化性腺向卵巢方向分化。人胚约第 10 周后初级性索向深部生长,在该处形成不完善的卵巢网。随后,初级性索与卵巢网都退化,被血管和基质所替代,形成卵巢髓质。此后,生殖腺表面上又形成新的细胞索,称之为皮质索,它们较短,分散于皮质内。约在人胚第 16 周时,皮质索断裂形成许多孤立的细胞团,即为始基卵泡。胚胎期生殖细胞及生殖器官的发育受到多种基因及转录因子和信号通路的共同精密调控,在后续卵巢正常发育过程起到了关键作用。在过去的十几年里,随着对调控 *Sry* 基因表达的新基因的发现,科学家对性腺调控及随后的性别分化的理解不断加深。此外,支持性腺发育的新的调控层面(如表观遗传修饰和非编码 RNA 等)已经被发现。然而,对一个功能完备的卵巢分化过程中所需要的调控网络,仍然缺乏全面的了解。如果需要更加完善地理解调控性腺分化的复杂网络,未来有待于利用科技最新进展在表观遗传、非编码 RNA 等方向进行研究,以更深入、更全面地阐释性腺特别是卵巢分化的关键点及调控网络。

(马菱蔚)

参考文献

1. Eggers S, Ohnesorg T, Sinclair A. Genetic regulation of mammalian gonad development. Nature Reviews Endocrinology, 2014, 10: 673-683.
2. Sekido R, Lovell-Badge R. Sex determination involves synergistic action of SRY and SF1 on a specific Sox9 enhancer. Nature, 2008, 453: 930.

3. Eid W, Opitz L, Biason-Lauber A. Genome-wide identification of CBX2 targets: insights in the human sex development network. Molecular Endocrinology, 2015, 29: 247-257.

4. Saitou M, Kagiwada S, Kurimoto K. Epigenetic reprogramming in mouse pre-implantation development and primordial germ cells. Development, 2012, 139: 15-31.

5. Rea S, Eisenhaber F, O'Carroll D, et al. Regulation of chromatin structure by site-specific histone H3 methyltr-ansferases. Nature, 2000, 406: 593.

6. Ohinata Y, Ohta H, Shigeta M, et al. A signaling principle for the specification of the germ cell lineage in mice. Cell, 2009, 137: 571-584.

7. Yamaji M, Seki Y, Kurimoto K, et al. Critical function of Prdm14 for the establishment of the germ cell lineage in mice. Nature genetics, 2008, 40: 1016.

8. Moore KL, Persaud TVN, Torchia MG. Before we are born: essentials of embryology and birth defects. 9th ed. Philadelphia: Elsevier Health Sciences, 2015.

9. Richardson BE, Lehmann R. Mechanisms guiding primordial germ cell migration: strategies from different organisms. Nature reviews Molecular Cell Biology, 2010, 11: 37.

10. Hara K, Kanai-Azuma M, Uemura M, et al. Evidence for crucial role of hindgut expansion in directing proper migration of primordial germ cells in mouse early embryogenesis. Developmental Biology, 2009, 330: 427-439.

11. Ara T, Nakamura Y, Egawa T, et al. Impaired colonization of the gonads by primordial germ cells in mice lacking a chemokine, stromal cell-derived factor-1 (SDF-1). Proceedings of the National Academy of Sciences, 2003, 100: 5319-5323.

12. Molyneaux KA, Zinszner H, Kunwar PS, et al. The chemokine SDF1/CXCL12 and its receptor CXCR4 regulate mouse germ cell migration and survival. Development, 2003, 130: 4279-4286.

13. Boulanger L, Pannetier M, Gall L, et al. FOXL2 is a female sex-determining gene in the goat. Current Biology, 2014, 24: 404-408.

14. Efimenko E, Padua MB, Manuylov NL, et al. The transcription factor GATA4 is required for follicular development and normal ovarian function. Developmental Biology, 2013, 381: 144-158.

15. McElreavey K, Vilain E, Abbas N, et al. A regulatory cascade hypothesis for mammalian sex determination: SRY represses a negative regulator of male development. Proceedings of the National Academy of Sciences, 1993, 90: 3368-3372.

16. Minkina A, Matson CK, Lindeman RE, et al. DMRT1 protects male gonadal cells from retinoid-dependent sexual transdifferentiation. Developmental Cell, 2014, 29: 511-520.

17. Matson CK, Murphy MW, Sarver AL, et al. DMRT1 prevents female reprogramming in the postnatal mammalian testis. Nature, 2011, 476: 101.

18. Mead TJ, Wang Q, Bhattaram P, et al. A far-upstream (−70kb) enhancer mediates Sox9 auto-regulation in somatic tissues during development and adult regeneration. Nucleic Acids Research, 2013, 41: 4459-4469.

19. Takasawa K, Kashimada K, Pelosi E, et al. FOXL2 transcriptionally represses Sf1 expression by antagonizing WT1 during ovarian development in mice. The FASEB Journal, 2014, 28: 2020-2028.

第二节　卵巢的成长

卵巢从形成后即进入缓慢的生长过程,并在此过程中由髂窝下缘缓慢下降至盆腔,体积逐渐增大。卵巢的生长过程伴随着卵泡的发生过程,始基卵泡持续激活,卵泡数目不断减少,但由于早期缺乏下丘脑、垂体激素的支持,卵泡只能发育到窦前卵泡阶段,少数能发育至排卵前卵泡,但都最终闭锁。此时的卵巢具有一定的激素分泌功能,但水平较低。卵巢由多种细胞成分组成,不同细胞成分的相互作用在卵泡的发育成熟和卵巢的成长过程中发挥重要作用。

一、卵泡及其周围环境

卵泡是一个由卵母细胞和其周围的颗粒细胞及卵泡膜细胞共同组成的多细胞功能单元,是卵巢的生命源泉,卵泡的数量和质量直接影响着卵巢的生命力。卵泡中的卵母细胞与周围细胞通过细胞间连接运输代谢产物,并通过一系列细胞因子以旁分泌及自分泌的方式相互调节,主要包括 TGF-β 家族成员。卵巢中的其他成分对卵泡的存活和生长同样重要,其中卵巢基质为生长卵泡中产生的生长因子和调节因子提供屏障。此外,卵巢上皮细胞、免疫细胞及神经调节因素也在卵巢中发挥重要作用。

(一)卵母细胞

卵母细胞是罕见的巨大细胞,其细胞核较大,且具有高转录活性,也被称为"生发泡"。卵母细胞的细胞质含有丰富的细胞器以及蛋白质。在卵泡的生长过程中,卵母细胞的关键任务是产生供排卵、受精以及积蓄着床前胚胎形成新基因并开始转录所需要的所有成分。卵母细胞中基本的细胞质成分包括核糖体、线粒体和母体 mRNA,这些成分在卵母细胞生长的过程中不断累积,为卵母细胞成熟和胚胎发育提供必需的蛋白质。由角蛋白、微管蛋白和其他高度丰富的卵母细胞蛋白组成的细胞质中含有丰富的核糖体和母体 mRNA。卵母细胞与体细胞线粒体在结构和 DNA 含量方面具有显著不同。体细胞线粒体是球形的,几乎没有嵴,并且每个细胞只含有 1~2 个线粒体 DNA。卵母细胞含有比体细胞更多的线粒体。在形成原始生殖细胞时大约含有 10 个线粒体,而每个原始卵母细胞含有高达 6 000 个线粒体,在生殖细胞迁移到性腺、进入减数分裂和始基卵泡形成的整个过程中,线粒体的数量迅速增加。随着卵母细胞生长的开始,线粒体继续复制,在完全成熟的人卵母细胞中估计有 300 000~400 000 个线粒体。

卵母细胞特异性基因在卵泡发育成熟、受精及着床前的发育等过程中发挥关键作用。其中 *Figla*、*Sohlh1* 和 *Lxh8* 的表达是裸卵母细胞形成卵泡的必要条件,而 *Nobox* 是始基卵泡募集为初级卵泡的关键基因。*Dazl*、*Cpeb1* 和 *Ybx2*(以前称为 *Msy2*)是调节卵母细胞内 mRNA 表达的 DNA 或 RNA 结合蛋白。此外,卵母细胞外基质和透明带(zona pellucida,ZP)的形成伴随着卵母细胞的发育过程。

透明带对发育中的卵母细胞、输卵管中的排卵卵泡以及卵裂期的胚胎均发挥重要的保护作用。透明带保护卵泡中正在发育的卵母细胞、输卵管中的排卵卵泡以及卵裂期胚胎。它作为与精子接触的初始部位,在受精后,成为阻止多精子穿透的屏障。*Zp1*(*Zpa*)、*Zp2*(*Zpb*)和 *Zp3*(*Zpc*)是编码透明带主要硫酸化糖蛋白的三个基因。ZP2 和 ZP3 蛋白聚合物形成的花环体被 ZP1 蛋白贯穿连接,形成透明带的亚单元。*Figla* 调节卵母细胞生长过程中上述基因的协调表达。研究显示,人类和大鼠有第四个 ZP1 样亚基(ZP4),而小鼠没有。多年来ZP3 被认为是小鼠中主要的精子受体,ZP2 是次要的受体。然而,现有的证据表明识别 ZP2 氨基末端的特定区域是小鼠和人的精子成功穿透透明带的必需条件。受精后,从卵子中释放出名为卵黄素的皮质颗粒金属蛋白酶可切割 ZP2,阻止其余的精子与 ZP 结合,以防止多精子受精。缺乏 ZP1 的小鼠表现为透明带的结构异常和繁殖力的降低;缺乏 ZP2 的小鼠表现为薄型透明带,缺乏排卵前卵泡,繁殖期小鼠卵巢中窦卵泡数量显著减少,排卵减少并且不能形成两细胞期胚胎。而且对 ZP2 缺乏的雌性小鼠的卵母细胞进行体外受精,形成的囊胚不能正常发育。缺乏 ZP3 的小鼠虽然其他透明带蛋白均可正常表达,但不能形成透明带,也几乎不能排卵,且缺乏生育能力。与 ZP2 突变小鼠一样,ZP3 缺陷小鼠的体外受精卵发育不会超过囊胚期。

此外,通过小鼠模型鉴定出了一系列卵母细胞特异性的"母体效应"基因,这些基因在卵母细胞中表达,但仅在着床前胚胎发育过程中发挥作用。其中 Nlrp5、Khdc3、Ooep 和 Tle6 基因编码的蛋白质在卵母细胞中形成皮层下母源复合体(subcortical maternal complex, SCMC)。此外,基于其在卵母细胞和卵裂期胚胎中的相似定位模式,肽酰基天冬氨酸二硫异构酶Ⅵ型(PADI6)也可在该复合体中发挥作用。缺乏 Nrlp5、Padi6 或 Ooep 的小鼠卵母细胞没有细胞质网格(cytoplasmic lattices,CPLs),合成蛋白质的能力缺陷,且受精后不能发育。KHDC3 调节卵母细胞和早期胚胎的纺锤体功能;Khdc3 敲除的雌性小鼠的胚胎由于非整倍体的发生率高而发育不良。与 Nlrp5 相关的基因 Nlrp2 在卵泡发育过程中的卵母细胞和颗粒细胞中均有表达,也是早期胚胎发育成功所必需的母体蛋白编码基因。小鼠卵母皮层下母源复合体基因与人卵母细胞具有相同的表达模式,且功能相似。TLE6 磷酸化位点纯合点突变的女性通常由于受精后胚胎分裂失败而不育。同样,缺乏 PADI6 的人卵母细胞受精后发育停滞。随着研究的不断深入,逐渐发现了一系列"母体效应基因",如 Zar1(zygote arrest 1)编码的细胞质蛋白决定受精卵向裂解胚胎转变过程,但机制尚不明确;Gclm(glutamate cysteine ligase,modifier subunit)编码调节谷胱甘肽合成的蛋白,是控制细胞氧化还原状态的关键成分,缺乏 GCLM 的小鼠胚胎不能发育成囊胚;Npm2(nucleoplasmin 2)是卵母细胞成熟前编码产生的一种核蛋白,影响异染色体的重组和组蛋白去乙酰化,缺乏 NPM2 的卵子可以正常排卵和受精,但往往无法完成着床前胚胎发育;Dppa3 除了在原始生殖细胞中发现的作用外,也是着床前胚胎正常发育所需的母体效应基因。

一系列的证据表明卵母细胞决定卵泡的发育进程。卵母细胞对卵泡生长的调控作用主要是通过由卵母细胞产生的卵母细胞选择性或特异性 TGF-β 超家族成员例如生长分化因子 -9(growth differentiation factor-9,GDF-9)和骨形态发生蛋白 -15(bone morphogenetic protein-15,BMP-15)介导。通过对小鼠的基因干预和绵羊中编码 GDF-9 和 BMP-15 基因自发突变体表型的观察,可明确 GDF-9 和 BMP-15 在卵泡发育过程中的重要作用。在人卵母细胞中亦发现高表达的 GDF-9 和 BMP-15 与随后卵母细胞和胚胎的整体质量密切相关。

(1)GDF-9:GDF-9 由 5q31.1 染色体上的基因编码,在卵母细胞和灵长类的颗粒细胞中高表达。GDF-9 缺陷小鼠的卵泡生长停滞在初级阶段,但卵母细胞以比野生型卵母细胞更快的速度继续发育,并发展成为正常小鼠的窦卵泡时期的卵母细胞。然而,由于颗粒细胞与卵母细胞之间的相互连接的超微结构的异常,最终卵母细胞死亡,仅留下一条透明带。与此同时,GDF-9 缺陷小鼠卵泡周围不形成卵泡膜,提示 GDF-9 参与卵泡膜的组成或细胞增殖的调控。相反地,在大鼠中的研究发现,添加 GDF-9 可刺激初级卵泡的生长,与缺乏 GDF-9 的小鼠在初级阶段的阻滞相一致。GDF-9 通过与激活素样受体(ALK)-5(TGF-βRI)和 2 型 BMP 受体(BMPR-2)受体复合物的相互作用,对颗粒细胞和卵泡膜细胞发挥调控作用,并且具有显著的种属特异性。在啮齿动物中,GDF-9 刺激颗粒细胞分化,包括诱导黄体生成素(luteinizing hormone,LH)受体和甾体生成。在卵丘细胞中,GDF-9 促进透明质酸合成酶 2、五肽 3 和肿瘤坏死因子诱导基因 6(*TSG-6*)的表达,后者转录的蛋白质参与卵丘复合体的蛋白多糖细胞外基质的形成。GDF-9 刺激 COX-2 和前列腺素的合成和孕酮的分泌,同时还抑制尿激酶的表达,并抑制卵丘细胞 LH 受体的表达,阻止卵丘细胞黄体化。暴露于最高浓度的 GDF-9 有助于卵母细胞周围颗粒细胞的独特表型的形成。GDF-9 在体外刺激人卵泡膜细胞增殖,抑制其类固醇生成,与小鼠卵巢中 GDF-9 在调控卵泡膜发育的作用模式一致。

(2)BMP-15：也称为 GDF-9b,由 X 染色体上的基因编码,是卵母细胞产生的 TGF-β 超家族的另一重要成员。它在结构上与 GDF-9 相似,并且具有相似的表达模式。小鼠 *Bmp15* 基因的靶向性敲除导致卵巢形态异常、排卵和受精率显著降低,从而导致其生育力显著下降。*Bmp15* 和 *Gdf9* 突变的杂合子小鼠由于卵泡生成和卵丘细胞功能异常导致生育能力严重受损。然而,绵羊 *Bmp15* 基因的自发性突变体(如 Inverdale 和 Hanna 绵羊)的表现与 *Bmp15* 基因敲除的小鼠完全不同。在杂合状态下,卵泡排卵数量反而增加,从而增加了繁殖力。但在纯合性突变的母羊中观察到与 *Gdf9* 敲除的小鼠相似的原发性卵巢衰竭表型。在体外,BMP-15 促进颗粒细胞有丝分裂。因此,体内 BMP-15 的缺乏可能导致与纯合突变绵羊体内类似的卵泡发育障碍。BMP-15 的受体是由 BMPR1B(ALK6)和 BMPRII 组成的受体复合物。根据突变等位基因拷贝数的不同,Booroola 绵羊 BMPR-1B 的点突变与排卵率的增加有关。小鼠中 *Bmpr2* 基因的靶向性缺失不影响卵泡发育,却因为卵丘细胞膨胀的缺陷阻止了体内受精导致小鼠不孕。

BMP-15 和 kit 配体之间以负反馈方式相互作用：BMP-15 刺激颗粒细胞 kit 配体的表达,而 kit 配体抑制 BMP-15 在卵母细胞中的表达。在卵母细胞的存在下,BMP-15 和 kit 配体促进颗粒细胞的有丝分裂。而 kit(kit 配体受体)只在卵母细胞表达,并且 kit 配体抑制卵母细胞 BMP-15(颗粒细胞有丝分裂原)的表达,这表明卵母细胞可能产生其他颗粒细胞有丝分裂原。

GDF-9 和 BMP-15 先以二聚体的前体蛋白合成,然后经蛋白水解以产生生物活性分子。值得注意的是,使 BMP-15 失活的 Inverdale 绵羊突变极大地损害了突变型 BMP-15 和野生型 GDF-9 在共表达细胞内的蛋白质水解过程。因此 Inverdale 羊表型发生的原因至少一部分是由于突变型 BMP-15 对野生型 GDF-9 再修饰的干扰而引起的 GDF-9 功能的缺乏。相同地,人共表达细胞 BMP-15 和 GDF-9 突变可能导致翻译后加工受损,降低功能蛋白的产生,从而导致相关的卵巢早衰的发生。研究发现,不仅 GDF-9 和 BMP-15 的同源二聚体具有生物活性。这两种蛋白的异源二聚体在调节颗粒细胞存活、颗粒细胞支持卵母细胞代谢的功能、成熟过程中卵丘细胞的扩张等方面都具有非常强的生物活性。因此,GDF-9：BMP-15 异二聚体可能才是卵母细胞分泌的必需功能配体。

(二)颗粒细胞

颗粒细胞起源于卵巢表面上皮,具有两种形成波。第一波参与卵巢髓质卵泡的形成,第二波参与卵巢皮质中卵泡的形成。颗粒细胞的形成是由 GATA 结合蛋白 4(GATA4)表达细胞驱动的。GATA4、WNT4、R-spondin 1(RSPO1)、β-catenin 和 FOXL2 协同促进胎儿期颗粒细胞的发生并调节卵泡生成。包绕每个卵母细胞的颗粒细胞都具有寡克隆起源,成熟卵泡中的颗粒细胞群是由最初的包绕卵母细胞的 3~5 个具有颗粒细胞潜能的细胞发育而来。颗粒细胞是卵巢雌二醇、抑制素和激活素的主要来源,并为卵母细胞发育成熟提供必需成分。但由于卵泡基底层将颗粒细胞与卵泡膜的血管分离,形成一个相对的血液屏障,故颗粒细胞不直接接受血液供应,所以限制了白细胞和高分子物质(如低密度脂蛋白)的进入。因此,相邻的颗粒细胞和卵泡细胞间的细胞连接作用尤为重要。

颗粒细胞通过广泛的缝隙连接网络相互连接,为相邻细胞之间的小分子代谢交换和传输提供重要途径。每个颗粒细胞间隙连接的数量随着卵泡的发育而增加,将它们连接成一个功能性整体。此外,颗粒细胞通过细胞质突触穿过透明带,与卵母细胞的细胞膜形成缝隙连接。缝隙连接由称为连接蛋白的六连环蛋白质组成。Connexin-37 和 Connexin-43 是最重要的两种卵泡连接蛋白,它们形成具有不同通透性的间隙连接。

Connexin-37 是卵母细胞中的主要连接蛋白,而 Connexin-43 在颗粒细胞中占优势,然而至少围绕卵母细胞周围的第一层颗粒细胞也表达 Connexin-37。颗粒细胞与卵母细胞之间的通信是通过同型 Connexin-37 缝隙连接而进行的,而颗粒细胞之间的缝隙连接是通过同型 Connexin-43 复合物进行的。卵丘细胞局部诱导颗粒细胞 Connexin-43 表达。卵泡刺激素(follicle-stimulating hormone,FSH)TGF-β1 和卵丘细胞分泌的全反式维甲酸均促进颗粒细胞 Connexin-43 表达。在窦卵泡中,颗粒细胞通过缝隙连接运输 cGMP 来抑制卵母细胞恢复减数分裂。LH 的排卵高峰抑制 Connexin-43 mRNA 的表达,并导致丝裂原活化激酶介导的 Connexin-43 的磷酸化,最终导致缝隙连接关闭,细胞间代谢偶联中断。

Connexin37 和 Connexin43 敲除的小鼠的卵巢表型进一步阐述了连接蛋白对卵泡功能的重要性。在通过靶向 *Gja4* 基因构建的 Connexin 37 缺乏型小鼠卵巢中,卵泡生长停滞在窦前卵泡;卵母细胞的生长虽然开始,却在减数分裂能力恢复之前停滞,导致卵母细胞的丢失和黄体化结构的形成。以 *Gja1* 基因为靶点构建的 Connexin-43 缺陷小鼠具有卵巢功能的异常,特征是生殖细胞数量减少和初级阶段以后卵泡生长受损。其他连接蛋白亦在卵巢中表达,但它们的特异性功能尚不清楚。

颗粒细胞表达大量细胞因子的受体并对这些因子做出反应,这些因子要么来源于卵泡局部,要么从血液进入卵泡腔。这些因素包括卵母细胞衍生因子、颗粒细胞自身产生的自分泌 / 旁分泌因子、卵泡膜细胞的产物以及来源于垂体和其他组织(如脂肪)的循环因子。除了 FSH 和 LH,已证实体内、外存在众多影响灵长类动物以及其他动物颗粒细胞的信号分子,包括下丘脑因子[如促性腺激素释放激素和吻素(kisspeptin)]、其他垂体激素(如生长激素和催乳素)、大量生长因子[如表皮生长因子(epidermal growth factor,EGF)]家族成员、TGF-β 家族成员、胰岛素样生长因子(insulin-like growth factor,IGF)和控制代谢的激素(如胰岛素)、血管张力素、血管生成因子、细胞因子(如 TNF-α)和脂肪代谢相关因子(如瘦素、脂联素)等。

根据与人类突变或动物自发或诱发基因突变相关的表型研究中阐述了这些因子的关键作用,如前所述的 GDF-9 和 BMP-15。但这些因子作用的主次和时间顺序还未得到很好的阐述。除了颗粒细胞表面受体的表达,微管系统和外泌体亦参与卵泡内的信号通信,例如以 microRNAs 为代表的外源性调节因子等。

此外,虽然前文提出颗粒细胞都是寡克隆起源,但根据其在卵泡内的位置而表现出显著的表型差异。主要由于它们与卵母细胞和卵泡膜细胞的距离不同,对其释放的旁分泌物质反应而导致位于基底层附近的壁颗粒细胞、位于窦腔的颗粒细胞和卵丘颗粒细胞各自具有独特的特征。窦卵泡壁颗粒细胞表现出最大的类固醇生成活性。此外,排卵前卵泡壁颗粒细胞 LH 受体水平最高,最靠近窦腔的颗粒细胞类固醇生成酶的表达较低,而中间区域的颗粒细胞比窦壁颗粒细胞具有更大的有丝分裂活性。

在排卵时随卵母细胞释放的卵丘细胞不表达芳香酶,其LH受体含量和LH反应性水平明显低于壁细胞。在小鼠中发现,卵丘细胞具有独特的基因表达模式,包括编码钠偶联中性氨基酸转运体基因 *Slc38a3* 的表达,以及更高水平AMH的表达。在卵母细胞分泌的GDF-9和BMP-15的作用下,靠近窦腔的卵丘细胞和颗粒细胞不表达mTOR信号传导的抑制剂DDIT4L,而壁颗粒细胞表达高水平的该蛋白。因此,卵丘细胞中的细胞代谢调节剂mTOR活性最高,使其更好地为卵母细胞的生长发育提供所需要的营养物质。卵丘细胞在LH峰后增殖,在排卵刺激产生的前列腺素的作用下,产生由透明质酸、蛋白聚糖和蛋白聚糖结合蛋白组成的细胞外基质。这种基质的形成导致卵丘-卵母细胞复合体的排卵前扩张,为排卵做准备。此外,不同颗粒细胞前列腺素E受体的不同表达模式允许颗粒细胞亚群在排卵期间对PGE_2做出独特的反应。黄素化的卵泡颗粒细胞经过终末分化,产生大量的黄体细胞群。由于黄体新生血管化,颗粒-黄体细胞可从循环脂蛋白获取更多胆固醇,合成孕酮的能力显著增加。颗粒-黄体细胞还保留了从卵泡黄素细胞产生的雄激素前体合成雌激素的能力。

(三)卵泡膜细胞

卵泡膜和间质细胞被认为是起源于卵巢间质中的成纤维细胞样间质细胞。它们首先出现在具有两层或更多层颗粒细胞的卵泡周围。GDF-9在卵泡膜的发育中起重要作用,在缺乏GDF-9的情况下,卵泡膜细胞可被募集到卵泡周围,但是无法进一步分化。Kit和Kit配体系统在卵巢和睾丸的雄激素产生细胞的早期发育中起着重要作用。卵泡膜细胞表达Kit配体的受体。因此研究人员推测颗粒细胞在卵泡膜细胞的形成过程中发挥重要作用。

此外,通过小鼠模型发现,hedgehog信号通路在卵泡膜细胞系的发育过程中也起着关键作用。在卵母细胞分泌的GDF-9的作用下,颗粒细胞分泌的DHH蛋白和IHH)蛋白共同促进卵泡膜细胞的募集和分化。与FSH一样,角质形成细胞生长因子(keratinocyte growth factor,KGF)和肝细胞生长因子(hepatocyte growth factor,HGF)刺激颗粒细胞产生Kit配体,而Kit配体作用于卵泡膜细胞,促进KGF和HGF的正反馈表达。Kit配体、KGF和HGF在大窦卵泡中浓度最高。卵母细胞表达Kit受体——这种正反馈调节有利于更好地为卵母细胞生长发育提供养分。此外,卵泡膜细胞产生的胰岛素样因子3(insulin-like factor 3,INSL3)促进卵母细胞发育成熟。颗粒细胞产生的TGF-β家族成员在卵泡膜雄激素合成的局部调控中起关键作用。BMP-6抑制卵泡膜细胞基础的激素分泌和LH诱导的雄激素分泌。GDF-9(由颗粒细胞和卵母细胞表达)也抑制人卵泡膜雄激素的合成。排卵后卵泡膜细胞参与黄体的形成,称小黄体细胞,表达类固醇生成活性以产生雄激素前体。颗粒细胞则转化为较大的黄体细胞,表达芳香酶活性,进一步转化雄激素前体。

(四)卵巢其他类固醇生成细胞

卵巢中的闭锁卵泡中有一些过度肥大的卵泡膜内层细胞。这些细胞被认为是去甲肾上腺素能神经调节卵巢类固醇生成活性的靶标。卵巢门间质细胞是具有较大结构的黄素样细胞,具有与睾丸间质细胞相似的结构的功能,像睾丸间质细胞一样,它们含有六角形的间质细胞晶体。门细胞与非髓鞘的交感神经纤维密切相关,这些细胞的内分泌活性被认为与女性青春期、怀孕期间以及围绝经期的类固醇激素分泌显著性相关。

(五)卵巢基质

卵巢基质含有表达某些类固醇生成酶的成纤维细胞。基质中也含有产雄激素细胞的前体。由于卵巢基质细胞表达雄激素受体,并可在雄激素刺激下增殖,因此卵巢来源高雄激素血症[例如,多囊卵巢综合征(polycystic ovarian syndrome,PCOS)和产雄激素的卵巢肿瘤将导致卵巢基质密度增加。基质细胞在卵巢中充当屏障作用,不仅在物理上将卵泡和黄体与相邻结构分离,还分泌大量生长因子和生长因子结合蛋白,发挥生物屏障作用,例如,卵巢基质细胞表达大量 Gremlin,可以结合和灭活 BMP;分泌卵泡抑素,结合和灭活激活素的卵泡抑素;分泌 IGF- 结合蛋白(IGF binding proteins,IGFBPs),和分泌结合 WNT 信号家族成员的卷曲相关蛋白等。

(六) 卵巢表面上皮

卵巢表面上皮是一种由中胚层细胞衍生来的扁平 - 立方上皮层,又称卵巢间皮,由于曾被误认为产生生殖细胞,被误称为"生发上皮"。成年卵巢表面上皮以黏蛋白基因 *MUC1* 的表达和表面的纤毛和顶端微绒毛为特征性表现。这些细胞位于覆盖致密结缔组织层的基底膜上。卵巢表面上皮在与腹腔的物质交换和排卵导致的表面缺损的修复中起作用。在排卵过程中,覆盖在卵泡上的上皮细胞经历凋亡,随后激活修复过程。这个过程包括在排卵后立即开始的细胞增殖以及细胞外基质成分的重新合成。促炎性细胞因子可能参与上述过程的调节。卵巢表面上皮内陷导致包涵体囊肿形成。这些包涵体囊肿中的卵巢表面上皮可发生化生,并可能发生瘤变。一些研究人员已经指出这些包涵体囊肿是由排卵部位周围内陷形成的,并且据报道,它们也与 PCOS 的发生密切相关。

(七) 卵巢白细胞

卵巢生命周期的不同阶段都有巨噬细胞、淋巴细胞和多形核粒细胞的参与。这些细胞在维持正常的卵巢功能以及卵巢病理学发生方面发挥作用,例如,淋巴细胞浸润,尤其膜间质细胞的浸润,是自身免疫性卵巢功能障碍的主要表现。巨噬细胞是卵巢间质的主要细胞成分,通常出现在卵泡的毛细血管附近。在卵泡发育的早期阶段,在卵巢中很少观察到其他白细胞,但在排卵前期出现大量白细胞浸润,并与卵泡闭锁有关。肥大细胞在卵泡后期逐渐增多,释放组胺可能导致排卵期卵巢充血。排卵后,在趋化因子的作用下,嗜酸性粒细胞和 T 淋巴细胞募集迁移到黄体中。这些细胞的侵入和随后的激活发生在黄体退化之前。活化的 T 细胞产生吸引和激活巨噬细胞的趋化因子。在黄体细胞之间散布的暗星状 K 淋巴细胞曾被认为是巨噬细胞,它们通过直接的细胞 - 细胞接触和产生生长因子及细胞因子调节黄体细胞的功能。调节性 T 细胞,即维持抗原特异性 T 细胞耐受的淋巴细胞群,在黄体中具有特殊的重要地位。它们在中期黄体中大量存在,发挥抗炎和促稳态的功能。调节性 T 细胞的丢失与炎症反应的发生有关,促进黄体溶解。T 淋巴细胞亚型和巨噬细胞的浸润在黄体溶解过程中发挥重要作用,而妊娠期这种侵入显著延迟。同时,卵巢中的中性粒细胞、嗜酸性粒细胞、淋巴细胞、单核细胞 / 巨噬细胞和肥大细胞产生一系列细胞因子,包括多个白细胞介素家族成员、TNF-α、IFN-γ、GM-CSF 和 MIP-1α,在卵泡形成和黄体功能发挥着重要作用。

(八) 卵巢神经支配、神经营养因子和速激肽

卵巢受到内源性和外源性神经的双重调节。外源性神经主要由交感神经、感觉神经和极少的副交感神经组成,通过血管门周围丛进入卵巢。外源性神经主要参与调节卵巢血供和病理状态的疼痛,如卵巢子宫内膜异位症以及卵巢细胞的内分泌功能。此外,有研究发现,PCOS 患者卵巢膜间质细胞间的神经支配显著增强,而肾上腺皮质能受体的过度激活与卵巢高雄激素症的发病有关。

人卵巢内源性神经包括儿茶酚胺能神经元,表达酪氨酸羟化酶(儿茶酚胺合成中的限速酶)。这些神经元大多表达神经营养素受体。神经营养素(neurotrophin,NT)是一类参与调节神经存活和分化的细胞因子,主要作用于 TRK 原癌基因家族的高亲和力受体和低亲和力 p75 神经生长因子(NGF)受体。一系列研究显示,NGF 在早期卵泡的发育中至关重要,NGF 或者 NGF 受体 NTRK1 缺乏的小鼠始基卵泡的形成显著减少,卵巢中未形成卵泡结构的卵母细胞数量增加。神经营养因子 4(neurotrophin-4,NTN4)受体也被称为 NT-5 和脑源性神经营养因子(brain-derived neurotrophic factor,BDNF),其表达缺乏亦与始基卵泡形成的减少有关。基因敲除的小鼠的研究进一步发现,NTRK1 和 NTRK2 受体的表达是始基卵泡的发生和早期卵泡发育的必需条件,并且 NGF 的作用部分通过诱导 FSH 受体在卵泡发育中的表达而介导。小鼠颗粒细胞在 LH 和 NT-4/5(不是 NT-3)作用下表达 BDNF,卵母细胞表达 BDNF 受体 TRK-B,从而促进小鼠卵母细胞成熟,包括排出第一极体,并促进体外早期胚胎发育。总体来说,现有的研究提示卵巢内神经营养因子系统可能对卵泡的早期发育和卵母细胞成熟有重要作用。神经营养素及其受体也在人胎儿卵巢中表达,TRK-B 受体定位于生殖细胞基质中。从接受促排卵的妇女抽取的人卵泡液中可检测到 p75、NGF 受体、BDNF、NT-4/5 和 NT-3。除神经营养素及其受体外,包括 P 物质、血红素 -1、截短受体 NTK1R-Tr 和 NTK2R 在内的速激肽系统也在人颗粒细胞中表达。

(九) 卵巢干细胞

胚胎干细胞具有多能性,在体外可产生卵母细胞样结构,提示卵巢干细胞群在成年后可能产生生殖细胞。虽然仍存在争议,但已有研究显示可以通过用 DDX4 N 端抗体进行免疫标记流式分选分离得到小鼠和人卵巢中少量的卵巢生殖干细胞。但该研究中使用的 DDX4 抗体的特异性受到质疑,以及与它们反应的抗原仍待确定。用上述方法分离的细胞在培养中具有分裂潜能,并根据其形态和卵母细胞特异性标记(包括 DDX4 和 LHX8)的表达形成卵母细胞样结构。这些来自小鼠卵巢的卵母细胞样细胞在体外和体内能够发育成能完成受精和胚胎发育的卵母细胞,从而产生存活的子代。由人卵巢皮质分离的人卵巢皮质干细胞具有相似的表型。用绿色荧光蛋白(GFP)标记的谱系标记物转染卵巢干细胞,注射后 5~6 个月注入成年小鼠卵巢,形成表达 GFP 的卵母细胞。部分 GFP 标记的卵母细胞可以成功受精,并在特定条件下发展到囊胚阶段。

将从成人卵巢皮质组织中分离并标记有 GFP 的卵母细胞注射到人皮质中,或与来自皮质的游离细胞重新聚集,并移植到免疫缺陷小鼠体内。移植后 7~14 天,移植物内可见到具有减数分裂标志的卵母细胞样细胞,周围有体细胞。虽然这些卵母细胞样细胞的特性尚不完整,但这些研究确实提供了卵巢中罕见的多能干细胞群体存在的证据。但这些细胞在数量上并不能达到生产卵泡以防止卵巢自然老化的作用。卵巢干细胞对正常女性或卵泡池大小不同的卵巢功能障碍女性(如原发性卵巢功能不全或多囊卵巢综合征)的卵泡数量的影响尚待确定。不同类型的干细胞也同样可以被诱导发育成生殖细胞前体。例如,如果提供适当的转录因子和 / 或生长因子,人胚胎干细胞和诱导的多能干细胞将在培养中分化成原始生殖细胞样细胞。该类细胞目前正被用于人类生殖细胞特异性分化和发育机制的基础研究。

总体而言,成年卵巢中多能干细胞数量非常少,如果将其移植到卵巢组织中,在体外处理后可产生功能性卵母细胞。在生理条件下,这些罕见的干细胞对卵泡池可能并无显著补充。但在体外可以将不同类型的人干细胞诱导发育成与原始生殖细胞非常相似的细胞,最终可能在临床应用上有较大的前景。

二、卵泡的生长

卵泡的生长开始于始基卵泡脱离静息状态,从人胚胎第 4~6 个月卵巢形成一直持续到卵巢功能的终末期。虽然一些研究人员已经提出,先形成的卵泡先发生排卵,但更多的研究提示静息卵泡过渡到生长阶段更可能是一个随机事件,与卵泡发育过程中形成的时序无关。

卵泡生长的开始以形态学的变化为特征,包括颗粒细胞形状从扁平变为立方形,颗粒细胞增殖,卵母细胞增大以及透明带的形成。扁平颗粒细胞向立方形的转化促使其功能的转变,包括某些功能 mRNA(如卵泡抑素 mRNA)的表达。颗粒细胞增殖与立方化进一步促进卵母细胞直径的增加。人类卵母细胞直径的第一次显著增加时发现最大卵泡截面上有 15 个颗粒细胞。卵母细胞的生长伴随着透明带的形成。随后,卵母细胞的生长和卵泡直径的增加呈正相关,直到卵母细胞形成平均直径达到 80μm 的次级卵泡为止。此时卵泡直径 110~120μm,并具有大约 600 个颗粒细胞。卵泡增长至这一大小时,卵母细胞的生发泡达到平均 26~27μm 的最大直径。当卵泡继续扩张并压缩周围基质形成卵泡外膜,前卵泡膜细胞在颗粒细胞分泌信号的募集下向卵泡外的基质迁移,颗粒细胞分泌的信号包括 Kit 配体和 IGF-1 等,从卵母细胞分泌的信号包括 FGF2、血小板衍生生长因子(platelet-derived growth factor,PDGF)、GDF-9 和 BMP-15 也促进卵泡膜细胞迁移和增殖。随着次级卵泡的形成,颗粒细胞表达 FSH、雌激素和雄激素受体,并通过缝隙连接紧密相连。卵泡膜的形成与卵泡的血液供应的发展相关,来自动脉的血供在邻近卵泡基底膜处形成环状毛细血管网络。同时,卵泡膜细胞表达 LH 受体并获得合成类固醇激素的能力。此后次级卵泡组成窦前卵泡池,FSH 依赖的卵泡从窦前卵泡池中募集进入下一阶段,大部分卵泡通过闭锁而丢失。

(一)卵母细胞生长

次级卵泡生长的一个重要组成部分在于卵母细胞的分化和生长。生长中的卵母细胞代谢活跃,可以合成丰富的 mRNA 和蛋白质以支持早期胚胎着床前的生长和发育。周围颗粒细胞直接通过跨透明带突触与卵母细胞表面形成缝隙连接,进行营养素、生长因子和其他分子的双向转运,精密调节卵母细胞的生长。卵母细胞的生长过程中,通过透明带蛋白的积极合成、分泌、组装,逐渐形成成熟的透明带;部分细胞器的数量逐渐增加,特别是线粒体,在完全成熟的人卵母细胞中线粒体数量可达到大约有 40 万个;相反,部分细胞器在卵母细胞成熟过程中逐渐丢失,包括在卵原细胞中存在的中心粒。除了数量的变化,细胞器的分布随着卵母细胞发育成熟过程而发生变化,例如线粒体、内质网和高尔基复合体在紧邻生发泡区域逐渐聚集。卵母细胞在生长过程中逐渐获得减数分裂的能力,虽然具体机制尚不清楚,但只有在卵母细胞体积达到临界大小后才获得此能力。具有减数分裂能力的卵母细胞具有某些确切的属性,包括细胞周期蛋白 CDK1、细胞周期蛋白 B 和 CDC25 水平的增加,这些蛋白的调控阈值很可能是细胞周期恢复的先决条件。此外,卵母细胞发育成熟的过程需要大量的能量,这些能量主要来自由颗粒细胞通过间隙连接转运的 ATP 和能量底物以及卵母细胞内丙酮酸的氧化磷酸化。缺乏丙酮酸脱氢酶的亚单位 PDH1A 的小鼠卵母细胞由于不能进行丙酮酸的氧化磷酸化,降低了 ATP 和烟酰胺腺嘌呤二核苷酸磷酸(nicotinamide adenine dinucleotide phosphate,NADPH)的水平。这些卵母细胞可以生长并排卵,但不能成功地完成减数分裂。在老年妇女的卵巢中,类似的过程可能导致胚胎染色体的不分离、错误分离和非整倍体的形成。基因组印迹的重建开始于卵母细胞的生长期——直到植入前胚胎发育后才完成，由包括DNA甲基化在内的多种机制参与调控。在缺失KDM1B（组蛋白H3赖氨酸-4-脱甲基酶）的小鼠中发现，组蛋白甲基化也有助于母系印迹的建立。母本或父本等位基因的异常表达会导致卵母细胞或雄性生殖细胞中印迹重建过程的失败。这些基因表达的改变与几种人类遗传性疾病有关，包括Beckwith-Wiedemann、Prader-Willi和Angelman综合征。卵母细胞中母系印迹的全部丧失会导致完全性葡萄胎的形成。

除了获得恢复减数分裂能力，生长过程中的卵母细胞逐渐获得胚胎的发育潜能，包括支持着床前的胚胎发育和发育成熟的能力，以及产生高度稳定的母体mRNA库。在卵母细胞生长完成时，母体mRNA库转录主动沉默，蛋白质翻译受到抑制，显著减慢直到卵母细胞成熟或受精。转录沉默需要卵母细胞与卵丘颗粒细胞通过缝隙连接进行特殊通信，并伴随大规模染色质结构的改变，这对于正在生长的卵母细胞获得恢复减数分裂和发育成熟的能力至关重要。在转录沉默后，排卵前卵母细胞中的母源蛋白和mRNA储存，除了用来支持减数分裂的恢复和受精后的第一次分裂，还包括卵母细胞质重塑精子DNA的能力和产生增强的钙振荡的能力。此外还有很多发育潜能有待进一步阐述。

（二）卵泡生长的影响因素

卵巢内一系列细胞因子作为激活剂或抑制剂在调节卵泡生长的早期阶段起关键调节作用。卵泡生长和发育的激活因子包括LIF、碱性FGF和kit配体。卵泡颗粒细胞产生的kit配体和作用于卵母细胞和卵泡膜细胞上的kit受体，是卵泡生长和卵母细胞生长的启动所必需的。给新生小鼠注射抑制kit配体相互作用的kit抗体，可干扰卵泡发育的原始阶段。相反，注入重组kit配体，即扩散型和膜结合型，加速了新生大鼠卵巢从始基卵泡向初级卵泡的转变。而抗米勒管激素、激活素A和趋化因子SDF-1/CXCL12通过其受体CXCR4抑制早期卵泡生长。通过探究 *Gdf9* 敲除的小鼠和 *Bmp15* 基因纯合突变绵羊的卵巢表型发现卵母细胞来源的蛋白GDF-9和BMP-15对颗粒细胞增殖具有物种特异性。两种基因缺陷的情况下，颗粒细胞大约两次加倍后都停止增殖，卵母细胞继续增长。然而，大卵母细胞最终退化，并被单层颗粒细胞包围。

1. PI3K/AKT 通路和 mTOR 通路　磷脂酰肌醇-3-激酶（PI3K）/AKT通路和哺乳动物雷帕霉素靶蛋白（mammalian target of rapamycin，mTOR）通路是目前发现的在始基卵泡的激活中起着关键作用的信号通路。当这两种通路被破坏时，都会导致小鼠卵泡生长的异常激活和始基卵泡的最终耗竭。PI3激酶催化3,4,5-磷酸肌醇磷酸盐（PIP3）磷酸化，激活蛋白激酶PDK1，而蛋白激酶PDK1又磷酸化激酶Akt，最后导致FOXO3的磷酸化。由颗粒细胞产生的Kit配体作用于卵母细胞上表达的Kit，通过一系列的信号传导最终导致FOXO3的磷酸化和失活（从细胞核排出），导致卵泡生长启动所需的基因表达被抑制。*Foxo3* 基因无效突变的小鼠不能抑制始基卵泡的激活，导致出生后不久始基卵泡全部激活，表现为随后的始基卵泡耗竭和卵巢早衰。

PDK1和PTEN是目前发现调节FOXO3磷酸化的主要成分。卵母细胞特异性PDK1缺失导致始基卵泡耗尽从而继发不育。PTEN是PIP3磷酸酶，因此是PI3K的负调控因子。卵母细胞中PTEN的缺失，消除了对PDK1和AKT激活的抑制，也导致始基卵泡生长激活和早期卵泡耗竭。

mTOR是PI3K家族的成员，包含两个功能不同的mTOR复合体，通过下游靶点调控转录、翻译和代谢,在始基卵泡激活过程中发挥重要调控作用。此外,mTOR 通路受到 TSC1/TSC2 复合物的负调控。研究显示,敲除的小鼠的卵母细胞中 *Tsc1* 和 *Tsc2*,虽然始基卵泡池仍能建立,但是始基卵泡被过早地激活,卵泡加速耗竭最终导致不育。而 mTOR 抑制剂雷帕霉素可抑制 *Tsc1* 敲除的小鼠的卵泡激活。此外,丝氨酸 / 苏氨酸激酶 LKB1 可通过抑制 mTOR 途径来抑制始基卵泡的激活。尽管以上研究证实 mTOR 信号通路在卵泡生长调控中的重要性,但其上游启动因子仍待进一步阐述,具体的信号传导途径尚未阐明。

2. Hippo 信号通路   Hippo 信号通路在抑制生长、决定器官大小和组织稳态中起关键作用。Hippo 信号通路的转导途径涉及一系列蛋白激酶,包括 MST1 和 MST2,其通过磷酸化适配子蛋白 SAV,并与之结合形成复合物,磷酸化 LATS1 和 LATS2,后者与适配子蛋白 MOB1A/B 结合并磷酸化转录共激活子 YAP1 和 TAZ。磷酸化的 YAP1/TAZ 保留在细胞质中。Hippo 信号通路的失活导致 YAP1 和 TAZ 的低磷酸化,被转移到细胞核内,与 TEAD1-4 结合调节转录,导致细胞增殖和 / 或存活。该通路与 AKT 和 mTOR 通路在卵泡发育中具有相同的作用。

Hippo 途径 mRNA 和蛋白质存在于卵巢中,随着卵泡从始基卵泡阶段进入窦状卵泡阶段,其表达量减少。在 AKT 激活的情况下,Hippo 信号通路的失活可诱导卵泡向窦状卵泡发育。敲除 Hippo 通路组分编码基因的小鼠表现为生育缺陷和卵巢形态异常,包括卵巢囊肿的发生,全基因组关联分析研究发现编码 YAP1 的位点是 PCOS 候选基因之一,进一步验证 Hippo 通路在卵巢中的重要作用。

因此,有学者建议使用 PTEN 抑制剂、PI3K 激活剂或 mTOR 激活剂对 AKT、mTOR 和 Hippo 通路进行干预以治疗卵巢早衰。而现有的研究已经验证,通过针对上述通路药物的干预,可以实现人类和小鼠卵巢中始基卵泡的体外激活,更有研究报道了对卵巢早衰妇女卵巢组织的体外激活并进行辅助生殖获得活产胎儿的案例。

除了上述信号通路外,根据小鼠的功能基因组研究,已明确了一些在始基卵泡向初级卵泡的转变过程中起作用的转录因子,包括 NOBOX、SOHLH1 和 SOHLH2。*Nobox*、*Sohlh1* 或 *Sohlh2* 基因突变的小鼠在始基卵泡过渡到初级卵泡的过程中有缺陷而不育。此外,细胞周期调节因子 CDKN1B 在始基卵母细胞的核内起作用,以抑制卵泡的早期激活。

此外,垂体切除的动物卵巢中仍有早期卵泡的发育,提示了卵泡生长的起始不需要 FSH。在 FSHβ 亚基或 FSH 受体基因失活突变的人和小鼠中,卵泡可发育至次级卵泡和早期窦状卵泡阶段,但比 FSH 活性正常水平存在时更缓慢且频率显著降低。并且通过观察恒河猴胎儿垂体切除发现卵母细胞耗竭,说明了垂体衍生因子(不一定是 FSH)在灵长类胎儿卵泡生长和生存中发挥重要作用。此外,对啮齿类动物卵巢的研究表明,窦前卵泡是促性腺激素的反应器官。对免疫缺陷和性腺功能低下的小鼠进行人类卵巢移植,发现 FSH 是超过两颗粒层阶段的卵泡生长所必需的。因此,没有促性腺激素的情况下卵泡可发育至窦前卵泡阶段,但是 FSH 可能促进卵泡的生长。

卵泡的发育成熟是卵巢功能建立的基础,从始基卵泡发育成熟为优势卵泡大约要经过一年的时间。在相当长的一段时期(大约 300 天)中,卵泡的成长不依赖促性腺激素,卵泡的发育过程由体细胞和生殖细胞之间的旁分泌和自分泌的局部因素调控。同一批募集的卵泡在该过程中持续闭锁而减少,直至青春期在促性腺激素作用下,通过激活相关基因转录、转录后机制(包括微 RNA)和蛋白质翻译后修饰的信号途径等方式促进卵泡成熟。

(沈 薇)

参考文献

1. Kim B, Kan R, Anguish L, et al. Potential role for MATER in cytoplasmic lattice formation in murine oocytes. PLoS One, 2010, 5: e12587.

2. Jansen RP, de Boer K. The bottleneck: mitochondrial imperatives in oogenesis and ovarian follicular fate. Mol Cell Endocrinol, 1998, 145: 81-88.

3. Edson MA, Nagaraja AK, Matzuk MM. The mammalian ovary from genesis to revelation. Endocrine reviews, 2009, 30: 624-712.

4. Monne M, Han L, Jovine L. Tracking down the ZP domain: From the mammalian zona pellucida to the molluscan vitelline envelope. Semin Reprod Med, 2006, 24: 204-216.

5. Baibakov B, Gauthier L, Talbot P, et al. Sperm binding to the zona pellucida is not sufficient to induce acrosome exocytosis. Development, 2007, 134: 933-943.

6. Avella MA, Baibakov B, Dean J. A single domain of the ZP2 zona pellucida protein mediates gamete recognition in mice and humans. J Cell Biol, 2014, 205: 801-809.

7. Li L, Baibakov B, Dean J. A subcortical maternal complex essential for preimplantation mouse embryogenesis. Dev Cell, 2008, 15: 416-425.

8. Tong ZB, Gold L, Pfeifer KE, et al. Mater, a maternal effect gene required for early embryonic development in mice. Nat Genet, 2000, 26: 267-268.

9. Yurttas P, Vitale AM, Fitzhenry RJ, et al. Role for PADI6 and the cytoplasmic lattices in ribosomal storage in oocytes and translational control in the early mouse embryo. Development, 2008, 135: 2627-2636.

10. Fernandes R, Tsuda C, Perumalsamy AL, et al. NLRP5 mediates mitochondrial function in mouse oocytes and embryos. Biol Reprod, 2012, 86: 138, 1-10.

11. Peng H, Chang B, Lu C, et al. Nlrp2, a maternal effect gene required for early embryonic development in the mouse. PLoS One, 2012, 7: e30344.

12. Alazami AM, Awad SM, Coskun S, et al. TLE6 mutation causes the earliest known human embryonic lethality. Genome Biol, 2015, 16: 240.

13. Xu Y, Shi Y, Fu J, et al. Mutations in PADI6 Cause Female Infertility Characterized by Early Embryonic Arrest. Am J Hum Genet, 2016, 99: 744-752.

14. Zheng P, Dean J. Role of Filia, a maternal effect gene, in maintaining euploidy during cleavage-stage mouse embryogenesis. Proc Natl Acad Sci U S A, 2009, 106: 7473-7478.

15. Nakamura BN, Fielder TJ, Hoang YD, et al. Lack of maternal glutamate cysteine ligase modifier subunit (Gclm) decreases oocyte glutathione concentrations and disrupts preimplantation development in mice. Endocrinology, 2011, 152: 2806-2815.

16. Wu X, Viveiros MM, Eppig JJ, et al. Zygote arrest 1 (Zar1) is a novel maternal-effect gene critical for the oocyte-to-embryo transition. Nat Genet, 2003, 33: 187-191.

17. Eppig JJ, Wigglesworth K, Pendola FL. The mammalian oocyte orchestrates the rate of ovarian follicular development. Proc Natl Acad Sci USA, 2002, 99: 2890-2894.

18. Li Y, Li RQ, Ou SB, et al. Increased GDF9 and BMP15 mRNA levels in cumulus granulosa cells correlate with oocyte maturation, fertilization, and embryo quality in humans. Reprod Biol Endocrinol, 2014, 12: 81.

19. Persani L, Rossetti R, Di Pasquale E, et al. The fundamental role of bone morphogenetic protein 15 in ovarian function and its involvement in female fertility disorders. Hum Reprod Update, 2014, 20: 869-883.

20. Yamamoto N, Christenson LK, McAllister JM, et al. Growth differentiation factor-9 inhibits 3'5'-adenosine monophosphate-stimulated steroidogenesis in human granulosa and theca cells. J Clin Endocrinol

Metab, 2002, 87: 2849-2856.

21. Liao WX, Moore RK, Otsuka F, et al. Effect of intracellular interactions on the processing and secretion of bone morphogenetic protein-15 (BMP-15) and growth and differentiation factor-9. Implication of the aberrant ovarian phenotype of BMP-15 mutant sheep. J Biol Chem, 2003, 278: 3713-3719.

22. Inagaki K, Shimasaki S. Impaired production of BMP-15 and GDF-9 mature proteins derived from proproteins WITH mutations in the proregion. Mol Cell Endocrinol, 2010, 328: 1-7.

23. Peng J, Li Q, Wigglesworth K, et al. Growth differentiation factor 9: bone morphogenetic protein 15 heterodimers are potent regulators of ovarian functions. Proc Natl Acad Sci U S A, 2013, 110: E776-785.

24. Guo J, Shi L, Gong X, et al. Oocyte-dependent activation of MTOR in cumulus cells controls the development and survival of cumulus-oocyte complexes. J Cell Sci, 2016, 129: 3091-3103.

25. Mottershead DG, Sugimura S, Al-Musawi SL, et al. Cumulin, an oocyte-secreted heterodimer of the transforming growth factor-beta family, is a potent activator of granulosa cells and improves oocyte quality？ J Biol Chem, 2015, 290: 24007-24020.

26. Shuhaibar LC, Egbert JR, Norris RP, et al. Intercellular signaling via cyclic GMP diffusion through gap junctions restarts meiosis in mouse ovarian follicles. Proc Natl Acad Sci U S A, 2015, 112: 5527-5532.

27. Juneja SC, Barr KJ, Enders GC, et al. Defects in the germ line and gonads of mice lacking connexin43. Biol Reprod, 1999, 60: 1263-1270.

28. Simon AM, Goodenough DA, Li E, et al. Female infertility in mice lacking connexin 37. Nature, 1997, 385: 525-529.

29. Di Pietro C. Exosome-mediated communication in the ovarian follicle. J Assist Reprod Genet, 2016, 33: 303-311.

30. Navakanitworakul R, Hung WT, Gunewardena S, et al. Characterization and small RNA content of extracellular vesicles in follicular fluid of developing bovine antral follicles. Sci Rep, 2016, 6: 25486.

31. Merkwitz C, Lochhead P, Tsikolia N, et al. Expression of KIT in the ovary, and the role of somatic precursor cells. Progress in Histochemistry and Cytochemistry, 2011, 46: 131-184.

32. Robertson SA. Regulatory T cells in the corpus luteum—new players in fertility control?Biol Reprod, 2012, 86: 26.

33. Chao MV. The p75 neurotrophin receptor. J Neurobiol, 1994, 25: 1373-1385.

34. Kawamura K, Kawamura N, Mulders SM, et al. Ovarian brain-derived neurotrophic factor (BDNF) promotes the development of oocytes into preimplantation embryos. Proc Natl Acad Sci U S A, 2005, 102: 9206-9211.

35. Garcia-Ortega J, Pinto FM, Prados N, et al. Expression of tachykinins and tachykinin receptors and interaction with kisspeptin in human granulosa and cumulus cells. Biol Reprod, 2016, 94: 124.

36. White YA, Woods DC, Takai Y, et al. Oocyte formation by mitotically active germ cells purified from ovaries of reproductive-age women. Nat Med, 2012, 18: 413-421.

37. Nilsson E, Parrott JA, Skinner MK. Basic fibroblast growth factor induces primordial follicle development and initiates folliculogenesis. Mol Cell Endocrinol, 2001, 175: 123-130.

38. Albertini DF, Combelles CM, Benecchi E, et al. Cellular basis for paracrine regulation of ovarian follicle development. Reproduction, 2001, 121: 647-653.

39. Kanatsu-Shinohara M, Schultz RM, Kopf GS. Acquisition of meiotic competence in mouse oocytes: absolute amounts of p34 (cdc2), cyclin B1, cdc25C, and wee1 in meiotically incompetent and competent oocytes. Biol Reprod, 2000, 63: 1610-1616.

40. Johnson MT, Freeman EA, Gardner DK, et al. Oxidative metabolism of pyruvate is required for meiotic maturation of murine oocytes in vivo. Biol Reprod, 2007, 77: 2-8.

41. Shi L, Suetake I, Kawakami T, et al. Xenopus eggs express an identical DNA methyltransferase, Dnmt1, to somatic cells. J Biochem, 2001, 130: 359-366.

42. El-Maarri O, Buiting K, Peery EG, et al. Maternal methylation imprints on human chromosome 15 are established during or after fertilization. Nat Genet, 2001, 27: 341-344.

43. Ciccone DN, Su H, Hevi S, et al. KDM1B is a histone H3K4 demethylase required to establish maternal genomic imprints. Nature, 2009, 461: 415-418.

44. Nicholls RD, Knepper JL. Genome organization, function, and imprinting in Prader-Willi and Angelman syndromes. Annu Rev Genomics Hum Genet, 2001, 2: 153-175.

45. Castrillon DH, Miao L, Kollipara R, et al. Suppression of ovarian follicle activation in mice by the transcription factor Foxo3a. Science, 2003, 301: 215-218.

46. Jiang ZZ, Hu MW, Ma XS, et al. LKB1 acts as a critical gatekeeper of ovarian primordial follicle pool. Oncotarget, 2016, 7: 5738-5753.

47. Oktay K, Newton H, Mullan J, et al. Development of human primordial follicles to antral stages in SCID/hpg mice stimulated with follicle stimulating hormone. Hum Reprod, 1998, 13: 1133-1138.

第三节　卵巢的成熟

随着卵泡的发育成熟、成熟卵子的规律排出,卵巢功能趋于成熟。此过程中,卵泡的多种细胞成分紧密联系,通过一系列高度复杂的方式协调互作,调节卵巢分泌类固醇和蛋白质激素,并控制卵母细胞的发育成熟。卵泡来源的激素既作为局部的自分泌因子和旁分泌因子来调节促性腺激素对卵巢的作用,亦作为内分泌信号来反馈调节促性腺激素的分泌,从而促进卵泡发育并在卵泡发育成熟后诱发促黄体生成素的排卵前高峰,同时调节女性生殖道以利于受精、胚胎植入和早孕。卵母细胞是具有全能性和高度特异性的细胞,经历减数分裂和受精,形成新的胚胎个体。尤其特殊的是,卵母细胞的减数分裂过程可以停滞多年,只有在漫长的成熟过程完成时才会再次启动。卵巢的一生中只有大约400~500个卵泡或少于千分之一被募集的卵泡最终发育成熟并进行排卵,大部分卵泡在发育成熟过程中闭锁。随着女性生理年龄的增加,调节卵泡在卵巢生命周期中消耗速度的有利因素在逐渐减少,卵泡耗竭加速。

一、卵泡的成熟

(一)窦状卵泡的形成

在 FSH 的支持下,卵泡发育进入窦状卵泡阶段。窦腔及其中的卵泡液不仅担任卵泡中营养交换和废物去除的载体,形成卵丘 - 卵母细胞复合物完成生长和成熟的独特环境,更在排卵时卵丘 - 卵母细胞复合物的释放过程发挥重要作用。窦腔的发育需要水的输入,这可能是由水通道蛋白7、8和9形成的水通道介导的。由于通过水通道蛋白进行水的净转移是需要渗透梯度的,因此颗粒细胞被认为能够主动地传输离子来产生这种梯度。另外,糖胺聚糖在窦腔中的水解可以提高卵泡的渗透压并支持水的渗入。在排卵前5~6天,由于颗粒细胞增殖和窦腔的积聚,卵泡迅速膨胀,并移至卵巢表面。排卵前卵泡的加速膨胀可引起月经中期盆腔疼痛。

(二)优势卵泡的募集和选择

"募集"一词用来描述卵泡离开静止卵泡池开始生长的过程。然而,一些作者也使用这个术语来描述一群窦卵泡参与进一步的生长。有人提出,第一种情况称为初始募集,后一种情况称为周期性募集。由于生长的卵泡容易闭锁，可能导致脱离生长轨迹，因此周期性募集虽然是必需的，但不能保证排卵。选择是指成熟卵泡群减少到适合于特定物种的排卵配额的数量的过程。这个过程需要对从属卵泡进行负选择，同时对优势的卵泡进行正选择。

尽管传统观点认为在月经周期中卵泡会形成一个单一的队列波，但是越来越精密的超声研究发现会出现多个队列波。有学者通过对正常排卵妇女的连续经阴道超声监测以及早期卵泡募集的组织学研究提出了"波动理论"，该理论认为在卵巢周期中会招募两个或更多个队列波的 4~14 个直径 ≥ 4~5mm 的卵泡，并且在排卵间期的最终队列波中出现注定排卵的优势卵泡。

在早期卵泡期，优势卵泡和队列中其他健康成员之间没有明显的形态差异。然而，与队列中的其他成员相比，优势卵泡的大小和其颗粒细胞的高有丝分裂指数具有显著的辨识度。优势卵泡的标志包括优势卵泡的卵泡液中可检测到 FSH 和显著的高雌二醇水平，FSH 是窦前卵泡向窦状卵泡过渡的必需条件，也是窦卵泡的生存因子，在没有对卵泡使用 FSH 增敏的局部因子的情况下，FSH 水平的降低会诱发细胞凋亡。在新月经周期开始时，由于孕酮、雌二醇和抑制素 A 水平下降，黄体后期 FSH 水平升高，促使卵泡发育成熟为窦卵泡需要一定阈值 FSH 浓度来维持生长，并且在黄体晚期达到该阈值水平。值得注意的是，FSH 仅增加 10%~30% 即可跨越阈值，这表明颗粒细胞对于循环中 FSH 水平具有高度灵敏的感知能力。在缺乏 LH 的情况下，FSH 可以诱导卵泡生长至排卵前大小（至少 17mm），虽然此时雌二醇浓度下降，但抑制素的产生可诱导并恢复颗粒细胞对 FSH 的正常反应。

FSH 可能通过体细胞或卵母细胞产生的生长因子间接促进颗粒细胞的增殖。例如，在啮齿动物中，FSH 刺激下产生的雌激素可促进颗粒细胞的增殖。优势卵泡的早期迹象是其颗粒细胞的增殖速度大于非优势卵泡。此外，FSH 对颗粒细胞主要作用是诱导芳香化酶的表达。因此，缺乏 FSH 的激活，即使为颗粒细胞提供芳香化雄激素前体，也无法产生雌激素。FSH 还诱导细胞色素 P450 还原酶和 17β- 羟基类固醇脱氢酶 1（17β-hydroxysteroid dehydrogenase 1，17β-HSD1）的表达，细胞色素 P450 还原酶将电子转移至芳香酶，而 17β-HSD1 是将雌酮还原为雌二醇的关键酶。FSH 诱导排卵前卵泡的颗粒细胞中 LH 受体的表达。LHR mRNA 在直径 3~10mm 的窦卵泡中可检测到，在排卵前卵泡的颗粒细胞中达到最高水平。相反，随着卵泡直径增加，颗粒细胞中 FSHR mRNA 水平下降。因此，在卵泡成熟的晚期，LH 可以协同 FSH 促进卵泡成熟。这种特性可使得优势卵泡在 FSH 水平下降时完成其成熟周期，也使优势卵泡准备对排卵前的 LH 峰做出反应。

人类 FSHβ 亚基和 FSH 受体失活的突变体表型以及小鼠中该类基因的靶向性缺失的研究进一步证实了 FSH 在卵泡发育中的重要性。FSH 受体纯合突变的女性具有高促性腺激素性腺功能减退的特征，表现为第二性征缺乏或发育不良以及高 FSH 和 LH 水平。具有该类突变的人卵巢表型与 FSH 受体和 FSHβ 亚单位敲除的小鼠的卵巢表型相似。在缺乏功能性 FSHβ 亚基或 FSH 受体的情况下，卵巢较小，卵泡发育一般不超过窦前阶段。

"优势"是指注定要排卵卵泡的状态及其在调节排卵配额大小中的作用。计划排卵的卵泡在前一个周期的黄体消亡后 5~7 天逐渐占据优势地位被选择。卵巢静脉中雌二醇水平在月经周期的第 5~7 天显著变化可以佐证优势卵泡的出现。即使在双侧卵巢竞争性排卵不利于竞争性卵泡生长的情况下，优势卵泡使得双侧卵巢的环境均不利于竞争性卵泡的生长，而优势卵泡仍能继续生长。

通过对灵长类动物或人类卵巢中成熟卵泡或黄体移除或消融实验可初步阐述调控优势卵泡生长的时间顺序。在月经周期的第8~12天破坏灵长类动物卵巢中的优势卵泡会使下一个排卵前垂体分泌的促性腺激素峰出现的时间延迟。相反，黄体中期进行黄体切除术（月经周期第16~19天）则可导致促性腺激素峰的提前出现。在女性中，从优势卵泡或黄体的消融到下一个排卵的间隔一般是14天。这些结论与优势卵巢（即含有优势卵泡或黄体的卵巢）的周期结构是月经周期的计时器的概念相一致。因此，28天的月经周期是主要卵泡（卵泡期）和黄体（黄体期）固有寿命的结果，而不是由大脑或垂体决定的时间。

在月经周期的早期，预定排卵的卵泡就已经被选定了。卵泡群中没有其他成员有能力作为其替代物，此时优势卵泡被破坏将不能及时诱导月经中期的促性腺激素峰。在黄体期，下一轮卵泡的生长只有在黄体的干扰被去除后才会发生，无论是自然的（黄体溶解）还是人工的（黄体切除术）。通过灵长类动物的黄体切除术后激素替代研究表明，孕激素是抑制黄体期卵泡生长的主要因素，此外黄体分泌的抑制素 A 也能抑制 FSH，从而抑制卵泡的发育成熟。卵泡发育过程的核心过程是血管的形成，抑制血管内皮生长因子（vascular endothelial growth factor，VEGF）可通过抑制卵泡血管形成或使血管通透性降低，限制卵泡生长所必需的关键生长因子或激素的获得从而抑制卵泡成熟。

优势卵泡具有显著的内分泌特征。直径 <8mm 的卵泡表现为相对低的卵泡内雌激素-雄激素比率，但是从中卵泡期开始，这个比率逐渐倒转。"选定的"优势卵泡能够合成足够数量的雌二醇进入血液循环，并且早在周期的第5~7天两侧卵巢雌激素分泌表现出显著不对称。雌二醇的局部浓度与卵泡大小直接相关，当循环中的雌二醇水平达到高峰时（大约 $1\mu g/ml$），雄烯二酮的浓度相应降低。同时，孕激素和 17α-羟孕酮浓度增加，导致早期颗粒细胞黄体化。抑制素 A 在卵泡液中的浓度随着卵泡成熟而增加，而抑制素 B、激活素 A 和游离卵泡抑素则没有随卵泡大小而变化。因此，随着卵泡的成熟，从以激活素为主的环境转变为以抑制素 A 为主的环境。抑制素 A 水平的增加与颗粒细胞中抑制素 Aα 和 β 亚单位 mRNA 表达的增加有关。

IGF 是低分子量、单链多肽生长因子家族的成员，因其与胰岛素的结构和功能相似而得名。IGF-1 和 IGF-2 均存在于人卵泡液中。卵泡液 IGF-1 很可能主要来自血浆。而 IGF-2 则是由所有卵泡的卵泡膜和卵泡周血管以及小窦卵泡的颗粒细胞和卵泡膜细胞产生的，并且在排卵前的颗粒细胞中大量表达。研究显示缺乏 IGF-1 的小鼠，其卵泡成熟被阻滞，动物不孕，颗粒细胞增殖处于基础状态，对雌激素的反应降低。莱伦氏综合征女性以 IGF-1 缺乏为主要特征，给予 GnRH 类似物后可诱导卵泡成熟、卵母细胞发育，并可通过人类绝经期促性腺激素（human menopausal gonadotropin，hMG）诱发排卵。表明对于人类，IGF-1 不是正常卵泡发育所必需的，IGF-2 在一定程度上可作为其替补。即使给予比正常水平高 2 倍的 IGF-1，恒河猴的卵巢功能也不会受到影响。因此，局部产生的 IGF 似乎足以维持正常的卵巢活动，并且升高的 IGF 水平不会破坏卵巢功能。IGF-1 受体存在于优势卵泡的颗粒细胞中，IGF-1 和 IGF-2 均能激活 IGF-1 受体。虽然 IGF-2 受体存在于卵泡膜和颗粒细胞中，但目前发现可能与信号传导无关。IGF-1 和 IGF-2 可促进体外培养人颗粒细胞和颗粒-黄体细胞的 DNA 合成、细胞增殖和甾体激素生成。然而，这些体外实验是在限制性培养基中进行的，因此添加一般营养因子可以增加预期的细胞功能。IGFs 的作用是通过结合蛋白的局部修饰来调节的。迄今为止已经发现的 7 个 IGFBP 中，至少有 5 个在人卵巢中表达。

IGFBPs 结合 IGFs 并中和它们的活性，它们也可能对卵巢细胞有直接作用。IGFBP-1、-2、-3、-4 和 -5 是在卵泡液中直接检测到或通过分析颗粒细胞的 mRNA 而被鉴定。在这些结合蛋白中，IGFBP-4 尤其令人感兴趣，因为它是 FSH 刺激人颗粒细胞产生雌二醇的有效拮抗剂。IGFBP-4 也存在于闭锁卵泡中，提示该蛋白在卵泡闭锁过程中发挥作用。

促性腺激素和 IGF 抑制 IGFBPs 的分泌，从而增强 IGF 的生物利用度和促性腺激素作用。此外，IGFBPs 的蛋白水解酶是控制 IGF 生物利用度的另一种机制。IGFBP-4 蛋白酶的表达仅限于健康卵泡和黄体。妊娠相关血浆蛋白 A（pregnancy associated plasma protein A，PAPP-A）是一种大分子糖蛋白，其金属蛋白酶活性可将 IGFBP-4 降解为非活性片段。小卵泡的颗粒细胞分泌低水平的 PAPP-A，而优势卵泡的颗粒细胞分泌高水平的 PAPP-A。缺乏 PAPP-A 的小鼠表现为较低的血清雌二醇水平、较低的血清孕酮水平和甾体激素合成酶表达降低有关，导致促排卵方案中获得的卵泡数减少。

通过对雌激素合成缺陷的病例的研究，不难发现雌激素在卵巢功能中的重要作用。虽然研究有限，但 17α- 羟化酶（cytochrome P450 17A$_1$，CYP17A1）缺乏的妇女，卵泡膜细胞不能产生雄激素来支持颗粒细胞雌二醇的合成。在雌激素缺乏的情况下，外源性促性腺激素可促进垂体去除后卵巢中卵泡生长到排卵前阶段。同样的，严重性腺功能减退的女性给予外源性的 FSH 也可以促进卵泡发育。虽然卵泡可以生长，但是在没有外源性 LH 情况下，卵泡中雌二醇合成是受限的。此外，类固醇生成急性调节蛋白（steroidogenic acute regulatory protein，StAR）、CYP17A1 和芳香化酶缺陷的妇女也常表现为卵泡发育过程中的低雌激素水平。因此，虽然雌激素在卵泡的成熟过程中至关重要，但是对于卵泡发育至排卵前期的大小影响不大。

仅仅通过人雌激素合成相关酶缺陷疾病的研究无法确认从低雌激素分泌的卵泡中获得的卵母细胞是否具有能够发育成可以受精的卵母细胞并发育为胚胎的特性。但芳香化酶抑制剂的动物研究表明，雌激素对卵母细胞功能至关重要。在卵泡成熟期间对恒河猴使用大量芳香化酶抑制剂降低循环雌二醇水平对卵泡生长大小没有影响。然而，所得卵母细胞大部分只能恢复到 M I 期前期，发育到 M II 期的过程显著延迟。但是，这是雌二醇缺乏的直接反映，还是使用芳香酶抑制剂（1,4,6- 雄三烯 -3,17- 二酮）的结果，还是由于雌二醇下降引起的内分泌状态的补偿性变化的结果尚不清楚。然而，竞争性芳香化酶抑制剂如来曲唑的临床经验表明，在卵泡生长过程中芳香化酶的抑制对卵母细胞的成熟没有主要的负面影响，从侧面说明了雌二醇对卵母细胞成熟的重要性。

虽然人类卵巢中多种细胞表达雌二醇的受体，但是雌激素在卵泡健康、成熟和黄体功能中的生理作用还有待阐明。卵泡中表达雌激素受体 α、β1 和 β2，后两种受体类型在黄体化颗粒细胞表达更突出，但在排卵前卵泡腔中极高水平的雌二醇（约 1μg/ml）引起了对经典雌激素受体系统的功能质疑——哪种受体可被配体完全饱和？此外，如上所述，卵泡生长本身并不需要高水平的雌二醇。

雄激素对灵长类动物的卵巢有多种作用。给予外源性的睾酮或 5α- 二氢睾酮可促进恒河猴卵巢中初级卵泡的生长和卵泡的存活，提示雄激素的促卵泡发育的作用。在这个模型中，雄激素受体在健康的窦前卵泡和窦卵泡的颗粒细胞中表达丰富，在卵泡膜和基质中表达较少。此外，雄激素受体表达与细胞增殖标志物 Ki-67 呈正相关，与细胞凋亡呈负相关。因此一些研究者建议将补充雄激素作为对促性腺激素反应不良的治疗方法之一。然而，这些益处不是脱氢表雄酮或其雄激素代谢物对卵巢直接作用的结果。甚至，一些体外研究中亦发现雄激素可抑制颗粒细胞增殖而促进卵泡闭锁。

雄激素对人卵泡功能有不利影响的证据包括卵泡液中高水平的 5α- 二氢睾酮和低雌二醇水平是闭锁卵泡的特征。有报道称卵泡内高浓度的 5α- 还原雄激素（如 5α- 二氢睾酮），可作为颗粒细胞芳香化酶活性的竞争性抑制剂。在这个理论基础上，多囊卵巢综合征患者的卵泡中 5α- 还原酶活性比正常卵巢的要高。因此，雄激素可能通过雄激素受体以及非受体介导的机制以阶段依赖性的方式对卵泡的生长和功能产生正负两方面的影响。

（三）排卵

随着从优势卵泡中释放出的雌激素引发 LH 峰，及较小幅度的 FSH 升高。这触发了卵母细胞减数分裂恢复、排卵和黄体的形成。卵巢间质细胞、白细胞和巨噬细胞，通过释放基质降解酶和细胞因子，包括白细胞介素 IL-1β 和 TNF-α 在此过程中发挥重要作用。

在正常的月经周期，FSH 诱导排卵前卵泡颗粒细胞上 LH 受体的表达允许 LH 在卵泡成熟的终末阶段接替 FSH 的主导作用。这些受体还使颗粒细胞能够对 LH 峰作出反应，LH 峰启动了卵母细胞减数分裂的恢复、排卵和随后的颗粒细胞和卵泡膜细胞的黄素化。只有当 LH 水平达到阈值浓度时才触发这一系列生物学过程的发生。一定量的 LH 刺激卵泡膜雄激素产生，并与 FSH 协同作用促进卵泡成熟，高水平 LH 促进尚未达到 Graafian 阶段的卵泡提前黄素化，并进一步诱导卵泡闭锁，组成了卵泡成熟过程"LH 窗口"的概念。这个概念为促排卵提供理论基础。刺激优势卵泡成熟的 LH 水平限制小卵泡的生长并抑制芳香化酶活性。因此，理论上可能通过使用 LH 或 hCG 来驱动终末阶段卵泡的成熟并限制多排卵的发生。

排卵 - 黄素化程序的启动是颗粒细胞和卵泡膜细胞根据细胞信号强度反应的结果（即 cAMP 增加的幅度），也可以通过激活补充 cAMP 的辅助信号级联通路来激活。LH 受体激活 cAMP 和 IP3 信号传导具有剂量依赖性，是激活磷脂酶 C 所需的 LH 水平的 10~100 倍。这些信号通路影响非编码 RNAs 的表达，在协调排卵卵泡发育过程中的基因表达和对排卵期 LH 峰的反应中起着关键作用。

LH 启动一系列排卵相关事件部分是通过丝裂原活化蛋白激酶（mitogen-activated protein kinase，MAPK）信号通路介导的。*Mapk1* 和 *Mapk3* 双突变的小鼠表现为卵丘扩张、排卵、黄素化和减数分裂成熟缺陷而不育。*Lhr* 敲除的小鼠卵泡发育停滞在早期窦卵泡阶段，发育的卵泡周围通常有一层相对正常的卵泡膜，但没有排卵或黄体化的迹象。该表型与 LH 受体基因（*Lhcgr*）纯合突变的女性相似，表现为正常的第一和第二性征，闭经伴循环 FSH 和 LH 升高。卵巢包含了从始基到窦卵泡的各阶段卵泡，卵泡膜细胞层发育良好，但没有排卵前卵泡或黄体。*LHCGR* 的纯合子错义突变体（N400S）也被发现与空卵泡综合征有关。以上所描述的表型均表明，卵泡的正常分泌雌激素、卵泡的发育成熟和黄体的形成均需要 LH，但卵泡膜细胞的形成不依赖 LH。

此外，对人 LH 受体的激活突变体的探究进一步阐述了 LH 在卵巢功能中的作用。与男性的性早熟相比，具有这些突变的女性没有明显的生殖表型。曾有学者推测女性会出现高雄激素血症，类似于多囊卵巢综合征的表型。然而，研究发现卵泡各细胞成分发育均衡，卵泡膜细胞对 LH 受体并未过早发生活化反应，也未过早地出现黄素化，所以这类突变体的黄素化所需的 cAMP 或其他第二信使分子的水平可能与野生型不同。虽然 LH 在卵泡发育过程中的调控机制还有很多待探讨的细节，但 LH 峰在排卵中的作用是毋庸置疑的。

排卵前 LH 峰出现在卵泡破裂、排卵前最多 38 小时。在卵泡破裂之前，颗粒细胞和卵母细胞发生许多关键的变化，包括颗粒细胞增殖的抑制；间隙连接功能的丧失使颗粒细胞与卵母细胞间的电生理合胞体解耦联；颗粒细胞排卵所必需的基因的表达，包括编码 EGF 样因子两性调节蛋白、表调节蛋白和 β- 纤维蛋白等基因。在小鼠中，后一种生长因子激活 EGF 受体，诱导颗粒细胞中编码环氧合酶 -2（cyclooxygenase 2，COX-2，也称为 PTGS2）的基因表达，促进前列腺素雌二醇（prostaglandin E_2，PGE_2）的合成。PGE_2 与 EGF 样因子协同作用，触发卵丘细胞形成富含透明质酸的基质，导致卵丘扩张。PTGS2 和前列腺素受体 EP2（prostaglandin E_2 receptor 2，PTGER2）缺陷的小鼠具有与卵丘扩张异常相关的排卵缺陷。

卵丘的扩张是排卵的关键过程，是由产生透明质酸骨架所需的基因、透明质酸合成酶 2（hyaluronan synthase 2，Has2）、透明质酸结合蛋白聚糖变体（hyaluronan-binding proteoglycan versican，Cpg2）、TSG-6（Tnfaip 6）和穿透素 3（Pentraxin 3，Ptx3）等共同介导的。支持卵丘扩张的基质是与 TSG-6 结合的透明质酸链形成的网状网络，可将血清衍生的 α- 胰蛋白酶间抑制剂复合物的重链转移至透明质酸，该复合物是由两个与硫酸软骨素和尿抑胰酶素共价结合的重链大分子。穿透素 3 是组织透明质酸基质的另一种成分———一种五聚体蛋白质。TSG-6 和尿抑胰酶素缺乏的小鼠的排卵缺陷与卵丘扩张失败有关。

最终卵丘形成圆柱形的柱状结构上升并突出至卵泡表面，为卵泡的破裂作准备。卵泡的破裂伴随着卵子和卵泡液温和地（而非爆炸性地）排出，这表明卵泡液并没有处于高压之下。在灵长类动物中，由于黄体产生的孕激素对卵泡动力学的局部作用，排卵在卵巢之间交替进行。然而，这一理论并没有确凿的证据支持。虽然一些研究表明排卵在左右卵巢中的频率相等，但另一些研究表明右侧排卵更为频繁。总体而言，排卵的发生需要以下决定因素：

1. **孕酮** LH 在排卵过程中的早期作用是在排卵高峰数小时内诱导颗粒细胞中孕酮受体（progesterone receptor，PR）的表达和孕酮的合成；核转录因子 NR5A2（也称为 LRH1）也部分促进了孕酮的合成。敲除小鼠的 *Nr5a2* 基因导致其卵泡不能排卵和黄素化。hCG 通过蛋白激酶 A 途径上调体外培养的人颗粒细胞中孕酮受体的表达。在实验动物和恒河猴的研究中，通过合成孕酮受体拮抗剂和抑制孕酮的药物抑制动物排卵，提示了孕酮受体上调在排卵过程中的重要性。此外，在排卵前立即给予孕激素受体拮抗剂乌司他丁可以延缓妇女的卵泡破裂、排卵。靶向敲除小鼠的孕激素受体（尤其是 A 型受体，PR-A）以及缺乏功能性 *Pparg* 基因（受孕激素受体调控的基因）时，小鼠表现出排卵缺陷。此外，核受体相互作用蛋白 RIP140（NRIP1）在小鼠的排卵过程中也发挥重要作用。NRIP1，最初被描述为转录抑制因子，其突变小鼠的卵丘细胞功能下降，而且控制卵丘 - 卵母细胞复合物扩展的基因表达方面存在缺陷。以上研究表明孕酮通过经典途径调节排卵相关基因的表达。然而，PR-A 通常是转录的抑制剂，说明孕酮在排卵前期的重要作用也包括抑制基因的表达。已经鉴定出许多可能依赖于排卵期孕酮的候选基因，包括基质金属蛋白酶（matrix metalloproteinase，MMP）和组织蛋白酶 L（cathepsin L）。PTGS2 在孕激素受体缺陷小鼠中的表达是正常的，表明前列腺素不是孕激素调节排卵程序的一部分。

2. **前列腺素** LH 峰诱导排卵前颗粒细胞中 PTGS2 酶的表达，合成卵泡中的前列腺素。药理研究和基因靶向敲除小鼠的实验揭示了排卵过程中前列腺素所发挥的重要作用，全身或局部向窦状卵泡注射前列腺素合成抑制剂可抑制实验动物和恒河猴的排卵，导致未破裂的卵泡黄体化。而人体药理学实验进一步证实,与安慰剂治疗组在 36 小时内有明显的破裂迹象相比,口服选择性 PTGS2 抑制剂罗非昔布可将卵泡破裂的超声波征象时间延迟到 LH 高峰后 48 小时以上,进一步证实 PTGS2 在排卵过程中的重要作用。此外,由于可以通过给予外源性 PGE$_2$ 来对抗 *PTGS2* 基因靶向突变小鼠的排卵缺陷,PGE$_2$ 被认为是参与排卵的关键前列腺素。*PTGS2* 基因敲除的小鼠的异常表现之一是卵丘的扩张失败。针对 PGE2 的靶向受体 EP2 缺乏的模型小鼠也有排卵缺陷和排卵后卵丘扩张异常等表现。这些观察结果提示 PGE2 在排卵和卵丘扩张过程中发挥重要作用。孕酮受体在 PTGS2 缺陷小鼠中诱导了卵泡的形成,进一步证实了孕酮和前列腺素在排卵中的作用不尽相同。

3. 表皮生长因子样因子 LH 可诱导 EGF 样生长因子双调蛋白、上皮调节蛋白、β- 细胞蛋白的时序表达,利用上述生长因子体外培养啮齿类动物卵泡,可以重现 LH 引发的形态学和生化事件,包括卵丘扩张和卵母细胞成熟的必要过程。具有 *Are*(双调蛋白基因)或 *Ereg*(上皮调节蛋白基因)基因突变的小鼠在外源性促性腺激素作用下卵丘扩张显著减少。因此,EGF 样生长因子是导致对 LH 促进排卵的卵泡反应的重要介质。

4. 卵泡破裂 对于卵泡破裂的过程目前存在多种假说。有研究认为静水压的改变不是卵泡破裂的原因,因为通过直接测量静水压发现排卵前卵泡内压处于低水平,而胶体渗透压在排卵前卵泡显著增加,可能是由于颗粒细胞来源的蛋白聚糖浓度的变化。然而,窦状卵泡液成分的改变与卵泡扩大和破裂之间的因果关系尚有待确立。卵泡突触柱头的形成和破裂也提示了局部存在作用于卵泡壁的酶的作用,纤溶酶原激活剂和 MMPs 家族的成员是目前发现的排卵相关蛋白酶,将蛋白酶抑制剂滴入窦腔中可抑制排卵。排卵前纤溶酶原激活剂在大鼠卵巢卵泡壁中显著增加,提示其在排卵过程中的作用。然而,通过对缺乏尿激酶、组织纤溶酶原激活剂和纤溶酶原的小鼠的研究表明,纤溶酶对于卵泡破裂或者对于可能参与排卵的其他蛋白酶的激活不是必需的。

仅敲除 *Mmp-3*、*Mmp-7*、*Mmp-9* 或 *Mmp-11* 的小鼠可正常繁殖,表明这些酶单独在排卵中不具有强制性作用。然而 MMP 家族的其他成员(例如,MT1-MMP、ADAM-17)在卵巢中的作用尚不能从现有的敲除小鼠中确定,因为该类突变动物具胚胎致死性。

解离素、金属蛋白酶和血小板反应蛋白基序(a disintegrin and metalloproteinase and thrombospondin motifs,ADAMTS)家族的成员在排卵中亦起着关键作用。ADAMTS1 在排卵前卵泡的颗粒细胞中表达,但在孕激素受体敲除的小鼠不表达,说明该基因是参与排卵的孕酮调节因子。由于卵丘扩张失败或活性生长因子的释放异常,小鼠 *Adamts1* 基因的靶向性缺失导致卵泡生长、排卵缺陷,从而导致雌性不育,其中 ADAMTS4 可能参与相关过程。*Cathepsin L* 是另一种孕激素调节基因,可降解 I 型和 IV 型胶原、弹性蛋白和纤维连接蛋白以及卵泡壁的所有成分,从而在排卵中发挥作用。

在给予排卵剂量的 hCG 12 小时后,恒河猴优势卵泡中 MMP1、MMP10 和 MMP19、ADAMTS4、ADAMTS9、ADAMS15、Cathepsin L 和尿激酶型纤溶酶原激活物等 mRNA 水平上调。此外,在给予 hCG 时向排卵前卵泡注射金属蛋白酶抑制剂(GM6001)可阻止排卵柱头的形成。上述研究结果表明灵长类动物的排卵也依赖于金属蛋白酶的活性。

(四) 卵母细胞的成熟

卵母细胞的发育成熟伴随着排卵过程的发生,卵母细胞的成熟包括减数分裂的恢复和细胞质的成熟。从卵泡形成以来,卵泡可产生卵母细胞成熟抑制剂维持减数分裂停滞状态,从卵泡内环境中移出的卵母细胞会在培养过程中自发恢复减数分裂。而减数分裂抑制需要周围颗粒细胞的介导。尽管卵母细胞成熟抑制剂的全部生化性质仍然是个谜，但在小鼠模型中的实验已经发现许多下游介质负责控制减数分裂阻滞。与体细胞一样，卵母细胞的细胞周期是由现在称为周期蛋白和周期蛋白依赖性激酶的蛋白质水平和活性的变化控制的。在生物测定中，促成熟因子（maturation promoting factor，MPF）被定义为诱导减数分裂恢复的活性蛋白之一。将 MPF 通过显微注射入卵母细胞可导致减数分裂的恢复。进一步研究发现 MPF 是两种蛋白质的异二聚体：cyclin B 和 CDK1。MPF 存在于发育成熟的卵母细胞中，但在排卵期 LH 高峰之前，其活性受到 cAMP 和 cGMP 的抑制。

卵丘细胞通过跨膜鸟苷酰环化酶 NPR2 与来自壁颗粒细胞的配体 C 型钠尿肽结合而产生 cGMP 的，cGMP 通过间隙连接从卵丘细胞持续进入卵母细胞，一旦进入卵母细胞，cGMP 抑制卵母细胞 cAMP 磷酸二酯酶 3A（PDE3A），防止卵母细胞来源的 cAMP 水平的下降。卵母细胞中大多数 cAMP 是由卵母细胞质膜上的活性受体 GPR3 产生的。GPR3 与刺激性 G 蛋白 Gs 偶联，激活腺苷酸环化酶，导致 cAMP 的持续产生。*Gpr3* 敲除的小鼠的卵母细胞不能产生 cAMP，因此其发生不依赖于 LH 的减数分裂恢复。卵母细胞中稳定的 cAMP 水平是细胞膜上腺苷酸环化酶产生的 cAMP 和细胞质 PDE3A 降解活性 cAMP 平衡的结果。卵母细胞来源的 cAMP 通过刺激 cAMP 依赖性蛋白激酶（cAMP-dependent protein kinase，PKA）的活性维持减数分裂阻滞。PKA 至少磷酸化三种不同的蛋白质 WEE1B、MYT1 和 CDC25B，从而抑制 MPF 活性并防止减数分裂恢复。颗粒细胞来源的 cGMP 阻断卵母细胞 PDE3A 活性，以及 Gs 复合体产生的 cAMP 激活 PKA 以维持 MPF 处于非活性状态，卵母细胞的减数分裂则不能恢复。

1. **减数分裂的恢复**　月经中期的 LH 峰在成熟窦卵泡中启动一系列事件，导致 MPF 的激活和减数分裂细胞周期的恢复。当生发泡由于核层的破坏而破裂时，卵母细胞核逐渐成熟并逐渐进入减数分裂 I 期，随着细胞质的暴露，染色质浓缩，微管组织中心凝聚，然后聚集在纺锤体的两极。由肌动蛋白介导的细胞质流牵引纺锤体向皮层运动，随着含有卵母细胞一半染色体的第一极体的排出，第一次减数分裂完成。减数分裂细胞周期立即进入减数分裂 II 期，然后在此阶段被阻滞；卵母细胞现在被称为次级卵母细胞或中期 II-阻滞卵（M II 期）。在排卵过程中，直到卵子从卵泡物理释放之前，减数分裂停滞在 M II 期，直到受精第二次减数分裂才会恢复，并排出第二极体。

调节卵泡细胞和卵母细胞内 cGMP 和 cAMP 水平的细胞因子正是调节减数分裂的关键因素。月经中期 LH 峰介导的 Gs 耦合 LH 受体刺激卵泡细胞的 Gs 活化，并通过卵泡细胞跨膜腺苷酸环化产生 cAMP。此 cAMP 随后激活转录因子，如 cAMP-应答元件结合蛋白 1（cAMP response element binding protein 1，CREB1）和 cAMP-应答元件调节剂（cAMP response element modulator，CREM），这些转录因子诱导或抑制在卵母细胞成熟和排卵期间调节卵泡细胞功能的特定基因的转录。LH 诱导的 Gs 活化还引起颗粒细胞鸟苷酰环化酶 NPR2 的脱磷酸化，从而降低其酶活性。颗粒细胞中 cGMP 水平的急剧降低使得 cGMP 能够快速地通过间隙连接从卵母细胞扩散出去，导致卵母细胞 cGMP 急剧下降。更低的卵母细胞 cGMP 水平不再足以使 PDE3A 失活，因此这种磷酸二酯酶变得活跃，破坏 cAMP，导致抑制 MPF 诱导减数分裂成熟所需的 PKA 活性的损失。LH 高峰之后随即发生卵母细胞和卵丘细胞之间缝隙连接的闭合。LH 诱导的缝隙连接闭合部分通过壁层颗粒细胞合成和释放的表皮生长因子受体（EGFR）的配体双调蛋白及上皮调节蛋白介导,可促进间隙连接闭合所必需的EGFR激酶活性增加。卵泡细胞也分泌其他促卵母细胞成熟的旁分泌因子。例如,卵泡膜细胞分泌胰岛素样生长因子3,它可激活在卵母细胞质膜上表达的抑制性 G 蛋白（Gi）偶联受体 RXFP2（也称为 LGR8）,减少卵母细胞 cAMP 的产生。

在低等生物中有明显的证据表明类固醇激素是诱导卵母细胞成熟的原因。但在哺乳动物中类固醇可能参与诱导减数分裂成熟,但抑制卵泡类固醇的产生或作用并不能阻止 LH 诱导的减数分裂的恢复,因此类固醇可能不是减数分裂恢复这一过程的必需物质。

LH 峰除了触发卵母细胞 MPF 活性的改变外,还诱导卵母细胞中储存的母体 mRNA 的翻译。卵泡发育过程中这些母体 mRNA 与翻译装置一直处于隔离状态,直到减数分裂恢复才开始翻译表达。丝氨酸 - 苏氨酸激酶（serine/threonine kinase,STK）是这些新翻译的 mRNA 编码的蛋白之一,是一类细胞抑制因子的生物活性组成部分,因其通过显微注射到活跃分裂的细胞时会诱导卵母细胞中期阻滞而命名。MOS 间接激活 MAPK,在减数分裂 M Ⅱ 中抑制卵母细胞减数分裂发挥部分作用。MOS 缺乏的小鼠生育力显著降低,卵母细胞在减数分裂 M Ⅱ 不能阻滞,在没有受精的情况下,小鼠卵母细胞继续分裂,从而形成畸胎瘤。随着充足的 MOS 产生,卵母细胞停滞在第二次减数分裂中期直至受精。受精时的钙振荡,引起细胞周期蛋白破坏和 MOS 蛋白降解,从而导致第二次减数分裂的恢复和第二极体的排出。

此外,现已发现在从甾脂醇到胆固醇的生物合成途径中,C29 4,4- 二甲基甾醇中间体家族可诱导卵母细胞恢复减数分裂状态。从人卵泡液中提取的一种甾醇 4,4- 二甲基 -5α- 胆固醇 -8,14,24- 三烯 -3β- 醇被发现是减数分裂激活物质（follicular fluid meiosis-activating substance,FF-MAS）。从牛睾丸中分离到的 4,4- 二甲基 -5α- 胆固醇 -8,24- 二烯 -3β- 醇相关化合物,被命名为 T-MAS。这些化合物是由 *Cyp51* 基因编码的 P450 14α- 脱甲基酶合成催化甾脂醇形成的。在排卵前卵泡液中,FF-MAS 和 T-MAS 以微摩尔浓度存在:FF-MAS 为 1.6μm,T-MAS 约为其的 1/2。

FF-MAS 和 T-MAS 在成熟卵泡中的累积可能与其合成增加以及在后续步骤中抑制胆固醇合成有关。据报道,促性腺激素可导致啮齿动物卵巢中 *Cyp51* 基因表达增加数倍,促进 MAS 形成。另外,排卵前期卵泡液中较高浓度的孕酮会阻碍卵泡发育后期胆固醇的合成,从而导致 FF-MAS 和 T-MAS 的累积。将 FF-MAS 灌注到啮齿动物卵巢后,可诱导卵丘细胞成熟而卵母细胞缺失或卵母细胞不成熟。然而,使用多种甾醇合成抑制剂的实验（包括阻断 14α- 去甲基酶的药物和抑制 MAS 代谢酶的药物）产生了矛盾的结果。14α- 脱甲基酶抑制剂阻断了啮齿动物在促性腺激素刺激下的减数分裂,而阻断 MAS 代谢的药物通常导致卵丘内卵母细胞的生发泡破裂。因此,FF-MAS 和 T-MAS 在卵母细胞成熟过程中的生理作用和药理作用仍然是不确定的。部分体外卵母细胞成熟相关的研究表明,这些化合物可通过刺激卵母细胞向减数分裂 M Ⅱ 期进展或提高卵母细胞的存活率而发挥作用,但不影响卵母细胞成熟。

2. **细胞质成熟** 细胞质成熟也发生在 LH 高峰之后,与核成熟相比,其形态变化不明显,但对于卵子的激活和着床前胚胎发育至关重要。在超微结构水平上,随着内质网、线粒体和皮质颗粒向卵母细胞皮质运动,卵母细胞细胞器的分布在此过程发生巨大变化。细胞器的运动由微管和微丝介导,并且依赖于细胞质网格的存在。当线粒体移动到皮层时,它们聚集在纺锤体周围,但在极体释放过程中,它们向卵母细胞导向的纺锤体极移动,因此大部分仍留在卵母细胞中。高尔基复合体断裂,解释了成熟卵母细胞合成新蛋白质能力的广泛下降。

随着染色质向皮质区域的移动,卵母细胞变得高度不对称。随着皮质区域肌动蛋白增厚覆盖在 M Ⅱ 中期的纺锤体上,肌动蛋白骨架发生改变。与富含微绒毛的卵母细胞质膜的其他部分不同,质膜的这一区域没有微绒毛。这种微绒毛的缺失可能减少精子进入减数分裂 M Ⅱ 纺锤体区域的机会,潜在地干扰减数分裂的正常进展。质膜金属锌是在许多细胞蛋白质(如锌指转录因子和金属酶)中起结构和催化作用的基本元素。在减数分裂成熟期间,通过质膜锌转运体吸收锌发生广泛的锌积累,卵母细胞锌含量总体增加约 50%。在减数分裂 M Ⅰ 阻滞时,生发泡完整的卵母细胞通过干扰锌结合蛋白 FBXO43(以前称为 EMI2)的功能,导致细胞中有效锌的减少引起减数分裂的恢复,并导致皮质重组的异常和细胞极性降低。介导卵母细胞中锌储存的机制尚未被阐明,但可能涉及在亚细胞器中的隔离机制。

在分子水平上,细胞质成熟伴随着特定休眠的母体 mRNAs 的募集,这些 mRNAs 被翻译成蛋白质。在啮齿动物中,这些新募集的 mRNA 包括 MOS、组织纤溶酶原激活剂和肌醇 1,4,5- 三磷酸 1 型受体(inositol 1,4,5-trisphosphate receptor type 1,ITPR1)。如上所述,MOS 转录本的 mRNA 的翻译对于阻断细胞周期进展到减数分裂 M Ⅱ 期至关重要。小鼠的研究表明,IP3R-I 蛋白随卵母细胞成熟过程中的表达增加可提高卵子钙振荡的能力,在卵子的减数分裂激活过程中发挥重要作用。而组织纤溶酶原激活剂的作用尚待阐明。

母体 mRNAs 募集的分子机制是胞质的多聚腺苷酸化。mRNAs 的 3′ 端的非翻译区中的特异性核苷酸序列,被称为胞质多聚腺苷酸化元件,指导这些 mRNAs 结合多聚尾[poly-(A)]聚合酶和 poly-(A)的添加。调节该过程的蛋白质包括细胞质多腺苷酸结合元件蛋白 1(cytoplasmic polyadenylation element-binding protein 1,CPEB1)和 DAZL。多聚腺苷酸化导致特定母体 mRNAs 与多聚体的结合,mRNAs 的翻译,从而增加编码蛋白的水平。胞质蛋白的翻译后修饰也发生在卵母细胞成熟过程中。例如,微管在从减数分裂 M Ⅰ 过渡到 M Ⅱ 期间发生乙酰化。微管乙酰化对于细胞器的正确定位和运动是必不可少的,可能通过影响微管蛋白和细胞质网格之间的相互作用来实现。细胞质蛋白的磷酸化和去磷酸化,特别是那些参与调节细胞周期的蛋白,是细胞质成熟的必要条件。

(五)卵泡闭锁

卵泡闭锁可发生在卵泡发育的所有阶段,是卵泡自发地或对环境因素或药物做出反应的结果。自发性卵泡闭锁主要是在卵泡形成或成熟的关键时刻缺乏必需营养因子(如 FSH、IGFs 等)的反映。在人胚胎卵巢中,生殖细胞的清除主要由细胞凋亡执行。成年卵巢的静息卵泡中,卵母细胞和颗粒细胞都参与凋亡,而在生长的卵泡中,颗粒细胞首先凋亡导致卵泡闭锁。在闭锁的生长卵泡中,凋亡的颗粒细胞逐渐累积,而在卵母细胞或卵泡膜中凋亡不明显。

一系列针对相应靶点突变的小鼠卵泡表型表明了凋亡在控制卵泡动力学中的重要作用。缺乏酸性鞘磷脂酶(一种产生促凋亡信号分子的神经酰胺酶)的小鼠卵母细胞储备增大,并且能够抵抗化疗药物和辐射引起的卵母细胞耗竭。Fas- 缺陷(lpr/lpr)小鼠导致对 FAS 配体有反应性的卵泡表现为次级卵泡数量增加,大窦卵泡数量减少,有缺陷的卵母细胞和颗粒细胞死亡。FAS 在闭锁的始基卵泡和初级卵泡的卵母细胞以及闭锁性窦卵泡的颗粒细胞中的表达丰富,与 FAS 在卵巢组织中卵泡闭锁性作用相一致。在缺乏促凋亡蛋白 BAX 的小鼠中,由于出生后细胞凋亡减少和颗粒细胞凋亡缺陷,卵母细胞储备增加。相反,缺乏抗凋亡蛋白 BCL2 的小鼠卵母细胞储备减少,敲除 *Bcl-w* 的小鼠或 *Bcl-x* 亚等位基因小鼠的卵巢也有同样的表型,缺乏细胞凋亡效应酶——半胱氨酸 - 天冬氨酸蛋白酶 -2(cystein-asparate protease,Caspase-2)、Caspase-9 和 Caspase-11 的小鼠由于胎儿生殖细胞凋亡下降,卵母细胞储备增加。*Caspase-12* 缺陷小鼠对抗癌药物诱导的生殖细胞凋亡具有抵抗力,*Caspase-3* 缺陷小鼠由于颗粒细胞凋亡缺陷而表现出闭锁异常。此外,TNF-α 和 TNF-α 相关凋亡诱导配体(TNF-related apoptosis-inducing ligand,TRAIL)与颗粒细胞凋亡卵泡闭锁有关。

激酶 PI3K 和 AKT 被认为是主要的抗凋亡因子,它们通过磷酸化 FOXO1 和 FOXO3 来发挥功能。当被磷酸化时,FOXO1 和 FOXO3 被排出细胞核外。当去磷酸化时,这些因子激活促凋亡基因的转录,包括 FAS 配体和 BCL2 家族的促凋亡蛋白,最终导致 Caspases(Caspase 8、9 和 3)的激活。

(六) 黄体形成、功能与溶解

1. 黄体形成

(1)黄体的血管化:排卵后,破裂的卵泡重组形成黄体。黄体形成和黄素化的过程伴随着大量基因的表达改变,仅在颗粒细胞中就包含数百种基因。破裂卵泡重组的显著特征是建立丰富的血管网。与卵泡破裂相关的排卵腔出血伴随有来自周围基质的毛细血管和成纤维细胞的渗透和增殖。由此产生新生血管能够使较大分子量的血液中循环的分子到达颗粒和膜黄体细胞,并有效分泌产物到循环中,如为黄体酮产生提供胆固醇底物的低密度脂蛋白等。黄体新生血管发展与孕酮的产生相互促进。当黄体完全形成时,血管内皮细胞约占黄体细胞含量的 50%。

黄体的血管化由血管生成因子介导,包括由 LH 调控的血管内皮生长因子 A(vascular endothelial growth factor A,VEGFA)和成纤维细胞生长因子 2(fibroblast growth factor 2,FGF2)。研究显示,在排卵刺激后 6 小时内,猴卵泡液中的 VEGFA 含量增加 6 倍,并且在排卵后的 36 小时呈持续增长。由于在此期间 VEGFA mRNA 没有显著变化,因此 VEGFA 蛋白水平的升高可能是转录后机制调控的结果。

研究发现,给予促性腺激素处理的大鼠的可溶性 VEGF 受体(soluble fms-related receptor tyrosine kinase 1,sFlt-1)几乎完全抑制黄体血管生成,证实 VEGFA 在黄体血管网络发育中的重要作用。Notch 配体和 δ 样配体 4 抑制 VEGF 介导的血管萌发和分支,体内抑制这些配体可导致黄体血管生成和血管密度的增强。同理在 LH 高峰之前,VEGFA 也可在卵泡发育中起重要作用,因为给予 VEGFA 中和性抗体或 FLT-1 截短体会干扰排卵前卵泡的发育。基于血管生成素和 TIE-2 受体表达的时空模式,内皮细胞上表达的血管生成素和 TIE-2 受体也有助于黄体血管网的发展和维持。而抑制因子,如 *VEGF* 基因的剪接变异体及其可溶性受体则在调节促血管生成因子中起作用。

雌激素代谢物对黄体中的血管生成具有双向调节作用。这些代谢物既有促血管生成的作用(16- 酮雌二醇和 4- 羟基雌酮),又有抗血管生成(2- 甲氧基雌酮和 2- 甲氧基雌二醇)的活性。这些代谢物在人类黄体不同期分布不同,黄体早期和中期促血管生成代谢物浓度较高,黄体后期抗血管生成代谢物浓度最高。

(2)黄体化细胞的功能:壁层颗粒细胞在 LH 峰的作用下经历显著的形态学改变,统称为黄体化。随着颗粒细胞增殖相关基因表达的改变,这些细胞的有丝分裂潜能丧失:细胞周期蛋白 D2 表达终止,而细胞周期抑制剂 $Cdkn1a$ 和 $Cdkn1b$ 增加。同时,参与孕激素合成的蛋白编码基因(包括 $STARD1$ 和 $3BHSD2$)表达显著增加。人黄体类固醇生成细胞在大小和功能上具有异质性,包括黄体化颗粒和膜细胞。通过免疫组织化学和纯化后类固醇生成活性的研究提示这两种细胞具有不同的功能。颗粒黄体细胞表现出较高的孕酮的基础产量,由于其表达芳香化酶,因此推断是黄体雌激素合成的位点。卵泡膜黄体细胞含有 17α- 羟化酶 / 17,20- 裂合酶活性,产生由颗粒 - 黄体细胞芳香化的雄激素前体,可能是黄体 17α- 羟孕酮产生的主要部位。因此,黄体中存在用于雌激素合成的双细胞系统。黄体中的大黄体细胞产生松弛素,一种被认为在促进子宫内膜蜕膜化、抑制子宫肌收缩活性和母亲对妊娠的适应性方面起作用的激素。

(3)黄体形成过程的调控因子:

1)促黄体生成素的角色:除了诱导排卵和黄体生成外,LH 在维持黄体功能方面具有重要作用。在各种实验环境下长期撤去 LH 的支持几乎总是导致黄体的退化。猴在黄体期通过被动免疫或注入 GnRH 拮抗剂来撤去 LH,均导致孕酮和其他类固醇激素水平显著下降。对处于黄体期的妇女注射 GnRH 拮抗剂 6 小时导致外周血孕酮水平显著下降。在猴模型中,如果只是暂时性的 LH 抑制,LH 水平恢复后黄体孕酮的产生可恢复。在人类黄体的中晚期,从孕激素的分泌模式与 LH 的脉冲式释放模式一致可以看出 LH 对孕酮分泌的重要调控作用。

值得注意的是,短期抑制 LH,只要能及时恢复,黄体的内分泌功能可以恢复,黄体根据其记忆模式,可以按正常存活 14 天。这种内在的记忆表明,黄体生成的过程会触发一个预定的生命周期,在没有受孕的情况下,这个生命周期就会按照预定的周期结束。这个记忆模式的分子和细胞机制仍有待阐明。有假说提出这种时间记忆模式是一系列连续的事件的结果,包括类固醇调节白细胞和免疫细胞的侵入,最终通过精细的细胞因子抑制黄体功能。

人黄体细胞膜 LH/hCG 受体的水平在黄体期逐渐升高,然后下降,但即使在黄体晚期仍然可被检测出。这种受体显然在内源性 LH 高峰后立即充分结合,因为排卵后几天内注射 10 000U hCG 不会引起孕激素水平的显著增加。然而,在黄体中期和晚期,外源性 hCG 显著增加黄体类固醇激素的合成。LH 和 hCG 受体 mRNA 的表达趋向于遵循与 LH 和 hCG 结合相同的模式,从黄体早期到中期转录丰度增加,月经时下降。然而,如果怀孕,LH 和 hCG 受体 mRNA 表达保持不变。在恒河猴中,促黄体激素受体的 mRNA 表达在黄体后期可维持到月经后才会下降。

2)孕激素的促黄体功能:人黄体每天产生 25~50mg 孕酮。黄体细胞似乎对孕激素也有反应,所以它在生殖中既具有内分泌作用,又具有自分泌作用。在恒河猴中,孕酮受体拮抗剂米非司酮和 HRP2000 抑制 hCG 诱导的人颗粒 - 黄体细胞孕酮和松弛素的分泌。此外,可以用孕激素 R5020 治疗 GnRH 拮抗剂给药后恒河猴黄体中 STARD1 表达的减少。因此,LH 和 hCG 对 STARD1 表达的作用可能是间接的,部分归因于孕酮的作用。

孕激素受体 A 型和 B 型均存在于恒河猴和人类黄体中,其 mRNA 从黄体早期到黄体中期表达逐渐增加,然后随着黄体年龄的增长逐渐下降。随着黄体年龄的增长,孕激素受体 A 与受体 B 的比值逐渐降低。上述孕酮受体拮抗剂对黄体细胞类固醇生成的作用可能是这些核受体调节的转录改变的一种反映。

2. 黄体溶解　黄体在非受精周期中的功能寿命通常为(14±2)天。黄体在非受孕状态下会转化为无血管瘢痕，称为白体。黄体退变，称为黄体溶解，包括一系列功能变化(即内分泌变化，最显著的是孕酮生产下降)和结构改变(即凋亡、自噬和组织退化)。LH 的撤退和 LH 受体的下降并不说明灵长类动物的黄体溶解。然而，由于继发于 LH 和 hCG 水平的降低导致的受体表达下降，使灵长类黄体对 hCG 反应减弱。这种在黄体晚期的信号传导效率的降低所导致孕酮生产的下降与 STARD1 基因蛋白和 mRNA 水平的表达下降有关。黄体溶解期 Stard1 基因表达下降先于其他类固醇生成酶的表达下降。在黄体后期给予大量的 hCG 可使 STARD1 mRNA 和蛋白质水平达到黄体中期水平，导致血浆孕酮水平的急剧增加。注射成倍剂量的 LH 或 hCG 可延长猴黄体的寿命。这些研究表明，人类功能性黄体溶解的一个重要特征是 STARD1 表达的下降。高水平的 hCG 可以防止这种下降，维持孕酮的生产能力。虽然通过 mRNA 芯片的方式发现一系列关于类固醇摄入和甾体激素合成的 mRNA 在黄体溶解过程中表达改变，但由于不同的诱导黄体溶解方法〔如 GnRH 拮抗剂、前列腺素 F2α(PGF2α)〕和自然黄体溶解过程所导致的表达改变缺乏一致性，导致结果的不确切性。

黄体的结构退化通过凋亡和自噬实现。早期黄体没有 DNA 断裂的证据，而中晚期黄体显示 DNA 断裂；与黄体中期相比，退行黄体中细胞凋亡的比率增加。相反，早孕的黄体组织未发现凋亡 DNA 片段。

控制人类黄体细胞存活和凋亡的因素仍然是一个有争议的话题。BCL2 是一种细胞生存因子，主要分布在颗粒 - 黄体细胞、卵泡 - 黄体细胞、内皮细胞和血管中。一些研究人员没有发现在正常黄体期或使用 hCG 后 BCL2 水平变化的证据；然而，另一些研究人员描述了黄体期晚期 BCL2 水平的显著下降。据报道，凋亡前蛋白 BAX 在整个黄体期保持不变，并且从黄体中期的低水平增加到黄体退化期的高水平，而在妊娠的黄体中未检测到。如本节所述，FAS 和 FAS 配体的表达在黄体退行时增加。已有资料表明，细胞凋亡是人类黄体退化的重要特征，一些报道描述了细胞存活(BCL2)基因和凋亡前基因(BAX 和 FAS)表达的相互变化。然而，形态学研究发现自噬在黄体退化过程中发挥重要作用。相应的，研究发现包括 LC3α、LC3β、Atg3 和 Atg7 在内的自噬相关基因在牛黄体晚期的表达显著升高，而自噬抑制剂 mTOR 的表达显著降低。溶酶体激活和组织蛋白酶相关基因在黄体晚期表达也有显著增加。总体来说，迄今为止发表的研究表明，在退化的黄体中同时存在自噬和凋亡的激活。

那么，究竟是什么触发灵长类黄体对 LH 的敏感性降低以及随后在非生育周期中的黄体退化？虽然在实验动物中广泛认为 PGF2α 是黄体溶解素，但其在调节灵长类黄体退行性方面的作用尚不明确。PGF2α 还可抑制体外培养的人颗粒 - 黄体细胞 STARD1 基因的表达。在体内，输注 PGF2α 会暂时降低人类黄体期的孕酮水平，黄体内注射 PGF2α 会导致孕酮产生下降和组织退化。黄体晚期表达 PGF2α 受体，PGF2α 含量高于黄体早期。此外，PGF2α 抑制 hCG 诱导的孕酮分泌，且在黄体后期最为显著。与家畜子宫来源的 PGF2α 参与触发黄体退化研究结果不同，人类的子宫切除术对黄体寿命没有影响。因此，参与人黄体退化的前列腺素可能不是子宫起源的，而可能是黄体本身。在猴体内，雌激素促进卵巢黄体溶解，并引起卵巢血中 PGF2α 水平升高。据报道，雌激素的黄体溶解作用可被吲哚美辛阻断；然而，其他研究人员已经提出，雌二醇在灵长类动物中的黄体溶解作用是通过对促性腺激素分泌的影响来介导的。有人提出 PGE 可通过抑制黄体 PGF2α 的表达而起到支持黄体的作用。当 PGE 在黄体晚期表达下降时，PGF2α 表达增加。总体来说，这些研究提出 PGF2α 可能通过抑制孕激素的产生而在人类黄体溶解的启动中发挥潜在的作用。然而,这可能不是灵长类动物黄体退化的唯一介质。FAS 和 FAS 配体 mRNA 和蛋白的时空表达与动物和人的黄体溶解密切相关。Fas-Fas 配体系统可触发凋亡细胞死亡。在黄体后期,FAS 蛋白的表达增加直至当黄体结构转变为白体。

有充分证据表明 TNF-α 超家族的细胞因子和干扰素 -γ 在人类黄体溶解中起作用。TNF-α 在体外抑制人黄体细胞的类固醇激素的生成。来源于巨噬细胞和白细胞或内皮细胞 TNF-α 在黄体晚期显著增加。来源于巨噬细胞和白细胞的 TNF-α 可能部分通过上调内皮细胞来源的单核细胞趋化蛋白 -1(MCP-1)发挥促黄体溶解作用。白细胞产生的其他促炎细胞因子也有助于抑制类固醇的产生。干扰素 -γ 在体外抑制促性腺激素刺激的人黄体细胞产生孕酮,并诱导细胞死亡。它是另一种巨噬细胞和白细胞的产物,有助于黄体的功能和结构溶解。正如前面关于卵巢白细胞和淋巴细胞的讨论中所指出的,充足的调节性 T 淋巴细胞可能对维持黄体功能和抗炎症状态至关重要,而且这种淋巴细胞数量的减少被认为促进了一种炎症环境,即细胞因子抑制黄体细胞类固醇生成。

黄体的血管成分可能通过产生直接或间接参与黄体溶解机制的因子(包括 TNF-α、内皮素 -1 和 MCP-1)来促进黄体退化。黄体溶解物质对内皮细胞功能的作用包括对细胞存活的影响可影响黄体灌注。在家畜的研究中发现,内皮细胞也可能是 PGF2α 的靶细胞,但人类黄体溶解过程中的作用尚未充分描述。

白细胞侵入黄体产生的活性氧是黄体溶解的另一个潜在重要因素。H_2O_2 可导致人和大鼠黄体细胞孕激素分泌迅速减少,促性腺激素反应降低。H_2O_2 的作用似乎是由 OH- 介导的,它抑制蛋白质合成,耗尽 ATP,并诱导 DNA 损伤。H_2O_2 使 LH 受体与腺苷酸环化酶解偶联,线粒体利用胆固醇生成类固醇的能力受损。

3. **妊娠黄体的维持**　在受孕的周期中,人滋养细胞衍生的 hCG 的出现将黄体从溶解中解救出来。在晚期妊娠的黄体中,hCG 抑制凋亡,对自噬的作用较小,允许黄体结构的维持和 *Stard1* 基因的表达。hCG 在排卵后 8 天可在外周血中检测到,其浓度逐渐升高,既刺激类固醇生成,又防止黄体的结构退化,而黄体是孕酮最初 10 周的主要来源。妊娠期由于黄素化颗粒和卵泡膜细胞肥大,结缔组织和非甾体生成细胞,特别是内皮细胞的积累,黄体在妊娠最初 6 周的体积增大一倍。最近的研究表明 hCG 刺激黄体 11β- 羟基类固醇脱氢酶 1 型表达,导致黄体内皮质醇的生成增加,而皮质醇可能通过黄体细胞糖皮质激素受体在受孕周期中促进黄体存活。

黄体在妊娠最初几周是必需的,如果在妊娠 7 周之前进行黄体切除术,则会导致流产。然而,尽管存在 hCG,但其分泌功能在整个妊娠期并不维持在高水平。17α- 羟孕酮是一种不是由胎盘产生的类固醇,最大程度反映黄体的功能,通过监测其水平变化证实了上述观点。17α- 羟孕酮水平在妊娠 6 周时达到高峰,然后下降。类固醇生成活性的下降部分归因于黄体早期细胞肥大随后萎缩的事实。妊娠黄体功能和结构变化的生化变化尚未阐明。

妊娠黄体瘤是一种罕见的良性肿瘤,通常发生在两侧卵巢的黄体化细胞,与 hCG 的影响有关。多囊卵巢综合征患者更常见。这些肿瘤产生的中重度的雄激素,导致母体出现高雄激素血症和女性胎儿男性化的症状。并分泌孕激素和雌激素。这些肿瘤在怀孕后会自动消退。黄体过度反应,通常表现为妊娠晚期由膜黄体囊肿引起的卵巢增大,是由多胎妊娠、葡萄胎妊娠或绒毛膜癌引起的高水平 hCG 所致。大约 30% 的病例与母体高雄激素血症症状有关。

二、卵巢的激素分泌与调控

除了产生成熟的配子以供人类繁衍外,卵巢的另外一个重要功能就是分泌激素。卵巢分泌的激素和细胞因子不仅通过自分泌及旁分泌调节卵泡的发育成熟,更参与全身多脏器功能的调节和维护。卵巢分泌的激素包括甾体激素和蛋白质激素。

(一)甾体激素

甾体激素属于脂类化合物,是由多种酶联合作用对胆固醇按次序修饰、去除侧链、烯键位置的调整和羟基的添加而形成。基本结构为环戊烷多氢菲核,因结构与胆固醇相似,也称类固醇激素。卵巢产生的甾体激素主要包括雌激素、孕激素和雄激素。甾体激素合成的基本过程为类固醇生成急性调节蛋白(steroidogenic acute regulatory protein,StAR)将细胞摄取的胆固醇由线粒体外膜转移至相对缺乏的内膜,再由细胞色素 P450、血红素蛋白混合功能氧化酶、羟基脱氢酶、还原酶等对胆固醇进行一系列复杂的化学修饰而形成。

1. **细胞色素 P450** 催化甾体框架发生变化、催化侧链的裂解以及羟基化和芳香化等。在氧分子和等价的还原物的参与下完成催化过程。产生甾体激素的细胞色素 P450 基因家族的每个成员都用 cyp 表示,其后用其作用部位碳原子的位置数字表示唯一性。

(1)胆固醇侧链裂解酶(P450scc,由 *CYP11A1* 编码):通过三个催化循环完成胆固醇侧链的裂解:前两个循环分别在碳 -22 和碳 -20 位置引入羟基,第三个循环导致碳间侧链断裂。

(2)17α- 羟化酶 /17,20- 裂解酶(P450c17,由 *CYP17A1* 编码):分布于内质网,主要催化孕烯醇酮和孕酮碳 -17 的羟基化,并将孕烯醇酮转化为碳 -19 的类固醇。

(3)芳香化酶(aromatase,P450aro,由 *CYP19A1* 编码):分布于内质网酶,它通过 3 个 NADPH 分子和 3 个氧分子催化碳 -19 底物的 3 个连续的羟基化反应生成一个含酚 A 环的碳 -18 甾体分子。

(4)11β- 羟化酶(P450c11β 和 P450c11AS):参与醛固酮的合成,分布于线粒体,分别由 *CYP11B1* 和 *CYP11B2* 编码,两种酶编码的蛋白质仅在 33 个氨基酸残基中有差异。这两种酶均有 11β- 羟化酶和合成醛固酮的活性,但 P450c11AS 可在氧化还原底物的协助下催化碳 -18 结构产生醛固酮。*CYP11B2* 只在肾上腺皮质表达,而 *CYP11B* 除了在肾上腺皮质表达外,还在睾丸间质细胞和卵泡膜细胞表达,参与 11- 酮睾酮的生成。

2. **羟甾脱氢酶**(hydroxysteroid dehydrogenases,HSDs) 以嘧啶核苷酸作为辅助因子还原酮基或氧化羟基。除了在产生甾体激素的细胞中参与激素的合成外,还与还原酶、甾体激素磺基转移酶以及甾体激素硫酸脂酶一起,调节靶组织中生物活性的激素水平。也是细胞对内源性甾体激素以及甾体激素类药物反应的主要决定因子。

(1)3β- 羟基类固醇脱氢酶 /Δ^(5-4)- 异构酶(3β-hydroxysteroid dehydrogenase,3βHSD/Δ^(5-4)- isomerases):是定位于内质网和线粒体的膜结合酶,以烟酰胺腺嘌呤二核苷酸(NAD+)为辅因子,催化 3β- 羟基脱氢和 Δ^5 烯键异构化产生 Δ^4 结构。进而将孕烯醇酮转化为孕酮,3-、17α- 羟基孕烯醇酮转化为 17α- 羟基孕酮,将 DHEA 转化为雄烯二酮等。

(2)17β- 羟基类固醇脱氢酶(17β-hydroxysteroid dehydrogenases,17β-HSDs):是一类具有特定生物合成和分解代谢作用的酶,在甾体激素的合成和代谢过程中发挥重要作用。目前发现由 14 个 17β-HSD 的亚型,分别以发现的时间先后命名为 17β-HSD1-14。在靶组织通常氧化 17β- 羟基类固醇使其失活的代谢过程，至少涉及 7~14 个 17β-HSD。除了 17β-HSD 5 属于醛酮还原酶（aldo-keto reductase，AKR），其余都是短链脱氢酶 / 还原酶家族的成员，它们具有不同的辅因子和底物特异性，包括非甾体分子、亚细胞位置和组织特异性表达模式。虽然被归为一个家族，但编码 17β-HSDs 的基因结构不同，核苷酸序列同源性较低。根据其功能又可以被分为催化 NAD+ 依赖的氧化酶（2、4、6、8、9、10、11 和 14 型）和催化 NADPH 相关的还原酶（1、3、5 和 7 型）。

（3）HSD17B1：又被称为雌激素 17β-HSD，它通过减少弱雌激素活性的雌二醇来产生更高效 17β- 雌二醇，完成雌激素生物合成的最后一步。这种酶是一种使用 NADH 或 NADPH 作为辅助因子的胞质蛋白。它对碳 -18 类固醇的亲和力是碳 -19 类固醇的 100 倍。还可以将 16α- 羟基酯醇转化为雌三醇，显示出适度的 20α-HSD 活性。HSD17B1 在卵巢颗粒细胞和胎盘合体滋养层细胞中表达。HSD17B1 在乳腺癌细胞中的表达水平也高于 HSD17B2，后者将雌二醇转化为雌酮。在雌激素受体反应性阳性乳腺癌中，表达 HSD17B1 的患者生存率低于 HSD17B1 不表达的患者。由于 HSD17B1 的晶体结构分辨率已被确定为 2.2Å，可根据其分子结构设计特异性的抑制剂，用于雌激素反应性阳性癌症的化疗，具有重要临床意义。

（4）HSD17B2：定位于内质网酶，使激素失活，优先将睾酮氧化为雄烯二酮，并以 NAD⁺ 为辅助因子将雌二醇氧化为雌酮。表达在肝脏、分泌性子宫内膜、胎儿毛细血管内皮细胞、乳腺组织和大血管内皮细胞中。在正常乳腺组织中，HSD17B2 的表达高于 HSD17B1。然而，HSD17B2 也能将 20α- 羟基孕酮转化为孕酮。

（5）HSD17B3：是一种内质网酶，被称为雄激素 17β-HSD，以 NADPH 为辅因子，催化雄烯二酮为睾酮，使睾丸间质细胞完成睾酮生物合成的最后一步。还可以将雌酮还原为雌二醇。HSD17B3 在卵巢中不表达，需要利用卵巢利用另一种酶（可能是 HSD17B5）来合成睾酮。此外，由于 17β-HSD 的作用底物非常广泛，该家族中的部分酶主要在与类固醇代谢无关的基本代谢途径中发挥作用，这些酶的缺陷导致代谢性疾病的发生。

3. 还原酶　NADPH 将 Δ⁴ 甾体激素生成 A 环为饱和的甾体激素。甾体激素生成过程中关键酶的异常与一系列病理表型有关。与人胚胎睾丸相比，胚胎卵巢通常被认为是甾体生成的静息状态，尽管可检测到胆固醇侧链的裂解活性和 CYP17A1 酶活性，但直到青春期甾体合成能力才变得明显。

甾体激素一般为小分子物质，以扩散的方式进入细胞，与细胞核内特异性受体结合而发挥生物作用。目前研究显示，某些甾体激素也存在膜受体的表达，如雌激素。不同组织对同一甾体激素的应答方式具有相似的作用机制：性激素通过弥散的方式穿过细胞膜进入细胞内，与受体蛋白结合形成激素 - 受体复合物，受体构型改变而活化，活化后的激素 - 受体复合物形成二聚体进入细胞核，与靶基因上游的特异性 DNA 位点即激素反应元件（hormone response element，HRE）结合，激活 RNA 多聚酶，转录基因中的传导信息，生成特异的 mRNA 进入胞质内，在核糖体内翻译，生成基因编码的蛋白质，经剪切加工，形成有生物效应的蛋白质而发挥生物学效应。雌激素、孕激素均遵循以上基本作用机制并发挥生物学作用。

女性体内甾体激素主要在肝内代谢，其代谢速率与性激素结合球蛋白（sex hormone binding globulin，SHBG）结合容量成反比；肝脏或其他器官对甾体激素的摄取受激素与血浆中甾体激素结合蛋白和白蛋白的亲和力所影响，甾体激素与 SHBG 和皮质类固醇结合球蛋白（corticosteroid-binding globulin，CBG）的结合降低其外周代谢。游离甾体激素和白蛋白的亲和力相对降低，硫酸基结合的甾体激素和白蛋白结合紧密，因此从血中清除非常缓慢。故血中甾体激素硫酸盐的浓度通常比它们相应的非结合形式高数倍。相反，甾体激素葡萄糖醛酯与白蛋白结合力弱而被很快清除。卵巢分泌的载体激素主要包括雌激素、孕激素和雄激素三大类。

1. **雌激素** 雌激素是一类由碳 -18 雌甾烷骨架组成的甾体激素，由卵巢内的卵泡主要是优势卵泡分泌，其分泌的雌二醇（E_2）占育龄期女性体内雌二醇总生成量 95%，其生成率为 90~250μg/d；分泌的雌酮（E_1），生物效能为雌二醇的 1/3，占育龄期女性体内 E_1 总生成量的 50%，其生成率为 110~260μg/d。育龄期女性血中雌激素水平呈周期性变化。一般月经周期第 1 周甚少，排卵前 1 天达第一个高峰，排卵后有所下降，月经周期 21 天左右，形成第二个高峰，待黄体萎缩时其水平急速下降，至月经前期达最低水平。雌激素的合成以卵泡膜细胞分泌的雄烯二酮为底物，在 FSH 激活颗粒细胞产生的芳香化酶催化下转变而成，这就是"两细胞 / 两促性腺激素理论"。颗粒细胞黄素化后也能分泌 E_1 和 E_2。绝经后女性体内雌激素的主要来源是从外周转换而来的 E_1。肾上腺皮质亦能分泌少量雌激素。

雌二醇的代谢产物为雌酮及其硫酸盐、雌三醇。前两者仍有一小部分可转化成雌二醇，雌三醇则是不可逆的代谢产物。主要经肾排出，有一部分经胆汁排入肠内可再吸收入肝，即肠肝循环。

雌激素作用广泛，对自中肾管衍生而来的组织均有促进发育的作用。其主要作用是促进和维持女性生殖器官的发育以及第二性征的出现和维持。雌激素受体除分布在生殖道和乳腺外，还存在于肝脏、骨骼、心血管和大脑等器官。因此其主要作用体现在：

（1）生殖系统：雌激素参与卵泡生长发育各环节的调节，促进颗粒细胞的增殖和分化，雌激素的反馈调节与卵泡优势化有关。优势卵泡分泌雌激素能力强，其卵泡液中雌激素水平高。一方面，雌激素能协同 FSH 促进卵泡内膜细胞和颗粒细胞合成 LH 受体，协同 FSH 对颗粒细胞的作用，提高卵泡对 FSH 的敏感性。另一方面，雌激素对垂体 FSH 的分泌具有负反馈抑制作用，使循环中的 FSH 水平下降。因此，卵泡早中期，随着卵泡的发育和雌激素分泌的增加，垂体分泌 FSH 减少。此时分泌雌激素能力强，对 FSH 敏感的卵泡被优势化，反之则闭锁。雌激素也有助于子宫内膜腺体和间质增殖、修复。长期无孕激素拮抗的雌激素作用可引起子宫内膜过度增生或子宫内膜癌。此外也促进子宫肌细胞的增生和肥大，使肌层增厚，增加子宫肌层的血液供应，促使和维持子宫发育，增加平滑肌对缩宫素的敏感性。使宫颈口松弛、扩张，宫颈腺体分泌增多，含有的水分、盐类及糖蛋白增加，性状变稀薄，富有弹性，易拉成丝状，以利于精子的存活和穿透；促进输卵管肌层的发育及收缩，在雌激素的作用下，输卵管内膜的上皮细胞分泌活动增加和纤毛的生长，输卵管蠕动增强有利于卵子的输送；促使阴道上皮细胞增生、角化、黏膜变厚，并能增加细胞内糖原储存量，在乳酸杆菌作用下使阴道呈酸性，不利细菌在阴道内繁殖；促使大小阴唇增大丰满，并使脂肪沉积和色素沉着。

（2）乳腺及第二性征：青春期雌激素可刺激垂体前叶合成与释放催乳素，刺激乳腺导管和结缔组织增生，促进乳腺生长发育，并与孕激素、催乳素和肾上腺皮质激素协同，促进乳腺的发育和增加乳头乳晕的着色。诱导女性第二性征的形成：女性体态的形成、脂肪分布（臀、股部、乳房），骨盆、骨骼的宽大，声调，毛发特别是阴毛、腋毛的生长和分布等。

（3）下丘脑、垂体：对丘脑下部和垂体产生反馈调节，包括抑制性的负反馈和促进性的正反馈作用，从而间接对卵巢功能产生调节作用。

（4）代谢系统：①糖代谢：雌激素能增强葡萄糖刺激胰岛素分泌的反应，使得血浆胰岛素水平增加，降低糖耐量。②脂代谢：雌激素促进血浆胆固醇的降解和排泄，从而降低血浆胆固醇和β-脂蛋白的水平，提高血中载脂蛋白AI增加血清磷脂和α-脂蛋白的含量，降血胆固醇浓度。③蛋白质：雌激素能增强蛋白质合成，特别是促进生殖器官的细胞增殖与分化增强转录过程，加速蛋白质合成，从而促进生长发育。机体外周组织可发生氮潴留，并影响合成代谢，常因为雌激素不足而出现负氮平衡。④水盐代谢：雌激素参与孕酮和醛固酮的竞争作用而引起水和钠的潴留。⑤钙、磷代谢：雌激素与甲状旁腺激素共同维持血中钙磷的平衡。

（5）骨骼：雌激素促进儿童期长骨生长，加速骨骺闭合。直接促进成骨细胞功能，抑制破骨细胞分化及功能，抑制骨吸收和骨转化。此外，还能通过促进 $1,25-(OH)_2D_3$ 的合成而增加肠钙吸收，促进降钙素的合成，对抗甲状旁腺激素的作用，保持骨量。雌二醇抑制成骨细胞的凋亡。在围绝经期由于雌激素分泌缺少，骨基质形成不足，钙盐无法沉积就会发生骨质疏松；牙齿脱落的发生与骨质疏松异曲同工，曾有研究表明：雌激素缺乏的女性落齿率高，而补充雌激素者落齿率明显下降。

（6）心血管系统：雌激素扩张血管，改善血供，维持血管张力，保持血流稳定。可通过改善脂代谢，降低总胆固醇和低密度脂蛋白（low-density lipoprotein，LDL），增加高密度脂蛋白（high-density lipoprotein，HDL）的含量，其引起的血脂变化，抑制动脉壁粥样硬化斑块形成。此外，通过对绝经后雌激素缺乏状态的研究表明：雌激素可通过直接作用，影响血管内皮功能、雌激素代谢物作用，影响肾素-血管紧张素系统、拮抗氧化应激作用以及抑制血管重塑等实现降压作用，维持血管张力保持血流稳定，从而达到保护心血管系统的作用。

（7）中枢神经系统：在中枢神经系统中，雌激素不仅作用于大脑中与生殖相关的神经回路而影响生殖过程，而且还作用于与学习、记忆、情感以及运动协调功能相关的神经回路，影响学习和记忆。近年来的研究还发现它不仅在神经系统的发育过程中具有神经营养作用，而且对成年人和动物的神经系统的功能活动也具有作用，并具有重要神经保护作用。循环雌激素水平的变化与女性的神经系统退行性病变之间关系密切。雌激素与中枢神经系统的结构和功能活动密切相关。生理性雌激素可以促进新生儿大脑发育以及成人的神经元生长和递质功能、阻止神经元细胞萎缩、调节突触的可塑性，此外，也影响人类各种心理活动，包括认知、心境、性欲以及攻击行为。因此，有人称雌激素为"天然的精神保护因子"，它可调节情绪相关脑功能。在胎儿发育早期阶段，大脑是唯一产生雌激素的器官。神经系统发育过程中，大部分脑区的神经元都表达雌激素合成过程中的关键芳香酶（主要集中在下丘脑的视前区、皮质、海马、中脑及杏仁体）。这些神经元内的芳香酶可以催化雌激素合成。发育过程中，雌激素不仅影响皮层神经细胞的发育，而且对海马的发育以及神经干细胞的增殖、分化也有重要作用。在生育期，中枢神经系统的雌激素受体参与多种活动，包括内分泌和情绪之间的平衡、生育行为、认知功能等。雌激素及神经递质和情感障碍的关系很复杂，主要是通过5-羟色胺系统影响心境并导致攻击行为。月经期雌激素水平升高可以降低或减少精神病发病率。临床上研究者发现精神症状在月经前或月经期加重（此期为低雌激素水平相）。在妊娠期，雌激素血清水平是常人的20~100倍，而在产后3天内便迅速下降至正常值，此时将会出现明显的心境障碍症状。绝经后女性的阿尔茨海默病、绝经后抑郁、帕金森病等精神疾患的发生日渐增多,给予雌激素替代治疗后发病有下降趋势,充分证明雌激素及其受体对脑的发育、神经递质的释放、神经元的分化、神经功能结构的维持及神经损伤的修复发挥着重要作用。

(8)皮肤:雌激素使真皮增厚,结缔组织内胶原分解减慢,使表皮增殖、弹性及血供改善。雌激素通过降低铜离子水平影响皮肤角蛋白和胶原的代谢。绝经后雌激素减少所致的胶原蛋白的丧失,水分流失还可使真皮层变薄,皮肤的分泌小体也发生萎缩。膀胱和尿道也因雌激素的减少而对外伤的易感性增加。

(9)血液系统:雌二醇是激活血小板形成的关键因素。血小板含量异常可能导致血栓的形成。

雌激素的功能主要通过与特异性受体结合而实现,目前公认的有 2 种受体类型,即雌激素受体 α(estrogen receptor,ERα)和雌激素受体 β(ERβ)。ERα 由 595 个氨基酸组成,分子量为 55kDa,其编码的基因位于 6 号染色体的 6q5.1 区;其半衰期为 4~7 小时,是一种快速周转蛋白。1996 年从人睾丸组织克隆出的 ER 被称为 ERβ,由 530 个氨基酸组成,分子量为 59.21kDa,其编码的基因位于第 14 号染色体 14q22.24;1998 年报道还发现大鼠 ERβ 的异构体——ERβ2,其结构中插入了 54 个核苷酸,其中 18 个预计在配体结合区,编码 503 个氨基酸的蛋白,其与雌二醇的亲和力低于 ERα 或 ERβ。此外,可能还有第三种雌激素受体 γ(ERγ),通过 ERβ 基因复制得到,但由于其甾体激素特征不完全,难以确定与 ERα 和 ERβ 的相似性,因此,人类组织中的 ERγ 也被称为雌激素相关受体 γ。G 蛋白偶联雌激素膜受体(G protein-coupled estrogen receptor,GPER)是由 Pietrwo 和 ISzego 于 1977 年首次发现,当时认为质膜上有种能对 17-雌二醇(17-E$_2$)起快速反应的蛋白质,参与了早期雌激素刺激引起的表观修饰,GPER 不仅与胞膜相连,也与内质网结合,目前认为雌激素与 GPER 的结合能力弱于其与核受体的结合。尽管已经制备了多种 Gper 敲除的小鼠,但均未发现其对雌性生殖有显著效应,其对雄性的作用似乎也不明显,其生理功能尚有待研究。但细胞膜启动的类固醇受体信号可以在几秒钟(如 Ca^{2+} 内流,cAMP 和 cGMP 合成)或者几分钟(如激酶的激活)内产生信号通路蛋白的翻译后修饰效应。该效应有时会与其核受体产生的效应协同,以增强或削弱某些基因的表达,从而实现对多种器官功能活动的调节。

ERα 和 ERβ 两种受体是受不同的基因编码,但结构上却高度同源的蛋白。其 DNA 结合区各有 83、80 个氨基酸,序列具有 96% 的同源性,激素结合区域各有 250、243 个氨基酸,有 53% 的同源性。ERα 和 ERβ 广泛分布于全身,除生殖系统、乳腺外,心、脑、骨、消化道、肝、肺、肾等组织也有表达。

不同组织中,雌激素受体分布有所不同。①生殖系统:在女性,卵巢间质主要表达 ERα。而颗粒细胞和黄体细胞主要表达 ERβ。输卵管、子宫、阴道上皮主要表达 ERα,ERβ 表达微弱。男性睾丸、前列腺主要表达 ERβ。敲除 ERα 基因的小鼠,子宫乳腺不发育,卵巢囊性变、不育。敲除 ERβ 基因的小鼠,子宫形态正常,生育力低下。②乳腺:正常乳腺组织 ERα 的表达远高于 ERβ。③心血管系统:血管平滑肌主要表达 ERβ,而且女性高于男性。ERα 表达微弱。女性心肌 ERα 的表达活动高于男性,ERβ 表达无性别差异。④脑:大脑皮质、小脑、海马回主要表达 ERβ。在下丘脑中,弓状核和腹正中核主要表达 ERα。室旁核和室上核主要表达 ERβ,而视前区和终纹两者都表达。⑤骨:青少年软骨细胞、活跃的成骨细胞和干骺端主要表达 ERα。成年人骨皮质的成骨细胞和骨膜表面的骨细胞中主要表达 ERα,骨松质的成骨细胞和骨细胞主要表达 ERβ。两种雌激素受体与不同的雌激素之间的亲和力也不同。

雌激素的作用机制如下：①经典的基因途径，是雌激素的主要作用途径，即雌激素进入细胞内，转入细胞核与受体结合，引起雌激素应答基因的转录激活；②通过基因途径的信号传导新模式；③胞膜受体相关信号通路的激活。

雌激素通过基因途径的信号传导新模式为：雌激素与受体结合，受体构型改变而被激活，形成同型或异型二聚体；首先与细胞内辅助调节因子（结合器）形成复合物，此复合物与雌激素反应元件（estrogen response element，ERE）或与其他转录因子结合，启动或抑制转录，从而产生效应。这一过程一般需要数小时或数天。其具体过程如下：

1）受体的激活：①配体依赖性激活：为经典的作用途径。配体通过与受体的配体结合区结合，使受体构型变化而被活化。ERB 和 EBB 都有 2 个区域为转录激活功能 1 区和 2 区（activation function 1 and 2，AF1 和 AF2），可通过 AF1 和 AF2 协同或独立调控雌激素应答基因的转录不同组织 ER 的 AF1、AF2 活性不同，对转录过程的影响也可不同。不同配体可选择性地刺激或抑制两种受体的 AF1 或 AF2，各展示出不同的活性。②非配体依赖性激活：近年研究表明，ER 也可以不依赖特异配体而被其他不同的信号激活。如 EGF、1GF-1、TGF-α 等均可激活 ER。研究发现 AF 缺失的 ER 变异体可被 E_2 激活，但不被 EGF 或 IGF-1 激活；相反，缺失配体结合区的 ER 则可被 EGF 或 IGF-1 激活，而不被 E_2 激活提示 EGF、TNF-α、IGF-1 等生长因子必须通过 AF 通路激活 ER。

有报道 RGF 通过使 ER 磷酸化而激活。研究发现 ER 的 A/B 区的 Ser118 是 ER 对 EGF 反应的重要位点，EGF 通过诱导 MAPK 级联反应使 Ser118 磷酸化，从而活化 AF1，导致 ER 激活。另有学者发现：EGR 或 IGF-1 与雌二醇（E_2）共同作用比单独一种因子引起 *ER* 靶基因表达更强，提示其与雌激素有协同作用，而且 E_2 存在时，EF 或 IGF-1 可不通过 AF 激活 ER，说明生长因子信号通路可作用于 ER 的不同功能区。

2）激素受体复合物的二聚体化：被激活的 ERα 和 ERβ 可形成同型或异型二聚体。受体的二聚体化可能涉及 DNA 结构的改变从而增加复物的稳定性，也可能两个 ER 分子相互作用以获得与 ERE 更高的亲和力。

3）细胞内辅助调节因子：又称为转中介因子或接合器。所有的细胞内都具有辅助调节因子，分为辅助激活因子和辅助阻遏因子两类。不同细胞中其浓度可不同。受体未被激素活化时，辅助阻遏因子多；反之，受体经激素活化后，辅助激活因子增多。它们具有加强或压制受体与促进子、SRE 结合的作用。受体激活二聚化后，构型发生改变，为辅助调节因子提供结合位点。有学者认为激素受体通过这种中介因子搭桥，同结合在 TATA 框的转录起始复合体相互作用，共同调节转录水平。这些因子一般存在多个受体作用部位。可能有助于 EB 发挥不同的调控作用。已确认的能与 ER 的 AF2 相互作用的辅助激活因子有 SRC-1、CBP 等；已确认的辅助阻遏因子有 NCOR1 和 SMRT。

SRC 属于 160kDa 的辅助激活基因家族，有两种异构体 SRC-1a 和 STRC-1e，该家族成员均有相同的高保守序列，其结合位点为 ER-LBD4 个螺旋区的氨基酸形成的疏水结构。研究发现配体结合 ER 后与 SRC-1 结合，可促进 AF1 和 AF2 的协同作用。在无配体时，SBC 可与其他激活因子协同作用，加强或减弱 ER 的转录激活功能。

4）受体介导的转录激活位点：经典的雌激素反应元件由两个反向的 6 个核苷酸重复序列组成。有研究提示：不同的配体通过 ERα 与 AP1 反应元件结合，如 17- 雌二醇及他莫昔芬能充分激活靶基因的转录,而雷洛芬只能部分激活靶基因的转录;相反,不同的配体通过 EBB 与 AP1 反应元件结合,如 17-雌二醇能抑制靶基因的转录,ICI-164 384 却能激活靶基因。

此外,雌激素还能与膜受体结合,促使 G 蛋白的 $G\alpha\beta\gamma$ 结构解离,解离后的 $G\alpha$-GTPase 亚基参与调节离子通道和磷脂酶 C 及腺苷酸环化酶活性,而 $G\beta\gamma$ 结构也参与激活下游信号。因此,通过雌二醇与膜受体的结合,引起细胞内第二信使 cAMP 和 cGMP 的合成,随后激活 PI3K 和 MAPK 信号蛋白,从而引起雌激素刺激引起的一系列表观修饰。

综上所述,雌激素和通过多条途径在机体内发挥高度复杂性的调控作用,具有显著的组织 / 细胞特异性。

2. **雄激素**　卵巢中的卵泡膜细胞是卵巢合成和分泌雄激素(主要是雄烯二酮)的主要部位,卵巢分泌的雄烯二酮约占育龄期女性体内雄烯二酮总量的 50%。卵巢间质细胞和门细胞主要合成与分泌睾酮,其分泌量约占育龄期女性体内睾酮总生成量的 25%。睾酮主要以葡糖醛酸盐的形式经尿排出,双氢睾酮(dihydrotestosterone,DHT)在体内转换成 3α、3β-雄烷二醇及其葡糖醛酸盐,再由肾排出。

雄激素可能有两种受体:①睾酮受体:存在于中肾管系、肌肉、脑、骨髓、睾丸生精上皮等。在性分化时,睾酮能促进男胎内生殖器的形成,青春发育期,睾酮调节男性促性腺激素的分泌和睾丸的生精功能。②双氢睾酮受体:位于皮肤毛囊、皮脂腺、阴蒂、男性外生殖器及前列腺。在性分化期双氢睾酮促进男胎外生殖器及前列腺的发育;青春发育期与性毛生长、皮脂腺分泌、男性外生殖器的发育有关。

而女性体内,雄激素的功能主要有:①生殖系统:是合成雌激素的前体物质,也是维持女性生殖功能的重要激素,能促进阴毛、腋毛生长,促使阴蒂、阴阜和阴唇的发育。雄激素过多会拮抗雌激素作用,减缓子宫及子宫内膜生长和增殖,抑制阴道上皮的增生和角化,对维持女性的性欲非常重要。雄激素过多可能影响卵泡生长发育和排卵,导致月经失调。②代谢:雄激素促进蛋白质合成和肌肉生长;促进骨髓造血,刺激骨髓中红细胞增生,促进青春期少年肌细胞生长和骨骼的发育,使青春后期骨骺关闭,生长停止。③血管系统:DHT 调节雌二醇水平,并且雄激素在改变脑血管张力、血管内皮功能、氧化应激和炎症反应方面有重要意义。研究发现孕产妇血清睾酮浓度的增加与异常临床表现有关,由此引起的妊娠高血压与 NO 介导的血管舒张功能有关。血清睾酮浓度的增加可能诱发血阻力增加,这与妊娠高血压有一定的关系。

雄激素可通过三种形式发挥作用:①在细胞内将睾酮转化为双氢睾酮;②睾酮本身发挥作用;③在细胞内将睾酮转化为雌二醇。睾酮直接作用的靶器官是中肾管的衍生结构,而毛囊、尿生殖窦和尿生殖结节的衍生结构则需要先将睾酮转化为双氢睾酮。

雄激素受体同孕激素受体类似,也存在全长的 B 型和较短的 A 型两种受体。雄激素受体 DNA 结合区中的氨基酸序列与孕激素受体氨基酸序列相似。对分离的人卵泡膜细胞的研究表明,卵泡膜细胞是卵泡雄激素的主要来源。卵泡膜层表达 STAR、P450SCC、P450C17 和 2 型 3β-羟甾类脱氢酶,均受黄体生成素的调节。相比之下,分离培养的人颗粒细胞产生的雄激素可以忽略不计,无论是否添加促性腺激素。除了作为雌激素生产的底物外,雄激素对促进灵长类动物卵巢中初级卵泡的累积和卵泡的存活有作用。

此外,雄激素受体与细胞增殖标志物 Ki-67 呈正相关,与细胞凋亡呈负相关。这些观察结果与雄激素具有促进卵泡闭锁的观点形成了对比,这一概念主要来源于对啮齿类动物卵巢的研究,在某些系统中,雄激素在体外阻止颗粒细胞增殖并促进卵泡闭锁。例如,在缺乏促性腺激素的情况下,雄激素可引起垂体切除未成熟大鼠的滤泡闭锁和对抗雌激素相关的卵巢重量增加。同样地,用 5α- 二氢睾酮治疗可使 FSH 在颗粒细胞中诱导黄体生成受体并抑制颗粒细胞增殖。对绒猴的研究表明,雄激素对体外颗粒细胞功能的调节呈现显著的阶段性。雄激素增强了 FSH 刺激芳香化酶的表达和孕酮的产生,同时抑制了 hCG 刺激的芳香化酶活性和大的排卵前卵泡细胞中孕激素的合成。虽然研究发现卵泡液含较高水平的 5α- 二氢睾酮和较低水平的雌二醇是闭锁卵泡的特征。然而,激素水平的变化是事件的结果而不是闭锁的原因,有报道称,卵泡中降解的高浓度的雄激素(如 5α- 二氢睾酮)可作为颗粒细胞芳香化酶活性的竞争性抑制剂。因此,多囊卵巢综合征患者的卵泡比正常卵巢的卵泡具有更大的 5α-还原酶活性。综上所述,雄激素可能通过雄激素受体以及非受体介导的机制,以阶段依赖的方式对卵泡生长和功能产生正负两方面的调节。

3. **孕激素** 卵巢分泌的孕激素包括孕酮、17α- 羟孕酮,主要由颗粒黄体细胞及卵泡膜黄体细胞生成。由于卵泡内无血管供应,颗粒细胞缺乏合成孕酮所必需的低密度脂蛋白胆固醇,只有在黄素化后,有直接的血液供应,才能得到低密度脂蛋白胆固醇,合成与分泌孕激素。育龄期女性体内孕酮的含量在卵泡期为 2mg/d。一般排卵后 1 周,即月经周期的第 20 天左右黄体发育成熟,孕激素分泌量达最高峰,达到 25mg/d,随黄体萎缩分泌量逐渐下降,至月经来潮时,恢复到排卵前的水平。临床常用测定尿中孕二醇作为诊断有无排卵的一个重要指标。孕激素的代谢产物为孕二醇;经肾排出体外。

孕激素通常在雌激素作用的基础上发挥作用。孕激素能抑制雌激素受体的补充,促进雌二醇代谢,因此有抗雌激素的作用。孕激素也能抑制其自身受体的生成:①生殖系统:孕激素抑制子宫肌层收缩,降低子宫平滑肌兴奋性及其对缩宫素的敏感性,有利于胚胎及胎儿在宫内生长发育。对抗雌激素的内膜增殖作用,使增生期子宫内膜转化成分泌期子宫内膜。调节毛细血管舒缩功能,提高子宫内膜血流,增加基质水肿和间质蜕膜样变,有利于孕卵的着床及发育,抑制母体对胎儿的免疫反应,有利于妊娠的维持,能促进和维持黄体功能。使宫颈口闭合,抑制宫颈腺体分泌,黏液分泌减少,性状变黏稠,不利于精子穿透。抑制输卵管平滑肌节律性收缩频率和振幅,抑制输卵管上皮纤毛生长,调节孕卵的运行。使阴道上皮角化减少,中层细胞增多,加快阴道上皮细胞脱落。②下丘脑和垂体:孕激素在月经中期具有增强雌激素对垂体 LH 排卵峰释放的正反馈作用;在黄体期对下丘脑、垂体有负反馈作用,抑制促性腺激素分泌。③乳腺:在雌激素作用的基础上,孕激素促使腺泡发育,妊娠期高浓度的孕激素进一步促进乳腺发育,为泌乳作好准备;大量孕激素抑制乳汁分泌。生育年龄女性乳腺增生随月经周期发生周期性变化,乳腺上皮增生与孕激素水平显著相关,黄体期增生明显。④代谢:影响蛋白、脂肪及碳水化合物的代谢,促进蛋白质的分解。在肾小管竞争结合醛固酮受体,促进水钠排泄。⑤神经系统:对下丘脑体温调节中枢有兴奋作用,可使基础体温在排卵后上升 0.3~0.5℃,临床上可作为判断是否排卵及排卵日期的标志之一。此外,研究表明孕激素对脑损伤的神经再生和修复以及髓鞘修复均有积极意义。⑥呼吸系统:孕酮刺激呼吸。在黄体期,女性肺泡 PCO_2 比男性低即是孕酮的作用。孕酮有改善肺通气、升高 PaO_2 及降低 $PaCO_2$ 的作用。⑦皮肤:孕酮可导致一种罕见的皮炎:自身免疫性孕酮皮炎(autoimmune progesterone dermatitis,APD)。在月经周期的黄体期孕激素水平升高时,出现皮疹临床症状有多形性红斑、湿疹、荨麻疹、血管神经性水肿,甚至出现酮诱发的过敏性休克等。

孕激素受体存在于细胞核内，是单一多肽链，其结构、转录活化的调节基质与雌激素受体相似。不同的是 A/B 区有 2 个转录激活功能区。孕激素受体主要分为两个蛋白亚型：PR-A 和 PR-B。两种受体来源于同一编码基因，由于不同的启动子和不同转录起始点所致，PR-B 是全长形式，由 934 个氨基酸残基组成，分子量 116kDa；PR-A 由 771 个氨基酸残基组成，分子量 94kDa。PR-B 和 PR-A 相比有一个氨基端延长区，此区内有一个 AF 区，这决定了 PR-B 活化的特异性。PR-B 和 PR-A 与孕酮结合后形成二聚体，参与基因表达的调控。当细胞内 A 和 B 两型受体呈等摩尔数表达时，A 和 B 型受体可形成三种二聚体：A∶A、A∶B、B∶B。特殊条件下靶细胞内 A 和 B 两型受体表达的差别会导致二聚体组成的变化，从而使细胞对孕酮的反应有所不同。此外尚存在一种 PR-C 亚型，是 PR-B 的 N 末端截短的形式，分子量 60kDa。PR-C 与孕酮的解离系数比 PR-A 和 PR-B 高约 5 倍，可与 PR-B 形成异二聚体，干扰同二聚体的形成。PR 在卵巢、子宫、乳腺、神经系统和胸腺中表达。大量证据表明 PR-A、PR-B 有不同的功能。在体外培养的细胞中，当激活剂与 PR-B 结合后，表现为强的转录激活作用，而在多种细胞类型中 PR-A 是非活化的；当拮抗剂与 PR-A 结合后是失活形式时，而拮抗剂结合的 PR-B 可通过胞内磷酸化途径的改变而成为活化的形式；结合拮抗剂的两型受体都有抑制雌激素受体的作用。

此外，孕激素受体还能通过配体非依赖的途径被激活，生长因子类和多巴胺等可提高胞内激酶活性，可激活胞内的磷酸化途径，从而使 PR 磷酸化而激活。

颗粒细胞和膜间质细胞一样，在黄体生成激增后，为孕激素的合成作了充分的准备。这种激增触发了编码 *STAR*、*P450scc* 和 2 型 3β- 羟甾类脱氢酶（有效合成孕酮所需的三联体蛋白）基因的表达。如前所述，排卵需要排卵前卵泡产生孕酮，它也可能在调节黄体功能中起作用。3β- 羟甾类脱氢酶抑制剂对卵巢孕酮产生的药理学阻断表明，孕酮对黄体生成细胞具有抗凋亡和促分化作用，并维持黄体功能。孕激素受体拮抗剂米非司酮和 HRP2000 抑制人颗粒黄体细胞 hCG 刺激的孕激素和松弛素的分泌。孕激素受体（A 和 B 型）存在于恒河猴和人的黄体中，孕激素受体的 mRNA 从早期到中期逐渐增加。黄体早期至晚期，孕酮受体 B 与孕酮受体 A 的比值增加。孕酮受体拮抗剂对黄体细胞甾体生成的作用可能是这些核受体调节的转录改变的反映。

（二）蛋白质类激素

1. 抑制素　　抑制素是 TGF-β 蛋白超家族的成员，是分子量为 32kDa 的异二聚体糖蛋白，分别由 α 亚基（18kDa）和 β 亚基（12kDa）通过二硫键连接组成。其 α 亚基相同，但有不同的 β 亚基，分别称为 $β_A$ 和 $β_B$。$αβ_A$ 和 $αβ_B$ 异二聚体分别命名为抑制素 A 和 B。抑制素的主要产生部位是性腺。在卵巢中的主要来源是颗粒细胞。抑制素的内分泌功能是抑制垂体促性腺激素的产生，但同时也参与多种生物学功能的调节，从胚胎发育的早期阶段到最终分化的细胞和组织中均发挥高度特异性的调节功能。在体外，它对促黄体激素和胰岛素样生长因子刺激的卵泡膜细胞产生的雄激素起协同作用。尽管抑制素的两种亚型具有相似的生物学特性，但它们在卵泡中的形成时期不同。抑制素 B 主要在卵泡早期分泌，在卵泡中期分泌下降，在 LH 峰以后检测不到。在卵泡发育的前半周期，抑制素 A 的浓度较低，但在卵泡发育中期和黄体期，其浓度升高。抑制素 A 的分泌受促性腺激素的调节，但抑制素 B 的产生明显不受调节。在不同大小的卵泡上进行的测量表明，抑制素 A 和 B 表达存在显著的差异性，

在 < 6mm 大小的卵泡中,抑制素 A 的含量随着卵泡大小的增加而增加。相反,抑制素 B 的含量与卵泡大小或成熟度无关。尽管抑制素是卵巢的分泌产物,但它也在卵巢内发挥作用。如前所述,它增加了卵泡膜细胞产生的促黄体激素和胰岛素样生长因子刺激的雄激素。

2. **激活素** 由抑制素的两个 β 亚单位($\beta_A\beta_B$、$\beta_A\beta_A$ 或 $\beta_B\beta_B$)组成的同源二聚体,因其刺激培养的垂体细胞分泌 FSH 而得名。激活素 A 的水平在月经中期和晚期黄体期 / 早期卵泡期较高,而在妊娠期则明显升高。在卵泡液中激活素 A 的浓度与卵泡大小或成熟度无关。然而,由于抑制素 A 水平随着卵泡大小和成熟度的增加而增加,卵泡发育的特点是从以激活素为主的环境转变为以抑制素 A 为主的环境。激活素对卵泡成熟和颗粒细胞功能具有阶段依赖性作用。激活素促进未成熟颗粒细胞增殖,并诱导 FSH 受体和芳香化酶的表达。更成熟的颗粒细胞在激活素作用下分化。颗粒细胞来源的激活素增强了由 FSH 支持的颗粒细胞中 LH 受体的表达和功能。在卵泡膜细胞中,激活素与抑制素的作用相反,抑制促黄体生成素刺激的雄激素合成。在人类颗粒细胞中,激活素抑制基础水平的以及由促性腺激素刺激产生的孕酮和雌激素。卵母细胞表达激活素受体,这可能是颗粒细胞通过旁分泌作用调节卵母细胞发育的途径。有证据表明,激活素能促进卵母细胞成熟。小鼠基因"敲入"研究表明,激活素 A 和 B 在卵巢中不具有重叠功能,β_A 亚单位对正常卵泡发育是必要的。有学者从猪卵泡液中分离得到了卵泡抑素,并根据其抑制 FSH 活性的基础上命名。由于 C 末端的可变剪接、糖基化和蛋白水解加工,卵泡抑素以多种形式(315 和 288 个氨基酸)存在。卵泡抑素由小窦和排卵前卵泡产生,且近乎不可逆地结合激活素并有效地中和其活性。随着卵泡大小或成熟度的不同,卵泡液中的游离卵泡抑素水平也会发生变化。卵泡抑素在整个月经周期内的循环浓度相对恒定。在转基因小鼠中,卵泡抑素的过度表达导致第二阶段的卵泡成熟停滞,证实了激活素在卵泡成熟中的重要作用。

3. **抗米勒管激素**(anti-Müllerian hormone,AMH) AMH 是 TGF-β 超家族的成员。除了在雄性分化过程中诱导米勒管变性的既定功能外,还在成年卵巢中发挥重要调节作用。AMH 主要由小卵泡的颗粒细胞产生,通过两个丝氨酸 / 苏氨酸激酶受体传递信号,其中 II 型为特异性受体,I 型受体与 BMP 家族共享。缺乏 AMH 的雌性小鼠表现为卵泡的加速衰竭,反映了 AMH 对始基卵泡向生长池中募集的抑制作用,以及导致生长卵泡对 FSH 的反应性减弱。因此,AMH 可抑制 FSH 诱导的体外窦前卵泡生长。目前 AMH 被认为是卵巢储备的可靠标志物,可以帮助预测早期卵巢卵泡的丢失和更年期发生。AMH 水平也反映了侵入性妇科手术或促性腺激素治疗,如化疗对卵巢储备的影响。此外,AMH 参与某些疾病的诊断,如颗粒细胞瘤或多囊卵巢综合征(polycystic ovarian syndrome,PCOS)。然而,不建议 AMH 作为预测辅助生殖的胚胎植入存活率、妊娠率和活产率等的独立指标,且检测水平及可靠性仍存在争议。此外,近期还发现 AMH 除了可预测卵巢功能外,调节下丘脑、垂体发育及抗肿瘤的作用。

4. **促性腺激素释放激素** 通过分析人体颗粒黄体细胞和表面上皮细胞中的 RNA,已证实 GnRH-I、GnRH-II 和 GnRH 受体的表达,尽管其表达水平分别低于下丘脑和垂体中的水平。几项体外研究已经阐明了 GnRH-I 和 GnRH-II 对抑制甾体生成和卵巢表面上皮细胞增殖剂量依赖性作用。以上研究表明人卵巢内 GnRH 系统的存在。在啮齿类动物卵巢中该系统具有更大的作用。GnRH 受体的存在也增加了卵巢作为 GnRH 激动剂和拮抗剂的靶点的可能性。然而,大多数临床研究表明其对卵巢功能的影响是次要的,但也为 GnRH-a 对抗医源性卵巢衰竭提供理论支持。

5. 松弛素和类似松弛素的因子 松弛素是一种可能促进子宫内膜蜕膜化和抑制子宫肌层收缩作用的激素,由黄体的大黄体细胞产生,从黄体早期到晚期逐渐积累。松弛素在妊娠的前三个月达到最高循环水平,然后下降约 20%,并在整个妊娠期间保持恒定。胰岛素样肽 3(INSL3)过去被称为松弛素样因子,是松弛素家族中的一员。它最初被认为是睾丸间质细胞分泌的主要产物,是睾丸间质细胞功能的重要生物标志物。然而,INSL3 也由生长中的窦状卵泡的卵泡膜细胞产生。在卵泡内,INSL3 通过其 G 蛋白偶联受体 RXFP2,以自分泌/旁分泌的方式,调节和驱动类固醇前体雄烯二酮的产生并由颗粒细胞转化为雌激素。由此形成了一个正反馈循环,促进卵泡膜细胞表达更多的 INSL3。这与卵泡生成和 LH 峰相抵消。因此,卵泡膜细胞 INSL3-RXFP2 系统的活性,有效地决定了卵泡期窦状卵泡中雌二醇的产生。对基因敲除小鼠的研究证实,雌性小鼠体内 INSL3 或其受体的缺失导致部分不孕,卵泡数量、排卵和产仔数减少。INSL3 将根据卵泡的数量和健康状况分阶段地分泌到血液循环中,在循环中可作为一个监测窦状卵泡生长状况的有利生物标志物,因此,在多囊卵巢综合征中分泌增加,在 POF 女性中减少。作为一种内分泌因子,INSL3 还可能影响骨代谢和肾功能。此外有研究证实,利用 INSL3 或其类似物作为激素替代治疗、监测或影响体外受精方案的辅助分子也被证明是有价值的,具有较好的前景。

三、卵巢功能的调节

生殖系统以经典的内分泌模式进行运作,下丘脑产生以脉冲形式释放的促性腺激素释放激素(gonadotropin-releasing hormone,GnRH),是月经周期的始动者。GnRH 调节垂体前叶内合成并释放促性腺激素到血液循环中,包括 FSH 和黄体生成素(luteinizing hormone,LH)。FSH 和 LH 刺激卵泡的发育和排卵及黄体形成,并调节卵巢激素的分泌。此外,卵巢对下丘脑、垂体的反馈调节及局部的旁分泌调节和其他内分泌系统,包括肾上腺、甲状腺等,也对卵巢功能起重要调节作用。

(一)下丘脑和垂体对卵巢功能的调节

卵巢类固醇通过其对作用于下丘脑中 GnRH 神经元的上游的 KNDy 神经元的作用影响 GnRH 分泌的幅度和/或频率。kisspeptin/神经激肽 B/强啡肽神经元位于动物的下丘脑弓状核和人类的漏斗状核,因其共同表达 kisspeptin、神经激肽 B 和强啡肽而被命名为 KNDy 神经元。此外,卵巢类固醇和抑制素直接作用于垂体,FSH 分泌的负反馈抑制对于人类生殖周期中单个成熟卵母细胞的发育至关重要。除了负反馈抑制之外,排卵过程中所必需的排卵前 LH 峰则依赖于雌激素的正反馈,使得月经周期周而复始的规律发生。

1. 下丘脑 GnRH 系统及其调节因子

(1) GnRH/GnRHR 系统:1979 年,促黄体素释放激素(luteinizing hormone releasing hormone,LHRH)被科学家分离、描述和合成。由于这一十肽化合物在物种繁殖中占据的核心地位,使得分离出这一肽类的科学家 Drs.Schally 和 Guillemin 获得了 1977 年的诺贝尔生理学或医学奖。后来预计将发现分别单独促进 LH 和 FSH 释放的激素,然而,随后的研究提供了 LH 和 FSH 都对 LHRH 做出反应性释放的证据。因此,最初称为 LHRH 的十肽化合物现在已被统一改称为 GnRH。

1) GnRH 的编码基因:哺乳动物,包括人类,同时表达一种以上分子形式的 GnRH

(表2-4)。编码 GnRH 的基因位于 8 号染色体短臂上,有 4 个外显子,GnRH 通过其受体发挥作用,编码受体的基因作用于 4 号染色体上。编码 GnRH-Ⅱ 的基因位于 20 号染色体短臂上,通过其独特的受体发挥作用,该受体在 1 号染色体上编码,受体可能在低等动物物种的繁殖行为中发挥作用。它是动物体外和体内模型的有效刺激物,但在人体中作用尚不清楚。在一些低等动物物种有证据表明,在七鳃鳗中分离的 GnRH-Ⅲ 可能具有优先的 FSH 释放特性。然而,人类基因组中尚未发现 GnRH-Ⅲ 的共有序列,目前认为 GnRH-Ⅲ 在人类生殖中可能不发挥作用。

表2-4　哺乳动物 GnRH-Ⅰ、GnRH-Ⅱ、GnRH-Ⅲ的氨基酸序列

分类	氨基酸序列
GnRH-Ⅰ(哺乳动物)	焦谷-组-色-丝-酪-甘-亮-精-脯-甘氨酰胺
GnRH-Ⅱ(家禽Ⅰ)	焦谷-组-色-丝-组-甘-色-酪-脯-甘氨酰胺
GnRH-Ⅲ(七鳃鳗Ⅲ)	焦谷-组-色-丝-组-天冬-色-赖-脯-甘氨酰胺

2) GnRH/GnRHR 系统基本特征:GnRH 前体基因 GNRH-Ⅰ 位于 8 号染色体上,在哺乳动物中,线性十肽的终产物是由视前下丘脑的 89 个氨基酸前体激素合成的。它是下丘脑性腺轴各种调节机制的靶点。

GnRH 神经元在嗅觉基板中分化,穿过筛状板进入前脑,并迁移到内侧基底下丘脑,在那里它们与垂体门脉系统建立连接,作为下丘脑结节系统的一部分。在人类,大脑区域内约有 7 000 个表达 GnRH 的神经元与促性腺激素调节相关。与分泌其他下丘脑释放因子的神经元不同,GnRH 神经元不存在于特定的核中,而是散布在整个内侧基底下丘脑中,另外还有分散在视前区的神经元。

GnRH 和 GnRHR 已经被证实在不同的物种(包括人类)的卵巢水平表达。如前所述,对于垂体 GnRHR,根据卵泡发育阶段这些结合位点的表达也遵循卵巢水平的动态模式。目前已经证实,大鼠 GnRHR 水平在早期窦卵泡中表达水平较低,且在卵泡生长的过程中逐渐增加,在成熟卵泡(又称赫拉夫卵泡,Graafian follicle)和闭锁卵泡的颗粒细胞中高度表达。在人类的研究中,GnRH 和 GnRHR 在发育早期阶段的卵泡中都不表达,而是存在于成熟卵泡的颗粒细胞层以及颗粒-黄体细胞中。卵巢 GnRHR 据报道是对应于垂体水平的受体,并且已经在人类卵巢细胞中证实了 GnRH-Ⅱ 的存在,支持了这种形式也可能参与调控卵巢功能的观点。综上所述,这些实验结果支持 GnRH/GnRHR 系统更可能参与卵泡发育/闭锁和黄体化/黄体溶解的过程。颗粒细胞和卵泡膜细胞内层细胞中发生的细胞凋亡在卵泡发育中起到关键作用。在初级卵泡中尚未观察到凋亡的颗粒细胞,而窦卵泡中颗粒细胞凋亡细胞的数量增加。在窦卵泡闭锁的早期阶段,颗粒细胞中存在细胞凋亡,而在这些闭锁晚期的卵泡膜细胞中的细胞凋亡更加显而易见。基于 GnRH 对卵泡细胞活力的影响,有人提出,GnRH/GnRHR 系统可能参与了卵泡闭锁的促凋亡过程。在大鼠和猪颗粒细胞中,GnRH 减少了 DNA 的合成并诱导来自较小的卵泡中的细胞凋亡。人颗粒细胞中进行的研究报道了类似的观察结果。获得的结果表明,GnRH 下调人颗粒细胞的增殖,通过干扰 IGF-1/AKT 信号通路并诱导 Caspase 8,3,7 直接触发外源性凋亡途径。总之,通过一系列观察结果强烈支持 GnRH/GnRHR 系统在调节卵泡发育和闭锁中的重要作用。

3）GnRH 激动剂（GnRH agonist, GnRH-a）的作用：卵巢的正常发育和功能与激素的正确合成和卵泡成熟相关，在人类颗粒细胞中，GnRH-a 可以提高芳香化酶的表达，从而刺激雌激素的产生；GnRH-a 可增加 AMH 的表达，参与卵泡的发生过程。GnRH 同样诱导与卵母细胞成熟和排卵时卵泡破裂相关的基因的表达，包括孕激素受体基因和血纤维蛋白溶解原活化因子。此外，在颗粒细胞中，GnRH-a 可提高色素上皮衍生因子（pigment epithelium-derived factor, PEDF，一种有效的抗血管生成因子）与 VEGF 的比值，与人绒毛膜促性腺激素（human chorionic gonadotropin, hCG）相反。基于该项观察结果，有研究者提出，与辅助生殖方案中的 hCG 相比，这种 GnRH 相关的抗血管生成作用可能与 GnRH-a 获得的卵巢过度刺激综合征（ovarian hyperstimulation syndrome, OHSS）风险降低有关。另外，由 GnRH-a 诱导的抗血管生成环境可能损害黄体的功能，而正常的黄体功能依赖于正常的血管生成过程。

已有研究报道 GnRH/GnRHR 系统也可能参与黄体化和黄体溶解的过程，特别是在人颗粒 - 黄体细胞中，GnRH-a 降低雌激素受体 ERα 和 ERβ 的表达。GnRH-a 在黄体中诱导黄体溶解，这与基质金属蛋白酶（如 MMP2）和 1 型膜 MMP 的刺激有关，导致发育中的黄体再生和细胞外基质的重塑。对于 GnRH-Ⅱ 也报道了类似的情况。具体说，GnRH-Ⅱ 可以抵消来自人颗粒 - 黄体细胞中 hCG 诱导的孕酮分泌。在这些细胞中，GnRH-Ⅱ 诱导 FSH 和 LH 受体的下调。因此，卵巢中局部表达的 GnRH（和 GnRH-Ⅱ）/GnRHR 系统参与卵泡发育 / 闭锁和黄体功能的调节。关于 GnRH 释放的调控以及其类似物在治疗方面用途的最新数据为该领域提供了一系列新观点。GnRH/GnRHR 系统在雌性生殖轴中表达，来自下丘脑神经元的 GnRH 的脉冲释放由一系列正在研究的神经肽精细调节，将成为未来治疗生殖系统疾病创新治疗方法的新的靶标。GnRHR 在卵巢水平的功能尚未完全阐明，但其可能为卵巢功能障碍提供新的干预手段。最后，应用 GnRH-a 来保护年轻女性化疗患者的卵巢功能是一个值得进一步研究的热点方向。

4）影响 GnRH 合成的相关基因：对孤立性促性腺激素释放激素缺乏症（isolated gonadotropin deficiency, IGD）患者进行遗传学研究，伴随嗅觉系统破坏导致嗅觉丧失（Kallmann's syndrome, KS）或无嗅觉丧失，也即嗅觉正常的特发性低促性腺激素性性腺功能减退症（normosmic idiopathic hypogonadotropic hypogonadism, nIHH）的发现使得我们对生殖系统复杂的神经内分泌调控的理解有了前所未有的增长。现已经在这一罕见病群体中发现了超过 35 个基因的突变。

通过在细胞和动物实验中验证它们的功能可以将其大致分为四组（表 2-5）。

表 2-5　导致 IGD 的基因分类与列表

基因分类	基因列表
参与 GnRH 神经元早期迁移和轴突导向并最终至下丘脑的基因	Kallmann1（*KAL1*），chromodomain helicase DNA binding protein 7（*CHD7*），sex-determining region of Y-box 10（*SOX10*），semaphorin-3A（*SEMA3A*），fasciculation and elongation protein zeta family zinc finger 1（*FEZF1*），fibronectin leucine-rich transmembrane protein 3（*FLRT3*）和 IL-17 receptor D（*IL17RD*）
调控 GnRH 分泌的基因	kisspeptin 和其受体（*KISS1/KISS1R*），tachykinin 3 和其受体（*TAC3/TACR3*），gonadotropin-releasing hormone 1（*GNRH1*），dosage-sensitive sex reversal 1（*DAX1*），也称 nuclear receptor subfamily 0，group B，member 1（*NROB1*）。

续表

基因分类	基因列表
在 GnRH 个体发生和功能中起作用的基因	fibroblast growth factor 8 和其受体 fibroblast growth factor receptor 1(*FGF8/FGFR1*),prokineticin 2 和其受体(*PROK2/PROKR2*),heparan sulfate 6-O-sulfotransferase 1(*HS6ST1*),repeat domain 11(*WDR11*),AXL receptor tyrosine kinase(*AXL*),NMDA receptor synaptonuclear signaling and neuronal migration factor(*NSMF*),dual-specificity phosphatase 6(*DUSP6*),sprouty homologue 4(*SPRY4*),15 and fibroblast growth factor 17(*FGF17*)
与 IGD 相关的促性腺激素刺激基因	DAX1 和 gonadotropin-releasing hormone receptor(*GNRHR*)

5)GnRH 的脉冲样释放:将 GnRH 脉冲样分泌释放到垂体门脉系统中以促进正常的促性腺激素分泌是生殖系统的一个显著特征。其脉冲频率是 60~120 分钟,其频率与月经周期时相有关。现已有研究表明 GnRH 的分泌具有脉冲样节律,该节律由弓状核内部固有的节律所决定,其频率和幅度继续严格限定在一定范围内才能发挥其调节垂体促性腺激素的合成和分泌作用,从而维持正常的月经周期。有研究证实,只有在生理节律条件下的 GnRH 的刺激(60~90 分钟),才能引起垂体 FSH 和 LH 的生理性分泌,并有效促进卵泡的发育及雌二醇的分泌。GnRH 释放频率减慢将导致无排卵和闭经;释放频率过快或持续释放,将会出现垂体促性腺激素分泌及卵泡发育的抑制,这是由于 GnRH 的持续刺激引起了垂体促性腺激素细胞上 GnRH 受体的降调节而导致垂体对 GnRH 失去了敏感性。分离出的 GnRH 神经元表现出内在的脉冲规律,但外部的影响也可以改变并调控 GnRH 的分泌,从而影响 GnRH 分泌的幅度和频率。

(2)GnRH 释放的神经调节因子:生殖内分泌系统是一个复杂而精细的系统,在这个系统中,GnRH 不仅通过下丘脑 - 垂体 - 卵巢轴(hypothalamic-pituitary-ovarian axis,HPO axis)调节性激素的分泌,同时也接受性激素的反馈调节。然而,性激素并不能直接作用于 GnRH 神经元,需要通过中间介质。人们一直在寻找 GnRH 的启动因子及性激素反馈调节 GnRH 的中间介质。2007 年,Goodman 等首先在羊的下丘脑弓状核中发现一群神经元共表达 kisspeptin、NKB 和 Dyn,这 3 种神经肽均参与生殖内分泌的调节。kisspeptin/ 神经激肽 B / 强啡肽〔kisspeptin/neurokininB(NKB)/dynorphin(Dyn),KNDy 神经元不仅能够激活 GnRH 神经元,同时还介导了性激素对 GnRH 的负反馈作用,从而确立了 KNDy 神经元在生殖内分泌系统中的重要作用。

1)kisspeptin:肿瘤转移抑制因子 kisspeptin 又称亲吻素或吻素,其前体又称转移抑制素(metastin),是 *kiss* 基因所编码的多肽产物,属神经内分泌多肽激素。在脊椎动物中具有多个功能性配体。kisspeptin 受体 GPR54 突变将导致小鼠丧失生殖功能,并引发了低促性腺激素性功能减退症,与此同时,敲除小鼠的 *kiss* 或 *gpr54* 均将对 HPO 轴功能造成严重影响,从而确立了 kisspeptin/GPR54 系统在脊椎动物生殖中的重要地位。而后 kisspeptin/GPR54 系统成为了脊椎动物生殖内分泌研究的热点。

青春期发动的特点是促性腺激素分泌的增加,性成熟并获得繁殖能力。青春期启动主要是经由 GnRH 神经元的激活,该过程涉及 kisspeptin/GPR54 信号的传导,并最终导致 GnRH 神经元的激活。现在已经确定 kisspeptin 途径是 GnRH 分泌的关键上游调控因子。de Roux N 等在 IGD 患者的病例研究中发现了 kisspeptin 在生殖系统中的作用,该研究鉴定了编码 kisspeptin 受体(KISSI1R,也被称为 G 蛋白偶联受体 54,GPR54)的基因突变。kisspeptin 与下丘脑 GnRH 神经元上的 KISS1R 相结合可以激活 GnRH 神经元,导致 GnRH 大量分泌。一系列动物体内实验证明,在大鼠、小鼠和绵羊的体内添加了 kisspeptin 后,可以出现 LH 和 FSH 的释放,且这些促性腺激素的释放已经被证明是剂量依赖性的,加大 kisspeptin 肽的剂量后会导致更多的 LH 和 FSH 的释放。

表达 kisspeptin 的神经元位于:前房室周核(anteroventral periventricular nucleus,AVPV)、脑室周围核(periventricular nucleus,PeN)、前后视前核(anterodorsal preoptic nucleus,ADP)和弓状核(the arcuate nucleus,Arc)。kisspeptin 的神经元发送投射神经元至内侧视前区(medial preoptic area,MPOA),是 GnRH 细胞体富集的区域。该解剖学证据也表明,kisspeptin 纤维与 GnRH 神经元有密切的解剖学关系。

kisspeptin 系统被认为是激活 GnRH 神经元、启动促性腺激素分泌和青春期发育的神经内分泌闸门。研究发现,KISS1R 基因失活突变可导致人类或小鼠青春期发育障碍、性腺功能减退及不孕不育。Teles 等在 2008 年报道了世界上第 1 例因 KISS1R 基因功能获得性突变导致的中枢性性早熟。对该患儿进行基因检测发现,KISS1R 基因存在 p.Arg386Pro 突变。该突变导致 kisspeptin 和 KISS1R 结合后,细胞内信号传导通路的延长激活,进而导致对细胞内信号脱敏率的明显下降,造成信号传导通路的大量激活,促进 GnRH 神经元分泌大量的 GnRH 导致中枢性性早熟的发生。

另外,对人类和大鼠的研究已经表明,kisspeptin 的结合刺激 PIP2 水解,Ca^{2+} 动员,花生四烯酸的释放,细胞外信号调节蛋白激酶 1(extracellular signal-regulated kinase 1,ERK1)、ERK2 和 p38 MAP 激酶的磷酸化。短杆菌肽穿孔贴片的实验结果表明:约 30% 的 GnRH 神经元对青春期前雄性小鼠神经元添加的 kisspeptin 有反应,而成年小鼠中则有 60% 的 GnRH 神经元有反应。因为只有成年的小鼠对低剂量的 kisspeptin 有反应,所以从侧面证明了 GnRH 神经元在青春期过程中被 kisspeptin 发育激活。

kisspeptin/GPR54 系统的发现极大地促进了人类对生殖内分泌调控的认识,其中包括青春期启动的分子定时、性类固醇激素对促性腺激素分泌的正/负反馈调控、性别二态性的发生机制、季节性繁殖的生殖内分泌调控以及能量平衡和生殖的整合。

2)Neurokinin B:Neurokinin B(NKB)又名神经介素 K(neuromedin K),与 P 物质、神经激肽 A 同属速激肽(tackyinin)家族。该家族成员拥有共同的羧基端序列:苯丙氨酸 -X- 甘氨酸 - 亮氨酸 - 蛋氨酸 -NH2。NKB 在人类中由 tachychinin3 基因编码(TAC3),该基因位于 12q13-q12。目前发现 3 种速激肽受体,即 NK1R、NK2R 和 NK3R,均属 G 蛋白偶联受体的类视紫红质家族。其中 NKB 和 NK3R 亲和力最强,NK3R 由 TACR3 基因编码。NKB 主要通过其受体 NK3R 发挥作用,是除 kisspeptin 外在 GnRH 脉冲分泌调控中起关键作用的又一因子。

通过对 IGD 患者的遗传学调查研究发现,NKB 和 NK3R 参与 GnRH 分泌的正常调控,且刺激 LH 分泌,作用于 GnRH 神经元的上游。NKB 广泛表达于中枢神经系统,人类表达 NKB mRNA 的神经元主要位于弓状核和下丘脑的前部。对基因敲除的小鼠进行研究证实雌激素对 GnRH 的负反馈调节由雌激素受体 α(ERα)介导,然而 GnRH 神经元并不表达 ERα,从侧面证明了其他神经元参与发挥调节作用。NKB 在绝经后妇女的下丘脑的弓状核中基因表达升高。雌激素替代治疗不仅会降低表达 NKB mRNA 神经元的数量，也降低了单个细胞内的表达水平。

在卵巢切除的大鼠中 *NKB* 基因的表达量升高并且在雌激素替代后降低，雌激素在啮齿类动物大脑弓状核中的作用主要通过 ERα 介导。此外，卵巢切除可以上调小鼠 *NKB* 基因的表达，雌激素替代可以抑制小鼠 NKB 基因的高表达。在切除 *ERα* 基因敲除的小鼠的卵巢并给予雌激素替代治疗后并不能观察到 NKB 被抑制的现象。因此，弓状核内的 *NKB* 基因表达受到雌激素负反馈调节，并且由 ERα 介导。

3）内源性阿片类物质 / 强啡肽：强啡肽（dynorphin，Dyn）是一种内源性阿片肽，主要通过 kappa 阿片受体（kappa-opioid receptor，KOP）发挥生理作用。有大量证据表明，使用阿片受体拮抗剂纳洛酮在女性的研究中，内啡肽参与的传导黄体酮对脉冲样 GnRH 分泌呈负反馈作用。但是纳洛酮不仅与 mu 受体结合，而且与 kappa 和 gamma 受体结合，因此，早期的实验并不能提供特异性的证据。与 kappa 阿片受体结合的强啡肽现在被认为是黄体酮负反馈循环的关键因子。

kisspeptin/ 神经激肽 B/ 强啡肽［kisspeptin/neurokininB（NKB）/dynorphin（Dyn），KNDy］神经元不仅能够激活 GnRH 神经元，同时还介导了性激素对 GnRH 的负反馈作用，并被认为参与了 GnRH 分泌的起始和终止，促使其产生了脉冲样分泌，因而确立了 KNDy 神经元在生殖内分泌系统中的重要作用。

4）RFamide 肽：促性腺激素抑制激素（gonadotropin inhibitory hormone，GnIH）最早在鸟类中被发现，现已经在多种动物中证实其对下丘脑生殖功能有抑制作用。在人类，RFRP-1 和 RFRP-3 神经元向 GnRH 神经元发送轴突投射，RFRP 被分泌到垂体门静脉系统中，其受体 G 蛋白偶联受体 147（GPR147）则存在于 GnRH 神经元和下丘脑中。RFRP 在下丘脑和垂体中发挥调节 LH 和 FSH 分泌的作用。目前在人类中开展的实验有限：3 小时输注合成的 GnIH 导致绝经后妇女对 LH 分泌的适度抑制。需要进一步的研究来确定 RFRP 在女性中的生理学功能和潜在治疗作用。

2. 垂体中促性腺激素的合成及其调控

（1）LH 和 FSH：LH 和 FSH 在促性腺激素细胞中合成，其占垂体中细胞的 7%~15%，大鼠的免疫组化表明大约 70% 的促性腺激素细胞会染上 LH 和 FSH，而其余染上 LH 或 FSH 的数量大致相等。当动物接近动情前期促性腺激素激增的那天，单激素细胞开始表达 β-LH 和 β-FSH，另外表达促生长激素（growth hormone，GH）的细胞群也表达促性腺激素亚基。完整的促性腺激素的生物合成涉及：① β-LH、β-FSH 和常见促性腺激素 α- 亚基的翻译；②翻译后修改和折叠；③ β 和 α 亚基的组合；④当 LH 和 FSH 穿过高尔基复合体时，LH 和 FSH 上的寡糖残基的修饰。FSH 以分泌为主，几乎没有储存。相反，LH 被包装成颗粒并储存。而后由于促性腺激素细胞的 GnRH 刺激，分泌 LH 和 FSH。因碳水化合物结构和电荷不同，LH 和 FSH 具有多种亚型，在垂体和血清中共存。LH 和 FSH 更碱的形式会使得产生体外活性更强，但是循环中的半衰期更短，而对于少碱的亚型则相反。若 FSH 上存在更多的唾液酸残基会延长其半衰期，而 LH 上磺化的 N- 乙酰基 - 半乳糖胺（GalNAc）天冬酰胺连接的寡糖的数量越多，则因与特异性肝受体的结合而更快地清除相关。LH 和 FSH 的磺化和唾液酸化在月经周期和无性腺类固醇的情况下有所不同；绝经后妇女 LH 和 FSH 的唾液酸化形式占优势，LH 和 FSH 中磺化和唾液酸化残基的数量与女性激素清除率密切相关。

(2) LH 和 FSH 的差异性调控:尽管 LH 和 FSH 都是从促性腺激素中常见的细胞类型分泌的,但两者在控制卵巢生理学功能方面有着显著的不同,会在正常的月经周期中以不同的分泌模式反映出来。通过 GnRH 刺激模式的差异来控制 LH 和 FSH 的合成和分泌,激活素 / 卵泡抑制素系统对 FSH 合成的优先控制以及卵巢类固醇的差异性反馈,实现对 LH 和 FSH 的不同调控。理解 LH 和 FSH 分泌的控制对于我们理解月经周期的动态变化至关重要。

1) 促性腺激素释放激素对 LH 和 FSH 的差异性调控:在 GnRH 的急速刺激下,FSH 与 LH 一起分泌,但 GnRH 在 FSH 合成的总体调控中的相对作用远小于 LH。利用 GnRH 受体的特异性阻断剂阻断 GnRH 受体信号,对 LH 分泌达到 90% 的抑制作用,但对 FSH 仅有 40%~60% 的抑制作用。LH 和 FSH 的合成和分泌受 GnRH 刺激的幅度和频率的不同控制。LH 对 GnRH 剂量的增加具有较高的反应性,而 FSH 对 GnRH 剂量相对不敏感。GnRH 的生理性脉冲频率调控促性腺激素的合成与分泌,然而不同的频率对于 LH 和 FSH 有不同的影响。

GnRH 刺激的频率缓慢有利于体外 FSH 的合成和分泌,并且与人类研究者性腺低反馈导致 FSH 的增加相关。在 GnRH 缺乏的男性和女性中,GnRH 刺激频率的增加提高了 LH 的平均水平,但 FSH 水平影响无明显的变化。而对于 PCOS 患者,垂体脉冲的 GnRH 刺激频率增加,会导致 LH 与 FSH 的比率增加,为 PCOS 的一个病理生理学特点。GnRH 脉冲频率对 GnRH 受体数目的影响也是 LH 和 FSH 分泌频率调节的基础。此外,增加的 GnRH 脉冲频率增加卵泡抑素,会降低激活素对 FSH 合成的刺激。尽管 GnRH 脉冲频率的增加会提高 LH 的合成与均值水平,但 LH 脉冲幅度与 GnRH 脉冲频率呈负相关。对 GnRH 缺陷的男性与女性的研究表明,较慢的 GnRH 脉冲频率与 LH 较高的脉冲幅度相关,而较快的频率与 LH 脉冲幅度对 GnRH 的反应性下降相关。脉冲频率比生理环境中更快的 LH 振幅的降低可能是垂体脱敏的最早迹象,其与 GnRH 的连续输注或者使用 GnRH 激动剂有关。

2) 促性腺激素的自分泌 / 旁分泌调节:近年来,在哺乳动物中存在一类亲水性的非类固醇物质,即抑制素(inhibin, INH)、激活素(activin, Act)和卵泡抑素(follistatin, FS)。由垂体细胞和卵巢颗粒细胞生成,通过内分泌机制调节 FSH 的分泌。

激活素和抑制素是 TGF-β 超家族的成员,由 α 和 β 两个亚基组成。有研究表明,生物体内存在的 β 亚基有 5 种活性形式:βA、βB、βC、βD 和 βE,并且这 5 种亚基约有 50% 的氨基酸同源性。

目前研究较多的抑制素是由 α 亚基与 βA 和 βB 亚基连接形成抑制素 A(α-βA)和抑制素 B(α-βB)两种,两者均可以抑制垂体 FSH 的合成和分泌,抑制素 A 主要由优势卵泡和黄体分泌,抑制素 B 主要由中小窦状卵泡分泌。抑制素通过与 β 聚糖结合并隔绝 II 型激活素受体,作为刺激 FSH 的激活素的特异性拮抗剂。尽管抑制素是在垂体中产生的,但来自卵巢的循环抑制素在 FSH 的负反馈调控中起着更大的作用。此外,骨形态发生蛋白 BMP-6 和 BMP-7 能够调节促性腺激素细胞中 FSH 的合成,表明其他系统也可能参与 FSH 的调控。

激活素由抑制素 β 亚基的 βA 和 βB 通过聚合作用形成活化素 A($β_A$-$β_A$)、AB($β_A$-$β_B$)和 B($β_B$-$β_B$)三种形式。其通过自分泌和旁分泌作用增加垂体 FSH 的合成和分泌,从而达到促进卵泡发育的作用。激活素依次与两种已知的 II 型激活素受体之一——ActR II A 或 ActR II B,以及 I 型受体,激活素受体样激酶 4(ALK4)相互作用。FSHβ 的表达对激活素的刺激作用极其敏感,其通过促进 FSHβ 和 GnRH 受体的转录,与 GnRH 产生协同作用,故也称为激活素。

卵泡抑素富含半胱氨酸,是一种单体蛋白,不同于激活素和抑制素,在结构上不属于 TGF-β 家族。在功能上可作激活素的高亲和力结合蛋白,与激活素形成复合物,对 FSH 有较强的抑制作用,因此又称为卵泡刺激素抑制蛋白(FSP)。垂体的滤泡星形细胞和促性腺激素细胞中卵泡抑制素的合成受到激活素和 GnRH 的控制,并且会受到性腺类固醇进一步的调节。在女性的月经周期并未发现激活素的变化,然而,在大鼠的动情周期中,垂体中的卵泡抑素的 mRNA 会发生变化,表明激活素对 FSH 合成和分泌的影响可能通过卵泡抑素的变化来调节。

综上所述,激活素 - 抑制素 - 卵泡抑素系统及 BMP 在调节 FSH 的合成和分泌方面与 GnRH 一起发挥重要作用。此外,该系统也是参与卵泡发育的主要因子。可通过自分泌 / 旁分泌调节颗粒细胞的增殖和分化,影响膜细胞,调节卵子的成熟及黄体的功能,进而在调节卵巢功能中发挥作用。

(二)卵巢对下丘脑和垂体的反馈

1. 负反馈

(1)雌激素:低剂量雌激素可以促进促性腺激素的分泌,例如在芳香化酶缺乏症患者、绝经后和切除卵巢的女性中检测到促性腺激素水平升高,是雌激素负反馈调控 LH 和 FSH 最直接的证据。有研究表明,在大鼠中切除卵巢后,FSH 和 LH 分泌增加,LHβ、FSHβ 和 α-mRNA 的表达量增加,表达 LHβ 的细胞数目增加,细胞体积增加,单细胞的总表达量增加。在大鼠中用下丘脑灌注技术或在山羊和猴子中垂体门脉循环插管测量 GnRH 分泌的研究表明,卵巢切除后 GnRH 增加,雌激素替代治疗后 GnRH 随之增加。雌二醇的摄入与大鼠下丘脑组织切片以及 GnRH 神经元细胞系中 GnRH 表达量的降低有关。在 ER 敲除的小鼠中的研究表明两种位于下丘脑中的 ERα 在雌激素负反馈中的重要作用。下丘脑雌激素负反馈效应是通过 GnRH 上游的神经元介导的,最主要的是位于正中隆起的 KNDy 神经元。位于视前区的雌激素受体 GABA 神经元也在介导雌激素对 GnRH 的负反馈作用中起作用。

女性中雌激素负反馈的机制在绝经后妇女或卵巢切除的女性中得到了广泛的研究,有证据表明,GnRH 因性腺类固醇激素反馈而降低,但在绝经后妇女随着年龄的增长而增加。与绝经前妇女相比,利用 GnRH 拮抗剂最大剂量给药来估测体内的 GnRH 量,发现在绝经后 GnRH 水平增高,与绝经后妇女尸检中 GnRH mRNA 的增加量一致。随着低剂量雌激素的摄入,绝经后妇女的 GnRH 水平恢复至卵泡期水平,表明在缺乏性腺反馈的条件下,GnRH 的增加完全可以归因于雌激素的缺失。此外,Ottowitz 等利用神经影像学的研究发现,绝经后妇女短期接触低剂量的雌激素与下丘脑内侧基底代谢活动减少相关。在绝经后妇女的大多数研究中,雌激素给药不会降低 GnRH 脉冲频率;因此,雌二醇对下丘脑的负反馈作用可能是通过 GnRH 脉冲振幅的变化来介导的。这些结果与卵巢切除的绵羊和猴子的垂体门脉血液中直接测量 GnRH 的结果类似,表明 GnRH 脉冲幅度的下降而不是雌二醇给药的频率介导雌激素对下丘脑的负反馈作用。

尽管上述报道的研究表明雌激素负反馈作用于下丘脑,但是也应考虑作用于垂体的部位。在培养的垂体细胞中,雌二醇会瞬间降低 LH 对 GnRH 的反应,且将雌二醇给予下丘脑损伤的猴子接受脉冲 GnRH 可以降低 LH 的分泌。ERα 和 ERβ 都存在于促性腺激素细胞上,并且促性腺激素细胞特异性 ERα（ESR1）敲除的小鼠已经提供了雌二醇对啮齿动物垂体的直接抑制作用的确凿证据。Shawn 等近期从绝经后妇女分离出的下丘脑中的实验已经将从低等生物的研究拓展到人类，证实了生理水平的雌二醇对垂体的促性腺激素分泌有直接影响，且对 FSH 的影响大于 LH。

（2）孕酮：孕酮对促性腺激素分泌具有重要影响，表现为在下丘脑水平通过减缓脉冲GnRH 分泌表现出来。该效应需要雌激素来激发，可能是通过上调下丘脑的孕酮受体而实现的。在接受低剂量雌二醇的绝经后妇女中，使用 LH 作为 GnRH 分泌的标志物，加用孕酮可以均一地抑制 GnRH 脉冲频率，并且应用孕酮可降低 GnRH 分泌的总量。孕酮有可能是通过直接和间接机制发挥其对 GnRH 分泌的作用。如前所述，有充分的证据表明，β- 内啡肽系统在调节孕酮对 GnRH 脉冲频率的作用中发挥关键的作用，并且在绵羊的研究中表明孕酮对 GnRH 的分泌的抑制作用是由强啡肽介导的。

（3）抑制素 A 和抑制素 B：早在 20 世纪初，就有证据表明一类非甾体性腺因子对垂体具有反馈作用，但直到 20 世纪 80 年代才开始分离得到，这类非甾体类性腺因子，包括抑制素A、抑制素 B、激活素和卵泡抑素。抑制素 B 可在男性的血液循环中发现，而抑制素 A 和抑制素 B 在育龄期女性的血液和卵泡液中均能检测到。

在卵泡的发生过程中，抑制素 A 在排卵前达到峰值水平，抑制素 A 与雌二醇类似，与正常月经周期中的优势卵泡的大小相关，卵泡期抑制素 A 主要是颗粒细胞的产物；然而，有一些证据表明成熟卵泡中的抑制素 A 是由间质细胞产生。现在的研究证实抑制素 A 是在卵泡发育期的早期阶段合成和分泌的。与抑制素 A 相反，血清中抑制素 B 的模式表明它主要由小窦卵泡分泌。在自发排卵周期的女性中，抑制素 B 水平与优势卵泡大小无明显相关性。表明抑制素 B 与优势卵泡生长无关。Basciani 等研究显示卵泡液中的抑制素 B 水平不随卵泡的大小或成熟度变化且抑制素 B 的合成是局限在颗粒细胞中的，在间质细胞中缺乏其合成。

1）促性腺激素对抑制素 A 和抑制素 B 的调节作用：有研究显示抑制素 B 分泌增加，与生理水平的 FSH 刺激早期卵泡发育有一定的相关性，黄体 - 卵泡过渡期间 FSH 升高与抑制素 B 伴随增加的关系可提示这一结果。在 GnRH 缺乏的女性中，与每 90 分钟的早期卵泡期频率相比，每 4 小时较慢的黄体期频率更换 GnRH 脉冲不仅导致在黄体 - 卵泡过渡期间无法正常上升，而且导致卵泡无法生长且抑制素 B 分泌不增加。该研究表明，在卵泡发育的早期阶段，血清中的抑制素 B 对生理范围内的 FSH 刺激变化呈显著的敏感性。

Potorac 等在为了检测在卵泡发育的不同阶段对不同的促性腺激素的反应的研究中，使用有效的 GnRH 激动剂下调内源性 GnRH 后，实验组女性摄入人重组 LH（rhLH）或 FSH（rhFSH）。当干预达 7 天时，单独的 rhLH 对卵泡生长或激素分泌没有影响，但是每天皮下注射 rhFSH 导致 FSH 在正常早期卵泡期水平正常，抑制素 B 分泌增加，提前于雌二醇和抑制素 A。该项研究的其中一种解释为，FSH 直接刺激颗粒细胞分泌抑制素 B，然而，在该发育阶段用 FSH 干预还导致一群卵泡募集到卵泡生长池中，并显著刺激颗粒细胞的数量。

为了确定卵泡早期发育过程中抑制素 B 的增加是直接刺激颗粒细胞分泌还是由颗粒细胞数目增加引起的，利用了卵巢切除手术（非卵巢指征）的标本获得的窦前卵泡和窦卵泡进行研究。这些研究表明抑制素 B 是由窦前卵泡分泌，不同的是，FSH 刺激颗粒细胞分泌抑制素 A。总之,这些研究表明,抑制素 B 由颗粒细胞组成性分泌,并且体内观察到,抑制素 B 在 FSH 刺激下的增加是由于颗粒细胞数量的增加而不是 FSH 直接刺激分泌。在卵泡发育的后期阶段,LH 和 FSH 均刺激优势卵泡中抑制素 A 和雌二醇的分泌,但对抑制素 B 没有影响。

2) 抑制素 A 或抑制素 B 的内分泌负反馈作用的证据:抑制素亚基在包括肾上腺在内的多种组织中表达,然而循环二聚体抑制素的主要来源之一是性腺,且有证据表明,抑制素在抑制垂体 FSH 分泌中的主要作用机制是内分泌作用。尽管抑制素 A 或抑制素 B 的内分泌作用在正常的月经周期中与 FSH 的关系并不能定论,但是有几个证据表明抑制素确实在 FSH 的反馈调节中发挥作用。抑制素最初发现于体外培养的垂体细胞中,因其抑制 FSH 分泌而被关注。绝经后妇女生理水平的性腺类固醇激素的摄入未能使 FSH 水平恢复正常,可以充分说明抑制素在女性正常生理状态下调节 FSH 的分泌作用。许多研究者使用生殖衰老模型来证实,随年龄的增长,FSH 水平在 LH 增加或雌二醇减少之前即增加。一系列研究表明,FSH 水平的增加和抑制素 B 水平的减少与生殖衰老呈负相关。

生殖衰老与女性 30 岁后的生育率的下降有关,在 35 岁后女性生育率加速下降。与此同时,卵巢的卵泡池逐渐减小,也是生育率下降的一个潜在原因。在 35 岁时也会首次观察到卵泡期 FSH 水平的升高。

在 35 岁或以上且具有正常排卵周期以及卵泡期 FSH 水平在正常范围内的女性中,仅在早期卵泡期 FSH 有小幅度但是显著的增加,整个卵泡期抑制素 B 水平降低,雌二醇水平在早期卵泡期无差异,但在卵泡中期和晚期卵泡期增加。在黄体期,抑制素 B、抑制素 A 和孕酮在较年老但仍来月经的女性中水平较低,而雌二醇水平维持正常。因此,抑制素 B 的水平最早减少发生在卵泡加速耗竭的时期,提示围绝经期的到来,表明较低的抑制素 B 水平反映了随着年龄增长卵泡数目的减少。而在雌二醇水平不改变的情况下,抑制素 B 的这种变化与高水平的 FSH 相关,为抑制素 B 在生殖衰老女性中控制 FSH 分泌中的内分泌作用提供证据。生殖衰老过程的后期阶段进行的研究已经统一证实 FSH 的增加与正常甚至更高水平的雌二醇和较低抑制素 B 相关,并进一步支持抑制素 B 在控制 FSH 中的负反馈作用。

虽然生殖衰老的相关研究提供了抑制素 B 对正常女性 FSH 分泌的负反馈作用的证据,但是这些研究尚未阐明抑制素 A 或抑制素 B 相对于雌二醇在正常生殖周期中动态控制 FSH 中的作用。其中一个关键问题是抑制素 A 和抑制素 B 是否会促进在 FSH 卵泡中期的下降,这一问题对于女性正常生殖周期的单个卵泡发育至关重要。而且研究无法通过给药或者阻断剂直接确定抑制素的作用。但是,可以通过研究对 FSH 负反馈的雌激素成分,从而推断出抑制素的生理作用。在黄体 - 卵泡过渡期通过雌二醇给药维持雌二醇水平的研究可证明,抑制素 A 不参与黄体期 FSH 的负反馈控制。另一种方法是阻断雌激素的负反馈,使用他莫昔芬阻断 ER 可以评估雌二醇和抑制素在 FSH 的负反馈中的相关性。结果表明早卵泡期雌二醇水平减低导致 FSH 负反馈作用,如果在 GnRH 缺乏女性中接受 GnRH 补充治疗则没有这种效应。然而,FSH 并未达到更年期水平,表明抑制素 B 也是正常月经周期中 FSH 调节的重要因素,这些研究还认为雌二醇和抑制素 A 都是黄体期抑制 FSH 分泌所必需的。

(4) 激活素 / 卵泡抑素:FSH 的控制不仅依赖于抑制素和雌二醇,还依赖于激活素 / 卵泡抑素系统。激活素在卵巢和垂体中起到局部生长和分化因子的作用。在正常的月经周期中，总激活素A水平在月经中期和黄体卵泡转化期最高。然而，卵泡液中激活素A作为卵泡发育的功能指示无明显变化，月经周期中游离激活素没有变化，在卵泡和黄体期之间激活素B明显差异。此外，卵泡液中激活素的潜在内分泌功能要和卵泡抑素结合起来考虑，卵泡抑素在许多组织（包括垂体）中合成。尽管已经在血清中测量激活素，但循环中的激活素与循环中的卵泡抑素的亚型FS315不可逆地结合。迄今为止，尚未在组织内鉴定出可改变卵泡抑素中和作用的机制，因此推断，激活素以自分泌和旁分泌而不是内分泌的方式来调节FSH的分泌。

（5）促性腺激素释放抑制因子：促性腺激素释放缓解因子（gonadotropin surge attenuating factor，GnSAF）也被称为促性腺激素抑制因子（gonadotropin surge inhibiting factor，GnSIF），是一种可以降低下丘脑中LH分泌的因子。尽管经过了多年的探索，GnRH的分子结构尚未完全解析出来，目前已发布了不同的分子序列，但其中只有一个已经显示出与人类基因组的同源性，其分子链为12.5kDa，与人的血清蛋白羧基末端片段具有同源性，且在体外表达GnSAF的生物活性。最早推测其可能的作用是防止早期LH的激增并导致排卵前卵泡的过早黄体化，然而，现在有动物模型和女性的实验证据表明，GnSAF生物活性与卵泡大小之间存在反比关系，小生长卵泡中的浓度最高，表明其主要作用可能是卵泡发育的早期阶段。

2. 正反馈

（1）雌激素：雌激素除了抑制促性腺激素的分泌，也发挥刺激作用，促使在排卵前产生LH峰。关于理解促性腺激素峰的形成机制有两个关键的问题：①雌激素如何对LH分泌产生抑制和刺激作用；②雌激素的正反馈部位是否位于垂体、下丘脑，或两者兼有？雌激素的反馈方向取决于雌二醇的暴露程度及雌二醇给药水平的持续时间。充分的实验证据表明，高水平的雌激素增加了跨物种对GnRH的垂体反应性。

（2）孕激素：孕激素的主要作用除了减慢GnRH分泌频率之外，其对垂体还具有间接和直接作用，导致LH水平的增加。通过对GnRH缺乏的个体的研究，发现脉冲GnRH给药的频率与LH脉冲振幅呈负相关，使得LH脉冲振幅随前一脉冲的持续时间延长而增加。对接受脉冲GnRH给药（含或不含孕激素）的GnRH缺乏妇女的研究表明，孕激素还通过直接对垂体的作用增加LH脉冲幅度，该作用与脉冲频率的变化无关。

（3）抑制素A：抑制素A在女性排卵前升高，抑制素A可能在垂体水平发挥正反馈的作用。在垂体细胞的培养过程中发现，抑制素A将GnRH受体增加3~6倍，且在绵羊体内实验中也发现了类似的结果。雌二醇和抑制素A对GnRH受体的作用是叠加的，抑制素A对LH阳性细胞百分比与结合GnRH的LH阳性细胞百分比的效应要大于雌二醇的作用；然而，抑制素A对于LH受体下游的正反馈作用不如雌二醇的作用显著。

（4）kisspeptin：近年来，一些实验结果表明，kisspeptin除了已经充分研究的下丘脑的作用之外，还可能有垂体作用。*Kiss1*和*Kiss1R*在啮齿类动物的促性腺激素细胞和其他垂体细胞中表达，并且*Kiss1*的表达通过雌激素在ERα受体的直接作用促性腺激素细胞的水平被上调。kisspeptin诱导LβT2细胞中*LHβ*和*FSHβ*基因的转录，并在该细胞中增加GnRHR的表达。在雌性小鼠中刺激素诱导的LH峰期间，*Kiss1R*表达增强。可能是通过月经中期对GnRH分泌增加的影响及其对*Kiss1R*的刺激作用。虽然在猴子的垂体前叶中发现了

kisspeptin 阳性细胞,但是尚未证实其与促性腺激素细胞的共定位;在人类中发现了 KISS1R 表达于垂体中,但目前尚无法确定在月经中期雌二醇水平较高的情况下,该受体表达的改变是否有助于 GnRH 对垂体的致敏性。

(三) 其他内分泌激素对卵巢功能的影响

1. **肾上腺皮质激素与卵巢功能** 肾上腺皮质分泌的激素有多种,均属类固醇激素。具有生理活性的仅有:糖皮质激素、盐皮质激素和性激素。其中性激素包括少量雄激素和微量雌、孕激素。在多囊卵巢综合征(PCOS)和不孕症中,LH 分泌升高,且通常伴随肾上腺皮质功能的障碍。人肾上腺素可以在束状带和网状结构中表达 LHR 基因,另有间接证据表明 LH 可能影响肾上腺雄性激素的分泌。病理状况下,PCOS 患者 LH 升高,直接作用于卵泡膜细胞,增强 CYP17A1 活性,从而导致卵泡膜细胞产生过多的雄激素。另外,雄激素分泌过多,可抑制下丘脑分泌 GnRH,对抗雌激素,并使卵巢功能受到抑制而出现闭经及男性化表现。

2. **甲状腺激素与卵巢功能** 甲状腺激素是酪氨酸的碘化物,包括甲状腺素(T_4)和三碘甲腺原氨酸(T_3)和极少量的逆三碘甲腺原氨酸(rT_3)。甲状腺激素通过:①直接参与和影响卵巢雌激素的代谢;② FSH 和 LH 的分泌调节卵巢的功能,少量的甲状腺激素促进 LH 的分泌,适量的甲状腺激素维持垂体与性腺功能的平衡,大量的甲状腺激素则抑制性腺激素的分泌;③降低卵巢对垂体促性腺激素的反应性,对卵巢产生直接的抑制作用。

3. **胰岛素、阿片肽、催产素**

(1)胰岛素:胰岛素具有广泛的生理功能,促进细胞增殖、分化,并参与蛋白质、脂肪和糖类的合成与代谢。胰岛素在维持正常的卵巢功能具有重要的作用。当胰岛素受体后信号传导途径(PI3K 通路和 MAPK 通路)发生异常时,就可能使胰岛素生理功能发生异常,进而可能导致胰岛素抵抗。在由胰岛素拮抗导致的高胰岛素血症患者中,过量的胰岛素将促使卵巢产生过多雄激素,从而发生雄激素血症,导致月经失调,甚至闭经。

(2)阿片肽:中枢神经系统的神经细胞产生的内源性阿片样物质对女性生殖内分泌系统的调节既有中枢作用(松果体、下丘脑、脑垂体),也有外周作用(卵巢、子宫、胎盘等)。内源性阿片肽对下丘脑 - 垂体系统及生殖激素(GnRH-GnH)呈抑制性调节作用。性激素只能通过负反馈机制影响下丘脑和垂体的分泌功能,而阿片肽作用于 HPO 轴却可以受生理和病理不同情况的影响。有研究发现,性激素的反馈机制调节下丘脑视前区阿片肽与 μ 受体的相互作用,会进一步影响生殖功能。

(3)催产素:催产素由下丘脑合成经垂体释放入血液。能够促进乳腺的发育和乳汁分泌,并参与其他生理功能的调节。对生殖活动的调节作用也较为复杂。催产素可从如下四方面影响卵巢的功能:①调控卵巢内 LHR 的数量,刺激 LHR 的生成;与 LH 共同促进黄体的形成并维持孕激素的分泌。②促孕酮的生成,为孕酮的生成提供底物。③降低孕酮的分解过程。④高浓度催产素可抑制颗粒细胞产生孕酮。其中闭经泌乳综合征患者由于无排卵与雌激素水平低落,而血中催产素的浓度可异常增高,临床上表现为闭经、泌乳与不孕。

综上所述,女性卵巢功能主要受 HPO 轴自上而下的神经内分泌调控,同时也受抑制素 - 激活素 - 卵泡抑素系统的调节,从而形成一个闭式环路反馈系统。其生理活动受到大脑皮质神经中枢的影响,如外界因素、精神因素等均可影响月经周期。任何一个环节出现功能异常或障碍均可引起卵巢功能紊乱,导致不孕症的发生。

(沈 薇 马菱蔚)

参考文献

1. Rodgers RJ, Irving-Rodgers HF, van Wezel IL, et al. Dynamics of the membrana granulosa during expansion of the ovarian follicular antrum. Mol Cell Endocrinol, 2001, 171: 41-48.

2. McConnell NA, Yunus RS, Gross SA, et al. Water permeability of an ovarian antral follicle is predominantly transcellular and mediated by aquaporins. Endocrinology, 2002, 143: 2905-2912.

3. Aittomaki K, Lucena JL, Pakarinen P, et al. Mutation in the follicle-stimulating hormone receptor gene causes hereditary hypergonadotropic ovarian failure. Cell, 1995, 82: 959-968.

4. Themmen APN, Huhtaniemi IT. Mutations of gonadotropins and gonadotropin receptors: elucidating the physiology and pathophysiology of pituitary-gonadal function. Endocr Rev, 2000, 21: 551-583.

5. Danilovich N, Javeshghani D, Xing W, et al. Endocrine alterations and signaling changes associated with declining ovarian function and advanced biological aging in follicle-stimulating hormone receptor haploinsufficient mice. Biol Reprod, 2002, 67: 370-378.

6. Zeleznik AJ, Little-Ihrig L, Ramasawamy S. Administration of insulin-like growth factor I to rhesus monkeys does not augment gonadotropin-stimulated ovarian steroidogenesis. J Clin Endocrinol Metab, 2002, 87: 5722-5729.

7. Johnson MT, Freeman EA, Gardner DK, et al. Oxidative metabolism of pyruvate is required for meiotic maturation of murine oocytes in vivo. Biol Reprod, 2007, 77: 2-8.

8. Kim CH. Androgen supplementation in IVF. Minerva Ginecol, 2013, 65: 497-504.

9. Polyzos NP, Davis SR, Drakopoulos P, et al. Testosterone for poor ovarian responders: lessons from ovarian physiology. Reprod Sci, 2018, 25: 980-982.

10. Pradeep PK, Li X, Peegel H, et al. Dihydrotestosterone inhibits granulosa cell proliferation by decreasing the cyclin D2 mRNA expression and cell cycle arrest at G1 phase. Endocrinology, 2002, 143: 2930-2935.

11. Shoham Z. The clinical therapeutic window for luteinizing hormone in controlled ovarian stimulation. Fertil Steril, 2002, 77: 1170-1177.

12. Zhang FP, Poutanen M, Wilbertz J, et al. Normal prenatal but arrested postnatal sexual development of luteinizing hormone receptor knockout (LuRKO) mice. Mol Endocrinol, 2001, 15: 172-183.

13. Yariz KO, Walsh T, Uzak A, et al. Inherited mutation of the luteinizing hormone/choriogonadotropin receptor (LHCGR) in empty follicle syndrome. Fertil Steril, 2011, 96: e125-130.

14. Russell DL, Robker RL. Molecular mechanisms of ovulation: co-ordination through the cumulus complex. Hum Reprod Update, 2007, 13: 289-312.

15. Duggavathi R, Volle DH, Mataki C, et al. Liver receptor homolog 1 is essential for ovulation. Genes Dev, 2008, 22: 1871-1876.

16. Duffy DM, Stouffer RL. The ovulatory gonadotrophin surge stimulates cyclooxygenase expression and prostaglandin production by the monkey follicle. Mol Hum Reprod, 2001, 7: 731-739.

17. Norman RJ. Reproductive consequences of COX-2 inhibition. Lancet, 2001, 358: 1287-1288.

18. Pall M, Friden BE, Brannstrom M. Induction of delayed follicular rupture in the human by the selective COX-2 inhibitor rofecoxib: a randomized double-blind study. Hum Reprod, 2001, 16: 1323-1328.

19. Park JY, Su YQ, Ariga M, et al. EGF-like growth factors as mediators of LH action in the ovulatory follicle. Science, 2004, 303: 682-684.

20. Peluffo MC, Murphy MJ, Baughman ST, et al. Systematic analysis of protease gene expression in the rhesus macaque ovulatory follicle: metalloproteinase involvement in follicle rupture. Endocrinology, 2011, 152: 3963-3974.

21. Garcia V, Kohen P, Maldonado C, et al. Transient expression of progesterone receptor and cathepsin-l in human granulosa cells during the periovulatory period. Fertil Steril, 2012, 97: 707-713 e1.

22. Gautier J, Norbury C, Lohka M, et al. Purified maturation-promoting factor contains the product of a Xenopus homolog of the fission yeast cell cycle control gene cdc2+. Cell, 1988, 54: 433-439.

23. Dunphy WG, Brizuela L, Beach D, et al. The Xenopus cdc2 protein is a component of MPF, a cytoplasmic regulator of mitosis. Cell, 1988, 54: 423-431.

24. Lee MG, Nurse P. Complementation used to clone a human homologue of the fission yeast cell cycle control gene cdc2. Nature, 1987, 327: 31-35.

25. Mehlmann LM, Saeki Y, Tanaka S, et al. The Gs-linked receptor GPR3 maintains meiotic arrest in mammalian oocytes. Science. 2004, 306: 1947-1950.

26. Kawamura K, Sudo S, Kumagai J, et al. Relaxin research in the postgenomic era. Ann N Y Acad Sci, 2005, 1041: 1-7.

27. Sagata N. What does Mos do in oocytes and somatic cells？ Bioessays, 1997, 19: 13-21.

28. Choi T, Fukasawa K, Zhou R, et al. The Mos/mitogen-activated protein kinase (MAPK) pathway regulates the size and degradation of the first polar body in maturing mouse oocytes. Proc Natl Acad Sci U S A, 1996, 93: 7032-7035.

29. Vaknin KM, Lazar S, Popliker M, et al. Role of meiosis-activating sterols in rat oocyte maturation: effects of specific inhibitors and changes in the expression of lanosterol 14alpha-demethylase during the preovulatory period. Biol Reprod, 2001, 64: 299-309.

30. Xu Z, Williams CJ, Kopf GS, et al. Maturation-associated increase in IP3 receptor type 1: role in conferring increased IP3 sensitivity and Ca^{2+} oscillatory behavior in mouse eggs. Dev Biol, 2003, 254: 163-171.

31. Chen J, Melton C, Suh N, et al. Genome-wide analysis of translation reveals a critical role for deleted in azoospermia-like (Dazl) at the oocyte-to-zygote transition. Genes Dev, 2011, 25: 755-766.

32. Matsuda-Minehata F, Inoue N, Goto Y, et al. The regulation of ovarian granulosa cell death by pro-and anti-apoptotic molecules. J Reprod Dev, 2006, 52: 695-705.

33. McRae RS, Johnston HM, Mihm M, et al. Changes in mouse granulosa cell gene expression during early luteinization. Endocrinology, 2005, 146: 309-317.

34. Woad KJ, Robinson RS. Luteal angiogenesis and its control. Theriogenology, 2016, 86: 221-228.

35. Sasano H, Suzuki T. Localization of steroidogenesis and steroid receptors in human corpus luteum. Classification of human corpus luteum (CL) into estrogen-producing degenerating CL, and nonsteroid-producing degenerating CL. Semin Reprod Endocrinol, 1997, 15: 345-351.

36. Devoto L, Fuentes A, Kohen P, et al. The human corpus luteum: life cycle and function in natural cycles. Fertil Steril, 2009, 92: 1067-1079.

37. Stouffer RL. Progesterone as a mediator of gonadotrophin action in the corpus luteum: beyond steroidogenesis. Hum Reprod Update, 2003, 9: 99-117.

38. Duncan WC. The human corpus luteum: remodelling during luteolysis and maternal recognition of pregnancy. Rev Reprod, 2000, 5: 12-17.

39. Kohen P, Castro O, Palomino A, et al. The steroidogenic response and corpus luteum expression of the steroidogenic acute regulatory protein after human chorionic gonadotropin administration at different times in the human luteal phase. J Clin Endocrinol Metab, 2003, 88: 3421-3430.

40. Bishop CV, Bogan RL, Hennebold JD, et al. Analysis of microarray data from the macaque corpus luteum, the search for common themes in primate luteal regression. Mol Hum Reprod, 2011, 17: 143-151.

41. Aboelenain M, Kawahara M, Balboula AZ, et al. Status of autophagy, lysosome activity and apoptosis during corpus luteum regression in cattle. J Reprod Dev, 2015, 61: 229-236.

42. Webb R, Woad KJ, Armstrong DG. Corpus luteum (CL) function: local control mechanisms. Domest Anim

Endocrinol, 2002, 23: 277-285.

43. Davis JS, Rueda BR. The corpus luteum: an ovarian structure with maternal instincts and suicidal tendencies. Front Biosci, 2002, 7: d1949-1978.

44. Myers M, Lamont MC, van den Driesche S, et al. Role of luteal glucocorticoid metabolism during maternal recognition of pregnancy in women. Endocrinology, 2007, 148: 5769-5779.

45. Marchais-Oberwinkler S, Henn C, Moller G, et al. 17beta-Hydroxysteroid dehydrogenases (17beta-HSDs) as therapeutic targets: protein structures, functions, and recent progress in inhibitor development. J Steroid Biochem Mol Biol, 2011, 125: 66-82.

46. Miller WL, Auchus RJ. The molecular biology, biochemistry, and physiology of human steroidogenesis and its disorders. Endocr Rev, 2011, 32: 81-151.

47. Miller WL. Steroidogenesis: unanswered questions. Trends Endocrinol Metab, 2017, 28: 771-793.

48. Rosenfeld CS, Cooke PS. Endocrine disruption through membrane estrogen receptors and novel pathways leading to rapid toxicological and epigenetic effects. J Steroid Biochem Mol Biol, 2019, 187: 106-117.

49. Namwanje M, Brown CW. Activins and inhibins: roles in development, physiology, and disease. Cold Spring Harb Perspect Biol, 2016, 8: a021881

50. Sonigo C, Beau I, Binart N, et al. Anti-Müllerian hormone in fertility preservation: clinical and therapeutic applications. Clin Med Insights Reprod Health, 2019, 13: 1179558119854755.

51. Victoria M, Labrosse J, Krief F, et al. Anti-Müllerian hormone: more than a biomarker of female reproductive function. J Gynecol Obstet Hum Reprod, 2019, 48: 19-24.

52. Zhang M, Su YQ, Sugiura K, et al. Granulosa cell ligand NPPC and its receptor NPR2 maintain meiotic arrest in mouse oocytes. Science, 2010, 330: 366-369.

53. Zhang M, Su YQ, Sugiura K, et al. Estradiol promotes and maintains cumulus cell expression of natriuretic peptide receptor 2 (NPR2) and meiotic arrest in mouse oocytes in vitro. Endocrinology, 2011, 152: 4377-4385.

54. Limonta P, Marelli MM, Moretti R, et al. GnRH in the human female reproductive axis. Vitam Horm, 2018, 107: 27-66.

55. Ivell R, Anand-Ivell R. Insulin-like peptide 3 (INSL3) is a major regulator of female reproductive physiology. Hum Reprod Update, 2018, 24: 639-651.

56. Mittelman-Smith MA, Williams H, Krajewski-Hall SJ, et al. Arcuate kisspeptin/neurokinin B/dynorphin (KNDy) neurons mediate the estrogen suppression of gonadotropin secretion and body weight. Endocrinology, 2012, 153: 2800-2812.

57. Lehman MN, Hileman SM, Goodman RL. Neuroanatomy of the kisspeptin signaling system in mammals: comparative and developmental aspects. Adv Exp Med Biol. 2013; 784: 27-62

58. Limonta P, Marelli MM, Moretti R, et al. GnRH in the human female reproductive axis. Vitam Horm. 2018; 107: 27-66.

59. Stamou M, Cox K, Crowley WF. Discovering genes essential to the hypothalamic regulation of human reproduction using a human disease model: adjusting to life in the "-omics" era. Endocrine reviews, 2015, 2016: 4-22.

60. Goodman RL, Lehman MN, Smith JT, et al. Kisspeptin neurons in the arcuate nucleus of the ewe express both dynorphin A and neurokinin B. Endocrinology, 2007, 148: 5752-5760.

61. de Roux N, Genin E, Carel JC, et al. Hypogonadotropic hypogonadism due to loss of function of the KiSS1-derived peptide receptor GPR54. Proceedings of the National Academy of Sciences, 2003, 100: 10972-10976.

62. Teles MG, Bianco SD, Brito VN, et al. A GPR54-activating mutation in a patient with central precocious puberty. New England Journal of Medicine, 2008, 358: 709-715.

63. Rønnekleiv OK, Kelly MJ. Kisspeptin excitation of GnRH neurons. Kisspeptin Signaling in Reproductive

Biology: Springer, 2013: 113-131.

64. Lehman MN, Coolen LM, Goodman RL. Minireview: kisspeptin/neurokinin B/dynorphin (KNDy) cells of the arcuate nucleus: a central node in the control of gonadotropin-releasing hormone secretion. Endocrinology, 2010, 151: 3479-3489.

65. George J, Hendrikse M, Veldhuis JD, et al. Effect of gonadotropin-inhibitory hormone on luteinizing hormone secretion in humans. Clinical endocrinology, 2017, 86: 731-738.

66. Bilezikjian LM, Justice NJ, Blackler AN, et al. Cell-type specific modulation of pituitary cells by activin, inhibin and follistatin. Molecular and cellular endocrinology, 2012, 359: 43-52.

67. Ottowitz WE, Dougherty DD, Fischman AJ, et al.[^{18}F] 2-fluoro-2-deoxy-d-glucose positron emission tomography demonstration of estrogen negative and positive feedback on luteinizing hormone secretion in women. The Journal of Clinical Endocrinology & Metabolism, 2008, 93: 3208-3214.

68. Shaw N, Histed S, Srouji S, et al. Estrogen negative feedback on gonadotropin secretion: evidence for a direct pituitary effect in women. The Journal of Clinical Endocrinology & Metabolism, 2010, 95: 1955-1961.

69. Basciani S, Watanabe M, Mariani S, et al. Hypogonadism in a patient with two novel mutations of the luteinizing hormone β-subunit gene expressed in a compound heterozygous form. The Journal of Clinical Endocrinology & Metabolism, 2012, 97: 3031-3038.

70. Nagirnaja L, Venclovas Č, Rull K, et al. Structural and functional analysis of rare missense mutations in human chorionic gonadotrophin β-subunit. Molecular Human Reproduction, 2012, 18: 379-390.

71. Potorac I, Rivero-Muller A, Trehan A, et al. A vital region for human glycoprotein hormone trafficking revealed by an LHB mutation. Journal of Endocrinology, 2016, 231: 197-207.

72. Şimşek E, Montenegro LR, Binay C, et al. Clinical and hormonal features of a male adolescent with congenital isolated follicle-stimulating hormone deficiency. Hormone Research in Paediatrics, 2016, 85: 207-212.

73. Messinis IE, Messini CI, Anifandis G, et al. Gonadotropin surge-attenuating factor: a nonsteroidal ovarian hormone controlling GnRH-induced LH secretion in the normal menstrual cycle. Vitamins and hormones: Elsevier, 2018: 263-286.

74. Gahete MD, Vázquez-Borrego MC, Martínez-Fuentes AJ, et al. Role of the Kiss1/Kiss1r system in the regulation of pituitary cell function. Molecular and Cellular Endocrinology, 2016, 438: 100-106.

第四节　卵巢的衰老

　　卵巢在女性的生殖寿命中充当启动和维持的积极角色,通过周期性排卵和分泌激素,承担着女性的生育功能,并维持女性机体内分泌环境的稳定。

　　卵巢是一个动态变化的器官,从胚胎期到绝经过渡期不断发生着显著变化。人胚胎约20周时的始基卵泡数目最多,37岁左右开始卵泡耗竭加速,到最后一次月经时卵巢中所剩的卵泡极少。在从胚胎形成到逐渐老去这一渐进的过程中,卵巢组织的结构和功能都会经历一系列的变化,也是其成长、成熟、逐渐衰老或老化的过程。

　　卵巢的生命周期包括卵巢的发生、成长、成熟和卵巢功能的衰退及衰竭五个时期。那么,什么是卵巢衰老呢?卵巢衰老的概念在前面章节已提及,主要是指年龄相关的女性卵巢储备/功能逐渐衰退直至衰竭的过程,受遗传、环境、社会心理、生活方式等多因素影响,以卵泡数量和卵子质量下降为基础,最终表现为绝育乃至绝经,并影响全身多个系统和器官,导致相关疾病和综合征的发生、发展。

卵巢衰老与年龄显著相关，多呈年龄依赖性，年龄所致累积性损伤是卵巢衰老的主要影响因素。而卵巢衰老不仅包括了年龄相关的自然衰老，还包括了遗传、环境、行为等多种因素导致的卵巢储备和功能下降，如 POI、DOR 和 POR 等。各种因素可通过直接或间接途径损害卵泡数量和质量，导致卵巢储备和功能下降，加速卵巢衰老进程。不同的影响因素在机制方面可能相通。卵巢衰老涉及 DNA 损伤、表观遗传、端粒缩短、端粒酶活性下降、自由基损伤及线粒体功能下降等机制。目前，卵巢衰老患者病因和机制仍不明确，有待进一步探究。

卵巢衰老以功能为核心，表现为生育能力下降、激素内分泌紊乱以及月经异常，是一个类似于程序化的事件。随着年龄增长，女性卵巢储备和功能逐渐下降。女性在 20~30 岁达到生育高峰，生育能力平均在 30 岁开始逐月下降，37.5 岁后卵泡数目下降的速度翻倍，呈现"折棍"现象。卵泡作为卵巢的主要内分泌和生殖单元，参与并在一定程度上决定了卵巢的生殖潜能和生殖寿命。卵子质量衰退导致女性生育力和生殖质量下降，是关系到自身及下一代健康的重要问题。

卵巢衰老的解剖学及细胞学基础是卵泡数量和质量下降。随着年龄的增长，除卵母细胞数目持续减少、卵子质量下降以及卵母细胞所在皮质的厚度相应变薄之外，卵巢体积亦不断缩小。卵巢表面上皮发生变化，乳头和隐窝较少见，表面上皮细胞微绒毛较少且较短，凋亡和坏死细胞数量逐渐增加。随着卵巢功能逐渐衰退，卵泡不能发育成熟及排卵，会伴发阴道不规则出血、围绝经期症状及不孕等临床较为常见的合并症。最终由于卵巢内卵泡自然耗竭，对垂体促性腺激素丧失反应，导致卵巢功能衰竭，直至绝经。绝经后功能已衰竭的卵巢，重量不到 10g，呈现表面无光泽、有皱纹的外观。从形态学上看，衰老卵巢的主要变化是卵巢体积缩小，间质水肿增多，结缔组织堆积。绝经后 5 年内，卵巢中仍可看到几个始基卵泡和正在经历成熟和闭锁的卵泡；血管网缩小，血管管腔缩窄，血管壁增厚或硬化，其特征性表现为多普勒超声下看到卵巢基质血流减少。绝经后早期卵巢虽然停止分泌雌激素，但其间质仍能分泌少量雄激素，此期由雄激素在外周转化而来的雌酮成为循环中的主要雌激素。

卵巢衰老最终表现为绝育乃至绝经，以绝经为标志事件。正常健康女性自然受孕能力平均在 41 岁丧失。中国女性平均绝经年龄约在 52 岁。女性 40 岁开始即将经历绝经过渡期，这亦是从生育期到非生育期的过渡时期。机体从临床特征、内分泌、生物学方面开始出现趋向绝经的变化直至最后一次月经的终止，这是卵巢衰老的重要进程，这一过程可能经历数年或 10 余年，但直到现在，我们对这一时期的变化仍知之甚少。2001 年召开的生殖衰老分期（the stages of reproductive aging workshop，STRAW）会议通过评估与生殖衰老相关的月经周期性表现，内分泌学症状、生育力以及卵巢影像学改变，进行了 STRAW 分期，10 年后 STRAW 对该分期系统更新，提出了 STRAW+10 分期系统以便于对女性生育能力进行综合评估，有助于做出临床判断并及时给予相应的个体化干预。

卵巢衰老对机体危害极大。绝经后，卵巢功能丧失，机体内分泌失衡，导致或加剧多器官、多系统功能障碍。妇女 60 岁后进入老年期，此期机体所有内分泌功能普遍低落，卵巢功能已经完全衰竭，主要表现为雌激素水平低落，不足以维持女性第二性征，生殖器官亦逐渐萎缩，除卵巢缩小变硬以外，子宫及子宫颈萎缩；阴道逐渐缩小，穹窿变窄，黏膜变薄、无弹性；阴唇皮下脂肪减少，阴道上皮萎缩，糖原消失，分泌物减少，呈碱性，容易感染导致老年性阴道炎。绝经后期与雌激素减少有关的一系列内分泌代谢改变会引起其他多系统的功能紊乱,如血管舒缩症状,泌尿生殖系统、心血管系统、骨关节及神经系统的症状,严重影响了妇女的生活质量。其中,骨代谢异常引起骨质疏松,易发生骨折。另外,心血管疾病、老年性痴呆、肥胖、肿瘤、糖尿病等的发生率都随着绝经而增加。因此,卵巢衰老被喻为女性机体衰老的起搏器,是多个器官衰老的始动因素。卵巢衰老带来的一系列困扰严重影响家庭幸福指数以及女性健康寿命。重视卵巢衰老伴随的激素水平相关变化,通过一些方式来逆转或缓解这些改变,可显著提高此年龄段女性的生活质量。

随着衰老逐渐被认为是机体的一种病理过程,我们亦提出这样一个观点,卵巢衰老是一个受多因素、多环节影响的长期性、累积性、复杂性的病理过程。这是由于卵巢的衰老不仅危害生殖系统本身,更会加速多器官、多系统功能障碍。卵巢衰老对机体各系统、各器官的危害将在后续章节进行详细阐述。鉴于这些危害的隐匿性、严重性和长期性,卵巢的衰老应该受到足够重视。针对其影响因素和病因的探索、致病机制的挖掘,早期评估和预警体系的建立以及防治策略的前沿探索,应该被重点关注。

(张金金　郝 星)

参考文献

1. Fédération C, Schwartz D, Mayaux MJNEJoM. Female fecundity as a function of age: results of artificial insemination in 2193 nulliparous women with azoospermic husbands. Federation CECOS. N Engl J Med, 1982, 306: 404-406.
2. Faddy M, Gosden R, Gougeon A, et al. Accelerated disappearance of ovarian follicles in mid-life: implications for forecasting menopause. Hum Reprod, 1992, 7: 1342-1346.
3. Sun X, Luo M, Ma M, et al. Ovarian aging: an ongoing prospective community-based cohort study in middle-aged Chinese women. Climacteric, 2018, 21: 404-410.
4. Nelson HD. Menopause. Lancet, 2008, 371: 760-770.
5. Couzin-Frankel J. Reproductive Biology. Faulty DNA repair linked to ovarian aging in mice and humans. Science, 2013, 339: 749.

第三章

卵巢衰老对全身各系统的影响

卵巢衰老是一个卵巢功能动态下降的过程,在此期间,由于卵巢来源的激素及相关因子分泌不足,且其作用靶点遍布全身,导致各大生命系统均受影响,女性将出现躯体与精神、心理的变化,如月经周期紊乱、精神神经症状等,此阶段即为围绝经期。在此期间机体出现的各种临床表现即为绝经期综合征。绝经期综合征出现的时间与种族、气候、遗传、营养、体重、身高、产次等因素相关。一般来说,女性在 40 岁左右步入围绝经期,持续约 4 年,甚者可达 10 年。卵巢内分泌功能的下降,尤其是雌激素水平的降低,是导致绝经期综合征的根本原因,后者主要体现在以下方面:

1. **卵巢功能评价指标的改变** 从 37.5 岁开始,始基卵泡池加速耗竭,卵泡周期性募集减少,雌激素降低,在 HPO 轴反馈调节的作用下,机体进一步出现 FSH 升高,AMH 降低,窦状卵泡计数减少等。

2. **与激素变化相关的临床表现** ①月经紊乱:可出现周期缩短、月经间期出血、周期延长、经量增多等。②潮热:阵发性潮热是妇女进入围绝经期后的特征性之一,表现为头颈和胸部皮肤突然发红,持续时间数秒至数分钟不等,伴有全身的烘热感,以夜间或黄昏较多,也有表现为晨起潮热出汗者。约有半数女性在潮热消失后汗水淋漓,继之畏寒发抖。严重者出现睡眠障碍,继而出现疲倦和劳累。此外,在精神紧张、受外界刺激(如压力大、室温高、活动过多、衣被过暖)也可发生潮热。③精神神经症状:大致可归为两种类型,一为兴奋型,如情绪烦躁、易激动、失眠、注意力不集中、多言多语、大声哭闹等神经质样症状;另一为抑郁型,如烦躁焦虑、内心不安、恐惧害怕、记忆力减退、缺乏自信、行动迟缓,严重者对外界事物冷淡,对生活、工作不感兴趣,甚至发展成严重的抑郁症,危及生命。④泌尿生殖道症状:可出现阴道干涩、灼热感、外阴瘙痒、性交痛;尿频、尿急的膀胱过度活动症,以及伴有尿痛的反复尿路感染;子宫脱垂,阴道前后壁膨出伴尿潴留、排便困难;泌尿生殖系统的炎症、疼痛等。⑤运动系统症状:可出现关节痛、全身肌肉酸痛、骨质疏松等。⑥心血管系统症状:可出现心慌、胸闷等无器质性病变症状,心脑血管疾病,如高血压、冠心病等风险增加。⑦皮肤、体形等改变:出现皮肤变薄、脂肪重新分布,"梨形"肥胖等。

这些临床变化对女性的身心健康和生活质量带来深远的影响,甚至危及生命。因此,了解卵巢衰老的临床表现及病理生理机制对深刻理解卵巢衰老具有重要意义。本章将从生殖系统、精神系统、神经系统、运动系统、心血管系统、泌尿系统、内分泌系统、肿瘤发生及发展等方面分别阐述卵巢衰老对女性全身各系统的影响,并对其病理生理机制系统阐述。

第一节 卵巢衰老对生殖系统的影响

卵巢是女性重要的生殖与内分泌器官。它的生殖功能体现为产生并排出卵子,卵子与精子结合形成受精卵,后者是新生命的孕育起源。卵巢的内分泌功能对女性健康的维系至关重要,卵巢主要分泌甾体激素,如雌激素、孕激素和少量雄激素,还能分泌多肽激素、细胞因子和生长因子等。卵巢衰老以绝经为终点标志,难以逆转。在卵巢衰老过程中,卵泡数量和质量的下降导致卵巢和靶器官的功能及形态结构均发生相应改变。

一、卵巢衰老对生殖功能的影响

卵巢衰老最直接的影响为卵巢本身功能的下降,卵巢的生殖功能下降主要是在卵巢衰老过程中,卵巢皮质中现存卵泡数目的逐渐减少和卵子质量以及卵子发育潜能的逐渐下降而导致的。

(一) 生育能力下降

在临床上,女性生育能力下降常因女性不孕症而受到关注。正常女性的生育期约为20年,随着年龄增加,女性生育力逐渐下降,尤其是35岁以后下降明显,37岁以后下降更加迅速。与20~24岁女性相比,35~39岁女性的生育力降低31%。女性自然生育能力(以无限制繁殖条件下生育最后一个孩子的年龄表示)在平均至41岁左右(范围23~51岁)丧失。女性生育能力下降在临床上主要表现为妊娠率降低、流产率增高以及活产率下降等。

1. **妊娠率下降** 研究表明,女性的每月妊娠率平均从30岁开始逐渐下降。与年轻女性相比,30岁以上女性在1年内不能受孕的概率升高大约6倍。

2. **流产率升高** 研究数据显示,在体外受精周期中流产率随年龄和卵巢衰老而增加:<33岁为9.9%,33~<35岁为11.4%,35~<38岁为13.7%,38~<41岁为19.8%,41~42岁为29.9%,>42岁为36.6%。

3. **活产率下降** 不孕女性进行ART的成功率及活产率随卵巢衰老而逐渐降低。调查数据显示,<35岁女性IVF后活产率为41.5%,而35~<38岁者为31.9%,38~<41岁者为22.1%,41~<43岁者为12.4%,43~<44岁者为5%,≥44岁者仅为1%。此外,女性生育力还受子宫内膜容受性的影响。在卵巢衰老过程中,子宫内膜容受性也会下降。研究表明,由于卵巢衰老过程中的激素分泌紊乱引起内膜改变,而且年老女性中维生素D普遍缺乏,可能会引起年老女性子宫内膜容受性降低及流产率增加。

(二) 生育质量下降

女性生育质量的下降主要表现为子代非整倍体率升高,在各年龄段女性卵母细胞的非整倍体发生率分别为:<35岁为53%,41~42岁为74%,>42岁则高达93%。胚胎中最常见的非整倍体形式为常染色体三体综合征,如21-三体综合征,其主要发生因素为纺锤体不分离。即使通过辅助生殖技术(assisted reproductive technology,ART)进行胚胎形态挑选,由于卵巢的衰老,女性胚胎发生非整倍体的概率也逐渐升高。有研究显示20~34岁、35~39岁和40~47岁三组采用ART的女性的胚胎非整倍体率依次为4%、9.4%、37.2%。已有大量研究数据显示,婴儿发生明显细胞遗传学异常的比例随着其母亲年龄增长而显著上升。

二、卵巢衰老过程中的内分泌改变

在卵巢衰老过程中,其内分泌功能也会相应发生衰退,从而导致一系列围绝经期症状及相关疾病的发生、发展。

1. **卵巢分泌激素的变化** 卵巢分泌的激素主要包括雌激素、孕激素、少量雄激素、AMH和抑制素。随着卵巢衰老的发生,卵巢的组织结构发生相应变化的同时,卵巢的激素分泌也随之有明显改变。

(1)雌激素的变化:正常性成熟期女性的血清雌激素主要为雌二醇和雌酮,前者活性更强。因此临床上常用的雌激素指标是雌二醇,育龄期女性血清雌二醇的正常范围为35~500pg/ml。此阶段体内的雌激素几乎全部来源于卵巢分泌,直至绝经前期。

1)雌二醇:外周血雌二醇水平自卵巢衰老的早期(生育晚期)开始升高,持续至绝经过渡期晚期开始下降,至绝经后期的早期明显下降,之后更进一步降低。绝经过渡期晚期是雌激素变化的转折点。在卵巢衰老的早期阶段,雌二醇水平升高,可能与下丘脑和垂体对雌二醇的负反馈敏感性降低以及较高的FSH水平刺激卵泡分泌更多的雌激素有关。虽然绝经后剩余卵泡的数目过少而无法维持月经周期,但在此后的1年仍可能存在残存的卵巢活动,此时也尚有一定水平的雌激素分泌。研究表明绝经后1年的雌激素水平与正常卵泡早期相当,雌二醇水平降低至绝经后2年才开始稳定,绝经后6~10年降至最低水平。绝经后血清雌二醇的水平可降至20pg/ml以下。

2)雌酮:绝经后的雌激素绝大部分为雌酮,主要由肾上腺皮质和卵巢间质细胞分泌的雄烯二酮经腺外芳香化酶转化而来。研究发现,脂肪、肌肉、肝、肾、脑和肾上腺均有腺外转化能力,其中脂肪和肌肉的转化作用占主要地位。由此,与绝经前雌激素分泌呈周期性变化不同,绝经后的雌激素分泌呈持续性。绝经后雌激素水平进一步下降,绝经后期雌酮水平约为30pg/ml。

另外,临床上常观察到在卵巢衰老的早期(生育晚期),有排卵月经周期的月经间期和黄体期雌二醇水平增加,并且与月经周期长度无关,这主要是由于期外排卵的存在,而这可能是卵巢功能开始衰退后,长期的卵泡期高FSH水平所致。

(2)雄激素的变化:女性的雄激素主要由卵巢和肾上腺分泌,包括睾酮、雄烯二酮、脱氢表雄酮及其硫酸盐,其中睾酮活性最强。随着卵巢衰老的进展,雄激素水平也有所下降,但远不如雌激素下降明显。

1)雄烯二酮:雄烯二酮主要由肾上腺及发育卵泡(卵巢内膜层)分泌,约各产生1/2,随着卵巢功能衰退,卵泡发育欠佳或缺失,绝大部分的雄烯二酮则来自肾上腺。因此,绝经后的雄烯二酮水平约为育龄期女性的1/2。并且,由于肾上腺活动昼夜节律的影响,绝经后女性的雄烯二酮水平有昼夜改变,峰值在上午,低值在下午。

2)睾酮:睾酮的分泌约1/2来自雄烯二酮的腺外转化,1/2来自卵巢(卵巢间质细胞和门细胞)和肾上腺的分泌(各占50%)。与卵泡不同,绝经后女性的卵巢间质细胞和卵巢门细胞会增加,并且仍有分泌睾酮的功能,因此其分泌的睾酮量增加。并且,随着卵巢衰老过程中垂体促性腺激素的增加,睾酮的分泌量增加更加明显。因此,少数女性绝经后可出现多毛症。

3)脱氢表雄酮及其硫酸盐:脱氢表雄酮及其硫酸盐主要由肾上腺分泌,在此不作详述。

(3)孕激素的变化:随着卵巢衰老进展,排卵无序、稀发直至无卵泡发育,孕酮的水平也随之波动,绝经后,孕酮主要由肾上腺皮质和卵巢共同分泌,约为育龄期女性正常卵泡期浓度的30%(育龄期正常女性卵泡期的孕酮水平通常 <1ng/ml)。

(4)AMH:AMH 主要由生长中的窦前卵泡和小窦卵泡(4~6mm)的颗粒细胞分泌。它可以抑制卵泡对 FSH 的敏感性并且参与卵泡的优势化选择。在卵巢衰老过程中,窦卵泡逐步减少,表现为 AMH 水平逐渐下降。在绝经前5年血液中 AMH 已几乎无法测出。在辅助生殖领域,AMH 结合年龄已经可以预测卵巢反应和妊娠结局,随着研究数据的不断积累,未来 AMH 将有望用于预测卵巢衰老的速度及绝经年龄。目前,在辅助生殖领域常认为 AMH<1.1ng/ml 时卵巢功能已衰退。但是,这些数据的参考与制定多来源于住院患者及不孕人群,并不能很好地代表健康女性的 AMH 水平随年龄变化的趋势。为此,我们课题组进行了为期3年的基于全国范围的多地域人群研究,测定了2055例来自中国不同地区的健康汉族女性的血清 AMH 水平,并且评估了 AMH 与现有的卵巢储备临床标志物的关系。我们的研究将女性20~55岁即育龄期至绝经后的年龄区间分为6个阶段,见表3-1。

表3-1 AMH 随年龄(岁)变化参考值/(ng·ml⁻¹)

AMH	20~< 25	25~< 30	30~< 33	33~< 37	37~< 40	40~< 55
中位数	6.23	5.65	4.55	3.74	2.78	1.09
5%~95%	2.06~12.66	1.77~13.83	1.48~11.45	0.87~9.76	0.56~9.49	0.08~5.70

我们的研究发现 AMH 水平随着年龄、体重指数(body mass index,BMI)、FSH 的增加而下降,随着 AFC、睾酮(testosterone,T)、LH、催乳素(prolactin,PRL)以及孕酮(progesterone,P)水平的增加而升高。Cui Y、Chen ZJ 的研究也有类似发现。

(5)抑制素(inhibin,INH):抑制素的主要作用是抑制垂体分泌合成 FSH,抑制窦卵泡的生长。抑制素 A(inhibin A)由大卵泡颗粒细胞和黄体分泌,早中卵泡期较低,卵泡晚期开始上升,至黄体期达峰值,主要抑制黄体期 FSH 的分泌。抑制素 B(inhibin B)由生长中的小窦状卵泡颗粒细胞分泌,和雌激素一起抑制卵泡期 FSH 的分泌,并且其比雌激素的作用更强,因此抑制素 B 可反映生长卵泡的数目,也是卵巢储备的评价指标之一。抑制素 B 在月经周期中呈波动性分泌,卵泡早期开始升高,卵泡中期最高,卵泡晚期下降,排卵后可出现短暂上升后迅速下降,黄体期最低。

卵巢衰老的初始阶段抑制素 B 的分泌减少,后期雌二醇和抑制素 A 分泌减少。早卵泡期抑制素 B 与 FSH 之间呈反比关系,但是其因果关系尚未明确证明。在绝经过渡期的女性,抑制素 B 水平明显下降而 FSH 水平显著升高。在绝经过渡期早期,早卵泡期的雌二醇和抑制素 A 水平基本保持不变。雌二醇和抑制素 A 水平仅在卵巢衰老的晚期降低。故目前临床上较多应用抑制素 B 作为卵巢储备评价指标之一,其低于40ng/L 时提示卵巢功能衰退。在卵巢功能衰退时,抑制素 B 的降低提前于 FSH 升高,因此是个敏感性更高的指标。研究发现,在最后一次月经之前4~5年抑制素 B 水平降至无法检测,但是其对绝经时间或年龄的预测性低于 AMH。

(6)激活素(activin,Act):目前研究较多的是激活素 A,激活素 A(activin A)也是由卵泡颗粒细胞分泌,可以促进垂体合成 FSH,抑制 LH 促进卵泡膜细胞分泌雄激素,与抑制素 B 有拮抗作用。随着卵巢衰老的进程,抑制素 B 分泌减少、激活素 A 分泌增加,是围绝经期女性 FSH 分泌增加的原因之一。研究显示,激活素 A 水平随女性年龄增加而升高,在 40~50 岁女性中水平最高。与年轻且月经周期规律的女性相比,在生育中期和围绝经期的女性的血清激活素 A 水平升高。与年轻女性(19~38 岁)相比,43~47 岁女性的卵泡期抑制素 B 水平明显下降,而其血清激活素 A 水平则比年轻女性的增加了 2 倍,并且这种趋势贯穿整个月经周期。与 20~25 岁女性相比,在 40~45 岁且有规律月经周期女性的优势卵泡的卵泡液中,激活素 A 水平明显增高。研究者认为升高的激活素 A 水平可能会引起年长女性过早排卵。一项关于卵丘细胞的转录组研究表明激活素受体 -2B(activin receptor type-2B)和抑制素 A 的基因水平在 >37 岁女性明显下调。由此,我们认为激活素 A 也是女性生殖衰老的一个重要标志。绝经后女性的激活素 A 水平变化不大。

2. **卵巢局部分泌因子的变化**　卵巢除了分泌上述激素以外,还分泌一些多肽类因子,在卵巢衰老过程中也会发生变化:

(1)胰岛素样生长因子(insulin-like growth factor,IGF):IGF 是一类多功能细胞增殖调控因子。IGF-1 作为卵巢中重要的生长因子,其在生长的颗粒细胞和健康卵泡中表达,在闭锁卵泡中不存在,并且为卵泡发生早期阶段的颗粒细胞增殖所必需。研究发现,IGF-1 可以通过增加颗粒细胞的 FSH 受体表达来增强颗粒细胞对 FSH 的反应性,并刺激卵巢分泌黄体酮和雌二醇,还可以促进卵泡的生长和分化,促进窦前卵泡发育,维持小窦卵泡池,刺激卵泡发育和优势化选择,并刺激卵泡膜细胞分泌类固醇激素、刺激大窦卵泡分泌孕酮。有研究报道,与 20~25 岁女性相比,40~45 岁生殖衰老女性血清和卵泡液中的 IGF-1 水平降低。并且 IGF-1 衰老通路中涉及的基因常被作为预测绝经时间的候选因子,胰岛素样生长因子 -1(insulin-like growth factor-1,IGF-1)基因及其通路中 23 个基因的 SNPs 与自然绝经年龄存在明显相关性。

(2)白介素 -33(interleukin 33,IL-33):IL-33 是 IL-1 细胞因子基因家族的新成员,因其有核结合域,常被当作核蛋白检测。生长卵泡周围的大部分上皮细胞和排卵期卵泡的内层膜细胞均表达 IL-33,并且 IL-33 的表达水平与动情周期和排卵关系密切。*IL-33* 基因表达缺失可导致大量富含衰老相关分解代谢废物如脂褐素的堆积,而这些代谢废物的堆积可以加速卵巢衰老及卵巢功能损伤。研究表明,随着卵巢衰老的发生,IL-1 和 IL-6 信号级联表达下调,这可部分导致卵巢衰老过程中出现的排卵障碍和黄体功能不足。

三、卵巢衰老对生殖器官形态的影响

(一)卵巢的改变

女性由育龄期进入围绝经期乃至绝经,卵巢的形态结构发生退行性改变。卵巢衰老过程中卵泡数目减少,直接导致卵巢体积萎缩变小,质地变硬,重量减轻。从育龄期到围绝经期,卵巢体积缩小约 1/3,绝经后 5 年可缩小 50%~60%,之后基本保持不变:女性卵巢大小在育龄期约为 3.5cm×2.5cm×1.5cm,在绝经后 1~2 年约缩小为 2cm×1.5cm×0.5cm,至绝经后 5 年仅为 1.5cm×0.75cm×0.5cm;卵巢重量在育龄期为 6~12g,自 30 岁起便开始下降,至 60 岁时仅为 3~5g,约为育龄期卵巢重量的 1/3。卵巢的血管自 50 岁后也开始明显减少,动脉分支约减少至 1/3。

1. **组织学**　在卵巢衰老过程中,卵巢逐渐皱缩,表面沟回路更加明显。镜下可见卵巢皮质逐渐萎缩,至绝经后,纤维化明显,镜下可见的始基卵泡与生长卵泡明显减少,髓质渐突

出,且有较多白体,但也仍可见到残存的卵泡甚至可发育至排卵。

2. **病理学** 在围绝经期和绝经后女性衰老的卵巢中,还可见到:

(1)卵巢间质增生:双侧卵巢大小正常或者增大,白膜增厚,实性而质硬,皮质和髓质均有增厚,且分界不清;镜下可见卵巢间质增生,间质细胞呈编织状或漩涡状,常可见到结节状增生和皮、髓质界线消失。

(2)卵泡膜细胞增生症:较常见于育龄期女性,少部分绝经后女性也可见到。类似于卵巢间质增生,可见到双侧卵巢增大,为均质实性。镜下可见增生的卵巢间质中有巢状、簇状或结节状的黄素化卵泡膜细胞散在分布。

(3)卵巢门 Leydig 细胞增生:绝经后的卵巢门部还可见到 Leydig 细胞簇状或结节状分布,并且可见到其有奇异深染的核。在非门部位的 Leydig 细胞常合并卵巢间质增生或卵泡膜细胞增生症出现。

(二) 子宫的改变

由于卵巢衰老过程中雌激素分泌减少,子宫在围绝经期也逐渐发生萎缩性变化。

1. **子宫颈** 围绝经期开始后,宫颈阴道部及穹窿逐渐萎缩,宫颈变短变硬,宫颈鳞状上皮与柱状上皮的交界线向宫颈管内上移。

2. **子宫体** 主要表现为肌肉组织萎缩、血管闭塞、胶原物质及弹性蛋白减少,子宫肌层逐渐被纤维结缔组织代替、子宫壁变薄、质地变硬,宫体缩小,重量减轻。子宫长度由成年时的 7~8cm 缩短至 5cm,重量由 50g 减轻至 39g。子宫体萎缩较子宫颈更明显,子宫体与子宫颈的比例由成年期的 2∶1 恢复至婴幼儿期的 1∶2。宫口也萎缩狭小,子宫韧带及盆底组织变松弛,容易发生子宫脱垂。

3. **子宫内膜** 受雌、孕激素的周期性调控,随着卵巢衰老,雌、孕激素分泌失调或减少,可于绝经前期出现黄体功能不足或无排卵导致的增生期子宫内膜,较易出现异常子宫出血,于绝经后初期出现静止无周期性变化的过渡型子宫内膜,持续约 6~8 个月后,逐渐退化为萎缩型子宫内膜。随着卵巢衰老,雌、孕激素分泌紊乱,围绝经期及绝经后妇女应警惕子宫内膜增生及子宫内膜癌的发生。

(三) 输卵管的改变

卵巢衰老发生时,雌、孕激素分泌减少,输卵管也同样发生退行性变化。输卵管可随着卵巢衰老的发生变短变细,纤毛细胞减少甚至消失,黏膜的皱襞逐渐消失。

(四) 阴道的改变

由于雌、孕激素可使阴道上皮细胞周期性增生、角化、脱落,并维持阴道酸性环境。随着卵巢衰老,其功能逐渐衰退,雌、孕激素水平降低,女性的阴道组织在围绝经期及绝经后可逐渐萎缩,阴道壁变薄、弹性变差,并且阴道变短变窄,分泌物明显减少。尤其步入老年以后,阴道萎缩更加明显,尤以阴道上 1/3 段及阴道口最明显,穹窿变浅至消失,阴道顶端可狭窄至漏斗状。老年女性常因分泌物减少,易发生性交困难。并且因阴道上皮细胞糖原量减少致糖酵解产生的乳酸减少,其酸性环境难以维持而呈中性或碱性,易发生老年性阴道炎。

(五) 外阴的改变

由于雌激素可促使阴唇丰满、色素加深,待卵巢衰老,雌激素分泌水平下降时,即围绝经期开始外阴开始退化,至老年期萎缩明显。主要表现为表皮变薄,角化增加,皮下脂肪及弹性减少,神经末梢变细、减少,腺体和分泌功能减弱,血流减少,阴毛软而稀少,常变为灰白色后脱落,阴阜及大阴唇松弛,小阴唇及阴蒂缩小甚至消失。阴道口也逐渐缩小呈孔状、发硬,可致尿道开口倒向阴道口,由于受到萎缩的阴道前壁牵拉,尿道黏膜可外翻而易发尿道肉阜和尿路感染等。

四、卵巢衰老过程中月经的变化

月经是子宫内膜受卵巢分泌性激素的周期性调控而出现的周期性脱落及出血。卵巢衰老最直观的表现为月经周期不规则乃至绝经。月经周期的不规则以及最终的绝经主要由卵巢衰老过程中卵泡数量的减少与质量的降低而引起。月经的改变可以直观地监测,在临床工作中,医师及患者经常因月经改变而注意到卵巢衰老的发生。

卵巢衰老征象自育龄期晚期即出现,此为卵巢衰老的早期阶段,卵巢衰老的中后阶段称为绝经过渡期或者围绝经期,而这两者应区别开来:绝经过渡期即最后一次月经前的几年时期,一般持续数年,以最后一次月经为终点;围绝经期则包括最后一次月经出血后的 1 年。绝经过渡期的范围为 34~54 岁,平均年龄为 46 岁。

卵巢衰老的最终表现为绝经,绝经是指女性月经永久性停止,为回顾性的临床诊断。女性 >40 岁、末次月经后 12 个月仍未出现月经,排除妊娠后即可诊断为绝经。但绝经并非单纯指月经的有无,更重要的含义是指卵巢功能的衰竭。目前女性平均绝经年龄为 52 岁,范围为 40~60 岁,并且不同人群的绝经年龄高度相似。

月经周期的变化:①月经周期缩短:育龄期的平均月经周期为 28 天。在绝经过渡期,由于卵巢中开始出现对 FSH 敏感的卵泡数目不足,导致月经周期的规律性逐渐丧失。首先,由于卵泡期缩短,随之优势卵泡选择期变短,月经周期缩短。因此,卵巢衰老首发的临床表现为月经周期缩短约 2~3 天,但仍保持规律。②月经周期延长:随着卵泡期的缩短,由于优势卵泡发育的延迟或雌激素撤退后的无排卵性出血(无黄体发挥功能的情况下),月经周期可能会延长。③月经周期不规则:一般只有在出现月经周期不规则时,才会引起广大女性的注意或者重视。由于卵泡池的储备不足使可募集的窦卵泡长期缺乏,最终将会出现月经稀发或者闭经。在 STRAW+10 分期中,连续的月经周期时长差异 ≥ 7 天说明女性已进入了绝经过渡早期(−2 期),若停经时间超过 60 天则进入绝经过渡晚期(−1 期)。

流行病学研究显示,月经周期不规则常出现在绝经前 3~7 年,越接近末次月经,症状越频发。一项对某社区 30~54 岁健康女性前瞻性观察研究发现,月经周期平均从 40 岁开始逐渐延长,并且规律性也自此开始变差;平均在 48 岁以后月经周期紊乱更加明显,在 52 岁以后最为明显,为 20~200 余天不等。由此可见,女性的月经周期差异巨大,尤其在绝经过渡晚期。

围绝经期的女性由于月经周期不规则,其子宫内膜可能长期受单雌激素刺激而增殖,却没有排卵后孕激素的对抗作用,这一阶段的女性易发生排卵障碍性异常子宫出血。

经期长度及月经量的变化:经期长度和经量改变更容易引起广大女性的关注。然而,经期长度及月经量随卵巢衰老变化并不明显,初期可出现月经量的减少,44 岁以后经期长度的变异逐渐变大,50~51 岁变异最大。在临床上,经期长度改变和经量异常为异常子宫出血的范畴,出现此类症状时,应根据患者的影像学资料及卵巢功能评估详细分析病因,从而给予恰当处理。

五、卵巢衰老对性功能的影响

卵巢属于性器官(生殖系统)之一。性功能一般随着生殖功能的盛衰而发生变化,因此,随着卵巢功能的衰退,卵巢分泌的性激素减少,女性性功能也发生相应的改变。如前所述,随着卵巢功能衰退,阴道发生萎缩,内壁变薄,失去弹性,腺体分泌减少,兴奋时润滑反应不足,且子宫萎缩,子宫内膜变薄,宫颈黏液分泌减少,这些变化将导致性交疼痛,需使用人工激素或润滑剂。并且由于阴道壁变薄后,对尿道和膀胱保护不足,因此,老年女性在性交后会出现小便烧灼不适。

Dennerstein 等在一项 45~55 岁女性中的横断面研究发现她们中 31% 在绝经前期至围绝经后期存在性欲减退,尤其是性应答的减退,另外,性功能的其他方面如性交频率会明显下降,阴道性交困难也会明显增加。Thomas HN 等在关于中年女性的性功能改变综述中也证实了上述观点。而 Gracia CR 等研究发现女性性功能障碍随绝经进展而加重,其在绝经后女性中的发生率约是绝经前女性的 2.3 倍,但是该研究也认为女性性功能在绝经过渡期的改变除了受卵巢功能衰退,即卵巢分泌激素减少的影响外,还受其他因素如焦虑、缺少性伴侣以及未成年儿女在家等影响,但卵巢功能衰退的影响占主要因素。

综上,在卵巢衰老过程中,卵巢及靶器官的功能及形态结构均发生相应改变。首先,卵巢的生殖功能和内分泌功能均随着卵巢衰老而减退,主要表现为生育能力和生育质量下降,如妊娠率降低、流产率增高以及活产率下降和子代非整倍体率增高,乃至最终生育力丧失;卵巢分泌激素的变化,如雌激素早期升高之后下降,雄激素及孕激素、AMH 及抑制素均不同程度地下降,激活素升高和一些局部分泌因子相应改变等。其次,生殖系统其他器官因受卵巢内分泌功能衰退的影响,在结构上也出现退行性改变:子宫体积萎缩、宫颈短硬、子宫内膜退化、输卵管短细,纤毛及黏膜皱襞消失、外阴及阴道明显萎缩,以及卵巢本身的老化,如体积萎缩、重量减轻、纤维化明显、残存卵泡少等。而随着卵巢衰老,发生最直观改变的是月经,如月经周期首先缩短而后延长,再为月经周期出现紊乱且易发生排卵障碍性异常子宫出血,直至最终绝经。与此同时,女性性功能也随着卵巢衰老发生改变,如出现性欲减退、性交不适等。总之,卵巢衰老最终将导致生殖系统全面衰老。

(袁素珍)

参考文献

1. te Velde ER, Pearson PL. The variability of female reproductive ageing. Human Reproduction Update, 2002, 8: 141-54.

2. Abma JC, Chandra A, Mosher WD, et al. Fertility, family planning, and women's health: new data from the 1995 National Survey of Family Growth. Vital and health statistics Series 23, Data from the National Survey of Family Growth, 1997: 1-114.

3. 胡琳莉,孙莹璞. 美国妇产科医师学会及美国生殖医学会"与年龄相关的女性生育力减退共识"解读. 中国实用妇科与产科杂志, 2015, 31: 696-698.

4. Flood-Nichols SK, Tinnemore D, Huang RR, et al. Vitamin D deficiency in early pregnancy. PloS one, 2015, 10: e0123763.

5. Franasiak JM, Lara EE, Pellicer A. Vitamin D in human reproduction. Current Opinion in Obstetrics & Gynecology, 2017, 29: 189-194.

6. Meczekalski B, Czyzyk A, Kunicki M, et al. Fertility in women of late reproductive age: the role of serum anti-Müllerian hormone (AMH) levels in its assessment. Journal of Endocrinological Investigation, 2016, 39: 1259-1265.

7. Cohen MA, Chang PL, Uhler M, et al. Reproductive outcome after sterilization reversal in women of advanced reproductive age. Journal of Assisted Reproduction and Genetics, 1999, 16: 402-404.

8. Wong JY, Gold EB, Johnson WO, et al. Circulating sex hormones and risk of uterine fibroids: Study of Women's Health Across the Nation (SWAN). The Journal of Clinical Endocrinology and Metabolism, 2016, 101: 123-130.

9. Freeman EW, Sammel MD, Lin H, et al. Anti-Müllerian hormone as a predictor of time to menopause in late reproductive age women. The Journal of Clinical Endocrinology and Metabolism, 2012, 97: 1673-1680.

10. Tehrani FR, Shakeri N, Solaymani-Dodaran M, et al. Predicting age at menopause from serum antimullerian hormone concentration. Menopause, 2011, 18: 766-770.

11. Broer SL, Eijkemans MJ, Scheffer GJ, et al. Anti-Müllerian hormone predicts menopause: a long-term follow-up study in normoovulatory women. The Journal of Clinical Endocrinology and Metabolism, 2011, 96: 2532-2539.

12. Du X, Ding T, Zhang H, et al. Age-specific normal reference range for serum anti-Müllerian hormone in healthy Chinese Han women: a nationwide population-based study. Reproductive Sciences, 2016, 23: 1019-1027.

13. Cui Y, Shi Y, Cui L, et al. Age-specific serum antimullerian hormone levels in women with and without polycystic ovary syndrome. Fertility and Sterility, 2014, 102: 230-236 e2.

14. Sowers MR, Eyvazzadeh AD, McConnell D, et al. Anti-Müllerian hormone and inhibin B in the definition of ovarian aging and the menopause transition. The Journal of Clinical Endocrinology and Metabolism, 2008, 93: 3478-3483.

15. Hurwitz JM, Santoro N. Inhibins, activins, and follistatin in the aging female and male. Seminars in Reproductive Medicine, 2004, 22: 209-217.

16. Reame NE, Lukacs JL, Olton P, et al. Differential effects of aging on activin A and its binding protein, follistatin, across the menopause transition. Fertility and Sterility, 2007, 88: 1003-1005.

17. Santoro N, Adel T, Skurnick JH. Decreased inhibin tone and increased activin A secretion characterize reproductive aging in women. Fertility and Sterility, 1999, 71: 658-662.

18. Klein NA, Battaglia DE, Woodruff TK, et al. Ovarian follicular concentrations of activin, follistatin, inhibin, insulin-like growth factor I (IGF-I), IGF-II, IGF-binding protein-2 (IGFBP-2), IGFBP-3, and vascular endothelial growth factor in spontaneous menstrual cycles of normal women of advanced reproductive age. The Journal of Clinical Endocrinology and Metabolism, 2000, 85: 4520-4525.

19. Al-Edani T, Assou S, Ferrieres A, et al. Female aging alters expression of human cumulus cells genes that are essential for oocyte quality. BioMed Research International, 2014, 2014: 964614.

20. Li J, Mao Q, He J, et al. Human umbilical cord mesenchymal stem cells improve the reserve function of perimenopausal ovary via a paracrine mechanism. Stem Cell Research & Therapy, 2017, 8: 55.

21. Taketani T, Yamagata Y, Takasaki A, et al. Effects of growth hormone and insulin-like growth factor 1 on progesterone production in human luteinized granulosa cells. Fertility and Sterility, 2008, 90: 744-748.

22. Sluczanowska-Glabowska S, Laszczynska M, Piotrowska K, et al. Morphology of ovaries in laron dwarf mice, with low circulating plasma levels of insulin-like growth factor-1 (IGF-1), and in bovine GH-transgenic mice, with high circulating plasma levels of IGF-1. Journal of Ovarian Research, 2012, 5: 18.

23. Klein NA, Battaglia DE, Miller PB, et al. Ovarian follicular development and the follicular fluid hormones and growth factors in normal women of advanced reproductive age. The Journal of Clinical Endocrinology and Metabolism, 1996, 81: 1946-1951.

24. Kaczmarek M, Pacholska-Bogalska J, Kwasniewski W, et al. A microsatellite polymorphism in IGF1 gene promoter and timing of natural menopause in Caucasian women. International Journal of Medical Sciences, 2015, 12: 32-41.

25. He C, Kraft P, Chasman DI, et al. A large-scale candidate gene association study of age at menarche and age at natural menopause. Human Genetics, 2010, 128: 515-527.

26. Carlock CI, Wu J, Zhou C, et al. Unique temporal and spatial expression patterns of IL-33 in ovaries during ovulation and estrous cycle are associated with ovarian tissue homeostasis. Journal of Immunology, 2014, 193: 161-169.

27. Wu J, Carlock C, Zhou C, et al. IL-33 is required for disposal of unnecessary cells during ovarian atresia through regulation of autophagy and macrophage migration. Journal of Immunology, 2015, 194: 2140-2147.

28. Hurwitz JM, Jindal S, Greenseid K, et al. Reproductive aging is associated with altered gene expression in human luteinized granulosa cells. Reproductive Sciences, 2010, 17: 56-67.

29. Broekmans FJ, Soules MR, Fauser BC. Ovarian aging: mechanisms and clinical consequences. Endocrine Reviews, 2009, 30: 465-493.

30. Treloar AE, Boynton RE, Behn BG, et al. Variation of the human menstrual cycle through reproductive life. International Journal of Fertility, 1967, 12: 77-126.

31. Harlow SD, Gass M, Hall JE, et al. Executive summary of the Stages of Reproductive Aging Workshop + 10: addressing the unfinished agenda of staging reproductive aging. The Journal of Clinical Endocrinology and Metabolism, 2012, 97: 1159-1168.

32. 何仲, 林守清, 陈蓉, 等. 卵巢衰老过程中的月经改变. 协和医学杂志, 2016, 7: 81-87.

33. Randolph JF, Zheng H, Avis NE, et al. Masturbation frequency and sexual function domains are associated with serum reproductive hormone levels across the menopausal transition. The Journal of Clinical Endocrinology and Metabolism, 2015, 100: 258-266.

34. Dennerstein L, Guthrie JR, Hayes RD, et al. Sexual function, dysfunction, and sexual distress in a prospective, population-based sample of mid-aged, Australian-born women. The Journal of Sexual Medicine, 2008, 5: 2291-2299.

35. Thomas HN, Hamm M, Hess R, et al. Changes in sexual function among midlife women: "I'm older...and I'm wiser". Menopause, 2018, 25: 286-292.

36. Gracia CR, Freeman EW, Sammel MD, et al. Hormones and sexuality during transition to menopause. Obstetrics and Gynecology, 2007, 109: 831-840.

第二节　卵巢衰老对神经、精神系统的影响

女性一生中有近 50% 的时间处于生殖衰老阶段,这远远超过其他大多数物种。在女性生命的最后半程,卵巢激素水平下降对女性的影响,除对生殖系统本身影响外,对神经、精神系统影响尤为明显,其发生较早,变化多样,因而受到格外关注。雌激素对中枢神经系统的影响是多方面的。首先,它可作为一种神经递质,与去甲肾上腺素、多巴胺、γ- 氨基丁酸(γ-aminobutyric acid, GABA)、乙酰胆碱、5- 羟色胺以及褪黑素等多种神经递质系统相互作用,影响人们的行为、学习、记忆、认知、运动及情绪;其次,它也可作为神经调质(neuromodulator),参与中枢神经系统合成,通过影响神经递质传递,进而调节心理和生理功能;最后,雌激素也是一种神经肽,参与镇痛、体温调节和神经内分泌作用。随着衰老过程中卵巢功能的逐渐减退,以及 HPO 轴活性的改变,女性可出现一系列生理和心理的疾病或症

状，如血管舒缩综合征、焦虑、抑郁、认知障碍以及睡眠障碍。本节重点讨论卵巢衰老对女性情绪、认知、记忆以及睡眠的影响。

一、流行病学

鉴于大多数精神及心理疾病的发病高峰时期为青壮年，女性经历卵巢衰老时，其生理年龄也进入老年阶段，因此精神科流行病学研究认为，卵巢衰老本身并不影响女性各种常见精神或心理症状的发生。事实上，由于精神科疾病患者自身发病年龄的特点，经历过卵巢衰老的女性罹患精神疾病的风险要比年轻女性低。

（一）情绪障碍

大多数女性在经历卵巢衰老时有出现抑郁的风险，与其进入卵巢功能衰退时期无关。尽管绝经期与其他生活时期相比，女性抑郁的发生率相似甚至较低，临床表现也类似，但目前仍不能推断这些症状有着相同的病因。与早发型抑郁症患者相比，卵巢衰老期抑郁患者较少有抑郁症家族史。抑郁的发病也存在地区和种族差异，全国妇女健康研究（the study of women's health across the nation，SWAN）发现，非裔美国人抑郁发生风险较高，而亚洲人种则较低，抑郁发生率在中国农村地区绝经期女性中也较低。

有相当多的女性在卵巢衰老期时，会出现临床显著的焦虑症状。由于过去传统的精神科系统为分级的，此种分类方式倾向于把焦虑症状归入抑郁障碍中。随着患者年龄增长，机体整体功能下降，她们可能出现对突发事件的恐惧反应，容易与焦虑混淆，因此对卵巢衰老女性焦虑症发病率的确切评估，是十分困难的。

（二）认知障碍

中年期女性雌激素减少，可影响某些学习和记忆能力，进而影响女性认知功能。西雅图中年女性健康研究中发现约 60% 的中年女性出现认知功能的改变，而 SWAN 研究中发现 42% 的卵巢衰老后女性有认知功能减退。认知障碍或痴呆风险与卵巢切除术有关，女性手术年龄越低，罹患痴呆的风险越高。女性越早接受激素治疗，认知功能障碍发生越迟。阿尔茨海默病遗传流行病学也证实，相对于老年女性，绝经年龄较低的女性接受激素治疗，可降低阿尔茨海默病发风险。

（三）睡眠障碍

40%~60% 的女性在卵巢衰老期存在不同程度的睡眠障碍，其中以入睡困难和夜间觉醒最常见。睡眠障碍为卵巢衰老女性的首要健康问题之一，约 26% 有严重的睡眠困扰，影响日间功能，甚至可以考虑失眠症诊断。

二、卵巢衰老对神经、精神系统影响的病理生理过程

（一）卵巢衰老与神经、精神系统的相互影响

女性的生殖功能受 HPO 轴三者之间相互作用调控。下丘脑分泌 GnRH，GnRH 作用于垂体，促进垂体分泌 LH、FSH 和 PRL，LH 和 FSH 作用于女性卵巢，促进卵巢分泌 P 和雌二醇，P 和雌二醇协同作用于子宫内膜，维持女性正常性生理功能。同时血清 PRL、P 和雌二醇水平的波动信息也可反馈至下丘脑，下丘脑调整 GnRH 的分泌量，进而调整血清 LH、FSH 和 PRL 的分泌量，最终达到调节 P 与雌二醇的水平。HPO 轴是机体神经 - 内分泌 - 免疫网络的重要组成部分，它参与了各种神经递质的相互调节，其功能紊乱将直接影响自主神经中

枢及其支配下各脏器的功能。当卵巢功能衰退时,雌二醇分泌减少,对下丘脑、垂体负反馈减弱,出现GnRH、LH、FSH含量升高,HPO轴功能紊乱,进而影响下丘脑神经递质平衡失调,出现一系列神经、精神系统相关症状。

与此同时,对HPO轴功能的调节起重要作用的GnRH,也受神经系统调节,如神经递质、神经营养因子和类固醇反馈信号等。GnRH神经元接受无数的兴奋性和抑制性输入,随着年龄的增长,这些神经通路信号发生改变,也可对老化的GnRH神经元产生影响。

(二) 雌激素对神经系统的影响

雌激素与其受体相结合,广泛参与认知、突触可塑性、记忆、神经发生和神经保护的过程。

1. 脑内雌激素受体的表达及功能 雌激素受体有两个主要亚型:ER-α和ER-β。ER-α在"经典"雌激素靶组织中高水平表达,如子宫、乳腺、胎盘、肝脏、骨骼和心血管系统,而ER-β主要表达于"非经典"靶组织,如大脑、前列腺、卵巢、肺、肌肉和泌尿系统。在人脑中雌激素受体的分布也是不均衡的。ER-α mRNA的高表达仅限于杏仁核和下丘脑区域,而ER-β mRNA在海马结构区域丰富表达。此外,雌激素受体在脑内的表达因性别、年龄和健康状况的不同而有所差异。啮齿类动物和人类研究发现,ER-β的水平随着年龄的增长而减少;相反,ER-α的水平则相对不受年龄影响。健康女性研究发现衰老与ER-α在大脑从细胞核到细胞质的易位有关,而此现象未在健康男性中发现,但阿尔茨海默病的神经病理学研究表明,在女性和男性患者大脑中都伴随着高水平的ER-α核表达。

ER-α和ER-β都有助于雌激素诱导神经细胞,起到对神经变性损伤的保护作用,其中ER-β被认为广泛参与调节雌激素对大脑的发育和神经元的可塑性。ER-β在脑发育中起着重要作用,2个月大的 *ER-β* 基因敲除的小鼠即可出现大脑皮层神经元缺陷,该缺陷随着年龄的增长而进展,直至小鼠成年。ER-β在大脑胚胎发育后期也起着关键作用。*ER-β* 基因敲除的小鼠在胚胎18.5天即可观察到脑体积较小,神经元数量变少,皮质层迁移神经元较少,大脑皮层凋亡细胞增多,这提示ER-β可能通过增强神经元迁移和神经元存活,来促进大脑发育。ER-β可通过对脑源性神经营养因子(brain-derived neurotrophic factor,BDNF)的调节,发挥神经可塑性的作用。在成熟大脑中,BDNF调节突触发生、突触成熟和可塑性,并巩固记忆形成和储存。*ER-β* 而非 *ER-α* 敲除的成年小鼠,海马中的BDNF水平显著降低。实验诱导的绝经期小鼠也证实,大脑ER-β的激活导致了BDNF蛋白水平的增加。

ER-β在神经可塑性中的作用与其对学习和记忆的调节能力相关。在Morris水迷宫实验中,接受17β-雌二醇干预后的 *ER-β* 敲除的小鼠,出现学习能力获得性延迟或无法完成学习任务,而野生型小鼠干预后则表现出明显的学习能力,表明ER-β介导雌激素诱导的增强学习和记忆功能。同样,海马体介导的条件恐惧实验也证实,ER-β激活可增加突触蛋白表达、促进长时程增强和改善海马依赖性记忆任务表现。然而当ER-β缺失或仅激活ER-α时,上述效应消失。ER-α可能更多地参与攻击性和性行为的调节。

2. 雌激素对神经元保护作用的分子机制 雌激素是甾体类化合物,主要生理成分为雌二醇、雌酮(estrone,E_1)和雌三醇(estriol,E_3)。E_3已被证明对葡萄糖缺乏、硫酸亚铁、β-淀粉样肽、N-甲基-*D*-天冬氨酸(N-methyl-*D*-aspartate,NMDA)和谷氨酸毒性有保护作用。体外研究表明雌二醇能保护神经元免受6-羟基多巴胺氢溴酸盐、1-甲基-4-苯基吡啶离子、谷氨酸和缺血的损伤。

雌激素通过基因组和非基因组作用产生效应。基因组机制涉及激活两种不同的核受体 ER-α 和 ER-β 介导的基因转录。超微结构研究已证明大脑中 ER-α 和 ER-β 局限于质膜。雌激素的非基因组作用为其快速反应效应，发生在几秒钟甚至几分钟内，通常由 17β- 雌二醇与质膜相关雌激素受体 ER 的相互作用启动，导致后续信号通路激活。在中枢神经系统，雌激素的基因组效应和非基因组效应被证实与转录活性增强有关。在大脑新皮质存在一种与质膜相关的 ER，称为 ER-X，为雌二醇的首要内源性配体。ER-X 通过 17α- 雌二醇和 17β- 雌二醇介导 MAPK/ERK 的激活。

ER 可与下游分子结合，下游分子可因 ER 类型、大脑区域和相关支架蛋白的不同，而激活不同的信号通路。17β- 雌二醇在大脑中有两个重要的信号通路：MAPK 和 PI3K/AKT 通路。ER 能激活 MAPK/ERK 激酶和 ERK 1/2。激活的 ERK 1/2 转移到细胞核，在那里激活转录因子 cAMP- 应答元件结合蛋白（cAMP response binding protein，CREB），从而调节靶基因的转录。激活 ERK 1/2 也会导致非转录活性，抑制糖原合酶激酶 3β（glycogen synthase kinase 3 beta，GSK3β）。ER 也能与 PI3K 通路相互作用，导致 AKT 激活。AKT 通过抑制促凋亡蛋白的功能来促进细胞存活。GSK3β 也可被 AKT 磷酸化抑制。GSK3β 的激活与神经元凋亡相关，并可介导毒素诱导的纹状体神经元死亡，而其功能抑制可促进细胞存活。抗凋亡基因 B 淋巴细胞瘤 -2（B-cell/lymphoma-2，Bcl-2）和促凋亡基因 Bax（Bcl 2 associated X protein）为 AKT 的下游蛋白。AKT 可调节 Bcl-2 家族成员，从而调控细胞凋亡。转录因子如核因子 NF-JB（NF-JB）和 CREB 也受 AKT 调控；NF-JB 可诱导 Bcl-2 的表达。刺激酪氨酸激酶受体，如 IGF-1 受体，也可以激活 PI3K/AKT 途径。17β- 雌二醇和 IGF-1 在大脑中存在相互依赖的作用。AKT 激活时，IGF-1 和 17β- 雌二醇在大脑中具有协同作用，但 ERK 激活时则没有协同作用。雌激素也可磷酸化 CREB，抑制 GSK3 活性，上调 Bcl-2 的表达，并减弱大脑中 Tau 蛋白过度磷酸化。脑 PI3K/AKT 和 MAPK/ERK 通路的激活，与 17β- 雌二醇在不同脑损伤模型中的神经保护作用有关。在培养的神经元中，17β- 雌二醇通过 PI3K/AKT 信号通路，减弱谷氨酸和 β- 淀粉样蛋白诱导的毒性对神经元损害。同时，对谷氨酸毒性和 H_2O_2 诱导的细胞死亡等各种损伤，17β- 雌二醇也可通过 MAPK/ERK 通路，对神经元起到保护作用。

3. 雌激素对经典神经递质的作用

（1）胆碱能系统：雌二醇被发现可增强大鼠胆碱能毒蕈碱受体密度；增强基底前脑及其两个投射区（海马 CA1 区和额叶皮质）的高亲和力胆碱摄取，以及胆碱乙酰转移酶（choline acetyltransferase，ChAT）活性；调节乙酰胆碱释放，以及改善东莨菪碱引起的记忆障碍。临床研究发现雌二醇对胆碱能系统和认知功能的影响，随着卵巢功能丧失而减少。长期接受雌激素治疗与从未使用过激素的患者相比，其高毒蕈碱（M1/M4）受体密度在左纹状体、海马、外侧额叶皮质和丘脑内增加，与左海马和颞叶皮质的雌二醇水平相关。

（2）多巴胺能系统：非人类灵长类动物研究发现，连续 30 天雌激素缺乏可导致大脑黑质中 30% 以上的多巴胺能神经细胞丢失。慢性雌激素治疗可恢复去卵巢大鼠纹状体的多巴胺能功能。然而，雌激素治疗时间长短及剂量，对多巴胺能反应性的影响仍不明确。有报道雌激素急性给药，可将高亲和力多巴胺 D2 受体结合位点转化为低亲和力位点。大剂量雌二醇给药 48 小时后，大鼠可表现出多巴胺受体高反应性，而低剂量则导致多巴胺受体低反应性。临床研究发现，多巴胺 D2 受体浓度随着年龄的增长而显著降低，特别是在额叶和基底节区，女性比男性的下降更为明显。与对照组相比，服用联合口服避孕药的女性，在月经周期的高雌激素阶段和产后第 4 天,对多巴胺能刺激的反应增加。

(3)血清素系统:雌激素的短期及长期治疗,可调节卵巢切除术大鼠 5- 羟色胺(5-HT1)受体密度。临床研究发现雌激素的长期及短期治疗均可增加绝经后女性对血清素刺激的反应性。研究表明,短期雌激素治疗与皮质 5-HT2A 受体广泛增加有关,但长期雌激素治疗与海马 5-HT2A 受体利用率较低有关。

4. 雌激素对认知功能影响的临界期假设 外源性雌激素参与大脑认知功能调控,卵巢雌激素的长期缺乏会减弱这种调控效果。雌二醇长期缺乏对胆碱能系统调控减弱,被认为是卵巢功能临界期假设的基础。胆碱能神经传递和海马可塑性都受到 ER-α 作用的影响。在卵巢功能丧失、雌激素缺乏的情况下,海马内 ER-α 永久性降解或丢失,而 ER-α 丢失后再给予雌激素,也不能逆转其对认知功能下降的影响。但在临界期给予雌激素,可维持海马内 ER-α 水平,从而增强胆碱能的功能、海马可塑性,并可以降低认知能力损害的风险。在临界期,给予中年大鼠短期雌二醇刺激,导致海马 ER-α 水平长期甚至永久性地增加,其机制可能涉及局部雌激素合成,或者通过配体独立机制,激活 ER-α 来影响 ER-α 靶点。临界期雌二醇刺激诱导 ER-α 水平的维持时间,可超过雌二醇暴露的时间。临界期假设并没有否认其他机制解释雌二醇对大脑认知功能保护作用的可能性。例如,生殖衰老后的有丝分裂干细胞功能下降,也可影响海马对长期卵巢切除术后雌二醇的反应能力。此外,长期卵巢切除术后,导致的雌激素快速作用减弱,也可能影响其作用效果。

(三)神经系统衰老对 GnRH 的影响

1. 谷氨酸 谷氨酸是一种广泛存在于下丘脑的神经递质,也是大脑中主要的兴奋性神经递质。通过 N- 甲基 -D- 天冬氨酸受体(N-methyl-D-aspartate receptor,NMDAR)和非 NMDAR 作用于 GnRH 神经元,刺激其基因表达和 GnRH、LH 释放。NMDAR 是一种配体门控离子通道,主要由两个必需的 NR1 亚单位和两个 NR2 家族成员组成。在衰老过程中,NMDAR 亚单位的磷酸化水平降低,减少了 NMDAR 诱导 GnRH 神经元的激活。同时,动物研究发现,随着年龄增长,大鼠 NR1 亚基变化不明显,但中老年持续性发情(非周期性)大鼠的 NR2A 和 NR2B 亚基的 mRNA 水平低于正常周期性发情的中青年雌性大鼠。低 mRNA 水平意味着蛋白质表达水平降低,功能性 NMDAR 减少。NMDAR 亚单位组成发生改变,减弱其信号传导,从传入投射中释放的谷氨酸减少,降低 GnRH 神经元的激活。

2. GABA GnRH 神经元受兴奋性谷氨酸输入和抑制性 GABA 输入的综合调控。研究发现,随着年龄增长,下丘脑 GABA 能信号增加,兴奋性与抑制性输入在 GnRH 神经元中的比例,在中年时倾向于抑制效应。GnRH 神经元的兴奋性降低,可能是中年时 GnRH 脉冲式释放改变的基础。

3. kisspeptin kisspeptin 是一种对排卵前 GnRH 和青春期开始至关重要的神经肽。kisspeptin 可通过其 G 蛋白偶联受体 54 信号通路,调节视前区谷氨酸和 GABA 神经传递的比率,部分刺激 GnRH、LH 的释放。随着女性卵巢衰老发生,直至绝经后,女性大脑漏斗核内 kisspeptin 阳性神经元的数量、大小和基因表达均有所增加。灵长类动物的研究中也证实,绝经后的恒河猴下丘脑内侧基底部 kisspeptin 和 G 蛋白偶联受体 54 基因表达升高。kisspeptin 表达的增加可能是由于循环中的卵巢激素水平下降,导致类固醇激素负反馈功能丧失的结果。大鼠研究中发现,卵巢衰老时 kisspeptin 信号的改变要早于卵巢功能下降,而在人类中,kisspeptin 的绝经后改变似乎是卵巢功能下降的继发性变化。跨物种证据表明,卵巢衰老过程中 GnRH 功能障碍,可能部分与 kisspeptin 信号的改变相关。

4. 胶质细胞形态　GnRH 神经元与胶质细胞有着密切的物理关系。胶质细胞体通过其"终足"与 GnRH 神经元末端相互作用,激活细胞间信号联系,调节促性腺激素分泌进入门静脉毛细血管系统。这些相互作用对性腺类固醇很敏感,并在整个生殖周期中变化。在下丘脑,随着生殖年龄的增长,胶质细胞和 GnRH 末端之间的超微结构关系变得更加混乱,酪氨酸激酶受体的胶质细胞信号在中年时被破坏,从而影响卵巢功能。

三、卵巢衰老女性神经、精神系统改变的临床表现

(一) 情绪障碍

1. 卵巢衰老与抑郁的历史背景　关于卵巢衰老与抑郁症的描述,最早可追溯到 19 世纪的医学文献——Bevan Lewis 在 1899 年出版的《精神病》教科书中,详细描述了女性卵巢衰老时的情绪障碍:"尤其女性在绝经期,或接近绝经时,她的整个生殖系统失去了功能并退化。这不仅仅是女性本人的主观感受,事实上,女性生殖系统几乎完全失去能力,女性会在主观和客观上,夸大其绝经期的不适。她们往往认为自己出现了严重的神经系统功能紊乱,其典型症状有:头痛、眩晕、昏厥、'潮热'、情绪波动、易怒,以及认知障碍……这些认识是错误的,事实上这个时期的女性处于功能性衰老的早期阶段。它的主要表现为缺乏决断力、疲乏和嗜睡。随着时间的变化,曾经以机体生殖功能为目标的内心信念消失了。女性需要把内心信念转移至其他渠道,这意味着出现一段时间的情绪不稳,并可促发一段时间的情绪修复。"

这些早期的观察导致了关于卵巢激素在大脑功能和精神疾病中作用的推测,20 世纪 40 年代随着雌激素疗法广泛应用,出现了雌激素疗法治疗绝经期女性抑郁症的报道。绝经期抑郁症与卵巢衰老之间的关系得到了进一步支持。根据发病时间和对雌激素治疗的反应,主流精神病学界接受了一种与生殖衰老相关情绪障碍的存在,专门命名为"绝经期抑郁症",指女性在绝经期出现的抑郁症状。

然而随后的研究却提出了质疑,因为此类抑郁似乎没有明显的特征性症状模式,患者处于绝经期时,其自杀或因精神病住院的风险并没有增加。流行病学研究也发现,女性在绝经时期抑郁症的患病率并未上升,因此卵巢衰老与抑郁症的关系一直存在较大争议。

2. 卵巢衰老期情绪障碍　女性在卵巢功能衰退时出现的情绪症状,比其在绝经后更多见。SWAN 研究按照《精神障碍诊断与统计手册》(第 5 版)(*Diagnostic and Statistical Manual of Mental Disorders*,DSM-5)要求的核心抑郁症状(悲伤、焦虑和易怒)且持续至少 2 周为标准,在以自我报告的月经周期状态为基准的横断面研究发现,与绝经前或绝经后相比,女性在卵巢功能衰退时期主观报告的"心理困扰"明显增多。纵向研究也证实,按照流行病学调查用抑郁自评量表评分升高为标准,与绝经前或绝经后相比,女性卵巢功能衰退期有临床意义的抑郁症状风险增加。调整了这些女性的既往抑郁症史、严重的经前期综合征、睡眠紊乱和潮热等几个影响因素变量后,这种关系依然存在。前瞻性研究也证实,既往无抑郁症病史的女性,在经历卵巢功能衰退期时出现由 DSM-Ⅳ 临床定式访谈(structured clinical interview for DSM-Ⅳ,SCID)定义抑郁症的风险,几乎为绝经前的 2 倍。

3. 卵巢功能衰退与抑郁的关系　一些研究间接支持了卵巢激素异常对卵巢功能衰退期抑郁症的影响:激素治疗可改善性腺功能低下女性的潮热和情绪症状;与无症状对照组相比,绝经后抑郁女性可观察到较低的促性腺激素水平;卵巢功能衰退期女性,有抑郁症状者

血浆雌激素水平低于无抑郁症状者;血浆 FSH 水平升高与抑郁症之间存在相关性。但也有研究未发现女性在卵巢功能衰退期和绝经后血浆雌二醇和 FSH 与抑郁诊断的相关性变化,也未发现雌激素或雄激素水平与抑郁症状的严重程度相关。

尽管从临床表现、病程、家族或个人病史,以及卵巢/肾上腺激素的基础水平方面比较,卵巢功能衰退期抑郁症与重性抑郁症无明显区别,但垂体 - 卵巢功能变化被认为在卵巢功能衰退期抑郁中起重要作用。与横断面研究显示卵巢功能衰退期抑郁症与卵巢功能异常无关不同,纵向研究发现情绪症状与女性处于卵巢功能衰退末期血浆雌二醇水平下降、FSH 水平升高显著相关,并且随着 FSH 水平升高,抑郁症发作的风险增加。这提示垂体 - 卵巢功能改变,与这些女性情绪症状之间可能存在更直接的关系。

女性卵巢功能衰退期,无论存在轻微的还是严重的抑郁症状,雌二醇治疗均有改善情绪的作用。值得关注的是,基线水平和治疗后雌二醇水平均不能预测观察到的治疗反应。有证据表明,女性在卵巢功能衰退期,而非绝经后抑郁者,对雌激素治疗有反应。这表明卵巢功能衰退期女性出现的情绪障碍,是由激素变化(如停药或波动)引起,而不是由长期的卵巢激素缺乏而引起的。

4. 潮热与抑郁 潮热被认为是卵巢功能衰退期女性抑郁症的独立风险因素,但潮热与绝经后女性抑郁则无关联性。女性卵巢功能衰退期的临床研究发现,潮热的出现与症状表现形式无关(如睡眠障碍的严重程度),与临床特征也无显著差异(如既往精神病史、血浆 FSH 水平、抑郁的严重程度)。因此,在卵巢功能衰退期,潮热似乎既不是必需的,也不是明确的抑郁伴随症状,卵巢功能衰退期抑郁症也不能被视为潮热的表现形式。雌激素治疗对潮热和抑郁的影响也尚无定论,有一些卵巢功能衰退期抑郁女性没有潮热,其抑郁对雌激素治疗有反应。也有研究发现同时存在抑郁和潮热的女性在接受雌激素治疗过程中,雌二醇撤出会导致潮热复发,但不一定是抑郁复发。

5. 焦虑症状 女性在卵巢功能衰退期可出现临床显著的焦虑症状,发作频率随着女性进入绝经期而增加。焦虑症状的严重程度与潮热的发生、严重程度和频率之间存在显著的相关性。研究发现女性卵巢功能衰退期焦虑症状严重程度的增加,预示着其在 8~12 个月后会出现潮热。校正了吸烟、BMI、种族和抑郁症状等影响因子后,上述相关性依旧显著存在。因此,增加的自主神经活动和与焦虑相关的觉醒,可能会降低女性对潮热的耐受性,或者夸大她们的痛苦症状。同时,焦虑和潮热的症状也存在重叠,存在潮热症状的女性,其焦虑量表的得分也可能增加。除了情绪障碍外,焦虑还可能在女性经历卵巢功能衰退时,所感受到的心理和躯体痛苦中发挥重要作用。

(二)认知障碍

1. 雌激素对海马的影响 雌激素可增加海马 CA1 突触密度,影响海马突触可塑性。雌激素对海马依赖性记忆的作用受给药时机的影响。成年大鼠在卵巢切除术后 10 周注射雌二醇可显著增加 CA1 的树突脊密度,但增加的幅度明显小于在卵巢切除术时注射雌二醇的改变。大鼠 2 个月大时摘除卵巢,并在第 9、15 和 19 个月后每天注射 2 次雌二醇,与年龄匹配的卵巢切除对照组相比,卵巢切除后 9 个月和 15 个月接受雌二醇注射的大鼠,其海马 CA1 中树突脊密度增加,存在突触效应的长时程增强(long-term potentiation,LTP),但在术后 19 个月注射雌二醇时,没有明显效果。长期卵巢激素缺乏,也可影响雌二醇对 CA1 神经元内膜的兴奋性。大鼠 7 个月大时切除卵巢,术后 5 个月每天注射 2 次雌二醇,对 CA1 神经元的树突棘密度无影响,然而,卵巢切除术后 10 天给予大鼠雌二醇,CA1 神经元树突棘密度显著增加。因此,卵巢激素缺乏持续时间,而非年龄,是决定雌二醇治疗效果的关键因素。老年大鼠在卵巢切除术后 9 个月,给予雌二醇不会影响海马依赖性记忆,但周期性注射雌二醇,大鼠的认知能力明显增强。因此,在某些情况下,只有在大剂量或多次给药的情况下,雌二醇才可以增强老年动物卵巢切除后的认知能力。虽然海马记忆系统受到雌激素的积极影响,但它特别容易受到衰老的不利影响。因此,雌激素的使用被认为对衰老的大脑和海马依赖性记忆有保护作用。

2. 雌激素对胆碱能系统的影响　雌二醇影响胆碱能系统的能力,与其影响海马结构和功能的能力有关。雌二醇对胆碱能系统的作用,也受其作用时间的影响。雌二醇治疗开始于卵巢切除时,可提高中年大鼠海马中乙酰胆碱合成酶 ChAT 的水平,然而,如果在卵巢切除术后 5 个月开始雌二醇治疗,雌二醇对 ChAT 的影响就会减弱。年轻成年的大鼠和中年的大鼠,在卵巢切除时接受雌二醇治疗,可减弱毒蕈碱型受体拮抗剂东莨菪碱,对海马依赖性记忆的破坏作用。然而雌二醇治疗并不影响东莨菪碱对长期卵巢切除后大鼠的作用。临床研究也证实,雌二醇可减弱抗胆碱能药物对绝经后年轻女性认知能力的损害作用,但对绝经后老年女性则无影响。动物研究发现利用胆碱酯酶抑制剂从药理学上增强胆碱能功能,可恢复雌二醇增强老年动物认知功能的能力。当卵巢激素缺乏后一段时间给予雌二醇时,胆碱能系统功能缺陷也会导致雌二醇影响认知的能力下降。

3. 雌激素的临界期效应　绝经后女性激素治疗被认为有助于保护大脑认知功能,可预防或延缓年龄相关的神经退行性疾病,如阿尔茨海默病。但是女性健康倡议研究发现,65 岁及以上的女性接受雌激素治疗,其认知功能并未改善,痴呆的风险也略有增加。后续研究也证实,女性在卵巢激素缺乏多年后,施用雌激素不会改善大脑认知功能,这些报道促成了雌激素效应的临界期假说的发展。此假说认为,雌激素治疗只有在接近绝经或卵巢功能退化的关键时间窗使用时,才是有益的,并且在这个时间窗之外服用可能是有害的。

4. 雌激素与阿尔茨海默病　尽管女性在中年卵巢功能衰退期,激素环境发生了显著变化,但认知功能并未受到自然绝经事件的影响,至少,短期内没有明显的下降。许多女性在卵巢功能衰退期时会出现健忘。由于短暂性记忆丧失和阿尔茨海默病之间的联系,健忘会获得特别的关注。由于健忘也是其他年龄段的常见症状,自我感觉的记忆力差往往与情绪低落有关,而非客观的记忆力丧失。事实上,多国的横断面和纵向研究结果一致表明,卵巢自然衰老过程对女性情景记忆或其他认知功能并未有显著影响。

卵巢衰老,作为女性正常中年期的普遍事件,与阿尔茨海默病之间的关系并不十分明确。尽管卵巢切除术诱发的早期绝经可能增加认知易损性,绝经年龄和阿尔茨海默病风险之间却没有明确的联系。雌激素治疗的起始阶段可能不会改善阿尔茨海默病的症状。重要的是,女性老年时开始的激素治疗,也可能增加其患痴呆的风险。对于激素治疗对阿尔茨海默病的影响是否因治疗开始时患者年龄而异,或因患者接受早期治疗并长期持续而改变,目前尚无统一定论。

(三) 睡眠障碍

1. 卵巢衰老与睡眠障碍　虽然许多在接近卵巢功能衰退终末期的女性会抱怨睡眠变得更差,但并非所有女性认为持续性的睡眠障碍影响了她们的生活。大约 45% 的女性在经历卵巢功能衰退期时出现睡眠障碍,但睡眠障碍发生率最高时,是在女性接近卵巢衰老终末期时。与此同时,多导睡眠监测也并未发现女性的睡眠模式在接近绝经期与绝经期和绝经后期相比有显著不同。

睡眠受性别和年龄的影响,女性比男性更易出现睡眠紊乱,更常出现睡眠障碍,如睡眠潜伏期延长、夜间觉醒增加和难以恢复睡眠的早期觉醒,会随年龄增长而增加。躯体疾病也是睡眠紊乱的潜在影响因素,如甲状腺功能亢进症(简称甲亢)或库欣病、精神性疾病、阻塞性睡眠呼吸暂停、咖啡因或酒精等药物或物质滥用,以及不宁腿综合征等。行为和环境因素,如睡眠习惯不佳、压力、配偶的干扰或轮班工作等,也会对睡眠有影响。除此之外,恶劣的睡眠条件包括旧床垫、环境高噪声、光线或温度等,也可导致睡眠紊乱。女性在卵巢功能衰退期出现睡眠障碍的易感因素为高神经质、低宜人性、低责任心、抑郁等人格特征,以及抑郁和 / 或经前烦躁障碍病史。女性生育期后睡眠困难的增加,可能是由于卵巢功能衰退时的症状,尤其是潮热和盗汗,或者机体老化过程本身,而这些问题是否能归因于卵巢功能衰退,目前尚存争议。

2. **潮热与睡眠障碍** 75% 的女性在卵巢功能衰退期会出现潮热,潮热常常引起身体和精神上的痛苦,并可能干扰白天的活动,扰乱睡眠。SWAN 研究发现潮热和绝经期状态都与睡眠障碍无明显相关性。夜间潮热的女性更容易感到睡眠障碍,但多导睡眠监测没有显示与潮热有关的睡眠质量的客观改变。潮热导致不同程度的觉醒,可能与潮热的严重程度和持续时间以及个体性格特征(如高度焦虑)有关,这些因素导致潮热之后更难恢复睡眠。睡眠不佳的女性可能存在更严重的心理困扰,这与卵巢功能衰退无关。

综上,卵巢激素在整个生命周期中影响女性的健康。在女性生命的最后一段,卵巢激素的下降与卵巢衰老有关的生理和心理老化相关。除了生理症状,如潮热和盗汗,卵巢功能衰老期女性的主要症状是精神、神经系统改变,特别是与抑郁和记忆有关的改变,但其具体机制和作用效果在临床和动物实验研究中尚无定论,目前倾向于认为卵巢功能退化的关键时间窗是影响精神、神经系统改变的主要因素。我们应该正确认识上述生理和心理的变化,以更加开放的态度,来理解卵巢功能衰退期对机体带来改变的影响因素和后果。

(张晓凡)

参考文献

1. Hardy R, Kuh D. Change in psychological and vasomotor symptom reporting during the menopause. Social Science & Medicine, 2002, 55: 1975-1988.

2. Sullivan Mitchell E, Fugate Woods N. Midlife women's attributions about perceived memory changes: observations from the Seattle Midlife Women's Health Study. Journal of Women's Health & Gender-Based Medicine, 2001, 10: 351-362.

3. Bromberger JT, Kravitz HM, Chang YF, et al. Major depression during and after the menopausal transition: Study of Women's Health Across the Nation (SWAN). Psychological Medicine, 2011, 41: 1879-1888.

4. Rocca WA, Bower JH, Maraganore DM, et al. Increased risk of cognitive impairment or dementia in women who underwent oophorectomy before menopause. Neurology, 2007, 69: 1074-1083.

5. Henderson VW, Benke KS, Green RC, et al. Postmenopausal hormone therapy and Alzheimer's disease risk: interaction with age. Journal of Neurology, Neurosurgery, and Psychiatry, 2005, 76: 103-105.

6. Ohayon MM. Severe hot flashes are associated with chronic insomnia. Archives of Internal Medicine,

2006, 166: 1262-1268.

7. Lewis, William Bevan. A Text-Book of Mental Diseases, with Special Reference to the Pathological Aspects of Insanity. Journal of the American Medical Association, 1890, XV: 519-520.

8. Bromberger JT, Meyer PM, Kravitz HM, et al. Psychologic distress and natural menopause: a multiethnic community study. American Journal of Public Health, 2001, 91: 1435-1442.

9. Spitzer RL, Williams JB, Kroenke K, et al. Utility of a new procedure for diagnosing mental disorders in primary care. The PRIME-MD 1000 study. Jama, 1994, 272: 1749-1756.

10. Cohen LS, Soares CN, Vitonis AF, et al. Risk for new onset of depression during the menopausal transition: the Harvard study of moods and cycles. Archives of General Psychiatry, 2006, 63: 385-390.

11. Ditkoff EC, Crary WG, Cristo M, et al. Estrogen improves psychological function in asymptomatic postmenopausal women. Obstetrics and Gynecology, 1991, 78: 991-995.

12. Brambilla F, Maggioni M, Ferrari E, et al. Tonic and dynamic gonadotropin secretion in depressive and normothymic phases of affective disorders. Psychiatry Research, 1990, 32: 229-239.

13. Ballinger S. Stress as a factor in lowered estrogen levels in the early postmenopause. Annals of the New York Academy of Sciences, 1990, 592: 95-113; discussion 23-33.

14. Huerta R, Mena A, Malacara JM, et al. Symptoms at perimenopausal period: its association with attitudes toward sexuality, life-style, family function, and FSH levels. Psychoneuroendocrinology, 1995, 20: 135-148.

15. Saletu B, Brandstatter N, Metka M, et al. Hormonal, syndromal and EEG mapping studies in menopausal syndrome patients with and without depression as compared with controls. Maturitas, 1996, 23: 91-105.

16. Barrett-Connor E, von Muhlen D, Laughlin GA, et al. Endogenous levels of dehydroepiandrosterone sulfate, but not other sex hormones, are associated with depressed mood in older women: the Rancho Bernardo Study. Journal of the American Geriatrics Society, 1999, 47: 685-691.

17. Schmidt PJ, Murphy JH, Haq N, et al. Basal plasma hormone levels in depressed perimenopausal women. Psychoneuroendocrinology, 2002, 27: 907-920.

18. Steinberg EM, Rubinow DR, Bartko JJ, et al. A cross-sectional evaluation of perimenopausal depression. The Journal of Clinical Psychiatry, 2008, 69: 973-980.

第三节　卵巢衰老对运动系统的影响

卵巢衰老伴随性激素水平的变化。性激素水平改变对骨骼的影响,例如可以导致骨质疏松,增加骨折的风险,一直受到人们的关注。此外,性激素水平的改变同时影响运动系统中的肌肉和骨关节的功能。其中,雌激素水平降低对骨骼系统的影响最大。雌激素可以提高肌肉的质量和强度,可以促进韧带中胶原蛋白的产生,减轻骨关节的僵硬度,对提高肌肉和骨关节的功能发挥重要作用。本节将讨论卵巢衰老对女性骨骼、肌肉及骨关节的影响。

一、骨骼

卵巢衰老过程中的主要变化是雌激素水平的改变。雌激素降低主要影响骨代谢,导致骨吸收大于骨形成,进而发生骨质疏松。骨质疏松的严重后果是发生脆性骨折,由此会增加中老年人的病残率和病死率。在全球范围内骨质疏松的发生率已位于常见病多发病的第 7 位。2009 年一项流行病学调查显示,我国绝经后女性发生骨质疏松的概率为 9.4%~37.9%,远远高于绝经前女性的 1.8%~3.2%。一份调查报告显示欧洲脆性骨折患者将由 2010 年的 350 万增加到 2025 年的 450 万。女性脆性骨折一般发生在 55 岁后,男性一般发生在 65 岁后。

这提示衰老对骨骼代谢有负调节作用,衰老对女性骨骼的影响是再吸收增加,对男性骨骼的影响是合成减少。荟萃分析显示中国 60 岁以上人群骨质疏松总体患病率为 36%,其中男性为 23%,女性为 49%。骨质疏松已成为我国重要的公共健康问题。

(一) 骨骼代谢

骨骼一般包括无机矿物质、有机物、细胞和脂肪。骨骼的形成是一个生物矿化的过程。有机物组成骨骼的 20%~40%,主要包括骨胶原蛋白 I、少量的骨胶原蛋白 III、胶原蛋白 V 和胶原蛋白 X。这些胶原蛋白聚集成为胶原纤维,胶原纤维聚集排列形成骨板。骨矿物质通过结晶过程沉积在骨板之间的空隙内。胶原纤维之间的交错加强了骨板的稳定性,而矿物质的沉积则加强了骨基质的硬度。骨骼的稳定取决于骨代谢的平衡,骨代谢主要包括骨形成和骨破坏,新骨的形成和旧骨的破坏共同维持骨代谢的平衡,平衡被打破就会产生骨骼代谢性疾病。在所有的骨骼代谢性疾病中,骨质疏松发病率最高,对人类的生活质量影响最大。骨质疏松的病理多是因为新骨的形成不能填补旧骨吸收后留下的空隙,从而出现骨代谢的负平衡。骨骼重建被负向激活时,激活的强度越大,骨转换的力度越大,骨骼丢失就越严重。在骨代谢过程中雌激素发挥重要作用,当血中雌激素水平下降时,骨重建被负向激活,骨破坏大于骨形成,骨质丢失,最终导致骨质疏松。现在普遍认为在女性绝经的前几年,骨骼丢失就已经加速,在随后的 20 年,丢失的速度更快。

(二) 雌激素与骨骼代谢

1. 雌激素对骨骼代谢作用的认知历史　早在 19 世纪 40 年代 Albright 通过一项调查研究发现,在 42 名 65 岁左右原发骨质疏松的患者中,有 40 名是女性,而这 40 名女性在绝经前没有骨质疏松症。因此,提出了骨质疏松和卵巢功能衰退相关的假说。1969 年,Riggs 证明了绝经前和绝经早期的妇女骨丢失加速,表明了卵巢功能变化对骨骼代谢的影响是一个动态连续的过程,这与卵巢衰老是一个动态连续的过程相符合。1996 年,Vedi 证实了雌激素治疗可以阻止由绝经导致的骨质疏松,证明了雌激素在女性骨代谢中发挥重要的作用,后来发现在男性骨骼代谢中雌激素同样发挥重要作用。雌激素对骨骼代谢的影响是多方面的,既体现在影响破骨细胞的骨吸收,又体现在影响成骨细胞的骨形成。

2. 雌激素与骨细胞

(1) 雌激素与破骨细胞:破骨细胞是在趋化因子和细胞因子的作用下,由骨髓中造血干细胞前体细胞分化而来,其通过骨吸收功能参与骨的代谢平衡。前体细胞分化形成破骨细胞的过程中,巨噬细胞集落刺激因子(macrophgge colony-stimulating factor,M-CSF)和 NF-κB 受体激活蛋白配体(receptor activator of NF-κB ligand,RANKL)这两种因子是必不可少的。两者作用于前体细胞促进其核融合形成多核细胞,后者细胞膜表面的 RANK 可以继续与 RANKL 结合形成成熟的破骨细胞。体内雌激素水平下降时,骨细胞会分泌更多的 M-CSF 和 RANKL,同时骨细胞分泌 IL-7 增加,促进 T 细胞增殖并合成分泌 RANKL 和其他 TNF。TNF 刺激骨细胞使 RANKL 合成进一步增加。TNF 也可以直接作用于前体细胞,和 RANKL 一起共同促进成熟破骨细胞的形成。1991 年,破骨细胞被证实为雌激素作用的直接靶点。雌激素对破骨细胞的作用主要表现在两方面:一方面,雌激素可以直接通过与破骨细胞表面上的雌激素受体结合来影响细胞的活动,主要通过细胞周期途径诱导破骨细胞凋亡,抑制破骨细胞的前体的募集和分化。Takashi Nakamura 和 Martin-Millan 均采用了 Cre 重组酶插入的方法,使破骨细胞上的雌激素受体不表达,结果使破骨细胞的凋亡减少,存活时间延长,骨小梁骨量降低。雌激素促使破骨细胞凋亡的作用,可以通过降低 c-Jun(原癌基因片段)的活性来阻碍 RANKL/巨噬细胞集落刺激因子诱导蛋白 -1 依赖性的活化剂的转录来实现,也可以通过抑制 RANKL 诱导的破骨细胞分化来实现。雌激素通过促进雌激素受体与骨架蛋白 1 结合,使雌激素受体与肿瘤细胞坏死因子相关受体因子 6 解离,降低核因子 -κB(nuclear factor-κB,NF-κB)活性及抑制 RANKL 诱导的破骨细胞分化。另一方面,雌激素通过抑制其他细胞产生的促进破骨细胞增殖、分化的因子,如 IL-1、IL-6、TNF 等,间接地影响破骨细胞的重吸收。2015 年,Xiong 等通过蛋白组学和信息组学分析,比较雌激素存在与否对破骨细胞凋亡分化和多种蛋白因子表达产生的影响,证实了雌激素可以促进破骨细胞凋亡。雌激素也可以通过雌激素受体作用于前体细胞和破骨细胞,引起 Fas 配体上调,与破骨细胞表面的 Fas 结合后触发受体凋亡通路,进而依次激活起始半胱氨酸蛋白酶 Caspase-8、效应 Caspase-3 与相应底物蛋白结合导致破骨细胞凋亡。相反,当雌激素缺乏时,FasL 下调,破骨细胞的寿命延长。

另外,雌激素也可以调节破骨细胞溶酶体的分泌,促进破骨细胞凋亡。破骨细胞黏附在骨表面后形成了一个密封的细胞外空间,这个空间通过破骨细胞中质子泵的作用形成一个酸性环境,在这个酸性环境中,破骨细胞可以分泌溶酶体蛋白酶。研究显示雌激素可以直接作用在成熟的破骨细胞上去阻止溶酶体蛋白酶的分泌。换言之,雌激素可以降低破骨细胞造成细胞和骨表面空腔的能力。Boyce 等证明了体内应用 17β- 雌二醇可以增加破骨细胞凋亡,阻止因卵巢切除导致的骨质丢失。在体外培养的骨髓细胞中,加入 17β- 雌二醇可使破骨细胞凋亡率增加 2~3 倍,表明雌激素可以促进破骨细胞凋亡。

(2)雌激素与成骨细胞:成骨细胞排列在骨表面,是由多基质间充质干细胞分化而来,发挥维持骨的结构,调节骨的矿化过程等作用。在外界因素的刺激下,成骨细胞可以分化为骨细胞或者发生凋亡。成骨细胞有许多调节因子的受体,包括性激素受体、骨形成蛋白受体、前列腺素受体等。外界因素与成骨细胞表面的受体结合后,就会对细胞内的信号通路发生抑制或加强作用,调节成骨细胞的生长、分化、生命周期和功能。雌激素对成骨细胞的作用体现在增殖、分化、功能表达及凋亡等过程中。雌激素能够改变转录因子的活性,如诱导 ERKs、转录因子 ETL 样蛋白 1 和 CCAAT/增强子结合蛋白 β(CCAAT/enhancer binding protein beta,C/EBP beta)氧化磷酸化,下调 e-Jun 和上调 ERK/SRE 靶基因 get-1 的表达,这些转录因子可以激活 Src/Shc/ERK 信号通路及下调 c-Jun 氨基末端激酶(c-Jun N-terminal kinase,JNK)活性,进而抑制成骨细胞凋亡并增加成骨细胞的存活时间,增加成骨细胞的活性。还有相关研究表明雌激素通过抗氧化的作用,抑制氧化应激反应,使骨生成增加,成骨细胞的存活时间延长。另外,雌激素也可以通过降低成骨细胞膜黏连蛋白 V 和 DNA 断裂降低成骨细胞凋亡。

(3)雌激素对骨代谢的间接调控:雌激素还可以通过调节其他激素来影响骨代谢。雌激素可以促进降钙素分泌,降钙素可以抑制破骨细胞功能。因此,当雌激素水平降低时,降钙素合成会降低,进而可以降低骨吸收。雌激素可以降低甲状旁腺素对血中钙离子水平感应的激发点,因此可以抑制甲状旁腺素的分泌,降低骨吸收过程的活力。雌激素缺乏时,骨骼对甲状旁腺素的敏感性增加,骨吸收过程就被激活。雌激素缺乏也可以影响肾上腺皮质激素,减少肠道钙的吸收,导致骨形成延迟。

(三) FSH 和骨代谢

雌激素在骨代谢中发挥重要作用,但是在完全绝经前的 2~3 年,骨质流失就已经发生了,这段时间雌激素水平多在正常范围。因此,雌激素缺乏不能完全解释围绝经期妇女的骨代谢异常。卵巢衰老除了伴随雌激素水平的降低,另外一个显著变化就是 FSH 的逐渐升高。围绝经期这段时间 FSH 水平多已显著升高,因此,FSH 在骨代谢中也可能发挥重要作用。多项横断面和纵向研究表明,高 FSH 水平,而不是低雌激素水平,与围绝经期妇女的骨密度下降相关。

多项研究证实了 FSH 水平和骨代谢之间存在关系。一项小的队列研究表明,雌激素水平相当的绝经妇女,FSH>40mU/ml 者的骨质密度明显低于 FSH<40mU/ml 的妇女。并且,在 FSH>40mU/ml 的妇女中,只有 FSH 水平与骨质密度呈负相关。另一项对 2 375 名围绝经期妇女的调查显示,去除体重指数、甲状腺疾病、胰岛素敏感性等方面的影响后,高 FSH 水平与骨吸收标志物尿 I 型胶原 N- 末端肽(urinary N-telopeptide of type I collagen,u-NTX)和骨形成标志物骨钙蛋白均相关。在中国人群中也发现了高 FSH 水平与骨丢失存在明显的相关性。因此,这些研究证实了 FSH 与围绝经期妇女骨质丢失存在相关性。

骨代谢的正常与否取决于骨形成和骨吸收之间的平衡。骨吸收主要是破骨细胞完成。有报道显示 FSHβ[+/-] 缺陷的小鼠,雌激素水平正常,但是 FSH 水平降低 50%,破骨细胞的骨吸收能力会下降,这表明 FSH 在骨代谢中的作用是非雌激素依赖的。另外,FSH 可以通过免疫细胞诱导炎症因子如 IL-1β、IL-6、TNF-α 来刺激破骨细胞的形成。鉴于已经认识到 FSH 在绝经妇女骨代谢中的作用,几项研究尝试验证 FSH 拮抗剂在小鼠切除卵巢导致骨丢失的作用,发现阻断 FSH 可以增加骨量。进一步研究表明,血中 FSH 水平与骨吸收标志物 I 型胶原蛋白 C 末端端粒肽和骨形成标志物骨钙蛋白呈相关性。另外,在中国的围绝经期骨质疏松妇女中,也发现了 FSH 和 C 末端端粒肽存在正相关性。这一系列研究表明,针对 FSH 的治疗可以成为临床治疗绝经后骨质疏松的一个新的方向。

卵巢衰老会影响女性的骨代谢,造成骨质疏松。目前的主要方法是雌激素替代治疗。由于雌激素替代有限制条件,并且大众对雌激素的认识有偏见,因此,雌激素替代在预防和治疗卵巢衰老过程中骨代谢异常中的使用率很低。随着对卵巢功能影响骨代谢的进一步认识,可寻找新的靶点,研制新的药物,以缓解卵巢衰老对骨代谢的影响。

二、肌肉

卵巢衰老过程中伴随雌激素水平下降,不仅对骨骼有严重影响,对肌肉亦有明显影响,造成肌肉总量下降和强度减弱,部分女性还会出现肌肉痛的表现。早在 1953 年 Kupperman 等在描述绝经症状中就包括了肌肉痛。1976 年发表的 Greene 绝经症状评分表中也包括了肌肉痛。肌肉痛在部分国家和地区的围绝经期妇女中的发生率可达 50% 以上,严重影响着围绝经期妇女的生活质量。卵巢衰老对肌肉的影响还包括了肌肉萎缩和肌肉强度下降。

卵巢衰老影响肌肉的具体机制还不甚明了。围绝经期妇女肌肉强度急剧下降,而可以通过补充雌激素来缓解下降速度,表明了卵巢衰老主要通过雌激素下降来影响肌肉。卵巢衰老过程中其他激素水平的下降对肌肉也有重要影响,包括睾酮和脱氢表雄酮。雌激素对肌肉细胞的影响首先要与肌肉细胞上的雌激素受体结合,进而激活一系列信号通路,包括 IGF-1 通路、一氧化氮通路以及 PI3K/Akt 通路,最后发挥正向作用促进蛋白质的合成。Saki

Nagai 等发现雌激素可能通过 NR4A1 增强线粒体功能来提高 ATP 的产生率,进而发挥增强肌肉强度的作用。氧化应激反应可能是卵巢衰老影响肌肉强度的另一原因,活性氧会影响线粒体功能和蛋白质合成,这两方面都会影响肌肉功能。肌肉功能下降会导致运动能力下降,运动能力下降又会加重氧化应激反应,因此,肌肉功能下降和氧化应激反应两者之间形成了恶性循环。

雌激素替代在保持肌肉总量和强度上也发挥重要作用。当然,激素替代有着曲折的历史而且仍存在争议。雌激素发挥作用是与衰老和性别相关的,绝经后女性肌肉总量的减少预示着分解代谢大于合成。与同龄男性相比,绝经后女性对代谢的敏感性降低,提示雌激素缓慢降低后影响了女性肌肉对合成代谢刺激的反应。因此,除了激素替代,加强营养支持、钙补充以及适度锻炼都是保护肌肉的有效方法。随着年龄增长,肌肉逐渐老化,其对氨基酸和胰岛素的敏感性也逐渐减弱,即合成代谢能力逐渐减弱。因此,欧洲临床营养与代谢学会(the European Society for Clinical Nutrition and Metabolism,ESPEN)推荐健康的老年人蛋白质摄入量为 1.0~1.2g/(kg·d),要高于普通人群的 0.8g/(kg·d)。维生素 D 在调节肌细胞吸收钙的过程中发挥重要作用,并且也可以促进蛋白质合成,这些都对肌肉的强度和收缩能力有着重要作用。维生素 D 对肌肉功能的影响可能与维生素 D 影响肌肉收缩力、线粒体功能和胰岛素敏感性相关。补充维生素 D 的营养干预是支持肌肉蛋白合成及功能维持的重要措施,因此相关指南推荐 50 岁以上的妇女需要每天摄入 800U 的维生素 D。另外,适度锻炼对肌肉总量和强度有积极作用,可以减少骨质疏松并提高肌肉的健康状态,因此,适度锻炼是首选的非药物干预措施。

三、骨关节

卵巢衰老对运动系统影响的另一重要方面就是骨关节,伴随卵巢功能减退,雌激素水平下降,骨关节痛和骨性关节炎的发生率也相应升高。至少有 50% 的绝经妇女有骨关节痛的临床表现。卵巢衰老相关的骨关节痛多是短暂的并且有自限性,但是也有少部分人会有持续性的骨关节痛,甚至会发展成为骨关节炎和慢性广泛性痛。所以,持续性的骨关节痛需要考虑其他原因,鉴别诊断。

卵巢衰老相关的骨关节痛没有好的治疗方法,通常的建议是控制体重并保持规律运动。已有证据表明中等强度的运动可以改善围绝经期的关节痛和其他绝经症状。运动的强度要逐渐加大,避免过强的运动和对痛疼的关节负重,这样会加剧痛疼并且让患者失去信心。其他的支持治疗包括缓解压力和提高睡眠质量。添加植物激素、鱼油或者人参之类的补品对其他绝经症状可能有效果,但对骨关节痛收效甚微。如果骨关节痛持续不缓解或者逐渐加重,可以服用止痛药物。如果对乙酰氨基酚效果不佳,可以尝试使用非甾体类消炎药。要减少止痛药物的使用量,毕竟其有潜在的胃肠道、肾脏和心血管毒性。几项研究表明雌激素替代在缓解骨关节痛方面效果不明显,因此对于将雌激素替代用于缓解骨关节痛仍存在争议。如果骨关节痛非常严重并且其他治疗方法效果不佳时,可以尝试使用雌激素替代治疗,观察效果并且及时调整治疗方案。

与卵巢衰老可能存在关联的另一骨关节问题是骨性关节炎(osteoarthritis,OA),其在女性一生中的发病风险约为 47%。OA 是一个整体问题,涉及关节软骨、骨骼、滑膜和韧带。OA 与卵巢功能的关系体现在雌性激素是一个保护因素。在小鼠动物实验中,切掉卵巢后,雌性激素的保护效应就不复存在了,证明了雌性激素在 OA 的发病过程中发挥着重要的作用。当然 OA 还与其他因素相关,如年龄、体重、关节畸形、关节外伤史和过度负重等。关于雌激素在 OA 的发病中具体发挥怎样的作用,目前没有阐明。可能是卵巢功能减退后,雌激素水平下降,导致了机体炎症因子水平升高,炎症反应又影响了骨关节结构。

虽然雌激素与 OA 的发病存在关联,但是对于在 OA 的治疗中常规使用雌激素还没有形成共识,因为目前还没有高水平的关于雌激素治疗 OA 的临床试验研究结果。

雌激素对骨关节的韧带也有影响,有研究表明女运动员膝关节前交叉韧带断裂的发生率是男运动员的 2~8 倍。进一步研究发现,雌激素可以使韧带变得松弛,活动度增加,女性膝关节活动度在月经周期中随着雌激素水平增加,可以由 $(4.7 \pm 0.8)\,mm$ 增加到 $(5.3 \pm 0.7)\,mm$,骨关节活动度增加会增加韧带损伤的风险。绝经后雌激素水平降低,韧带变得僵硬,僵硬程度持续增加,也会增加韧带断裂的风险。因此,雌激素对韧带的影响是多方面的。

综上,卵巢衰老对运动系统有着显著影响,主要体现在对骨代谢方面。目前的主要观点认为,卵巢衰老过程中雌激素水平降低是影响骨代谢的主要因素,而近期有些研究提示卵巢衰老过程中 FSH 的变化也可以影响骨代谢。雌激素替代治疗在骨质疏松治疗中的作用已得到了证实,但和其他领域一样,雌激素的副作用一直备受关注。因此,哪些人群适合雌激素替代治疗,从什么年龄开始补充,补充的量及持续时间需要进一步确定和个体化。另外,进一步了解卵巢衰老影响骨代谢的机制及开发治疗骨质疏松的药物是极其必要的。卵巢衰老的影响必然是全方位的,运动系统中的肌肉和骨关节也受其影响。对肌肉和骨关节的影响机制目前还不甚明了,可能与雌激素会影响蛋白的合成和炎症反应相关。

(王 升)

参考文献

1. Wang Y, Tao Y, Hyman ME, et al. Osteoporosis in china. Osteoporos Int, 2009, 20 (10): 1651-1662.

2. Hernlund E, Svedbom A, Ivergård M, et al. Osteoporosis in the European Union: medical management, epidemiology and economic burden. A report prepared in collaboration with the International Osteoporosis Foundation (IOF) and the European Federation of Pharmaceutical Industry Associations (EFPIA). Arch Osteoporos, 2013, 8: 136.

3. 贺丽英, 孙蕴, 要文娟, 等. 2010—2016 年中国老年人骨质疏松症患病率 Meta 分析. 中国骨质疏松杂志, 2016, 22 (12): 1590-1596.

4. Khosla S, Amin S, Orwoll E. Osteoporosis in men. Endocr Rev, 2008, 29 (4): 441-464.

5. Oursler MJ, Osdoby P, Pyfferoen J, et al. Avian osteoclasts as estrogen target cells. Proc Natl Acad Sci U S A, 1991, 88 (15): 6613-6617.

6. Mödder UI, Roforth MM, Hoey K, et al. Effects of estrogen on osteoprogenitor cells and cytokines/bone-regulatory factors in postmenopausal women. Bone, 2011, 49 (2): 202-207.

7. Xiong Q, Tang P, Gao Y, et al. Proteomic analysis of estrogen-mediated signal transduction in osteoclasts formation. Biomed Res Int, 2015, 2015: 596789.

8. Kousteni S, Han L, Chen JR, et al. Kinase-mediated regulation of common transcription factors accounts for the bone-protective effects of sex steroids. J Clin Invest, 2003, 111 (11): 1651-1664.

9. Almeida M, Han L, Martin-Millan M, et al. Skeletal involution by age-associated oxidative stress and its acceleration by loss of sex steroids. J Biol Chem, 2007, 282 (37): 27285-27297.

10. Sowers MR, Zheng H, Jannausch ML, et al. Amount of bone loss in relation to time around the final menstrual period and follicle-stimulating hormone staging of the transmenopause. J Clin Endocrinol Metab, 2010, 95 (5): 2155-2162.

11. Sowers MR, Finkelstein JS, Ettinger B, et al. The association of endogenous hormone concentrations and bone mineral density measures in pre-and perimenopausal women of four ethnic groups: SWAN. Osteoporos Int, 2003, 14 (1): 44-52.

12. Sowers MR, Jannausch M, McConnell D, et al. Hormone predictors of bone mineral density changes during the menopausal transition. J Clin Endocrinol Metab, 2006, 91 (4): 1261-1267.

13. Devleta B, Adem B, Senada S. Hypergonadotropic amenorrhea and bone density: new approach to an old problem. J Bone Miner Metab, 2004, 22 (4): 360-364.

14. Sowers MR, Greendale GA, Bondarenko I, et al. Endogenous hormones and bone turnover markers in pre-and perimenopausal women: SWAN. Osteoporos Int, 2003, 14 (3): 191-197.

15. Wu XY, Wu XP, Xie H, et al. Age-related changes in biochemical markers of bone turnover and gonadotropin levels and their relationship among Chinese adult women. Osteoporos Int, 2010, 21 (2): 275-285.

16. Cheung E, Tsang S, Bow C, et al. Bone loss during menopausal transition among southern Chinese women. Maturitas, 2011, 69 (1): 50-56.

17. Sun L, Peng Y, Sharrow AC, et al. FSH directly regulates bone mass. Cell, 2006, 125 (2): 247-260.

18. Gertz ER, Silverman NE, Wise KS, et al. Contribution of serum inflammatory markers to changes in bone mineral content and density in postmenopausal women: a 1-year investigation. J Clin Densitom, 2010, 13 (3): 277-282.

19. Ji Y, Liu P, Yuen T, et al. Epitope-specific monoclonal antibodies to FSHβ increase bone mass. Proc Natl Acad Sci, 2018, 115 (9): 2192-2197.

20. Wang B, Song Y, Chen Y, et al. Correlation analysis for follicle-stimulating hormone and C-terminal cross-linked telopetides of type i collagen in menopausal transition women with osteoporosis. Int J Clin Exp Med, 2015, 8 (2): 2417-2422.

21. Kupperman Hs, Blatt Mh, Wiesbader H, et al. Comparative clinical evaluation of estrogenic preparations by the menopausal and amenorrheal indices. J Clin Endocrinol Metab, 1953, 13 (6): 688-703.

22. Greene JG. A factor analytic study of climacteric symptoms. J Psychosom Res, 1976, 20 (5): 425-430.

23. Terauchi M, Odai T, Hirose A, et al. Muscle and joint pains in middle-aged women are associated with insomnia and low grip strength: a cross-sectional study. J Psychosom Obstet Gynaecol, 2018, 11 (6): 1-7.

24. Greising SM, Baltgalvis KA, Lowe DA, et al. Hormone therapy and skeletal muscle strength: a meta-analysis. J Gerontol A Biol Sci Med Sci, 2009, 64 (10): 1071-1081.

25. Maltais ML, Desroches J, Dionne IJ. Changes in muscle mass and strength after menopause. J Musculoskelet Neuronal Interact, 2009, 9 (4): 186-197.

26. Nagai S, Ikeda K, Horie-Inoue K, et al. Estrogen signaling increases nuclear receptor subfamily 4 group A member 1 expression and energy production in skeletal muscle cells. Endocr J, 2018, 65 (12): 1209-1218.

27. Doria E, Buonocore D, Focarelli A, et al. Relationship between human aging muscle and oxidative system pathway. Oxid Med Cell Longev, 2012, 2012: 830257.

28. Hansen M, Kjaer M. Influence of sex and estrogen on musculotendinous protein turnover at rest and after exercise. Exerc Sport Sci Rev, 2014, 42 (4): 183-192.

29. Deutz NE, Bauer JM, Barazzoni R, et al. Protein intake and exercise for optimal muscle function with aging: recommendations from the ESPEN Expert Group. Clin Nutr, 2014, 33 (6): 929-936.

30. Rizzoli R, Stevenson JC, Bauer JM, et al. The role of dietary protein and vitamin D in maintaining musculoskeletal health in postmenopausal women: a consensus statement from the European Society for Clinical and Economic Aspects of Osteoporosis and Osteoarthritis (ESCEO). Maturitas, 2014, 79 (1):

122-132.

31. Syed ASA, Lee PY, Awi I, et al. The menopausal experience among indigenous women of Sarawak, Malaysia. Climacteric, 2009, 12 (6): 548-556.

32. Losina E, Weinstein AM, Reichmann WM, et al. Lifetime risk and age at diagnosis of symptomatic knee osteoarthritis in the US. Arthritis Care Res (Hoboken), 2013, 65 (5): 703-711.

33. Adachi N, Nawata K, Maeta M, et al. Relationship of the menstrual cycle phase to anterior cruciate ligament injuries in teenaged female athletes. Arch Orthop Trauma Surg, 2008, 128 (5): 473-478.

34. Deie M, Sakamaki Y, Sumen Y, et al. Anterior knee laxity in young women varies with their menstrual cycle. Int Orthop, 2002, 26 (3): 154-156.

第四节 卵巢衰老对心血管系统的影响

卵巢功能下降对机体的影响是全身性的,其对心血管系统的影响也不容忽视。卵巢激素可以改变心血管系统的生理及病理状态,从而在心血管疾病(cardiovascular disease,CVD)的发生、发展中起着重要作用。雌激素是公认的心血管系统保护因子,可从多个方面影响心血管系统。雌激素可以直接作用于血管,调节血管平滑肌的舒缩功能、保护血管内皮、降低血管张力,也可以减少钙沉积,减轻血管钙化,从而发挥抗动脉粥样硬化作用,还可以直接作用于心肌,调节心肌特异性基因表达、调节心肌细胞功能、抑制心肌细胞凋亡和坏死。绝经前女性体内雌激素水平相对较高,CVD 发病率显著低于同年龄段男性,而随着年龄增加,卵巢自然衰老,卵巢功能逐渐减退,或因疾病累及卵巢导致卵巢功能提前衰竭,会使女性性别优势逐渐丧失,CVD 发病率迅速升高,接近甚至超过男性。本节重点讨论卵巢性激素对心血管系统生理功能的影响及卵巢功能减退对女性 CVD 风险的影响。

一、流行病学

CVD 是中老年人常见病,严重威胁其健康,有高患病率、高致残率、高死亡率的特点。我国 CVD 患病率及 CVD 相关死亡率仍处于上升阶段,现患病人数约为 2.9 亿,CVD 占我国居民疾病死亡构成的 40% 以上,居首位,高于肿瘤及其他疾病,每 5 例死亡中就有 2 例死于 CVD。

CVD 是女性的首要死亡原因,虽然目前西方国家 CVD 的患病率和死亡率已逐渐降低,但在我国仍呈逐年增加趋势。我国数据显示:我国女性 CVD 死亡率从 2004 年的 225.16/10 万升至了 2010 年的 245.08/10 万,平均每年上升 1.56%。其中缺血性心脏病死亡率的增加幅度最大。女性 CVD 死亡占总死亡的构成比也大于男性。2015 年我国人口的预期寿命为76.34 岁,其中女性的预期寿命为 79.43 岁。中国女性占全世界 35 亿女性总数的 1/5,健康促进和慢病防控工作面临严峻挑战。

因为在流行病学、病理生理、临床表现、疾病诊断和防治策略等方面,女性有别于男性,CVD 也被称为"性别差异性疾病"。研究表明,女性 CVD 发病率与男性存在显著差异,如女性冠心病发病平均较男性迟发 10~15 年,发病率在绝经前仅为男性的 1/10~3/10,绝经后则迅速增高,55~70 岁时逐渐达到高峰,与男性无明显差异。Framingham 研究结果显示,绝经后女性冠心病的发病率是绝经前的 2 倍,65 岁前主要冠心病类型为心绞痛,而 65 岁以后,心肌梗死的发生率明显升高。女性 CVD 症状不典型，并发症多见，超过半数的女性发生急性心肌梗死前无胸痛症状，同时女性常见心电图非特异性 ST-T 改变，运动心电图试验假阳性率高于男性；另外，CVD 的传统危险因素，如高血压、糖尿病、肥胖、吸烟等，在男性和女性中的暴露水平不同，对男性和女性 CVD 患病率和死亡率的影响也不同。除了这些与男性共有的传统危险因素外，女性由于其生理特殊性，CVD 的发生率和死亡率还受初潮、妊娠、绝经等女性特有因素的影响。目前认为，产生这种性别差异的原因，可能主要与女性内源性性激素对心血管系统的作用有关。

二、卵巢功能与心血管疾病

卵巢作为女性重要的性腺器官，具有生殖与内分泌功能，卵巢所分泌的性激素对女性的正常发育和机体健康起着至关重要的作用。既往研究表明，卵巢激素可以改变心血管系统的生理及病理状态，从而在 CVD 发生、发展中发挥重要作用。

（一）雌激素

女性体内雌激素是卵巢颗粒细胞分泌的类固醇激素，其主要作用是促进女性生殖器官发育、成熟以及形成第二性征。雌激素受体是配体依赖转录活性因子超家族成员之一，包括 ER-α 和 ER-β 两种亚型，除生殖系统外，广泛分布于全身多数组织，包括心血管组织、骨组织、神经组织等。雌激素具有保护血管内皮、抑制血管钙化、调节血管功能、抗动脉粥样硬化、调节心肌电活动和抑制心肌细胞凋亡等作用，是公认的心血管系统保护因子，在预防 CVD 方面具有重要的临床价值。绝经前的女性体内雌激素水平相对较高，CVD 的发病率显著低于同年龄段男性；而随着年龄增加、卵巢功能减退，合成和分泌雌激素的能力下降，女性体内雌激素水平显著降低，对心血管系统的保护作用减弱，性别优势逐渐消失，围绝经期 CVD 风险明显升高，绝经后 CVD 发病率迅速升高，并超过同年龄段男性。

1. **对血管的直接作用**　雌激素可通过与核内雌激素受体及 G 蛋白偶联雌激素受体 1（G protein-coupled estrogen receptor 1，GPER1）结合，调节血管组织基因表达来应对不利因素造成的影响，调节血管平滑肌舒缩功能，还可通过细胞信号传导途径，影响钾离子、钙离子通道活性，抑制血管内皮细胞和平滑肌细胞在血管损伤后的增殖，发挥抗动脉粥样硬化作用。

2. **降低血管张力**　绝经前的女性血压一般低于同年龄段男性，而绝经后的女性血压明显升高，并有赶超男性的趋势，说明除了年龄因素外，雌激素可能对高血压的发生也具有特殊作用。雌激素可通过活化内皮细胞，上调内皮型一氧化氮合酶（endothelial nitric oxide synthase，eNOS）的表达，增加 NO 的释放，从而降低血管张力，血管切应力减小，舒张血管，增加血流量。

3. **保护血管内皮细胞**　雌激素可通过多种方式发挥血管内皮细胞保护作用：①改善动脉内皮功能，促进血管内皮细胞生长，诱导内皮细胞增殖和迁移；②抑制肿瘤坏死因子对内皮细胞凋亡的促进作用；③抑制血管摄取脂质，扩张血管；④改善脂质代谢；⑤动脉损伤后，雌激素可以通过调节血管内皮祖细胞分化、免疫炎性反应和动员血小板等，协同促进内皮修复，维持内皮结构完整和功能正常，减轻血管损伤。

4. **抑制血管钙化**　血管钙化是动脉粥样硬化的标志之一，有提示动脉粥样斑块负荷大小的作用，同时能预测心血管事件的发生风险，是其独立危险因素。随着人们对血管钙化机制的深入研究，发现血管钙化是一个主动的而且受到精细调节的病理过程，血管平滑肌细胞在其中扮演重要角色。Nanao-Hamai 等发现,雌激素可以通过上调人主动脉血管平滑肌中 Gas6 和 p-AKT 的表达,抑制血管平滑肌细胞凋亡,减轻钙化,减少钙沉积。另外,Mason 等研究表明,50~59 岁的绝经后女性,长期补充外源性雌激素可在一定程度上降低冠状动脉钙化水平。

5. 对心肌的作用 雌激素还可直接作用于心肌,主要包括:①调控心肌相关特异性基因的表达;②维持心肌细胞膜 L 型钙通道的密度及活性;③促进钙调磷酸酶降解,抑制心肌细胞肥大;④快速激活 AKT 途径,抑制心肌细胞凋亡;⑤通过核内雌激素受体和细胞膜上的 GPER1,调节心肌细胞功能,抑制心肌细胞凋亡和坏死。

(二) 雄激素

雄激素是一种主要存在于男性体内的性激素,由睾丸和肾上腺分泌;女性体内也有雄激素,主要在卵巢卵泡膜细胞中合成,并在颗粒细胞中转化为雌激素。男性和女性体内的雄激素水平均随年龄增长而下降。关于女性体内雄激素对心血管系统影响的病理生理机制研究较少,然而流行病学研究表明,雄激素水平降低与冠心病的过早发生有关,女性血清总睾酮水平与胰岛素水平、胰岛素抵抗、超重、血糖、炎症标志物、颈动脉内膜 - 中层厚度和异常的脂质分布之间存在正相关的关系,可导致独立于年龄的 CVD 死亡风险增加。

睾酮与细胞内的雄激素受体结合,随后与细胞核中的 DNA 结合,促进基因转录。在靶细胞中,睾酮被转化为二氢睾酮,二氢睾酮也可与雄激素受体结合,而且比睾酮与雄激素受体的结合更稳定,因此,睾酮转化为二氢睾酮可增强睾酮的作用。此外,睾酮还可以通过激活蛋白激酶和 MAPK 等信号通路发挥作用。

雄激素可直接影响心脏和血管。心肌组织也表达雄激素受体,睾酮可以通过增加 β/α-MHC 比率和 IGF-1 的表达,改善大鼠和小鼠心肌梗死模型中引起的心肌肥大。在心肌梗死早期,睾酮缺乏会影响缺氧诱导因子、基质细胞源性因子和血管内皮生长因子的表达,补充外源性睾酮可显著改善缺氧等症状,并诱导血管生成。睾酮可以促进血管舒张,低浓度睾酮诱导的血管舒张具有部分内皮依赖性,而高浓度睾酮诱导的血管舒张具有较大的内皮依赖性。睾酮可通过刺激 NO 的产生,促进 cGMP 合成,从而诱导血管舒张,还可通过升高 cAMP 水平促进血管舒张。

女性内源性雄激素浓度与 CVD 有一定相关性,但两者之间的具体关系还有争议。对德国 2 914 名 18~75 岁女性的研究显示,女性基础雄激素水平低与全因死亡率和心血管事件发生率增加有关,且这种相关性独立于传统 CVD 风险因素。对绝经后女性的研究发现,雄激素与 CVD 的发生率和死亡率不相关,但另一研究发现绝经后女性体内雄激素水平与冠心病发生率呈 "U" 形相关,雄激素水平过高或者过低,冠心病风险均会升高。脱氢表雄酮水平与 CVD 风险呈强负相关性,脱氢表雄酮硫酸盐(dehydroepiandrosterone sulfate,DHEA-S)水平越低,缺血性卒中的风险就越大,即使在对潜在混杂因素进行调整之后也是如此。氨基末端 B 型脑钠肽前体(N-terminal pro-brain natriuretic peptide,NT-proBNP)是心力衰竭的有效生物学标志,绝经后女性血清雄激素、DHEAS 水平与 NT-proBNP 水平呈负相关。

目前雄激素与 CVD 发生率、死亡率之间的关系还不明确,相较于雌激素,雄激素与 CVD 的相关研究偏少,尤其是在女性,睾酮对心血管系统潜在的有益或有害影响的实验证据相当有限。未来还需要更多大样本、多中心的前瞻性研究,以进一步明确雄激素在女性心血管系统健康中的重要作用,为女性心血管健康维护、CVD 风险预测等提供更多有力证据。

(三) 孕激素

孕激素又称孕酮,主要由卵巢的黄体细胞分泌。孕激素和雌激素的关系密不可分,雌激素的主要作用是促使女性的第二性征发育成熟,而孕激素则是在雌激素作用的基础上,进一步促进第二性征的发育成熟,两者之间有协同作用。此外,孕激素可以保护子宫内膜,在女性怀孕期间,孕激素可以给胎儿的早期生长及发育提供支持和保障。孕激素主要通过与 PR 结合发挥生理作用,孕激素受体有 PR-α 和 PR-β 两种亚型。PR 广泛表达于全身多处组织,如卵巢、睾丸、子宫、乳腺、心脏、大脑、骨骼等,其普遍表达突出了孕激素在全身多种器官中发挥的广泛的生理作用。

多项激素替代疗法研究表明,单独使用雌激素,或者与孕激素联合使用,都有保护心血管的潜力,可惜的是大部分研究的关注点均在雌激素对 CVD 的影响上,很少有研究探讨孕激素对 CVD 发生、发展的影响。孕激素是一种血管活性激素,主要对血管有舒张作用。在体外培养的人脐静脉内皮细胞中,天然黄体酮已被证明能够促进 NO 的合成、增强 eNOS 蛋白的表达和 eNOS 活性。它还具有抗动脉粥样硬化作用,可降低冠状动脉的高反应性、降低 LDL、增加 HDL。黄体酮阴道凝胶可增加冠状动脉疾病或心肌梗死病史的绝经后妇女的运动耐受性。

孕激素作为一种由卵巢分泌的、与雌激素关系密切的类固醇激素,现有研究已显示其对心血管系统具有一定影响,但因其临床和基础研究均较少,目前孕激素与 CVD 的关系还不甚明了,未来还需要进一步深入研究。

三、卵巢衰老与心血管疾病

育龄期女性 CVD 风险较低,主要因为高雌激素水平具有心血管保护作用。卵巢疾病或其他系统疾病累及卵巢导致卵巢储备减少、卵巢功能部分或全部丧失时,会使 CVD 风险显著增加。

(一) 卵巢储备功能减退

卵巢储备功能是衡量女性生育潜能的重要标志。随着高龄化社会状况的逼近,以及女性生育年龄的延迟,越来越多的女性被诊断为"卵巢功能减退",国际上命名为"卵巢储备功能减退(diminished/decreased ovarian reserve,DOR)"。美国疾病控制与预防中心辅助生殖技术协会对卵巢储备功能减退的定义是:由于年龄、遗传因素、医源性或手术原因导致的卵巢内存留卵子的质量和数量下降。根据欧洲人类辅助生殖协会博洛尼亚会议标准,AMH 及 AFC 是卵巢储备功能相关性最强的独立预测因素,其界值分别为 AMH 0.5~1.1µg/L,AFC 5~7 枚,这两个指标同时下降也预示着卵巢反应下降,女性的生育潜能和卵巢对促排卵药物的反应减退。FSH 升高是卵巢储备下降的晚期标志。

一些观察性研究已经揭示了 DOR 标志物和 CVD 危险因素之间的联系。月经周期正常的女性体内 FSH 升高与胰岛素抵抗和血脂异常以及其他已知的 CVD 危险因素有关。在多项横断面和纵向研究中发现,AMH 水平与 CVD 相关危险因素,如胰岛素水平、胰岛素抵抗、血脂、血糖、血压等,具有一定相关性,且通过长达 20 年的随访追踪发现 AMH 是女性心血管风险的独立预测指标。因此,DOR 与 CVD 风险因子的增加有关。

(二) POI

POI 是指女性在 40 岁之前卵巢活动衰退的临床综合征,POI 患者由于功能性卵泡丧失,体内雌激素水平明显低于正常,CVD 风险增加。增加的风险可能是由于心血管危险因素的恶化,如脂代谢紊乱与卵巢功能的丧失相对应;也可能是由于染色体异常或缺陷对 CVD 具有潜在的影响。

队列研究显示,40 岁之前自然发生 POI 的患者有冠心病早期发病的风险,CVD 病死率增加。Daan 等比较了特发性 POI 患者和年龄相当的未绝经女性的 CVD 发病风险,发现 POI 患者腹部脂肪增加、慢性炎症因子升高,高血压和肾功能受损的发生率明显升高,但两组人群血管的动脉粥样硬化程度则无明显差异。2016 年,Roeters van Lennep 等为了探究 POI 患者缺血性心脏病、卒中及 CVD 的发病率,对 10 项前瞻性研究进行荟萃分析,结果显示 POI 患者缺血性心脏病和 CVD 发病风险明显升高,而卒中的发生率则无明显变化。

虽然目前激素替代治疗对心血管系统的作用存在争议,但大量证据支持雌激素对心血管系统具有保护作用,尤其是对血管内皮细胞。对于绝经前女性,内源性雌激素可减弱年龄相关的血管老化,包括内皮细胞受损、动脉内膜平滑肌细胞增生等影响动脉粥样硬化形成的因素。虽然很难区分血管老化是由于年龄增长还是性激素水平下降引起的,但通过比较年龄相匹配的男性和未绝经女性,发现内源性雌激素对心血管系统有保护作用,及时适量补充外源性激素可延缓 CVD 的发生。对于 POI 患者和手术绝经者,雌激素替代治疗可以降低 CVD 死亡率。目前建议 POI 患者使用最接近正常卵巢激素分泌的激素替代疗法,并持续使用激素替代疗法直到自然绝经的正常年龄 50 岁。

(三) 先天性卵巢发育不全综合征

特纳综合征(Turner syndrome,TS)是一种特殊类型的 POI。TS 又称先天性卵巢发育不全综合征,是一种染色体疾病,患者的 X 染色体部分或完全缺乏,临床上以身材矮小及青春期无性发育为主要特征。流行病学调查显示,TS 患者总体病死率比一般正常人群高 3 倍,其中心血管事件是主要危险因素之一,约占 41%。

国外已有研究表明,TS 患者发生先天性心血管疾病的概率明显高于普通人群,主要表现为高血压及心血管系统结构异常,包括心脏瓣膜畸形及血管病变,导致其 CVD 的发病率和死亡率显著增加。2008 年,Bondy 等研究发现,TS 患者主动脉缩窄和二叶主动脉瓣的发病率较高,因而发生感染性心内膜炎的风险较高。除了先天性心脏病,TS 患者发生冠心病和 / 或脑血管疾病的风险是普通人群的 2 倍,CVD 病死率则比普通女性高 4 倍。TS 患者多合并高血压,常伴发动脉瘤和主动脉夹层以及升主动脉、肱动脉、颈动脉等主要血管的扩张。年轻的 TS 患者可发生主动脉扩张、夹层或破裂,虽然罕见,但往往是致命的。

目前国内关于 TS 的心血管研究较少,且以成人患者居多。心血管并发症是 TS 患者青春期最常见的死因,早期及时补充青春期生理剂量的雌激素,可以最大程度地降低冠心病等慢性病的发病风险。

(四) 绝经与 CVD

绝经标志着女性生殖功能的终止。随着年龄增长,女性不可避免地进入绝经期,卵巢功能完全丧失,内源性雌激素水平极低,导致绝经后女性 CVD 高发,这已成为共识。从围绝经期开始,CVD 发病率就开始增高,可预测 CVD 风险的代谢指标在绝经前 1 年就可出现异常。

有围绝经期血管舒缩症状的女性 CVD 风险更高,2 周内超过 6 天有潮热症状的女性颈动脉内中膜厚度(carotid intima-media thickness test,CIMT)明显增厚,即使控制 CVD 危险因素和雌激素水平也不能有效改善。需要重视围绝经期由于血管舒缩不良和代谢异常导致的症状,这可能是 CVD 发病的早期预兆。

早绝经已被反复确认为 CVD 的危险因素。越早绝经,CVD 风险越高。Marlies 等对 12 134 名已绝经妇女进行了平均 17 年的随访,结果显示绝经年龄 <40 岁的女性 CVD 的死亡风险是绝经年龄为 50~54 岁女性的 1.54 倍。最新的一项荟萃分析分别探讨了绝经年龄与冠心病和脑卒中的关系,结果表明较早绝经会增加冠心病的风险。中国慢性病前瞻性研究对 19 393 名中国女性经过 9 年的随访,发现绝经年龄越小、绝经后时间越长或总生育期越短的妇女罹患 CVD 的风险越大。

总之,CVD 是女性的首要死亡原因,也是一种"性别差异性疾病",在流行病学、病理生理、临床表现和治疗预后等方面,女性均与男性存在显著差异。女性卵巢功能与 CVD 的发生、发展关系密切,卵巢功能相关指标可作为女性 CVD 风险的预测指标之一,帮助早期识别高危人群,以便早期进行干预,减轻疾病负担。但是目前,除了雌激素是公认的心血管系统保护因子外,其他激素如雄激素、孕激素等,对心血管系统潜在的有益或有害影响的实验证据相当有限,未来还需更加深入的研究。

(文景宜)

参考文献

1. Xie J, Wu EQ, Zheng ZJ, et al. Patient-reported health status in coronary heart disease in the United States: age, sex, racial, and ethnic differences. Circulation, 2008, 118: 491-497.

2. Kannel WB HM, McNamara PM, Gordon T. Menopause and risk of cardiovascular disease the Framingham study. Ann Intern Med, 1976, 85: 447-452.

3. Mendelsohn ME KR. Molecular and cellular basis of cardiovascular gender differences. Science, 2005, 308: 1583-1587.

4. Mason JE AM, Rossouw JE, et al. Estrogen therapy and coronary-artery calcification. N Engl J Med, 2007, 356: 2591-2602.

5. dos Santos RL, da Silva FB, Ribeiro RF, et al. Sex hormones in the cardiovascular system. Hormone Molecular Biology and Clinical Investigation, 2014, 18: 89-103.

6. Laughlin G GV, Barrett-Connor E. Extremes of endogenous testosterone are associated with increased risk of incident coronary events in older women. J Clin Endocrinol Metab, 2010, 95: 740-747.

7. Stanczyk FZ, Hapgood JP, Winer S, et al. Progestogens used in postmenopausal hormone therapy: differences in their pharmacological properties, intracellular actions, and clinical effects. Endocrine Reviews, 2013, 34: 171-208.

8. Nadine M P Daan, Taulant Muka, Maria P H Koster, et al. Cardiovascular risk in women with premature ovarian insufficiency compared to pre menopausal women at middle age. J Clin Endocrinol Metab, 2016, 101: 3306-3315.

9. Roeters van Lennep JE, Heida KY, Bots ML, et al. Cardiovascular disease risk in women with premature ovarian insufficiency: a systematic review and meta-analysis. Eur J Prev Cardiol, 2016, 23: 178-186.

10. CA B. Congenital cardiovascular disease in Turner syndrome. Congenit Heart Dis, 2008, 3: 2-15.

11. A J Swerdlow, C Hermon, P A Jacobs, et al. Mortality and cancer incidence in persons with numerical sex

chromosome abnormalities: a cohort study. Ann Hum Genet, 2001, 65: 177-188.

12. Ossewaarde ME, Bots ML, Verbeek AL, et al. Age at menopause, cause-specific mortality and total life expectancy. Epidemiology, 2005, 16: 556-562.

13. Muka T WC, Kunutsor S, et al. Association of age at onset of menopause and time since onset of menopause with cardiovascular outcomes, intermediate vascular traits, and all-cause mortality: a systematic review and meta-analysis. JAMA Cardiol, 2016, 1: 767-776.

14. Yang L, Lin L, Kartsonaki C, et al. Menopause characteristics, total reproductive years, and risk of cardiovascular disease among chinese women. Circ Cardiovasc Qual Outcomes, 2017, 10: e004235.

第五节 卵巢衰老对泌尿系统的影响

女性泌尿系统和盆底功能正常并保持健康状态关乎女性一生的幸福,这很大程度上依赖于卵巢功能的发挥。卵巢衰老以雌激素水平下降或雄激素水平波动变化为主要特征,可引起女性泌尿和盆底功能障碍,导致女性泌尿生殖系综合征。本节主要阐述卵巢衰老后女性泌尿系统疾病的发生率、女性泌尿系统的病理生理改变及其发生机制以及女性泌尿和盆底功能变化的临床表现等。

一、流行病学

年龄增大可引起盆底肌张力下降,使盆底组织变薄弱,容易出现盆腔脏器脱垂(pelvic organ prolapse,POP)和尿失禁(urinary incontinence,UI)等症状。女性泌尿生殖系综合征症状是由于雌激素缺乏而常在围绝经期发生。卵巢衰老可引起女性泌尿和盆底功能下降,导致女性泌尿生殖系综合征症状。

中国约有 20%~40% 成年女性患有盆底功能障碍性疾病(pelvic floor dysfunction,PFD),其中 45% 的已婚已育女性存在不同程度的 PFD。随着年龄增长,UI、POP、慢性盆腔痛及其性功能障碍症等发病率逐渐增加。中国约有 1/5 的经产妇在产后有不同程度的尿失禁,7% 左右症状明显,50% 为压力性尿失禁。UI 患病率为 18.1%~57.5%,绝经后妇女患病率达 50% 以上。POP 患病率随年龄、产次而上升,80 岁以上者达 49.7%。1 次、2 次以及 3 次以上分娩人群患病率分别为 12.8%、18.4% 以及 24.6%。78% 的已育女性阴道松弛,出现性生活不满意,甚至性功能障碍的发生。性生活不满意者、达高潮困难者、性生活每月少于 2 次者分别为 55.5%、39.68% 和 31.75%。

绝经后 50% 的女性出现泌尿生殖道相关症状。绝经前存在雌激素缺乏症状,已出现下尿路症状的女性中,约 70% 在进入绝经期后将发生 UI,尤其是膀胱过度活动症(overactive bladder,OAB)。然而,排便异常,如便秘或粪失禁,作为盆底功能障碍的重要一部分,目前尚缺乏文献和循证医学证据来阐明卵巢衰老与排便功能障碍的相关性。

二、卵巢衰老对妇科泌尿系统的影响及其发生机制

研究表明,雌、孕激素以及雄激素受体不仅广泛分布于女性子宫、阴道,而且在膀胱、尿道及盆底肌肉组织中也有表达。因此,下尿路及盆底组织被认为同生殖道一样,同属女性激素的靶器官。绝经后妇女正常组织和器官以及卵巢衰老女性泌尿和盆底组织中存在 ER 和

AR 的分布和表达变化。泌尿道与女性生殖道是严格相关的，它们的胚胎学来源都是泌尿生殖窦。半数绝经后妇女均有泌尿生殖系统症状，这些症状通常在绝经后不久出现，并随时间逐渐加重。这些症状中的大多数，如排尿困难、尿频、夜尿、尿失禁和复发感染，阴道萎缩症引起性交痛，盆底功能障碍以及括约肌功能异常等都是由卵巢衰老导致雌激素水平下降或雄激素水平变化引起的。以上这些病理生理变化的发生机制需要进一步阐明。以下重点介绍类固醇激素受体在泌尿生殖道以及盆底支持组织中的表达分布及其变化参与妇科泌尿功能和盆底功能改变的机制。

（一）雌激素、孕激素、雄激素及受体对泌尿系统影响的病理生理过程及机制

1. 雌激素和雄激素在泌尿生殖系统组织中的作用及其机制 雌激素不仅控制下生殖道中胶原的合成和代谢，增加逼尿肌和尿道肌层中肌肉纤维的数量，也可能影响中枢神经系统排尿的神经控制，改变骨盆交感神经纤维的密度，以及神经营养素的中枢和外围合成。雌激素作用可能通过激活 ER 一种亚型而不是另一种亚型，或者两者兼而有之来介导的，这增加了雌激素明显存在依赖 ER-α 或 ER-β 的转录通路的可能性。雌激素在靶组织中的诱导多效性，是通过经典的类固醇受体 ER 介导通路和 Fos/Jun（AP1）机制发挥转活化作用的。睾酮或 5α- 双氢睾酮（T 或 5α-DHT）与靶细胞中的 AR 结合导致受体激活，包括构象改变，包括热休克蛋白的分离、受体二聚化，并转位到细胞核中，这种激活的激素受体复合物与 DNA 上的具有高亲和力的雄激素反应元件结合，特定于雄激素反应元件招募转录因子和共激活因子或共抑制因子，导致增加或减少特定雄激素应答基因的 mRNA 表达及其随后蛋白质合成和细胞代谢的变化。虽然雄激素在泌尿生殖系统组织中的作用主要是基于动物研究的数据，但临床研究和实验室对人体组织的分析表明雄激素在泌尿生殖系统生理学中具有非常重要的作用。

2. ER 与 UI ER 不仅存在于膀胱、三角肌、尿道、阴道黏膜的上皮组织中，也存在于子宫骶韧带的支撑结构、肛提肌和耻骨颈筋膜中。近期研究显示绝经前和绝经后妇女 ERs 和孕激素受体（progesterone receptors，PRs）的表达存在于子宫骶韧带中，ERs 也表达于肛提肌。越来越多的研究表明 ER-α 与 ER-β 比值的变化和表达分布比与压力性尿失禁（stress urinary incontinence，SUI）有关。与仅 POP 组和无 POP 或急迫性 SUI 仅接受手术治疗的对照组相比，伴有 SUI 的 POP 患者 ER-α 和 ER-β 受体的表达均减低。在 POP 患者中伴有急迫性 SUI 的风险似乎与 ER-α 和 ER-β 的表达减少密切相关。特别是，现有的证据并没有显示使用雌激素治疗，无论是局部还是全身，对 SUI 都有好处。对于 OAB 女性，雌激素的神经调节作用可能是有益的，因为雌二醇降低了自发逼尿肌收缩的幅度和频率。在雌性大鼠应激性尿失禁模型中，单剂量睾酮给入后可增加肌纤维面积，预防或改善失禁症状。

3. ER 与 POP 有关 ER 参与调节骨盆肌肉生长或盆底功能的研究尚不清楚，研究报道也不一致。在接受妇科和泌尿外科手术的女性肛提肌筋膜中发现 ER。有症状女性的肛提肌筋膜较无症状者 ER 水平增加。绝经前 POP 妇女在主韧带和子宫骶韧带的 ER 水平显著降低，而且 ER 在绝经妇女的尿道旁筋膜标本中也有所下降。ER 这些表达差异是由于不同的组织、解剖位置和 / 或条件造成的。在脱垂的主韧带中三种类固醇受体 ERs、AR 和 PR 的表达均高于未脱垂的主韧带，脱垂组 ER-β 的表达水平与没有脱垂者相比，绝经后脱垂组是绝经前女性的 2 倍。同时也观察到在绝经后脱垂妇女中应用 HRT 似乎改善了脱垂时性腺类固醇受体的变化，这些结果表明 POP 是由于类固醇受体的表达变化引起，而不是绝经状态或 HRT 作用。在绝经后妇女宫颈筋膜和尿道周围 ER-α 改变可能在 POP 病理生理学中发挥重要作用。与无 POP 或急迫性 SUI 仅接受手术治疗的对照组相比,仅 POP 组中 ER-α 受体的表达显著降低。另有研究证据支持雌激素一般对泌尿系统组织产生积极影响和加强或保持骨盆筋膜和肌肉系统,绝经期状态和性激素分泌时长与 POP 的风险或严重程度无关,但没有证据支持使用 HRT 可预防或治疗围绝经期女性 POP 或 UI。

4. **PR 与尿道功能**　PR 表达在下尿道,但其表达密度小于 ER。有证据表明由于黄体酮的作用与肾上腺素能调升高有关,导致输尿管、膀胱和尿道能调降低,对女性泌尿道功能产生不良影响。这也许可以解释为什么在月经周期的分泌期尿路症状会加重,而孕激素可能是怀孕期间增加尿急症状的原因。

5. **雄激素和雌激素对盆底功能的影响及其机制**　最新临床研究表明雄激素和雌激素在女性膀胱和尿道中的营养或功能作用,与既往的研究结果持不同意见。盆底组织中 ER 和 AR 的分布和表达变化参与了女性 PFD,如 POP 和 SUI。在雌性兔尿道和膀胱的上皮和平滑肌中检测到 AR 和 ER,而且在雌性狒狒的尿道中,存在雌二醇和 5α-DHT 的特异性受体结合位点。在切除卵巢的雌性大鼠中,膀胱表现出组织形态学、生长因子表达和雌二醇或 T 治疗部分恢复收缩反应等一系列变化。雌二醇和 T 联合治疗是最有效的。去卵巢的大鼠接受了 T 和芳香酶抑制剂如来曲唑的治疗,抑制 T 向雌二醇的转化,使膀胱对硝基苯丙酸的放松反应正常化,并增加磷酸二酯酶 5 型抑制剂对硝基苯丙酸诱导的放松的增强程度。在雌性家兔中,卵巢切除术由于血流减少而产生尿路缺氧,补充雌二醇通过增加组织血管活性可改善膀胱和尿道结构和功能。绝经后妇女膀胱颈血管阻力(与血流负相关)高于绝经前妇女,全身性雌激素 / 黄体酮补充疗法增加绝经后妇女压力性尿失禁。超声评估正常体重绝经前有或没有多囊卵巢综合征的妇女提示循环睾酮水平与尿道 / 阴道组织容积呈正相关。虽然循环睾酮水平异常的临床意义尚不清楚,但在 36~38 岁有或无 SUI 的女性泌尿生殖系统组织中 T 水平与雌二醇水平呈正相关,而与胶原蛋白转换标志物呈负相关。胶原蛋白含量不足会导致松弛或脱垂,而胶原过多则会导致组织纤维化。与其他骨骼肌相似,ARs 在骨盆底肌肉组织中非常普遍。在绝经前和绝经后女性肛提肌活检中检测到 AR 免疫染色呈强阳性。在盆腔肌肉萎缩的卵巢切除小鼠中,选择性 AR 调节剂的治疗恢复了盆腔肌肉质量和与肌肉分解代谢相关的基因被抑制。因此,雌激素和 / 或雄激素的显著减少,ER 和 / 或 AR 表达的改变这两者都可能会对胶原合成和降解的平衡产生不利影响,从而影响盆底功能。

(二)卵巢相关激素与慢性疼痛综合征

大量数据表明雄激素和雌激素可以调节躯体感觉(感觉神经功能和 / 或感觉知觉)。简单地说,女性泌尿生殖系统和盆底组织功能异常引起慢性疼痛综合征与雄激素和雌激素异常密切相关。一般来说,女性比男性更容易经历慢性疼痛综合征,这种性别差异为研究性激素在感觉知觉和痛感中的作用提供了理论依据。在被诊断为慢性盆腔疼痛、膀胱疼痛综合征或肠易激综合征的女性中,症状和痛觉在整个月经周期都是不同的。然而,雄激素和雌激素对痛感减弱或增强的影响是复杂的,并不是始终可预测的。在健康的正常绝经前妇女,较低的雌二醇浓度与较弱的情绪控制(反映中枢神经调节)与周围疼痛刺激有关。在一项使用麦吉尔疼痛问卷对健康绝经前妇女进行的疼痛知觉个体差异评估研究中,血清 T 与抗疼痛效果呈正相关,血清雌二醇与致痛效果呈正相关。与不接受性激素治疗相比,在纤维肌痛的女性(42~55岁),每天1%雌激素凝胶0.75g局部治疗可改善相关慢性疼痛状态的自述症状(肌肉疼痛、僵硬和疲劳)。对绝经后妇女阴道组织活检的免疫组化研究表明,未接受性激素治疗的患者总神经密度最高,接受全身雌激素治疗的患者神经密度适中,接受阴道内雌激素治疗的患者神经密度最低,这种包括副交感神经、交感神经和感觉神经等神经密度下调在雌性大鼠研究中也得到了支持。与动情大鼠相比,去卵巢大鼠阴道组织总神经密度增加59%,当切除卵巢的大鼠接受雌二醇治疗时神经密度降低到与正常大鼠发情相似的水平。由此推测围绝经期雌激素水平降低会增加交感神经和感觉神经密度,导致血管收缩、阴道干燥和疼痛。在腰骶背根神经节中检测到ER-α蛋白和ER-α、ER-β mRNA,对感觉神经通路的生长和维持具有重要意义。因此,尽管雄激素和雌激素在泌尿生殖系统组织中的研究有限,但未来研究可能证明在绝经期泌尿生殖系统综合征(genitourinary syndrome of menopause,GSM)中过敏和疼痛的发生与性激素息息相关。

三、卵巢衰老女性泌尿和盆底功能变化的临床表现

卵巢衰老与性类固醇激素的生物合成减少有关,导致泌尿生殖道的结构和生理变化,包括但不限于外阴、阴蒂、前庭、尿道、阴道和膀胱组织的解剖改变,可使上皮细胞变薄、血管密度降低、平滑肌结构改变、胶原蛋白和弹性蛋白含量降低。卵巢衰老女性泌尿生殖系统的病理生理变化,主要包括组织形态学变化、生理功能的下降或丧失、盆底支持薄弱、缺陷等,包括月经、生殖系统、泌尿系统以及盆底功能等相应的变化,随之出现一系列的泌尿生殖临床症状,也会降低性欲和性高潮反应,显著影响性功能。在有症状的妇女中,这些变化可导致生活质量下降、痛苦加剧,并构成诊断GSM的一部分。GSM是慢性和渐进性的,随着时间的推移其严重性会增加,如果不进行治疗则不会得到改善。

女性泌尿生殖系统综合征的体征多样,表现为弹性和水分降低,阴唇吸收减少、苍白、红斑,阴道和尿道皱褶丧失,组织脆性,处女膜残留丧失、内径收缩,尿道外翻或脱垂,尿道裂孔突出,复发性尿路感染和盆腔脏器移位。这里主要讲述泌尿系统和盆底支持组织异常或缺陷连锁引发其他盆腔器官的位置和功能异常,具体表现在以下2个方面:

1. 泌尿系统的变化　尿道的改变包括尿道下凹的发展,当黏膜在尿道周围外翻时,尿道脱垂。阴道酸性的丧失与对局部细菌或真菌感染的抵抗力下降有关,随后可能上升感染发展为膀胱感染、膀胱过度活跃或复发性尿道感染。随着处女膜残余的消失,肛门变得狭窄,子宫颈可能与阴道穹窿齐平,盆腔器官脱垂并不罕见。尿路症状包括复发性尿路感染、SUI、应激性尿失禁、排尿困难和排尿问题。这些可能会增加性欲的丧失和性功能障碍,尤其在性唤起和性高潮方面。

2. 盆底功能的变化　POP是一种常见的疾病,已知对生活质量有负面影响。女性盆底肌随着年龄增长以及性激素水平的变化,会发生适应性改变,其临床症状将在绝经后出现,并会贯穿女性衰老过程。绝经后妇女的PFD发病率明显升高,而低雌激素状态是POF/POI患者的共同特征,提示PFD发生、发展与雌激素的低下、缺乏有一定关系。虽然POP随着年龄的增长越来越普遍,但年轻女性仍然经常受到影响,并且比年龄较大的POP患者更容易选择手术治疗。既往研究表明,同一脱垂阶段不同种族的女性脱垂症状严重程度不同。卵巢衰老到达绝经状态时,加剧泌尿生殖道支撑组织萎缩和张力减退,导致机体发生盆底功能障碍,临床表现为控尿、控便异常以及POP,如子宫脱垂、膀胱膨出、SUI、反复泌尿系感染以

及 OAB 等相关的临床症状,如尿频、尿急、尿痛、排尿困难;用力后漏尿;阴道口脱出物;膀胱敏感性增加等。对 229 例病例进行回顾性分析观察到,在人生的第 6 和第 7 个 10 年里,与处于同样脱垂阶段的老年女性相比,年轻女性从 POP 中得到的烦恼程度更高,这提示在这几十年的生活中,女性可能更容易受到 POP 的影响,尤其与年龄相关,也可能与卵巢衰老相关。

综上,下尿路及盆底组织被认为同生殖道一样,都是女性激素的靶器官。泌尿道与女性生殖道是紧密相关的,它们的胚胎学来源都是泌尿生殖窦。最新临床研究表明雄激素和雌激素在女性膀胱和尿道中的营养作用或功能,与既往的研究结果不完全一致。卵巢衰老与性类固醇激素主要是雌激素和雄激素的生物合成减少有关,导致泌尿生殖道的结构、生理变化以及病理生理变化,表现为一系列泌尿生殖临床症状和性功能障碍,导致生活质量下降、痛苦加剧,并构成诊断 GSM 的一部分。绝经后妇女正常组织和器官以及卵巢衰老女性泌尿和盆底组织中存在 ER 和 AR 的分布和表达变化,盆底组织中 ER 和 AR 的分布和表达异常参与了女性 PFD,如 POP 和 SUI 的发生。

尽管雄激素和雌激素在泌尿生殖系统组织中的具体发现是非常有限的,但是解决慢性盆腔痛综合征和顽固性排便障碍等临床问题,阐明雄激素和雌激素异常在 GSM 过敏和疼痛的作用及其机制,尤其是从雄激素介导的疼痛中枢敏化以及雌激素和雄激素交互介导的疼痛周围敏化角度阐明绝经后阴道痛或性交痛的发生机制将作为这一领域未来的研究重点和方向。

(吴明富)

参考文献

1. 谢幸,孔北华,段涛.妇产科学.9 版.北京:人民卫生出版社,2018.

2. Mannella P, Palla G, Bellini M, et al. The female pelvic floor through midlife and aging. Maturitas, 2013, 76 (3): 230-234.

3. Kinman CL, Lemieux CA, Agrawal A, et al. The relationship between age and pelvic organ prolapse bother. Int Urogynecol J, 2017, 28 (5): 751-755.

4. Sanses TV, Schiltz NK, Couri BM, et al. Functional status in older women diagnosed with pelvic organ prolapse. Am J Obstet Gynecol, 2016, 214 (5): 613. e1-7.

5. 冯瑶.围绝经期妇女泌尿生殖系统症状的激素替代治疗.中国妇幼保健,2011, 26 (34): 5378-5380.

6. 刘冬娥.女性围绝经期的生理和病理变化.中国实用妇科与产科杂志,2004, 20 (8): 473-474.

7. Grigoriadis C, Hassiakos D, Bakas P, et al. Effect of gonadal steroid receptors alterations on the pathophysiology of pelvic organ prolapse and urinary incontinence. Minerva Ginecol, 2016, 68 (1): 37-42.

8. Ewies AA, Thompson J, Al-Azzawi F. Changes in gonadal steroid receptors in the cardinal ligaments of prolapsed uteri: immunohistomorphometric data. Hum Reprod, 2004, 19 (7): 1622-1628.

9. 穆玉兰,秦莹莹,夏铭笛,等.评价卵巢衰老指标的研究进展.中华临床医师杂志(电子版),2011, 5 (16): 4835-4837.

10. Traish AM, Vignozzi L, Simon JA, et al. Role of androgens in female genitourinary tissue structure and function: implications in the genitourinary syndrome of menopause. Sex Med Rev, 2018, 6 (4): 558-571.

11. Portman DJ, Gass ML. Vulvovaginal Atrophy Terminology Consensus Conference Panel. Genitourinary syndrome of menopause: new terminology for vulvovaginal atrophy from the International Society for the Study of Women's Sexual Health and the North American Menopause Society. J Sex

Med, 2014, 11 (12): 2865-2872.

12. Simon JA, Goldstein I, Kim NN, et al. The role of androgens in the treatment of genitourinary syndrome of menopause (GSM): International Society for the Study of Women's Sexual Health (ISSWSH) expert consensus panel review. Menopause, 2018, 25 (7): 837-847.

13. Monteleone P, Mascagni G, Giannini A, et al. Symptoms of menopause—global prevalence, physiology and implications.Nat Rev Endocrinol, 2018, 14 (4): 199-215.

第六节　卵巢衰老对内分泌系统的影响

内分泌系统是神经系统以外的另一重要机能调节系统,通常可分为两大类:①形态结构上独立存在的肉眼可见的器官,即内分泌器官,人体主要的内分泌器官有性腺、甲状腺、肾上腺、垂体、松果体、甲状旁腺和胸腺等;②散在分布于其他器官组织中的内分泌细胞团,即内分泌组织,如胰腺内的胰岛、卵巢内的卵泡细胞及黄体细胞。各种激素可作用于特定器官或器官内的某类细胞,后者称为激素的靶器官或靶细胞。靶细胞上的受体与相应激素结合后产生效应。许多器官虽非内分泌腺体,但其内部具有内分泌功能的组织或细胞,同一种激素可以在不同组织或器官合成,如生长抑素(下丘脑、胃肠、胰岛等)、多肽性生长因子(神经系统、内皮细胞、血小板等)。目前有关其他内分泌器官对卵巢影响的相关研究较多,而卵巢功能尤其卵巢衰老对其他内分泌器官影响的相关资料却极其有限,亟待更多的研究来加以明确。

一、卵巢功能对各内分泌器官的作用

(一)卵巢内分泌功能对胰腺的作用

胰腺作为人体最重要的内分泌器官之一,其生理功能涉及糖类、蛋白和脂肪的消化吸收及代谢等各个方面,胰腺组织中含有雌激素受体。在啮齿类动物和人的胰腺 β 细胞中发现了三种雌激素受体(ER-α、ER-β 和 GPER)。卵巢长期以来被认为是内分泌腺,产生雌激素、孕激素和雄激素等性激素,其作用涉及性分化、青春期和生殖。现有观点认为生殖与能量代谢密切相关,而性腺激素也以性别特异性的方式影响胰岛素的分泌。雌激素在胰腺 β 细胞功能、营养稳态、凋亡及增殖等方面具有重要作用。ER-α 参与胰岛素的生物合成和体内营养平衡,而 ER-β 增强葡萄糖对胰岛素分泌的刺激作用。有研究表明,17β- 雌二醇保护胰腺 β 细胞免受氧化应激、淀粉样多肽毒性、葡萄糖脂质毒性和凋亡。雌激素和孕激素可能在雌性小鼠胰岛 β 细胞功能的长期维持中发挥重要作用。

(二)卵巢内分泌功能对甲状腺的作用

甲状腺是人体内重要的内分泌器官,其分泌的甲状腺素为调节机体代谢的重要激素。在甲状腺组织中存在着大量的雌激素受体,甲状腺和性腺轴在女性整个生育期都是相关的,这两个腺体之间具有密切的相互作用关系。雌激素在甲状腺生理中的主要作用与血清中甲状腺结合球蛋白(thyroxine binding globulin, TBG)浓度的增加有关。

(三)卵巢内分泌功能对肾上腺的作用

肾上腺由皮质层和髓质层组成,肾上腺髓质分泌肾上腺素,影响血压、心率、出汗及由交感神经系统所调控的其他活动,肾上腺皮质则分泌多种不同的激素,包括糖皮质激素、雄激素及盐皮质激素。女性的雄激素来源于卵巢直接分泌或是肾上腺性类固醇前体——脱氢表雄酮向活性雄激素的外周转化。虽然卵巢和肾上腺均可分泌雄激素,但关于卵巢内分泌功能对肾上腺的影响研究极少,需待进一步探索。

(四) 卵巢内分泌功能对其他内分泌器官的作用

下丘脑存在雌激素及孕激素受体,有证据表明,下丘脑神经元中的膜相关雌激素受体对下丘脑调节稳态功能至关重要。雌二醇可以在几秒钟内迅速改变下丘脑神经元的活动,这表明一些细胞效应可以通过膜引发的事件发生。然而,我们对雌二醇信号如何通过膜相关受体以及这些信号如何影响生理功能的理解才刚刚开始。雌二醇可以影响第二信使系统,包括产生钙动员和过多的激酶,从而改变细胞兴奋性,甚至改变下丘脑神经元的基因转录。有研究认为卵巢甾体激素 17β- 雌二醇可作用于中枢基质,在全脑范围内维持神经细胞能量稳定,从而提供神经保护,防止损伤,其中典型的例子包括神经退行性疾病和急性脑缺血。有证据表明,雌激素通过控制后脑代谢传感器和低血糖相关的神经能量不稳定的信号传导在女性的血糖调节中起作用。

垂体分泌的促性腺激素包括 FSH 和 LH,两者协调作用,可促进性腺正常发育,雄、雌激素的分泌以及卵泡的成熟。ER-α 和 ER-β 表达谱是独特的,ER-α 的主要表达部位是子宫和垂体,ER-β 的主要表达部位是卵巢的颗粒细胞。雌激素可诱导垂体前叶细胞凋亡,并作为垂体细胞更新的调节剂。由雌二醇诱导某些生长因子和细胞因子在垂体局部合成,增强垂体前叶细胞对促凋亡因子的反应性,可能解释了在动情周期垂体前叶细胞周期性凋亡活动的原因。

二、卵巢衰老对各内分泌器官的影响

(一) 卵巢衰老对胰腺的影响

雌激素可通过促进胰腺 β 细胞作用和增强胰岛素敏感性来提高葡萄糖耐受性。在缺乏雌激素的情况下,孕酮可能产生类似的作用,但孕酮似乎有对抗雌激素的作用。睾酮对葡萄糖耐量只有比较边缘性的作用。

在动物研究中,雌激素的使用可使糖尿病的进展最小化,例如,在完整去除卵巢的动物中,苯甲酸雌二醇可使糖尿病病程进展延缓约 75%,而雄激素则无此作用。雄性大鼠患糖尿病的频率高于雌性大鼠,去势后雄性大鼠糖尿病的患病率降低,卵巢切除后雌性大鼠糖尿病的患病率升高,与胰岛素分泌减少相关。

围绝经期对胰岛素分泌的影响在人类中尚无相关研究。自然绝经的影响很难评估,因为绝经前后相关变化和妇女的年龄差异可能有关。围绝经期可能会影响胰岛素的分泌,而这种影响并不反映在血糖或胰岛素水平上。使用静脉葡萄糖耐量试验(intravenous glucose tolerance test, IVGTT)对无症状的绝经前和绝经后妇女进行研究,得出了年龄标准化的胰岛素分泌和胰岛素消除指数。绝经后妇女的血糖和胰岛素水平与绝经前妇女相似,但她们产生的胰岛素少了 50%,消除胰岛素的速度也更慢,从而补偿了分泌的减少,使胰岛素维持在绝经前水平。还有其他证据表明,通过对胰岛素消除的影响可补偿胰岛素抵抗和控制葡萄糖耐量,但是胰岛素分泌的不足会出现在更加贴近生理情况的测试中,如饮食耐量测试。我们应该谨慎看待围绝经期对糖尿病患病率的影响,因为存在许多潜在的混杂因素,例如,围绝经期症状会导致更多的医疗干预,从而更容易诊断出糖尿病。Seige 和 Hevelke 报告了糖尿病的发病和绝经之间的显著关系,但是这种影响应该反映在随着年龄的增长,男性和女性糖尿病发病率的不连续性上。此外,在绝经期还伴随着肥胖等生理变化,需要仔细研究围绝经期对糖尿病发病率的影响,并考虑所有潜在的混杂因素。

对于雌激素对胰高血糖素分泌和敏感性的影响的了解目前主要集中在动物研究方面,有学者认为雌激素可减少胰高血糖素引起的高血糖,而卵巢功能低下则可使胰高血糖素升高,并且增加循环胰高血糖素。

目前已有研究结果提示,孕酮能保护小鼠胰岛免受过氧化氢诱导的氧化应激,而这种保护作用是通过增强胰岛的抗氧化防御系统来介导的。孕酮已经被证明与糖尿病的发展相关,因为其可导致胰岛素抵抗的增强。由于胰岛 β 细胞的凋亡参与了 1 型和 2 型糖尿病的病理生理,有学者提出了孕酮可能是通过氧化应激依赖机制诱导胰腺 β 细胞凋亡进而促进糖尿病发展的假设。

女性雄激素过多会导致胰腺 β 细胞功能障碍。在一些有关女性 PCOS 的研究中,胰腺 β 细胞功能障碍与睾酮浓度呈正比,这表明过量的睾酮可能使胰腺 β 细胞产生功能障碍。当雌性对照小鼠长期暴露于过量的雄激素时,它们会出现高胰岛素血症和胰岛素抵抗。因此,雌性老鼠 AR 激活过剩,可能导致胰腺 β 细胞分泌过剩进而发生胰岛素抵抗。与睾酮不同,DHEA 可对雌性大鼠的胰岛产生有益的作用。另一方面,在孕激素及雄激素降低的情况下,胰腺功能是否发生变化以及如何变化尚缺乏明确的临床及实验资料。

(二) 卵巢衰老对甲状腺的影响

有研究表明,甲状腺功能异常在女性患者中发病率为男性的 4~5 倍。流行病学调查显示,女性较男性更易罹患甲状腺肿。女性自身免疫性甲状腺疾病的患病率明显高于男性(4:1),增殖性甲状腺疾病在女性中比男性更普遍。青春期开始后,女性甲状腺癌的发病率明显增加,绝经后又下降。早发性卵巢功能不全可能与多种器官特异性自身免疫性疾病有关。早发性卵巢功能不全患者的临床自身免疫性疾病患病率为 10%~55%,甲状腺疾病是最常见的,在 12%~40% 的患者中可以检测到。

已有研究发现绝经后妇女补充黄体酮可降低 TSH 水平。考虑到 TSH 在绝经后妇女中较高,绝经后内源性孕激素缺乏可能是一个诱发因素。绝经前后血清甲状腺结合球蛋白(thyroxine binding globulin, TBG)水平变化明显。关于围绝经期与甲状腺功能之间关系的研究很少,两者关系可概括为三个方面:甲状腺功能状态对绝经期综合征的影响不显著;围绝经期可改变某些甲状腺疾病的临床表现,尤其是自身免疫性甲状腺疾病;甲状腺功能不直接参与围绝经期并发症的发病机制。

围绝经期妇女也会出现高雌激素周期。有研究表明,雌激素可能作为一种强而有力的有丝分裂原,与膜 ER 结合,经由各种信号途径刺激甲状腺细胞的生长,雌激素不仅是正常甲状腺细胞,也是甲状腺肿瘤细胞的有效生长因子,这可能可以用来解释甲状腺结节和甲状腺癌患病率的性别差异。有研究结果表明,ER-α 和孕激素受体在甲状腺乳头状癌中的阳性表达率明显增高,而 ER-β 在各类型甲状腺癌中的表达却表现出截然相反的趋势,在甲状腺癌组织中出现的雌激素受体的异常表达可能是由于其编码基因发生改变,也可能是由两者相互作用所致。雌激素代谢产物作用于 DNA,然后诱导基因发生突变,进而导致其编码的蛋白质发生改变,从而加速甲状腺癌的进展,不过其具体作用机制还有待进一步研究。雌激素通过雌激素受体介导经由经典的基因组和非基因组途径发挥促生长作用,而这种受体的作用与酪氨酸激酶信号通路 MAPK 和 PI3K 有关。在乳头状甲状腺癌中,这些通路可通过酪氨酸受体激酶的染色体重排、RET/PTC 基因或 BRAF 突变激活。另有研究表明,雌激素参与了对甲状腺癌预后至关重要的血管生成和转移的调节,然而,与其他癌症相比,甲状腺癌仍然缺少关于这一调控的详细知识。除此之外,雌激素还被证明调节着甲状腺组织中不同的活性氧生成机制。雌激素在不同恶性肿瘤的发生、发展过程中发挥作用,特别是对于那些在发病率和侵袭性方面具有性别差异的肿瘤,其通过与干细胞龛的相互作用参与肿瘤进程。尽管有实验表明雌激素促进甲状腺细胞增殖和侵袭,但它们在干细胞龛中的确切作用还需要进一步探索。

雌激素可以调节几乎所有免疫细胞亚群的功能,这可能有助于免疫相关甲状腺疾病的发展。有关卵巢储备功能减退及早发性卵巢功能不全与甲状腺疾病之间关系的研究较为局限,主要涉及自身免疫性甲状腺疾病,两者之间是否存在因果关系尚不明确。

雄激素对甲状腺的影响尚有待进一步研究。

(三)卵巢衰老对肾上腺的影响

分泌性激素的肾上腺肿瘤可在小鼠性腺切除术后发生。奥斯本 - 孟德尔(Osborne-Mendel,OM)大鼠可自发发生肾上腺皮质激素分泌肿瘤。

肾上腺自身免疫性疾病是与早发性卵巢功能不全相关的第二大常见自身免疫性疾病。早发性卵巢功能不全通常发生在肾上腺受累之前,但偶尔也会在早发性卵巢功能不全之前发生原发性慢性肾上腺皮质功能减退症。尽管早发性卵巢功能不全的女性患非肾上腺自身免疫性疾病的比例高于一般人群,但尚无直接或令人信服的证据表明两者之间存在因果关系。

(四)卵巢衰老对其他内分泌器官的影响

在女性中,围绝经期卵巢功能的丧失与下丘脑和垂体功能的显著变化有关,此外,随着绝经后年龄的增长,血清 LH、FSH 水平稳步下降,研究表明,随着年龄的增长,下丘脑水平对雌激素负反馈的反应保持不变,而对雌激素正反馈效应可能随着生育年龄的增长而下降。

众所周知,雌二醇可刺激 PRL 释放。许多研究表明,雌激素水平的变化以及其他因素,都与催乳素瘤的发生和发展有关。有学者在大鼠及小鼠体内进行实验,结果表明雌激素可诱发分泌催乳素的垂体肿瘤,而在仓鼠的相关实验中,雌激素通常与下丘脑退化相关的垂体中叶肿瘤相关。孕激素及雄激素对下丘脑及垂体影响的相关研究非常有限,还有待进一步探索。

综上所述,卵巢作为重要的内分泌器官,与其他内分泌器官及组织关系密切,目前研究多为其他内分泌器官及组织对卵巢的影响,而有关后者对前者的影响则研究较少。随着卵巢衰老研究的进一步深化,内分泌器官之间的联系将得到更为清晰的展现。作为研究者来说,我们在研究过程中需要尽可能地剔除相关混杂因素,尽可能地作出客观的评价。

(周 婷)

参考文献

1. Mauvais-Jarvis F, Le May C, Tiano JP, et al. The Role of Estrogens in Pancreatic Islet Physiopathology. Adv Exp Med Biol, 2017, 1043: 385-399.

2. Mauvais-Jarvis F. Role of sex steroids in βcell function, growth and survival. Trends Endocrinol Metab, 2016, 27 (12): 844-855.

3. Briski KP, Alhamami HN, Alshamrani A, et al. Sex Differences and role of estradiol in hypoglycemia-associated counter-regulation. Adv Exp Med Biol, 2017, 1043: 359-383.

4. Finch CE. The menopause and aging, a comparative perspective. J Steroid Biochem Mol Biol, 2014, 142: 132-141.

5. Seilicovich A. Cell life and death in the anterior pituitary gland: role of oestrogens. J Neuroendocrinol, 2010, 22 (7): 758-764.

6. Nunes VA, Portioli-Sanches EP, Rosim MP, et al. Progesterone induces apoptosis of insulin-secreting cells: insights into the molecular mechanism. J Endocrinol, 2014, 221 (2): 273-284.

7. Krassas GE. Thyroid disease and female reproduction. Fertil Steril, 2000, 74: 1063-1070.

8. Mansourian R. Female reproduction physiology adversely manipulated by thyroid disorders: a review of literature. Pak Biol Sci, 2013, 16: 112-120.

9. Krassas GE, Poppe K, Glinoer D. Thyroid function and human reproductive health. Endocr Rev, 2010, 31: 702-755.

10. da Costa VM, Moreira DG, Rosenthal D. Thyroid function and aging: gender-related differences. J Endocrinol, 2001, 171 (1): 193-198.

11. Silva JF, Ocarino NM, Serakides R. Thyroid hormones and female reproduction. Biology of Reproduction, 2018, 99 (5): 907-921.

12. Canipari R, Mangialardo C, Di Paolo V, et al. Thyroid hormones act as mitogenic and pro survival factors in rat ovarian follicles. J Endocrinol Invest, 2019, 42 (3): 271-282.

13. Faria CC, Peixoto MS, Carvalho DP, et al. The emerging role of estrogens in thyroid redox homeostasis and carcinogenesis. Oxid Med Cell Longev, 2019, 2019: 2514312.

14. Noam Domniz, Dror Meirow. Premature ovarian insufficiency and autoimmune diseases. Best Pract Res Clin Obstet Gynaecol, 2019, 60: 42-55.

15. Polyzos NP, Sakkas E, Vaiarelli A, et al. Thyroid autoimmunity, hypothyroidism and ovarian reserve: a cross-sectional study of 5000 women based on age-specific AMH values. Hum Reprod, 2015, 30 (7): 1690-1696.

16. García-Barrado MJ, Blanco EJ, Iglesias-Osma MC, et al. Relation among aromatase P450 and tumoral growth in human prolactinomas. Int J Mol Sci, 2017, 18 (11): 2299.

第七节　卵巢衰老对肿瘤发生与发展的影响

随着人体不断衰老,恶性肿瘤发生率明显上升,在一定程度上说,衰老是癌症最大的危险因素。在发达国家,大多数肿瘤在年老患者中被发现,据预测,这将在 2050 年发展成一种全球现象。近年来,多项针对衰老的研究成果表明,衰老与癌症存在一定的重叠性。流行病学数据亦显示,癌症低发生率和长寿共享某些家族遗传因素。体细胞累积突变能导致肿瘤和衰老,基因组测序已经揭示了突变基因可以驱动肿瘤和衰老的过程。此外,各种延缓衰老措施(如热量限制)也可以降低啮齿类动物癌症发病率,反之,长寿却增加了癌症的发生率。

女性是人类社会重要组成部分,女性衰老给人类社会带来沉重负担。卵巢衰老是女性衰老的重要因素之一,往往伴随着一系列其他组织或器官病变的发生,如心血管疾病、骨质疏松等。由于卵巢衰老主要表现为内分泌功能的改变,性激素或促性腺激素的持续刺激可能导致激素依赖性肿瘤的发生、发展,如子宫内膜癌、卵巢癌、乳腺癌等,因此卵巢衰老与女性某些肿瘤密切相关。

一、卵巢功能与肿瘤发生、发展的关系

卵巢是女性重要的生命器官,也是女性的性腺,主要承载着产生性激素的内分泌功能和产生卵子的生殖功能。卵巢衰老是一个动态过程,主要表现为生育能力的下降和内分泌功能的失调。作为女性内分泌器官,卵巢分泌的激素主要有雌激素、孕激素和雄激素等。在女性衰老的过程中,各种系统的肿瘤发生率逐渐升高,特别是女性激素依赖性肿瘤(乳腺癌、子宫内膜癌及卵巢癌),这可能与激素分泌水平改变相关。

(一) 卵巢内分泌功能对恶性肿瘤的影响

1. **雌激素对恶性肿瘤的影响** 内源性雌激素对维持女性正常生理功能至关重要,但异常高水平的雌激素或者持续性暴露于外源性雌激素中与某些类型癌症的发病率增加密切相关,尤其是乳腺癌、子宫内膜癌、卵巢癌、肺癌和结肠癌。雌激素是乳腺癌和子宫内膜癌的首要病因,目前关于雌激素在癌症发生、发展中的作用主要源于对这两种肿瘤的临床和实验室研究。

(1)雌激素与乳腺癌:雌激素通过与其靶器官细胞内 ER-α 和 ER-β 结合发挥相应的生物学效应。雌激素受体在多种组织中均有表达,如乳腺、子宫和卵巢,它们均属于细胞核激素受体超家族成员。ER-α 是约 75% 的乳腺癌主要驱动因素,它被激活后介导增殖相关靶基因的转录或细胞凋亡相关靶基因的转录,这也是雌激素发挥致癌作用的主要机制。雌激素发挥这种转录调控作用的方式有多种,雌激素与 ERs 结合可以诱导蛋白质结构的改变,以便于受体二聚物与辅助激活因子的相互作用。一方面,活化的雌激素 -ER 复合物通过直接与下游靶基因启动子区雌激素反应元件结合,激活这些基因的转录;另一方面,雌激素 -ER 复合物与其他转录因子(如 AP1、SP1、NF-κB、CREB、RUNX1、p53 和 STAT5)以蛋白质相互作用的方式间接地促进基因的转录。雌激素 -ER 复合物发挥其完整的转录活性,需要招募不同的转录功能调节因子(如 SRCs)。此外,ER-α 会受到不同的转录后修饰调节,从而影响其对下游靶基因的转录调控活性,包括磷酸化、甲基化、乙酰化和泛素化等。CDK7 和 EGF 均可以磷酸化 ER-α 的 S118 位点,从而促进乳腺癌细胞的增殖;HAT p300 乙酰化 ER-α,增强其转录激活作用和对雌激素的敏感性;ER-α 被泛素化后加速其降解,从而减弱其各种生物学活性。

在乳腺癌中,雌激素与 ER-α 结合可以迅速诱导 c-Myc 和 CYCLIND1 表达,加速细胞周期 G1-S 转变,从而促进有丝分裂过程和细胞增殖。然而雌激素与 ER-β 结合后,会抑制 CYCLINE1 表达,从而抑制细胞增殖过程。此外,雌激素通过上调抗凋亡蛋白 BCL-2 和 BCL-XL 的表达发挥其抑制凋亡的作用,E_2-ER-α 复合物与 c-Src 蛋白相互作用,激活 MAPK 和 PI3K/AKT 通路影响细胞的存活。另外,有研究指出,雌激素在某些情况下,可以诱导细胞凋亡。在抗雌激素药物他莫昔芬应用之前,高剂量的雌激素可以用于治疗绝经后激素依赖性乳腺癌患者。但是长期使用他莫昔芬常常会引起耐药,而持续使用他莫昔芬可以增加乳腺癌细胞对高剂量甚至低剂量雌激素的敏感性。雌激素对于乳腺癌细胞凋亡的双重作用可能是通过长期激素剥夺后大量基因的表达和间接的细胞内信号通路的活化。

(2)雌激素与子宫内膜癌:子宫内膜癌是常见的妇科恶性肿瘤,根据组织病理学特征被分为Ⅰ型和Ⅱ型。约 85% 子宫内膜癌属于Ⅰ型,这类子宫内膜癌通常高表达 ER-α,被认为

是雌激素依赖性癌症；Ⅱ型子宫内膜癌包括浆液性癌、透明细胞癌和癌肉瘤等病理类型，低表达 ER，预后差。但是，由于Ⅰ型子宫内膜癌发病率增加，这种类型的子宫内膜癌仍然是引起子宫内膜癌患者死亡的主要病理类型。组织学分型和分子分型均提示雌激素通过 ER 信号通路在大多数子宫内膜癌发生过程中发挥着重要的作用。在子宫内膜癌变的过程中，促进生长的雌激素和抑制生长的孕激素之间的平衡状态是由雌激素主导的。在动物模型中，孕激素不能对抗持续性高水平的雌激素，从而导致子宫内膜的增生和癌变，这表明雌、孕激素失衡是子宫内膜癌变的早期事件。分析 TCGA 的数据发现，在子宫内膜癌中，ER-α 的表达水平比 ER-β 高 2.9 倍。雌激素与 ER-α 复合物调控下游靶基因的转录具有细胞特异性，该复合物可以促进乳腺癌和子宫内膜癌的增殖，但是其所结合的靶基因以及由此产生的相应基因表达变化在这些细胞类型之间存在很大的差异。在乳腺癌和子宫内膜癌组织中，大约有 15%~30% 相同的 ER 结合靶基因。雌激素 -ER 复合物优先与易于接近的染色质结合，这需要先锋转录因子提前结合到相应的染色质部位为其提供适合的结合位点。在乳腺癌中，FOXA1 和 GATA3 起到这种先锋作用，为雌激素 -ER 复合物结合到多种靶基因的染色质上提供了合适的结合位点。在子宫内膜癌细胞中，起先锋作用的转录因子尚不明确。虽然有报道指出，FOXA1 可能在子宫内膜癌细胞中起到先锋作用，但是 FOXA1 在子宫内膜癌细胞和组织染色质上与 ER 重合的结合位点不足 10%，提示它起到的先锋作用甚少，不足以解释大多数子宫内膜癌中 ER 结合特异性。有研究表明，ETS 家族的 ETV4 与 ER 结合位点有约 45% 的重叠，这提示在子宫内膜癌中，ETV4 可能是 ER 结合染色质的特异性先锋转录因子。

在子宫内膜样子宫内膜癌中，*Pten* 功能丧失性突变、*PI3K* 功能获得性突变以及 *Ctnnb1* 第三个外显子突变发生的概率非常高，分别是 77%、81% 和 53%，但是单个基因的突变不足以使正常小鼠发生子宫内膜癌，而去势后却可以引发小鼠子宫内膜恶性转化，并导致恶变向肌层浸润和浆膜转移。但是当使用黄体酮或雌二醇治疗去势小鼠后，可以显著减弱子宫内膜的恶性转化，这项研究表明：卵巢分泌的类固醇可以维持子宫内膜正常生长状态，这对子宫内膜恶变具有抑制作用。

2. 孕激素对恶性肿瘤的影响　黄体酮通过与 PR 结合对其靶细胞发挥生物学效应。孕激素受体有两种存在形式，一是定位于细胞核，作为一种配体活化的转录因子，介导下游靶基因的转录表达；另一是定位在细胞膜，在结构上与 G 蛋白偶联受体相关，是一种单次跨膜受体，参与黄体酮非转录功能。黄体酮在女性生殖系统中的作用主要由核 PR 介导，膜 PR 的生理功能尚不甚清楚，与核 PR 相比，膜 PR 结合黄体酮的能力相对较低。PR 与黄体酮结合后通过两种作用模式发挥作用：①直接的基因组作用模式，即 PR 作为配体活化的转录因子，直接与特定靶基因的启动子 / 增强子元件相互作用，并作为转录协同调控因子，调节下游基因的表达；②间接核外作用模式，即 PR 与细胞质中的 Src 酪氨酸激酶相互作用，激活 MAPKs，进而影响基因表达。

(1) 孕激素与乳腺癌：雌激素和孕激素对乳腺的发育至关重要。大量证据表明，雌激素在乳腺癌的发病机制中发挥着重要的作用，但是黄体酮在成年乳腺和乳腺癌中的作用尚不甚清楚。一些临床前和临床数据均提示，在正常成年乳腺和乳腺癌中，PR^+ 和 PR^- 的乳腺细胞中的黄体酮可以通过自分泌和旁分泌的形式发挥其促增殖和抗增殖的作用。黄体酮在正常乳腺上皮中的作用和在乳腺癌中的作用不同。组织微阵列分析表明，在正常乳腺细胞和乳腺癌细胞中，黄体酮所调控的信号通路几乎没有重叠。在正常乳腺细胞中，黄体酮以旁分泌的形式对周围细胞增殖产生抑制或促进的作用;在乳腺癌细胞中,黄体酮以自分泌的形式作用于癌细胞促进增殖。因此,在癌变细胞中,黄体酮发挥生物学作用由旁分泌形式向自分泌形式转变,最终导致乳腺癌发生。

在乳腺癌小鼠模型中,孕激素可以促进乳腺肿瘤的进展和生长。7,12- 二甲基苯蒽诱导的乳腺癌依赖于高浓度的孕激素;PR 敲除的小鼠与野生型小鼠相比,7,12- 二甲基苯蒽诱导发生乳腺癌的概率降低。而在雌性 Balb/c 小鼠中,ER/PR 阳性的乳腺癌需要持续性给予黄体酮才能生长。这些研究都有力地说明了,黄体酮可能是小鼠乳腺癌发生的主要因素之一。表达 PR 的人乳腺癌细胞系常被用来阐明孕激素促增殖和致癌相关研究,但是,黄体酮对乳腺癌细胞生长具有双向调控作用。在一项研究中,黄体酮可以加速 T47D-YB 细胞第一次有丝分裂过程,但是在第二次细胞周期却抑制 Cyclin D1、Cyclin D3 和 Cyclin E 的表达,诱导细胞周期蛋白依赖性激酶抑制因子 P21 和 P27 的表达,使细胞停滞在 G1 期,从而抑制细胞的增殖。另一项研究指出,PR 可以增强 MAPK 双特异性磷酸酶 1(dual specificity phosphatase 1,DUSP1)的启动子活性,诱导 DUSP1 的表达,从而使 MAPKs 去磷酸化失活,最终抑制乳腺癌细胞的增殖。

孕激素也可以通过非转录机制影响下游基因的表达,如激活下游信号通路的形式,同样促进乳腺癌细胞的增殖。在最近的一项综述中,研究者指出,在乳腺癌细胞中,PR 直接与 c-Src 相互作用,进而激活 MAPK 信号通路。PR 可以快速激活 Src-p21、Ras-Erk、PI3K-Akt 和 JAK-STAT 等信号通路,从而加速乳腺癌细胞的增殖过程。PR 激活的下游信号可以磷酸化转录因子 Elk-1,进而转录激活 CyclinD1 表达,增强黄体酮在乳腺癌中的促进增殖作用。PR 激活的下游信号,如 EGFR-c-Src-MAPK,可以磷酸化 PR,通过增强其与其他转录因子的相互作用,促进其与靶基因上孕激素反应元件的结合,诱导下游基因的转录。

总体来说,黄体酮对乳腺癌发生具有促进作用,这种作用具有细胞特异性。在正常乳腺细胞和不同阶段乳腺癌细胞中的作用差异显著,也有物种差异。

(2)孕激素与子宫内膜癌:由于调控孕激素受体的启动子不同,孕激素受体有 PR-α 和 PR-β 两种,它们发挥作用具有细胞特异性。在乳腺,主要是 PR-β 介导孕激素的增殖作用,而在子宫,孕激素抑制子宫内膜的生长。正常子宫内膜在雌激素刺激下处于增殖阶段,在此情况下 PR 也被诱导表达;在分泌期,高水平的黄体酮激活 PR,子宫内膜增生受抑制,并向分泌期转化;如果此时卵巢分泌的黄体酮量减少,不足以对抗雌激素的促增殖作用,子宫内膜就会处于持续性增殖状态。体内黄体酮水平不足,子宫内膜长期暴露于高水平雌激素状态已经被确定为子宫内膜癌的高危因素。黄体酮在限制雌激素对子宫内膜影响中起到关键的作用。黄体酮通过 PR 发挥抗子宫内膜有丝分裂的作用,也具有抗促性腺激素的活性,从而抑制卵巢内源性雌激素的产生。黄体酮可以降低子宫内膜中 ER 的表达,并通过抑制子宫内膜中 17β- 羟甾体脱氢酶和硫转移酶活性,使雌二醇失活。在子宫内膜癌中,黄体酮与 PR 结合,诱导 FOXO1 和 IGFBP-1 的表达,从而发挥其抗增殖的肿瘤抑制作用。此外,它们也通过调节细胞周期依赖性激酶(cyclin dependent kinases,CDKs)介导抗增殖效应,例如,孕激素诱导 Cyclin E/CDK2 抑制因子 p27 表达,抑制细胞周期进展。

总体来说,孕激素可以对抗雌激素的促子宫内膜增殖作用,并诱导抗增殖的下游基因的表达,从而发挥对子宫内膜癌的抗肿瘤作用。

3. 雄激素对恶性肿瘤的影响 在正常组织和肿瘤组织中,性激素生物合成、局部代谢和受体激活这些生物过程的协调对于雄激素发挥功能至关重要,这些因素的改变均可能增加恶性肿瘤的风险。雄激素通过与其 AR 结合,影响下游基因的表达。AR 在女性生殖系统中广泛表达,包括卵巢、子宫内膜等,这与雄激素在这些组织局部或周围的功能作用相一致。类固醇代谢相关酶异常是生殖系统恶性肿瘤病理生理学的一个重要特征。

(1)雄激素与乳腺癌:近年来,雄激素在人类乳腺癌的易感性和治疗中发挥着重要的作用。AR 在约 70%~90% 的乳腺癌组织中表达,AR⁻ 的乳腺癌对激素治疗反应性差,且预后不良;而 AR⁺ 的乳腺癌患者发生淋巴结转移的概率较低,相对预后良好,因此它被认为是反映乳腺癌预后良好的一个指标。在使用 7,12- 二甲基苯蒽等致癌物诱导小鼠乳腺癌模型之前给予雄激素,可以显著降低乳腺癌的发生率,并延长癌症的潜伏期。AR 介导的雄激素对致癌物诱导的乳腺癌发生率的影响可能是通过 AR 依赖性的细胞增殖调控机制,和 / 或 CYP 介导的致癌物的活化和 DNA 加合物的形成相关。

核受体本身没有转录活性,需要与转录共激活因子或共抑制因子一起发挥调控转录的作用。ARA 70 是第一个被发现的 AR 共激活因子,在乳腺癌细胞中,它可以与 ER-α 相互作用,参与调控 ER-α 和 AR 的活性。在乳腺癌中研究最广泛的甾体激素受体共激活因子是 p160 家族(SRC1、SRC2 和 SRC3),它们通过 LCCLL 基序与核受体结合。乳腺癌易感基因 *BRCA1* 也是 AR 的共激活因子,与 p160 家族成员一样,通过与 AF1 结构域相互作用调节 AR 信号通路。在乳腺癌中,AR 和 ER 与 DNA 的结合存在动态变化和相互依赖的关系。与 AR 相似,ER 识别 5′-TGACCT-3′ 结构,而 AR 可以与 ER 竞争性结合雌激素反应元件。目前普遍认为,雄激素可以抑制乳腺细胞的增殖,而雌激素刺激乳腺细胞的生长,因此,雌激素和雄激素受体相互拮抗,调控细胞的生长。具体表现为:与 DNA 上的共同的反应元件结合、竞争转录协同调节因子、形成同二聚体或异二聚体以及激活配体。例如,AR 可以结合到雌激素反应元件上,从而阻止 ER 靶基因的转录,抑制细胞的生长。雄激素也可以通过多种方式促进乳腺癌细胞的生长,如上调 Wnt 和 Her2 信号通路、ERK-AR 反馈途径、与 MYC 共同调控途径等。以上这些调控机制都体现了 AR 在乳腺癌中的转录调控作用。

关于 AR 在乳腺癌中的作用,仅仅关注 AR 依赖性的转录功能并不足以解释内源性雄激素配体或 AR 调节剂影响乳腺癌的发生、发展。类固醇激素可以诱导细胞内非转录水平的生物过程,从而在细胞的生长和增殖过程中发挥重要的作用。在乳腺癌细胞中,AR 可以通过影响 C-Src 和 ERK1/2 来发挥其非转录活性的生物学功能。另外,细胞质和细胞膜上的 AR 同样也可以发挥这种作用,从而影响乳腺癌的发生、发展。

(2)雄激素与子宫内膜癌:尽管雄激素升高与子宫内膜癌高发病风险相关,目前尚缺乏充足的证据来支持雄激素在子宫内膜癌中的致癌作用。子宫内膜中存在两条雄激素调控信号通路,一个是雄激素受体介导的雄激素信号通路,另一个是雄激素被芳香化为雌激素而发挥生物学活性的雌激素信号通路。与在正常子宫内膜中作用不同,在子宫内膜癌中芳香化酶和醛酮还原酶表达丰富,局部雌激素水平增加,致使第二条通路占主导地位。此外,与雄激素对 AR 的亲和力相比,雌激素对其同源受体的亲和力相对较高,这也进一步支持了上述观点。最新研究证据也表明,AR 是子宫内膜癌预后良好的指标,提示雄激素通路可以作为子宫内膜癌治疗的潜在靶点。体外研究也发现,AR 依赖性的信号通路可以抑制子宫内膜癌和乳腺癌细胞的增殖。在小鼠子宫内膜癌模型中,人工合成的达那唑可以显著抑制增殖细胞核抗原(proliferating cell nuclear antigen,PCNA)的表达,降低子宫内膜不典型增生的发生率。

（二）卵巢生殖功能对恶性肿瘤的影响

卵巢生殖功能的下降，表现为女性生育能力的下降，可以用女性妊娠次数和分娩次数来代表，即孕产次。一直以来，激素和生殖因素与女性肿瘤的相关性得到了广泛的研究，许多研究表明，孕产次与乳腺癌、卵巢癌、宫颈癌等女性肿瘤相关。

1. 孕产次对乳腺癌的影响　以前普遍认为胎次对乳腺癌有保护作用，研究表明，尽早妊娠（<30 岁）、足月分娩和高孕产次可降低患乳腺癌的风险。妊娠对乳腺癌的保护机制可能是因为，妊娠末期瞬时激活的基因可能通过激活 T 细胞保护乳腺免受肿瘤转化细胞的侵袭，染色质重构和细胞分化相关基因在足月妊娠后很长一段时间内保持上调，持久预防乳腺癌。但是，分娩后不久乳腺癌的风险可能会增加。一份综合 15 项前瞻性队列研究数据显示，与未产妇相比，经产妇患乳腺癌的风险更高，这种风险在分娩后 5 年达到顶峰，并持续约 20 年。另外，有研究表明，较高的孕产次可以增加 ER^-/PR^- 乳腺癌风险，降低 ER^+/PR^+ 癌症的风险，且与母乳喂养情况相关。对 *Brca1* 和 *Brca2* 基因突变携带者而言，生育者发生乳腺癌的概率明显高于未生育者，并且每次妊娠都会增加患病的风险。因此，妊娠与年龄、疾病分型、母乳喂养等因素相互交织，共同影响乳腺癌的发生风险。

2. 孕产次对卵巢癌的影响　2017 年，加拿大一项病例对照研究发现，孕产次与卵巢癌的总体风险呈负相关，并且与 Ⅰ 型卵巢癌的相关性更明显。一项关于 130 万名女性、5 584 例侵袭性上皮性卵巢癌的 21 项前瞻性队列研究的汇总结果显示，高孕产次是卵巢癌的保护因素，与未产妇相比，经产妇各亚型卵巢癌的发病风险都较低，且彼此之间存在显著的异质性，其中透明细胞癌的风险降低最明显，而浆液性癌症的风险降低最少。另外，经产妇发生交界性卵巢肿瘤的风险也更低。

关于妊娠与卵巢癌的保护机制已有几种假说，包括不排卵、促性腺激素分泌减少等。妊娠会降低女性一生中排卵周期的数量，减少持续排卵导致的卵巢表面上皮细胞 DNA 损伤和炎症反应，降低促性腺激素的分泌和雌激素对卵巢表面上皮的刺激，从而清除体内随着时间积累的体细胞突变和 / 或已经发生恶性转化的细胞。

3. 孕产次对宫颈癌和子宫内膜癌的影响　孕产次亦与宫颈癌发生风险相关，高胎次增加 HPV 阳性妇女宫颈鳞状细胞癌的风险，而与腺癌或腺鳞癌的风险无显著相关性。近期有研究者对已发表的系统综述和荟萃分析全面总结，发现子宫内膜癌的风险因素中，除了体重指数和腰臀比外，孕产次也与子宫内膜癌的风险降低显著相关。一项关于美国黑人女性人群的研究中发现，经产妇比未产妇患子宫内膜癌可能性小，但孕产次数量多少与子宫内膜癌的风险无明显关系。

总结以上内容可以发现，卵巢的生殖功能对于女性肿瘤发生过程所起的作用不一，对有的癌症起保护性作用（如卵巢癌），而对有的癌症又增加其患癌风险（如某些类型的乳腺癌和宫颈癌）。因此，关于生殖功能对女性肿瘤发生的作用有待进一步深入研究。

二、卵巢衰老与肿瘤的关系

卵巢衰老是一门新兴的研究领域，目前有关其对肿瘤发生、发展的流行病学相关研究比较匮乏，主要集中于探讨绝经或者早发性绝经对恶性肿瘤发生、发展的影响。

（一）绝经与乳腺癌

早绝经与乳腺癌发病率密切相关。在一项对乳腺癌的研究中，>80 岁的乳腺癌患者，肿瘤体积比 70~79 岁的更大,淋巴结转移、远处转移和低级别肿瘤的发生率更高。*Brca1* 基因和 *Brca2* 基因在乳腺癌和卵巢癌中的突变率非常高,患癌女性的性功能指数降低。最新研究也报道,这两个基因的突变也和家族性 POI 相关。以上证据均提示卵巢早衰可能与乳腺癌和卵巢癌具有某些相同的发生机制。近年来,绝经前乳腺癌的发病率逐渐升高,而绝经后(≥ 60 岁)的发病率呈下降趋势。乳腺癌分子分型不同,受到绝经年龄的影响也不一样:对于管腔样乳腺癌,绝经年龄每提前 1 年,其发病风险就升高 3%~4%;对于 HER2 阳性和三阴性乳腺癌而言,绝经时间与发病风险无相关性。

(二) 绝经与子宫内膜癌

子宫内膜癌的发病高峰为 50~65 岁,绝经后发病率最高,育龄期雌激素的持续性暴露是其主要危险因素。其他风险因素还包括使用选择性雌激素受体调节剂(如他莫昔芬)。20 世纪 70 年代,由于雌激素替代疗法的使用,子宫内膜癌的发病率出现显著的上升趋势。然而,近年来在激素替代治疗中加入孕激素显著降低了子宫内膜癌的发病率。在一项对百万妇女的研究中,BMI 是可控的子宫内膜癌危险因素,绝经后子宫内膜癌患者有 50% 可以归因于肥胖或超重。肥胖常常会引起女性内分泌的紊乱,尤其是可以增加体内雌激素和雄激素的水平。一项欧洲癌症和营养方面的前瞻性研究指出,在绝经前后女性内源性的睾酮水平与 BMI 和子宫内膜癌的发病风险呈显著的正相关,而雄烯二酮和脱氢表雄酮与发病风险无关。PCOS 妇女在育龄期暴露于高水平的雄激素可能对子宫内膜产生不利的影响。澳大利亚一项基于人群的病例对照研究发现,PCOS 女性罹患子宫内膜癌的风险是非 PCOS 女性的 4 倍;在激素依赖性的 I 型子宫内膜癌中,这种风险与雄激素过高(OR=2.4)和月经不规则(OR=3.1)的相关性更显著。

(三) 绝经与卵巢癌

卵巢肿瘤分为上皮性肿瘤和非上皮性肿瘤,后者主要是指颗粒细胞肿瘤。成年人颗粒细胞肿瘤被认为是由排卵前卵泡的颗粒细胞产生的,可以分泌类固醇激素(如雌激素);在某些情况下,患者可表现出高雄激素血症。与其他女性癌症一样,年龄是卵巢癌发生的最大的危险因素。北美和欧洲的 12 项前瞻性队列研究发现,身高 >1.7m 与罹患卵巢癌的风险相关,尤其是绝经前女性。在青春期,性腺激素可以刺激身体的生长,因此身高和卵巢癌患病风险之间的联系可能与女性激素的分泌相关,这项研究后来也指出雄激素水平与上皮性卵巢癌的发病风险相关。但是 Modugno 指出,尚不确定雄激素与卵巢癌发病之间是否存在关联性。子宫内膜异位症与卵巢癌的发病相关,对 13 项病例对照研究进行汇总分析发现,子宫内膜异位症与卵巢透明细胞癌、低级别浆液性癌和子宫内膜样癌发病风险增加相关。此外,使用达那唑治疗子宫内膜异位症可以使卵巢癌的发病风险增加 3.2 倍。

(四) 绝经与其他恶性肿瘤

对 8 项研究进行的汇总分析发现,绝经年龄是食管鳞状细胞癌发病的一个危险因素,45 岁以前出现围绝经期症状的女性患癌的风险是 50 岁以后女性的 2 倍。该研究同时也指出,在头颈部鳞状细胞癌中也具有类似的现象。另有一项综述指出,绝经与女性肺癌的发病增高相关。

综上所述,卵巢所分泌的激素在不同肿瘤的发生、发展中所发挥的作用不尽相同:雌激素在乳腺癌和子宫内膜癌的发生、发展中起着促进作用;孕激素对乳腺癌的发生、发展起着促进作用,而在子宫内膜癌发生、发展中起着对抗雌激素的作用;雄激素可以抑制乳腺癌的发生、发展,可能对子宫内膜癌的发生、发展起着一定的促进作用。目前尚缺乏直接探究卵巢衰老和肿瘤发生、发展的研究,本节我们主要是通过反映卵巢衰老的一些指标来阐述卵巢衰老和肿瘤之间的可能关系。因此,关于卵巢衰老对肿瘤的影响有待进一步的研究。

(付方方)

参考文献

1. Duray A, Demoulin S, Petermans J, et al. Aging and cancer: coincidence or etiologic relationship? Revue medicale de Liege, 2014, 69: 276-281.

2. Parkin DM, Bray FI, Devesa SS. Cancer burden in the year 2000. The global picture. European Journal of Cancer, 2001, 37: S4-S66.

3. Quinn MM, Cedars MI. Cardiovascular health and ovarian aging. Fertility and Sterility, 2018, 110: 790-793.

4. Li L, Wang Z. Ovarian aging and osteoporosis. Advances in Experimental Medicine and Biology, 2018, 1086: 199-215.

5. de Magalhaes JP. How ageing processes influence cancer. Nature Reviews Cancer, 2013, 13: 357-365.

6. Stanta G, Campagner L, Cavalieri F, et al. Cancer of the oldest old—What we have learned from autopsy studies. Clinics in Geriatric Medicine, 1997, 13: 55-+.

7. Balducci L, Ershler WB. Science & society—Cancer and ageing: a nexus at several levels. Nature Reviews Cancer, 2005, 5: 655-662.

8. Lodi M, Scheer L, Reix N, et al. Breast cancer in elderly women and altered clinico-pathological characteristics: a systematic review. Breast Cancer Research and Treatment, 2017, 166: 657-668.

9. Yilmaz NK, Karagin PH, Terzi YK, et al. BRCA1 and BRCA2 sequence variations detected with next-generation sequencing in patients with premature ovarian insufficiency. Journal of the Turkish-German Gynecological Association, 2016, 17: 77-82.

10. Johnson RH, Chien FL, Bleyer A. Incidence of breast cancer with distant involvement among women in the United States, 1976 to 2009. Jama-Journal of the American Medical Association, 2013, 309: 800-805.

11. Gaudet MM, Gierach GL, Carter BD, et al. Pooled analysis of nine cohorts reveals breast cancer risk factors by tumor molecular subtype. Cancer Research, 2018, 78: 6011-6021.

12. Purdie DM, Green AC. Epidemiology of endometrial cancer. Best Practice & Research Clinical Obstetrics & Gynaecology, 2001, 15: 341-354.

13. Reeves GK, Pirie K, Beral V, et al. Cancer incidence and mortality in relation to body mass index in the Million Women Study: cohort study. British Medical Journal, 2007, 335: 1134-1139.

14. Allen NE, Key TJ, Dossus L, et al. Endogenous sex hormones and endometrial cancer risk in women in the European Prospective Investigation into Cancer and Nutrition (EPIC). Endocrine-Related Cancer, 2008, 15: 485-497.

15. Fearnley EJ, Marquart L, Spurdle AB, et al. Polycystic ovary syndrome increases the risk of endometrial cancer in women aged less than 50 years: an Australian case-control study. Cancer Causes & Control, 2010, 21: 2303-2308.

16. Schouten LJ, Rivera C, Hunter DJ, et al. Height, body mass index, and ovarian cancer: A pooled analysis of 12 cohort studies. Cancer Epidemiology Biomarkers & Prevention, 2008, 17: 902-912.

17. Pearce CL, Templeman C, Rossing MA, et al. Association between endometriosis and risk of histological subtypes of ovarian cancer: a pooled analysis of case-control studies. Lancet Oncology, 2012, 13: 385-394.

18. Cottreau CM, Ness RB, Modugno F, et al. Endometriosis and its treatment with danazol or lupron in relation to ovarian cancer. Clinical Cancer Research, 2003, 9: 5142-5144.

19. Locklear TD, Doyle BJ, Perez AL, et al. Menopause in Latin America: Symptoms, attitudes, treatments and future directions in Costa Rica. Maturitas, 2017, 104: 84-89.

20. Min L, Wang F, Liang S, et al. Menopausal status and the risk of lung cancer in women: A PRISMA-compliant meta-analysis. Medicine, 2017, 96.

21. Vollmer G. Endometrial cancer: experimental models useful for studies on molecular aspects of endometrial cancer and carcinogenesis. Endocrine-Related Cancer, 2003, 10: 23-42.

22. Droog M, Nevedomskaya E, Kim Y, et al. Comparative cistromics reveals genomic cross-talk between FOXA1 and ER alpha in tamoxifen-associated endometrial carcinomas. Cancer Research, 2016, 76: 3773-3784.

23. Hurtado A, Holmes KA, Ross-Innes CS, et al. FOXA1 is a key determinant of estrogen receptor function and endocrine response. Nature Genetics, 2011, 43: 27-U42.

24. Gertz J, Savic D, Varley KE, et al. Distinct properties of cell-type-specific and shared transcription factor binding sites. Molecular Cell, 2013, 52: 25-36.

25. Terakawa J, Serna VA, Taketo MM, et al. Ovarian insufficiency and CTNNB1 mutations drive malignant transformation of endometrial hyperplasia with altered PTEN/PI3K activities. Proceedings of the National Academy of Sciences of the United States of America, 2019, 116: 4528-4537.

26. Graham JD, Mote PA, Salagame U, et al. Hormone-responsive model of primary human breast epithelium. Journal of Mammary Gland Biology and Neoplasia, 2009, 14: 367-379.

27. Kim JJ, Kurita T, Bulun SE. Progesterone action in endometrial cancer, endometriosis, uterine fibroids, and breast cancer. Endocrine Reviews, 2013, 34: 130-162.

28. Chatterton RT, Lydon JP, Mehta RG, et al. Role of the progesterone receptor (PR) in susceptibility of mouse mammary gland to 7, 12-dimethylbenz a anthracene-induced hormone-independent preneoplastic lesions in vitro. Cancer Letters, 2002, 188: 47-52.

29. Groshong SD, Owen GI, Grimison B, et al. Biphasic regulation of breast cancer cell growth by progesterone: Role of the cyclin-dependent kinase inhibitors, p21 and p27 (Kip1). Molecular Endocrinology, 1997, 11: 1593-1607.

30. Obr AE, Edwards DP. The biology of progesterone receptor in the normal mammary gland and in breast cancer. Molecular and Cellular Endocrinology, 2012, 357: 4-17.

31. Boonyaratanakornkit V, McGowan E, Sherman L, et al. The role of extranuclear signaling actions of progesterone receptor in mediating progesterone regulation of gene expression and the cell cycle. Molecular Endocrinology, 2007, 21: 359-375.

32. Ballare C, Uhrig M, Bechtold T, et al. Two domains of the progesterone receptor interact with the estrogen receptor and are required for progesterone activation of the c-Src/Erk pathway in mammalian cells. Molecular and Cellular Biology, 2003, 23: 1994-2008.

33. Gasparini P, Fassan M, Cascione L, et al. Androgen receptor status is a prognostic marker in non-basal triple negative breast cancers and determines novel therapeutic options. PloS One, 2014, 9.

34. Bleach R, McIlroy M. The divergent function of androgen receptor in breast cancer; analysis of steroid mediators and tumor intracrinology. Frontiers in Endocrinology, 2018, 9.

35. Gao C, Wang Y, Tian W, et al. The therapeutic significance of aromatase inhibitors in endometrial carcinoma. Gynecologic Oncology, 2014, 134: 190-195.

36. Niwa K, Hashimoto M, Morishita S, et al. Preventive effects of danazol on endometrial carcinogenesis in mice. Cancer Letters, 2000, 158: 133-139.

37. Husby A, Wohlfahrt J, Oyen N, et al. Pregnancy duration and breast cancer risk. Nature Communications, 2018, 9: 4255.

38. Santucci-Pereira J, Zeleniuch-Jacquotte A, Afanasyeva Y, et al. Genomic signature of parity in the breast of

premenopausal women. Breast cancer research, 2019, 21: 46.

39. Lambe M, Hsieh C, Trichopoulos D, et al. Transient increase in the risk of breast cancer after giving birth. The New England Journal of Medicine, 1994, 331: 5-9.

40. Work ME, John EM, Andrulis IL, et al. Reproductive risk factors and oestrogen/progesterone receptor-negative breast cancer in the Breast Cancer Family Registry. British Journal of Cancer, 2014, 110: 1367-1377.

41. Jernstrom H, Lerman C, Ghadirian P, et al. Pregnancy and risk of early breast cancer in carriers of BRCA1 and BRCA2. Lancet, 1999, 354: 1846-1850.

42. Koushik A, Grundy A, Abrahamowicz M, et al. Hormonal and reproductive factors and the risk of ovarian cancer. Cancer causes & control: CCC, 2017, 28: 393-403.

43. Wentzensen N, Poole EM, Trabert B, et al. Ovarian cancer risk factors by histologic subtype: an analysis from the ovarian cancer cohort consortium. Journal of clinical oncology, 2016, 34: 2888-2898.

44. Munoz N, Franceschi S, Bosetti C, et al. Role of parity and human papillomavirus in cervical cancer: the IARC multicentric case-control study. Lancet, 2002, 359: 1093-1101.

45. Raglan O, Kalliala I, Markozannes G, et al. Risk factors for endometrial cancer: An umbrella review of the literature. Int J Cancer., 2019, 145 (7): 1719-1730.

第八节　卵巢衰老对其他系统的影响

卵巢衰老除了对上述器官系统有影响之外,对女性皮肤状态的影响也是不容忽视的,皮肤的光泽、弹性等状态是关系到女性外在容貌的重要因素,所以卵巢功能对皮肤的影响是受到广大女性关注的重要问题之一。此外,有研究表明女性机体局部的微生态也可能与卵巢功能状态相关。下面将从卵巢衰老对皮肤和机体微生态的影响两方面阐述。

一、卵巢衰老对皮肤的影响

围绝经期是女性从卵巢功能减退过渡到完全缺乏雌激素的过程。Allen 和 Doisy 于 1923 年确定了雌激素在女性生殖系统中的重要性。然而近年来逐渐发现雌激素在其他的组织器官,比如皮肤也具有重要的作用。皮肤是雌激素的敏感靶器官,女性随着年龄增长出现雌激素水平下降,加上各种因素的干扰,使皮肤出现老化,表现为皮脂分泌量减少、表皮干燥、皮肤胶原和水分含量下降、弹性降低等。特别是绝经后雌激素水平低下更加重这种情况。

(一)衰老皮肤的结构和功能改变

影响皮肤衰老的因素分为外在、内在和激素性三方面。外在因素主要指环境因素,如日照等。外在因素导致皮肤基质改变、基质金属蛋白酶(matrix metalloproteinase,MMP)活性增强、黑色素细胞重分配、朗格汉斯细胞减少和非功能性的弹性纤维聚集。内在因素指随着年龄增长而自然发生的遗传性因素。内在因素导致表皮增殖能力减弱、真皮层血管减少、胶原含量减少和皮肤 MMPs 产生增加。绝经后由于雌激素缺乏导致的变化则称为"围绝经期皮肤衰老"或"激素性衰老"。随着衰老,雌激素缺乏对皮肤的结构与功能产生影响,例如皮肤萎缩性改变、衰老加速、创面修复能力受损。19 世纪 90 年代,在皮肤细胞内发现了雌激素受体,且其表达水平随着绝经而降低,这也解释了绝经后女性皮肤状态迅速衰退的原因。皮肤衰老可以分为结构性和功能性两方面:

1. 衰老皮肤的结构改变

（1）表皮及真皮层变薄,尤其是真皮层的萎缩性改变,包括成纤维细胞丢失导致胶原蛋白、弹性蛋白以及蛋白糖原含量的减少。

（2）表皮-真皮间隙变平,整合程度下降,导致皮肤更容易被机械外力所损伤。皮肤黏多糖减少导致水分结合能力下降,更容易干裂以及发生光化性皮炎和接触性皮炎。

（3）真皮层血管网减少,血流下降,从而影响皮肤的免疫屏障和温度调节功能。

（4）其他如毛发脱落、色素沉着,甚至皮肤癌发生率升高。皮肤衰老主要是由于紫外线照射或细胞代谢产生 ROS,产生蛋白质酪氨酸磷酸酶,酪氨酸激酶受体磷酸化及其下游通路和转录因子的激活,比如 MAPK 和激活蛋白-1（activator protein-1,AP-1）。AP-1 诱导 MMPs,抑制前胶原表达。

（5）衰老细胞集聚在真皮层和表皮层,通过慢性炎性微环境等细胞衰老效应影响衰老皮肤结构及功能。

2. 衰老皮肤功能的改变

皮肤最重要的功能是防御屏障功能和热调节功能。年轻健康的个体通过一系列复杂的细胞损伤修复机制来对抗皮肤损伤。包括角化细胞迁移至表皮层,成纤维细胞重塑真皮层,内膜细胞形成新生血管,后期成纤维细胞重塑胞外基质形成富含胶原的瘢痕。皮肤的修复能力随着年龄而下降,伴随着衰老细胞增多。衰老皮肤的创面微环境募集更多的促炎症因子和 MMPs,而组织金属蛋白酶抑制物（tissue inhibitor of metalloproteinases,TIMPs）生成减少。同时局部炎症因子谱改变,免疫细胞募集延迟。继而发生过度的蛋白水解和成纤维细胞衰老导致细胞外基质沉积过少,衰老的成纤维细胞对 TGF-β1 和结缔组织生长因子（connective tissue growth factor,CTGF）反应性下降导致胶原产生减少,而经 AP-1 介导 MMPs 表达增加。最终,由于角化细胞增殖下降、终末分化不完全,皮肤的再上皮化过程受到衰老损害。

（二）卵巢衰老对皮肤的影响

雌激素合成的关键酶——芳香化酶和 17β-羟基类固醇脱氢酶存在于皮肤成纤维细胞。因此,卵巢衰老后,皮肤可能是绝经后女性外周雌激素合成的重要来源。雌激素对皮肤具有重要的生理作用,如调控角质细胞、成纤维细胞、黑色素细胞、毛囊及皮脂腺,促进皮肤血管新生、炎症修复及免疫反应。卵巢衰老的重要表现为雌激素分泌下降,绝经后女性皮肤衰老与雌激素缺乏的相关性更甚于年龄的影响。雌激素不足导致皮肤抗氧化应激能力下降,缺乏胶原而变得很薄,失去弹性,皱纹增多,干燥且少血管。

1. 卵巢衰老对皮肤结构的影响

（1）绝经后皮肤由于胶原含量减少而萎缩、变薄,绝经后女性皮肤厚度每年降低 1.13%,真皮层胶原含量每年降低 2%,Ⅰ型和Ⅲ型胶原含量在绝经后的前 5 年下降 30%。绝经后雌激素替代治疗缓解了皮肤胶原蛋白丢失,促进角化细胞增殖,从而增加了皮肤厚度。

（2）雌激素缺乏不仅使真皮层胶原蛋白减少,还促进皮肤弹性纤维降解和黏多糖流失,绝经后女性皮肤弹性降低、皱纹增加。相比之下,绝经后持续口服雌激素的女性弹性纤维增多、真皮层增厚且皱纹显著减少。

（3）绝经后女性的皮肤干燥度明显增加。美国国家健康和营养调查的一项大规模的基于人群的队列研究显示,雌激素能够显著对抗皮肤干燥。其机制是由成纤维细胞中的 IGF-1 所介导,从而促进皮脂腺细胞产生脂肪;另一个机制是角质层锁水功能增强以及亲水性大分子例如真皮层的酸性黏多糖和透明质酸表达上调。

2. **卵巢衰老对皮肤损伤修复功能的影响** 绝经后女性由于缺乏雌激素,皮肤创面损伤修复的各个时期,包括炎性反应、上皮再生、肉芽形成和蛋白降解都将受到影响。通过分析年轻和年老皮肤创面的基因表达发现,差异性表达的基因 78% 为雌激素相关基因。雌激素通过调控炎症因子影响细胞的功能。巨噬细胞迁移抑制因子(macrophage migration inhibitory factor,MIF)是干扰伤口愈合的重要炎症因子,绝经后 MIF 显著升高,补充雌激素后 MIF 水平下降。雌激素通过降低 L- 选择素的分泌减少急性损伤部位的中性粒细胞浸润,降低蛋白酶的含量与活性,从而减少纤连蛋白的降解,促进伤口愈合和胶原沉积。真皮成纤维细胞是损伤修复过程中最关键的间充质细胞,绝经后女性成纤维细胞增殖与迁移能力下降,TGF-β 及其受体表达减少,MMPs 产生增多,特别是 MMP-1、MMP-3 和 MMP-9,从而导致上皮再生及肉芽肿形成延迟,细胞外基质合成减少降解增多。

综上,女性卵巢衰老导致的低雌激素状态从结构和功能两方面加速了皮肤的年龄相关损伤,通过补充雌激素对延缓衰老相关症状具有积极作用。但是,雌激素替代治疗可能会增加乳腺癌、深静脉血栓形成等疾病的风险。雌激素在机体的调控错综复杂,并调节着多种细胞或组织特异性通路。虽然目前合成型雌激素以及天然植物性雌激素的应用渐趋成熟,我们更希望能够找到一种既能够对抗低雌激素相关的器官衰老如皮肤衰老和骨质疏松,又能够避免其负面影响的治疗手段,而实现这个目标需要对卵巢衰老及其激素作用机制的变化进行更加深入全面的探索。

二、卵巢衰老对女性微生物的影响

有数万亿的微生物寄居在我们的皮肤、口腔、食管、阴道和肠道等部位,通过多种方式影响人体健康。尽管在目前的研究中还没有得到广泛证实,但已有证据表明女性一生中性激素水平的变化是调节人体微生物群落组成的关键因素之一。在人体各个部位的微生物中,阴道菌群受性激素的影响最大,主要表现在女性不同生理阶段阴道菌群中乳酸杆菌相对丰度和微生物多样性的改变。随着卵巢功能衰退、体内雌激素水平降低,女性口腔菌群也会发生变化,导致患口腔疾病风险升高。雌激素与肠道菌群之间存在相互作用,肠道菌群可以影响雌激素发挥生物学效应,反过来雌激素也可以影响肠道中某些细菌的生长,从而影响肠道菌群的组成。在这部分内容中,我们将重点讨论卵巢衰老(主要是雌激素水平降低)对女性阴道菌群、肠道菌群和口腔菌群的影响。

(一)卵巢衰老与阴道菌群

阴道菌群与女性的健康状态息息相关,乳酸杆菌是大多数女性阴道的优势菌种,它可以产生具有抗菌特性的物质,如过氧化氢和乳酸,对于抑制其他病原体生长、维持阴道健康的酸性环境至关重要。阴道菌群结构和功能异常,会增加细菌性阴道病、阴道假丝酵母菌性阴道炎、性传播疾病、泌尿系统感染、宫颈病变等疾病的风险。

在生理情况下,女性一生中阴道菌群的组成,随卵巢功能(雌激素水平)的改变而动态变化。青春期前女性,由于体内雌激素水平较低,阴道上皮非常薄,细胞内糖原含量也很低,不利于乳酸杆菌的生长,因此阴道菌群中乳酸杆菌的相对丰度较低、微生物多样性较高,阴道 pH 也较高。进入育龄期后,体内雌激素水平升高,促进阴道上皮增生变厚并增加细胞内糖原含量,阴道菌群中乳酸杆菌的相对丰度升高、微生物多样性降低,阴道 pH 也相对于青春期前降低。绝大多数健康育龄女性的阴道菌群组成为 CST Ⅰ、Ⅱ、Ⅲ、Ⅴ 这四种类型，乳酸杆菌是其优势菌种，极少数健康育龄女性和疾病状态下的阴道菌群组成为 CST Ⅳ 型。绝经前的阴道上皮最厚，被一层厚厚的黏液所覆盖。绝经后，体内雌激素水平下降，细胞内糖原减少，阴道上皮类似于青春期前，细胞层数更少、黏液层更薄，不利于乳酸杆菌的生长，因此阴道菌群中乳酸杆菌的相对丰度降低、微生物多样性增加，阴道 pH 相较于绝经前升高，这些变化可能与阴道萎缩、干燥、性交困难等症状相关。

2011 年，Ravel 等通过分析 396 名无症状北美女性的阴道分泌物，确定了阴道菌群的五种群落状态类型（community state types，CSTs）——CST Ⅰ、Ⅱ、Ⅲ、Ⅴ 型的优势菌分别为卷曲乳酸杆菌（*Lactobacillus crispatus*）、加氏乳酸杆菌（*Lactobacillus gasseri*）、惰性乳酸杆菌（*Lactobacillus iners*）、詹氏乳酸杆菌（*Lactobacillus jenseii*），CST Ⅳ 型的乳酸杆菌相对丰度较低，存在大量厌氧菌，可以再细分为两型，CST Ⅳ-A 型有大量厌氧球菌属（*Anaerococus*）、嗜胨菌属（*Peptoniphilus*）、普氏菌属（*Prevotella*）和链球菌属（*Streptococcus*）中的厌氧菌，CST Ⅳ-B 型的优势菌属则是奇异菌属（*Atopobium*）和巨型球菌属（*Megasphera*）。2012 年，Gajer 等通过在长达 16 周的时间里监测 32 名育龄期健康女性的阴道菌群变化，揭示了 5 类主要细菌群落的动态变化，发现有些群落在短时间内变化明显，而有些则相对稳定，CST Ⅳ-B 型常向 CST Ⅰ 型转化，CST Ⅰ 型常向 CST Ⅲ 型或 CST Ⅳ-A 型转化，CST Ⅲ 型向 CST Ⅳ-B 型的转化频率是 CST Ⅳ-A 型的 2 倍，CST Ⅱ 型很少转化，也没有观察到 CST Ⅰ 型向 CST Ⅱ 型转化，并且发现阴道菌群偏离稳定性与月经周期、性活动等有关。这些女性都非常健康，因此观察到阴道菌群组成和微生物多样性变化，不一定表明存在菌群失调。

绝经前的女性体内性激素水平随月经周期而波动，但现有研究发现大多数健康女性的阴道菌群在月经周期中保持稳定，群落结构和功能无明显变化。绝经后女性因为体内性激素水平相对稳定，阴道菌群也比较稳定。已有研究比较了绝经前和绝经后女性阴道菌群组成的差异，绝经后女性的阴道菌群组成与绝经前比较相似，微生物多样性增加，细菌 DNA 总量减少。

MHT 是治疗阴道萎缩、潮热、盗汗、失眠等绝经期综合征症状最常见的手段。绝经后行 MHT 的女性、绝经后未行 MHT 的女性、绝经前的女性，三组人群阴道菌群组成存在显著差异，主要表现在具体的优势菌种不同和阴道微生物的多样性差异。绝经后进行激素替代治疗的女性，与绝经后未行激素替代治疗的女性相比，其阴道萎缩症状明显改善，阴道 pH 明显降低，细菌总量增多，乳酸杆菌占比明显升高，阴道菌群向绝经前组成转化。目前临床上使用的 MHT，应用上存在一些禁忌证及慎用情况，如乳腺癌、高血压等患者需评估使用。根据现有研究，未来在缓解绝经相关阴道症状方面，或许可以尝试益生菌、益生元、阴道菌群移植等新方法，或者与传统的 MHT 联合使用，以达到增强疗效、减轻副作用的目的。

（二）卵巢衰老与肠道菌群

女性性激素水平可以影响身体多个部位的微生物组成，尤其是肠道。肠道是人体定植微生物最多的部位，80% 的微生物都生活在此，微生物种类超过 1 000 种，基因数量是人基因数量的 38 倍之多。肠道菌群与人体健康密切相关，目前已经发现，肠道菌群可以通过调节人体代谢、免疫功能等方式，参与代谢综合征、冠心病、孤独症、多囊卵巢综合征等多种疾病的发生、发展。

已有研究证据表明，女性雌激素水平可以影响肠道菌群的组成。Santos 等在 2018 年利用 16S rRNA 测序技术比较 17 名绝经前女性和 20 名绝经后女性的肠道菌群,发现与绝经前女性相比,在门水平,绝经后女性肠道菌群中厚壁菌门(*Firmicutes*)的相对丰度更低,厚壁菌门与拟杆菌门(*Bacteroidetes*)相对丰度的比值也更低,放线菌门(*Actinobacteria*)的相对丰度则更高,而在属水平,毛螺菌属(*Lachnospira*)和氏菌属(*Roseburia*)的相对丰度更低,*Parabacteroides*、普雷沃氏菌属(*Prevotella*)和嗜胆菌属(*Bilophila*)的相对丰度更高;进一步做相关性分析发现,γ- 变形菌纲(*Gamma proteobacteria*)的相对丰度与雌激素水平显著正相关,而普雷沃氏菌科(*Prevotellaceae*)的相对丰度与雌激素水平显著负相关;氏菌属等产短链脂肪酸(short chain fatty acids,SCFAs)的细菌减少,导致肠道内 SCFAs 减少,而 SCFAs 在调节代谢性疾病中具有重要作用,这可能是绝经后女性更容易患 2 型糖尿病等代谢性疾病的原因之一。

雌激素与肠道菌群之间存在相互作用,但已有的关于两者的研究,主要集中在肠道菌群对雌激素代谢和生物学效应的影响,以及两者协同作用调节机体代谢等方面。研究者们发现,肠道中的某些细菌可以合成和分泌 β- 葡糖醛酸酶,催化肝肠循环中的结合雌激素和人体摄入的植物雌激素解除共轭状态转变为游离雌激素,并随血液循环到达各个靶器官发挥生物学效应。当这一过程因为肠道菌群失衡而受到影响时,可能会促进多囊卵巢综合征(polycystic ovary syndrome,PCOS)、代谢综合征、糖尿病、肥胖、肿瘤等雌激素调节疾病的发生和发展。另有研究发现植物雌激素或类雌化合物可以调节肠道中某些类型细菌的增殖和生长,不过现有证据还比较薄弱;目前尚不清楚雌激素是否会影响肠道菌群的功能,其他卵巢激素与肠道菌群之间的关系亦尚不明朗。雌激素是卵巢合成和分泌的最重要的类固醇激素,雌激素缺乏可以影响全身各个系统,肠道菌群也已经被发现与全身各个系统的疾病相关,两者都在维持女性健康中扮演着重要角色。未来关于两者之间相互作用关系的深入研究,可能会为女性雌激素缺乏相关疾病提供新的干预策略。

(三)卵巢衰老与口腔菌群

雌激素和绝经相关的性激素失衡会影响女性口腔健康,很多围绝经期和绝经后的女性,除了有潮热、盗汗等围绝经期症状外,还会有口腔不适,最常见的是口腔干燥症和牙齿脱落。患有口腔干燥症的女性,唾液分泌减少,可能会增加念珠菌病等口腔疾病的发生风险,有研究表明 MHT 治疗后症状有所改善,但相关的研究太少,还需要更多的证据支持。唾液的数量和质量的变化可能改变口腔健康的稳态,从而导致唾液细菌组成的特定变化,但现有研究没有发现唾液分泌减少女性和正常对照女性的唾液菌群组成有显著差异,不过唾液成分可能受到口腔疾病、处方药和一般健康状况的影响,因此研究人员未来必须注意样本量和混杂因素的控制,以确定与绝经有关的唾液菌群改变的有效性。

围绝经期女性体内性激素水平的波动可能是对口腔变化作出反应的关键因素。围绝经期和绝经后女性骨密度降低,可能增加牙周感染和牙齿脱落的风险,而且性激素变化可能会导致牙龈更容易受到牙菌斑的影响,增加患牙龈炎和晚期牙周炎的风险。牙周炎是革兰氏阴性菌增多引起的慢性炎症,影响牙齿周围和支撑牙齿的组织。口腔中特定细菌种类,如牙龈卟啉单胞菌(*Porphyromonas gingivalis*)和福赛斯坦纳菌(*Tannerella forsythensis*)增多,被认为是绝经后女性发生牙周炎的重要因素。牙周状态的改变与性激素水平的变化有关。据报道,绝经后接受 MHT 治疗的女性患牙周炎的概率小于绝经前女性,一项纳入 106 名 50~58 岁女性的队列研究也发现 MHT 治疗后牙周病原体的阳性率显著降低,但在另一项对

135 名绝经后女性长达 3 年的研究中,MHT 治疗后的患者与未行 MHT 治疗的患者比较未发现相应症状和临床参数有显著改善。

虽然目前关于女性卵巢功能(主要是雌激素水平)对口腔菌群的影响还没有统一的结论,其中的具体机制也不清楚,但相关的研究已表明女性卵巢功能与口腔菌群之间可能存在一定的相关性,后期还需要更多、更高质量的临床和基础研究,提供更加完善的证据阐明两者之间的具体关系和详细的作用机制。另外,这也给我们在治疗绝经相关口腔疾病的问题上,提供了一个新的方向,除了激素替代治疗和口腔对症治疗以外,或许还可以尝试"菌群治疗",利用益生菌或益生元,逆转口腔菌群失衡,抑制病原菌的生长,恢复口腔健康状态。

综上,女性一生中性激素水平的变化是调节人体微生物群落组成的关键因素之一,可以影响阴道、肠道、口腔等身体多个部位的微生物组成。研究卵巢衰老对女性微生物的影响,有助于进一步揭示卵巢衰老相关疾病的致病机制,并为疾病治疗提供新的策略。除了绝经后阴道菌群已经被广泛研究,现有在女性中进行的微生物相关研究主要集中于育龄期,而对围绝经期和绝经后女性的研究很少,但是女性一生中至少有 1/3 的时间处于卵巢功能衰退的围绝经期和绝经后期,加大对这两个时期的重视对提高女性生活质量至关重要。另外,目前相关研究仍然局限在菌群组成、相关关系的探究,研究方法比较单一,多为小样本量的病例对照研究,未来应注重将研究方向从相关性向因果性转变,从菌群组成到菌群功能、分子机制转变,从单一研究方法向多组学研究、多个交叉学科研究转变,从小样本量病例对照研究向大规模前瞻性队列研究转变,从基础研究向临床应用转化,最终实现个体化干预,促进精准医疗的巨大进步!

(沈 璐 文景宜)

参考文献

1. Emmerson E, Hardman MJ. The role of estrogen deficiency in skin ageing and wound healing. Biogerontology, 2012, 13: 3-20.
2. Blume-Peytavi U, Kottner J, Sterry W, et al. Age-associated skin conditions and diseases: current perspectives and future options. Gerontologist, 2016, 56 (Suppl 2): S230-242.
3. Haenggi W, Linder HR, Birkhaeuser MH, et al. Microscopic findings of the nail-fold capillaries--dependence on menopausal status and hormone replacement therapy. Maturitas, 1995, 22: 37-46.
4. Quan T, Qin Z, Xu Y, et al. Ultraviolet irradiation induces CYR61/CCN1, a mediator of collagen homeostasis, through activation of transcription factor AP-1 in human skin fibroblasts. J Invest Dermatol, 2010, 130: 1697-1706.
5. Ressler S, Bartkova J, Niederegger H, et al. p16INK4A is a robust in vivo biomarker of cellular aging in human skin. Aging cell, 2006, 5: 379-389.
6. Velnar T, Bailey T, Smrkolj V. The wound healing process: an overview of the cellular and molecular mechanisms. J Int Med Res, 2009, 37: 1528-1542.
7. Nelson LR, Bulun SE. Estrogen production and action. J Am Acad Dermatol, 2001, 45: S116-124.
8. Affinito P, Palomba S, Sorrentino C, et al. Effects of postmenopausal hypoestrogenism on skin collagen. Maturitas, 1999, 33: 239-247.
9. Son ED, Lee JY, Lee S, et al. Topical application of 17beta-estradiol increases extracellular matrix protein synthesis by stimulating tgf-Beta signaling in aged human skin in vivo. J Invest Dermatol, 2005, 124:

1149-1161.

10. Shah MG, Maibach HI. Estrogen and skin. An overview. Am J Clin Dermatol, 2001, 2: 143-150.

11. Wolff EF, Narayan D, Taylor HS. Long-term effects of hormone therapy on skin rigidity and wrinkles. Fertility and Sterility, 2005, 84: 285-288.

12. Dunn LB, Damesyn M, Moore AA, et al. Does estrogen prevent skin aging ? Results from the First National Health and Nutrition Examination Survey (NHANES I). Arch Dermatol, 1997, 133: 339-342.

13. Hardman MJ, Ashcroft GS. Estrogen, not intrinsic aging, is the major regulator of delayed human wound healing in the elderly. Genome Biol, 2008, 9: R80.

14. Ashcroft GS, Greenwell-Wild T, Horan MA, et al. Topical estrogen accelerates cutaneous wound healing in aged humans associated with an altered inflammatory response. Am J Pathol, 1999, 155: 1137-1146.

15. Stevenson S, Taylor AH, Meskiri A, et al. Differing responses of human follicular and nonfollicular scalp cells in an in vitro wound healing assay: effects of estrogen on vascular endothelial growth factor secretion. Wound Repair Regen, 2008, 16: 243-253.

16. Ma B FL, Ravel J. Vaginal microbiome: rethinking health and disease. Annual Review of Microbiology, 2012, 66: 371-389.

17. Ilhan ZE, Laniewski P, Thomas N, et al. Deciphering the complex interplay between microbiota, HPV, inflammation and cancer through cervicovaginal metabolic profiling. EBioMedicine, 2019: 675-690.

18. Muhleisen AL, Herbst-Kralovetz MM. Menopause and the vaginal microbiome. Maturitas, 2016, 91: 42-50.

19. Ravel J, Gajer P, Abdo Z, et al. Vaginal microbiome of reproductive age women. Proc Natl Acad Sci U S A, 2011, 108: 4680-4687.

20. Gajer P, Brotman RM, Bai G, et al. Temporal dynamics of the human vaginal microbiota. Sci Transl Med, 2012, 4: 132-152.

21. Chaban B, Links MG, Jayaprakash TP, et al. Characterization of the vaginal microbiota of healthy Canadian women through the menstrual cycle. Microbiome, 2014, 2: 23.

22. Bradley F, Birse K, Hasselrot K. et al. The vaginal microbiome amplifies sex hormone-associated cyclic changes in cervicovaginal inflammation and epithelial barrier disruption. American Journal of Reproductive Immunology, 2018, 80: e12863.

23. Hummelen R, Macklaim JM, Bisanz JE, et al. Vaginal microbiome and epithelial gene array in post-menopausal women with moderate to severe dryness. PLoS One, 2011, 6: e26602.

24. Gliniewicz K, Schneider GM, Ridenhour BJ, et al. Comparison of the vaginal microbiomes of premenopausal and postmenopausal women. Frontiers in Microbiology, 2019, 10: 193.

25. Ravel J, Brotman RM. Translating the vaginal microbiome: gaps and challenges. Genome Med, 2016, 8: 35.

26. Rastelli M, Cani PD, Knauf C. The gut microbiome influences host endocrine functions. Endocrine Reviews, 2019, 40: 1271-1284.

27. Nie P, Li Z, Wang Y, et al. Gut microbiome interventions in human health and diseases. Medicinal Research Reviews, 2019, 39: 2286-2313.

28. Qi X, Yun C, Sun L, et al. Gut microbiota-bile acid-interleukin-22 axis orchestrates polycystic ovary syndrome. Nature Medicine, 2019, 25: 1225-1233.

29. Santos-Marcos JA, Rangel-Zuniga OA, Jimenez-Lucena R, et al. Influence of gender and menopausal status on gut microbiota. Maturitas, 2018, 116: 43-53.

30. Chen KL, Madak-Erdogan Z. Estrogen and microbiota crosstalk: should we pay attention? Trends Endocrinol Metab, 2016, 27: 752-755.

31. Baker JM, Al-Nakkash L, Herbst-Kralovetz MM, et al. Estrogen-gut microbiome axis: Physiological and clinical implications. Maturitas, 2017, 103: 45-53.

32. Frankenfeld CL, Atkinson C, Wahala K, et al. Obesity prevalence in relation to gut microbial environments capable of producing equol or O-desmethylangolensin from the isoflavone daidzein. Eur J Clin Nutr, 2014, 68: 526-530.

33. Belstrom D, Holmstrup P, Fiehn NE, et al. Bacterial composition in whole saliva from patients with severe hyposalivation-a case-control study. Oral Dis, 2016, 22: 330-337.

34. Hernandez-Vigueras S, Martinez-Garriga B, Sanchez MC, et al. Oral microbiota, periodontal status, and osteoporosis in postmenopausal females. J Periodontol, 2016, 87: 124-133.

35. Suresh L, Radfar L. Pregnancy and lactation. Oral Surg Oral Med Oral Pathol Oral Radiol Endod, 2004, 97: 672-682.

36. Brennan RM, Genco RJ, Hovey KM, et al. Clinical attachment loss, systemic bone density, and subgingival calculus in postmenopausal women. J Periodontol, 2007, 78: 2104-2111.

37. Mascarenhas P, Gapski R, Al-Shammari K, et al. Influence of sex hormones on the periodontium. J Clin Periodontol, 2003, 30: 671-681.

38. Tarkkila L, Kari K, Furuholm J, et al. Periodontal disease-associated micro-organisms in peri-menopausal and post-menopausal women using or not using hormone replacement therapy. A two-year follow-up study. BMC Oral Health, 2010, 10: 10.

39. Pilgram TK, Hildebolt CF, Dotson M, et al. Relationships between clinical attachment level and spine and hip bone mineral density: data from healthy postmenopausal women. J Periodontol, 2002, 73: 298-301.

第四章

卵巢衰老的危险因素

卵巢衰老是多因素、多环节相互作用的复杂过程,与年龄、遗传、神经内分泌、社会心理、环境、行为等众多因素相关。深入揭示卵巢衰老的危险因素对预防、延缓卵巢衰老具有重大意义,不仅可改善女性的生活质量,提高幸福指数,对减轻社会医疗负担亦具有深刻意义。本章将从年龄、遗传、下丘脑 - 垂体因素、社会心理、环境、行为、医疗相关因素、免疫、感染及内分泌因素的角度分别阐述其对卵巢功能的影响。

第一节 卵巢衰老的年龄因素

自 20 世纪 70 年代以来,因经济、社会等各种因素使得女性生育延迟成为一种普遍的社会现象。根据中国人口学会及国家卫生健康委员会联合发布的最新《中国不孕不育现状调研报告》显示,目前我国的不孕不育率约为 12.5%,且有逐年升高的趋势。美国疾病控制与预防中心的数据显示,美国女性初次生育年龄由 21.2 岁(1970 年),上升至 25.8 岁,35 岁初产妇超过 1/12(2015 年);2017 年韩国女性初次生育年龄更是平均达到 31 岁。研究发现与<35 岁的女性相比,高龄女性更易出现不孕、流产、死胎和多胎等危险,其中年龄导致的卵巢功能低下可能发挥关键作用。

年龄与卵巢功能关系密切。女性自月经初潮后建立起正常的月经周期,月经初潮年龄多为 13~14 岁,但可能早在 11 岁或迟至 16 岁。女性步入青春期,开始具备生育功能,后经过 5~7 年的时间建立正常规律的周期性排卵,卵巢分泌雌、孕激素,之后步入性成熟期,在 20~30 岁卵巢功能达到高峰,生育能力达到最佳水平。随着年龄增长,卵巢功能下降,生育能力亦随之下降,平均在 30 岁就开始逐月下降,之后出现激素分泌紊乱,当月经出现异常时,女性步入围绝经期。此阶段由于卵巢功能衰退,雌激素明显波动及下降,导致妇女身心失调,出现月经紊乱、潮热盗汗、多疑易怒、失眠多梦等各系统的不良改变及心理不适应。直到最后一次月经,绝经宣告卵巢功能的全面衰退。来自正常健康人群中的研究显示丧失自然受孕能力(在未严格避孕的条件下,出生最后一个孩子)的年龄在 23~51 岁,平均 41 岁时出现。绝经年龄只能回顾性地确定,正常健康中国女性平均绝经年龄约在 52 岁。由此可见,卵巢功能随着年龄增长从弱到强、由盛转衰,与月经初潮、绝育、月经异常、绝经等各个卵巢衰老事件息息相关。

其中年龄所致的累积性损伤是卵巢自然衰老的主要原因。累积性卵巢损伤包括了卵泡数量、质量的下降以及卵巢微环境的改变。卵泡数量主要受基因和内分泌激素的调控,卵泡质量下降与自由基与抗氧化系统、线粒体 DNA 突变及缺失、端粒及端粒酶改变、血管因素等有关。活性代谢产物的累积是导致卵泡质量下降的重要因素。

随着年龄的增长,卵巢内卵泡数量的减少是导致卵巢衰老的根本原因。在胎儿发育到 4 个月大时,双侧卵巢内含 600 万 ~700 万个卵原细胞(即原始生殖细胞)。胎儿 6 个月至新生儿出生后 6 个月期间形成始基卵泡池,有 100 万 ~200 万个始基卵泡,到 13~14 岁月经初潮时,卵巢中有 30 万 ~40 万个卵泡,所剩余的只是出生时的很少一部分。此时,卵巢周期性排卵,获得生育能力。在 20~30 岁育龄期,卵泡数以每个月消耗 1 000 个的速度下降,卵泡池中的卵泡不断消耗、数目下降直接导致了随着年龄增长女性生育能力的下降。卵巢中经过初始募集发育到窦状阶段的卵泡要么在月经周期中发生排卵形成单倍体的配子,要么闭锁而终。事实上,超过 99.9% 的卵泡都相继发生闭锁,女性一生中只有 400~500 个始基卵泡发育成熟并排卵。37.5 岁时,卵巢仅剩余有 25 000 个卵泡,37.5 岁后卵泡数目下降的速度翻倍,呈现"折棍"现象。临近围绝经期,卵泡储备几近耗竭,因此丧失生育能力,到绝经期时卵巢中残留的卵泡数不足 1 000 个。

卵泡质量随着年龄的增长亦逐渐下降。其中自由基与抗氧化系统、线粒体 DNA 突变及缺失等起关键作用。生物代谢过程中产生的活性氧和活性氮被称为自由基;线粒体内电子泄漏是由于年龄相关的细胞呼吸减少引起的,这损害了线粒体 DNA 的稳定性和线粒体功能。当自由基的产生超过了抗氧化剂的清除能力时,就会产生氧化应激。这种不平衡造成氧化损伤,并最终导致细胞色素 C 和其他促凋亡因子的释放,发生细胞死亡。衰老引起的氧化应激在某种意义上是由抗氧化酶防御功能的减弱引起的。谷胱甘肽(glutathione,GSH)和谷胱甘肽转移酶(glutathione transferase)是清除自由基的有效方法,但随着年龄的增长,它们在卵母细胞中的含量降低。随着抗氧化防御的减弱,颗粒细胞发生衰老,同时伴有铜锌超氧化物歧化酶、锰超氧化物歧化酶、过氧化氢酶的下调。结果,氧化损伤的增加与抗氧化防御机制的减弱有关,最终导致卵巢衰老。

增龄性衰老会导致线粒体 DNA(mitochondrial DNA,mtDNA)不稳定性增加,引起卵巢细胞尤其是卵母细胞中线粒体 DNA 突变的积累。作为线粒体拷贝数量最多的细胞,卵母细胞中线粒体的功能失调加速卵巢功能低下。形态学和功能学研究发现,增龄性衰老可影响卵母细胞线粒体功能,导致线粒体肿胀、空泡化,小线粒体碎片含量增加。此外,氧化应激(oxidative stress,OS)被认为是增龄性衰老相关的获得性 mtDNA 突变的主要来源。"线粒体自由基"理论认为衰老积聚了高水平的氧自由基和 ROS,导致 mtDNA 突变,进而影响功能性电子传递链(electron transfer chain,ETC)的产生,而 mtDNA 的突变进一步加剧 ROS 和 mtDNA 突变的积累,形成恶性循环,导致 ATP 产生减少、细胞周期停滞甚至细胞凋亡。此外,控制线粒体质量的相关蛋白酶在卵巢细胞中发挥重要作用,包括 CLPP、AFG3L2、PHB、OMA1、LONP1 和 PARL 等在内的蛋白酶,其缺陷会导致相关线粒体疾病的出现,并加速卵母细胞衰老。

端粒是位于所有真核生物染色体末端的 DNA 核苷酸序列和特异性蛋白。人类的端粒是由数千条连续的 TTAGGG 双链序列重复组成的。端粒 DNA 通常在 3′ 端以单链终止。这种特殊的配置阻止染色体的端到端结合,并提供保护。然而,在每个染色体复制过程中,端粒 DNA 的 100~200 个碱基对（base pair, bp）丢失，端粒逐渐变短。人类的端粒在一生中从 10~15kb 退化到 2~5kb。因此，端粒也被称为有丝分裂时钟，而剩余的端粒显示了细胞的增殖能力。端粒末端复制问题由端粒酶复合物解决。端粒酶是一种与端粒相连的 RNA 酶，能够延长因 DNA 复制损失和缩短的端粒。随着年龄的增长，人类卵巢细胞中的端粒酶活性降低。端粒酶活性在早期的窦状和排卵前卵泡以及排卵的卵母细胞中被检测到，但随着成熟，端粒酶活性显著降低。虽然端粒酶和 FSH 水平之间没有相关性，但端粒酶活性可能是卵巢功能年龄的良好指标。

晚期糖基化终产物（advanced glycation end-products, AGEs）的形成是一个不可逆的过程，且随着年龄的增加而增加。AGEs 通过蛋白质交联或与特殊受体——晚期糖基化终产物受体（receptor for advanced glycation end-products, RAGE）结合导致组织损伤。AGE-RAGE 交联导致细胞氧化应激。年龄引起的卵巢功能障碍可能与 ART 结果和卵巢储备相关。

一个健康的微环境，需要卵泡周围血管和旁分泌调节因子提供合适的氧气水平。具有血管形成良好和高氧水平（≥ 3%）的卵母细胞的受精和发育潜力更高。体外受精患者的卵泡周围血管的形成增加了活产率。

综上所述，年龄是卵巢衰老的主要影响因素，其可通过诸如线粒体 DNA 突变、自由基氧化系统、端粒及端粒酶和血管因素所引起的累积性损伤造成卵巢衰老，主要体现在卵泡数量、卵子质量及卵巢微环境等的改变。但增龄性卵巢损伤只是伴随现象，不是卵巢衰老的根本原因，卵巢衰老过程仍受其他多种因素影响。

（丁　婷）

参考文献

1. 戴建武，孙海翔，刘丁李. 衰老导致卵巢功能低下研究进展. 遗传, 2019, 41 (9): 816-826.
2. Schwartz D, MJ Mayaux. Female fecundity as a function of age: results of artificial insemination in 2193 nulliparous women with azoospermic husbands. Federation CECOS. N Engl J Med, 1982, 306 (7): 404-406.
3. Lu J, Wang Z, Cao J, et al. A novel and compact review on the role of oxidative stress in female reproduction. Reprod Biol Endocrinol, 2018, 16 (1): 80.
4. Wang S, He G, Chen M, et al. The role of antioxidant enzymes in the ovaries. Oxid Med Cell Longev, 2017, 2017 (4371714).
5. Tatone C, Amicarelli F, Carbone MC, et al. Cellular and molecular aspects of ovarian follicle ageing. Hum Reprod Update, 2008, 14: 131-142.
6. Van Blerkom J. The influence of intrinsic and extrinsic factors on the developmental potential and chromosomal normality of the human oocyte. J Soc Gynecol Investig, 1996, 3: 3-11.
7. Carbone MC, Tatone C, Delle Monache S, et al. Antioxidant enzymatic defences in human follicular fluid: characterization and age-dependent changes. Mol Hum Reprod, 2003, 9: 639-643.
8. Olovnikov AM. Telomeres, telomerase, and aging: origin of the theory. Exp Gerontol, 1996, 31: 443-448.
9. Rhyu MS. Telomeres, telomerase and immortality. J Natl Cancer Inst, 1995, 87: 884-894.
10. Kinugawa C, Murakami T, Okamura K, et al. Telomerase activity in normal ovaries and premature ovarian failure. Tohoku J Exp Med, 2000, 190: 231-238.
11. Yamada-Fukunaga T, Yamada M, Hamatani T, et al. Age-associated telomere shortening in mouse oocytes. Reprod Biol Endocrinol, 2013, 11: 108-118.

12. Huey S, Abuhamad A, Barroso G, et al. Perifollicular blood flow doppler indices, but not follicular po2, pco2, or ph, predict oocyte developmental competence in in vitro fertilization. Fertil Steril, 1999, 72: 707-712.

13. Borini A, Maccolini A, Tallarini A, et al. Perifollicular vascularity and its relationship with oocyte maturity and IVF outcome. Ann N Y Acad Sci, 2001, 943: 64-67.

第二节　卵巢衰老的遗传因素

卵巢衰老以卵泡数量、质量的下降以及卵巢微环境的改变为基础，遗传因素参与了该过程的各个环节。卵巢细胞的核基因和线粒体基因突变、损伤修复异常、端粒变短和端粒酶活性下降、表观遗传学修饰改变均可影响卵巢功能，导致卵巢衰老加速。本节将从卵巢衰老的遗传度、核基因组两方面阐述遗传因素对卵巢衰老的影响。

一、卵巢衰老的遗传度

遗传度指遗传因素在疾病发生中所起作用的程度，以百分数表示。遗传因素所起的作用越大，遗传度越高，而环境因素作用越小；反之，遗传因素作用越小，遗传度越低，而环境因素作用就越大。早期研究发现，POF 患者（绝经年龄 <40 岁）与早绝经（<45 岁）妇女的母亲的绝经年龄显著小于正常绝经年龄妇女的母亲的绝经年龄（分别为 43.81 岁、45.40 岁及 48.48 岁），证实母女间绝经年龄存在相关性，提示了卵巢衰老的遗传度较高。POF 遗传病因的研究结果是卵巢衰老发生、发展中遗传因素作用的重要启示及突破口。虽然绝大多数单纯 POF 病例表现为散在发病，但有近 10%~15% 的病例存在一级亲属受累，多个亲属患病的家系亦不少见，提示了遗传因素在 POF 发生中的显著作用。目前研究认为绝经年龄的遗传度为 30%~85%，这些数据均证明遗传因素在卵巢衰老过程中发挥着重要作用。但至今所知的相关基因作用仅能解释少于 15% 的卵巢衰老的遗传病因，尚存在大量未知领域等待挖掘。

人类疾病的遗传学发病基础从宏观到微观包括以下几个方面：显微镜下可见的染色体数量和结构的异常，亚显微结构的变异以及 DNA 的单个碱基的变异即点突变和单核苷酸多态性（single nucleotide polymorphism, SNP）等。单就遗传因素来看，卵巢衰老表现出极高的病因异质性，染色体数量和结构异常、染色体片段异常、单个核苷酸位点的突变、表观遗传学修饰及线粒体基因组变异均在卵巢衰老发生、发展过程中发挥着重要作用。既往对 POF 患者染色体核型及单个碱基位点的研究较多，然而 POF 作为一种病因异质度极高的疾病，染色体异常、点突变、SNP 只能解释遗传因素中的一小部分，仍有近 80% 的患者找不到明确的病因。近年来，随着分子生物学技术的发展及人类基因组计划的完善，遗传学家发现拷贝数变异（copy number variation, CNV）作为染色体亚显微结构的异常，是人类基因组结构变异（structural variation, SV）的重要组成部分，其所在位点的突变率远高于 SNP，是人类疾病的重要致病因素之一，这为 POF 遗传学病因的研究打开了一扇新的大门。

按照遗传因素的致病效能由强到弱可归类为：①单基因缺陷导致的经典孟德尔遗传病，这类致病基因往往可导致多器官系统的先天性发育异常或功能障碍，可称为多效性单基因致病的孟德尔式疾病，这些单基因缺陷往往导致复杂表型，包括卵巢功能障碍甚至 POF。表现出 POF 的遗传性综合征可归为此类，如 *FMR1* 突变导致的脆性 X 综合征、*GALT* 缺乏导致的半乳糖血症、*FOXL2*突变导致的小睑裂综合征Ⅰ型等。②单独无法致病的中效基因,可通过两种甚至更多基因的协同作用,导致特定表型的疾病发生,其临床表型更复杂多样,也不易观察到家族聚集现象。③近年来通过全基因组关联分析(genome-wide association study,GWAS)筛选分析发现很多疾病易感性相关的基因位点,这些遗传易感位点大多不具有单独决定疾病表型的作用,而是和其他多种内在或环境因素共同参与疾病的发生,属微效基因累积致病,糖尿病、高血压、肥胖等均为多基因联合致病的复杂性疾病,卵巢衰老过程亦属此类,其研究最为困难,但其累及全体女性群体,带来一系列健康问题及社会问题。

在后续章节中我们会依次从染色体非整倍体数异常、线粒体功能减退、端粒变短和端粒酶活性下降、亚显微结构改变、基因及多态性、表观遗传学修饰等几个层次阐述卵巢衰老的遗传学病因。

二、细胞核基因组

(一)染色体异常

POF为卵巢衰老的极端表现。POF遗传病因的研究结果是卵巢衰老发生、发展中遗传因素作用的重要启示。多数研究认为,遗传因素是POF的主要病因,从遗传学入手研究POF是深入探索卵巢衰老发病机制的重要方向。在中国的POF患者中,约12%检出有染色体核型的异常,在世界范围内,POF患者的染色体异常检出率为10%~30%。这些染色体异常中10%~13%位于X染色体上,证明X染色体上承载有维持卵巢功能的重要区域及位点,是卵巢衰老的关键染色体。尽管正常女性有一条X染色体是随机失活的,但该失活的染色体上有部分基因逃逸失活,对X染色体行使功能起到了至关重要的作用。一条X染色体完全缺失、X三体、X大片段的缺失及X染色体与常染色体的易位都有可能导致POF。

1. 45,X及45,X/46,XX 特纳综合征患者多伴随先天性卵巢功能不全,X单体且无嵌合体的患者几乎全部表现为原发闭经。1975年,Simpson报道3%(5/178)45,X患者实际上发生过月经来潮,而45,X/46,XX嵌合体及其他类型综合征患者表现为继发性闭经。45,X患者卵巢的加速闭锁可能是由X染色体上的关键基因单倍剂量不足或非特异性减数分裂障碍所致。

2. 47,XXX 47,XXX女性可能表现为月经稀发、继发性闭经或过早绝经。Goswami报道在52位47,XXX女性中POI的发生率为3.8%,而Jiao等在中国人群中观察到该发生率为1.5%(8/531)。三条X染色体的存在可能导致减数分裂障碍,继而发生卵巢衰竭。另外,X染色体失活逃逸基因的过表达可引起47,XXX女性卵巢过早衰竭,该分子机制尚待进一步挖掘。

3. X染色体结构异常及X-常染色体易位 X染色体结构异常如X长臂及短臂的大片段缺失、等臂染色体、环状染色体及X-常染色体易位均有可能导致POF的发生。多数资料显示,在POF患者中涉及X染色体长臂的结构异常多于X短臂,其中X长臂末端的缺失所占比例最高。POF发病相关的2个关键区域(critical regions,CRs)也定位于此:CRI Xq13-Xq21及CRII Xq23-Xq27,其中CRI通过表观调控方式调控下游卵母细胞常染色体基因的表达。对于X-常染色体易位的POF患者,断裂点的位置是引起POF的关键,断裂点若位于与卵巢发育相关的关键区域,所涉及的重要基因遭破坏后很有可能发生POF。涉及的基因及其所在位置包括:*DIAPH2*(Xq22)、*XPNPEP2*(Xq25)、*DACH2*(Xq21.3)、*POF1B*(Xq21.1)、

CHM（Xq21.1）、*PGRMC1*（Xq24）、*COL4A6*（Xq22.3）及 *NXF5*（Xq22.1）。但也有研究发现部分 POF 患者 X‑常染色体易位断裂点并不涉及任何 X 连锁的基因（如平衡易位），推测易位可能通过引起 X 失活偏性或使得重要基因失去调控元件的控制进而发病。研究提示 Xq25 或 Xq26 发生染色体末端缺失的女性临床多表现为 POF 而非原发闭经。Xq27 或 Xq28 更远端的缺失较近端缺失对身高及生殖系统功能的影响相对较轻。

（二）端粒变短和端粒酶活性下降

端粒位于真核生物染色体 DNA 末端，DNA 末端有损伤或断裂的潜在风险，而端粒可以保护 DNA 末端使其免于进入 DNA 损伤应答通路，起到稳定染色体的作用。Yamada 等的实验显示，高龄卵母细胞中的端粒长度显著短于年轻卵母细胞，而端粒变短会减弱卵母细胞发育能力，影响同源染色体联会、减数分裂，并出现非整倍体，这些都会影响卵母细胞质量。Kalmbach 等研究发现在辅助生殖技术中，通过测量极体中染色体端粒长度可以预测卵母细胞质量，评估卵母细胞衰老程度。

端粒酶是合成端粒的关键酶，它可以使因细胞分裂而缩短的端粒长度恢复，从而稳定端粒长度，端粒长度和端粒酶活性均能反映卵母细胞的老化和质量。Yamada 等实验还证实，高龄卵母细胞的端粒酶活性低于年轻卵母细胞，端粒酶活性的下降可能导致高龄卵母细胞的端粒变短。Wang 等研究表明，卵巢颗粒细胞中的端粒酶活性与体外受精的妊娠结局呈正相关，与端粒长度相比，端粒酶活性更能预测体外受精的妊娠结局。这些研究从衰老卵母细胞端粒酶活性的降低说明端粒酶在卵巢衰老过程中发挥了重要作用。

（三）亚显微结构改变——CNV

基因组范围内 CNVs 与 POF 发病相关性的研究很少。在汉族人群中，尚未见到大样本有关 CNVs 的报道。不同的 CNVs 检测平台由于探针设计位置及密度的差别，对 CNVs 的检测能力参差不齐。在不同种族的人群中，CNVs 的发生频率及分布状态也存在一定的差异，这种差异在发生频率 <1% 的罕见 CNVs 中尤为明显，所以不同研究所发现的 POF 相关 CNVs 的差异很大。

Tsuiko 等在 301 例自发性 POF 患者及 3 188 例正常对照女性中进行了回顾性 CNV 研究，发现 11 个全新的微缺失及微重复，其中包括 POF 相关基因，如 *FMN2*（1q43）及 *SGOL2*（2q33.1）参与有丝分裂过程，*TBP*（6q27）、*SCARB1*（12q24.31）、*BNC1*（15q25）及 *ARFGAP3*（22q13.2）参与卵泡发育及卵母细胞成熟。还证实了近来在 POF 患者中发现的有丝分裂基因杂合微缺失 *SYCE1*（10q26.3）及 *CPEB1*（15q25.2）的重要性。

Aboura 等对已排除常规核型异常的 90 例 POF 患者检测全基因组 CNVs，在 72 例患者中发现了 31 个不同的 CNVs，其中 8 个与正常人群对比有差异，所涉及的基因中 *DNAH5*、*NAIP*、*DUSP22*、*NUPR1*、*AKT1* 与生殖内分泌及卵泡形成有关。Megan M 等在 89 例 POF 患者中共发现了 24 个新的位于常染色体上的 CNVs，其中 7 个微缺失，17 个微重复，所涉及的 *SYCE1* 及 *CPEB1* 基因已在基因敲除的小鼠中证实可以影响生殖细胞生成，进而导致不孕。Quilter 等对 42 例英国 POF 患者的性染色体 DNA 做 CNV 分析中发现 15 个新 CNVs，存在于近半数（20 个）患者。微重复 CNVs 所涉及的基因如 *POF1B*、*STS* 及 *PNPLA4* 早已被证实可以逃避 X 染色体的失活，这些基因也很有可能与某些 X 三体患者所表现的 POF 有关。然而，Dudding 等针对 X 染色体进行 CNVs 的检测，在 50 例新西兰 POF 患者中只发现 3 例患者 X 染色体上存在 CNVs，其中 1 例 CNV 还被证实为人群多态性。候选致病 CNVs 位点与其他种群的研究结果没有重叠,以上这些均表明了检测平台及人种差异对CNVs研究的影响。值得注意的是,目前已有的大部分研究并没有独立设置对照群体,亦没有在相应人群中进行扩大样本量的验证。这些都是未来亟待完善的工作。

(四)基因及突变

基因组中行使功能的主要是基因,染色体数量和结构的异常、亚显微结构的变异、表观遗传学修饰等均是通过影响了关键基因的正常功能而导致疾病发生。因而针对单基因及突变的研究是卵巢衰老病因学研究的核心和关键。卵巢衰老的候选基因主要筛选纳入了参与卵巢功能的基因、在特殊病例中表现出POF的相关致病基因或在小鼠敲除模型中表现出卵巢特异性作用的基因。根据基因的作用机制与方式,目前已有研究报道与卵巢衰老有关的基因包括:

1. **伴有POF的遗传性综合征的致病基因** 部分遗传性综合征可以同时表现出POF作为其表型谱的一部分,其致病基因多为多效性,往往可导致多器官系统的先天性发育异常或功能障碍,同时可导致卵巢发育异常、内分泌及生殖功能障碍或早衰,因而这些基因亦是卵巢衰老的遗传学病因。其中脆性X染色体综合征是最常见的存在POF表现的遗传性综合征。

脆性X染色体综合征是一种不完全外显性遗传病,发病机制比较明确:由于*FMR1*全突变伴甲基化导致基因沉默——阻断了*FMR1*的转录与翻译,使得其相应的脆性X智力低下蛋白(fragile X mental retardation protein,FMRP)减少甚至消失,从而产生脆性X染色体综合征。对脆性X综合征家庭的女性进行研究发现,与家族中非携带者相比,CGG前突变的女性绝经年龄提前5年,发生POF的风险大大升高(发病率为13%~26%)。另外,对POF的研究也发现两者之间存在相关性:在家族性POF病例中,11%~21%存在*FMR1*基因前突变,而在散发POF病例中,*FMR1*基因前突变者仅占3%~7%。*FMR1*前突变携带者卵巢功能的损伤也是呈连续性的,表现多样,快慢不一,部分患者只表现为卵泡发育不良,而血清FSH指标正常,同时,也可能表现为FSH升高,生育功能受损,而月经周期正常,只有少部分前突变携带者最终会发展为POF。研究发现,与正常人相比,携带者的初潮年龄未受影响,但绝经年龄明显提前。在生育年龄的早期阶段(<30岁),前突变携带者POI发生率低,随着年龄的增加,特别是35岁以上发生率明显升高,这意味前突变携带者的卵巢发育并未受明显影响,而是卵泡的闭锁加速。其卵巢功能的损伤在早期就已经表现出来。多项统计显示,前突变携带者的月经周期明显缩短,提示卵泡发育的异常,FSH升高反映卵巢储备功能的下降,同时伴有窦卵泡数、雌二醇、抑制素B、AMH的降低。*FMR1*前突变携带者卵巢功能下降最重要的影响为生育功能受损,生育年龄随之缩短。相关研究证实前突变携带者妊娠率降低,流产率和后代畸形率升高,这提醒我们一旦患者被检出为*FMR1*前突变者应立即给予积极的助孕指导与治疗。

基于前突变携带者生育年龄缩短,生育功能受损,而下一代又可能出现全突变的智力低下儿童,因此对高危人群进行筛查以及进行遗传咨询是必要的。当具有以下特征时,应建议行*FMR1*基因突变筛查:①不明原因的POF或卵巢功能下降;②家族中有不明原因的智力低下、孤独症患者,或已被诊断脆性X综合征的患者;③家族中有不明原因的新发震颤或小脑性共济失调患者,或已被诊断为脆性X相关共济失调综合征的患者。对明确为前突变携带者的,应给予遗传咨询,告知其下一代有发生全突变的风险,对有强烈生育要求的患者应积极助孕治疗,并对胎儿进行脆性X综合征筛查。

　　除脆性 X 染色体综合征外,尚有很多多效性单基因致病的遗传性综合征可出现 POF 的表现,其致病基因与卵巢衰老有关,我们将之罗列于表 4-1 以供查阅。

表 4-1　存在 POF 表现的遗传性综合征的多效性单基因致病基因

基因	位置	遗传性综合征	参考文献
FMR1	Xq27.3	脆性 X 综合征	Reiss 和 Hall(2007);Spath 等(2010)
FOXL2	3q23	小睑裂综合征 I 型	Zlotogora 等(1983);Oley 和 Baraitser (1988)
GALT	9p13	半乳糖血症	Schadewaldt 等(2004)
AIRE	21q22.3	自身免疫性多内分泌腺病 - 念珠菌病 - 外胚层营养不良综合征	Fierabracci 等(2012)
EIF2B	EIF2B2-14q24.3 ; EIF2B4-2p23.3 ; EIF2B5-3q27.1	卵巢性脑白质营养不良	Mathis 等(2008)
POLG	15q25	进行性眼外肌麻痹	Graziewicz 等(2007)
NOG	17q22	近端指关节粘连	Kosaki 等(2004)
PMM2	16p13	先天性糖基化病	Sparks 和 Krasnewich(2005)
HSD17B4 *HARS2* *CLPP* *LARS2* *C10ORF2*	5q21 5q31.3 19p13.3 3p21.3 10q24	Perrault 综合征	Jenkinson 等(2013),Morino 等(2014), Pierce 等(2011),Pierce 等(2013),Pierce 等(2010)
BLM	15q26.1	侏儒 - 毛细血管扩张症	Ellis 和 German(1996)
ATM	11q22-q23	共济失调性毛细血管扩张症	Gatti 等(1991),Su 和 Swift(2000)
WRN	8p12	沃纳综合征	Epstein 等(1966)
RECQL4	8q24.3	Rothmund-Thomson 综合征	Wang 等(2001)

　　2. 卵巢衰老的候选基因　　除上述基因与卵巢衰老有关,现有遗传学研究还通过筛选参与卵巢功能的基因、在特殊病例中表现出 POF 的相关致病基因或在小鼠敲除模型中表现出卵巢特异性作用的基因,作为卵巢衰老的候选基因,在卵巢衰老病例中进行基因测序分析,发现相关致病突变。我们汇总了大部分卵巢衰老的候选基因研究结果,在表 4-2 中罗列了这些已报道候选基因的相关数据。这些候选基因突变位点在不同人群及研究中存在明显差异或相互矛盾,这些发现需要在多种族人群中进一步的验证及重复。这基于以下原由:首先,一种疾病的致病变异位点在不同人群中存在异质性,因此这些变异在不同人群的卵巢衰老患者中是否存在及其关联性是需要再评估的;其次,这些研究的样本规模并不具有足够的检验效能,以发现仅具有轻微效应的致病变异;最后,在复杂性疾病的致病机制中,多个基因或因子的相互作用是需要重点关注的。

（五）基因多态性

人类基因组是一个庞大的体系，相对稳定而又复杂。不同人种间有相同数目的基因以及基本一致的核苷酸序列，这种稳定性保证了人类物种的共性。同时，也存在着复杂的变异及多态性，导致不同种群及个体间的差异发生。这种变异及多态性有些为良性及中性，有些则可能导致疾病的发生。近年来通过全因组关联分析研究筛选发现很多卵巢衰老易感性相关的 SNP。

迄今全基因组关联分析发现 32 个位点与初潮年龄有关，17 个位点与自然绝经年龄（age at natural menopause，ANM）有关，然而无一变异可以相互印证。一项大规模横断面研究通过分析 3 616 个自然绝经荷兰妇女同始基卵泡募集紧密相关的 5 个基因中的 23 个 SNP 位点，从基因组水平验证前期关于 AMH 受体 2 同绝经年龄相关的研究结果的可靠性，同时证明始基卵泡募集相关基因可能同自然绝经紧密关联。Liu 等的研究发现 *TNFRSF11A*、*ALOX12* 基因的 SNP 位点同 ANM 相关。学者们发现位于染色体 19q13.42 与 20p12.3 的两个候选基因 *BRKS1* 及 *MCM* 同 ANM 相关。利用基因组连锁分析方法，学者们发现 *Bcl2* 与促性腺激素释放激素 I 同 ANM 相关。随后，通过对一家族中 7 个 POF 患者进行基因组连锁分析发现染色体 5q14.1~q15 区域可能存在 POF 的易感基因。一组对 165 个荷兰家庭成员进行基因组关联分析的研究结果显示可能存在两个同自然绝经有较强关联性的位点：9q21.3 及 Xp21.3。Stolk 等通过对 2 979 例欧洲妇女的研究发现，6 个 SNP 位点同自然绝经年龄相关。同年，He 等发现 13 个同自然绝经相关的 SNP 位点。随后该组研究人员通过分析发现激素合成与代谢的信号通路同自然绝经具有显著相关性，与 POF 发生相关的一组基因亦同此性状具有显著相关性。Murray 则在近 2 000 例早绝经女性中发现 4 个变异位点为早绝经的危险因素。这些遗传易感位点大多不具有单独导致卵巢衰老的作用，而是联合其他多种内在及环境等因素共同协作、累积，参与卵巢衰老的发生和发展。这为卵巢衰老遗传机制的挖掘提供了全新的理论基础和方向。详见表 4-2。

表 4-2 散发性 POI 候选基因 [a]

染色体	基因	病例	对照	人群	突变率 [b]
1p31	*MSH4*	41	36	高加索	
1p31.1	*LHX8*	95	94	高加索	
1p33-p32	*TGFBR3*	112	110	中国	2 (1.8%)[1]
		54	41	新西兰	
		133	200	印度	1 (0.8%)[2]
1p36.1-p35	*GPR3*	100	100	中国	
		82		高加索	
1p36.23-p35.1	*WNT4*	55	100	突尼斯	
		145	200	中国	
2p13.3	*FIGLA*	100	304	中国	2 (2.0%)[3]

续表

染色体	基因	病例	对照	人群	突变率[b]
2p21-p16	FSHR	36		巴西	
		20	93	德国	
		20	44	阿根廷	
		16	236	新加坡	
		49	51	英国	
		50	50	新西兰	
		50	50	印度	
		73	35	中国	
		15	3	日本	
		15	42	巴西	
2cen-q13	INHBB			印度、新西兰	
2q33-q36	INHA	50		印度	
		200		印度	2 (1.5%)[4]
		150		新西兰	
3q23	FOXL2	100		新西兰	2 (2.9%)[5]
4q11-q12	KIT	10		高加索	
5p13	SKP2	200		中国	
5p13.2	PRLR	106		法国	
5q11.2	FST	80		中国	
5q31.1	GDF9	100	100	中国	
		100	96	中国	1 (1.0%)[6]
		61	60	美国	1 (1.6%)[7]
		127	220	印度	6 (4.7%)[8]
		63	58	中国	2 (3.2%)[9]
6p21.31	POU5F1	115	149	中国	1 (0.9%)[10]
6p21.3	MSH5	41	36	高加索	2 (4.9%)[11]
6q21	FOXO3	114	100	中国	15 (13.2%)[12]
		302	22	意大利	4 (1.3%)[13]
		50		法国	3 (6.0%)[14]
		90	60	新西兰	2 (2.2%)[15]

续表

染色体	基因	病例	对照	人群	突变率 [b]
6q23.3	CITED2	116/23	290	澳大利亚	1 (0.9%)[16]
7p15-p13	INHBA	80		印度	
		43		新西兰	
7q35	NOBOX	213	362	高加索、非洲	12 (5.6%)[17]
		178	362	高加索	12 (6.2%)[18]
		96	278	高加索	1 (1.0%)[19]
		30	20	日本	
9q33	NR5A1	180		法国	3 (1.7%)[20]
		26	50	突尼斯	1 (1.8%)[21]
		384	400	中国	1(0.26%)[22]
		356		亚洲、高加索	5 (1.4%)[23]
		28	400/479	高加索、非洲	2 (2.3%)[24]
9q34.3	SOHLH1	561	600	中国、塞尔维亚	2 (0.36%)[25]
10q23.3	PTEN	161		中国	
		20	20	日本	
10q26.11	NANOS1	100	200	中国	
12p13.1-p12	CDKN1B	200	200	中国	
		87	263	高加索	1 (1.5%)[26]
		124	100	中国	
12q13	AMHR2	16	12	日本	
12q22	KITLG	40	70	高加索	
13q13.3	SOHLH2	561	600	中国、塞尔维亚	8 (1.4%)[27]
13q14.1	FOXO1	90	60	高加索	1 (1.1%)[15]
15q25	POLG	57		英国	
		38		意大利	
		201		西班牙裔亚洲人	1 (0.5%)[28]
17q22	NOG	100	43	法国	1 (1.0%)[29]
19p13.3	AMH	16	12	日本	
19p13.13	NANOS3	168	63	中国、高加索	
		100	200	中国	1(1%)[30]
19q13.32	NANOS2	100	200	中国	
20q13.2	SALL4	100	300	中国	2 (2%)[31]

续表

染色体	基因	病例	对照	人群	突变率[b]
20q13.31	SPO11	41	36	高加索	
22q13.1	DMC1	192	400	中国	
		41	36	高加索	
Xp11.2	BPM15	50	214	高加索、亚洲	2(4.0%)[32]
		100	100	中国	1(1%)[33]
		300	216	高加索	12(4.0%)[34]
		20	93	德国	
		203	76	中国	3(1.5%)[35]
		133	197	印度	14(10.5%)[36]
		166	181	高加索	7(4.2%)[37]
		52	100	印度	3(5.8%)[38]
Xq12	AR	133	200	印度	2(1.5%)[39]
Xq13.1	FOXO4	116	143	突尼斯	
Xq21.2	POF1B	223	900	意大利	2(0.9%)[40]
Xq21.3	DACH2	257	1110	意大利	2(0.8%)[40]
Xq22-q24	PGRMC1	67	153	高加索	1(1.5%)[41]
		196	200	中国	1(0.5%)[42]

注:[a]本表内涉及大量参考文献,为明确数据来源,特标注文献上角,以供查阅;[b]仅指全新的错义、移码和无意义突变

　　近年来科学技术不断发展,基因编辑技术及高通量测序等高新技术不断革新并广泛应用,为卵巢衰老内在分子机制的研究提供了更多合理、高效的手段,衰老过程中关键靶点的寻找及验证分析工作将日新月异。此外,表观遗传学的研究与发现,为揭秘卵巢衰老提供一个全新的领域。随着卵巢衰老分子机制研究的深入,我们终将揭秘卵巢衰老,不断提高卵巢衰老的诊断、预测、干预水平,从根本上改善女性的生活质量。

(马文擎)

参考文献

1. Qin CR, Chen SL, Yao JL, et al. Haplotype and mutation analysis of the TGFBR3 gene in Chinese women with idiopathic premature ovarian failure. Gynecol Endocrinol, 2012, 28: 63-67.
2. Dixit H, Rao KL, Padmalatha VV, et al. Mutational analysis of the betaglycan gene-coding region in susceptibility for ovarian failure. Hum Reprod, 2006, 21: 2041-2046.

3. Zhao H, Chen ZJ, Qin Y, et al. Transcription factor FIGLA is mutated in patients with premature ovarian failure. Am J Hum Genet, 2008, 82: 1342-1348.

4. Dixit H, Rao KL, Padmalatha V, et al. Expansion of the germline analysis for the INHA gene in Indian women with ovarian failure. Hum Reprod, 2006, 21: 1643-1644.

5. Harris SE, Chand AL, Winship IM, et al. Identification of novel mutations in FOXL2 associated with premature ovarian failure. Mol Hum Reprod, 2002, 8: 729-733.

6. Zhao H, Qin Y, Kovanci E, et al. Analyses of GDF9 mutation in 100 Chinese women with premature ovarian failure. Fertil Steril, 2007, 88: 1474-1476.

7. Inagaki K, Shimasaki S. Impaired production of BMP-15 and GDF-9 mature proteins derived from proproteins WITH mutations in the proregion. Mol Cell Endocrinol, 2010, 328: 1-7.

8. Dixit H, Rao LK, Padmalatha V, et al. Mutational screening of the coding region of growth differentiation factor 9 gene in Indian women with ovarian failure. Menopause, 2005, 12: 749-754.

9. Ma L, Chen Y, Mei S, et al. Single nucleotide polymorphisms in premature ovarian failure-associated genes in a Chinese Hui population. Mol Med Rep, 2015, 12: 2529-2538.

10. Wang J, Wang B, Song J, et al. New candidate gene POU5F1 associated with premature ovarian failure in Chinese patients. Reprod Biomed Online, 2011, 22: 312-316.

11. Mandon-Pepin B, Touraine P, Kuttenn F, et al. Genetic investigation of four meiotic genes in women with premature ovarian failure. Eur J Endocrinol, 2008, 158: 107-115.

12. Wang B, Mu Y, Ni F, et al. Analysis of FOXO3 mutation in 114 Chinese women with premature ovarian failure. Reprod Biomed Online, 2010, 20: 499-503.

13. Gallardo TD, John GB, Bradshaw K, et al. Sequence variation at the human FOXO3 locus: a study of premature ovarian failure and primary amenorrhea. Hum Reprod, 2008, 23: 216-221.

14. Vinci G, Christin-Maitre S, Pasquier M, et al. FOXO3a variants in patients with premature ovarian failure. Clin Endocrinol (Oxf), 2008, 68: 495-497.

15. Watkins WJ, Umbers AJ, Woad KJ, et al. Mutational screening of FOXO3A and FOXO1A in women with premature ovarian failure. Fertil Steril, 2006, 86: 1518-1521.

16. Fonseca DJ, Ojeda D, Lakhal B, et al. CITED2 mutations potentially cause idiopathic premature ovarian failure. Transl Res, 2012, 160: 384-388.

17. Bouilly J, Roucher-Boulez F, Gompel A, et al. New NOBOX mutations identified in a large cohort of women with primary ovarian insufficiency decrease KIT-L expression. J Clin Endocrinol Metab, 2015, 100: 994-1001.

18. Bouilly J, Bachelot A, Broutin I, et al. Novel NOBOX loss-of-function mutations account for 6. 2% of cases in a large primary ovarian insufficiency cohort. Hum Mutat, 2011, 32: 1108-1113.

19. Qin Y, Choi Y, Zhao H, et al. NOBOX homeobox mutation causes premature ovarian failure. Am J Hum Genet, 2007, 81: 576-581.

20. Voican A, Bachelot A, Bouligand J, et al. NR5A1 (SF-1) mutations are not a major cause of primary ovarian insufficiency. J Clin Endocrinol Metab, 2013, 98: E1017-1021.

21. Philibert P, Paris F, Lakhal B, et al. NR5A1 (SF-1) gene variants in a group of 26 young women with XX primary ovarian insufficiency. Fertil Steril, 2013, 99: 484-489.

22. Jiao X, Qin Y, Li G, et al. Novel NR5A1 missense mutation in premature ovarian failure: detection in han chinese indicates causation in different ethnic groups. PLoS One, 2013, 8: e74759.

23. Janse F, de With LM, Duran KJ, et al. Limited contribution of NR5A1 (SF-1) mutations in women with primary ovarian insufficiency (POI). Fertil Steril, 2012, 97: 141-146.

24. Lourenco D, Brauner R, Lin L, et al. Mutations in NR5A1 associated with ovarian insufficiency. N Engl J Med, 2009, 360: 1200-1210.

25. Zhao S, Li G, Dalgleish R, et al. Transcription factor SOHLH1 potentially associated with primary ovarian

insufficiency. Fertil Steril, 2015, 103: 548-553.

26. Ojeda D, Lakhal B, Fonseca DJ, et al. Sequence analysis of the CDKN1B gene in patients with premature ovarian failure reveals a novel mutation potentially related to the phenotype. Fertil Steril, 2011, 95: 2658-2660.

27. Qin Y, Jiao X, Dalgleish R, et al. Novel variants in the SOHLH2 gene are implicated in human premature ovarian failure. Fertil Steril, 2014, 101: 1104-1109.

28. Tong ZB, Sullivan SD, Lawless LM, et al. Five mutations of mitochondrial DNA polymerase-gamma (POLG) are not a prevalent etiology for spontaneous 46, XX primary ovarian insufficiency. Fertil Steril, 2010, 94: 2932-2934.

29. Laissue P, Christin-Maitre S, Bouchard P, et al. Mutations in the NOG gene are not a common cause of nonsyndromic premature ovarian failure. Clin Endocrinol (Oxf), 2007, 66: 900.

30. Wu X, Wang B, Dong Z, et al. A NANOS3 mutation linked to protein degradation causes premature ovarian insufficiency. Cell Death Dis, 2013, 4: e825.

31. Wang B, Li L, Ni F, et al. Mutational analysis of SAL-Like 4 (SALL4) in Han Chinese women with premature ovarian failure. Mol Hum Reprod, 2009, 15: 557-562.

32. Tiotiu D, Alvaro Mercadal B, Imbert R, et al. Variants of the BMP15 gene in a cohort of patients with premature ovarian failure. Hum Reprod, 2010, 25: 1581-1587.

33. Wang B, Wen Q, Ni F, et al. Analyses of growth differentiation factor 9 (GDF9) and bone morphogenetic protein 15 (BMP15) mutation in Chinese women with premature ovarian failure. Clin Endocrinol (Oxf), 2010, 72: 135-136.

34. Rossetti R, Di Pasquale E, Marozzi A, et al. BMP15 mutations associated with primary ovarian insufficiency cause a defective production of bioactive protein. Hum Mutat, 2009, 30: 804-810.

35. Laissue P, Christin-Maitre S, Touraine P, et al. Mutations and sequence variants in GDF9 and BMP15 in patients with premature ovarian failure. Eur J Endocrinol, 2006, 154: 739-744.

36. Dixit H, Rao LK, Padmalatha VV, et al. Missense mutations in the BMP15 gene are associated with ovarian failure. Hum Genet, 2006, 119: 408-415.

37. Di Pasquale E, Rossetti R, Marozzi A, et al. Identification of new variants of human BMP15 gene in a large cohort of women with premature ovarian failure. J Clin Endocrinol Metab, 2006, 91: 1976-1979.

38. Kumar R, Alwani M, Kosta S, et al. BMP15 and GDF9 Gene Mutations in Premature Ovarian Failure. J Reprod Infertil, 2017, 18: 185-189.

39. Panda B, Rao L, Tosh D, et al. Germline study of AR gene of Indian women with ovarian failure. Gynecol Endocrinol, 2011, 27: 572-578.

40. Bione S, Rizzolio F, Sala C, et al. Mutation analysis of two candidate genes for premature ovarian failure, DACH2 and POF1B. Hum Reprod, 2004, 19: 2759-2766.

41. Mansouri MR, Schuster J, Badhai J, et al. Alterations in the expression, structure and function of progesterone receptor membrane component-1 (PGRMC1) in premature ovarian failure. Hum Mol Genet, 2008, 17: 3776-3783.

42. Wang JL, Li SL, Qin YY, et al. Analysis of progesterone receptor membrane component 1 mutation in Han Chinese women with premature ovarian failure. Reprod Biomed Online, 2014, 29: 640-643.

43. Torgerson DJ, Thomas RE, Reid DM. Mothers and daughters menopausal ages: is there a link？ Eur J Obstet Gynecol Reprod Biol, 1997, 74: 63-66.

44. Abdelmohsen K, Panda A, Kang MJ, et al. Senescence-associated lncRNAs: senescence-associated long noncoding RNAs. Aging Cell, 2013, 12: 890-900.

45. Perry JR, Hsu YH, Chasman DI, et al. DNA mismatch repair gene MSH6 implicated in determining age at natural menopause. Hum Mol Genet, 2014, 23: 2490-2497.

46. Lupski JR, Stankiewicz P. Genomic disorders: molecular mechanisms for rearrangements and conveyed phenotypes. PLoS Genet, 2005, 1: e49.

47. Simpson JL. Genetic and phenotypic heterogeneity in ovarian failure: overview of selected candidate genes. Ann N Y Acad Sci, 2008, 1135: 146-154.

48. Jiao X, Qin C, Li J, et al. Cytogenetic analysis of 531 Chinese women with premature ovarian failure. Hum Reprod, 2012, 27: 2201-2207.

49. Baronchelli S, Conconi D, Panzeri E, et al. Cytogenetics of premature ovarian failure: an investigation on 269 affected women. J Biomed Biotechnol, 2011, 2011: 370195.

50. Toniolo D, Rizzolio F. X chromosome and ovarian failure. Semin Reprod Med, 2007, 25: 264-271.

51. Yang X, Zhou Y, Peng S, et al. Differentially expressed plasma microRNAs in premature ovarian failure patients and the potential regulatory function of mir-23a in granulosa cell apoptosis. Reproduction, 2012, 144: 235-244.

52. Henrichsen CN, Vinckenbosch N, Zollner S, et al. Segmental copy number variation shapes tissue transcriptomes. Nat Genet, 2009, 41: 424-429.

53. Toniolo D. X-linked premature ovarian failure: a complex disease. Curr Opin Genet Dev, 2006, 16: 293-300.

54. Therman E, Susman B. The similarity of phenotypic effects caused by Xp and Xq deletions in the human female: a hypothesis. Hum Genet, 1990, 85: 175-183.

55. Rizzolio F, Sala C, Alboresi S, et al. Epigenetic control of the critical region for premature ovarian failure on autosomal genes translocated to the X chromosome: a hypothesis. Hum Genet, 2007, 121: 441-450.

56. Rizzolio F, Pramparo T, Sala C, et al. Epigenetic analysis of the critical region I for premature ovarian failure: demonstration of a highly heterochromatic domain on the long arm of the mammalian X chromosome. J Med Genet, 2009, 46: 585-592.

57. Qin Y, Jiao X, Simpson JL, et al. Genetics of primary ovarian insufficiency: new developments and opportunities. Hum Reprod Update, 2015, 21: 787-808.

58. Nishimura-Tadaki A, Wada T, Bano G, et al. Breakpoint determination of X; autosome balanced translocations in four patients with premature ovarian failure. J Hum Genet, 2011, 56: 156-160.

59. Kline J, Kinney A, Levin B, et al. X-chromosome inactivation and ovarian age during the reproductive years. Fertil Steril, 2006, 85: 1488-1495.

60. Yamada-Fukunaga T, Yamada M, Hamatani T, et al. Age-associated telomere shortening in mouse oocytes. Reprod Biol Endocrinol, 2013, 11: 108.

61. Kalmbach KH, Antunes DM, Kohlrausch F, et al. Telomeres and female reproductive aging. Semin Reprod Med, 2015, 33: 389-395.

62. Wang W, Chen H, Li R, et al. Telomerase activity is more significant for predicting the outcome of IVF treatment than telomere length in granulosa cells. Reproduction, 2014, 147: 649-657.

63. Tsuiko O, Noukas M, Zilina O, et al. Copy number variation analysis detects novel candidate genes involved in follicular growth and oocyte maturation in a cohort of premature ovarian failure cases. Hum Reprod, 2016, 31: 1913-1925.

64. Murray A, Ennis S, MacSwiney F, et al. Reproductive and menstrual history of females with fragile X expansions. Eur J Hum Genet, 2000, 8: 247-252.

65. Allingham-Hawkins DJ, Babul-Hirji R, Chitayat D, et al. Fragile X premutation is a significant risk factor for premature ovarian failure: the international collaborative POF in fragile X study—preliminary data. Am J Med Genet, 1999, 83: 322-325.

66. Allen EG, Sullivan AK, Marcus M, et al. Examination of reproductive aging milestones among women who carry the FMR1 premutation. Hum Reprod, 2007, 22: 2142-2152.

67. Ennis S, Ward D, Murray A. Nonlinear association between CGG repeat number and age of menopause in FMR1 premutation carriers. Eur J Hum Genet, 2006, 14: 253-255.

68. Rohr J, Allen EG, Charen K, et al. Anti-Müllerian hormone indicates early ovarian decline in fragile X mental retardation (FMR1) premutation carriers: a preliminary study. Hum Reprod, 2008, 23: 1220-1225.

69. McClellan J, King MC. Genetic heterogeneity in human disease. Cell, 2010, 141: 210-217.

70. Spencer CC, Su Z, Donnelly P, et al. Designing genome-wide association studies: sample size, power, imputation, and the choice of genotyping chip. PLoS Genet, 2009, 5: e1000477.

71. Hirschhorn JN, Daly MJ. Genome-wide association studies for common diseases and complex traits. Nat Rev Genet, 2005, 6: 95-108.

72. Voorhuis M, Broekmans FJ, Fauser BC, et al. Genes involved in initial follicle recruitment may be associated with age at menopause. J Clin Endocrinol Metab, 2011, 96: 473-479.

73. Liu P, Lu Y, Recker RR, et al. ALOX12 gene is associated with the onset of natural menopause in white women. Menopause, 2010, 17: 152-156.

74. Evian Annual Reproduction Workshop, Fauser BC, Diedrich K, et al. Contemporary genetic technologies and female reproduction. Hum Reprod Update, 2011, 17 (6): 829-847.

75. Oldenburg RA, van Dooren MF, de Graaf B, et al. A genome-wide linkage scan in a Dutch family identifies a premature ovarian failure susceptibility locus. Hum Reprod, 2008, 23: 2835-2841.

76. Stolk L, Zhai G, van Meurs JB, et al. Loci at chromosomes 13, 19 and 20 influence age at natural menopause. Nat Genet, 2009, 41: 645-647.

77. He C, Kraft P, Chen C, et al. Genome-wide association studies identify loci associated with age at menarche and age at natural menopause. Nat Genet, 2009, 41: 724-728.

78. Murray A, Bennett CE, Perry JR, et al. Common genetic variants are significant risk factors for early menopause: results from the Breakthrough Generations Study. Hum Mol Genet, 2011, 20: 186-192.

第三节 卵巢衰老的下丘脑及垂体因素

在体内,卵巢衰老不是独立存在的,它与下丘脑和垂体两大神经内分泌器官共同构成了HPO轴,此轴被认为是女性生殖内分泌系统的"主心骨"。

HPO轴从青春期开始成熟,历经最具活力的性成熟期,熬过跌宕起伏的绝经过渡期,之后将长期适应于绝经后期。鉴于此,我们不禁想问:卵巢衰老是如何触发的? 它是一种自发行为,还是由神经内分泌器官启动的继发事件? 又或是被HPO轴以外的器官所控制? 实际上,由于这些器官在人体内同时存在,它们甚至还有互为因果的可能。因此,总体来看,若在HPO轴的框架下讨论该问题,由于存在复杂的反馈调节机制,需通过不断循环、反复验证,可无穷接近却无法揭开真相。也许只有等待出现具有跨时代意义的实验技术方法,才能取得突破性的成果。前面的章节已阐明增龄与遗传因素对卵巢衰老的影响,一定程度上可作为支持卵巢自发衰老的证据,本节将从神经内分泌器官以及生物钟的角度,探讨由它们启动卵巢衰老的可能性。

一、神经内分泌系统衰老

在尝试着了解卵巢衰老的始动因素前,仔细思辨下述5个问题将大有裨益:

A. 卵巢衰老和神经内分泌衰老的起点是什么? 换句话说,AMH作为指示卵巢生物学年龄的较好指标,其下降是否等价于卵巢衰老? 将来发现比AMH更准确的生化指标怎么办? 卵巢衰老使用单一指标还是联合多指标判断? 而同时,神经内分泌器官衰老面对同样的难题。

B. 在激素变化能被检测之前，细胞水平可能早已发生质变与量变。因此，衰老在器官、细胞和分子各水平的差异该如何看待与侧重？

C. 关于器官衰老的先后问题上，若能将卵巢与其他器官先独立拆分，再整合研究，也许是种较理想的科学模型。目前，发展很好的器官芯片、生物 3D 打印和 3D 培养等技术或将成为此领域重要突破口。

D. 胸腺在性成熟后即退化消失，皮肤从 20 余岁开始衰老，这些 HPO 轴以外的器官在"卵巢衰老启动"中扮演什么样的角色？虽然我们按器官门类去研究人体，但机体不是按照专科各自独立运行的，或许该问题从一开始就不该局限于卵巢和神经内分泌器官，更准确的说法也许是卵巢与卵巢外因素。

E. 除了激素反馈调节，干细胞分泌因子、细胞外囊泡、游离核酸物质和微生物菌群等也是能调控机体的因素，不容小觑，但目前生殖衰老领域对此研究尚浅。

（一）神经内分泌系统简介

1. **下丘脑** 下丘脑是调节卵巢内分泌活动的高级中枢，它的结构分区复杂，为方便理解，我们只关注与卵巢最相关的两个核团——视交叉上核（suprachiasmatic nucleus，SCN）和视上核（supraoptic nucleus，SON）。SCN 位于视交叉上方，它接受来自视网膜的信号，是哺乳动物脑内的昼夜节律起搏器，主要参与对激素和生殖功能的昼夜调节。SCN 是本节论述的重点对象。与之容易混淆的是 SON，它位于视束上方，SCN 后方，由神经内分泌细胞组成，能直接分泌精氨酸加压素，即抗利尿激素（antidiuretichormone，ADH）和催产素（oxytocin，OT），这些激素将储存于神经垂体，然后再发挥作用。

2. **垂体** 垂体是体内最复杂的内分泌腺。它接受下丘脑的调节，组织学上可分为腺垂体和神经垂体两大部分（图 4-1）。解剖结构上，人们习惯将垂体分为前、后叶。

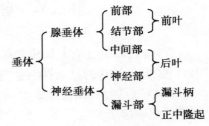

图 4-1 垂体的构成

3. **下丘脑对腺垂体激素的调节** 在人体内，GnRH 细胞集中分布于下丘脑，它们投射纤维到垂体前叶，作用于促性腺激素细胞上相应的受体，进一步促进 LH 和 FSH 的释放。GnRH 旧称促黄体素释放激素（luteinizing hormone releasing hormone，LHRH），其神经元在不同种属动物间分布略有不同，科研工作中需要注意区别。GnRH 释放呈现脉冲式，使得 LH 和 FSH 的释放出现阵发性波动，但波动浮度与整个月经周期的变化相比较小。体外研究发现，如果将 GnRH 改为持续性给药，则其受体 mRNA 水平影响不大。

（二）神经内分泌系统的衰老

1. **GnRH 调控卵巢衰老** 基础研究发现，随着年龄增长，大鼠脑内单胺类物质转换率和神经递质受体密度逐渐降低，这些变化具有累积效应，最终极大地减少了 GnRH 的含量，后者进一步通过促性腺激素影响卵巢衰老的进程。在神经内分泌衰老理论中，GnRH 受到抑制性信号和刺激性信号的共同调节（表 4-3）。

对于 GnRH，其研究困难之处在于血中 GnRH 难以检测，即使可以检测，GnRH 含量的变化也并非衰老早期指标。研究显示，GnRH 细胞的功能改变先于其分泌物含量变化。

表 4-3 GnRH 的影响因素

对 GnRH 的效应	神经递质或神经肽
刺激作用	去甲肾上腺素、乙酰胆碱、谷氨酸盐 阿片肽、γ- 氨基丁酸、前强啡肽原
抑制作用	5- 羟色胺、内啡肽
双向作用	神经肽 Y 在性激素缺乏时起抑制作用 多巴胺随生理状态不同可产生兴奋和抑制作用

2. 生物钟调控下丘脑 - 垂体系统

(1)生物钟简介:2017 年 10 月,诺贝尔生理学或医学奖颁发给了 3 位科学家:Jeffrey C.Hall、Michaelrosbash 和 Michael W.Young,奖励他们在发现生物钟的调节基因和作用原理上作出的重要贡献。至此,生物钟的研究引起广泛关注! 可以说,几乎所有生物均受昼夜节律的调节,比如人类日出而作,日落而息,以 24 小时为周期,仿佛体内有一个无形的"时钟"。雄鸡晨啼、蜘蛛夜间结网也出于同样的原理。生物钟的时间跨度还可以以月、年为单位,如女性的月经周期、大雁南飞现象等,都属于生物钟的范围。

(2)生物钟对 HPO 轴的影响:生物钟与人类衰老的研究报道并不多,但可以明确以下几点:①视网膜接受随昼夜变化的光暗信号,该信号经视网膜 - 下丘脑束传递至 SCN,SCN 可再通过下游信号调节内脏器官的昼夜功能,包括 HPO 轴;②在个体衰老过程中,生物钟周期缩短,可影响脏器功能;③年老个体对光的敏感性降低,身体机能受影响较大;④大脑的主生物钟能够自发性钝化。

大部分生物钟的实验都来自 SCN 损坏的小鼠模型。早期研究表明,LH 峰一般出现在下午 2~4 点,此后经过 9~11 个小时即发生排卵。有趣的是,如果用药物短暂干预当天下午的 LH 峰,它并不会推迟相应的时间再出现峰值,而是恰好推迟 24 小时——"任性"的 LH 峰似乎也有它的规律和准则,而这,便是生物钟的影响。如果损毁主生物钟的 SCN 神经元,虽然 LH 基础值和性行为不受影响,但再也无法诱导出 LH 峰,且受影响程度与损毁大小呈正比。Ma 等利用电损伤的方法破坏主生物钟的神经核团,卵巢不做处理,发现小鼠的动情周期变得不规律,而且无论是内源性还是外源性刺激都无法诱导出 LH 峰,这些结果均表明生物钟参与了下丘脑和卵巢功能的调节。除了直接对 SCN 行相关实验,有人也损毁了其毗邻结构,如视交叉、弓状核前角、下丘脑前部和视前区等部位,但都达不到类似效果,反证了 SCN 的重要性。

据报道,SCN 内存在分泌血管活性肠肽(vasoactive intestinal peptide,VIP)的神经元,后者接受光信号的刺激,发射突触至 GnRH 细胞,调节 GnRH 的分泌。进一步研究表明,VIP 在大鼠中年时期 mRNA 表达已非常低,早于 GnRH 的变化。这提示我们,GnRH 对卵巢衰老的调控,也许受到更加上游的来自 SCN 的信号的调控。

目前,越来越多的证据显示 VIP 神经元与 GnRH 细胞有直接接触:解剖学上,约 40% 的 GnRH 细胞都表达 VIP 受体,且 VIP 神经元释放神经递质的轴突与 GnRH 神经元接收信号的树突物理距离非常近,突触间存在联系;生理学上,损毁单侧 SCN 后,GnRH 细胞也减少了约 1/2,而损毁其他区域则不出现该效应。我们大致可以归纳,在人类衰老过程中,视网膜细胞首先对光信号的应答发生改变,随即生物钟中VIP神经元受到影响,作用于GnRH细胞,长年累月中GnRH细胞"崩溃",蔓延至HPO轴产生一系列变化。

3. **FSH的性腺外作用** 大多数临床医师可能依旧认为,生殖衰老是由卵巢自身引起的,因为围绝经期症状是由于卵巢分泌的雌激素下降或波动引起的,然后才引起FSH和LH的变化。但最新研究成果表明,FSH在绝经过渡期早期已经显著升高,提前于雌激素的变化。若只从雌激素角度来看待围绝经期的发病机制,似乎有些片面了。事实上,FSH的受体在破骨细胞和内皮细胞中都有表达,单从这一点来说,FSH对绝经后心血管疾病和骨质疏松症可能也起了关键作用。所以,FSH升高既然比雌激素更早变化,那么是不是意味着下丘脑-垂体的衰老也可能提前于卵巢衰老,从而说明前者将启动后者?

(1)FSH在骨质疏松症中的作用机制:人体骨骼的新陈代谢既有骨吸收,也有骨形成,两者动态平衡维持正常骨骼结构和骨密度。如果骨吸收增加,超过骨形成,会出现骨质疏松;如果骨形成减少,不及骨吸收,也会发生骨质疏松。骨质疏松是人体骨吸收与骨形成不平衡的结果。

美国Zaidi教授对FSH在骨质疏松方面的研究最为深入。2006年,他们首先构建FSH-β和FSHR同时敲除的转基因小鼠,发现这些小鼠性腺功能严重减退,但并没有出现骨质疏松,这似乎与常理相悖;为进一步寻找可能的机制,他们继续构建单倍剂量不足的FSH-$β^{+/-}$小鼠,这些小鼠卵巢功能正常,却出现了大量的骨质吸收,该实验说明FSH对破骨细胞的作用是非雌激素依赖的,并通过激活MEK-ERK、NF-κB和AKT信号通路发挥功能。数年后,该团队发现了FSH作用的其他途径,它还可以通过刺激骨髓粒细胞和巨噬细胞分泌炎症细胞因子,促进破骨细胞的祖细胞向破骨细胞的转换。意识到FSH可能在绝经后骨质疏松产生作用,研究人员研发出Hf2和Mf4两种单克隆抗体,并证实了其抗骨质疏松的作用。

FSH与骨代谢相关的临床研究,可参考本书第三章第三节。

(2)FSH在心血管疾病中的作用机制:有资料显示,女性心血管疾病与男性相比,在发病和发生心肌梗死方面分别要晚10~15年,45岁以前女性心血管疾病患病率显著低于男性,但45岁以后女性患病率逐年升高,绝经期后女性发病率明显增加,至60岁男女性患病率已无明显差异。

我们已经知道,该情况部分归咎于雌激素的下降,而FSH在其中的作用也逐渐被阐明,包括升高的FSH对内皮细胞的激活,加速血管内脂质的沉积和促血管收缩、促动脉粥样硬化等。动物实验发现FSH可以加速$ApoE^{-/-}$小鼠的动脉粥样硬化的形成。Julie将人脐静脉内皮细胞体外培养,通过使用FSH处理后,发现FSH能展现出与血管内皮生长因子相当的缩血管活性,并且依赖PI3K/AKT通路。

综上,神经内分泌系统是一个高度复杂、层级分明的网络,与女性青春期性成熟和围绝经期都密切相关。在卵巢衰老过程中,促性腺激素的变化不会局限于HPO轴的调控,它们更上级的神经网络——主要指GnRH和生物钟系统,也会对下丘脑、垂体的功能产生深远影响,并进一步参与到生殖衰老这一事件当中,特别是对卵巢衰老的启动。但研究其机制和效果的基础研究相当有限,未来还需更多证据支持。

(吴 桐)

参考文献

1. Wise PM, Smith MJ, Dubal DB, et al. Neuroendocrine modulation and repercussions of female reproductive aging. Recent Progress in Hormone Research, 2002, 57: 235.

2. Zhang Y, Kornhauser JM, Zee PC, et al. Effects of aging on light-induced phase-shifting of circadian behavioral rhythms, fos expression and CREB phosphorylation in the hamster suprachiasmatic nucleus. Neuroscience, 1996, 70: 951.

3. JW E, CH S. A 24-hour periodicity in the "LH-release apparatus" of female rats, disclosed by barbiturate sedation. Endocrinology, 1950, 47: 198.

4. Gray GD, Söderstein P, Tallentire D, et al. Effects of lesions in various structures of the suprachiasmatic-preoptic region on LH regulation and sexual behavior in female rats. Neuroendocrinology, 1978, 25: 174-191.

5. Ma YJ, Kelly MJ, Rönnekleiv OK. Pro-gonadotropin-releasing hormone (ProGnRH) and GnRH content in the preoptic area and the basal hypothalamus of anterior medial preoptic nucleus/suprachiasmatic nucleus-lesioned persistent estrous rats. Endocrinology, 1990, 127: 2654.

6. Brown-Grant K, Raisman G. Abnormalities in reproductive function associated with the destruction of the suprachiasmatic nuclei in female rats. Proc R Soc Lond B Biol Sci, 1977, 198: 279-296.

7. Gillette MU, Reppert SM. The hypothalamic suprachiasmatic nuclei: circadian patterns of vasopressin secretion and neuronal activity in vitro. Brain Research Bulletin, 1987, 19: 135-139.

8. Smith MJ, Jiennes L, Wise PM. Localization of the VIP2 receptor protein on GnRH neurons in the female rat. Endocrinology, 2000, 141: 4317-4320.

9. Horvath TL, Cela V, Beek EMVD. Gender-specific apposition between vasoactive intestinal peptide-containing axons and gonadotrophin-releasing hormone-producing neurons in the rat. Brain Research, 1998, 795: 277-281.

10. Beek E, Wiegant VM, Donk, et al. Lesions of the suprachiasmatic nucleus indicate the presence of a direct VIP containing projection to gonadotrophin releasing hormone neurons in the female rat. 2018.

11. Sun L, Peng Y, Sharrow AC, et al. FSH directly regulates bone mass. Cell, 2006, 125: 247-260.

12. Iqbal J, Li S, Kumar TR, et al. Follicle-stimulating hormone stimulates TNF production from immune cells to enhance osteoblast and osteoclast formation. Proc Natl Acad Sci USA, 2006, 103: 14925-14930.

13. García-Martín A, García-Castro JM, Rozas-Moreno P, et al. Role of serum FSH measurement on bone resorption in postmenopausal women. Endocrine, 2012, 41: 302-308.

14. Stilley JA, Rongbin G, Duffy DM, et al. Signaling through FSH receptors on human umbilical vein endothelial cells promotes angiogenesis. Journal of Clinical Endocrinology & Metabolism, 2014, 99: 813-820.

第四节　卵巢衰老的社会心理因素

随着现代生活节奏的加快和竞争的日益激烈,社会心理因素对人体健康的影响表现得尤为突出,但是其对女性卵巢衰老的影响,目前研究较少。因此,探讨心理社会环境对女性卵巢衰老的影响,不仅有助于深入了解卵巢衰老的发病机制,还能为卵巢衰老的防治提供策略。

一、应激

在现代社会,女性面对的生活和工作压力日益增加,心理感知的压力可能导致女性长期处于一种应激状态。应激导致生殖内分泌的改变一直是大家关注的焦点。因为,生殖内分泌系统不仅是参与应激反应的重要系统,更是易受应激危害的系统。

应激,是指机体暴露于应激源(引起机体产生身心紧张状态的刺激物)时出现的综合应答。机体遭到强烈外界刺激后,经大脑皮层综合分析产生一系列非特异性应答反应,如神经兴奋、激素分泌增多、血糖升高、血压上升、心率加快、呼吸加速等。应激反应最突出的特征为下丘脑 - 垂体 - 肾上腺轴(hypothalamic-pituitary-adrenal axis,HPA axis)的激活,其中血浆糖皮质激素升高常作为判断机体处于应激状态或应激强度的客观指标。一般来说,适度的应激是正常且无害的,其作用在于使机体能对刺激作出迅速而及时的回答。但是,如果外界的刺激过度激烈,或长期反复出现,以致超出机体所能承受的极限,将会造成病理性损害,出现诸如持续疲劳、烦躁不安、性功能下降、无原因低热等症状,严重者可能有胃溃疡、心肌梗死等症,并导致内分泌、免疫功能和行为方面的负面变化。

应激产生的糖皮质激素对糖代谢的影响包括:促进蛋白质分解,使氨基酸在肝脏中转变为糖原;对抗胰岛素,抑制外周组织对葡萄糖的利用,使血糖升高。当机体遇到创伤、感染、中毒等有害刺激时,糖皮质激素还具备增强机体应激能力的作用,现已被广泛用于抗炎、抗中毒、抗休克和抗过敏等治疗。目前,中国是世界上最大的糖皮质激素消费市场,所以探讨应激及糖皮质激素对女性卵巢功能的影响有重要意义。

(一) 应激与卵巢功能

1. 应激影响卵巢功能 大量流行病学研究证明,压力大的人群卵巢功能更易出现不良状况。早在 1998 年,Chrousos 等就发现焦虑、抑郁、营养不良、饮食紊乱、长期运动负荷等应激状态会导致下丘脑性闭经,库欣综合征常有性腺功能低下,这些都与 HPA 轴功能亢进有关。2010 年,Kaplan 等也提出了与此相似的观点:通过对 95 只成年食蟹猕猴观察研究,发现社会地位低下会导致卵巢功能损伤,更易出现黄体功能缺陷及无排卵性闭经等症状。他们认为原因可能在于社会地位低下意味着承受更多的来自身体和心理的压力。现有临床研究也表明,长期处于应激状态可能会通过增加皮质醇、减少甲状腺激素,导致功能失调性下丘脑性闭经(functional hypothalamic amenorrhea,FHA),其正是不孕症的一个常见诱发因子。2003 年,Berga 等通过实验证实,认知行为疗法可以治疗压力引起的功能失调性下丘脑闭经。有些专家也提出,通过认知行为疗法缓解应激反应,可恢复其卵巢功能。

2010 年,Paul 通过量表评价 89 例不孕妇女的一般健康状况、情绪和心理压力,用 FSH、AMH、INHB 等评价卵巢储备功能,得出结论:慢性的心理社会应激物对卵巢储备有害。连晓媛等人的动物实验也证实不同的慢性应激作用致大鼠窦状卵泡数明显减少,甚至更年期的改变。儿童期的应激会使女性卵泡闭锁率增高,使其加速进入卵巢功能衰退期。目前尚不清楚卵泡闭锁是否发生在与儿童期应激事件相关联的时期,或儿童期应激是否改变了后期生活的应激方式,从而可能影响卵泡闭锁。2003 年,King 对美国妇女进行全国范围的抽样调查,研究不孕和焦虑的关系,通过分析 11 000 名女性的生育与焦虑情况,得到结果:不孕患者焦虑水平升高,即使控制了潜在的混杂因素后,不孕患者符合广泛性焦虑障碍诊断标准的概率也升高,且不孕症患者自述焦虑症状发生率升高,两者高度一致。

总之,应激能够导致卵巢功能下降、生育力降低。关于其机制的探讨国内外也做过较多研究,研究的着眼点主要集中在 HPO 轴的活动上。

2. 应激影响卵巢功能的机制

(1)下丘脑水平:研究者针对不同物种采用多种应激方法,调节下丘脑 GnRH 的分泌。

已有证据表明,应激调节 GnRH 分泌的机制在于:激活促肾上腺皮质激素释放系统和交感肾上腺通路,以及扰乱脑中负责情绪的边缘系统。

(2)垂体水平:在垂体水平,应激的影响也有确切证据支持。Nanda 等以卡车运输作为一种应激方法,发现奶牛经过 30 分钟的运输过程,血浆皮质醇升高,垂体分泌的 LH 峰缺失或显著延迟。

(3)卵巢水平:应激在卵巢水平的影响,国内外的研究也较多。第三军医大学的程湘等以不确定性空瓶饮水刺激作为情绪应激源,考察 20 天的慢性情绪应激对雌性大鼠行为、脾脏指数、动情周期和血中 FSH、LH、雌二醇和 P 含量的影响,结果显示,慢性情绪应激对大鼠卵巢功能影响异常显著:明显诱发雌性大鼠的攻击行为,增加脾脏指数,延长雌性大鼠的动情周期;慢性情绪应激减少雌性大鼠血中雌二醇含量,而对血中 P 含量无显著影响,同时慢性情绪应激后大鼠血中 FSH 和 LH 含量下降。王建华等也证实了心理应激对大鼠卵巢内分泌功能的影响,他们采用声 - 光 - 电复合刺激引起大鼠心理应激,发现模型大鼠动情周期紊乱,血清雌二醇、P、肾上腺抗坏血酸含量明显下降,垂体、卵巢和子宫的质量明显降低,卵巢形态学变化明显。

应激导致卵巢衰老的具体作用机制主要集中在 HPA 和 HPO 轴上。已有研究证实:在长期的负面情绪作用下,下丘脑分泌更多的促肾上腺激素释放激素进而导致 β- 内啡肽增加,位于 GnRH 神经元上的 β- 内啡肽受体耗竭,从而减弱了对 GnRH 神经元活动的抑制作用,导致高促性腺激素状态,从而抑制了卵巢功能,导致卵巢早衰的发生,也就是应激导致 HPA 轴功能亢进,而 HPA 轴的亢进继而抑制 HPO 轴的活动,尤其是减少中枢神经系统 GnRH 的脉冲发动及垂体 LH、卵巢 FSH 的分泌,导致排卵障碍及一系列内分泌紊乱。然而,应激对卵巢储备功能的影响目前仍欠缺具体透彻的研究,如:应激对始基卵泡池有无损害? 应激对周期募集的卵泡数目有无影响? 应激能否加剧生长卵泡闭锁? 这些与卵巢衰老密切相关的问题有待进一步的研究证实。

(二)糖皮质激素与卵巢功能

应激反应最经典的特征是糖皮质激素分泌增加,血浆中糖皮质激素水平常作为判断机体应激强度的指标。在研究应激对生殖内分泌影响的过程中,研究人员渐渐意识到糖皮质激素在此过程中的重要作用。关于糖皮质激素与生殖内分泌直接影响的研究基本也集中在 HPO 轴的三个水平上。

在下丘脑水平,Calogero 等早在 1999 年即观察到糖皮质激素可直接抑制下丘脑的 GnRH 分泌,但当时剂量和时间效应关系尚不清楚。2009 年,Oakley 等通过深入研究,证实血浆皮质醇升高影响下丘脑 GnRH 的释放节律,且进一步明确了剂量和时间效应。他们用可的松(cortisol)处理卵泡期绵羊,使其血浆可的松水平达到应激时的血浆可的松水平,检测垂体门脉系统处血中 GnRH 分泌情况,结果显示,短时间(6 小时)的可的松升高不影响 GnRH 释放频率,但长时间(27 小时)的可的松升高可减少 GnRH 脉冲频率,降幅达到 45%,且使排卵前的 LH 峰延迟 10 小时。

2010 年,Ferris 等研究糖皮质激素对垂体的影响。他们将 18 只母马分为 3 组:0.05mg/kg 地塞米松注射组、0.55mg/kg 氢化泼尼松注射组和安慰剂组。分别给药 5 天,每天抽血查 LH、孕激素、可的松并监测排卵。结果地塞米松处理组 LH 峰的缺失率达 60%,氢化泼尼松处理组 LH 峰缺失率达 16.7%。另外,上述 3 组的排卵率分别是 40%、83% 和 100%。从而得出结论:

皮质类固醇可造成黄体功能缺陷,且降低母马排卵率。

有关糖皮质激素对卵巢的影响,已证实的是其通过 HPO 轴间接抑制排卵,除此之外,糖皮质激素对卵巢组织的直接影响目前研究较少。研究表明,颗粒细胞上存在糖皮质激素受体(glucocorticoid receptors,GR),这些受体可能是有功能的。2002 年,Sasson 等用地塞米松培养人颗粒细胞,发现地塞米松可抑制颗粒细胞的凋亡,并且可阻断 LH/forskolin 引起的颗粒凋亡。提示在一定程度上,适量的糖皮质激素可有利于颗粒细胞的生长,可能对卵巢功能是一种保护,但该结论尚需更多实验证明。虽然在女性卵巢水平上的研究未能表明糖皮质激素对卵巢有直接的损害,但却有研究证据表明,糖皮质激素对男性睾丸有直接的损害。Gao 等研究发现,大量的糖皮质激素诱发了大鼠睾丸间质细胞凋亡,很可能参与了在应激或其他糖皮质激素浓度升高的情况下睾酮水平的抑制。

总之,目前实验能够证实的是,慢性的高浓度糖皮质激素能抑制 GnRH 的释放节律,抑制 LH 分泌,抑制性周期及排卵等。而且,糖皮质激素是在 HPO 轴的三个水平上影响生殖功能:下丘脑(抑制 GnRH 分泌)、垂体(干扰 LH 释放)及性腺(抑制排卵和干扰性周期)。然而,有关糖皮质激素与卵巢储备之间关系的研究,目前仍比较少。随着女性走上社会舞台,面临的竞争更加激烈,随之而来的是应激所带来的生殖内分泌方面的严重危害。目前,关于应激导致女性卵巢功能下降已达成共识,探讨压力应激导致卵巢衰老的机制至关重要。同时,作为应激反应的终末产物,糖皮质激素与卵巢之间的相关性可能为应激损害提供了一个解释的理论桥梁。目前,糖皮质激素在应激所致卵巢功能损害中到底占多大作用? 其能否直接作用于卵巢,还是通过 HPO 轴的反馈抑制或其他机制对卵巢造成影响? 降低血浆糖皮质激素能否部分逆转应激患者的卵巢损伤,是否对延缓卵巢衰老有益? 上述问题值得深入探讨。

(三) 不良心理因素与卵巢衰老

生命历程研究发现心理因素对卵巢衰老有重要影响。离婚扰乱了家庭生活与家庭结构,是离婚当事人的子女心理压力增加的一个风险因素。早在 1946 年英国一项出生队列研究发现,相比成长于完整家庭的女性,父母在其幼年时离婚的女性卵巢衰老更早。抑郁症患者通常表现为正性情感缺乏,研究发现其卵巢内窦卵泡数减少加速,提示心理压力在卵巢衰退期发挥潜在作用。

二、教育水平与社会地位

教育水平与卵巢功能之间的相关性备受争议。2003 年,Brett 在美国人口的代表性样本中探究行为方式与更年期和绝经过渡期的相关性,将具有大学学位的女性与未完成高中学业的女性进行比较,发现教育水平与女性处于绝经后状态相关(OR=0.4,95% 置信区间0.3~0.6)。Richardson 等人也发现社会经济因素例如社会地位和教育水平与自然绝经年龄显著相关。2011 年的一份研究评估了导致更年期提早发生的暴露因素,在该评估的 75.9% 的研究中,较低的教育水平与较早的更年期之间存在弱关联(在 45% 中具有统计学显著性),另有病例对照研究,发现教育水平与 POF 的发病相关。但仍有相反意见的持有者,Cooper 针对 35~49 岁女性的绝经状态与行为特征之间的关联进行研究,发现几乎没有证据表明绝经状态与所受教育相关。

笔者认为,一方面,教育水平越高,可能承受的竞争压力更大,而应激与卵巢功能减退明显相关,故在一定程度上教育水平与卵巢功能呈负相关;另一方面,教育水平越高,社会地位越高,其经济实力会更好,拥有更多的机会对卵巢功能进行评估及采取一定保护措施,如健康饮食、体育锻炼以及选择合适的保健品等。由于教育水平、社会经济因素、心理因素之间有错综复杂的关系,单一角度分析其与绝经年龄之间的关系无法得到全面的结果,因此,需要更大样本量及分层研究获得更高级别的证据。

(李咪璐)

参考文献

1. Chrousos GP, Torpy DJ, Gold PW. Interactions between the hypothalamic-pituitary-adrenal axis and the female reproductive system: clinical implications. Ann Intern Med, 1998, 129: 229-240.

2. Berga SL, Marcus MD, Loucks TL, et al. Recovery of ovarian activity in women with functional hypothalamic amenorrhea who were treated with cognitive behavior therapy. Fertil Steril, 2003, 80: 976-981.

3. Pal L, Bevilacqua K, Santoro NF. Chronic psychosocial stressors are detrimental to ovarian reserve: a study of infertile women. J Psychosom Obstet Gynaecol, 2010, 31: 130-139.

4. Mishra G, Hardy R, Kuh D. Are the effects of risk factors for timing of menopause modified by age？ Results from a British birth cohort study. Menopause, 2007, 14: 717-724.

5. Li XF, Knox AM, O'Byrne KT. Corticotrophin-releasing factor and stress-induced inhibition of the gonadotrophin-releasing hormone pulse generator in the female. Brain Res, 2010, 1364: 153-163.

6. Nanda AS, Dobson H, Ward WR. Relationship between an increase in plasma cortisol during transport-induced stress and failure of oestradiol to induce a luteinising hormone surge in dairy cows. Res Vet Sci, 1990, 49: 25-28.

7. Axelrod J, Reisine TD. Stress hormones: their interaction and regulation. Science, 1984, 224: 452-459.

8. Calogero AE, Burrello N, Bosboom AM, et al. Glucocorticoids inhibit gonadotropin-releasing hormone by acting directly at the hypothalamic level. J Endocrinol Invest, 1999, 22: 666-670.

9. Oakley AE, Breen KM, Clarke IJ, et al. Cortisol reduces gonadotropin-releasing hormone pulse frequency in follicular phase ewes: influence of ovarian steroids. Endocrinology, 2009, 150: 341-349.

10. Ferris RA, McCue PM. The effects of dexamethasone and prednisolone on pituitary and ovarian function in the mare. Equine Vet J, 2010, 42: 438-443.

11. Hardy R, Kuh D. Social and environmental conditions across the life course and age at menopause in a British birth cohort study. 2005.

12. Brett KM, Cooper GS. Associations with menopause and menopausal transition in a nationally representative US sample. Maturitas, 2003, 45: 89-97.

13. Richardson MC, Guo M, Fauser BC, et al. Environmental and developmental origins of ovarian reserve. Hum Reprod Update, 2014, 20: 353-369.

第五节　卵巢衰老的环境因素

人类,作为具有主观能动性的高等生物,与周围环境关系密切。一方面,由于生活活动和生产活动的需要,人类不断向周围环境获取物质与能量,以维持自身的生存发展;另一方面,随着时代进步,人类的社会生产力提高,生活范围和规模等急剧扩大,对环境进行改造的同时,对环境的破坏也日益加剧。现代工业使大量的矿产资源被开发利用,工业化学制品、日用家化产品的生产与消费以及随之发生的废弃物随意排放,造成环境逐步恶化,使人类面临各种严峻的环境污染问题,尤其是大气污染和环境内分泌干扰物污染。

大量流行病学调查及基础研究表明,环境因素可对生殖细胞巢崩解、卵母细胞减数分裂、卵泡形成、类固醇激素合成和生育力产生不利影响,与女性卵巢储备下降、卵巢早衰、过早绝经密切相关,在某种情况下可能起着决定作用,严重危害女性生殖健康。

本节着重从大气污染、环境内分泌干扰物污染以及特殊职业暴露对卵巢功能的影响这三个方面深入探讨环境因素对卵巢衰老的影响及其作用机制,有助于建立卵巢衰老预警预防体系,对女性健康的维系有着举足轻重的作用。

一、大气污染与卵巢衰老

大气污染,又称为空气污染,按照国际标准化组织的定义,空气污染通常是指由于人类活动或自然过程引起某些物质进入大气中,呈现出足够的浓度,达到足够的时间,并因此危害了人类的舒适、健康和福利或环境的现象。大气污染的类型很多,已经发现有危害的达100多种,我们空气质量日常监测的空气污染物主要包括二氧化硫、二氧化氮、一氧化氮、一氧化碳、臭氧及大气悬浮颗粒物。本节主要探讨备受关注的大气悬浮颗粒物暴露对卵巢衰老的影响及其作用机制。

大气悬浮颗粒物是指漂浮在空气中的固态或液态颗粒物,其中粒径在 $10\mu m$ 以下的称为可吸入颗粒物 PM10,粒径在 $2.5\mu m$ 以下的细颗粒物称为 PM2.5。主要来源于工业、生活炉灶、采暖锅炉和森林火灾产生的烟雾这四个方面。越来越多的流行病学研究报道了空气污染与生育力下降之间的相关性。近期 Xue 等人发现了 PM2.5 暴露与人群生育力下降之间密切相关。Merklinger-Gruchala 等研究表明 PM10 暴露与黄体期长短存在负相关,而与卵泡期及月经周期长短无相关性。另外,18~22 岁的女性暴露于大气总悬浮颗粒的环境之中可导致其月经周期不规律的概率增加。Audrey 等人最近的研究提示,在一家生殖中心的女性患者中,较高的居住地 PM2.5 暴露与卵巢储备呈负相关。但仍需要大样本的队列研究以及更详实的大气质量数据来支持大气悬浮颗粒物污染与卵巢衰老两者之间的关系。Veras 等首次报道亲代及其子代持续暴露 PM2.5 可导致子代雌性小鼠窦卵泡数显著减少,动情周期延长,提示 PM2.5 暴露可致小鼠排卵障碍、血清性激素水平改变和生育力下降。Ogliari 等研究表明,宫内暴露 PM2.5 可使子代小鼠始基卵泡数和初级卵泡数显著减少,出生后暴露 PM2.5 可使小鼠始基卵泡数显著减少,表明无论是宫内还是出生后暴露 PM2.5 均可降低小鼠卵巢储备,增加过早绝经的风险。与之一致的,Gai 等研究也证实,PM2.5 暴露可导致小鼠卵巢功能受损,主要表现为健康卵泡数目下降以及血清 AMH 水平下降。

综上所述,大气悬浮颗粒物暴露不仅可影响卵巢的内分泌功能,还能够影响卵巢始基卵泡及生长卵泡的数量和质量,从而出现月经紊乱、卵巢储备功能下降甚至卵巢衰老等一系列问题。但是暴露效应与暴露的方式、浓度及时间均密切相关,未来需要更细致的时间、剂量暴露模式的研究及更大规模的流行病学研究,以期给人们日常健康生活方式更细致的指导。

二、环境内分泌干扰物与卵巢衰老

环境内分泌干扰物(endocrine-disrupting chemicals,EDCs)是一种能够模拟人体内生理激素,干扰其合成、分泌、运输、结合和代谢过程,并对机体的生殖、神经和免疫等系统产生影响的外源性化学物质。人群可通过饮食、皮肤接触、个人护理用品、家用或农业杀虫剂以及清洁产品使用等途径普遍暴露 EDCs 环境之中。到目前为止,大约有 1 000 种合成化合物被认为是 EDCs。结合目前国内外研究现状,本节主要探讨以下几种与卵巢功能下降密切相关的常见 EDCs,包括重金属、多环芳烃、多氯联苯、农药、双酚 A、邻苯二甲酸酯、对羟基苯甲酸酯等。

(一) 重金属

重金属(heavy metal)是指密度 >4.5g/cm³ 的金属,在大气、水体、土壤、生物体中广泛分布,而底泥往往是重金属的储存库和最后的归宿。重金属很难在环境中降解,却可通过在食物链的生物放大作用,成倍富集,最终可进入人体,对人类生殖能力甚至健康造成威胁。

铅是自然界分布很广的微量元素,铅及其化合物对人体有较大毒性,可经过呼吸道、消化道及皮肤渗透作用进入人体,在人体内有蓄积作用。流行病学研究发现,铅可在卵泡中累积,影响卵母细胞减数分裂及成熟能力,影响女性生育。刘嘉茵等通过对 36 例行体外受精治疗患者的卵泡液进行铅含量检测,发现随着铅含量的增高,卵子成熟率、正常卵裂率、优质胚胎率均有下降趋势。

汞是一种广泛分布于环境中的有毒重金属,世界卫生组织已将其列为首要考虑的环境污染物。人类受汞污染的途径大多数通过大气、饮水、食物等途径进入到人体。流行病学调查发现,汞污染区女性与对照区女性相比,月经周期异常、经量改变、非经期出血比例明显增高,严重影响女性生殖健康。

镉是重要的工农业生产和生活中的环境有害物,主要来自现代工业生产过程、废水排放以及吸烟、高粉尘工作环境,可通过呼吸道、胃肠道、皮肤进入人体,已被美国毒物与疾病登记署(Agency for Toxic Substances and Disease Registry,ATSDR)列为第六位危害人体健康的有害物质。唐秀明通过对 97 例高血镉患者与性激素的相关性分析,揭示与正常组相比,血镉浓度越高,其雌、孕激素水平显著下降。

(二) 多环芳烃

多环芳烃(polycyclic aromatic hydrocarbons,PAHs)是由于自然和人为活动而在环境中无处不在的一类挥发性碳氢化合物。主要包括苯并[a]蒽(benzoaanthracene,BaA)、苯并[a]芘(benzoapyrene,BaP)、苯并[b]荧蒽(benzobfluoranthene,BbF)等。在日常生活中,吸入香烟烟雾和汽油发动机的废气排放是人们接触此类化合物的主要途径。

BaP 为 PAHs 最典型的代表,通过对吸烟女性卵泡液中 BaP 含量检测发现,与不曾吸烟的女性相比,其卵泡液中 BaP 浓度显著升高。BaP 暴露不仅可改变体内甾体激素稳态,尤其是卵巢内雌激素受体的表达。还可导致生殖器官的重量减少、卵泡受损、不孕和胎儿发育异常。目前研究已证实,BaP 能加速始基卵泡池的耗竭,最终导致卵巢衰老的发生。

(三) 多氯联苯

多氯联苯(polychlorinated biphenyls,PCBs)是一种可用于多种工业产品如各种树脂、橡胶、涂料、防火剂的添加剂。自 20 世纪 70 年代以来,它们一直被禁用。人体可通过皮肤、呼吸道和消化道吸收,但它们由于在环境中有稳定性,可持续存在于脂肪组织、生物体液和食物之中。

尤为重要的是,在人体卵泡液中可检测到 PCBs 同源物的存在,并且 PCBs 暴露与体外受精和卵母细胞发育成优质胚胎的速率存在相关性,提示 PCBs 可能通过直接作用影响女性卵巢生殖功能。不同实验动物模型的研究表明,PCBs 能够影响卵巢类固醇激素的生成和卵母细胞的质量。与此同时,亲代 PCBs 暴露能导致其子代卵巢重量减少,并伴随子代卵巢中闭锁卵泡数量增加。

(四) 农药

农药(pesticides)是广泛用于农业的化合物,包括杀虫剂、除草剂、杀菌剂等。由于这些有机成分的稳定性、亲水性和降解速率低,使其在土壤、食物以及水源中持续存在,人群主要通过接触农药污染的食物、水和空气暴露其中。长期接触者能影响女性生殖系统尤其是卵巢的功能。

Windham 等对 50 例东南亚孕龄期移民女性流行病学调查显示,随着杀虫剂滴滴伊(dichlorodiphenyldichloroethylene,DDE)浓度的增加,女性月经周期、黄体期出现不同程度的缩短,孕激素水平下降,对女性卵巢功能有潜在的负面效应。与此同时,Cooper 等发现女性血浆中 DDE 浓度较高者,其绝经年龄将会提前。此外,长期慢性暴露于四氯二苯并二噁英(tetrachlorodibenzo-p-dioxin,TCDD)能影响卵巢功能相关基因表达的变化,最终导致卵巢早衰发生。妊娠期雌性大鼠(F0 代)暴露于杀菌剂乙烯菌核利(vinclozolin)可导致 F3 代雌性大鼠始基卵泡池大小减少,与 POI 表型相似。

(五) 双酚 A

双酚 A(bisphenol A,BPA)是一种合成的芳香族有机化合物,常用于制造食品包装的塑料、环氧树脂和温度敏感纸等,是世界上最常用并生产的化合物之一。人们可通过呼吸、饮食和皮肤接触暴露其中,口服摄入是最主要的暴露途径。重要的是,在人体血液、唾液、卵泡液、孕妇乳汁、羊水、胎盘、脐带组织以及胎儿血清中也证实了 BPA 的存在,严重影响女性及子代的生殖健康。

一项前瞻性的队列研究显示,随着女性尿液中 BPA 浓度的增高,其窦卵泡数显著减少。姚燕茹等通过对确诊为 DOR 的患者进行卵泡液中 BPA 含量的测定,发现 DOR 患者卵泡液中 BPA 浓度与正常对照组相比明显增高。吴际教授团队首次发现 BPA 还可作用于卵巢内卵巢生殖干细胞,诱导其凋亡,使其无法维持始基卵泡池的更新,导致始基卵泡池耗竭。BPA 还可通过跨代遗传的方式影响女性生殖功能。在 F1~F3 代卵巢发育过程中,宫内暴露 BPA 能参与调控卵巢内凋亡和类固醇生成相关基因的表达,有利于卵巢基因表达的跨代效应。

(六) 邻苯二甲酸酯

邻苯二甲酸酯(phthalates,PAEs)是目前广泛应用于制造塑料的物质,最常见的是邻苯二甲酸二(2-乙基己基)酯(diethylhexyl phthalate,DEHP),其化学性质稳定,能在环境中保存数年。随着时间推移,PAEs 可不断从塑料中释放至大气、土壤和水,人体通过口服摄入、吸入或皮肤接触持续而普遍暴露。研究表明,可在尿液、乳汁、血液、卵泡液中检测到 PAEs 的存在。

Messerlian 等通过对 215 例不孕妇女的前瞻性研究发现,女性尿液中 PAEs 代谢物浓度越高,其窦卵泡数显著减少。新生儿期小鼠皮下注射 DEHP 可导致其青春期始基卵泡数量显著降低,成年期始基卵泡数量减少、初级卵泡百分比增加,提示 DEHP 暴露可通过加速始基卵泡募集从而降低卵巢储备。成年期小鼠暴露于 DEHP 可增加其始基卵泡中促凋亡蛋白的比例,使其在 9 个月后始基卵泡明显耗竭。宫内暴露 DEHP 可导致 F1 代小鼠卵母细胞内差异甲基化区域 CpG 岛甲基化水平下降,并可遗传至 F2 代。与此同时,DEHP 可加速 F1、

F2 代小鼠始基卵泡募集从而导致卵巢早衰的出现。

(七) 对羟基苯甲酸酯

对羟基苯甲酸酯(parabens,PBs)是对羟基苯甲酸的有机烷基酯,常作为化妆品、药品和食品中的抗菌防腐剂广泛使用。人体主要通过摄取、吸入或皮肤吸收的方式广泛暴露其中。在许多国家和地区的人体尿液、血液、脂肪组织、胎盘和乳汁中能够检测出 PBs 的存在,PBs 暴露对女性生殖健康造成危害已经成为了国际上的研究热点。但目前关于 PBs 与卵巢生殖功能的研究仍较为有限,其结论也存在一定争议。

Smith 等以就诊于某生殖中心的 192 例妇女为研究对象,发现女性窦卵泡计数随着对 PBs 暴露浓度的升高而下降,促卵泡生成素呈明显上升趋势。其他研究也揭示尿液中 PBs 浓度增加与女性血清雌激素水平、月经周期缩短呈显著负相关。在体内,Boberg 等发现,孕鼠从怀孕第 7 天至子代离乳期间暴露于 PBs,能够降低青春期前期大鼠后代的卵巢重量。新生大鼠皮下注射 PBs 能抑制早期卵泡发育。同样,在年轻成年大鼠中,PBs 暴露使其卵巢重量降低、黄体数量减少、囊性卵泡数量增加、卵泡上皮变薄、动情周期改变和雌二醇水平降低。这些研究表明,PBs 可以在特定的发育窗口期针对卵巢结构和功能发挥其有害效应。

(八) 其他

全氟化合物(perfluorinated compounds,PFCs)是一种新型的持久性有机化合物,被广泛应用于纺织品涂料、地毯、消防泡沫等工商业和家具产品中。全氟辛酸(perfluorooctanoic acid,PFOA)是最常用且最具代表性的 PFCs,由于它在环境中持久存在,引起诸多学者的关注。研究表明,PFOA 除了能存在于人体血清之外,还可存在于卵泡液中。与未暴露 PFOA 的女性相比,卵泡液中高浓度的 PFOA 与女性生育能力下降之间存在负相关。Lopez-Arellano 等人发现,PFOA 可破坏 COC 中细胞连接、增加氧化应激水平、导致卵母细胞凋亡和坏死增加,为高浓度 PFOA 与女性生育能力降低之间的关联提供了一个合理的解释。

4-乙烯基环己烯(4-vinyl cyclohexene,VCH)和 4-乙烯基环己烯双环氧化物(4-vinyl cyclohexene diepoxide,VCD)是在橡胶轮胎、阻燃剂、可塑剂、抗氧化剂等生产过程中产生的,VCDs 是 VCHs 致卵巢毒性的主要活性形式。人体可经吸入、饮食或皮肤吸收的途径接触。小鼠和大鼠染毒模型表明,VCDs 能选择性地破坏雌鼠卵巢始基卵泡和初级卵泡,对次级卵泡和窦状卵泡无影响。由于可供募集的卵泡减少,血清卵泡刺激素和促黄体激素水平升高、雌激素水平下降,卵泡耗竭而最终出现卵巢早衰,此种卵巢衰竭的模式与绝经后妇女出现的症状相似,能模拟生理性卵巢早衰的过程,已被人们充分认识,也是公认的致卵巢衰老的经典动物模型之一。

三氯生是一种广谱抗菌剂,被广泛应用于肥皂、牙膏、漱口水等日用化学品之中,在体内发挥拮抗雌激素活性,对甲状腺和性激素稳态具有潜在影响。人群通过口服摄入和皮肤黏膜吸收是最重要的两种暴露途径。目前,已经在人体血液、母乳、尿液、脂肪组织和肝脏中检测到三氯生的存在。Minguez-Alarcon 等通过对 225 例参与环境与生殖健康项目女性的流行病学调查研究发现,随着尿液中三氯生的浓度增加,其窦卵泡数显著减少。在啮齿动物中,三氯生已被证明可以破坏黄体生成素、卵泡刺激素和睾酮的合成,且与卵巢重量下降有关。

综上所述,EDCs 种类繁多,女性暴露 EDCs 的方式隐匿而普遍,其对女性卵巢功能改变的负面影响涉及多个方面,不仅可导致亲代本身卵巢功能下降,还可能导致其后代出现不同程度的卵巢早衰的表现,需给予关注。

三、特殊职业暴露与卵巢衰老

根据社会分工的不同,个人所从事的职业不尽相同。由于卵巢功能可受到不同程度环境因素的影响,对从事某些特殊职业的女性工作者来说,职业暴露也可能是导致其卵巢功能下降的主要因素之一。本节主要讨论麻醉气体暴露、电磁辐射暴露和噪声三种特殊职业暴露对卵巢功能的影响。

(一)麻醉气体

手术室暴露环境、生物医学实验室以及动物医学手术室的工作人员存在麻醉废弃气体泄露污染的职业暴露情况,关于麻醉废弃气体与女性卵巢功能的研究有限且证据不够充分。1974 年,美国一项流行病学调查结果提示:临床手术室麻醉废气暴露人员其不孕、自然流产发生率增加;相关荟萃分析发现,职业暴露女性其不良生育结局发生风险增加。然而,2015年,印度一项研究再次质疑麻醉废气暴露可能导致女麻醉师的不孕问题。目前尚无明确且系统性的研究指出氟烷类麻醉药物对雌性/女性生殖毒性,但对其防护意识亟需提高。

(二)电磁辐射

电磁辐射包括 γ 射线、X 射线、微波等。卵巢对辐射非常敏感,现如今已被认为是造成女性不孕的重要物理因素之一。流行病学调查研究显示,从事相关核工业的女性与非放射性职业的女性相比具有较高的不孕风险。在动物实验中,孙萍等采用 ^{60}Co γ 射线(0.5Gy、0.7Gy)照射大鼠,发现照射组卵巢闭锁卵泡增加并出现卵巢早衰现象。此外,X 射线(0.4~1.0Gy)可使大鼠卵巢组织中始基卵泡数目减少,促进细胞凋亡,进一步影响颗粒细胞功能。

从职业暴露(雷达及通信检测)和意外情况下接触微波辐射角度考虑,370mW/cm² 微波辐射大鼠 10 分钟可导致其卵巢皮质变薄,卵泡数量减少,闭锁卵泡增加。此外,40mW/cm²的微波辐射大鼠 10 分钟也可触发卵巢组织的细胞凋亡数目增加,影响大鼠生殖功能。值得注意的是,有研究指出,低强度脉冲超声辐射波 0.8W/cm² 每天辐射 30 分钟可改善围绝经期大鼠的卵巢功能,对大鼠卵泡发育具有促进作用,可见不同频率和强度的各种辐射对卵巢功能的影响并不相同。

(三)噪声

从生理学观点来看,只要是干扰人们工作、学习和休息的声音,统称为噪声。噪声是纺织企业主要的职业危害因素,刘素萍等通过对毛纺厂纺织女工调查发现,噪声组[>85dB(A)]女性经期紊乱、经期异常的发生率均高于对照组[72dB(A)],且随着工龄和噪声强度增加,经期也趋于缩短。同样,马秋云通过对泰安市某纺织厂调查发现高噪声组[平均 96dB(A)]女性经期延长、月经周期异常显著高于对照组[68dB(A)]。吴祚国等也通过前瞻性队列研究发现噪声组[平均 89.5dB(A)]女性月经周期缩短。工业噪声也与女性卵巢功能改变密切相关,陈泉斌等通过对铆焊车间、小冲床车间工作的电焊工、冷作工、冲床共、装配工和辅助工调查发现,暴露组[>85dB(A)]其月经周期紊乱发生率显著高于不接触工业噪声的对照组女性。

综上所述,麻醉气体、电磁辐射和长期的噪声污染都可能对卵巢功能造成负面影响。若不可避免接触,需重点关注采取何种措施可减少这些特殊职业暴露对女性工作者卵巢功能的危害。

人群可在环境中隐匿而普遍接触各种环境污染物,许多环境污染物的暴露可对女性卵巢功能造成危害并严重影响其生殖健康。但是,人类会同时受到不同环境污染物的多重暴露,这些环境污染物会随时间和空间变换而变化,这使得预测某种特定物质对卵巢功能的影响有一定困难。根据这些物质组合,可能存在累积的拮抗或协同作用,从而可能降低了污染物暴露与卵巢功能下降之间的关联性。其次,在人群研究中,由于许多物质有时会长期持续存在,并导致长期普遍的低剂量接触,很难确定人群暴露的量和持续的时间。在未来,亟需系统地、全面地暴露组学研究来深入探讨环境污染物暴露与女性卵巢功能的影响。

对于已经明确的与卵巢功能下降密切相关的污染物,人群对其认识还不够深入,相关污染物质如何影响卵巢功能的具体分子机制尚不十分明确,母体化合物在卵巢内蓄积情况、是否转化以及如何转化为更具活性的化合物的信息仍需进一步的实验探讨。在未来,不仅亟需大样本队列研究证实环境污染物与卵巢衰老的因果关系,还需要建立模拟人群长期日常环境污染物暴露剂量的动物模型,以明确环境污染物导致卵巢功能下降的具体分子机制。

环境污染物对人类和动物生殖能力造成严重威胁,这是一个严峻的公共卫生问题,需要采取保护和预防措施以对抗这些环境污染物。具体详见第十二章第一节。

(闫　玮　周　素)

参考文献

1. Vabre P, Gatimel N, Moreau J, et al. Environmental pollutants, a possible etiology for premature ovarian insufficiency: a narrative review of animal and human data. Environ Health, 2017, 16: 37.

2. Sharara FI, Seifer DB, Flaws JA. Environmental toxicants and female reproduction. Fertil Steril, 1998, 70: 613-622.

3. Diamanti-Kandarakis E, Bourguignon JP, Giudice LC, et al. Endocrine-disrupting chemicals: an endocrine society scientific statement. Endocr Rev, 2009, 30: 293-342.

4. Gore AC, Chappell VA, Fenton SE, et al. EDC-2: The endocrine society's second scientific statement on endocrine-disrupting chemicals. Endocr Rev, 2015, 36: 1-150.

5. Xue T, Zhang Q. Associating ambient exposure to fine particles and human fertility rates in China. Environ Pollut, 2018, 235: 497-504.

6. Xue T, Zhu T. Increment of ambient exposure to fine particles and the reduced human fertility rate in China, 2000-2010. Sci Total Environ, 2018, 642: 497-504.

7. Xue T, Zhu T. Association between fertility rate reduction and pre-gestational exposure to ambient fine particles in the United States, 2003-2011. Environment International, 2018, 121: 955-962.

8. Merklinger-Gruchala A, Jasienska G, Kapiszewska M. Effect of air pollution on menstrual cycle length—a prognostic factor of women's reproductive health. Int J Environ Res Public Health, 2017, 14.

9. Mahalingaiah S, Missmer SE, Cheng JJ, et al. Perimenarchal air pollution exposure and menstrual disorders. Hum Reprod, 2018, 33: 512-519.

10. Veras MM, Damaceno-Rodrigues NR, Guimaraes Silva RM, et al. Chronic exposure to fine particulate matter emitted by traffic affects reproductive and fetal outcomes in mice. Environ Res, 2009, 109: 536-543.

11. Ogliari KS, Lichtenfels AJ, de Marchi MR, et al. Intrauterine exposure to diesel exhaust diminishes adult ovarian reserve. Fertil Steril, 2013, 99: 1681-1688.

12. Gai HF, An JX, Qian XY, et al. Ovarian damages produced by aerosolized fine particulate matter (PM2. 5) pollution in mice: possible protective medications and mechanisms. Chin Med J (Engl), 2017, 130:

1400-1410.

13. Zenzes MT, Krishnan S, Krishnan B, et al. Cadmium accumulation in follicular fluid of women in in vitro fertilization-embryo transfer is higher in smokers. Fertil Steril, 1995, 64: 599-603.

14. 冯婷, 千日成, 马龙, 等. 人卵泡液中重金属铅对女性生殖毒性的研究. 南京医科大学学报 (自然科学版), 2013, 33: 1550-1552.

15. 路小婷, 李秋营, 郭慧芬, 等. 山西省某地环境汞污染对女性生殖健康影响. 中国公共卫生, 2010, 26: 600-601.

16. 唐秀明. 镉对女性雌激素 (E_2) 的影响. 中国医药导刊, 2009, 11: 1915-1916.

17. Neal MS, Zhu J, Foster WG. Quantification of benzo [a] pyrene and other PAHs in the serum and follicular fluid of smokers versus non-smokers. Reprod Toxicol, 2008, 25: 100-106.

18. Machado Jde B, Chatkin JM, Zimmer AR, et al. Cotinine and polycyclic aromatic hydrocarbons levels in the amniotic fluid and fetal cord at birth and in the urine from pregnant smokers. PLoS One, 2014, 9: e116293.

19. Kummer V, Maskova J, Zraly Z, et al. Ovarian disorders in immature rats after postnatal exposure to environmental polycyclic aromatic hydrocarbons. J Appl Toxicol, 2013, 33: 90-99.

20. Mattison DR, Thorgeirsson SS. Ovarian aryl hydrocarbon hydroxylase activity and primordial oocyte toxicity of polycyclic aromatic hydrocarbons in mice. Cancer Res, 1979, 39: 3471-3475.

21. Mattison DR, Nightingale MR. The biochemical and genetic characteristics of murine ovarian aryl hydrocarbon (benzo [a]) pyrene) hydroxylase activity and its relationship to primordial oocyte destruction by polycyclic aromatic hydrocarbons. Toxicol Appl Pharmacol, 1980, 56: 399-408.

22. Bloom MS, Fujimoto VY, Storm R, et al. Persistent organic pollutants (POPs) in human follicular fluid and in vitro fertilization outcomes, a pilot study. Reprod Toxicol, 2017, 67: 165-173.

23. Craig ZR, Wang W, Flaws JA. Endocrine-disrupting chemicals in ovarian function: effects on steroidogenesis, metabolism and nuclear receptor signaling. Reproduction, 2011, 142: 633-646.

24. Petro EM, Leroy JL, Covaci A, et al. Endocrine-disrupting chemicals in human follicular fluid impair in vitro oocyte developmental competence. Hum Reprod, 2012, 27: 1025-1033.

25. Jirsova S, Masata J, Jech L, et al. Effect of polychlorinated biphenyls (PCBs) and 1, 1, 1-trichloro-2, 2,-bis (4-chlorophenyl)-ethane (DDT) in follicular fluid on the results of in vitro fertilization-embryo transfer (IVF-ET) programs. Fertil Steril, 2010, 93: 1831-1836.

26. Shirota M, Mukai M, Sakurada Y, et al. Effects of vertically transferred 3, 3′, 4, 4′, 5-pentachlorobiphenyl (PCB-126) on the reproductive development of female rats. J Reprod Dev, 2006, 52: 751-761.

27. Pocar P, Fiandanese N, Secchi C, et al. Effects of polychlorinated biphenyls in CD-1 mice: reproductive toxicity and intergenerational transmission. Toxicol Sci, 2012, 126: 213-226.

28. Windham GC, Lee D, Mitchell P, et al. Exposure to organochlorine compounds and effects on ovarian function. Epidemiology, 2005, 16: 182-190.

29. Cooper GS, Savitz DA, Millikan R, et al. Organochlorine exposure and age at natural menopause. Age at natural menopause and exposure to organochlorine pesticides in Hispanic women. Epidemiology, 2002, 13: 729-733.

30. Hombach-Klonisch S, Pocar P, Kietz S, et al. Molecular actions of polyhalogenated aryl hydrocarbons (PAHs) in female reproduction. Curr Med Chem, 2005, 12: 599-616.

31. Shi Z, Valdez KE, Ting AY, et al. Ovarian endocrine disruption underlies premature reproductive senescence following environmentally relevant chronic exposure to the aryl hydrocarbon receptor agonist 2, 3, 7, 8-tetrachlorodibenzo-p-dioxin. Biol Reprod, 2007, 76: 198-202.

32. Nilsson E, Larsen G, Manikkam M, et al. Environmentally induced epigenetic transgenerational inheritance of ovarian disease. PLoS One, 2012, 7: e36129.

33. Sun Y, Irie M, Kishikawa N, et al. Determination of bisphenol A in human breast milk by HPLC with column-

switching and fluorescence detection. Biomed Chromatogr, 2004, 18: 501-507.

34. Ikezuki Y, Tsutsumi O, Takai Y, et al. Determination of bisphenol A concentrations in human biological fluids reveals significant early prenatal exposure. Hum Reprod, 2002, 17: 2839-2841.

35. Schonfelder G, Wittfoht W, Hopp H, et al. Parent bisphenol A accumulation in the human maternal-fetal-placental unit. Environ Health Perspect, 2002, 110: A703-707.

36. Souter I, Smith KW, Dimitriadis I, et al. The association of bisphenol-A urinary concentrations with antral follicle counts and other measures of ovarian reserve in women undergoing infertility treatments. Reprod Toxicol, 2013, 42: 224-231.

37. 姚燕如, 瞿鑫兰, 张铭, 等. 卵泡液中双酚 A 浓度与卵巢储备功能下降的相关性. 武汉大学学报 (医学版), 2017, 38: 762-764.

38. Zhu X, Tian GG, Yu B, et al. Effects of bisphenol A on ovarian follicular development and female germline stem cells. Arch Toxicol, 2018, 92: 1581-1591.

39. Berger A, Ziv-Gal A, Cudiamat J, et al. The effects of in utero bisphenol A exposure on the ovaries in multiple generations of mice. Reprod Toxicol, 2016, 60: 39-52.

40. Benjamin S, Masai E, Kamimura N, et al. Phthalates impact human health: Epidemiological evidences and plausible mechanism of action. J Hazard Mater, 2017, 340: 360-383.

41. Du YY, Guo N, Wang YX, et al. Urinary phthalate metabolites in relation to serum anti-Müllerian hormone and inhibin B levels among women from a fertility center: a retrospective analysis. Reprod Health, 2018, 15: 33.

42. Messerlian C, Souter I, Gaskins AJ, et al. Urinary phthalate metabolites and ovarian reserve among women seeking infertility care. Hum Reprod, 2016, 31: 75-83.

43. Zhang XF, Zhang LJ, Li L, et al. Diethylhexyl phthalate exposure impairs follicular development and affects oocyte maturation in the mouse. Environ Mol Mutagen, 2013, 54: 354-361.

44. Hannon PR, Niermann S, Flaws JA. Acute exposure to di (2-ethylhexyl) phthalate in adulthood causes adverse reproductive outcomes later in life and accelerates reproductive aging in female mice. Toxicol Sci, 2016, 150: 97-108.

45. Li L, Zhang T, Qin XS, et al. Exposure to diethylhexyl phthalate (DEHP) results in a heritable modification of imprint genes DNA methylation in mouse oocytes. Mol Biol Rep, 2014, 41: 1227-1235.

46. Zhang XF, Zhang T, Han Z, et al. Transgenerational inheritance of ovarian development deficiency induced by maternal diethylhexyl phthalate exposure. Reprod Fertil Dev, 2015, 27: 1213-1221.

47. Smith KW, Souter I, Dimitriadis I, et al. Urinary paraben concentrations and ovarian aging among women from a fertility center. Environ Health Perspect, 2013, 121: 1299-1305.

48. Nishihama Y, Yoshinaga J, Iida A, et al. Association between paraben exposure and menstrual cycle in female university students in Japan. Reprod Toxicol, 2016, 63: 107-113.

49. Aker AM, Watkins DJ, Johns LE, et al. Phenols and parabens in relation to reproductive and thyroid hormones in pregnant women. Environ Res, 2016, 151: 30-37.

50. Boberg J, Axelstad M, Svingen T, et al. Multiple endocrine disrupting effects in rats perinatally exposed to butylparaben. Toxicol Sci, 2016, 152: 244-256.

51. Ahn HJ, An BS, Jung EM, et al. Parabens inhibit the early phase of folliculogenesis and steroidogenesis in the ovaries of neonatal rats. Mol Reprod Dev, 2012, 79: 626-636.

52. Vo TT, Yoo YM, Choi KC, et al. Potential estrogenic effect (s) of parabens at the prepubertal stage of a postnatal female rat model. Reprod Toxicol, 2010, 29: 306-316.

53. Heffernan AL, Cunningham TK, Drage DS, et al. Perfluorinated alkyl acids in the serum and follicular fluid of UK women with and without polycystic ovarian syndrome undergoing fertility treatment and associations with hormonal and metabolic parameters. Int J Hyg Environ Health, 2018, 221: 1068-1075.

54. McCoy JA, Bangma JT, Reiner JL, et al. Associations between perfluorinated alkyl acids in blood and ovarian follicular fluid and ovarian function in women undergoing assisted reproductive treatment. Sci Total Environ, 2017, 605-606: 9-17.

55. Lopez-Arellano P, Lopez-Arellano K, Luna J, et al. Perfluorooctanoic acid disrupts gap junction intercellular communication and induces reactive oxygen species formation and apoptosis in mouse ovaries. Environ Toxicol, 2019, 34: 92-98.

56. Mayer LP, Devine PJ, Dyer CA, et al. The follicle-deplete mouse ovary produces androgen. Biol Reprod, 2004, 71: 130-138.

57. Appt SE, Kaplan JR, Clarkson TB, et al. Destruction of primordial ovarian follicles in adult cynomolgus macaques after exposure to 4-vinylcyclohexene diepoxide: a nonhuman primate model of the menopausal transition. Fertil Steril, 2006, 86: 1210-1216.

58. Minguez-Alarcon L, Christou G, Messerlian C, et al. Urinary triclosan concentrations and diminished ovarian reserve among women undergoing treatment in a fertility clinic. Fertil Steril, 2017, 108: 312-319.

59. Rattan S, Zhou C, Chiang C, et al. Exposure to endocrine disruptors during adulthood: consequences for female fertility. J Endocrinol, 2017, 233: R109-R129.

60. NO AUTHORS LISTED. Occupational disease among operating room personnel: a national study. Report of an Ad Hoc Committee on the Effect of Trace Anesthetics on the Health of Operating Room Personnel, American Society of Anesthesiologists. Anesthesiology, 1974, 41: 321-340.

61. Nagella AB, Ravishankar M, Hemanth Kumar VR. Anaesthesia practice and reproductive outcomes: Facts unveiled. Indian J Anaesth, 2015, 59: 706-714.

62. Doyle P, Maconochie N, Roman E, et al. Fetal death and congenital malformation in babies born to nuclear industry employees: report from the nuclear industry family study. Lancet, 2000, 356: 1293-1299.

63. 孙萍, 包秀芳. 不同剂量钴 (60) γ 射线致大鼠卵巢早衰的实验研究. 世界最新医学信息文摘, 2017, 17: 55.

64. 胡凌云, 陈亚琼. X 线辐射对大鼠卵巢形态与功能的影响. 国际妇产科学杂志, 2011, 38: 439-442, 469.

65. 朱辛为, 田洪艳, 徐冶, 等. 黑木耳多糖对高功率微波辐射大鼠卵巢和子宫形态结构的影响. 中国妇幼保健, 2012, 27: 735-737.

66. 尉春华, 郭纯, 王晓东. 高功率微波辐照对大鼠卵巢细胞凋亡的影响. 武警医学院学报, 2007: 259-261, 341.

67. 尉春华, 郭纯, 石海霞, 等. 高功率微波辐照后大鼠卵巢组织 Bcl-2 及 C-myc 蛋白的表达. 武警医学, 2004: 726-729.

68. 翟蓓. 低强度脉冲超声对围绝经期大鼠卵泡发育的影响及其机制的初步研究. 重庆医科大学, 2012.

69. 刘素萍, 刘元. 纺织噪声对女性机能的影响. 上海预防医学杂志, 2000: 42-43.

70. 马秋云. 纺织噪声对女性机能影响的流行病学分析. 社区医学杂志, 2009, 7: 58-59.

71. 吴祚国, 杨帆, 李志平, 等. 噪声暴露对女性月经功能的影响. 环境与健康杂志, 2004: 91-93.

72. 陈泉斌, 姜家祯. 工业噪声对女性生理机能影响的调查. 上海预防医学杂志, 1994: 26-27.

第六节　卵巢衰老的行为因素

　　行为学是研究动物个体和动物社群为适应内外环境变化所作出的反应的学科,人类的日常行为属于行为学的一部分。现已证实当今世界许多疾病的发生都与不健康的生活习惯和行为密切相关,某些不良的行为甚至可以成为某些疾病发生的独立病因。现代生活方式和日常行为与从前相比有很大不同,不恰当的生活方式对女性卵巢储备及功能的影响不容小觑。已有研究发现吸烟、饮酒、饮食、睡眠、口服避孕药等行为学内容与卵巢储备功能高度相关。在本节，将行为学与卵巢衰老之间的关系按照不同的行为习惯叙述如下：

一、吸烟

世界卫生组织曾郑重地向全世界宣布：烟草是严重威胁人类生命的世纪瘟疫。烟草每年使近 600 万人失去生命,在烟草中含有超过 4 000 种化学物质,比如:烃类、醇类、酚类、乙醛以及重金属等,其中至少有 250 种已知有害物质,69 种已知直接致癌物。吸烟不但危害吸烟者自身健康,引起癌症、冠心病、脑卒中、慢性支气管炎和肺气肿等多种疾病,而且严重污染环境,危及周围不吸烟者的健康。随着社会和经济的发展,全世界育龄期女性吸烟的人数逐年增加,越来越多的研究证实了吸烟对女性的生殖功能有不良影响,甚至已成为日常行为中最为重要的损害卵巢储备及功能的影响因素之一。吸烟对卵巢的毒性效应体现在绝经年龄、卵巢储备、激素分泌这三个方面。

(一) 吸烟与绝经年龄

对于生活行为方式和自然绝经年龄之间的关系,单一关联最强的流行病学证据是吸烟。2012 年,Sun 等人通过对 11 个研究进行荟萃分析,提出吸烟是导致自然绝经年龄提前的一个显著的独立因素。Harlow 和 Signoprello 等人发现从青春期开始吸烟女性的绝经年龄相比不吸烟女性提前了 1~2 年。这一研究结果也得到了 Fleming 的证实,直接和间接烟草暴露均与提早绝经发生概率的增加相关,且绝经年龄提前了 1.4 年;职业性二手烟暴露致提早绝经的可能性更大,控制工作场所的二手烟暴露可以降低与提早绝经相关的患病率和死亡率的风险。Yasui 对日本的 24 152 名护士进行横断面研究,探寻与 POF 和提早绝经发生相关的影响因素,也发现吸烟与自然绝经年龄提前相关,但与 POF 无显著相关。然而另一项研究对 137 位 <40 岁提前绝经的患者进行高危因素分析,发现吸烟增加了 POF 的发生率。要得出确切的 POF 与吸烟之间的相关性,未来需要更大的代表性样本的研究。

孕期烟草暴露与子代绝经年龄的关系尚不明确,在一项纳入 4 025 人的队列研究中,相比正常对照组,孕期暴露于烟草的女性的非吸烟子代绝经年龄提前;Sterner 对 22 165 名年龄区间在 35~59 岁的女性的基线数据进行二次分析后认为该关联并不存在。

(二) 吸烟与卵巢储备

1. **吸烟与卵泡数目**　吸烟导致自然绝经年龄提前,一种可能的机制是烟草暴露加速卵巢内卵泡的消耗。但是,由于技术的挑战和人体标本的稀缺性,鲜有针对暴露因素与人类卵巢储备功能关系的直接形态学研究。2000 年,Westhoff 发表了第一份形态学证据,对 85 位因子宫切除术附带卵巢切除的女性的卵巢进行形态学观察,得出吸烟与卵巢内卵泡密度的减少相关。流行病学研究也证实相比不吸烟的女性,吸烟女性的卵巢内窦状卵泡数目显著减少,并且"包年"(吸烟者每天吸烟的平均包数乘以烟龄)与窦状卵泡数目呈负相关。在动物研究方面,烟草暴露诱导 8 周龄成年小鼠始基卵泡池缩小、生长卵泡数目减少、卵巢重量减轻。其潜在机制可能是烟草暴露一方面显著提升小鼠卵巢内氧化应激水平,表现为热休克蛋白 25(heat shock protein 25,HSP25)表达增加和超氧化物歧化酶 2(superoxide dismutase 2,SOD2)表达减少;另一方面激活了自噬途径,表现为卵泡颗粒细胞内自噬溶酶体数目增加、关键调控蛋白 Beclin-1 和微管相关蛋白轻链 3 表达增多等,共同致小鼠卵泡数目丢失。孕期小鼠暴露于香烟中的主要物质多环芳烃后,其雌性后代的始基卵泡池大小相比未暴露小鼠的后代减少了 2/3,这种始基卵泡的细胞死亡途径由多环芳烃受体(aryl hydrocarbon receptor,AHR)介导,在与多环芳烃暴露联合应用 AHR 受体拮抗剂、白藜芦醇或下调 *Ahr* 基因后能完全逆转,且将暴露于 PHAs 的人卵巢皮质异种移植到小鼠体内,相同的细胞死亡级联反应被激活,说明该途径在人和小鼠之间保守,为在人群中探索吸烟致卵泡丢失和绝经年龄提前提供了一种可能的机制。孕期联合哺乳期的烟草暴露也能导致新生小鼠卵巢内非生殖细胞凋亡增加,引起卵泡数目减少,并且这种对卵泡的消耗是持续性的,即使在终止暴露后仍然存在。成年子代小鼠卵泡的促凋亡机制和氧化应激通路均增强,怀孕时间延长,卵巢储备减低,生殖功能全面下降。

2. **吸烟与 AMH** 作为目前公认的检测卵巢储备功能的有效指标,窦前卵泡和小窦状卵泡分泌的 AMH 被证实与吸烟行为相关。Freour 等人回顾性地对接受辅助生殖技术的 111 位女性进行调查,发现与不吸烟的女性(n=71)相比,吸烟女性(n=40)血清 AMH 水平明显减低。一项纳入 1 399 个自愿者的队列研究,提示孕期父亲而非母亲吸烟与女儿青春期(平均年龄 15.4 岁)减低的 AMH 水平相关。

(三) 吸烟与激素分泌

在绝经后或卵巢功能下降的女性中,卵巢内分泌功能减弱致促性腺激素分泌增加,早期卵泡期的高 FSH 水平被认为是低卵巢储备的指标。早在 1994 年,Sharara 通过对不孕女性群体进行氯米芬柠檬酸盐激发试验,证实与不吸烟女性比较,吸烟女性 DOR 的发病率[7/145 (4.83%) *vs.* 8/165(12.31%)]增高,FSH 水平显著增加[(6.8 ± 0.3) U/L *vs.* (7.9 ± 0.4) U/L];另有研究证实,"包年"(吸烟者每天吸烟的平均包数乘以烟龄)与不孕女性的 FSH 水平呈正相关。Cooper 纳入 389 名在美国第三次国民健康与营养调查(the third national health and nutrition examination survey,NHANES Ⅲ)中年龄区间在 38~49 岁的妇女,月经第 2~4 天检测其血清 FSH 水平,发现与不吸烟女性相比,主动吸烟的女性血液基础 FSH 水平提高 66%,被动吸烟女性提高 39%。

综上所述,吸烟与卵巢衰老有密切关联,但其作用的详细机制有待进一步阐明。除了前文提到的自噬途径可能是烟草暴露致卵泡丢失的重要途径外,现已被认可的机制为:烟草不完全燃烧后的产物作用于颗粒细胞表面的转录因子家族的芳烃受体,芳烃受体启动凋亡基因 *Bax* 的转录,引起颗粒细胞凋亡,从而导致卵泡凋亡和闭锁,降低卵巢储备。此外,细胞色素 P450 能将烟草不完全燃烧产物转变为毒性更强的分子加速卵巢衰老。Anderson 也已在人体中证实烟草内的组分激活了芳烃受体从而导致人类胚胎的卵巢生殖细胞数目减少。

吸烟百害无一利,它不仅通过直接暴露消耗卵泡数目,还能通过孕期暴露损害子代雌性个体内始基卵泡池的大小以及性成熟后总卵泡的数目,减低卵巢储备,损害卵巢内分泌功能,从而导致女性绝经年龄提前。因此应鼓励每个吸烟者积极戒烟,以防止烟草中毒物的损害,保护潜在的生殖功能。

二、饮酒

"酒逢知己千杯少",饮酒自古以来就是人类社会活动的一种重要形式,其与健康有着千丝万缕的关系。过量饮酒会严重损伤机体的正常生理功能甚至缩短寿命。近期 *The Lancet* 有研究证实,40 岁之后,每周饮用 10~15 杯酒精饮料(200~350g 纯酒精),寿命可能减少 1~2 年,每周饮用超过 18 杯酒(350g 纯酒精),寿命可减少 4~5 年,即使每周饮用 100~200g 酒精

(5~10 杯酒),寿命缩短也可达到 6 个月。

嗜酒和酒精滥用已成为全球性的医学和社会问题。我国酒的生产与消费量以 13% 的比例逐年上升,女性饮酒也有逐年增加的趋势。据美国疾病控制与预防中心报道,约有 43% 的成年女性规律饮酒,即一年中饮酒 12 次或更多。女性体内含有的酒精转化酶较男性少,更易受到过量酒精的危害。饮酒可作为女性不孕症问题发生的预测指标甚至病因。探讨酒精对女性卵巢的影响,对女性生殖功能的保护以及维护家庭和社会的和谐稳定都具有十分重要的意义。

(一)饮酒与绝经年龄

相比吸烟,人们对饮酒跟自然绝经年龄之间的关系研究程度尚浅,并且所得结果也有分歧。早在 1985 年 Gavalerde 基于动物实验提出饮酒与女性提前绝经是相关的,这一结论得到了 Sammel 的认可。但是在很多将常规量饮酒的女性与戒酒女性作比较的研究中,她们的绝经年龄并没有显著差异。Morris 则认为增加的酒精消费能够延迟绝经年龄,Kinney 甚至给出了中度酒精消费者的绝经年龄延迟了 2.2 年的精确数据。2016 年,Taneri PE 对基于 20 项独立研究的 22 篇文章进行最终系统评价,认为尽管关联程度很低,极低和中度酒精摄入量能够延迟绝经年龄。上述这种完全相反结论的出现除了研究人群的不同以外,可能与饮酒的计量差别有关。为了得到更加可靠的饮酒与绝经年龄之间的关系,需要更大样本的代表性人群研究,并对乙醇的摄入量进行标准定量。

(二)饮酒与卵巢储备

1. 饮酒与卵泡数目 在 Westhoff 对人类卵巢形态学研究的证据里,阐述了除了吸烟,年龄的增加、有饮酒史均与卵巢内卵泡密度减少相关。饮酒直接损害卵巢作用显著,过量的酒精可以直接损伤性腺引发卵巢皱缩。临床观察发现长期饮酒使女性卵巢质量下降,窦状卵泡数目减少。动物实验也证实,慢性酒精中毒可使雌鼠卵巢体积缩小、窦卵泡数目减少、黄体消失、雌激素缺乏。酒精能降低人体红细胞的变形性,引起血细胞比容、血液黏稠度增加,致卵巢组织血供减少、微循环障碍,影响卵巢功能。2016 年,Jennifer D.Peck 等人对绝经前妇女的卵巢中的非生长卵泡(non-growing follicles,NFGs)(包括始基卵泡、中间型卵泡、初级卵泡)总数进行统计,探讨其与累积饮酒(累积饮酒是指每天的饮酒量与饮酒年数的乘积)之间的关系。结果发现少量(<1 年)或适度(1~3 年)饮酒的女性卵巢内非生长卵泡数目明显高于不饮酒组,但是大量(>3 年)饮酒与卵巢内非生长卵泡数目无显著相关,说明适度饮酒能够提升卵泡数目,增加卵巢储备。

2. 饮酒与 AMH Kline 等人发现每周有 2~7 天饮酒的模式与其体内 AMH 水平之间并无关联,但在 Hawkins Bressler 等人的研究里,纳入了 1 654 名来自美国底特律(密歇根州)的 23~34 岁的女志愿者,其中 74% 的自愿者有酒精消费,其中又有 74% 的人在过去的一年里至少有一次酩酊大醉。Hawkins 发现相比正常不过量的饮酒方式,每周至少 2 次酩酊大醉(一次 4 杯或以上)的女性的 AMH 水平下降了 26%,而其他的消费酒精的模式并没有在 AMH 水平上有明显的差异,说明经常大量饮酒才会损害卵巢的储备功能。

但是饮酒对于 AMH 和 AFC 也并不都是损伤效应,有研究提示适量饮用葡萄酒对卵巢功能有保护作用。葡萄酒中含有的白藜芦醇是长寿蛋白 SIRT1 的激动剂,它能抑制大鼠始基卵泡池的激活,减少卵泡闭锁,有效延缓卵巢衰老;SIRT1 还能通过对 PARP-1 的对抗干扰来抑制电离辐射诱导的卵巢早衰的炎症信号;对于化疗诱导的卵巢功能下降的小鼠,白藜芦醇能提高其 AMH 水平,增加窦状卵泡数目,降低卵泡闭锁。但这部分研究仅限于动物实验,目前缺乏人群研究数据。

(三)饮酒与激素分泌

在人群里,酒精对女性血清雌激素和睾酮水平的确切影响存在争议。邓雪冰等对饮酒3 年的育龄女性进行监测,发现相比非饮酒女性,饮酒女性血清雌二醇与抑制素水平下降,减弱了对 FSH 的负反馈,从而引起基础 FSH 水平明显升高。然而,Muti 通过问卷调查分析发现饮酒量与雌激素水平呈正相关,大量饮酒女性黄体期雌激素水平明显高于少量饮酒的女性。Reichman ME 让纳入人群每天摄入 30g 酒精,持续 3 个月后,相比对照组,暴露组排卵前期血清雌酮及雌二醇水平增高。在动物实验里,酒精暴露降低雌激素和睾酮的分泌。一项动物研究给雌鼠长期喂食含有酒精的食物后,发现血浆中雌二醇和睾酮水平下降,提示酒精能抑制卵泡膜细胞和颗粒细胞合成类固醇激素。Srivastava 等给予 3 周龄大鼠乙醇和正常对照饮食 5 天,结果发现乙醇降低了雌激素水平,损害青春前期的卵巢功能,其潜在机制可能与大鼠卵巢内一氧化氮合成酶系统激活相关。

有研究表明,慢性饮酒损害卵巢结构与功能,导致小鼠雌鼠阴道开口日显著延迟,卵巢和子宫质量显著降低,且显著降低卵巢对 FSH 的反应性。其潜在机制可能与饮酒女性体内雌激素水平升高相关:乙酸脱氢酶可将乙醇生成的乙醛催化转变为无害的乙酸,雌激素的分泌抑制了乙酸脱氢酶的作用,乙醇氧化生成的乙醛对卵巢产生直接损害作用;此外,乙醇能影响生殖细胞酶活性,改变 HPO 轴的激素分泌,影响卵巢功能。也有研究认为过量的酒精能阻碍雌激素发挥生物学效应从而加速衰老进程。

综上所述,饮酒对卵巢功能的影响涉及饮酒时间和饮酒量:少量和中等的饮酒可能通过增加女性卵巢内窦状卵泡数目延缓绝经年龄,保护卵巢功能,但仍需要更完善的实验设计去进一步证实;适当饮葡萄酒能对小鼠的卵巢功能进行保护,但目前缺乏人群研究数据;长期大量饮酒直接损伤卵巢引发器官萎缩,减低 AFC,降低 AMH 水平,引起雌激素水平波动,导致卵巢储备及功能全面下降。

三、高脂饮食和肥胖

"民以食为天"——自古以来人们都试图通过食物来延缓衰老。热量限制(caloric restriction,CR)是一种良好的饮食习惯,目前为止它也是最为有效的衰老干预方式。CR 是指在保证生物体不发生营养不良的情况下,限制每天摄取的总热量。它不仅可显著延长物种最大寿命,也能推迟或降低老年相关疾病的发生。与此同时,现代社会的不良饮食习惯,例如高糖、高脂饮食等会导致机体肥胖或者代谢紊乱,加速衰老。随着现代生活水平的提高,超重(BMI 25~30kg/m²)和肥胖(BMI ≥ 30kg/m²)人数逐年增加,根据世界卫生组织报告,2014 年全世界有 15% 的成年女性肥胖,并且在低收入和中等收入国家呈上升发展趋势。2016 年,英国著名医学杂志 *The Lancet* 发表全球成年人体重调查报告,发现全球成人肥胖人口数量已经超过非肥胖人群,中国超越美国,成为全球肥胖人口数最多的国家,其中女性肥胖人数为 4 640 万人,比男性肥胖人数多了 300 多万。肥胖对个体的健康影响深远,不仅使其对心血管疾病、糖尿病、骨关节炎和恶性肿瘤(尤其是发生在结肠、乳房、子宫内膜等部位)等疾病的易感性增加,肥胖的女性也更容易发生卵巢功能异常。肥胖已成为影响当今人类生殖健康的一大问题。

卵巢的功能与机体能量状态密切相关：一定的脂肪含量是女性卵巢功能发育的前提，但过度的脂肪堆积会导致月经周期紊乱、性腺功能减退及不孕。与正常妇女相比，肥胖妇女在自然周期和不孕治疗周期中的妊娠率、诱导排卵率和胚胎移植成功率明显降低。

（一）肥胖与卵巢储备

1. 肥胖降低卵巢储备　在人群研究中，Malhotra 将 183 名接受 IVF 的不孕妇女根据 BMI 分成三组，即正常体重组（$18.5\sim24.9kg/m^2$）、超重组（$25\sim29.9kg/m^2$）、肥胖组（$\geqslant 30kg/m^2$），在月经周期第三天检查其 FSH、LH、抑制素 B 的水平，两侧卵巢的 AFC 个数以及卵巢体积，结果发现相比正常体重组，超重和肥胖组抑制素 B 水平显著降低，右侧卵巢 AFC 个数显著减少。类似的情况也发生在育龄晚期（40~52 岁）女性中，Su 阐述道：相比正常体重（$BMI<25kg/m^2$）女性，尽管 AFC 数目之间没有差异，肥胖女性（$BMI \geqslant 30kg/m^2$）的 AMH 值降低了 77%，抑制素 B 降低了 24%。近期，Moslehi 对 45 项针对育龄期女性的相关研究进行荟萃分析，发现与正常体重的女性相比，肥胖女性体内 AMH 和 FSH 水平均显著降低，BMI 与 AMH 在纳入研究的人群中都呈负相关。据此，推测 BMI 可能作为卵巢储备功能损伤的标记。

2. 不良饮食习惯致卵巢储备降低的机制　动物研究证实了上述人群的结论并提出了可能的机制。动物实验常用"自助餐食"（cafeteria diet, CAF）诱导大鼠肥胖模型，CAF 是指用高卡路里、高脂、高钠的食物喂养大鼠 2 周后，会出现高胆固醇、高血糖、血压、肥胖等一系列代谢综合征的症状。研究发现，CAF 诱导肥胖的大鼠表现出卵巢储备功能降低、低生育率和后代巨大儿。巨大儿不仅会导致产科疾病，也是成年后发生代谢性疾病的危险因素，据此，肥胖不仅能影响个体生殖健康，还可能将损害效应传递到子代。Hohos 等人将雌性 5 周龄小鼠分别喂食 60% 高脂饮食（high fat diet, HFD）或标准饮食，10 周后基于体重将 HFD 喂养的小鼠分成肥胖（HF-Ob）组、瘦（HF-Ln）组，结果发现无论小鼠是否出现肥胖表型，HFD 暴露均导致动情周期紊乱、性激素波动以及始基卵泡减少；此外，与卵巢功能相关的 25 个基因表达降低，包括：排卵（*Edn2*、*Tnfaip6*、*Errfi1*、*Prkg2*、*Nfil3*）、黄素化（*Edn2*）、黄体退化（*Nr4a1*），提示卵巢储备功能下降，卵巢衰老加速。此外，高脂饮食通过诱发卵巢局部的炎症反应改变卵泡微环境，阻滞各级卵泡发育，同时增加卵泡闭锁，降低卵巢储备。

从出生开始过度喂养的大鼠，在成年后其始基卵泡池的消耗速率较正常饮食组显著上升，卵巢储备较对照组下降。其潜在机制可能与生命早期不良饮食导致的血浆中瘦素（leptin）及其受体增加相关在人群中也证实高 BMI 与血清和卵泡液中瘦素水平升高显著相关，在应用瘦素拮抗剂后，始基卵泡池的消耗即被缓解。瘦素是一种由脂肪组织分泌的蛋白质类激素，普遍认为它进入血液后参与能量代谢，促使机体减少摄食，增加能量释放，抑制脂肪细胞合成，进而减轻体重。在卵巢中，瘦素对卵巢的作用可能是继发于局部的氧化应激水平和受体数量的改变。瘦素可调节卵巢局部氧化应激水平、促性腺激素和类固醇激素受体的表达。

kisspeptin/GPR54 信号通路也可能参与了高脂饮食诱导的肥胖所致的生殖功能异常。kisspeptins 是一个多肽家族，由 *Kiss1* 基因编码，结合 G 蛋白受体 GPR54，被认为是 HPO 轴的一个关键的上游调控因子。kisspeptin/GPR54 系统在下丘脑中通过调节 GnRH 的分泌来调节生殖功能，并且已经证实它在青春期发动和生殖功能成熟中起重要作用。在不同的物种中发现卵巢局部也存在 kisspeptin 和 GPR54 的表达。卵巢中 kisspeptin/GPR54 信号的缺乏会导致卵巢早衰。在断奶后给予高脂饮食的动物模型中发现，在动情前期和动情期会出现 *Kiss1* mRNA 的下调，同时 kisspeptin 在动情前期和动情期时在窦状卵泡中膜细胞免疫反应性降低,GPR54 则没有明显改变。故高脂饮食诱导的肥胖所导致的卵泡发育、排卵障碍等可能是由卵巢局部 *Kissl* 基因表达下调引起。

研究发现,高脂饮食诱导的肥胖能提高干细胞生长因子的信号表达。干细胞生长因子受体(C-KIT)由卵母细胞表达,其配体(KITLG)由颗粒细胞表达,C-KIT 与 KITLG 结合后能激活调控始基卵泡激活的关键通路——PI3K 信号通路,导致始基卵泡激活加速,出现卵巢早衰。此外,高脂饮食通过阻滞颗粒细胞增殖,促进颗粒细胞凋亡来降低卵巢储备,且损害效应随高脂饮食时间的延长而增强。

(二)高脂饮食、肥胖与卵巢内分泌

研究证实,BMI>25kg/m² 的女性可能会有更长的卵泡期、更短的月经周期和更低的生育水平,相比 BMI<30kg/m² 的女性,BMI ≥ 30kg/m² 的女性月经改变和不孕的比率增加了 3 倍。女性月经的维持依赖 HPO 轴的调节。肥胖妇女体重增加,体内脂肪大量堆积,影响 HPO 轴反馈调节,引起体内性激素分泌异常,正常的月经周期受到破坏,从而导致生殖功能异常。

Akamine 发现高脂饮食的小鼠动情周期延长、孕激素和 LH 水平升高,且卵巢的形态也发生改变。这一结果得到 Hussain 等人的证实。他将 HFD 摄入模式进行了细化分组,包括:正常饮食、自由采食 HFD 组、等热量限制 HFD 组、低密度限制 HFD 组,进一步探讨了不同 HFD 喂养模式对小鼠卵巢功能的影响。结果发现,相比正常喂养组,干预组动情周期均出现紊乱:等热量限制 HFD 组孕激素明显下降、LH 水平显著上升;低密度限制 HFD 组孕激素明显下降;自由采食 HFD 的肥胖小鼠颗粒细胞的凋亡增加。以上结果说明 HFD 喂养模式决定性地影响女性生殖功能,而与热量摄入无关。并且高脂饮食诱导的肥胖导致啮齿类动物卵巢形态学的改变和激素水平的变化随着高脂饮食时间的延长而加重。

其涉及的具体机制可能是胰岛素通过中枢神经系统和卵巢调节生殖功能。在中枢神经系统中,促性腺激素释放激素通过激活促性腺细胞丝裂原活化蛋白激酶(mitogen-activated protein kinase,MAPK)信号通路促进 LH 的分泌;胰岛素具有促性腺激素样作用,在促性腺细胞中也能够激活 MAPK 通路以增加 LH 的分泌。在卵巢内,胰岛素通过其自身受体和 IGF-1 受体调节卵巢功能,并协同促 LH 刺激卵巢颗粒细胞和卵泡膜细胞合成甾体激素;胰岛素还有调节卵泡生长、颗粒细胞分化等作用。高脂饮食诱导的肥胖动物模型有伴有胰岛素抵抗的高胰岛素血症。胰岛素抵抗导致 LH 分泌下降,高胰岛素也会增加颗粒细胞和膜细胞低密度脂蛋白(low-density lipoprotein,LDL)受体的表达来促进类固醇激素的合成,提高孕酮水平。孕酮的增加会破坏正常的动情周期,导致间期延长动情期缩短从而损伤生育功能。另外,下丘脑、垂体、卵巢、子宫内膜等均有瘦素受体的表达。瘦素是肥胖基因的产物。肥胖症者体内存在瘦素抵抗,使这些内分泌器官不能发生正常的生物学效应,以致内分泌及新陈代谢功能障碍,使体内雄激素不能完全转化为雌激素而使血清睾酮偏高。高雄激素血症又通过抑制下丘脑 - 垂体功能或直接对抗雌激素作用而抑制卵泡发育成熟、排卵,促进其闭锁。

综上所述,肥胖与卵巢内分泌功能异常之间存在互为因果的关系,肥胖妇女胰岛素代谢异常,雄激素改变和雌、雄激素失衡是导致肥胖妇女生育力降低甚至不孕的重要发病机制。

四、口服避孕药

口服避孕药分为复方短效口服避孕药和复方长效口服避孕药。口服避孕药长期使用的安全性以及对女性健康的潜在影响受到了人们的关注。现已有研究证实,复方口服避孕药(combined oral contraceptives,COC)长期使用并不会对生育功能造成影响,相反还会降低盆腔炎的发生率及严重程度,减少子宫内膜癌的发生。此外,COC 可以减少月经量,使月经周期规律。下面我们将探讨 COC 与卵巢之间的作用关系。

(一)口服避孕药可能延迟自然绝经年龄

COC 的作用原理是:外源性的雌、孕激素通过负反馈作用抑制下丘脑促性腺激素释放激素以及垂体 FSH、LH 的分泌,从而抑制排卵。根据原理,COC 减少排卵周期数量,理论上对卵巢功能有一定的保护作用,能延迟绝经年龄。大多数的流行病学研究也证实了这种猜想。

早在 1979 年,van Keep 等认为,应用 COC 可延迟绝经年龄。生殖衰老领域最著名的 SWAN 队列研究也发现,绝经后妇女既往应用 COC 与绝经年龄推迟相关:曾应用过 COC 者绝经年龄晚 0.77 年。同样的结果得到 Chang 的认可。在美国和意大利的女性中,均发现口服避孕药可延迟自然绝经的年龄。COC 的使用时间甚至与自然绝经年龄呈显著正相关,推迟年限为 1 年左右。但也有研究认为 COC 与绝经年龄推迟不相关。最新一项荟萃分析研究,纳入了 30 篇相关文献,最终得出既往口服避孕药与绝经年龄推迟是相关的(HR=0.87,95% 置信区间:0.82~0.93)。另有研究探讨了 COC 与 POF 的相关性,Testa 收集了 73 名继发性高促性腺激素闭经患者,144 名为非妇产科、非癌症、非激素相关疾病的正常女性,进行小样本的病例对照研究,提示 POF 发生率与口服避孕药并没有明显关联。

(二)口服避孕药与卵巢储备

作为常规反映卵巢储备功能的预测因子,AMH 水平和 AFC 在使用激素避孕的女性中可能无法保持其准确性。Kristensen 纳入 256 名年轻女性进行横断面研究,发现相比口服避孕药的非使用者(n=76),使用者(n=180)体内 AMH 水平显著降低。其潜在的机制可能是卵泡发育受阻导致分泌量减低。Bentzen 在调整了年龄的影响后,发现相比非使用者(n=504),口服避孕药的使用者(n=228)血清 AMH 水平降低 29.8%,AFC 减少 30.4%,且使用者的 AFC 在所有类别卵泡中(小为 2~4mm;中为 5~7mm;大为 8~10mm)都明显少于非使用者,卵巢体积减小 42.2%。此外,口服避孕药的使用时间与卵巢储备功能参数呈负线性相关。类似的结果也在 Brich 的研究里出现。

综上所述,多数研究认为 COC 推迟绝经年龄的可能性大,但也有研究未发现 COC 影响绝经年龄,与 POF 也无显著相关。明确这一问题尚需要更大样本量、更高级别的研究证据。

五、睡眠

在人群中已经确定,睡眠障碍,特别是失眠会导致多种健康问题,其中包括心血管疾病、高血压、糖代谢失调、抑郁和焦虑症等。睡眠被认为是女性健康和幸福的决定因素之一,尤其是在月经周期、怀孕和更年期下,睡眠障碍与经前烦躁、怀孕及产后抑郁和绝经过渡期紧密相随。

虽然已知睡眠障碍与生殖健康之间似乎存在关联,但对于细分到具体形式的睡眠障碍、具体受到影响的生殖功能我们却知之甚少。

睡眠障碍,包括睡眠碎片化、睡眠连续性干扰,短期或长期睡眠持续时间不足,昼夜节律性心律失常和缺氧。生殖功能,包括生育、受孕、植入、妊娠、分娩和新生儿健康等方面。研究证实,睡眠障碍与生殖功能相互影响。睡眠障碍及其相关的后遗症不仅可能来源于生殖过程,可能也会干扰生殖过程。

迄今为止,关于睡眠障碍与生殖功能下降之间的关联大多数证据都来自于轮班工作的人群。2010 年,Mahoney 研究认为,昼夜节律和时钟基因的表达对生理周期、交配以及怀孕都十分重要。生理节律的改变,例如轮班、倒时差、睡眠剥夺或者时钟基因敲除的模型都与受损的生殖功能相关。这些损伤包括激素分泌模式的改变、受孕率降低、流产率增加和乳腺癌风险增加。工作在夜班或不定期班次的女性,报道有月经周期长度的改变,月经期疼痛的增加,月经出血时间和数量的变化,这些症状伴随着卵巢和垂体激素分泌模式的变化,即使研究对象在控制了健康、生活方式或工作环境这些混杂因素之后,影响仍然明显。轮班工作和倒时差减少了个人的睡眠总量,使人更易疲惫和失眠,导致激素分泌紊乱。相比拥有更长睡眠时间的女性,睡眠时间少于 8 小时的女性的 FSH 分泌减少 20%。全部或部分剥夺睡眠时间增加 LH 峰值,升高正常周期中女性体内的雌激素和 FSH,Labyak 等人发现,在工作日晚上睡眠少于 1 小时的护士人群中,53% 的人月经出现了紊乱。

有两项研究评估了睡眠与卵巢储备之间的直接关联。首先,Pal 等人发现在不孕妇女中,睡眠障碍发生率为 34%,在控制了种族、BMI 和血管舒缩症状后,与正常对照相比,卵巢储备降低的女性发生睡眠障碍的概率增加了 30 倍。其次 Lin 等人发现,因 DOR 或 POI 接受辅助生殖的女性有超过 35% 的人存在睡眠障碍。此外,早卵泡期的高 FSH 水平被认为是低卵巢储备的指标,其与睡眠障碍的关系存在争议。有研究认为,睡眠障碍不会改变 FSH 水平,但有研究证实,相比正常睡眠者(每晚 >8 小时),短睡眠女性的 FSH 水平降低了 20%。有关睡眠不足是否能导致卵巢储备功能降低及其具体作用机制,目前研究尚不足。

随着 2017 年诺贝尔生理学或医学奖的揭晓,生物钟作为桥梁,将睡眠和卵巢衰老连接起来,为我们的研究提供了新的思路。女性生殖系统中的节律时钟取决于多个神经内分泌和内分泌组织的同步协调活动,包括下丘脑基底部、前脑、垂体和卵巢,基因的时空表达和细胞生理促进了这种协调。该途径的核心是视交叉上核(suprachiasmatic nucleus,SCN)中的昼夜节律起搏器,为促性腺激素的释放和排卵提供了节律,这个节律器的核心是基于转录的振荡器,它使视交叉上核的起搏细胞和一些外周组织能够调控基因的表达和细胞生理。尽管 SCN 处于掌舵状态,但是外周的振荡器(例如卵巢)也可能具有未知的、潜在的关键作用。卵巢中的细胞类型,包括卵泡膜细胞、颗粒细胞和卵母细胞,都有涉及卵泡生长以及类固醇激素合成、排卵的分子生物钟。卵巢的生物钟受生殖周期的影响,扰乱周期或发生卵泡生长的疾病都可以破坏卵巢中时钟基因的表达。时钟的慢性扰乱在啮齿动物模型和接受轮班工作时间的女性中都证实会损伤其生殖功能。因此在 HPO 轴上影响生物钟的功能为治疗常见生育障碍提供了新的途径,尤其是慢性昼夜节律中断导致的生育障碍。

总之,行为学涉及人们生活的方方面面,了解行为学对卵巢功能的影响可以为我们日常的卵巢保健提供最低成本的参考指南,降低疾病预防的门槛,但由于个体和行为方式的差异,所得的结果存在一定的争议,在未来我们不仅需要借助更大样本和更加细化的行为衡量标准去阐明行为对卵巢功能的确切影响,还需要积极找出作用靶点,为行为因素导致的卵巢衰老提供治疗策略。

(李咪璐)

参考文献

1. Sun L, L Tan, F Yang, et al. Meta-analysis suggests that smoking is associated with an increased risk of early natural menopause. Menopause, 2012, 19 (2): 126-132.

2. Fleming LE, S Levis, WG LeBlanc, et al. Earlier age at menopause, work, and tobacco smoke exposure. Menopause, 2008, 15 (6): 1103-1108.

3. Yasui T, K Hayashi, H Mizunuma, et al. Factors associated with premature ovarian failure, early menopause and earlier onset of menopause in Japanese women. Maturitas, 2012, 72 (3): 249-255.

4. Steiner AZ, AA D'Aloisio, LA DeRoo, et al. Association of intrauterine and early-life exposures with age at menopause in the Sister Study. Am J Epidemiol, 2010, 172 (2): 140-148.

5. Westhoff C, P Murphy, D Heller. Predictors of ovarian follicle number. Fertil Steril, 2000, 74 (4): 624-628.

6. Gannon AM, MR Stampfli, WG Foster. Cigarette smoke exposure leads to follicle loss via an alternative ovarian cell death pathway in a mouse model. Toxicol Sci, 2012, 125 (1): 274-284.

7. Camlin NJ, AP Sobinoff, JM Sutherland, et al. Maternal smoke exposure impairs the long-term fertility of female offspring in a murine model. Biol Reprod, 2016, 94 (2): 39.

8. Fraser A, W McNally, N Sattar, et al. Prenatal exposures and anti-Müllerian hormone in female adolescents: the Avon Longitudinal Study of Parents and Children. Am J Epidemiol, 2013, 178 (9): 1414-1423.

9. Sharara FI, SN Beatse, MR Leonardi, et al. Cigarette smoking accelerates the development of diminished ovarian reserve as evidenced by the clomiphene citrate challenge test. Fertil Steril, 1994, 62 (2): 257-262.

10. Richardson MC, M Guo, BC Fauser, et al. Environmental and developmental origins of ovarian reserve. Hum Reprod Update, 2014, 20 (3): 353-369.

11. Matikainen T, GI Perez, A Jurisicova, et al. Aromatic hydrocarbon receptor-driven Bax gene expression is required for premature ovarian failure caused by biohazardous environmental chemicals. Nat Genet, 2001, 28 (4): 355-360.

12. Anderson RA, L McIlwain, S Coutts, et al. Activation of the aryl hydrocarbon receptor by a component of cigarette smoke reduces germ cell proliferation in the human fetal ovary. Mol Hum Reprod, 2015, 21 (9): 753.

13. Gavaler JS. Effects of moderate consumption of alcoholic beverages on endocrine function in postmenopausal women. Bases for hypotheses. Recent Dev Alcohol, 1988, 6: 229-251.

14. Wood AM, S Kaptoge, AS Butterworth, et al. Risk thresholds for alcohol consumption: combined analysis of individual-participant data for 599912 current drinkers in 83 prospective studies. Lancet, 2018, 391 (10129): 1513-1523.

15. Sammel MD, EW Freeman, Z Liu, et al. Factors that influence entry into stages of the menopausal transition. Menopause, 2009, 16 (6): 1218-1227.

16. Morris DH, ME Jones, MJ Schoemaker, et al. Body mass index, exercise, and other lifestyle factors in relation to age at natural menopause: analyses from the breakthrough generations study. Am J Epidemiol, 2012, 175 (10): 998-1005.

17. Taneri PE, JC Kiefte-de Jong, WM Bramer, et al. Association of alcohol consumption with the onset of natural menopause: a systematic review and meta-analysis. Hum Reprod Update, 2016, 22 (4): 516-528.

18. Peck JD, AM Quaas, LB Craig, et al. Lifestyle factors associated with histologically derived human ovarian non-growing follicle count in reproductive age women. Hum Reprod, 2016, 31 (1): 150-157.

19. Hawkins Bressler L, LA Bernardi, PJ De Chavez, et al. Alcohol, cigarette smoking, and ovarian reserve in reproductive-age African-American women. Am J Obstet Gynecol, 2016, 215 (6): 758 e1-758 e9.

20. Said RS, E El-Demerdash, AS Nada, et al. Resveratrol inhibits inflammatory signaling implicated in ionizing

radiation-induced premature ovarian failure through antagonistic crosstalk between silencing information regulator 1 (SIRT1) and poly (ADP-ribose) polymerase 1 (PARP-1). Biochem Pharmacol, 2016, 103: 140-150.

21. Muti P, M Trevisan, A Micheli, et al. Alcohol consumption and total estradiol in premenopausal women. Cancer Epidemiol Biomarkers Prev, 1998, 7 (3): 189-193.

22. Moslehi N, S Shab-Bidar, F Ramezani Tehrani, et al. Is ovarian reserve associated with body mass index and obesity in reproductive aged women ? A meta-analysis. Menopause, 2018, 25 (9): 1046-1055.

23. Varda NM, M Medved, L Ojstersek. The associations between some biological markers, obesity, and cardiovascular risk in Slovenian children and adolescents. BMC Pediatr, 2020, 20 (1): 81.

24. Sominsky L, I Ziko, A Soch, et al. Neonatal overfeeding induces early decline of the ovarian reserve: Implications for the role of leptin. Mol Cell Endocrinol, 2016, 431: 24-35.

25. Bilbao MG, MP Di Yorio, RA Galarza, et al. Regulation of the ovarian oxidative status by leptin during the ovulatory process in rats. Reproduction, 2015, 149 (4): 357-366.

26. Fernandois D, E Na, F Cuevas, et al. Kisspeptin is involved in ovarian follicular development during aging in rats. J Endocrinol, 2016, 228 (3): 161-170.

27. Gaytan F, D Garcia-Galiano, MD Dorfman, et al. Kisspeptin receptor haplo-insufficiency causes premature ovarian failure despite preserved gonadotropin secretion. Endocrinology, 2014, 155 (8): 3088-3097.

28. Nteeba J, JW Ross, JW Perfield, et al. High fat diet induced obesity alters ovarian phosphatidylinositol-3 kinase signaling gene expression. Reprod Toxicol, 2013, 42: 68-77.

29. Hussain MA, NM Abogresha, R Hassan, et al. Effect of feeding a high-fat diet independently of caloric intake on reproductive function in diet-induced obese female rats. Arch Med Sci, 2016, 12 (4): 906-914.

30. Jungheim ES, JL Travieso, MM Hopeman. Weighing the impact of obesity on female reproductive function and fertility. Nutr Rev, 2013, 71 (Suppl 1): S3-8.

31. Sim KA, SR Partridge, A Sainsbury. Does weight loss in overweight or obese women improve fertility treatment outcomes ? A systematic review. Obes Rev, 2014, 15 (10): 839-850.

32. Gold EB, SL Crawford, NE Avis, et al. Factors related to age at natural menopause: longitudinal analyses from SWAN. Am J Epidemiol, 2013, 178 (1): 70-83.

33. Celentano E, R Galasso, F Berrino, et al. Correlates of age at natural menopause in the cohorts of EPIC-Italy. Tumori, 2003, 89 (6): 608-614.

34. Kaczmarek M. The timing of natural menopause in Poland and associated factors. Maturitas, 2007, 57 (2): 139-153.

35. Nagel G, HP Altenburg, A Nieters, et al. Reproductive and dietary determinants of the age at menopause in EPIC-Heidelberg. Maturitas, 2005, 52 (3-4): 337-347.

36. Roman Lay AA, CF do Nascimento, BL Horta, et al. Reproductive factors and age at natural menopause: A systematic review and meta-analysis. Maturitas, 2020, 131: 57-64.

37. Bentzen JG, JL Forman, A Pinborg, et al. Ovarian reserve parameters: a comparison between users and non-users of hormonal contraception. Reprod Biomed Online, 2012, 25 (6): 612-619.

38. Birch Petersen K, HW Hvidman, JL Forman, et al. Ovarian reserve assessment in users of oral contraception seeking fertility advice on their reproductive lifespan. Hum Reprod, 2015, 30 (10): 2364-2375.

39. Kloss JD, ML Perlis, JA Zamzow, et al. Sleep, sleep disturbance, and fertility in women. Sleep Med Rev, 2015, 22: 78-87.

40. Mahoney MM. Shift work, jet lag, and female reproduction. Int J Endocrinol, 2010, 2010: 813764.

41. Lin JL, YH Lin, KH Chueh. Somatic symptoms, psychological distress and sleep disturbance among infertile women with intrauterine insemination treatment. J Clin Nurs, 2014, 23 (11-12): 1677-1684.

第七节　卵巢衰老的医疗相关因素

临床医疗过程中很多医疗相关因素可影响或损伤卵巢功能,如肿瘤患者的化疗、放疗,手术损伤,辅助生殖技术过度刺激卵巢等。这些因素可导致女性患者卵巢功能提前衰退、生育力减退甚至丧失,从而出现生活质量下降。

一、化疗

化疗作为癌症治疗的一种重要手段,给无数肿瘤患者的治疗带来了希望。然而化疗在杀伤肿瘤细胞的同时,也会损伤正常细胞,特别是处于增殖期的卵巢颗粒细胞和对化疗敏感的卵母细胞,所以化疗的一个毒副作用就是卵巢功能损害,其可以导致女性不孕及闭经。约 2/3 的成年女性患者化疗后会出现卵巢早衰的症状。研究显示化疗对患者生育能力的影响主要取决于以下几方面:诊断并治疗时患者的年龄、化疗方案、治疗时间、药物剂量及其积累量。化疗药物损伤卵巢功能的确切机制尚未被完全阐明,其损伤程度取决于诊断与治疗时患者的年龄、化疗药物的类型、治疗时间、药物剂量及其累积量。目前研究发现化疗药物可直接作用于卵巢卵母细胞、颗粒细胞、间质细胞及血管等多种组织细胞成分从而导致其功能受损。

常见化疗药物根据其对卵巢功能及生育能力损伤风险的大小主要可分为下述 3 类:高风险、中风险和低风险化疗药物。

(一)高风险化疗药物

高风险化疗药物最常见的药物为烷化剂,其代表药物为环磷酰胺(cyclophosphamide,CTX)、白消安、美法仑、氮芥类、甲基苄肼等,其活性代谢产物可交联 DNA 双链,抑制 DNA 的合成和功能,阻碍细胞分裂。烷化剂中临床上最常用的为环磷酰胺,多用于恶性淋巴瘤、白血病、乳腺癌等恶性肿瘤的化疗,也用于类风湿性关节炎等自身免疫疾病的治疗。

环磷酰胺是烷化剂的一种,是细胞周期非特异性药物,进入人体后,通过肝脏酶的激活成为活性形式才能发挥作用,主要作用于有增殖活性的细胞,在细胞复制时,与解螺旋的 DNA 双链结合,从而抑制 DNA 合成。而在卵巢中,颗粒细胞随着卵泡发育不断进行增殖分化,为卵母细胞提供营养支持。有研究表明,环磷酰胺可诱导小鼠卵巢颗粒细胞胞质中促凋亡蛋白 BAX 的上调,从而降低线粒体跨膜电位,导致细胞色素 C 在细胞质中的蓄积,进而活化 Caspase 家族和引起细胞凋亡级联反应的激活,最终导致颗粒细胞的凋亡,引发卵泡闭锁。此外,有研究发现环磷酰胺代谢产物可诱导卵母细胞和颗粒细胞表达 H2AX(双链 DNA 断裂的标记),表明环磷酰胺不仅作用于分裂增殖期细胞,也可作用于未发育的卵母细胞或始基卵泡中的前颗粒细胞。由于环磷酰胺通过 DNA 交联直接影响细胞分裂并且作用于线粒体诱导凋亡级联反应,从而推测该药物倾向作用于更具代谢活性的颗粒细胞。

此外,有研究报道,环磷酰胺可过度激活始基卵泡从而降低卵巢储备功能。分析其原因可能是环磷酰胺的细胞毒性作用造成生长卵泡损害,导致细胞凋亡及卵泡闭锁,使卵泡分泌的雌二醇及抑制素 B 水平降低,负反馈性升高垂体分泌的 FSH。增高的 FSH 刺激始基卵泡加速募集与发育,导致更多的卵泡受到烷化剂损害,形成恶性循环。也有研究提示环磷酰胺可能是通过激活并上调磷脂酰肌醇 3- 激酶 / 抑癌基因磷酸酶和张力蛋白同系物 / 蛋白激酶 B(PTEN/PI3K/Akt)信号通路,从而加速卵泡的耗竭。PTEN 是 PI3K/AKT 信号通路中的负性调节因子,其在肿瘤的发生、发展与化学耐药中发挥重要作用。而近年来的研究发现,PTEN 与始基卵泡的激活密切相关。PTEN 的表达降低将促进 PI3K/AKT 信号通路,介导始基卵泡中 FOXO3 出核,从而加速始基卵泡的激活,降低卵巢储备,从而导致 POF 的发生。

(二)中风险化疗药物

1. **铂类药物** 铂类药物临床最常用的为顺铂和卡铂,其可共价结合 DNA 双链形成 DNA 交联,使 DNA 在复制过程中断裂,从而抑制 DNA 的转录及合成。铂类药物临床常用于女性生殖道恶性肿瘤(卵巢癌、子宫内膜癌、宫颈癌等)、膀胱癌和肺癌的治疗。

有研究表明,铂类药物更倾向于诱导非成熟的卵母细胞凋亡。Morgan 等将新生小鼠的卵巢组织进行体外培养,培养第 2 天分别加入顺铂和阿霉素以观察不同时间及发育阶段的卵泡形态及数量,研究显示阿霉素主要损伤卵泡颗粒细胞,而顺铂主要损伤初级卵泡的卵母细胞。Yeh 等通过观察腹腔注射不同剂量(4.5ml/kg、6ml/kg)顺铂对大鼠生殖系统的影响,结果显示顺铂导致大量卵泡凋亡引起卵巢功能减退。任莉等用低、高剂量顺铂(4.5mg/kg、6.0mg/kg)腹腔注射 SD 大鼠,结果显示大鼠动情周期紊乱,且随剂量增加而出现促性腺激素增高,卵巢始基卵泡数和初级卵泡数减少,闭锁卵泡数增加,进一步佐证顺铂可引起卵巢功能损害,且主要作用于始基和初级卵泡。

有研究表明,顺铂导致卵泡凋亡的作用机制与非受体型酪氨酸激酶 Abl 有关,Abl 被认为是 DNA 损伤的传感器,当其被激活时可同时激活其下游的 TAp63(p53 家族成员),TAp63 的活化会进一步激活内源性凋亡途径,导致卵泡的凋亡。而始基卵泡和初级卵泡的卵母细胞高表达 TAp63,所以对顺铂药物比较敏感。有研究观察到顺铂可以导致新生小鼠卵母细胞内 Abl 和 TAp63 的活化,从而导致卵母细胞死亡。当使用伊马替尼(Abl 活性的阻断剂)在药理学上抑制 Abl 时,顺铂所致的卵母细胞凋亡可显著减少。此外,细胞周期监测点毛细血管扩张性共济失调突变基因(ataxia telangiectasia-mutated gene,*ATM* gene)也被证实能够激活 TAp63。DNA 损伤诱导 ATM 激活下游 CHK,使 TAp63 发生磷酸化,进一步激活下游内源性凋亡途径。同时,TAp63 也被证明是由电离辐射所致 DNA 损伤诱导卵母细胞死亡过程中的重要环节,提示 TAp63 靶向治疗在保护生殖细胞免受 DNA 损伤方面的潜在重要作用。

除了以上介绍的顺铂损伤卵巢机制外,有研究报道顺铂还可以激活细胞内在的线粒体途径,引起细胞色素 C 释放到细胞溶质并蓄积,导致半胱天冬酶途径活化并诱导细胞凋亡。同时顺铂还可以通过诱发内质网应激,从而激活半胱天冬酶途径导致细胞凋亡。

2. **蒽环类药物** 柔红霉素、博来霉素及阿霉素均属于蒽环类药物,此类药物可抑制 DNA 合成及转录,抑制拓扑异构酶Ⅱ,形成毒性氧自由基导致 DNA 断裂。目前对卵巢毒性作用有研究的是阿霉素,阿霉素常用于白血病、淋巴瘤、肉瘤及乳腺癌患者的化疗。

阿霉素主要影响有丝分裂代谢活跃的细胞,因此可能主要是对颗粒细胞产生毒性作用。目前关于阿霉素生殖毒性的研究仍然较少,以往认为阿霉素为低性腺毒性药物,最近也有研究对这个观点提出质疑。Nishi 等给大鼠注射不同剂量阿霉素(3~6mg/kg)以观察其对生殖系统的影响,结果发现 28 天治疗周期结束后大鼠卵巢内卵泡闭锁较对照组明显增加,并与药物剂量呈正相关,且始基卵泡内 P53 及半胱氨酸蛋白酶家族表达上调。该研究提示阿霉素对卵巢细胞的损伤作用机制与环磷酰胺类似,可能并非低性腺毒性药物,但仍需要更多研究加以证实。此外,有研究团队利用体外人卵巢组织培养,探讨了阿霉素对人卵巢的损伤作用,发现阿霉素能够导致卵巢血管闭锁、间质纤维化及卵泡凋亡,提示阿霉素可能通过多方面因素损伤卵巢功能,具体分子机制有待进一步研究。

阿霉素引发细胞凋亡的途径包括多种,阿霉素与细胞线粒体内膜心磷脂相互作用干扰电子链传递,使细胞色素 C 释放入胞质,激活半胱氨酸蛋白酶(Caspase)蛋白家族,从而诱发细胞凋亡,同时,阿霉素可通过上调细胞核内 DNA 修复蛋白 P53 的表达,诱导细胞凋亡。此外,阿霉素可使 DNA 双链断裂,激活 DNA 修复蛋白——毛细血管扩张性共济失调突变蛋白激酶,从而引起细胞凋亡。阿霉素对卵巢功能的损伤机制可能包括以上一种或几种,其具体机制有待进一步深入探讨。

(三) 低风险化疗药物

1. 抗代谢类药物　常见的抗代谢药物为氟尿嘧啶、氨甲蝶呤、阿糖胞苷等。该类药物作用于细胞周期 S 期,可抑制 DNA 合成,其性腺毒性低于烷化剂及铂类。氟尿嘧啶是广谱抗肿瘤药物,常用于治疗结肠癌、乳腺癌、绒癌等多种恶性肿瘤,可通过多种代谢产物干扰肿瘤细胞核酸代谢,主要途径为进入肿瘤细胞内的氟尿嘧啶转化为具有抗肿瘤活性的代谢产物——磷酸氟尿嘧啶脱氧核苷酸,后者可与四氢叶酸及胸苷酸合成酶(thymidylate synthase, TS)共价结合,使 TS 失活,从而阻止 DNA 复制。这种相互作用还会破坏 DNA 结构,导致 DNA 双链断裂,最终引起细胞凋亡。

临床报道显示,接受抗代谢药物化疗的女性闭经率低于接受烷化剂或铂类化疗者。氟尿嘧啶的卵巢毒性机制尚不明确,有研究表明,与对照组小鼠相比,2 次给予(期间间隔 5 天)剂量为 150mg/kg 的氟尿嘧啶可降低实验组小鼠妊娠率并增加流产率。Lambouras 等给小鼠单次注射 150mg/kg 的氟尿嘧啶,分别在 12 小时和 7 天后测定始基卵泡及初级卵泡数量,结果显示其始基卵泡和初级卵泡的数量与对照组相比并未减少,该研究提示氟尿嘧啶可能仅有轻微的卵巢毒性,但其对女性长期生育力的影响还有待进一步观察及研究。

氟尿嘧啶对卵巢功能影响及损伤机制的研究报道有限,目前的结果提示对卵巢功能有轻微影响,但其影响机制未见揭示,尚有待进一步探究。

2. 长春碱类　长春碱类为低性腺毒性化疗药物,具有细胞周期特异性,主要作用于细胞周期的 M 期,干扰纺锤体的生成,使细胞有丝分裂停止于中期,剂量较高时可直接破坏染色体,引起细胞死亡,常用于急性白血病、淋巴瘤及乳腺癌等疾病的治疗。

有研究表明,在卵巢癌细胞株内加入不同浓度的长春新碱、顺铂、依托泊苷及博来霉素,并测定其半数致死量,然后将上述 4 种药物半数致死量作用于人卵巢颗粒细胞,结果发现除长春新碱对颗粒细胞没有明显影响,其他 3 种药物对颗粒细胞生长及分泌雌二醇的能力均有明显抑制作用,且可使颗粒细胞内抗凋亡蛋白 Bcl-2 表达明显下降、促凋亡蛋白 Bax 表达明显增高。该研究提示长春新碱对卵巢颗粒细胞影响并不明显。

长春新碱在临床上多用于联合化疗方案,对其卵巢功能影响及损伤机制的研究报道有限,尚有待进一步观察及研究。

(四) 其他化疗药物

1. 伊立替康和依托泊苷(拓扑异构酶抑制剂)　伊立替康(其活性代谢产物 SN38 抑制拓扑异构酶Ⅰ)和依托泊苷(抑制拓扑异构酶Ⅱ)可以抑制拓扑异构酶(Ⅰ和Ⅱ)与 DNA 结合,阻止 DNA 复制,它们对卵巢的主要作用靶点可能是增殖的颗粒细胞。

伊立替康除了干扰 DNA 复制外,还通过诱导大卵泡颗粒细胞中 Fas 配体(FasL)的表达促进细胞凋亡。Fas/FasL 途径与卵泡闭锁过程中的颗粒细胞凋亡以及 P53 介导的细胞凋亡均有相关性。有研究报道伊立替康作用于肝细胞癌细胞可上调 P53、BAX 和胱天蛋白酶 9 的表达。此外,依托泊苷也可以诱导细胞中的双链 DNA 断裂,通过 ATM 的激活和组蛋白 H2AX 的磷酸化来触发细胞凋亡。伊立替康既可以作用于颗粒细胞导致卵泡凋亡,也可以发挥类似顺铂的作用,使双链 DNA 断裂,促使卵母细胞凋亡导致卵泡丢失。

2. **三氧化二砷** 三氧化二砷(arsenic trioxide,ATO)俗称砒霜,可有效治疗复发性或难治性急性早幼粒细胞白血病(acute promyelocytic leukemia,APL),其作用机制主要是:影响细胞周期相关蛋白的表达,使细胞周期阻滞,抑制细胞生长;同时,通过与细胞中巯基化合物的氧化或交联,降解融合蛋白,影响凋亡相关基因或通过抑制肿瘤的血管生成,诱导细胞凋亡,发挥抗肿瘤作用。

APL 发病年龄较低,预后较好,因此 ATO 治疗年轻育龄期女性 APL 对其卵巢功能及生育能力的损伤问题逐渐引起重视。有研究者将实验小鼠在妊娠初期起开始饮用含不同浓度砷剂的水,并记录成功妊娠的小鼠数及产仔数。结果显示,随着砷剂浓度的增加,小鼠的流产率明显增加,生育力(平均每窝产仔数 × 成功妊娠小鼠率)明显下降,显示了砷剂剂量与小鼠生育力呈负相关。也有临床研究报道在 43 位接受 ATO 治疗的 APL 患者中,6 人(包括 2 名女性患者及 4 名男性患者)未借助任何辅助生殖技术成功生育后代,且后代子女无任何先天畸形及生长发育缺陷。目前国内外少见关于 ATO 对卵巢功能和生育力影响及机制的文献报道,尚有待进一步观察及研究。

二、放疗

随着医学不断进步,肿瘤患者的生存率较前明显提高,但长期多次放射治疗癌症的同时会对卵巢产生损伤,导致闭经及生育力下降,卵巢早衰是放射治疗癌症常见的远期并发症。放射线作用于细胞核 DNA 的嘌呤和嘧啶碱基,导致 DNA 单链或双链断裂,从而抑制 DNA 合成,影响 DNA 的复制。DNA 损伤后如果不能修复,则细胞受到永久性阻滞或转向程序性死亡途径即凋亡。等于或大于损伤剂量的射线使 DNA 复制能力无法恢复,细胞凋亡加剧,最终导致受照射器官的结构和功能受到影响。

虽然放射线可以杀死处于细胞周期各个阶段的细胞,但处于有丝分裂 G2 和 M 期的细胞比 S 期的细胞更敏感。生殖细胞在排卵前完成第一次减数分裂,形成次级卵母细胞和第一极体,并很快进入第二次减数分裂,停留在第二次减数分裂的中期。卵子大部分时间是处于第一次减数分裂的前期和第二次减数分裂的中期,相当于有丝分裂的分裂期即 M 期,对放射线敏感。而卵泡成熟的几个阶段,如双线期、细线期、偶线期、粗线期等,越到后期对放射线抵抗力越大。而颗粒细胞处于增殖时期,也较易受放射线影响导致损伤。放射对卵巢不仅产生 DNA 损伤,同时也会增加卵巢内氧化应激水平,促进细胞凋亡。所以,卵巢是女性生殖系统中对放疗最为敏感的器官。

盆腔放疗作为妇科恶性肿瘤治疗的有效辅助手段,能导致卵巢功能损伤、衰退甚至完全丧失。放射线对所有年龄女性的卵巢功能均有不利影响,可使卵巢窦卵泡丧失,间质纤维化及玻璃样变,血管硬化和门细胞潴留等。临床应用放射疗法治疗宫颈癌和直肠癌,卵巢可直接暴露于显著剂量的放射线辐射中受损;中枢神经系统恶性肿瘤做颅脑放射治疗时可损伤下丘脑-垂体-性腺轴导致卵巢功能抑制；血液系统恶性肿瘤（如霍奇金病）需做盆腔淋巴结放疗以及骨髓移植前全身放射治疗时也会发生这种情况。放疗对卵巢的损伤程度与放射剂量、照射治疗范围以及患者年龄有明显相关性。研究发现，人卵母细胞对放射剂量非常敏感，20Gy 的卵巢放射量足以破坏 <40 岁年轻女性的始基卵泡从而导致卵巢功能衰退，而 6Gy 的剂量即可以导致几乎所有 >40 岁的女性发生卵巢功能衰退。

Gosden 等研究发现，在增加 0.1、0.2 和 0.3Gy 的辐射剂量后，小鼠卵巢中存在与剂量相关的始基卵泡丢失，提示暴露于高剂量放射治疗后始基卵泡储备可完全耗竭导致生育力丧失，而较低剂量则可因部分始基卵泡储备丢失引起卵巢功能早衰。目前多种研究都有报道引起卵巢功能丧失所必需的辐射剂量。Chiarelli 等观察到卵巢早衰的发生风险与腹部盆腔照射的总剂量之间存在剂量依赖相关性，放疗剂量 <20Gy，卵巢早衰发生的相对风险为 1.02；剂量在 20~35Gy 之间，相对风险增加到 1.37；当剂量 >35Gy 时，卵巢早衰的相对风险则升为 3.27。腹部盆腔照射剂量增加与女性患者不孕症发生比例也有明显相关性，20~35Gy 放射治疗导致不孕发生率为 22%，剂量 >35Gy 则升高至 32%。同时，导致卵巢功能早衰和不孕的放射剂量随年龄的增加而递减，这可能缘于患者年龄越小，卵泡数量越多，卵巢血运越丰富，抵抗射线损害的能力就越强。

三、手术

常见可能损伤卵巢功能的妇科手术包括卵巢切除术、卵巢肿物剥除术、卵巢打孔术、子宫切除术、输卵管切除术、卵巢移位或悬吊术等。不同的手术术式和路径，术中切除的不同范围，甚至不同的止血方式，都将对患者的卵巢功能及其生育力产生不同程度的影响。

（一）卵巢切除术

涉及双侧卵巢切除的手术，术后直接出现卵巢功能的完全缺失；涉及一侧卵巢组织切除的手术，因直接损失 1/2 的卵巢组织，也可能导致卵巢功能减退，进而诱发早发性卵巢功能不全。既往观念认为切除一侧卵巢，对侧卵巢可以维持正常的内分泌功能。而近年来的研究则发现，一侧卵巢切除后可出现卵巢分泌性激素水平下降，垂体分泌 FSH 升高，对侧卵巢发生卵巢功能提前衰退的风险增加。因此 <40 岁的女性患者，术中若切除一侧卵巢，可能导致卵巢功能减退，甚至造成卵巢功能早衰，术前需充分告知患者相关风险，结合患者病情及自身需求谨慎选择手术方式。

（二）卵巢肿物剥除手术

涉及卵巢肿物剥除的手术，不同病理类型的肿物剥除术对卵巢功能的影响程度亦有差异，以巧克力囊肿剥除术对卵巢储备功能影响最为显著。

有研究报道 14/26（54%）的巧克力囊肿囊壁上可见正常卵巢组织，而非巧克力囊肿（如畸胎瘤、囊腺瘤等）肿物仅有 1/16（6%）的囊壁上可见正常卵巢组织，主要是由于巧克力囊肿与周围组织粘连较重，剥除过程中容易连带较多的正常组织。双侧巧克力囊肿剥除相较于单侧对卵巢储备功能的影响更大，血清 AMH 分别下降为 63% 和 25%。

腹腔镜手术是公认的治疗子宫内膜异位症的最佳方法。近年来，无论是妇科手术医师还是生殖科医师均十分关注巧克力囊肿剥除术对卵巢的形态与功能及生育力的影响。卵巢巧克力囊肿剥除时，由于囊肿壁周围是含有卵母细胞的卵巢组织，剥除囊肿壁时不可避免地会损失周围部分正常的卵巢组织，囊肿剥除术后残余卵巢体积缩小，排卵功能短期丧失，促排卵治疗后患侧卵巢取卵数可减少。需要注意的是,巧克力囊肿多为双侧病变,囊肿压迫卵巢组织本身可使有正常分泌功能的卵巢组织减小,手术对卵巢又造成了进一步损伤,因此临床上双侧较大的巧克力囊肿剥除术后可能发生卵巢早衰。同时,双侧卵巢多发小巧克力囊肿剥除时亦需谨慎。

巧克力囊肿剥除后卵巢创面有明显出血时以双极点状电凝止血效果较好,但电凝操作仍可导致邻近局部卵巢组织热灼损伤从而影响卵巢功能,采取缝合止血较电凝止血对术后近期的卵巢功能影响相对较小。卵巢手术时若损伤卵巢门处较大血管或髓质部血管,局部出血较多,进行大范围缝扎止血时若缝合过紧、过密,可能会导致残余卵巢皮质缺血坏死,影响术后卵巢功能。

总而言之,双侧卵巢较大的巧克力囊肿、双侧卵巢多发小巧克力囊肿、正常卵巢组织被过多剥除以及过度电凝或缝扎止血是导致术后发生卵巢功能衰退的主要危险因素。复发性子宫内膜异位症治疗前需要综合评估患者的卵巢功能,宜谨慎选择再次手术治疗,或可先行辅助生殖技术助孕方案。

(三) 卵巢打孔术

卵巢打孔术临床主要用于氯米芬不敏感的无排卵性多囊卵巢综合征患者。鉴于 PCOS 其他治疗方案有效且无创,而该手术性价比不高且存在卵巢早衰的风险,因此已逐渐被摒弃。

(四) 子宫切除术

早在 20 世纪 30 年代,即有文献提出子宫切除术与卵巢功能衰竭的相关性。有研究比较了 90 例接受腹部子宫切除术保留双侧卵巢的女性(<44 岁且未绝经)和 226 例自发绝经的女性的卵巢衰竭年龄,发现子宫切除组的平均卵巢衰竭年龄明显较非子宫切除组提前约 5 年,而且子宫切除手术的疾病因素并不影响结果。另一项前瞻性研究则纳入 500 余例女性随访 5 年后发现,接受子宫切除术女性的绝经(定义为促卵泡激素 ≥ 40U/L)时间比未接受子宫切除术的对照组女性提前近 4 年。

国内外多项临床研究均报道接受子宫切除手术的绝经前女性患者,其术后 3 个月及 6 个月检测 FSH 较对照正常组明显增高,而 AMH 水平则明显降低,显示全子宫切除手术对卵巢储备功能可产生负面影响。而子宫切除手术不同手术类型对术后卵巢功能的影响程度也有差异,子宫全切术后患者卵巢功能的减退程度似乎较子宫次全切除术后更明显。

目前,对于子宫切除影响卵巢功能的机制有以下两种解释:

1. 子宫切除后卵巢功能减退源于术后卵巢血供受影响 卵巢的血供来源于卵巢动脉和子宫动脉卵巢支,其血液供应及血管吻合方式可分为四种类型:Ⅰ型,子宫动脉卵巢支与卵巢动脉主干在卵巢门附近吻合,两支动脉对卵巢供血量几乎均等,占 72.5%;Ⅱ型,子宫动脉卵巢支与卵巢动脉各分成两支形成袢状,也几乎以同等的血液供应卵巢,占 13.7%;Ⅲ型,子宫动脉卵巢支与卵巢动脉的一个小侧支吻合,卵巢主要由子宫动脉供给血液,占 10%;Ⅳ型,卵巢动脉在输卵管子宫端与子宫动脉直接吻合,卵巢主要由卵巢动脉供给血液,占 3.8%。子宫切除后子宫动脉被切断,同时切断了子宫动脉卵巢支,可直接导致卵巢血供减少。

Wang X 等研究发现子宫切除术后一个月患者卵巢动脉的血管搏动指数(pulsatility index,PI)、阻力指数(resistance index,RI)、V_{min}、V_{max} 及多普勒超声观察到的其他血供指标均较术前降低。而 Singha A 等则发现子宫切除术后 2.5 年卵巢血流的 RI、PI 与对照组相比虽无明显差异,但同时期血清学标志 AMH 则提示卵巢功能已明显降低,且子宫切除后卵巢的总体积缩小,推测可能术后短期内卵巢供血减少,而侧支循环尚未建立,不能代偿卵巢血流变化,则卵巢功能受损,即使后期侧支循环建立后恢复卵巢血供,卵巢功能也难以完全恢复。

2. 有学说认为子宫与卵巢不仅解剖位置相邻,功能上也互相影响。子宫不仅是激素作用的靶器官,也是参与激素分泌的重要器官,子宫组织可以分泌具有生理功能的物质,如激素、酶类、功能蛋白、肽类以及细胞因子等。其中研究较多的是胰岛素样生长因子(insulin-like growth factor, IGF)系统,研究发现子宫内膜组织具备胰岛素样生长因子的自分泌和旁分泌系统,而胰岛素样生长因子是颗粒细胞的关键生长因子之一。子宫切除后局部生长因子的缺乏可能激活颗粒细胞内源性凋亡通路,导致卵泡闭锁,卵泡丧失,最终卵巢功能受损。

关于子宫次全切除术后卵巢功能减退较子宫全切术后轻的临床现象,其推测可能是由于手术保留宫颈,因此保留了宫颈分泌功能;保护了盆底环境,卵巢功能也得到相对保护。但是此类研究病例数较少,随访时间相对较短,一般为术后 3 个月 ~1 年,两种子宫切除方式对卵巢功能的长期影响是否有差异仍需进一步研究。

(五)髂内动脉或子宫动脉栓塞术

子宫动脉栓塞术(uterine artery embolization, UAE)因其有保留子宫、微创、止血效果明显等优点在妇产科多种疾病治疗中广泛应用。UAE 手术操作中栓塞剂通过子宫和卵巢动脉的吻合支可进入卵巢血管,导致卵巢血供减少继而功能减退甚至衰竭。既往研究发现常规 UAE 时可能发生非目标性的卵巢动脉栓塞,进而影响卵巢功能。因此,年轻且有生育要求的妇女拟实施 UAE 前,应充分告知其相关风险。但也有学者认为,无论短期观察(3 个月)还是长期跟踪研究(60 个月)均显示 UAE 并不会加速育龄患者卵巢储备功能的下降,故 UAE 对卵巢功能是否有影响还存在争议。

(六)输卵管切除术

对于输卵管切除术是否影响卵巢功能目前亦存在争议。既往研究认为卵巢浆液性上皮性腺癌可能起源于远端输卵管,故有些学者提议实施子宫切除的同时宜一并切除输卵管,从而降低卵巢癌发生的风险。然而,也有学者考虑到切除输卵管手术时需切断卵巢和输卵管共享的部分血供,可能进一步减少卵巢血流灌注,导致卵巢功能减退和提前衰竭。有研究报道,不论子宫切除手术中输卵管切除与否,术后短期(4~6 周)及中期(6 个月)检测抗米勒管激素、促性腺激素水平和卵巢大小并无明显差异,提示输卵管切除术对卵巢功能并无短中期影响。但对合并有输卵管积水的不孕症患者,若准备切除其双侧积水输卵管,为尽量保护卵巢及其血供,避免损伤输卵管和卵巢共享的血管,目前提倡采取抽芯法术式,即切开输卵管表面的浆膜,将输卵管芯切除,这样对卵巢血供和功能的影响最小。输卵管切除术对卵巢功能的长期影响尚需前瞻性大样本随机对照临床研究证实。

四、其他医源性因素

(一)HPV 疫苗

Colafrancesco 和 Little 等报道了接种 HPV 4 价疫苗后发生 POF 的个案病例,提示接种 HPV 疫苗与 POF 之间可能有关联。因此 HPV 疫苗特别是疫苗中的佐剂与 POF 的关联性也引起了关注,推测其可能与疫苗诱发的自身免疫反应有关。但由于目前发现的病例较少,且报道病例存在其他干扰因素,两者的关联性很难确认。近期一项临床研究统计分析了199 078 名 11~34 岁女性,其中 58 871 人接种了 HPV 疫苗,其他女性接种过其他疫苗。全部女性中共发生 POI 79 例,逐一排除卵巢切除、放、化疗、遗传等影响因素后,只有 28 例是在接种疫苗后出现 POI 的症状,其中 HPV 疫苗接种后出现的只有 1 例。也就是 58 871 名女性接种 HPV 疫苗后,只有 1 例出现 POI 症状。这种概率明显低于普通人群 POI 的发病率,因此可以推论,HPV 疫苗不会增加女性 POI 发病的风险。换而言之,注射 HPV 疫苗不会对年轻女性的卵巢功能及生育能力产生负面影响。因此 HPV 疫苗和卵巢功能早衰的关联性尚需更多的证据加以证明。

(二) 辅助生殖技术

IVF-ET 周期中的超促排卵治疗如果出现卵巢过度刺激,可能造成卵巢储备功能的损害,进而影响日后的卵巢功能及其反应性。国内学者研究发现对小鼠进行重复超促排卵处理,可导致小鼠卵巢功能衰退,增加骨质疏松和心血管疾病风险。另外,穿刺取卵操作机械损伤卵巢组织、局部出血造成炎症刺激等因素也可能损害卵巢储备功能。目前 IVF-ET 与临床患者远期卵巢功能状态之间的关联性有待更多的临床证据来阐明。

(三) 其他药物

雷公藤多苷因其主要有效成分——雷公藤甲素具有抗炎、免疫抑制、抗肿瘤等药理活性,被临床广泛用于治疗类风湿性关节炎、系统性红斑狼疮等自身免疫疾病。临床还发现雷公藤甲素具有明显的抗生育作用,其有效抗生育剂量显著低于治疗其他疾病的剂量。大量临床资料显示长期使用雷公藤制剂可导致育龄期女性卵巢功能受损,出现月经减少甚至闭经现象。因其确切的损伤卵巢功能作用,雷公藤多苷常用于制备卵巢早衰的小鼠模型以供相关实验研究使用。

综上所述,肿瘤化疗药物、放疗辐射、手术损伤、具有生殖毒性的有关药物等医源性因素均可损伤卵巢功能,导致卵巢功能衰退,影响患者月经周期、生育能力及生活质量。随着临床药物和医疗技术的不断研发和更新,新的肿瘤治疗药物不断涌现并开始广泛应用于临床,如抑制血管生成药物(贝伐单抗)、聚腺苷酸二磷酸核糖转移酶抑制剂(poly ADP-ribose polymerase inhibitor,PARPi)、程序性细胞死亡蛋白 -1(programmed cell death protein-1,PD-1)及其配体(PD-L1)抑制剂等,这些新型药物是否影响女性患者的卵巢功能尚需在临床实践中进行观察和研究。随着更多新型药物和医疗技术的出现,其与卵巢功能的相关性都值得我们加以重视并深入研究。在其应用于女性患者的同时,应尽可能地减小其对卵巢功能的影响,防止卵巢功能衰退,积极保护女性卵巢功能和生育力。

(李 亚)

参考文献

1. Zhao XI, Huang YH, Yu YC, et al. GnRH antagonist cetrorelix inhibits mitochondria-dependant apoptosis triggered by chemotherapy in granulosa cells of rats. Gynecol Oncol, 2010, 118: 69-75.
2. Petrillo SK, Desmeules P, Truong TQ, et al. Detection of DNA damage in oocytes of small ovarian follicles following phosphoramide mustard exposures of cultured rodent ovaries in vitro. Toxicol Appl Pharmacol, 2011, 253: 94-102.

3. Kalichphilosoph L, Roness H, Carmely A, et al. Cyclophosphamide triggers follicle activation and "burnout"; AS101 prevents follicle loss and preserves fertility. Sci Transl Med, 2013, 5 (185): 185ra62.

4. Reddy P, Adhikari D, Zheng W, et al. PDK1 signaling in oocytes controls reproductive aging and lifespan by manipulating the survival of primordial follicles. Hum Mol Genet, 2009, 18 (15): 2813-2824.

5. Morgan S, Lopes F, Gourley C, et al. Cisplatin and doxorubicin induce distinct mechanisms of ovarian follicle loss; imatinib provides selective protection only against cisplatin. PLoS One, 2013, 8 (7): e70117.

6. Yeh J, Kim B, Liang YJ, et al. Müllerian inhibiting substance as a novel biomarker of cisplatin-induced ovarian damage. Biochem Biophys Res Commun, 2006, 348 (2): 337-344.

7. 任莉, 徐琳, 韩雪松, 等. 顺铂诱导化疗损伤性卵巢早衰大鼠模型的探讨. 生殖与避孕, 2011, 31 (05): 294-298.

8. Gonfloni S. DNA damage stress response in germ cells: role of c-Abl and clinical implications. Oncogene, 2010, 29 (47): 6193-6202.

9. Gonfloni S, Di TL, Caldarola S, et al. Inhibition of the c-AblTAp63 pathway protects mouse oocytes from chemotherapy-induced death. Nat Med, 2009, 15 (10): 1179-1185.

10. Tuppi M, Kehrloesser S, Coutandin DW, et al. Oocyte DNA damage quality control requires consecutive interplay of CHK2 and CK1 to activate p63. Nat Struct Mol Biol, 2018, 25 (3): 261-269.

11. Suh EK, Yang A, Kettenbach A, et al. p63 protects the female germ line during meiotic arrest. Nature, 2006, 444: 624-628.

12. Mandic A, Hansson J, Linder S, et al. Cisplatin induces endoplasmic reticulum stress and nucleus-independent apoptotic signaling. J Biol Chem, 2003, 278: 9100-9106.

13. Nishi K, Gunasekaran VP, Arunachalam J, et al. Doxorubicin induced female reproductive toxicity: an assessment of ovarian follicular apoptosis, cyclicity and reproductive tissue histology in Wistar rats. Drug Chem Toxicol, 2018, 41 (1): 72-81.

14. Soleimani R, Heytens E, Oktay K. Enhancement of neoangiogenesis and follicle survival by sphingosine-1-phosphate in human ovarian tissue xenotransplants. PLoS One, 2011, 6 (4): e19475.

15. Pointon AV, Walker TM, Phillips KM, et al. Doxorubicin in vivo rapidly alters expression and translation of myocardial electron transport chain genes, leads to ATP loss and caspase 3 activation. PLoS One, 2010, 5 (9): e12733.

16. Reza S, Elke H, Zbigniew D, et al. Mechanisms of chemotherapy induced human ovarian aging: double strand DNA breaks and microvascular compromise. Aging, 2011, 3 (8): 782-793.

17. Longley DB, Harkin DP, Johnston PG. 5-fluorouracil: mechanisms of action and clinical strategies. Nat Rev Cancer, 2003, 3 (5): 330.

18. Yuksel A, Bildik G, Senbabaoglu F, et al. The magnitude of gonadotoxicity of chemotherapy drugs on ovarian follicles and granulosa cells varies depending upon the category, of the drugs and the type of granulosa cells. Hum Reprod, 2015, 30 (12): 2926-2935.

19. Tal R, Liu Y, Pluchino N, et al. A murine 5-fluorouracil based submyeloablation model for the study of bone marrow derived cell trafficking in reproduction. Endocrinology, 2016, 106 (3): en20161418.

20. Lambouras M, Liew SH, Horvay K, et al. Examination of the ovotoxicity of 5-fluorouracil in mice. J Assist Reprod Genet, 2018, 35 (6): 1053-1060.

21. 曹金凤, 郝红娟, 王惠兰, 等. 顺铂、依托泊苷、长春新碱、博来霉素对人卵巢颗粒细胞影响及其机制. 中国实用妇科与产科杂志, 2012, 28 (11): 835-838.

22. Utsunomiya T, Tanaka T, Utsunomiya H, et al. A novel molecular mechanism for anticancer drug-induced ovarian failure: irinotecan HCl, an anticancer topoisomerase I inhibitor, induces specific FasL expression in granulosa cells of large ovarian follicles to enhance follicular apotosis. Intl J Oncol, 2008, 32: 991-1000.

23. Takeba Y, Sekine S, Kumai T, et al. Irinotecan-induced apoptosis is inhibited by increased p-glycoprotein

expression and decreased p53 in human heptocellular carcinoma cells. Biol Pharm Bull, 2007, 30: 1400-1406.

24. Tanaka T, Halicka HD, Traganos F, et al. Induction of ATM Activation, Histone H2AX Phosphorylation and Apoptosis by Etoposide. Cell Cycle, 2007, 6: 371-376.

25. 冯春琼. 三氧化二砷作用机制研究进展. 癌症, 2002, 21 (12): 1386-1389.

26. He W, Greenwell RJ, Brooks DM, et al. Arsenic exposure in pregnant mice disrupts placental vasculogenesis and causes spontaneous abortion. Toxicol Sci, 2007, 99 (99): 244-253.

27. Gupta S, Bagel B, Gujral S, et al. Parenthood in patients with acute promyelocytic leukemia after treatment with arsenic trioxide: a case series. Leuk Lymphoma, 2012, 53 (11): 2192-2194.

28. Lushbaugh CC, Casarett GW. The effects of gonadal irradiation in clinical radiation therapy: a review. Cancer, 1976, 37: 1111-1125.

29. Gosden RG, Wade JC, Fraser HM, et al. Impact of congenital or experimental hypogonadotrophism on the radiation sensitivity of the mouse ovary. Hum Reprod, 1997, 12: 2483-2488.

30. Chiarelli AM, Marrett LD, Darlington G. Early menopause and infertility in females after treatment for childhood cancer diagnosed in 1964-1988 in Ontario, Canada. Am J Epidemiol, 1999, 150: 245-254.

31. Hirokawa W, Iwase A, Goto M, et al. The post-operative decline in serum anti-Müllerian hormone correlates with the bilaterality and severity of endometriosis. Hum Reprod, 2011, 26 (4): 904-910.

32. 周应芳. 腹腔镜剥离卵巢子宫内膜异位症囊肿. 中华临床医师杂志 (电子版), 2009, 3 (1): 166.

33. 张军, 周应芳, 李斌, 等. 腹腔镜下卵巢子宫内膜异位囊肿剥除术不同止血方法对卵巢储备功能的影响. 中华妇产科杂志, 2009, 44 (8): 583-587.

34. 周应芳. 子宫内膜异位症治疗中的过度与不足. 中国实用妇科与产科杂志, 2011, 27 (7): 503-506.

35. Siddle N, Sarrel P, Whitehead M. The effect of hysterectomy on the age at ovarian failure: identification of a subgroup of women with premature loss of ovarian function and literature review. Fertil Steril, 1987, 47 (1): 94-100.

36. Farquhar Cynthia M, Sadler Lynn, Harvey Sally A, et al. The association of hysterectomy and menopause: a prospective cohort study. BJOG, 2005, 112 (7): 956-962.

37. 陈常佩, 陆兆龄. 妇产科彩色多普勒诊断学. 北京: 人民卫生出版社, 1998: 43-44.

38. Wang Xing, Lv Li, Cheng Zhiyong, et al. Curative effect of laparoscopic hysterectomy for uterine fibroids and its impact on ovarian blood supply. Exp Ther Med, 2017, 14 (4): 3749-3753.

39. Singha Arijit, Saha Sudipta, Bhattacharjee Rana, et al. Deterioration of ovarian function after total abdominal hysterectomy with preservation of ovaries. Endocr Pract, 2016, 22 (12): 1387-1392.

40. 李儒芝. 子宫内膜胰岛素样生长因子系统基因表达调控的研究进展. 现代妇产科进展, 2000, 9 (3): 212-214.

41. Torre A, Paillusson B, Fain V, et al. Uterine arteryem bolization for severe symptomatic fibroids: effects on fertility and symptoms. Hum Reprod, 2014, 29 (3): 490-501.

42. Kaump GR, Spies JB. The impact of uterine artery embolization on ovarian function. J Vasc Interv Radiol, 2013, 24 (4): 459467.

43. Findley AD, Siedhoff MT, Hobbs KA, et al. Short-term effects of salpingectomy during laparos-copichysterectomy on ovarian reserve: a pilot randomized controlled trial. Fertil Steril, 2013, 100 (6): 1704-1708.

44. Colafrancesco S, Perricone C, Tomljenovic L, et al. Human papilloma virus vaccine and primary ovarian failure: another facet of the autoimmune/inflammatory syndrome induced by adjuvants. Am J Reprod Immunol, 2013, 70 (4): 309-316.

45. Little DT, Ward HR. Adolescent premature ovarian insufficiency following human papillomavirus vaccination: a case series seen in general practice. J Investig Med High Impact Case Rep, 2014, 2 (4): 1-11.

46. Gruber N, Shoenfeld Y. A link between human papilloma virus vaccination and primary ovarian insufficiency: current analysis. Curr Opin Obstet Gynecol, 2015, 27 (4): 265-270.

47. Naleway AL, Mittendorf KF, Irving SA, et al. Primary ovarian insufficiency and adolescent vaccination. Pediatrics, 2018, 142 (3): e20180943

48. Zhang J, Lai Z, Shi L, et al. Repeated superovulation increases the risk of osteoporosis and cardiovascular diseases by accelerating ovarian aging in mice. Aging (Albany NY), 2018, 10 (5): 1089-1102.

49. 郭艳红，谭垦. 雷公藤的毒性及其研究概况. 中药材，2007, 30 (1): 112-117.

50. 叶惟三，吕燮余，范勇，等. 雷公藤单体雷醇内酯对雄鼠的抗生育作用. 中国药理学通报，1992, 2 (8): 115-117.

51. 卜凡靖，于新界. 雷公藤多苷致育龄妇女闭经 11 例分析. 实用医技杂志，2004, 11 (2): 188.

第八节　卵巢衰老的免疫因素

免疫因素是卵巢衰老的重要影响因素之一。早在 20 世纪 60 年代，Valloton 等在兔血清中发现抗卵巢的抗体以后，卵巢衰老的免疫机制也引起众多关注。其中最常见的原因是自身免疫功能异常，体内一些免疫抗体的异常可以导致卵巢功能减退，如病毒感染引起机体对自身卵巢组织的免疫性卵巢炎等。一些早发性卵巢功能不全患者可表现出自身免疫症状，并在其血清中可检测到相关自身抗体。Chattopadhyay 等认为 18%~92% 的早发性卵巢功能不全者可存在自身免疫现象。但是有关卵巢的自身免疫机制尚未明确。有人认为遗传和环境因素参与诱导了免疫反应过程，提出可能是主要组织相容性抗原和细胞因子影响所致。

目前研究发现，卵巢衰老的影响因素涉及体液免疫、细胞免疫、细胞因子、主要组织相容性抗原、补体、凋亡等，其发病机制目前尚未明确，本节将对卵巢衰老的免疫学因素相关研究进展进行介绍。

一、体液免疫异常

Luborsky 等曾就卵巢衰老的自身抗体做一项研究，分析抗卵巢抗体、抗甲状腺抗体、抗心磷脂抗体、抗核抗体的发生率与早绝经的关系，结果发现在卵巢早衰的患者中器官特异性抗体（抗卵巢抗体、抗甲状腺抗体）的发生率（60%）明显高于非器官特异性抗体（抗核抗体、抗心磷脂抗体）（16%），其中，抗卵巢抗体（AOA）的发生率明显高于抗甲状腺抗体等其他自身免疫标记抗体，这与先前许多研究结果一致。

（一）抗卵巢抗体

自 Valhon 首次报道在卵巢早衰妇女血中找到抗卵泡抗体后，人们开始注意到免疫学因素对卵巢功能的影响。近年来，越来越多的研究表明免疫系统直接或间接地参与卵泡的发育与闭锁，影响着卵巢的功能。

正常女性体内存在一定量的非致病性抗卵巢抗体（anti-ovarian antibody，AOAb），这可能与清除体内衰老组织细胞有关。免疫细胞的异常引起卵巢损伤，引发自身免疫反应，导致某些相对分子质量的 AOAb 产生增多或产生新的异常 AOAb，作用于上述卵巢抗原的特异性靶细胞，引起过度的抗原抗体反应，导致卵巢细胞的病理性损伤，使卵泡过度闭锁，影响卵巢生殖内分泌功能,从而发生不孕及卵巢早衰。AOAb 的出现是卵巢免疫应答反应之一,许多卵巢早衰患者血中都可测出高浓度的 AOAb。据报道,早发性卵巢功能不全患者 AOA 的发生率为 20%~69%,其结果受到卵巢来源(人或动物)、检测方法(免疫荧光法、放免法、ELISA)以及受检患者选择的影响。Fenichel 等使用酶联免疫吸附法发现,59% 的特发性卵巢功能不全妇女 AOAb 阳性。Mariand 等对早发性卵巢功能不全患者的研究证实:大部分患者血清中有 AOAb 出现。然而,有研究发现 AOA 阳性也可发生在手术后,体外受精胚胎移植恢复期,甚至也可发生在特纳综合征患者中,因此,该抗体的真正意义仍有待研究。

(二) 其他抗体

Betterle 等报道,约 30% 的早发性卵巢功能不全患者合并自身免疫性疾病,另有 12% 的患者虽无自身免疫性疾病的临床表现,但其血中可检出抗肾上腺抗体和抗甲状腺抗体。孙晓溪等以猪卵透明带抗原和缓冲液通过皮内及两后脚掌多点注射免疫 BALB/c 小鼠进行研究后,也提出卵透明带免疫使卵巢闭锁滤泡增加,局部免疫调节紊乱,滤泡耗竭加速,卵巢功能过早衰退的观点,从而进一步证实了抗体在早发性卵巢功能不全发生中的作用。杨宁等亦报道卵巢早衰患者血清中 AOAb、抗透明带抗体(anti-zona pellucida antibodies,AZpAb)均比正常妇女组高。

AZpAb 近年来亦受到重视。Smith 等早期用间接免疫荧光技术检测到早发性卵巢功能不全患者血中的 AZpAb,提出生育年龄妇女排卵过程中反复的透明带破裂及吸收,使机体处于抗原刺激的敏感状态而产生 AZpAb。RMm 等认为 zp3Ab 和 T 淋巴细胞的应答可能是自身免疫性卵巢炎的致病机制,而最主要的致病机制是 T 细胞调节。现已发现人类 *Zp3* 基因和 Zp3 蛋白的主要结构,这有助于对人自身免疫性卵巢炎及早发性卵巢功能不全的研究。抗体的分类证明,各组抗体以 IgG 为主,IgA、IgM 也有一定的比例。卵巢包含处于不同发育时期的卵细胞、透明带、颗粒细胞等多种组织成分,每种成分都可能因其抗原的异常表达而引起 AOAb 的产生。而抗原-抗体的免疫反应可导致卵巢的病理损伤,卵细胞的损伤可导致不孕。透明带的损伤可影响卵子的排出、精子穿入和胚胎着床。颗粒细胞的损伤则影响雌、孕激素的产生,从而降低卵巢的生殖内分泌功能。抗体剂量的增加和作用时间的延长,其病理损伤越来越重,临床表现就越加明显,最终可导致卵巢功能衰竭。此外,近年来有学者发现抗心磷脂抗体(anticardiolipin antibody,ACA)、抗核抗体(antinuclear antibody,ANA)等亦与卵巢衰老密切相关。

Ishizuka 等结果显示卵巢早衰患者 ANA 的发生率高于相应低促性腺激素性闭经者的发生率。此外,在 ANA 阳性的患者中约有 77% 在 30 岁以前发展为卵巢早衰。ANA 阳性且染色体核型正常的患者较早发生卵巢衰老的密切联系提示一些自身免疫机制参与了早发性卵巢功能不全的病理过程。

二、细胞免疫异常

许多学者研究发现,早发性卵巢功能不全患者不仅表现出体液免疫异常,而且其细胞免疫也有改变。对自身免疫性卵巢衰老的研究报道多集中于卵巢中淋巴细胞和浆细胞的浸润,外周血 T 淋巴细胞分布异常以及卵细胞或颗粒细胞自身抗体的产生。近年来,越来越多的报道表明细胞免疫在卵巢衰老中起着至关重要的作用,而 CD4 和 CD8 细胞是细胞免疫中的主要免疫细胞。同时,由于 T 细胞表达和分泌细胞因子,后者可直接作用于 B 细胞,产生抗体,从而破坏卵泡。

(一) CD4 细胞

当机体免疫异常时,卵巢抗原启动 CD4 细胞,使 CD4 细胞的数量增加,功能增强。CD4 细胞根据分泌因子的不同,分为 T1(分泌 IL-2、INF-α 等)、T2(分泌 IL-6、IL-10 等)两大类,分别参与细胞免疫和体液免疫,两者之间为动态平衡,如某种因素打破了这一动态平衡,则有可能导致各种与免疫有关的疾病。有文献报道,许多器官特异性自身免疫疾病的发生与 T1、T2 亚群的变化有关。在正常卵巢周期中,因排卵及卵泡闭锁导致的卵泡衰竭一般发生于 45~50 岁的妇女。在早发性卵巢功能不全患者中,T1 细胞占优势,其分泌的细胞因子 IL-2、INF-α 等诱导颗粒细胞及黄体细胞 MHC Ⅱ 类抗原的表达,诱发自身免疫应答,使颗粒细胞和卵泡受到破坏,从而发生卵巢功能衰竭。

(二) CD8 细胞

在发生卵巢功能减退而闭经时,CD8 增加是自身免疫性卵巢炎在外周血的反映。研究表明,在早发性卵巢功能不全患者体内 CD8 细胞明显增加。在自身免疫疾病中,常出现 CD8 细胞调节功能上升,CD4 细胞调节功能下降。CD 细胞作为一个整体,虽然其数量增加了,但其调节功能下降了,使得机体的自身免疫反应亢进。随着年龄增长,受胸腺控制的 T 细胞功能及其产生的细胞因子水平下降,受骨髓调控的 B 细胞功能及其分泌的免疫因子、各类免疫球蛋白分子亦下降。个体免疫功能下降与机体衰老呈平行关系。所以,在早发性卵巢功能不全中,CD 细胞亚群升高,其升高的程度与疾病的严重程度、病情变化、治疗反应及预后密切相关。

(三) CD4/CD8 细胞两者比例明显下降

早发性卵巢功能不全患者出现的闭经、衰老及免疫异常,不仅与细胞的相对数量有关,还与其调节功能有关,即与淋巴细胞亚群失衡有关。正常外周血 CD4/CD8 细胞比例恒定,早发性卵巢功能不全患者 CD/CDT 细胞的比值下降,与血清雌二醇水平相关。

(四) NK 细胞

在 CD 亚群淋巴细胞中,主要起作用的是自然杀伤细胞(natural killer cell,NK cell)。Herbemmn 认为,NK 细胞是一种不需抗原致敏的非特异性的自然杀伤细胞。年轻妇女的 NK 细胞数高于老年人。在早发性卵巢功能不全患者,外周 CD 细胞比健康育龄妇女显著升高。CD 细胞数增高是免疫功能亢进的一种表现,可能引起自身免疫性卵巢炎,成为卵巢早衰的一个发病原因。

(五) B 细胞

CDT 细胞能广泛表达和分泌细胞因子,如 TNF-α 等。这些细胞因子可直接作用于 B 细胞,促进 B 细胞增殖、分化和分泌 Ig,同时 B 细胞也可诱导 CTL、NK 和 LAK 等多种杀伤细胞分化和发挥效应,导致卵巢的抗原靶细胞损伤或凋亡。卵巢的过度损伤及凋亡造成卵泡闭锁、排卵障碍,最后导致卵巢衰老。

在研究卵巢衰老者免疫功能状态时发现,HLA-DR⁺T 淋巴细胞(活化 T 细胞)、CD19⁺(B 细胞)增加,而 CD3⁻/CD16⁺/CD56⁺(NK 细胞)降低,认为早发性卵巢功能不全者表现为免疫细胞异常,这些异常可导致卵巢自身免疫或直接影响卵巢功能。Chernshov 等研究指出,产生自身抗体的 B 细胞(CD5⁺/CD19⁺)增加,抑制性 T 细胞及细胞毒性 T 细胞(CD8⁺/CD57⁺)

降低,认为在发生早发性卵巢功能不全的初期自身免疫是主要改变,卵巢的自身免疫缺陷是主要原因。

随着早发性卵巢功能不全动物模型的研究和进展,多数研究证实卵巢衰老是一种 T 淋巴细胞调控改变导致的细胞免疫异常反应。最主要的依据是新生去胸腺动物模型。将产后 2~5 天的特种小鼠(egBALB/c 或 A/J)切除胸腺后可致卵巢功能衰竭,该病表现为垂体功能增强和胸腺切除后 4~14 周内发生最严重的炎性反应。在卵巢正常的生长过程中如在卵泡的凋亡过程可产生自反应性 T 淋巴细胞。在正常情况下这些自反应细胞由 CD4$^+$ T 淋巴细胞抑制其活性,而这些细胞是在出生后 1 周内的胸腺内合成,去胸腺后可致抑制性 T 淋巴细胞数量急剧减少,因此该小鼠动物模型可提示 T 细胞调控在该病形成中的作用。

三、细胞因子

细胞因子是一类具有广泛生物活性的激素样多肽。近年来,细胞因子对卵巢功能的作用日益被人们所认识和关注,成为一个新的研究领域。TNF-α、IL-1、IL-6、IL-8、IFN、GM-CSF 等多种细胞因子可参与卵巢功能的调节。这些细胞因子在免疫系统与内分泌系统之间起着信息传递的作用,当卵巢功能衰竭时,细胞因子活动也发生相应的变化。

(一) IFN

IFN 为激活的 T 淋巴细胞的产物,由卵巢剩余的巨噬细胞和颗粒细胞分泌,其破坏后,则发生自身免疫应答,诱导细胞 MHC Ⅰ、Ⅱ 类抗原的表达,从而抑制细胞增长,诱导细胞分化及某些肿瘤细胞凋亡。IFN 刺激颗粒细胞 MHC Ⅱ 类抗原的表达,而 MHC Ⅱ 类抗原与自身诱导细胞 MHC Ⅱ 类免疫反应有关。当颗粒细胞表达 MHC Ⅱ 类抗原时,则可刺激应答,导致卵泡破坏。当卵巢内所有卵泡都破坏时,则发生卵巢功能衰竭。根据 Russell 报道,卵巢闭锁是由 IFN 启动并激活一系列细胞因子而引起。当机体免疫异常时,卵巢抗原激活 CDT 细胞,使 CDT 细胞数量增加或功能增强,因此 CDT 细胞表达和分泌细胞因子如 IFN 数量增加,这些细胞因子可直接作用于 B 细胞,促进 B 细胞增殖、分化和分泌 Ig,也可诱导 CTL、NK 和 LAK 等多种杀伤细胞分化和发挥作用,导致卵巢的抗原靶细胞损伤或凋亡(如颗粒细胞、黄体细胞、卵泡细胞)。卵巢的过度损伤及凋亡造成卵泡过度闭锁、排卵障碍,最后发生不育及卵巢功能衰竭。

(二) IL-1

IL-1 系统在卵泡发育、排卵和黄体功能调节等方面均具有重要作用。当机体内的 IL-1 下降时,卵泡的发育及闭锁受到影响,出现排卵障碍,分泌雌、孕激素下降,卵泡闭锁加速等,而卵巢闭锁加速是早发性卵巢功能不全的发病原因之一。

(三) IL-6

IL-6 是一种具有广泛作用的细胞因子,人的 B 细胞、成纤维细胞和巨噬细胞可产生 IL-6。IL-6 可控制未成熟卵泡的发育和优势卵泡的选择,并促进卵泡闭锁。在正常情况下,局部产生的 IL-6 可影响下丘脑-垂体和内分泌腺体的激素分泌。IL-6 下降时出现激素分泌的异常,从而发生早发性卵巢功能衰竭。

(四) 其他

IL-8 是中性粒细胞趋化吸附/激活因子和血管生成因子。在卵巢功能活动中,IL-8 可能是一种重要的白细胞趋化因子。GM-CSF 是由被激活的白细胞分泌的具有多种功能的免疫介质,近年来发现它对卵巢功能的调节具有一定的作用,其参与早发性卵巢功能不全的发病过程。此外,转化生长因子 TGF-β1 在早发性卵巢功能不全和类风湿关节炎患者血清中均表达降低,而炎症因子 IL-21、IL-17 均表达升高,这些细胞因子及炎症因子均参与卵泡的闭锁过程。

四、主要组织相容性抗原

Hoek 等回顾近 30 年来有关卵巢炎和 POF 的文献,发现普遍提到活化 T 淋巴细胞增加,该细胞表达 MHC Ⅱ类分子,表达 MHC Ⅱ类抗原的活化 T 淋巴细胞产生白细胞介素 1 (IL-1),进而活化卵巢上的吞噬细胞,分泌细胞因子,参与生长卵泡的闭锁过程。另有文献报道,在促性腺激素诱导或干扰素 -γ 刺激后,颗粒细胞上 MHC Ⅱ类分子表达增加,早在 1983 年 Bottazo 等提出,上皮细胞上 MHC Ⅱ类抗原异常表达是器官特异性自身免疫病的主要标志。一些胚胎学家认为颗粒细胞为上皮源性,有研究认为颗粒细胞上 MHC Ⅱ类抗原的异常表达,可调节机体对外来抗原的免疫反应,激活淋巴细胞攻击卵巢,造成损伤。

五、补体

由于补体系统活化后可裂解多种细胞,其中肥大细胞和血小板等可释放生物活性物质,增加血管通透性,具有白细胞趋化作用,参与炎症的介质作用,引起机体损伤。王文军等的研究表明:在早发性卵巢功能不全中,补体 3 稍高于健康育龄妇女,补体 4 明显高于健康育龄妇女,在血清总补体活性(fifty percent hemolytic unit of complement,CH50)方面,早发性卵巢功能不全者明显高于健康育龄妇女,提示卵巢衰老可能是外周血 CH50 增高引起卵巢局部的自身免疫性卵巢炎,造成卵巢损伤,可发生卵巢功能衰竭。

六、合并其他自身免疫性疾病

自身免疫性卵巢衰老经常合并其他自身免疫性疾病,如艾迪生病或肾上腺自身免疫导致的肾上腺皮质激素缺乏的较早表现。凡免疫性疾病引起的都出现自身免疫现象,或同时存在一种以上的疾病,表现为多腺体衰竭综合征。自身免疫性卵巢衰老的特征是生长卵泡被炎性细胞浸润,产生抗卵巢抗体,进而卵巢萎缩,初级卵泡减少。抗卵巢抗体是一种靶抗原在卵巢颗粒细胞、卵母细胞、黄体细胞和间质细胞内的自身抗体。抗卵巢抗体的产生可影响卵巢和卵泡的发育和功能,导致卵巢早衰、经期不规律、卵泡发育不良,甚至不排卵,进而导致不孕。

在某些情况下,自身免疫病可产生针对卵巢和肾上腺皮质共同抗原产生抗体,这些共同抗原主要包括类固醇合成酶、P450 裂解酶、17α- 羟化酶、3β- 羟类固醇脱氢酶等。Reimand 等研究了 POI 患者类固醇细胞抗体(steroid cell antibody,SCA)、抗 3β- 羟类固醇脱氢酶抗体和 17α- 羟化酶等,结果发现 3β- 羟类固醇脱氢酶抗体在早发性卵巢功能不全患者中很少存在。

自身免疫性原发性卵巢功能不全可以被独立出来或属于自身免疫性多腺体综合征的一部分,超过 60% 的该综合征患者伴有原发性卵巢功能不全。自身免疫性多腺体综合征 1 型非常罕见,常见于成年前发病,是一种常染色体隐性遗传病。这种综合征包括:甲状旁腺功能减退、黏膜皮肤念珠菌病、肾上腺功能衰退、原发性性腺功能减退。这种肾上腺的自身免疫主要针对侧链裂解和 17- 羟化酶。自身免疫性多腺体综合征 2 型更常见,通常是成人发病,女性居多,是一种与人类白细胞抗原(human leukocyte antigen,HLA)DR4 相关的多基因遗传病。这种综合征包括:肾上腺皮质功能不全、自身免疫性甲状腺疾病、1 型糖尿病和性腺功能减退症。

有 20%~22% 的早发性卵巢功能不全患者伴有其他器官的自身免疫性疾病,从而构成多发性内分泌器官功能衰竭,最常见为甲状腺疾病。研究显示,抗甲状腺抗体(antithyroid antibody,ATAb)是早发性卵巢功能不全患者中最常见的抗体,有 50% 的患者 ATAb 升高,而 27% 的患者合并甲状腺功能减退(简称甲减)。其他如胰岛素依赖性糖尿病、慢性活动性肝炎、肾小球肾炎、系统性红斑狼疮、类风湿性关节炎等,其患者血中 AOAb 阳性率达 60%~70%。艾迪生病合并桥本甲状腺炎患者的血中 AOAb 阳性率达 26%~40%,艾迪生病合并甲状腺炎患者血中 AOAb 阳性率达 60%~80%。

胸腺是中心免疫器官,动物实验证实胸腺缺如者易发生早发性卵巢功能不全。Miler 和 Chatten 也发现胸腺缺如女性卵巢萎缩,卵泡缺如,幼年期若接受大剂量胸部放射性照射,可引起胸腺损伤,最终发生卵巢功能衰竭。

综上,免疫因素与卵巢衰老的发生关系密切。自身免疫异常在早发性卵巢功能不全中占 10%~30%,主要表现为存在抗卵巢自身抗体和免疫细胞介导的免疫性卵巢炎、伴发自身免疫性相关疾病。目前 POI 免疫学因素的研究主要在以下几个方面:自身抗体、合并其他自身免疫性疾病、合并类风湿关节炎、系统性红斑狼疮、某些细胞因子等。其中许多发生机制尚未明确,例如自身免疫失调诱导卵泡耗竭的具体机制仍不明确,临床缺乏有效的免疫监测或诊断指标,相关免疫干预手段等仍需循证医学以及高质量临床研究的证实。

(李 天)

参考文献

1. Luborsky J, Llanes B, Davies S, et al. Ovarian autoimmunity: greater frequency of autoantibodies in premature menopause andunexplained infertility than in the general population. Clin Immunol, 1999, 90 (3): 368-374.

2. Ishizuka B, Kudo Y, Amemiya A, et al. Anti-nuclear antibodies in patients with premature ovarian failure. Hum Reprod, 1999, 14 (1): 70-75.

3. Chernyshov VP, Radysh TV, Gura IV, et al. Immune disorders in women with premature ovarian failure in initial period. Am J Reprod Immunol, 2001, 46 (3): 220-225.

4. Melner MH, Feltus FA. Autoimmune premature ovarian failure-endocrine aspects of a T cell disease. Endocrinology, 1999, 140 (8): 3401-3403.

5. Shao MJ, Zhu YJ, Qiu YE, et al. Changes in the level of immunoglobulins and CD4/CD8 ratio in young and aged mice with estradiol deficiency. Immunol Invest, 2017, 46 (3): 305-313.

6. Komorowska B. Autoimmune premature ovarian failure. Prz Menopauzalny, 2016, 15 (4): 210-214.

7. Shamilova NN, Marchenko LA, Dolgushina NV, et al. The role of genetic and autoimmune factors in premature ovarian failure. J Assist Reprod Genet, 2013, 30 (5): 617-622.

8. Kosir P, Meden VH, Vizjak A, et al. Possible role of autoimmunity in patients with premature ovarian insufficiency. Int J Fertil Steril, 2014, 7 (4): 281-290.

第九节　卵巢衰老的感染性因素

除了环境、行为、免疫以及医源性因素,还有一组重要的外源性因素——病原微生物,如腮腺炎病毒、人类免疫缺陷病毒、结核分枝杆菌等,通过促进颗粒细胞凋亡、影响卵巢的血供,悄无声息地侵蚀破坏卵巢结构,进而影响其储备功能。目前研究发现,感染导致卵巢储备功能不足的最主要病因是腮腺炎病毒导致的卵巢炎。研究者们猜测可能主要是由于性腺感染导致卵泡池被破坏而造成。另外,艾滋病、盆腔结核以及各种细菌导致的盆腔炎性疾病等也会造成不同程度的卵巢功能减退。这类感染因素对于卵巢功能的影响究竟是怎样的进展过程? 它们各自又发挥了什么样的作用呢? 本节将对上述问题进行讨论。

一、腮腺炎病毒

腮腺炎病毒(mumps virus,MuV)隶属于副黏病毒科,可以感染除了唾液腺以外的器官,包括脑、甲状腺、胰腺、内生殖器以及乳腺,其中 20% 的男性和 5% 的女性生殖器官易受到感染。1893 年,Comby 第一次提出了 MuV 感染可能影响生殖功能。由于睾丸容易进行检查,因此腮腺炎引起的睾丸炎容易诊断。然而卵巢作为内生殖器官,不容易进行检查,因此对于腮腺炎性卵巢炎的报道较少,腮腺炎性卵巢炎的发生率远高于临床诊断率。在青春期和成年女性中,黏病毒导致的卵巢炎对于月经和生殖功能有着不同程度的影响。如果幼女发生腮腺炎性卵巢炎则会出现原发闭经。虽然该病毒可以通过胎盘,且同时可以分泌到尿液和阴道分泌物中,然而,关于母亲的腮腺炎是否会影响子女的生殖功能尚无相关报道。

对于腮腺炎导致的早绝经病理机制尚不十分明确,可能与其破坏卵泡功能有关。一项流行病学调研显示:在 150 名不孕患者中 82.6% 的妇女有腮腺炎病史。大部分不孕患者感染年龄在 7~12 岁,正是卵巢刚开始发挥功能的时候。研究者们在感染了 MuV 的小鼠卵巢颗粒细胞中发现了模式识别受体(pattern recognition receptor,PRR)引起的自发性免疫反应。卵巢颗粒细胞能代表大部分卵巢细胞,并能表达不同的病毒传感器,包括 TLR2、TLR3、RIG-I 以及 MDA5。研究者发现 TLR2 和 RIG-I 启动了小鼠颗粒细胞对 MuV 感染的自身免疫反应;MuV 启动的 TLR2 信号通路导致前体炎症细胞因子和趋化因子的表达,却没有诱导 1 型 IFN 的表达。这些结果表明,TLR2 信号通路在颗粒细胞中主要起到炎症诱导作用而非抗病毒反应。相反,RIG-1 的激活在诱导前体炎症细胞因子和趋化因子表达的同时也诱导了 1 型 IFN 的表达。IFN-α 和 IFN-β 的产生是宿主抗病毒作用的关键。IFNs 诱导感染细胞及其周围细胞的抗病毒蛋白的表达,从而抑制病毒复制。尽管炎症反应有利于宿主抵抗外来物质的侵害,但大量的炎症因子会破坏组织功能,例如高水平的 TNF-α 会抑制卵巢中雌激素的合成,从而导致颗粒细胞凋亡;IL-1β 同样能抑制雌激素的合成。目前诸多体内实验表明 MuV 感染会抑制卵巢甾体激素的合成,下调体内雌激素和雄激素的表达,促进颗粒细胞凋亡。

二、人类免疫缺陷病毒

人类免疫缺陷病毒(human immunodeficiency virus,HIV)是一种感染人类免疫细胞的慢病毒（lentivirus），属反转录病毒的一种。1981 年，人类免疫缺陷病毒在美国首次被发现。该病毒通过血液或性行为传播，致死率高。其对于卵巢功能影响的发现同样源于流行病学研究。一项针对 1 139 名 HIV 血清阳性患者和 292 名血清阴性患者的美国多中心流行病学研究显示，HIV 血清阳性女性出现长期闭经的比率是 HIV 阴性女性的 3 倍。在生育力相关的调研中发现，HIV 阳性的女性患者比 HIV 阴性的患者更容易发生不孕。

　　HIV 感染影响患者生育力的原因较复杂。首先，早期研究报道 HIV 患者盆腔炎性疾病和输卵管卵巢脓肿的发生率明显高于非感染患者，从而导致输卵管疾病及其相关不孕症的发病风险升高。其次，一些研究提出了 HIV 感染对于卵巢内分泌功能的影响。特别是月经周期的改变、长期闭经、早绝经等现象的出现。比如：法国的一项前瞻性平行研究检测了 78 名 HIV 血清阳性女性早卵泡期的窦卵泡数（antral follicle count，AFC）、FSH、抑制素 B 以及 AMH 用于评估患者的卵巢储备功能，研究者应用基于年龄的描述性分析提示：AFC 的异常值出乎意料地高发于年轻患者，约 63%。其他激素类标志物的结果异常情况也类似，比如：FSH（36%）、抑制素 B（57%）、AMH（23%）。结果表明，HIV 血清阳性与卵巢早期衰竭有关。HIV 感染或相关抗反转录病毒疗法可能损害卵巢功能以及生育能力，导致卵巢储备功能不良。

　　HIV 感染导致女性生殖能力以及妊娠率的下降不仅发生在自然受孕的女性中，在尝试应用辅助生殖技术受孕的女性中观察到了同样的现象。法国 Chapron 教授团队对 2008 年 1 月~2013 年 12 月在法国第三修道院大学中心进行辅助生殖技术的 210 名 HIV 感染妇女和 603 名年龄和不孕原因相匹配的 HIV 血清学阴性的女性进行了 AMH 的检测，发现 HIV 感染组女性的 AMH 血清水平较对照组明显下降，其中年龄、BMI、CD4$^+$ T 细胞数量以及病毒负荷会影响 HIV 感染患者体内 AMH 水平。2018 年 4 月发表的丹麦的哥本哈根 Wessman 团队的一项单中心病例对照研究，在 84 名 HIV 感染和 252 名年龄配对的非 HIV 感染的育龄期女性的血清中检测 AMH 水平，其中 HIV 感染患者已抑制 HIV-RNA 病毒载量至少 6 个月且无乙型或丙型肝炎病毒共感染。结果显示 HIV 感染患者与年龄匹配的非感染患者相比，AMH 水平明显下降。且在所有因素中，只有年龄的增长与 AMH 水平下降相关且有统计学意义，而其他如：CD4$^+$ T 细胞计数、入选前患有艾滋病、抗反转录病毒治疗 / 缺乏治疗或抗反转录病毒治疗方案均与 AMH 下降无关。然而 2018 年 7 月尼日利亚的一项动物研究表明，使用抗反转录病毒治疗后 HIV 感染母鼠的窦卵泡数、催乳素、雌激素和孕激素明显下降。因此，单用和联合抗反转录病毒药物治疗具有一定的潜在的生殖毒性。然而，HIV 到底是如何直接或者间接导致卵巢功能下降，具体的机制仍不明确。

三、结核分枝杆菌

　　结核是一种由结核分枝杆菌引起的感染性疾病，目前仍是影响全球健康的一个重大问题。2017 年 WHO 的全球结核报告显示中国和印度两国结核病发生率约占全球的 60%。生殖道结核常继发于肺结核经由血行转移而来，是导致女性不孕的重要原因之一。卵巢被结核分枝杆菌侵犯引起的疾病称为结核性卵巢炎（tuberculosis of the ovary），好发于 20~40 岁生育年龄妇女，20%~30% 的生殖道结核患者罹患结核性卵巢炎，其中约 50% 为双侧卵巢受累。卵巢结核多由输卵管结核迁延而来，常表现为卵巢周围炎，内部侵犯者较少。若经由血液循环传播感染者可表现为卵巢深部结节及干酪样坏死性脓肿。至于生殖道结核是否会影响卵巢储备,目前研究甚少。2018 年印度莫迪团队进行的一项前瞻性研究,招募 2013 年 2 月~2016 年 1 月 431 名不孕的隐性生殖道结核患者以及 453 例非结核性不孕的患者,所有的结核患者都曾接受过正规的抗结核治疗,入组者均接受辅助生殖技术。在月经的 2~4 天检测的 AMH 水平及进行窦卵泡计数结果显示隐匿性生殖道结核患者与对照组相比趋向年轻化,然而 AMH 的水平却更低且窦卵泡数也更少。具体的机制目前尚不明确。既往对于隐匿性的结核一直被认为对人体组织无害。然而在人体和动物模型的研究中表明,当机体通过募集 Th1 和 Th2 淋巴细胞来提高免疫应答从而控制感染进展的同时也造成了组织器官的损伤。一项淋巴结核的免疫组化研究显示结核肉芽肿中宿主肥大细胞杀菌能力的下降,同时炎症前体因子如 TNF-α 和 IL-10 的不断产生,从而导致代谢重塑,结核分枝杆菌能适应宿主的免疫环境得以潜伏生存。另外发现卵巢是结核分枝杆菌较为合适的潜伏器官,可能与卵巢特殊的免疫机制有关。目前,针对不孕患者的卵巢组织活检研究发现 20% 的组织中检出肉芽肿。因此目前研究者们推测卵巢储备功能的下降可能跟局部免疫介导炎症反应有关。

四、盆腔炎性疾病

盆腔炎性疾病(pelvic inflammatory disease,PID)是由于感染(包括各种病原微生物)引起的女性上生殖道的炎症性疾病,包括子宫内膜炎、输卵管炎、卵巢炎以及盆腔腹膜炎。致病微生物种类较多,主要分为内源性病原体和外源性病原体。前者包括需氧菌及厌氧菌,如:金黄色葡萄球菌、大肠埃希氏菌、溶血性链球菌、消化链球菌等。后者包括性传播疾病的病原体,如衣原体、支原体及淋病奈瑟菌等。卵巢的最表层披覆着单层扁平 - 立方上皮,称为生发上皮。其下方的卵巢白膜是一层致密而且很薄的结缔组织,从而形成了一层天然有效的卵巢防御屏障,因此,卵巢很少单独感染形成卵巢炎,常常和输卵管一起并发输卵管卵巢炎,这是盆腔炎性疾病中的常见类型。对于其他微生物感染导致盆腔炎性疾病如输卵管梗阻、输卵管周围炎等是否会造成卵巢储备功能的下降目前尚不明确。陈子江教授团队针对双侧输卵管梗阻的患者进行了一项病例对照研究,对 122 名输卵管梗阻患者以及 217 名正常输卵管女性进行了卵巢功能检测,包括 AMH、FSH、LH、雌二醇、T 以及窦卵泡计数,结果发现双侧输卵管梗阻患者的 AMH 明显低于对照组,然而其他激素水平均无统计学差异。感染引起的炎症反应会导致卵巢和输卵管微循环床中动静脉体密度改变,血流指数的改变和颗粒细胞凋亡的发生相关。颗粒细胞的减少直接影响了盆腔炎患者体内 AMH 的分泌。慢性炎症不仅影响生殖器官的血供,还会导致组织 DNA 损伤加重。卵母细胞对于周围环境改变非常敏感,因此,炎症反应会直接导致卵泡数量下降、卵泡闭锁率升高以及 AMH 下降。

五、其他感染因素

丙型肝炎病毒(hepatitis C virus,HCV)隶属于黄病毒科。研究表明,感染 HCV 病毒的绝经期妇女肝纤维化的进展加速,对干扰素抗病毒治疗有较强的抵抗性。在日本人群中发现,延长激素替代治疗的周期有利于肝纤维化的降级以及抗病毒治疗抵抗的改善。在绝经前期的 HCV 感染女性患者中检测 AMH 水平发现其已经达到正常人群绝经期水平。那么 HCV 感染会影响育龄期患者的卵巢功能和生育力吗?针对该问题意大利的 Villa 团队于 2017 年进行了队列研究,该研究包括三项临床试验:第一项临床试验针对 HCV(+)伴有慢性肝脏疾病的 100 名患者、HBV(+)伴有慢性肝脏疾病的年龄匹配的 50 名患者以及 100 名健康女性;第二项是在意大利进行病毒性肝炎治疗的 1 998 名 HCV(+)患者;第三项是来自美国保险数据库的 6 085 名仅感染 HCV 的女性患者以及 20 415 名 HCV(−)的女性患者。研究者对这些人群的生育率、AMH 以及 17β- 雌二醇水平进行了调研和检测。结果显示:HCV 感染的患者流产风险高于 HBV 感染患者。HCV 感染的女性患者与 HBV 感染和对照组相比 AMH 水平(<0.16ng/ml)更趋近于绝经期。同时只有 HCV 感染患者的 AMH 水平与肝脏的分级或分期相关。目前 HCV 感染对于卵巢功能影响的具体机制仍不明确,然而,尽可能早期地进行有效的抗病毒治疗能够降低流产的发生率并延缓感染所致的卵巢衰老。

寨卡病毒属黄病毒科黄病毒属,是一种通过蚊虫进行传播的虫媒病毒,宿主不明确。1947 年首次在乌干达分离获得,2007 年在太平洋的亚浦岛暴发感染,半数以上的当地居民感染,表现为腹泻、发热伴有肌肉痛。随后 2013 年在法国波利尼西亚出现了更大范围的暴发,报道有约 20 000 人感染。2013 年底至 2014 年初该病毒入侵巴西。2015 年在美洲发现有播散。除了蚊虫传播,该病毒还能通过性交或母婴垂直传播。宫内感染会导致胎儿畸形。

在女性患者中,即使血中的病毒已经清除,在子宫肌层以及阴道分泌物中仍然可以检测到病毒的 RNA。具有传染性的病毒及其 RNA 在小鼠和非人类灵长类动物的卵巢中同样被检测到。虽然卵巢拥有血卵泡屏障(blood follicle barrier,BFB)的保护功能,然而仍有可能受到一些病毒感染,如前面内容所介绍的腮腺炎病毒。美国华盛顿大学医学院 Moley 团队在小鼠体内进行的研究显示:在急性感染期,寨卡病毒能成功地感染卵巢引起 CD4+ 和病毒特异性 CD8+ T 细胞的不断积累,T 细胞在卵巢内起到抗病毒作用,且随着病毒负荷的增加而增多,从而导致卵巢内细胞死亡和组织炎症反应的不断增强。然而,随着这种抗病毒及炎症反应达到平衡状态后,寨卡病毒并没有对模型鼠卵巢储备或生育力造成影响。因此,虽然寨卡病毒在小鼠卵巢细胞内引起了急性卵巢炎,然而对其生育力却没有长期影响。在人体内是否也会获得同样的结果,还有待科学家们的进一步研究。

综上所述,不同的病原体能通过不同的途径、不同程度地破坏盆腔生殖器官的结构,从而直接或者间接地影响卵巢的功能,造成卵巢储备功能下降甚至不孕,其具体的分子机制有待进一步研究。因此,保护卵巢功能,必须自我重视,只有健康的饮食习惯和行为习惯才能共建起健康和谐的卵巢微环境。

(汪雯雯)

参考文献

1. Morrison JC, Givens JR, Wiser WL, et al. Mumps oophoritis: a cause of premature menopause. Fertility and Sterility, 1975, 26 (7): 655-659.

2. Taparelli F, Squadrini F, De Rienzo B, et al. Isolation of mumps virus from vaginal secretions in association with oophoritis. J Infect, 1988, 17 (3): 255-258.

3. Prinz W, Taubert HD. Mumps in pubescent females and its effect on later reproductive function. Gynaecologia, 1969, 167 (1): 23-27.

4. Wang Q, Wu H, Cheng L, et al. Mumps virus induces innate immune responses in mouse ovarian granulosa cells through the activation of Toll-like receptor 2 and retinoic acid-inducible gene Ⅰ. Molecular and Cellular Endocrinology, 2016, 436: 183-194.

5. Cejtin HE, Kalinowski A, Bacchetti P, et al. Effects of human immunodeficiency virus on protracted amenorrhea and ovarian dysfunction. Obstetrics and Gynecology, 2006, 108 (6): 1423-1431.

6. Cohen CR, Sinei S, Reilly M, et al. Effect of human immunodeficiency virus type 1 infection upon acute salpingitis: a laparoscopic study. J Infect Dis, 1998, 178 (5): 1352-1358.

7. Sobel JD. Gynecologic infections in human immunodeficiency virus-infected women. Clin Infect Dis, 2000, 31 (5): 1225-1233.

8. Coll O, Lopez M, Vidal R, et al. Fertility assessment in non-infertile HIV-infected women and their partners. Reproductive Biomedicine Online, 2007, 14 (4): 488-494.

9. Savasi V, Mandia L, Laoreti A, Cetin I. Reproductive assistance in HIV serodiscordant couples. Human Reproduction Update, 2013, 19 (2): 136-150.

10. Ohl J, Partisani M, Demangeat C, et al. Alterations of ovarian reserve tests in human immunodeficiency virus (HIV)-infected women. Gynecologie, Obstetrique & Fertilite, 2010, 38 (5): 313-317.

11. Santulli P, de Villardi D, Gayet V, et al. Decreased ovarian reserve in HIV-infected women. AIDS, 2016, 30 (7): 1083-1088.

12. Wessman M, Korsholm AS, Bentzen JG, et al. Anti-Müllerian hormone levels are reduced in women living with human immunodeficiency virus compared to control women: a case-control study from Copenhagen, Denmark. J Virus Erad, 2018, 4 (2): 123-127.

13. Awodele O, Popoola TD, Idowu O, et al. Investigations into the risk of reproductive toxicity following exposure to highly active anti-retroviral drugs in rodents. Tokai J Exp Clin Med, 2018, 43 (2): 54-63.

14. Gupta N, Sharma JB, Mittal S, et al. Genital tuberculosis in Indian infertility patients. Int J Gynaecol Obstet, 2007, 97 (2): 135-138.

15. Jirge PR, Chougule SM, Keni A, et al. Latent genital tuberculosis adversely affects the ovarian reserve in infertile women. Human reproduction, 2018, 33 (7): 1262-1269.

16. Borodin Iu I, Ustiugov ED, Sklianova NA, et al. The morphometric characteristics of the blood microcirculatory bed of the ovary and uterine tube in rats with aseptic inflammation and after the use of a carbon-mineral sorbent. Arkh Anat Gistol Embriol, 1991, 100 (5): 37-41.

17. Du B, Takahashi K, Ishida GM, et al. Usefulness of intraovarian artery pulsatility and resistance indices measurement on the day of follicle aspiration for the assessment of oocyte quality. Fertility and Sterility, 2006, 85 (2): 366-370.

18. Lin CJ, Hsu TF, Chang YH, et al. Postoperative maintenance levonorgestrel-releasing intrauterine system for symptomatic uterine adenomyoma. Taiwan J Obstet Gynecol, 2018, 57 (1): 47-51.

19. Codes L, Asselah T, Cazals-Hatem D, et al. Liver fibrosis in women with chronic hepatitis C: evidence for the negative role of the menopause and steatosis and the potential benefit of hormone replacement therapy. Gut, 2007, 56 (3): 390-395.

20. Villa E, Vukotic R, Camma C, et al. Reproductive status is associated with the severity of fibrosis in women with hepatitis C. PloS One, 2012, 7 (9): e44624.

21. Karampatou A, Han X, Kondili LA, et al. Premature ovarian senescence and a high miscarriage rate impair fertility in women with HCV. J Hepatol, 2018, 68 (1): 33-41.

22. Caine EA, Scheaffer SM, Broughton DE, et al. Zika virus causes acute infection and inflammation in the ovary of mice without apparent defects in fertility. J Infect Dis, 2019, 220 (12): 1904-1914.

第十节 卵巢衰老的内分泌因素

内分泌系统通过分泌激素来维持与调节机体各种生命活动。性腺、胰腺、胸腺、甲状腺、肾上腺皮质等,是人体重要的内分泌器官。各内分泌器官的功能异常甚至疾病状态,都会影响机体各系统的功能活动,包括卵巢功能的变化,继而引起卵巢衰老。

一、甲状腺疾病与卵巢衰老

甲状腺是人体最大的内分泌腺,能合成并分泌甲状腺素、三碘甲腺原氨酸和逆-三碘甲腺原氨酸,起到促进生长发育、调节新陈代谢的作用,能影响机体各个器官系统的功能,故甲状腺疾病也是人体最常见的内分泌疾病。甲状腺功能异常主要包括甲状腺功能亢进(简称甲亢)、亚临床甲状腺功能亢进(简称亚甲亢)、甲状腺功能减退(简称甲减)、亚临床甲状腺功能减退(简称亚甲减)及自身免疫性甲状腺炎等。充足的甲状腺激素对女性生殖功能有极其重要的作用。在人类和一些哺乳动物中,血液中的 T_3 浓度异常会引起月经紊乱,生育能力受损,影响脑垂体分泌促性腺激素,并且 T_3 对于卵泡发育、卵丘-卵母细胞复合体和早期胚胎发育发挥重要的作用。因此,若甲状腺功能出现异常则会对女性生殖功能有重要影响,一方面甲状腺激素直接作用于卵巢;另一方面通过影响性激素结合球蛋白(sex hormone binding globulin,SHGB)的合成,调节催乳素、促性腺激素释放激素的分泌,影响月经周期。甲状腺功能异常可致月经紊乱、不孕、卵巢囊性变与代谢紊乱等,可能加重已存在的多囊卵巢综合征。在 POF 合并的各种内分泌免疫性疾病中,自身免疫性甲状腺疾病是最常见的,约占 27%。甲状腺功能紊乱对女性下丘脑-垂体释放的 FSH、LH、雌二醇及 PRL 水平影响较大,甲状腺功能紊乱患者体内 FSH、LH 与 SHGB 明显升高。

(一)甲状腺激素在卵泡发育过程中的作用

卵泡细胞的发育主要取决于甲状腺激素和生长因子的平衡。体外实验表明甲状腺激素可刺激窦前卵泡生长和排卵,T_3 不会单独发生作用,但可与卵泡刺激素通过 PI3K/Akt 通路共同作用,促进颗粒细胞增殖,抑制颗粒细胞衰老。目前研究甲状腺激素造成卵巢功能减退的机制有:①通过垂体促性腺激素(FSH/LH)的分泌调节卵巢功能,少量甲状腺激素可促进 LH 的分泌,适量的甲状腺激素有助于维持垂体与性腺功能的平衡,大量的甲状腺激素则抑制促性腺激素的分泌;②甲状腺激素可引起 GnRH、PRL 分泌节律改变,作用于卵巢,降低卵巢对促性腺激素的敏感性,抑制卵泡发育、成熟和排出,导致 LH 排卵峰值延迟及黄体功能不足;③甲状腺激素是甾体激素合成、分解和转化过程中重要因素之一,可直接参与及影响卵巢雌激素的合成与代谢,也可以直接抑制卵巢内分泌细胞的分化和增殖;④甲状腺激素使 SHGB 水平增加,调节血液中的性激素活性。

甲状腺激素水平与卵巢储备功能密切相关。卵巢上皮细胞中存在甲状腺激素受体 α_1、α_2、β_1,甲状腺激素可直接作用于卵巢,影响卵泡的发育,继而影响卵巢功能。动物实验证实,长期大剂量的甲状腺激素会导致大鼠腺垂体及卵巢内分泌细胞超微结构(如内质网、线粒体等)发生退行性改变。体外培养人卵母细胞,使用甲状腺激素对人卵母细胞进行干预,结果发现甲状腺激素对卵母细胞有一定的毒害作用,可明显抑制卵母细胞窦腔的形成,长时间大剂量甲状腺激素水平对卵巢内分泌细胞会产生影响,进而造成卵巢功能的减退,雌激素及孕酮水平降低。

(二)甲亢与卵巢功能

甲亢是指甲状腺腺体本身产生过多的甲状腺激素,这些超出身体所需的甲状腺激素会随着血液循环影响人体的消化系统、神经系统和循环系统等多个系统,在临床上主要表现为兴奋性增高和代谢亢进等特点。引起甲亢的疾病包括毒性弥漫性甲状腺肿大、巨滤泡肿瘤、毒性多结节甲状腺肿大、甲状腺炎和亚急性甲状腺炎等。过量的甲状腺激素对卵巢有一定的损害作用,可使性激素水平紊乱,引起性腺受损,导致女性月经周期紊乱、卵泡发育异常及排卵障碍。甲亢可引起女性延迟性成熟、月经紊乱及不孕。在雌性动物中甲亢会增加SHGB 的含量,SHGB 和雌二醇结合导致雌二醇的代谢速率减弱,雌二醇水平升高。甲亢大鼠体内孕酮、黄体生成素明显减少,窦卵泡数量减少并诱导雌二醇缺乏,抑制 nNOS 的功能,抑制窦卵泡发育。甲亢女性在月经期卵泡和黄体阶段血浆中 LH 的平均浓度明显高于正常女性。甲亢的患者体内血清中 FSH、LH 升高,参与机制可能如下:①甲亢患者体内甲状腺激素水平较正常人高,高浓度的甲状腺激素不仅可以对垂体促性腺激素释放激素受体产生影响,也可直接刺激垂体对促性腺激素释放产生影响,进而导致 FSH、LH 分泌增加;②高浓度的甲状腺激素损坏卵巢功能,使体内雌激素水平偏低,对垂体释放 FSH、LH 的抑制作用减弱,进而导致血 FSH、LH 升高。

甲亢患者体内 SHGB、雌二醇水平升高的可能机制如下:① SHGB 参与体内性激素的转运与代谢,甲状腺激素可以直接促进肝脏内 SHGB 的生物合成。但是,肝脏合成的 SHGB 增多是否与甲状腺激素量呈正相关,需进一步实验研究证实。②甲亢患者体内 SHGB 水平高,使得患者体内雌二醇代谢清除率降低,进而造成甲亢患者体内雌二醇水平增高。③甲亢患者体内雄激素水平明显升高,雄激素在外周组织向雌二醇转化率增多,导致甲亢患者体内雌二醇水平升高。

(三)甲减与卵巢功能

甲减是由于甲状腺激素合成及分泌减少,或其生理效应不足所致机体代谢降低的一种疾病。按其病因分为原发性甲减、继发性甲减及周围性甲减三类。甲状腺功能减退会影响SHGB、PRL 和 GnRH 的分泌,进而影响卵巢卵泡的发育和功能,引起月经紊乱和排卵障碍、月经稀少等青春期疾病,从而导致不孕。原发性甲状腺功能减退的女性中血清 TSH 和 PRL含量明显增加,雌二醇和睾酮含量明显减少,血清 FSH 和 LH 的含量降低,引起不孕并且会使性功能发育不全。有研究显示,在甲状腺功能减退的大鼠中 TSH 水平增加,游离甲状腺素 T_3 浓度会减少 40%,始基卵泡、初级卵泡、窦前卵泡的数量明显减少,血清 FSH 和 LH 含量减少,而孕酮含量明显增加,但是甲状腺功能减退对排卵前大鼠的 LH 和 FSH 分泌没有影响,表明对脑垂体分泌的促甲状腺激素没有影响。

甲减患者体内 SHGB、雌二醇降低的可能机制如下:①甲状腺激素在机体能量代谢及蛋白合成中发挥着重要作用。甲减患者体内甲状腺激素水平较低,机体耗氧量及蛋白质合成、代谢迟缓,因此造成肝脏内合成 SHGB 水平降低。② SHGB 合成的减少,导致机体内睾酮及雌激素的代谢率增加,使体内雄激素、雌二醇水平降低。③甲减患者睾酮水平的降低导致雄激素在外周组织向雌二醇的代谢转化率下降,引起血清雌二醇水平进一步下降。

甲减患者体内 FSH、LH、PRL 水平升高的可能机制如下:①甲减的女性患者体内三碘甲腺原氨酸(T_3)、四碘甲腺原氨酸(T_4)水平降低,对促甲状腺激素释放激素(TRH)的抑制作用降低,TRH 可调节 TSH、PRL 的分泌,随着 TRH 分泌的增加,TSH、PRL 也随之增加;②甲减患者体内雌激素及睾酮水平降低,对促性腺激素释放激素、FSH、LH 抑制作用降低,进而导致体内 FSH、LH 水平升高。

二、代谢性疾病与卵巢衰老

代谢是生物体内所发生的用于维持生命的一系列有序的化学反应的总称。这些反应进程使得生物体能够生长和繁殖、保持它们的结构以及对外界环境做出反应,包括细胞代谢、脂质代谢、碳水化合物代谢、氨基酸代谢、核苷酸代谢等。当上述代谢途径中断会导致大量代谢性疾病,下文将探讨各种代谢性疾病对卵巢衰老的影响。

(一)糖尿病对卵巢衰老的影响

糖尿病是由于人体胰岛素分泌缺陷及胰岛素生物学作用缺陷而导致的以糖代谢异常、血葡萄糖增高为共同特征的慢性代谢性疾病群,被世界卫生组织(WHO)确定为四大主要非传染病之一,发病率正逐年升高,而且增长速度加快。糖尿病分为 4 类:1 型糖尿病(type 1 diabetes mellitus,T1DM)、2 型糖尿病(type 2 diabetes mellitus,T2DM)、妊娠糖尿病(gestational diabetes mellitus,GDM)和其他特殊类型糖尿病。虽然 4 种糖尿病的发病机制不完全相同,但是症状基本相同,都会导致多系统的严重并发症,极大地危害人类的身体健康。近年来,女性糖尿病患者的数量迅速增长,女性糖尿病患者不孕不育及内分泌相关疾病问题日益凸显。糖尿病引起的代谢异常会通过多种不同的分子机制来调控 HPO 轴,进而影响雌性卵巢卵泡的正常发育。

研究发现糖尿病患者一生中行经年龄较正常女性少 6 年,这可能是因为糖尿病患者卵巢储备减少或者卵泡消耗过多所致,这势必加速卵巢的衰老。糖尿病患者使用外源性的胰岛素将加速卵泡发育,引起卵泡的大量发育与闭锁,导致卵泡池减少,加速卵巢衰老。糖尿病和卵巢衰老具有相关性,可以引起初潮推迟,月经紊乱,绝经提前,加速卵泡池消耗。

1. **糖尿病对 HPO 轴的影响** 由于 T1DM 患者自身免疫系统攻击胰岛 B 细胞所导致的胰岛素分泌减少,可以降低胰岛素对神经系统的作用,从而导致 T1DM 女性成人患者中会出现 GnRH 分泌不足,表现为月经紊乱甚至闭经等症状。

高糖环境能够促进神经细胞的凋亡,高糖对小鼠 GnRH 分泌神经元的凋亡有促进作用。GnRH 神经元通过整合传入神经信号、微环境和甾体激素来调控女性的生殖内分泌功能。糖尿病患者的高血糖引发 GnRH 分泌细胞凋亡增加,而 GnRH 分泌减少无疑会对下游的卵巢行使正常功能产生巨大的影响。

2. **糖尿病直接影响卵巢细胞导致卵泡发育障碍** 糖尿病患者的高血糖环境除了导致 HPO 轴激素分泌紊乱,也可以直接作用于卵巢细胞进而影响卵巢发育。这其中包含着多种影响卵泡正常发育的分子信号通路和作用机制。

(1)胰岛素水平异常对卵泡发育的影响:胰岛素可参与 GnRH 的调控,其与 LH 或 FSH 之间的交互作用促进或抑制膜细胞和颗粒细胞对 LH 和 FSH 的应答,从而调控卵泡的发育。胰岛素可以增强类固醇合成关键酶的活性,如细胞色素 P450 胆固醇侧链裂解酶(P450 cholesterol side chain cleavage enzyme,P450scc)和 3β- 羟基类固醇脱氢酶(3β-hydroxysteroid dehydrogenase,3β-HSD)等,增加类固醇分泌。胰岛素能够强化 LH 对膜细胞的刺激作用,使类固醇的生成增多,然而高浓度的类固醇会降低卵母细胞的存活率。颗粒细胞的体外培养显示,在适宜浓度的胰岛素环境下,低浓度的 FSH 有促进颗粒细胞表达芳香化酶的效应,这与正常生理状态下低浓度的 FSH 促进初级卵泡的分化和卵泡募集相一致。但是,当胰岛素浓度升高至 100ng/ml 时,FSH 的促进作用明显消失,芳香化酶活性降低。芳香化酶能够将膜细胞产生的雄激素如睾酮或雄烯二酮在颗粒细胞内转化为雌激素。因此我们推测高胰岛素血症会使雄激素水平增高,雌激素水平下降。同时胰岛素还可抑制肝脏产生 SHBG,进一步增加游离的睾酮含量。由胰岛素和 LH 介导的继发性卵巢高表达雄激素会导致排卵停止,而雌激素通过负反馈调节 FSH 和 LH 的释放,是卵泡发育中的关键激素,小鼠缺乏雌激素或雌激素受体时会导致卵泡发育停滞在窦腔形成前期或者排卵障碍。

连接蛋白(connexin)是主要组成脊椎动物细胞间缝隙链接的跨膜蛋白质家族,细胞之间可以通过这个特殊的蛋白孔结构进行信号分子和代谢产物的交流。研究人员通过小鼠基因敲除实验观察到,3 种连接蛋白在女性卵泡的正常发育中是不可缺少的,分别为连接蛋白 -26(connexin26)、连接蛋白 -37(connexin37)和连接蛋白 -43(connexin43)。当 connexin37 缺乏时卵母细胞会停止生长并失去有丝分裂的能力,而当 connexin43 缺乏时卵母细胞数量会减少并且颗粒细胞生长减慢。同时卵泡在排卵前停滞在第一次减数分裂前期这一重要生理过程,也是由 connexin37 和 connexin43 介导,并传递颗粒细胞产生的 cGMP 到卵细胞内,起抑制有丝分裂的作用。Aimee 等通过免疫组织化学和蛋白印迹观察到,在链脲酶素诱导的高血糖小鼠卵巢中 connexin43 的表达浓度比正常小鼠低,而在闭锁卵泡中没有这种蛋白质的表达。随后 connexin37 在 mRNA 和蛋白质水平的表达下降也被证实。这可能是高血糖环境对卵巢发育的影响途径之一,通过降低颗粒细胞间以及颗粒细胞和卵母细胞间的连接蛋白表达量,进而抑制细胞间的信息交流,导致卵母细胞发育障碍。

(2)高血糖对颗粒细胞凋亡的影响:在卵泡的发育过程中,卵细胞外周的颗粒细胞通过旁分泌或缝隙链接的方式对卵细胞直接进行调控,为其提供必要的营养物质及激素。颗粒细胞的增殖分化和卵泡的凋亡在正常发育中起着至关重要的作用。在鸟类的卵泡中,颗粒细胞的凋亡与 connexin43 的表达成反比,而在高血糖小鼠中 connexin43 的表达量是显著降低的。在链脲酶素诱导糖尿病小鼠中,高血糖环境会通过外在途径和内在途径两种方式导致颗粒细胞的凋亡增加。外在途径亦称为死亡受体凋零途径,颗粒细胞在高糖环境下会提高肿瘤坏死因子相关凋亡诱导配体(TNF-related apoptosis-inducing ligand,TRAIL)及其受体(DR5)的表达量。内在途径也称为线粒体凋亡途径,高血糖会导致细胞高表达 Bax。Bax 是一个凋亡激活因子,它会激活线粒体外膜上的电压依赖性阴离子通道释放出细胞色素 C,最终导致一系列凋亡反应的发生。

(3)高血糖对卵母细胞线粒体功能的影响:线粒体是哺乳动物卵母细胞中最丰富的细胞器,一个成熟的卵母细胞含有大约 100 000 个线粒体。高血糖不仅可以通过高表达细胞内 Bax 来激活线粒体凋亡信号,改变线粒体的结构,在透射电子显微镜下观察可见内膜间隙缩窄和外膜破裂,同时还可以扰乱线粒体的空间分布及代谢途径。在正常状况下,线粒体在生发泡期(germinal vesicle,GV)期的卵细胞中呈核周分布,在 M Ⅱ期的卵细胞中呈极性分布。线粒体空间分布的重构为有丝分裂中期纺锤体的形成和生发泡破裂提供所必需的能量,这一特性在卵细胞成熟过程中发挥着重要的作用。然而,在糖尿病小鼠中,线粒体在 GV 期和 M Ⅱ期卵细胞中更多地呈均质分布或者聚集分布,分布的重构异常会导致纺锤体形成障碍以及卵泡成熟延缓。线粒体首要作用是产生三磷酸腺苷(adenosine triphosphate,ATP)为细胞供能,ATP 含量的变化在很大程度上影响着卵泡的成熟。研究显示高血糖小鼠的卵丘-卵母细胞复合体和排卵前卵细胞的 ATP 含量明显低于正常水平,并且在排卵后的卵细胞中还观察到了三羧酸循环代谢产物的显著降低。综上,高血糖可以通过改变线粒体的正常结构、分布和代谢,进而导致卵泡发育异常。

(4)糖基化终产物对卵泡发育的影响:内源性高级糖基化终产物(advanced glycation end products,AGEs)是细胞内葡萄糖的羰基与蛋白质、脂质和脱氧核糖核酸的氨基在无酶条件下通过美拉德反应(Maillard reaction)所产生的。AGEs 可以通过交联作用结合细胞外基质或 AGE 受体(RAGE)来激活核因子-κB(nuclear factor-κB,NF-κB)和 NADPH 氧化酶等,诱发氧化应激及炎症反应,最终导致细胞凋亡、组织坏死。RAGE 在体内广泛表达于不同的组织上,其中包括卵巢、心脏、肺、血管、骨骼肌等。通常机体内的褐变反应进行得十分缓慢,但是随着机体的衰老或者在高血糖、胰岛素抵抗(insulin resistance,IR)、缺氧、肥胖等病理状态下,体内 AGEs 的形成会迅速增加。最近有研究证实,AGEs 在卵巢内的沉积会影响卵泡发育过程中的生理重构和卵母细胞的正常发育成熟。在卵巢中,膜细胞的 AGEs 含量增加会诱导颗粒细胞的 RAGE 表达增多,这表明 AGEs 与 RAGE 的结合会正反馈促进 RAGE 的表达,这一特性加剧了 AGEs 对卵泡发育的不利影响。同时 AGEs 的代谢产物如丙酮醛也会通过破坏基因组的完整性调节线粒体的功能和诱导细胞凋亡来影响卵泡的正常发育。此外,AGE-RAGE 系统会异常调节 LH 下游 ERK1/2 信号通路的激活,ERK1/2 信号通路在卵泡发育和排卵中发挥着重要作用,这会导致相应的卵泡发育和排卵障碍。

(5)高血糖对磷酸腺苷蛋白激酶通路的影响:高血糖对磷酸腺苷蛋白激酶(AMP-activated protein kinase,AMPK)是细胞代谢和能量稳态中重要的调节因子,在卵母细胞的成熟过程中也发挥着重要的促进作用。当卵母细胞内腺苷一磷酸(adenosine monophosphate,AMP)含量升高,而 ATP 含量降低时,AMPK 就会被激活,活化的 AMPK 会加速促进生发泡破裂(germinal vesicle breakdown,GVBD)。然而,在糖尿病小鼠的卵泡中,AMPK 的抑制剂——糖原的浓度与健康小鼠相比显著增加。AMPK 是一个异源三聚体蛋白激酶,由一个 α-催化亚基、一个 β-调节亚基和一个 γ-调节亚基组成,糖原可以通过结合 AMPK 的 β-调节亚基来抑制其活性。AMPK 的特性使得它成为治疗代谢异常疾病如 T2DM 和 IR 的重要药物靶点。在给予 AMPK 激动剂如二甲双胍、阿卡地新等治疗后,糖尿病小鼠的 GVBD 明显增加,但依然低于健康小鼠,这可能是高糖环境对卵泡细胞会造成永久性的伤害而难以完全恢复。因此,在高血糖环境下,当卵母细胞内糖原浓度升高时可以通过抑制 AMPK 通路诱发卵母细胞成熟障碍和卵泡发育迟缓。

(二)IGF 系统和 IGFBP 系统对卵巢衰老的影响

胰岛素样生长因子(insulin-like growing factors,IGF)系统与生殖密切相关,IGFs 通路是卵巢内重要的信号通路之一,且 IGF 的浓度与卵母细胞质量呈正相关,该系统参与卵泡生长、选择、闭锁以及卵母细胞的成熟,并可调节黄体的发育和退化,对生殖功能具有重要的调节作用,卵巢内局部调节因子 IGF 的分布和含量下降会导致其对卵巢功能的调节作用降低。IGF 受体可刺激卵巢细胞中类固醇激素的生产和 DNA 合成,能够介导和扩大促性腺激素对卵巢功能的作用。IGF 与胰岛素样生长因子结合蛋白(insulin-like growth factor binding protein,IGFBP)发生高亲和性结合,卵巢中自由的 IGF 的水平受 IGFBP 的调节。IGFBP 蛋白酶能够降低 IGFB 和 IGF 的亲和性,从而参与调节 IGF 在卵巢中的作用。

1. IGF 系统对卵巢衰老的影响　在卵泡发育过程中,IGFs 系统参与了卵泡的选择。在处于生长中的雌激素主导的卵泡中,有许多机制提高 IGF 生物活性,从而增强了颗粒细胞对 FSH 促进其生长、类固醇产生和抗凋亡作用的反应。在大鼠中,这些作用机制包括促性腺激素和雌激素对 IGF 受体的上调作用,促性腺激素对 IGF 表达的促进,IGF 和促性腺激素对 IGFB 合成的抑制,以及促性腺激素和 IGF-2 对 IGFBP 蛋白酶活性的提高。相反,在雄激素主导的发育停滞或注定闭锁的卵泡中,FSH 受体的数目降低,IGF 的表达几乎不能够检测到,抑制性 IGFBP 大量表达,IGFBP 蛋白酶活性非常低,结果导致芳香化酶不能被激活,雄激素前体仍在这些卵泡中维持,从而卵泡发育停止或闭锁。IGF 在体内和体外都能够刺激雌激素的产生和阻止颗粒细胞凋亡,是卵泡的一种存活因子。IGF 作为一种促性腺激素的协同因子,与 FSH 一起刺激颗粒细胞生产雌二醇和孕酮,与 LH 一起刺激卵泡膜细胞生产雄激素。IGF-1 刺激 LH 受体在颗粒细胞和卵泡膜细胞中 FSH 受体在颗粒细胞中的表达,也能刺激颗粒细胞、卵泡膜细胞/间质细胞的增殖。此外,IGF-1 在抑制颗粒细胞凋亡和卵泡闭锁中发挥重要作用。

2. IGFBP 系统在卵巢卵泡优势化、卵泡闭锁和颗粒细胞凋亡中的作用　IGFBP 的主要作用是形成 IGF 存储库,限制了游离的具有生物效力的 IGF 与其受体的相互作用。另外,IGFBP2 和 IGFBP3 的某些作用还不依赖 IGFs,如对细胞运动性的改变和对 DNA 合成的抑制。IGFBP 具有多种功能:①运输循环中的 IGF;②调节血管中 IGF 的外流;③延长 IGF 的半衰期和延缓代谢的清除;④阻止 IGF 诱导的低血糖;⑤直接调节目的组织中 IGF 和其受体的相互作用;⑥直接调节细胞功能,不需要 IGF 的结合。IGFBP 在卵巢组织中一直表现为一种对抗 IGF 多肽介导和扩大促性腺激素的作用的功能,可以导致卵泡的停滞和闭锁。另外,IGF 和 IGFBP 相互作用调节颗粒细胞凋亡和卵泡闭锁。

IGF 系统控制卵巢的内分泌,在卵泡生长、分化以及闭锁和颗粒细胞凋亡中发挥重要调节作用。在这一系统中,IGF 是重要的中间环节,它和 IGF 受体相互作用调节类固醇激素的分泌以及 FSH 或 LH 受体的表达水平,从而扩大促性腺激素的作用。另外,IGF 还调节卵巢内一些细胞因子的分泌,这些因子都参与卵泡的生长与分化。糖尿病从各个层面,通过不同的分子机制影响着 HPO 轴的正常运作,使得卵泡发育障碍,排卵异常。

(三) 代谢综合征

代谢综合征(metabolic syndrome,MS)在西方国家是一种非常常见的疾病,包括多种内分泌疾病,例如超重、肝细胞溶解水平改变、动脉高压、肥胖、血脂异常和 IR。MS 是一个主要的社会健康问题,尤其是在美国等发达国家,在欧洲也是如此,其患病率分别为 20% 和 30%。尽管病因尚未完全评估,但其中涉及一些因素,主要包括饮食热量过多、饮食习惯失调、久坐的生活方式、年龄增长和 BMI 升高。另外还怀疑 MS 在致癌作用,特别是在胃肠道肿瘤中起一定作用。多项研究表明,患有 MS、代谢控制不足和原发性或继发性闭经的女性表现出低水平的 LH 和 FSH,缺乏胰岛素分泌。此类研究表明,与正常月经周期患者相比,糖尿病和闭经患者的 GnRH 脉冲发生器异常,LH 脉冲的数量和幅度减少。另一方面,MS 中的 IR、高胰岛素血症和相关的代谢异常可能在 PCOS 的进程中起作用。

有趣的是,已证明所有用于纠正肥胖和 MS 患者胰岛素稳态的治疗方法,服用药物(噻唑烷二酮、二甲双胍)、减轻体重或进行减肥手术等,均能对排卵和高雄激素血症产生恢复作用。

三、酶异常对卵巢衰老的影响

临床研究表明,大多数卵巢早衰患者通常存在高半乳糖血症,其发病机制多是由于对半乳糖代谢进行调节的基因($Q188R$)在疾病影响下发生突变,进而导致患者红细胞内的半乳糖 -1- 磷酸尿嘧啶转移酶出现异常,而半乳糖 -1- 磷酸尿嘧啶转移酶则可能会导致患者的半乳糖代谢功能受到影响,导致患者发生半乳糖血症。相关临床研究显示,如果患者体内始终处于较高的半乳糖水平,则会对患者的卵母细胞造成直接影响,并且患者体内异常代谢产物也会直接损伤患者的卵巢实质,半乳糖分子渗入可对患者的性腺激素活性进行改变,所以极容易引起患者卵泡过早衰竭,无法进行正常生理活动。而值得注意的是,近年来部分研究结果显示半乳糖对患者卵巢的影响,主要与患者血液循环中异常的 FSH 有较为密切的关系。对这类患者的卵巢进行病理组织检查后,明确患者卵巢皮质内纤维结缔组织较多,并且卵巢内部卵泡数量极少。患者在发病后主要表现为原发闭经,部分患者可见明显卵巢早衰。17α- 羟化酶及 17,29- 碳链裂解酶等甾体激素合成关键酶的缺失会导致患者无法进行正常代谢,进一步降低患者的性激素水平,可导致患者发生高促性腺激素血症,从而导致青春期延迟,部分患者可表现为原发性月经,即使少数患者具有正常月经,但患者卵巢内卵泡闭锁速度加快,发生 POI。

四、营养对卵巢衰老的影响

营养代谢对卵巢功能有明显影响,但在卵巢衰老中的作用人体研究甚少,卵巢衰老人群的营养代谢情况与正常人群的研究报道也较少。目前研究发现,能量代谢的两个极端——营养过剩和营养不足,均可导致多种卵巢功能障碍,出现月经紊乱甚至闭经的情况。食物摄入不足,严格的饮食限制以及缺乏营养会导致体重减轻和身体机能丧失、青春期延迟、产后受孕间隔延长、促性腺激素分泌水平降低以及月经周期延长和不孕症。营养素与绝经年龄的研究表明,高脂肪、高胆固醇饮食可导致绝经年龄提前,而纯素食的饮食甚至可将绝经年龄提前 2 年。部分营养素是卵巢功能的保护因素,如豆类食品可使女性血卵泡刺激素水平降低,从而起到保护卵巢功能的作用。维生素 C、E 有抗氧化、降低卵巢局部炎症反应的作用,维生素 E 还有抗辐射、提高卵巢移植过程中缺血 / 再灌注损伤后卵巢细胞的存活率的作用。多种微量和常量元素也对卵巢功能有明显影响,基础研究显示 Mn^{2+} 在卵巢上有抗辐射作用,而 Cu^{2+} 与卵巢组织中超氧化物歧化酶抗氧化作用有关。但目前我国女性的营养代谢状况不容乐观,国内有研究表明我国女性的营养摄入存在严重不均衡现象,日常饮食中有 59.9%~72.4% 的妇女在畜、禽、鱼、谷类和油脂类食品的摄入量均达到或超过中国居民平衡膳食宝塔的推荐量,但膳食纤维类、蛋、奶及豆类食物摄入量达到推荐水平的人群不足 50%。在农村妇女中主要以碳水化合物为能量来源,几乎无法达到每天喝牛奶的水平,并且动物蛋白和绿色蔬菜的摄入量明显不足;而城市妇女中则有 58.3% 能够达到每天谷类的推荐量,但豆类食物的摄入明显低于农村妇女。另外,有 50.5% 的妇女食盐量已经超过推荐标准,27.6% 的妇女油脂摄入量明显高于膳食宝塔的标准。蛋白质、微量矿物质和大量矿物质以及维生素的摄入不足与生殖能力下降有关,因为能量平衡的改变直接与女性排卵成熟的减少有关。饮食中不均衡的碳水化合物、脂肪酸、蛋白质或维生素和微量营养素会对排卵产生负面影响。此外,营养因素不仅会影响卵母细胞的成熟,而且会影响胚胎的质量和植入效率。

因此,营养不足与女性生殖病理生理密切相关。神经性贪食症和厌食症,即影响 5% 育龄妇女的两种病理状况,都是导致闭经、不育和流产的无可争辩的原因。

到目前为止,关于膳食营养与卵巢衰老发生之间关系的研究尚缺乏,相关研究结果表明,女性的生育能力与饮食行为之间存在显著的联系,包括:碳水化合物的摄入,单不饱和脂肪酸、植物来源的蛋白质以及铁、叶酸和具有抗氧化作用的维生素的补充。坚持使用这种食物可以降低与排卵障碍有关的不孕风险。因此,据估计,健康饮食加上充足的抗氧化剂摄入,控制体重和定期进行体育锻炼,可以减少 69% 的排卵性不孕的风险。人们越来越感兴趣的一个新话题是饮食中抗氧化剂的作用,这是基于低抗氧化剂状态与已知和特发性不育之间实验相关性的证据。Ruder E.H. 同事在他们的研究中探索了 437 对原因不明不育症而接受治疗的夫妇,结果表明,摄入更多的抗氧化剂(β- 胡萝卜素、维生素 C 和 E)与怀孕时间较短有关。

今后仍需要通过进一步研究确定在膳食营养中可能影响卵巢衰老的危险因素,并由此进行合理化饮食结构指导,从而一定程度上预防卵巢衰老的发生。

综上,卵巢衰老是一个多系统、多器官及多因素共同作用的过程,内分泌系统的功能结构发生改变对卵巢衰老的发生、发展具有举足轻重的作用,尽管内分泌系统与卵巢衰老的相关性研究众多,然而其深层机制尚未完全阐明,并且同一内分泌疾病对卵巢衰老的影响可能存在阈值调控点,对这一具体阈值的研究应该成为以后研究的重点方向。

(田　勇)

参考文献

1. Koutras DA. Disturbances of menstruation in thyroid disease. Ann N Y Acad Sci, 1997, 816: 280-284.

2. Dittrich R, Beckmann MW, Oppelt PG, et al. Thyroid hormone receptors and reproduction. J Reprod Immunol, 2011, 90: 58-66.

3. Mariotti S, Chiovato L, Franceschi C, et al. Thyroid autoimmunity and aging. Exp Gerontol, 1998, 33: 535-541.

4. Weghofer A, Barad DH, Darmon S, et al. What affects functional ovarian reserve, thyroid function or thyroid autoimmunity？ Reprod Biol Endocrinol, 2016, 14: 26.

5. Kakuno Y, Amino N, Kanoh M, et al. Menstrual disturbances in various thyroid diseases. Endocr J, 2010, 57: 1017-1022.

6. Rohrer T, Stierkorb E, Grabert M, et al. Delayed menarche in young German women with type 1 diabetes mellitus: recent results from the DPV diabetes documentation and quality management system. Eur J Pediatr, 2008, 167: 793-799.

7. Sjöberg L, Pitkäniemi J, Harjutsalo V, et al. Menopause in women with type 1 diabetes. Menopause, 2011, 18: 158-163.

8. Schweiger BM, Snell-Bergeon JK, Roman R, et al. Menarche delay and menstrual irregularities persist in adolescents with type 1 diabetes. Reprod Biol Endocrinol, 2011, 9: 61.

9. Arrais RF, Dib SA. The hypothalamus-pituitary-ovary axis and type 1 diabetes mellitus: a mini review. Hum Reprod, 2006, 21: 327-337.

10. Goliger JA, Paul DL. Expression of gap junction proteins Cx26, Cx31. 1, Cx37, and Cx43 in developing and mature rat epidermis. Dev Dyn, 1994, 200.

11. Juneja SC. mRNA expression pattern of multiple members of connexin gene family in normal and abnormal

fetal gonads in mouse. Indian J Physiol Pharmacol, 2003, 47: 147-156.

12. Zhang BB, Zhou G, Li C. AMPK: an emerging drug target for diabetes and the metabolic syndrome. Cell Metab, 2009, 9: 407-416.

13. Rena G, Hardie DG, Pearson ER. The mechanisms of action of metformin. Diabetologia, 2017, 60: 1577-1585.

14. Watson ED, Bae SE, Thomassen R, et al. Insulin-like growth factors-Ⅰ and-Ⅱ and insulin-like growth factor-binding protein-2 in dominant equine follicles during spring transition and the ovulatory season. Reproduction, 2004, 128: 321-329.

15. Rivera GM, Chandrasekher YA, Evans AC, et al. A potential role for insulin-like growth factor binding protein-4 proteolysis in the establishment of ovarian follicular dominance in cattle. Biol Reprod, 2001, 65: 102-111.

16. Xu Y, Wang B, Liu X, et al. Evidences for involvement of growth hormone and insulin-like growth factor in ovarian development of starry flounder (Platichthys stellatus). Fish Physiol Biochem, 2017, 43: 527-537.

17. Richardson MC, Guo M, Fauser BCJM, et al. Environmental and developmental origins of ovarian reserve. Hum Reprod Update, 2014, 20: 353-369.

18. 刘传明, 丁利军, 李佳音, 等. 衰老导致卵巢功能低下研究进展. 遗传, 2019, 41: 816-826.

19. 唐邹颖, 马艳萍, 武泽, 等. 卵巢早衰的相关因素与预防. 中华临床医师杂志(电子版), 2014, 8: 4485-4488.

20. 张茜蒟, 秦莹莹, 陈子江. 卵巢早衰遗传学病因研究进展. 中国实用妇科与产科杂志, 2015, 31: 768-773.

21. Roth EB, Stenberg P, Book C, et al. Antibodies against transglutaminases, peptidylarginine deiminase and citrulline in rheumatoid arthritis--new pathways to epitope spreading. Clin Exp Rheumatol, 2006, 24: 12-18.

22. 郭靖, 钱龙, 李向培, 等. 类风湿关节炎患者外周血单个核细胞中 PADI4 mRNA 的表达及其意义. 免疫学杂志, 2013, 29: 43-46.

23. Ruder EH, Hartman TJ, Blumberg J, et al. Oxidative stress and antioxidants: exposure and impact on female fertility. Hum Reprod Update, 2008, 14: 345-357.

24. Ruder EH, Hartman TJ, Reindollar RH, et al. Female dietary antioxidant intake and time to pregnancy among couples treated for unexplained infertility. Fertil Steril, 2014, 101: 759-766.

25. 陈慧, 程冉, 许良智. 卵巢早衰与营养运动及炎性因子之间的关系. 医学综述, 2017, 23: 3335-3338.

第五章

卵巢衰老的发生机制

卵巢衰老受体内外诸多因素影响,组织学上表现为卵泡数量的减少和卵泡质量的下降。在此过程中,同一种影响因素可能通过多种分子机制发挥作用,而不同的影响因素之间也可能存在相同的作用机制。

卵巢衰老过程同时受到环境内外各种因素精密而复杂的调控。在本章中,我们将从以下几个方面对卵巢衰老的发生机制详细阐述:首先,我们介绍在卵巢衰老过程中始基卵泡激活与卵泡闭锁过程中的分子调控机制;接下来本章从 DNA 损伤、表观遗传、端粒及端粒酶、线粒体功能异常、自由基理论、卵巢微环境、卵巢生殖干细胞以及细胞衰老的角度,分别阐释其在卵巢衰老过程中的调控机制。各种机制中参与调控的关键分子或有望成为评估卵巢衰老的标志物或成为干预卵巢衰老的潜在靶点。

第一节　始基卵泡激活和卵泡闭锁的分子调控

始基卵泡池的规模代表了卵巢的潜力,是评估卵巢衰老程度的主要指标。始基卵泡有三种命运走向:①维持静息状态;②激活进入生长状态;③闭锁退化消失。其中,始基卵泡过度激活与卵泡异常闭锁是导致卵巢衰老的根本原因。因此,本节主要介绍始基卵泡激活与卵泡闭锁的分子调控机制。

一、始基卵泡激活的分子调控

始基卵泡有序地按一定速率激活是维持正常卵巢功能的基础,而始基卵泡激活受抑制性因子和刺激性因子的双重调节,任何一方过于强势或不足都会造成卵巢的稳态失衡。过度激活将加速卵巢衰老,而生长因子不足亦能使卵泡走向凋亡。具体分子调控网络归纳于图 5-1。

(一) 抑制性因子

1. AMH　AMH 表达于生长卵泡早期阶段,在窦前卵泡和小窦状卵泡的颗粒细胞中表达,而在始基卵泡、较大的窦卵泡、闭锁卵泡和卵母细胞中不表达。它是公认的抑制卵泡生长的因子。动物实验证实,小鼠卵巢在胚胎期不表达 AMH,出生 4 天后小鼠卵巢的颗粒细胞中始见表达,恰好与初级卵泡形成时间一致。Durlinger 在 *Amh* 敲除的小鼠的不同年龄段,

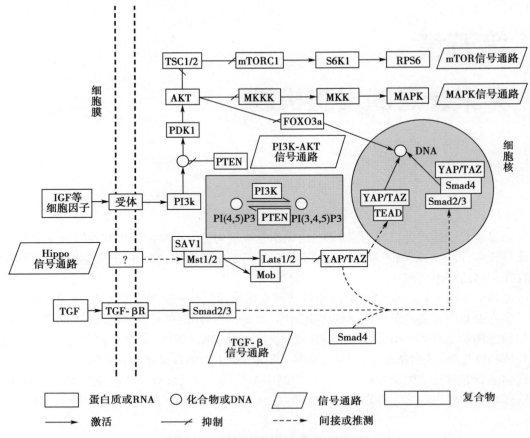

图 5-1 始基卵泡激活的分子调控网络

AKT:丝氨酸 / 苏氨酸蛋白激酶;FOXO:叉形头转录因子的 O 亚型;IGF:胰岛素生长因子;Lats:大肿瘤抑制基因;MAPK:丝裂原活化蛋白激酶;MKK:MAPK 激酶;MKKK:MAPK 激酶激酶;Mst:丝氨酸 / 苏氨酸激酶;mTOR:哺乳动物雷帕霉素靶基因;PDK:3- 磷酸肌醇依赖性蛋白激酶;PI(3,4,5)P3:1,2- 棕榈酰磷酯酰肌醇 -3,4,5- 磷酸;PI3K:磷脂酰肌醇 3- 激酶;PTEN:蛋白酪氨酸磷酸酶基因;RPS6:核糖体蛋白 s6 亚基;S6K1:RPS6 核糖体蛋白 s6 激酶;SAV1:支架蛋白 salvador;TAZ:具有 PDZ 结合域的转录共刺激因子;TEAD:转录增强子相关结构域;TGF:转化生长因子;TSC:结节性硬化复合物;YAP:YES 相关蛋白

通过卵泡计数证实了 AMH 对始基卵泡的抑制作用。Carlsson 将 14 位女性的卵巢组织进行体外培养,发现外源性添加 AMH 可较强地抑制始基卵泡激活。胚龄 6 天的鸡胚尿囊绒膜可以分泌大量 AMH,若将新生小鼠卵巢移植入鸡胚尿囊绒膜,始基卵泡激活明显受到抑制,而若敲除小鼠卵巢的 AMH 受体,抑制效应立即被解除。

2. PTEN　PTEN(phosphatase and tensin homolog)是一个抑癌基因,负性调节多条信号通路,如 PI3K-AKT、MAPK 和 NF-κB 等。PTEN 能够转移 PIP3 上的磷酸基团,使其转化成为 PIP2,从而拮抗 PI3K 的作用,阻断 AKT 及其下游激酶的活性,最终抑制始基卵泡激活。据报道,PTEN 还可以作用于 S6K1 的苏氨酸 -229 来影响始基卵泡的行为。条件性敲除小鼠的始基卵泡中卵母细胞的 *Pten* 基因后,会引发始基卵泡大量激活,小鼠卵巢在早期体积较大,有大量生长卵泡,但 12 周以后,LH 和 FSH 出现显著增高,小鼠丧失生育能力。*Pten*

敲除的小鼠卵泡耗竭得比 Amh 敲除的小鼠更快,也许说明 Pten 在生理情况下发挥的抑制效应更强。

值得一提的是,PTEN 对卵泡的影响有阶段特异性和细胞特异性。前已述及,Pten 缺失可以导致始基卵泡过度激活,但对排卵和产仔似乎影响不大,于是研究人员继续敲除了初级卵泡和其他生长期卵泡中的 Pten 基因,发现该基因缺失确实不影响卵泡的发育、排卵、卵子成熟以及受精等过程,证明了 PTEN 的阶段特异性。如果在颗粒细胞中敲除 Pten 基因,则排卵率和产仔数都有所增加,黄体细胞存活时间显著延长,该效应可长达 6 个月。Pten 基因表现出的双面性激起了科研工作者浓厚的兴趣,具体作用机制有待更深入的研究。

3. FOXO3a 在卵泡发育过程中,叉头框蛋白 O3a(forkhead box O3a,FOXO3a)主要受 PI3K/AKT 的负性调节。当 PI3K/AKT 通路激活时,活化的 AKT 使 FOXO3a 蛋白的 3 个残基(Thr32、Ser253 和 Ser315)磷酸化,后者从细胞核转移入细胞质失活,始基卵泡池失去抑制信号开始活化。Castrillon 发现 Foxo3a^{-/-} 小鼠始基卵泡全面启动激活,至出生后 14 天,切片中已经见不到正常卵泡,可见,FOXO3a 是抑制卵泡激活的关键因子。相应地,Liu 构建了由 ZP3 诱导的 FOXO3a 高表达小鼠,发现这类小鼠的卵泡发育延缓,小鼠出现排卵障碍和不孕。但当用 Kit 作为启动基因来构建 Foxo3a 过表达小鼠模型时,9 月龄小鼠的激素水平与正常 3 月龄的小鼠相当,而且始基卵泡数目更多,转基因小鼠整体表现出一个更年轻的表型。由此可见,选择过表达的时期也很重要,ZP3 在生长卵泡中表达更高,因此 ZP3 启动的 Foxo3a 基因的表达严重影响了生长卵泡的发育,但 Kit 只在始基卵泡和初级卵泡的卵母细胞中表达,因此 Kit 启动的 Foxo3a 基因的表达增加能够抑制始基卵泡池的过度激活与消耗,使卵巢呈现年轻化的趋势。Pelosi 也以 Foxo3a 为切入点,他们发现,Foxo3a 基因表达增加以后,小鼠卵巢即使在 12 月龄时也呈现一种"年轻"状态,FSH、LH 水平未显著上升,而且累计产仔数也更多。

4. FOXL2 叉头框 L2(forkhead box L2,FOXL2)也被称为"变性基因",男女性之所以展现出各自的生理特征,正是由于它的正常表达,举例来说,如果女性 FOXL2 基因出现突变,那她的身体也有可能长出男性的睾丸和胡子。对该基因的研究打破了性别是与生俱来的传统思想。研究人员发现,当雌鼠体内的 Foxl2 基因被关闭后,它们的卵巢开始变成睾丸,并开始产生健康雄鼠才有的睾丸素。Foxl2 与其相关基因(Sox9 和 Sry)在性别决定领域的研究是非常有趣的。

在卵巢中,FOXL2 主要由颗粒细胞和间质细胞表达。FOXL2 存在于始基卵泡,在发育至窦前卵泡的过程中表达逐渐下调,在黄体中消失。研究发现,FOXL2 缺失的颗粒细胞不能正常分化,且 AMH 不表达,但卵母细胞中 GDF9 表达升高,最终导致卵母细胞的发育提前于颗粒细胞,出现大量闭锁卵泡。FOXL2 与 AMH 之间有相互促进作用,Park 在 KGN 细胞(人卵巢颗粒细胞系)中敲除 FOXL2 后,AMH 及其下游产物表达下调;而在 AMH 缺失的小鼠卵巢中 FOXL2 也表达下降。

5. TSC TSC 蛋白是由 TSC1 及 TSC2 组成的异二聚体,TSC2 存在抑制 mTORC1 功能的结构域,TSC1 则维持 TSC2 的稳定,避免其被泛素化和降解。最新研究表明,特异性敲除的小鼠的卵母细胞的 Tsc1 基因,可引起 mTorc1 过表达,导致最终大批始基卵泡过早进入发育状态,出现卵巢早衰。该效应与 PTEN 有协同效应。Deepak 敲除卵母细胞 Tsc2 后,mTORC1-S6K1-rpS6 信号传导通路驱动了始基卵泡过度激活,但实验组与对照组每批产仔数无明显差异。上述两个实验强有力地证明了 TSC1/TSC2 复合物介导的 mTORC1 抑制作用对于维持始基卵泡池十分重要。

6. YAP　Hippo 通路是一条由一系列蛋白激酶和转录因子组成的激酶链,从低等动物到高等动物,Hippo 信号通路都具有高度保守性,其中,Yes 相关蛋白(Yes-associated protein,YAP)是该信号通路上最重要的调控因子,与始基卵泡池的激活也关系密切。

YAP 表达于卵泡颗粒细胞中。Xiang 等将出生 3 天小鼠的卵巢体外培养 8 天,发现始基卵泡加速激活,YAP 表达增高,而且 pYAP/YAP 比值也显著下降。2013 年,Kawamura 在人类卵巢组织标本上证实了 YAP 与始基卵泡激活的复杂关系。同时,该团队利用自创的体外激活方案,将 POI 女性的卵巢组织经过 PTEN 抑制剂、AKT 激活剂和剪碎处理,再将组织自体移植回患者体内,并通过辅助生育技术,最终使 37 人中有 3 人妊娠,2 人最终分娩。

众所周知,卵巢楔形切除术和腹腔镜激光打孔引流术可用于治疗 PCOS。手术操作能促进卵泡发育,这可能是因为物理因素改变了 YAP 的效应,促进卵泡发育。Hippo 通路已然成为一条明星通路,YAP 更是在"C 位"备受瞩目,在组织发育、肿瘤细胞迁移侵袭中发挥了重要作用,它在始基卵泡激活方面的作用有待进一步探讨。

(二) 刺激性因子

1. c-KIT　哺乳动物研究中,KIT/KITL 作用广泛,参与了卵泡膜细胞的分化、抑制窦前卵泡的凋亡以及调控卵母细胞的胞质成熟等过程。

KIT 及 KITL 最早表达于卵巢囊破裂阶段,窦前卵泡阶段 KITL 表达水平最高,随后表达量逐渐降低。研究发现,如果将新生小鼠从出生后 1~12 天开始每天注射 c-KIT 特异性受体阻断剂,原始卵泡募集将被完全阻断。KIT 可通过 PI3K/AKT 信号通路来促进卵泡的激活,KIT 并非始基卵泡激活过程中必不可少的因子,但是它的异常还导致了其他的变化,如始基卵泡池加速耗竭、卵泡发育停滞于初级卵泡和次级卵泡阶段。研究人员采用体外卵巢培养技术,向培养基中添加 KITL,发现能够促进始基卵泡激活,该体外效应也是由 PI3K 介导的。

2. PI3K　磷脂酰肌醇激酶 3(phosphatidylin-ositol-3-kinase,PI3K)是一种胞内磷脂酰肌醇激酶,属于细胞内重要的信号传导分子。PI3K 激活后在细胞质膜上产生第二信使 PIP3(plasma membrane intrinsic protein 3),后者通过 PDK1 活化 AKT,进一步可以磷酸化多种酶、激酶和转录因子等下游信号,调控细胞行为。研究发现,在 Pten 敲除的小鼠模型中,PI3K 表达升高,始基卵泡全面激活;若同时用 PI3K 抑制剂处理,效应则减弱。卵母细胞特异性高表达 PI3K 可以增加始基卵泡数目,但对始基卵泡激活的影响不大,说明其在始基卵泡池的形成中也发挥作用。

3. mTORC1　mTOR 复合物 1(mechanistic target of rapamycin complex 1,mTORC1)受到 TSC1 和 TSC2 的负性调节,将 Tsc1 和 Tsc2 基因型分别敲除的小鼠,可以看到 mTorc1 高表达,伴随始基卵泡过度激活。为了研究 mTORC1 是否是始基卵泡过程中的必要条件,Gorre 条件性敲除了始基卵泡卵母细胞中 mTORC1 的相关基因 Rptor,结果发现磷酸化 PI3K 代偿性地升高,维持了卵泡的正常发育和女性生殖能力。

4. **胰岛素**　通常认为,卵巢体外培养是构建始基卵泡激活的有效模型,但培养基中必须添加 ITS［胰岛素(insulin)、转铁蛋白(transferrin 和硒(selenium)］。研究表明,如果培养基中缺乏胰岛素,体外卵巢虽然仍然可以维持组织的存活,但始基卵泡数和初级卵泡数不发生变化,这意味着胰岛素在体外研究中是个潜在的促进因素。体外培养也发现,胰岛素可以促进卵泡膜细胞合成雄激素,促进颗粒细胞分泌雌激素和孕激素。仓鼠体内实验同样证实了胰岛素的促进作用,而且胰岛素在初级卵泡向次级卵泡的转换中也发挥作用,但继续增加胰岛素浓度,反而致使卵母细胞和颗粒细胞之间发育不同步。

总体来看,始基卵泡的激活在上述因素的参与下处于精密的平衡状态,抑制性因子包括AMH、PTEN、FOXO3a、FOXL2、TSC 和 YAP 等,激活性因子包括 c-KIT、PI3K、mTORC1 和胰岛素等。了解该过程有助于阐明卵子发生的分子机制,为女性不孕提供新的治疗靶点。

二、卵泡闭锁的分子调控

卵泡发育是个极为复杂的过程,涉及卵泡及其相关细胞的形态与功能改变,受到机体神经内分泌因素和卵巢微环境的调节。在哺乳动物卵巢中,只有一小部分卵泡最终能够排卵,超过99%的卵泡都将走向闭锁。目前的研究揭示细胞凋亡是卵泡闭锁的主要机制之一。近年来的研究表明细胞自噬也参与卵泡闭锁的过程。下面主要从细胞凋亡与细胞自噬两方面来阐述卵泡闭锁的分子机制:

(一)卵泡闭锁的主要方式——细胞凋亡

1. 细胞凋亡的普遍程序　细胞凋亡指为维持内环境稳定,由基因控制的细胞自主的、有序的死亡。卵泡凋亡导致始基卵泡池减少和卵泡闭锁,但我们不能简单地认为它是有害因素。在生理情况下,细胞的生存和死亡始终处于动态平衡。

细胞凋亡大致可以分为 4 个阶段:凋亡信号传导→凋亡相关基因激活→凋亡的执行→凋亡细胞的清除。

第一阶段:凋亡信号传导

目前研究比较清楚的是外源性和内源性细胞凋亡途径,见图 5-2。

(1)外源性信号途径:细胞外的死亡信号(FasL 和 TNF)可通过死亡受体转入胞内,使 Caspase 8 激活,进一步激活其他 Caspases,形成级联放大效应。

(2)内源性信号途径:细胞内的凋亡刺激信号导致线粒体内膜的变化,线粒体内的促凋亡蛋白细胞色素 C(cytochrome C,CytC)等释放到细胞质中,与凋亡肽酶激活因子 1(apoptotic peptidase activating factor 1,APAF-1)结合,激活 Caspase 9,引起随后的级联反应。

第二阶段:凋亡相关基因激活

这些凋亡基因包括 Caspase 家族、Bcl-2 家族和 p53 等,此处仅做简单介绍。

细胞凋亡过程实际上是 Caspase 的级联放大反应过程,激活的 Caspase 能够灭活细胞凋亡的抑制性蛋白,水解细胞的蛋白质结构。BCL-2 蛋白家族包括两类,一类是抗凋亡的,如 BCL-2、BCL-xl;一类是促进凋亡的,如 BAX、BAD、BID、BAK、BIM。p53 因在监视 DNA 的完整性,当细胞 DNA 受损不能修复时,诱导细胞进入凋亡程序。

第三阶段:凋亡的执行

外源性和内源性凋亡途径最后都归结到执行通路,该通路主要依赖于 Caspase 3、Caspase 6 和 Caspase 7,它们可以激活细胞内的各种水解酶,降解核酸、蛋白质等成分,最终导致凋亡细胞在形态和生化上发生变化。

第四阶段:凋亡细胞的清除

巨噬细胞吞噬凋亡细胞是凋亡的最后一个阶段。凋亡细胞表面磷脂的不对称性和磷脂酰肌丝氨酸的外翻,利于它们被巨噬细胞识别、吞噬和清除。

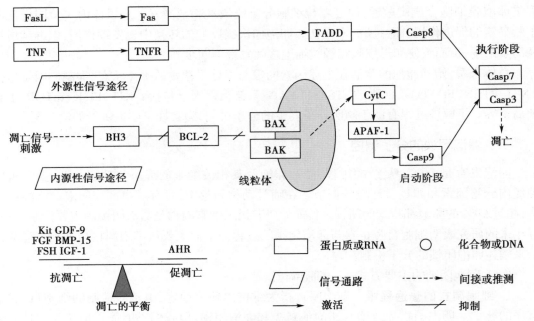

图 5-2 卵泡闭锁的主要方式

AHR:芳香烃受体;APAF:凋亡酶激活因子;BAK:Bcl-2 拮抗/杀伤因子;BAX:Bcl-2 相关蛋白 X;BCL:B 淋巴细胞瘤;BH:Bcl-2 同源结构域;BMP:骨形态发生蛋白;Casp:含半胱氨酸的天冬氨酸蛋白水解酶;CytC:细胞色素 C;FADD:Fas 相关死亡域蛋白;FGF:成纤维细胞生长因子;FSH:卵泡刺激素;GDF:生长分化因子;IGF:胰岛素生长因子;TNF:肿瘤坏死因子;TNFR:肿瘤坏死因子受体

2. **卵泡闭锁中的细胞凋亡** 在每月一次的卵泡"长跑竞赛"中,通常只有一个优势卵泡取胜能够排卵,其他卵泡会凋亡,这一方面减少了多胎妊娠的可能,另一方面,黄体发生的程序性死亡对于维持正常的月经周期和内分泌功能也十分必要。凋亡是否发生由促凋亡因素和抑凋亡因素共同决定,前者包括 TNF-α、高水平的 cAMP 和 GnRH 等,后者包括促性腺激素、表皮生长因子(epidermal growth factor,EGF)、胰岛素样生长因子(insulin like growth factor,IGF)、成纤维细胞生长因子(fibroblast growth factor,FGF)、催乳素、层粘连蛋白、瘦素、糖皮质激素和雌激素等。接下来将介绍卵泡发育不同阶段影响凋亡的主要因素:

(1)始基卵泡阶段:*KITL/c-KIT* 相互作用对始基卵泡的发育十分关键,*KITL* 可以增加 *Bcl-2* 基因家族的表达,有效降低卵母细胞凋亡。

另外,一个对始基卵泡存活至关重要的是 GDF-9,它是 TGF-β 超家族的成员,如果敲除卵母细胞的 *Gdf-9*,卵泡发育将停止在初级阶段。

多环芳香烃被认为是重要的环境和食品污染物,而多环芳烃受体(aryl hydrocarbon receptor,AHR)在每个发育阶段的颗粒细胞和卵母细胞中均有表达。已知多环芳烃的暴露会引起卵母细胞的大量死亡。Robles 分别对 4 天龄的野生型和 *Ahr* 基因敲除的小鼠进行卵泡计数,发现后者的始基卵泡是前者的 2 倍多,他们推测 *Ahr* 是通过凋亡发挥作用的。Benedict 同样构建了 *Ahr*⁻/⁻ 小鼠,并增加了观察时间点,他们发现在孕 18 天两组卵泡计数无明显差别,而出生后 2~3 天,转基因小鼠始基卵泡数目多了 2~3 倍,出生后 8 天又恢复到了正常水平,并维持至 32~35 天,他认为,可能是 *Ahr* 缺失引起的抗凋亡效应增加了始基卵泡数目,因此提出可能是 *Ahr* 缺失使颗粒细胞更快聚集到卵母细胞周围形成始基卵泡。

(2)窦前卵泡阶段:促性腺激素具有抗凋亡效应,无论是切除垂体来降低 FSH,还是阻断 LH/FSH 峰值,都会导致大量窦前卵泡闭锁,但 FSH 的体外抗凋亡效应不明显。人们推测, FSH 可能通过激素合成功能间接发挥作用,或通过协调卵母细胞 - 颗粒细胞 - 卵泡膜细胞三者,也有可能是通过作用于更加后期的卵泡,使前期卵泡激活。

此时期其他抗凋亡因素包括角细胞生长因子、FGF 和雌激素。角细胞生长因子由卵泡膜细胞产生,作用于颗粒细胞,卵巢体外培养发现它可以抑制窦前卵泡凋亡。FGF 效应与之类似。

对于雄激素的具体作用目前仍存在争议。在很长一段时间内,它被认为是一个促凋亡信号。早期实验发现雄激素可以呈剂量依赖性和时间依赖性地促进细胞凋亡。但 Vendola 的实验表明,如果将雄激素缓释剂皮下移植到恒河猴体内,经过 10 天的药物作用后,处理组有更多的窦前卵泡,颗粒细胞和卵泡膜细胞的增殖也增多,卵泡闭锁指标却无明显不同。

(3)早期窦卵泡阶段:该阶段卵泡发育呈激素依赖性生长,FSH 是最重要的生存信号,它抑制凋亡的效率达到 60%,大部分未表达 FSH 的卵泡逐渐凋亡。此时,LH 的效果有限。其他一些促进卵泡存活的因子还有 IGF-1、EGF、bFGF、生存素(survivin)和细胞因子 IL-1β 等。

(4)排卵前卵泡阶段:到了排卵前期,颗粒细胞和卵泡膜细胞表面都会表达 LH 受体,对 LH 峰作出反应。众所周知,该阶段颗粒细胞会分泌较高浓度的雌激素,人们推测这与防止优势卵泡凋亡有关。Hsueh 对小鼠促排卵以后,在排卵前通过添加各种因子研究其对排卵前卵泡的作用,结果发现促性腺激素能较大程度上抑制卵泡的凋亡,抑制率为 60%,IGF-1 其次,最后才是胰岛素。除此之外,IL-1β 也参与了促性腺激素介导的凋亡抑制效应,并增加了一氧化氮水平,但若同时添加促性腺激素和 IL-1β 阻断剂,抑制凋亡的效应则被减弱。 BMP15 和 GDF-9 也在该阶段发挥作用。

(5)围排卵期卵泡阶段:此时抑制 LH 峰将会导致卵泡凋亡。实验发现,LH 峰后,颗粒细胞细胞核孕激素受体表达增加,这一过程在啮齿类动物中短暂出现,但在人类中,孕激素受体增加可以维持较长时间,可能发挥了抗凋亡效应。

(二)卵泡闭锁的其他途径——细胞自噬

已有研究显示,卵泡闭锁可能不仅仅只有凋亡参与,自噬作为细胞内蛋白质的主要降解途径,也参与卵泡闭锁过程。自噬是一种进化保守的真核细胞自我降解机制,并广泛参与细胞中的多种生理过程。自噬通常分为三种类型,即巨自噬、微自噬以及分子伴侣介导的自噬,通常认为的自噬是指巨自噬,且相关的研究也更为深入。自噬不仅能够降解细胞内的蛋白质大分子,还能够对细胞器(如线粒体、核糖体和内质网等)进行降解。通常在营养匮乏以及缺氧等应激条件下,细胞会通过形成具有双层膜结构的自噬体对细胞内的错误折叠蛋白质以及受损的细胞器进行包裹并将其运送到溶酶体进行降解。这一过程的精妙之处在于它不仅消除了细胞内的有害组分,同时也为细胞应对不利条件提供了能量基础。细胞内自噬通常维持在很低的水平,在应激条件下才被诱导,对细胞具有一定的保护作用。

卵泡闭锁中的细胞自噬。自噬参与卵泡发育的机制还未清楚阐明。LC3 是自噬的标志物。有研究表明,LC3 主要在卵泡颗粒细胞中表达,且自噬和凋亡相互作用,均呈促性腺激素依赖性。Escobar 研究自噬和凋亡在新生小鼠卵巢的定位情况,发现在大多数即将死亡的卵母细胞中,凋亡的特征和典型的自噬同时存在。*Atg7* 在自噬小体的形成中发挥重要作用,并且在卵母细胞的各个阶段皆有表达。如果将 *Atg7* 敲除,卵泡池会提前耗竭。*Atg*^+/- 杂合小鼠的生殖细胞数目与野生型相比也少 56%,可见,*Atg7* 还是维持生殖细胞活性的重要因子。自噬与卵泡发育的通路存在很多交叉,如自噬的主要途径 mTORC1 也是在卵泡发育中研究得较为深入的分子之一。

综上,本节从始基卵泡激活和卵泡闭锁的分子调控机制两个方面进行了归纳总结。卵巢衰老的危险因素最终将通过导致卵泡命运的异常来损害卵巢功能,然而这些危险因素是通过何种机制导致上述调控卵泡命运的分子通路的改变进而影响卵泡的命运呢? 本章中接下来的章节将从卵巢微环境、细胞、细胞器及分子水平进一步阐述卵巢衰老发生的分子机制。

(吴 桐)

参考文献

1. 孙凤俊,薛建华,吕小青,等. 抗苗勒氏管激素 (AMH) 及其在选择供体牛上的应用研究进展. 黑龙江动物繁殖, 2014, 22: 3-6.

2. Carlsson IB, Scott JE, Visser JA, et al. Anti-Müllerian hormone inhibits initiation of growth of human primordial ovarian follicles in vitro. Human Reproduction, 2006, 21: 2223.

3. Reddy P, Adhikari D, Zheng W, et al. PDK1 signaling in oocytes controls reproductive aging and lifespan by manipulating the survival of primordial follicles. Human Molecular Genetics, 2009, 18: 2813.

4. Pradeep R, Lian L, Deepak A, et al. Oocyte-specific deletion of Pten causes premature activation of the primordial follicle pool. Science, 2008, 319: 611-613.

5. Castrillon DH, Miao L, Kollipara R, et al. Suppression of ovarian follicle activation in mice by the transcription factor Foxo3a. Science, 2003, 301: 215-218.

6. Pelosi E, Omari S, Michel M, et al. Constitutively active Foxo3 in oocytes preserves ovarian reserve in mice. Nature Communications, 2013, 4: 1843.

7. Dirk S, Ovitt CE, Katrin A, et al. The murine winged-helix transcription factor Foxl2 is required for granulosa cell differentiation and ovary maintenance. Development, 2004, 131: 933-942.

8. Park M, Suh D-S, Lee K, et al. Positive cross talk between FOXL2 and anti-Müllerian hormone regulates ovarian reserve. Fertility and Sterility, 2014, 102: 847-55. e1.

9. Sacchi S, Marinaro F, Xella S, et al. The anti-Müllerian hormone (AMH) induces forkhead box L2 (FOXL2) expression in primary culture of human granulosa cells in vitro. Journal of Assisted Reproduction and Genetics, 2017, 34: 1131-1136.

10. 王凤伟,王静芬,徐键. 参与调控始基卵泡激发过程的细胞信号通路. 生殖与避孕, 2016, 36: 208-213.

11. Deepak A, Wenjing Z, Yan S, et al. Tsc/mTORC1 signaling in oocytes governs the quiescence and activation of primordial follicles. Human Molecular Genetics, 2010, 19: 397-410.

12. Deepak A, Gilian F, Nagaraju G, et al. Disruption of Tsc2 in oocytes leads to overactivation of the entire pool of primordial follicles. Molecular Human Reproduction, 2009, 15: 765.

13. Kazuhiro K, Yuan C, Nao S, et al. Hippo signaling disruption and Akt stimulation of ovarian follicles for infertility treatment. Proceedings of the National Academy of Sciences of the United States of America, 2013, 110: 17474-17479.

14. Nao S, Nobuhito Y, Seido T, et al. Successful fertility preservation following ovarian tissue vitrification in patients with primary ovarian insufficiency. Human Reproduction, 2015, 30: 608.

15. Driancourt MA, Reynaud K, Cortvrindt R, et al. Roles of KIT and KIT LIGAND in ovarian function. Rev

Reprod, 2000, 5: 143-152.

16. John GB, Shidler MJ, Besmer P, et al. Kit signaling via PI3K promotes ovarian follicle maturation but is dispensable for primordial follicle activation. Developmental Biology, 2009, 331: 292-299.

17. So-Youn K, Katherine E, Cordeiro MH, et al. Cell autonomous phosphoinositide 3-kinase activation in oocytes disrupts normal ovarian function through promoting survival and overgrowth of ovarian follicles. Endocrinology, 2015, 156: 1464-1476.

18. Gorre N, Adhikari D, Lindkvist R, et al. mTORC1 Signaling in oocytes is dispensable for the survival of primordial follicles and for female fertility. Plos One, 2014, 9: e110491.

19. Fortune JE, Ming Y, Yang, Wanzirai M. In vitro and in vivo regulation of follicular formation and activation in cattle. Reprod Fertil Dev, 2011, 23: 15-22.

20. Jin X, Han CS, Yu FQ, et al. Anti-apoptotic action of stem cell factor on oocytes in primordial follicles and its signal transduction. Molecular Reproduction & Development, 2005, 70: 82.

21. J A, M P L, K V, et al. Human growth differentiation factor 9 (GDF-9) and its novel homolog GDF-9B are expressed in oocytes during early folliculogenesis. Journal of Clinical Endocrinology and Metabolism, 1999, 84: 2744-2750.

22. Mcgee E, Spears N, Minami S, et al. Preantral ovarian follicles in serum-free culture: suppression of apoptosis after activation of the cyclic guanosine 3′, 5′-monophosphate pathway and stimulation of growth and differentiation by follicle-stimulating hormone. Endocrinology, 1997, 138: 2417-2424.

23. Chun SY, Billig H, Tilly JL, et al. Gonadotropin suppression of apoptosis in cultured preovulatory follicles: mediatory role of endogenous insulin-like growth factor I. Endocrinology, 1994, 135: 1845.

24. Chun SY, Eisenhauer KM, Kubo M, et al. Interleukin-1 beta suppresses apoptosis in rat ovarian follicles by increasing nitric oxide production. Endocrinology, 1995; 136: 3120-3127.

25. Jong Yeob C, Wha JM, Eun Young L, et al. The role of autophagy in follicular development and atresia in rat granulosa cells. Fertility & Sterility, 2010, 93: 2532-2537.

26. Escobar ML, Echeverría OM, Ortíz R, et al. Combined apoptosis and autophagy, the process that eliminates the oocytes of atretic follicles in immature rats. Apoptosis, 2008, 13: 1253.

第二节　基因突变、DNA 损伤与卵巢衰老

基因组的 DNA 是细胞维持生命活动和信息传递的重要遗传物质,其分子结构的完整性和稳定性对于细胞存活和生理功能的发挥具有重要的意义。基因突变是指基因在结构上发生碱基对组成或排列顺序的改变。它通常发生在 DNA 复制时期,即细胞分裂间期,包括有丝分裂间期和减数分裂间期,能使基因编码的多肽链中氨基酸组成或顺序发生改变,进而影响蛋白质的生物功能,使机体的表型出现异常。减数分裂在卵细胞的形成过程中起着决定性的作用。如果卵原细胞在减数分裂过程中发生意外,势必影响卵细胞的形成,最终影响卵巢功能。因此,减数分裂相关基因的突变在卵巢衰老过程中同样起着至关重要的作用。DNA 损伤是在复制过程中发生的 DNA 核苷酸序列永久性改变,并导致遗传特征改变的现象。面对难以避免的内源性因素(如氧化应激)以及外源性因素(如电力辐射、化学毒物等)的干扰,生物体建立了一套复杂而精确的应答系统,用于调控和修复多种 DNA 损伤,以尽量避免基因突变和染色体异常的发生。DNA 损伤修复研究有利于了解基因突变的机制,深入探讨人类衰老以及卵巢衰老的机制及原因。

本节将从基因突变与卵巢衰老、DNA 损伤与卵巢衰老等方面阐述 DNA 突变及损伤在

卵巢衰老过程中的调控机制。

一、基因突变与卵巢衰老

人类孟德尔遗传数据库汇总了一系列与卵巢衰老相关的突变基因,如 *DIAPH2*、*POF1B*、*FOXL2*、*BMP15*、*NOBOX*、*FIGLA*、*NR5A1*、*STAG3*、*HFM1*、*MCM8*、*ERCC6*、*SYCE1*、*MSH5*、*GDF9* 等。有报道证实,这些关键基因的突变均能够导致早发性卵巢功能不全。本节将主要介绍与 DNA 损伤修复及减数分裂相关的遗传基因 *STAG3*、*MCM8*、*ERCC6* 和 *MSH5* 等在卵巢功能中的作用。

1. *STAG3* *STAG3* 基因位于 7q22.1,其所编码的产物是内聚蛋白的亚单位之一。内聚蛋白是一种蛋白质复合物,在减数分裂过程中对染色体的配对和分离起着至关重要的作用。*Stag3*$^{-/-}$ 雌性小鼠表现为严重的早发性卵巢发育不良,明显缺乏卵母细胞和卵泡。*Stag3*$^{-/-}$ 胎鼠中卵母细胞发生早期减数分裂停滞和染色体着丝粒聚合不良,这在某种程度上证明 *Stag3* 在卵母细胞减数分裂过程中发挥着重要的作用。

2. *MCM8/MCM9* *MCM8* 基因位于 20p12.3,*Mcm9* 基因位于 6q22.31,它们编码的产物属于微小体维持(minichromosome maintenance,MCM)蛋白家族,对真核生物基因组复制的启动至关重要,参与同源重组和双链 DNA 断裂修复。*MCM8/MCM9* 复合物是修复第一次减数分裂粗线期发生的双链 DNA 断裂所必需的,这一过程中的 DNA 损伤若不能得到及时修复,将导致卵母细胞死亡或卵巢发育异常。Lutzmann 等人的研究表明,雌性和雄性 *Mcm8*$^{-/-}$ 小鼠以及雌性 *Mcm9*$^{-/-}$ 小鼠均无生育能力,*Mcm8*$^{-/-}$ 雌性小鼠的卵泡在早期发育的过程中表现出明显的凋亡和闭锁迹象,成年 *Mcm8*$^{-/-}$ 雌性小鼠卵泡缺失,老年 *Mcm8*$^{-/-}$ 雌性小鼠将发生颗粒细胞瘤。*Mcm8*$^{-/-}$ 和 *Mcm9*$^{-/-}$ 鼠胚胎成纤维细胞的生长速度比野生型细胞明显减慢,表现为基因组的不稳定,积累大量微核和断裂的染色体,这均是断裂的 DNA 双链未得到及时修复的表现。*Mcm8*$^{-/-}$ 鼠胚胎成纤维细胞不能够募集同源修复相关因子,如 Mre11、Rpa 和 Rad51,从而丧失同源重组修复的能力。*MCM8* 基因 c.446C.G(p.P149R)位点纯合突变将阻止 MCM8 蛋白被募集至 DNA 损伤位点上,从而诱发基因组的不稳定。*MCM9* 基因 c.1732+2T 位点的突变直接引起 *MCM9* 在翻译过程中剪接等异常,从而导致 MCM9 蛋白无法被招募至 DNA 损伤位点上发挥其修复功能。*MCM9* 基因 c.394C.T(p.R132*)位点突变将直接引起 MCM9 蛋白失活,最终导致卵巢功能衰竭。

3. *HFM1* *HFM1* 基因位于 1p22.2,其所编码的产物是减数分裂过程中染色体同源重组和联会所必需的蛋白质。*Hfm1*$^{-/-}$ 雌性小鼠卵巢卵泡数量急剧下降,基质成分增加,小鼠卵巢功能提早衰竭。

4. *ERCC6* *ERCC6* 又名 *CSB*,位于 10q11.23,*ERCC6* 基因可以编码 ERCC6 蛋白、无功能的 PGBD3 转座酶以及 ERCC6-PGBD3 蛋白,而 ERCC6-PGBD3 蛋白是由 *Ercc6* 基因前 5 个外显子选择性剪切到 *Pgbd3* 基因上所产生的,所以又名 CSB-PGBD3。CSB-PGBD3 通过其 N 端的 CSB 与 RNA 聚合酶 II 相互作用从而参与 DNA 损伤修复过程中。Qin 等人的研究发现,在散发性 POF 人群中,融合基因 *CSB-PGBD3* 有 3 个新的突变位点,通过功能验证说明这 3 个位点的突变致使 CSB-PGBD3 不能与 DNA 损伤位点结合,破坏卵巢中 DNA 损伤修复过程,从而可能诱发 POF 的发生。

5. *MSH5* *MSH5* 位于 6p21.3,其所编码的蛋白参与 DNA 错配修复和减数分裂重组过程。Edelmann 等人发现,*Msh5^{-/-}* 小鼠卵巢中的细胞不能进行正常的减数分裂,完全丧失了正常卵巢的结构,从而提示 *Msh5* 在雌性小鼠性腺发育过程中对于维持正常减少分裂是必需的。Guo 等人研究发现,*Msh5* D486Y 位点纯合突变雌性小鼠均无生育能力,卵巢体积明显小于正常小鼠,而且组织学检测发现,2 月龄小鼠卵巢中未发现有卵泡发育和生殖细胞。在 *Msh5^{-/-}* 小鼠卵巢中,卵母细胞 DNA 受损后不能进行及时修复,从而导致减数分裂联会过程受阻,卵泡数目下降。

二、DNA 损伤与卵巢衰老

DNA 损伤是指环境中物理的或化学的污染因素所引起的机体内细胞 DNA 结构的改变,表现为核苷酸的点突变、缺失、插入或双链 DNA 断裂。DNA 损伤修复是指生物细胞内的 DNA 分子受到损伤以后结构的恢复现象,是机体细胞内多种酶作用的结果。在 DNA 损伤修复类型中最主要的修复方式为同源重组修复和非同源末端连接修复,其中同源重组修复是真核生物最为重要的修复方式。大量研究证据显示脊椎动物的卵母细胞具有强大的 DNA 损伤修复能力,在减数分裂和卵泡发育的过程中维持基因组的稳定性。某些种类哺乳动物(如人类)的卵母细胞持续处于减数分裂核网期数十年,这种长时间的停滞为 DNA 损伤积累留出了时间窗,同样,在妇科恶性肿瘤的治疗过程中的各种治疗手段可以通过包括 DNA 损伤在内的多种方式杀伤卵母细胞,降低卵巢储备,导致女性发生卵巢损伤甚至卵巢早衰。

(一) DNA 损伤与卵母细胞功能

卵母细胞具有较为完善的 DNA 损伤应答系统,当卵母细胞遭受内源性或外源性不良损害时,卵母细胞会启动一系列的 DNA 损伤修复反应,修复 DNA 错误序列,以保证遗传物质的稳定性以及生命活动的顺利进行。这种 DNA 损伤识别和修复系统一旦遭到破坏,卵母细胞应对外源性或内源性损害刺激的能力会明显降低,表现为对损害刺激的高敏感和低应答。而当 DNA 损伤得不到有效修复而不断累积时,卵母细胞会逐渐停止发育,甚至启动 p53 诱导的细胞凋亡信号通路,最终导致卵泡的闭锁。在不可修复的 DNA 损伤的情况下,通过凋亡、细胞死亡或衰老来消除细胞,以避免严重的致畸变后果。

1. DNA 损伤与卵母细胞的凋亡　出生时,女性已经建立起卵泡池,始基卵泡的卵母细胞维持在第一次减数分裂前期。始基卵泡的储备对于维持女性生育力至关重要,因此始基卵泡的 DNA 损伤与女性生育力的维持密切相关。DNA 损伤有几种类型,包括交联和碱基改变,最严重的一种类型是 DNA 双链断裂(double-strand break,DSB)。细胞可以通过多种方式对 DNA 损伤产生相应的反应,这些应答过程包括细胞周期停滞和诱发凋亡。

共济失调毛细血管扩张突变基因(ataxia-telangiectasia mutated gene,ATM)介导的 DSB 是导致卵母细胞衰老的原因之一,MRN 复合物(包括 MRE11、RAD50 和 NBS1)和 53BP1 感受 DNA 损伤及染色体结构变化,随后激活 ATM,ATM 使 γH2AX 磷酸化,激活下游通路,引起 DNA 损伤(DNA 链切除的激活导致同源重组)、细胞周期阻滞(通过 CHK2 或抑制 CDC2)或凋亡(通过 c-Abl 和 TAp63α),其中还涉及其他 DNA 修复蛋白如 BRCA1、Rad51、RPA、ATR 等。有很多证据表明,具有受损 DNA 的始基卵泡更容易发生凋亡。同样,如果体细胞持续性发生 G1/S 阻滞并且存在广泛的无法修复的 DNA 损伤,那么这种细胞将进入凋亡过程。

p53 转录因子对 DNA 损伤的体细胞维持 G1/S 检查点是必不可少的。在 p53 敲除的卵母细胞中,p53 家族的其他成员(如 p63 和 p73)介导 DNA 损伤诱导雌性生殖细胞凋亡过程,而 p53 在该过程中并不是起作用的主要因素。事实上,反式激活转录因子 p63(TAp63)在生殖系卵母细胞中特异存在,是健康卵母细胞的"监护者"。当用 γ 射线照射 Tap63 转基因小鼠后,小鼠卵巢始基卵泡在这种暴露情况下并未经历明显的凋亡过程,这项研究结果提示了 TAp63 对 DNA 损伤诱导卵母细胞凋亡是必需的。DNA 损伤诱导的 TAp63 的激活需要 ATM 激酶活化 c-Abl,进而激活 TAp63α,以及 CHK2 的参与。此外,ATM 激酶抑制剂可以阻止 TAp63 的激活,从而抑制卵母细胞的凋亡。在 Chk2 敲除的卵巢中,TAp63 在电离辐射暴露后仍处于磷酸化状态,并在 DNA 损伤的情况下,Chk2 缺失的卵母细胞仍然能够存活。需要指出的是,p53 下游的分子在 DNA 损伤诱导的卵母细胞凋亡中同样发挥着重要的作用。野生小鼠在接受电离辐射后,其始基卵泡池通常会迅速耗竭,但是 Puma 和 Noxa 单基因敲除或双基因敲除的小鼠即使接受了电离辐射,其卵巢仍然存在大量的始基卵泡,这表明 p53 下游基因 Puma 和 Noxa 在 DNA 损伤诱导的始基卵泡凋亡过程中具有重要意义。这些基因的缺失使得卵泡 DNA 免受损伤,保持了卵巢的正常功能,避免卵巢过早进入衰老状态,从而维持了正常的生育能力。

2. DNA 损伤与 GV 期卵母细胞的细胞周期　有研究表明,当卵母细胞被募集排卵时,TAp63 的表达水平急剧下降。尽管始基卵泡是卵巢中卵泡池的主要成分,但人们却对于生长的卵母细胞如何应对 DNA 损伤具有很大兴趣。在生长过程中,卵母细胞一直处于第一次减数分裂前期。卵母细胞第一次减数分裂前期的染色体联会和同源重组过程,实质是 SPO11 诱导的双链 DNA 断裂和同源重组修复过程,如果 DNA 修复得不到有效实施,减数分裂将会停滞,甚至导致卵母细胞凋亡,严重影响卵巢功能,导致卵巢衰老。GV 期卵母细胞进入减数分裂与体细胞 G2/M 细胞周期转变之间存在一定的相似性,而且 CDK1 对这两个过程均有促进作用。然而,使用依托泊苷等 DNA 损伤药物处理 GV 期卵母细胞时,并未出现明显的 G2/M 期阻滞现象。有研究表明这可能是由于哺乳动物卵母细胞中缺乏 G2 期检查点的缘故。另外,最近有研究表明,当 DNA 受到损伤时,卵母细胞中卵丘复合物的出现能够使其维持在 GV 期停滞状态,这可能是机体内避免 DNA 受损的成熟卵泡形成的一种保护机制。

(二) DNA 损伤与颗粒细胞功能

卵泡中的细胞包括卵子及颗粒细胞。从出生开始在整个生育寿命中不断受到内部和外部环境的刺激,DNA 可能会受到损伤。随着年龄的增长,卵巢中的颗粒细胞受到的 DNA 损伤不断积累,这意味着颗粒细胞的 DNA 损伤及修复可能与卵巢衰老有密切关系。大量研究均提示,内外因素的影响均可以引起卵巢颗粒细胞 DNA 受损,进而影响卵巢功能,加速卵巢衰老。

镉可以降低鸡颗粒细胞的生长活力,引起细胞染色质浓缩以及 DNA 断裂,促进 BAX 表达,抑制抗凋亡蛋白 BCL2 和 XIAP 的表达,进而激活 Caspase 3 凋亡信号通路,诱导鸡颗粒细胞的凋亡。在小鼠颗粒细胞中,双酚 A 暴露提高了 BAX/BCL-2 表达比例,使细胞周期 G2 期向 M 期转化停滞,从而诱导颗粒细胞的 DNA 损伤,引起细胞凋亡。成年小鼠长期暴露于双酚 A 后,可以诱导 Caspase 3 相关的凋亡途径导致卵泡闭锁。目前对于顺铂、环磷酰胺、阿霉素等化疗药物对卵巢损伤机制的研究已经很广泛。顺铂以共价结合的形式与 DNA

形成链内和链间的铰链,在复制过程中诱导 DNA 损伤,从而抑制蛋白翻译和合成过程。顺铂可以诱导鼠始基卵泡卵母细胞双链 DNA 断裂,并激活 DNA 损伤反应。环磷酰胺与 DNA 发生交联,从而抑制其合成及其功能。大量证据表明环磷酰胺可以损伤 DNA,包括导致双链 DNA 断裂和卵母细胞凋亡。利用 24 周龄胚胎的卵巢组织建立异种移植模型结果提示,单剂量环磷酰胺可导致人原始卵泡凋亡。阿霉素可以抑制拓扑异构酶Ⅱ,形成有毒的氧自由基,从而诱导 DNA 断裂,抑制 DNA 的合成和功能。此外,阿霉素可以以一种剂量依赖性的方式引起始基卵泡、生长卵泡中的卵母细胞、颗粒细胞中大量 DNA 双链断裂,发生组蛋白 H2AX 在 Ser139 上的磷酸化,并导致 ATM 激酶 Ser1981 磷酸化激活,最终诱导卵巢细胞凋亡。

持续暴露于香烟烟雾有害成分可以干扰卵巢内甾体激素的合成并影响卵泡生长。充分的研究证据表明吸烟会导致卵巢 DNA 损伤,从而改变卵母细胞与颗粒细胞之间的联系。机体暴露于苯并芘后,卵母细胞和颗粒细胞中 DNA 损伤加剧。卵母细胞和颗粒细胞之间的缝隙链接对于维持卵泡发生过程中的生长、代谢和分化至关重要。苯并芘可以抑制细胞培养过程中细胞间的缝隙连接信号传导。香烟中的尼古丁可以增加胚胎卵巢体细胞和生殖细胞中活性氧的水平,下调同源重组相关基因 *Atm*、*Atr*、*Chk1*、*Chk2*、*Brca1* 和蛋白 DAZL、RAD51,增加 DNA 损伤累积进而促进卵巢细胞发生凋亡。因此,孕期暴露于尼古丁可能影响胎儿卵巢储备功能。人的颗粒细胞暴露于酒精后,IGF-1 信号通路相关因子、3β-HSD、细胞色素 P450 以及雌二醇水平均上升;下调 IGF-1 后,细胞色素 P450 以及雌二醇表达下降。体外培养的大鼠颗粒细胞暴露于酒精时,凋亡增加,且具有浓度依赖性,凋亡相关蛋白 BCL-2 和 BAX 的表达明显受到干扰。

总体来说,卵巢中颗粒细胞受到机体内外因素的刺激后,均可以通过不同的机制诱导颗粒细胞的 DNA 受损,使颗粒细胞发生功能障碍,表现为激素合成能力下降,或直接导致颗粒细胞凋亡、卵泡闭锁,进而导致卵巢功能下降,加速卵巢衰老。

综上所述,在卵巢衰老的分子机制中,先天遗传物质如基因突变/缺陷具有一定作用,而各种环境暴露因素引起的 DNA 损伤同样扮演着重要的角色。多种因素通过损伤卵巢细胞的 DNA 而导致卵巢功能受损。卵母细胞是卵巢发挥生殖功能的核心,其在发育过程中经历的 DNA 损伤能否得到及时的修复对于雌性哺乳动物发挥生殖功能至关重要。围绕卵母细胞周围的颗粒细胞在卵泡命运中也至关重要。本节未对卵巢间质细胞的 DNA 损伤进行详细阐述,相关研究目前还较为缺乏。在未来的研究中,研究者亦可从卵巢间质细胞的角度阐释卵巢功能受损的机制。

(付方方)

参考文献

1. Carroll J, Marangos P. The DNA damage response in mammalian oocytes. Front Genet, 2013, 4: 117.

2. Caburet S, Arboleda VA, Llano E, et al. Mutant cohesin in premature ovarian failure. New England Journal of Medicine, 2014, 370: 943-949.

3. Qin Y, Jiao X, Simpson JL, et al. Genetics of primary ovarian insufficiency: new developments and opportunities. Human Reproduction Update, 2015, 21: 787-808.

4. Lutzmann M, Grey C, Traver S, et al. MCM8- and MCM9-deficient mice reveal gametogenesis defects and

genome instability due to impaired homologous recombination. Molecular Cell, 2012, 47: 523-534.

5. Guiraldelli MF, Eyster C, Wilkerson JL, et al. Mouse HFM1/Mer3 is required for crossover formation and complete synapsis of homologous chromosomes during meiosis. Plos Genetics, 2013, 9.

6. Edelmann W, Cohen PE, Kneitz B, et al. Mammalian MutS homologue 5 is required for chromosome pairing in meiosis. Nature Genetics, 1999, 21: 123-127.

7. Guo T, Zhao S, Zhao S, et al. Mutations in MSH5 in primary ovarian insufficiency. Human Molecular Genetics, 2017, 26: 1452-1457.

8. Ene AC, Park S, Edelmann W, et al. Caspase 9 is constitutively activated in mouse oocytes and plays a key role in oocyte elimination during meiotic prophase progression. Developmental Biology, 2013, 377: 213-223.

9. Heyer WD, Ehmsen KT, Liu J. Regulation of homologous recombination in eukaryotes. Annu Rev Genet, 2010, 44: 113-139.

10. Maltaris T, Seufert R, Fischl F, et al. The effect of cancer treatment on female fertility and strategies for preserving fertility. Eur J Obstet Gynecol Reprod Biol, 2007, 130: 148-155.

11. AlAsiri S, Basit S, Wood-Trageser MA, et al. Exome sequencing reveals MCM8 mutation underlies ovarian failure and chromosomal instability. J Clin Invest, 2015, 125: 258-262.

12. Fauchereau F, Shalev S, Chervinsky E, et al. A non-sense MCM9 mutation in a familial case of primary ovarian insufficiency. Clin Genet, 2016, 89: 603-607.

13. Wang J, Zhang W, Jiang H, et al. Mutations in HFM1 in recessive primary ovarian insufficiency. The New England Journal of Medicine, 2014, 370: 972-974.

14. Collins JK, Jones KT. DNA damage responses in mammalian oocytes. Reproduction, 2016, 152: R15-R22.

15. Oktem O, Oktay K. Quantitative assessment of the impact of chemotherapy on ovarian follicle reserve and stromal function. Cancer, 2007, 110: 2222-2229.

16. Oktem O, Oktay K. A novel ovarian xenografting model to characterize the impact of chemotherapy agents on human primordial follicle reserve. Cancer Research, 2007, 67: 10159-10162.

17. Riley T, Sontag E, Chen P, et al. Transcriptional control of human p53-regulated genes. Nature Reviews Molecular Cell Biology, 2008, 9: 402-412.

18. Winship AL, Stringer JM, Liew SH, et al. The importance of DNA repair for maintaining oocyte quality in response to anti-cancer treatments, environmental toxins and maternal ageing. Hum Reprod Update, 2018.

19. Morita Y, Perez GI, Paris F, et al. Oocyte apoptosis is suppressed by disruption of the acid sphingomyelinase gene or by sphingosine-1-phosphate therapy. Nature Medicine, 2000, 6: 1109-1114.

20. Suh EK, Yang A, Kettenbach A, et al. p63 protects the female germ line during meiotic arrest. Nature, 2006, 444: 624-628.

21. Cheng SF, Qin XS, Han ZL, et al. Nicotine exposure impairs germ cell development in human fetal ovaries cultured in vitro. Aging, 2018, 10: 1556-1574.

22. Soleimani R, Heytens E, Darzynkiewicz Z, et al. Mechanisms of chemotherapy-induced human ovarian aging: double strand DNA breaks and microvascular compromise. Aging, 2011, 3: 782-793.

第三节 表观遗传修饰与卵巢衰老

卵巢衰老是由内外因素共同引起的,尽管遗传因素对卵巢功能有一定的影响,但遗传因素只能解释一小部分卵巢功能不全与卵巢早衰,其余大部分可能是由随机事件、环境等其他非遗传因素引起的。因此,表观遗传学由于同时关联环境和基因,被认为是卵巢衰老的重要原因之一。表观遗传学研究的是基因调控中不改变 DNA 序列的可遗传的变化,主要包括四种形式：①在染色质水平，通过染色质重塑等高阶染色质结构的变化，调控基因的表达；②DNA水平的共价结合修饰，如DNA甲基化；③在RNA水平，通过非编码RNA实现对基因转录以及转录后的表达调控，如siRNA、miRNA、piRNA及lncRNA；④在蛋白水平，对核心组蛋白的翻译后修饰，如组蛋白乙酰化、甲基化、磷酸化、泛素化等。

表观遗传调控的失衡是衰老的重要特征，它包括染色质结构的整体变化和一些特定基因启动子区域的局部表观遗传修饰改变，在控制人类衰老过程中的基因表达和基因组不稳定性方面发挥着重要作用。表观遗传失调已被证明与卵巢衰老及多种年龄相关疾病有密切的关系，如免疫功能下降、动脉粥样硬化、2型糖尿病、癌症和神经退行性疾病等。本节中我们将从DNA甲基化与卵巢衰老、组蛋白修饰与卵巢衰老、非编码RNA与卵巢衰老三个方面阐述表观遗传修饰在卵巢衰老过程中的调控机制。

一、DNA甲基化与卵巢衰老

（一）DNA甲基化简介

DNA甲基化是最具特征的表观遗传现象，称为表观遗传标记，是哺乳动物细胞中普遍存在的一种与基因转录调控相关的重要表观遗传机制，通过对基因表达的抑制参与调节染色体结构、X染色体失活、基因组印迹和内源性反转录转座子沉默等多种生物学过程。在大多数真核生物中，DNA甲基化是指在特定的CpG（5'-cytosin-phosphate-guanine-3' islands）中胞嘧啶残基的5-碳上添加甲基。该过程是由脱氧核糖核酸甲基转移酶（DNA methyltransferases，DNMTs）通过主动或被动方式催化完成的。目前，在哺乳动物中共发现4种DNA甲基转移酶，包括DNMT1、DNMT3A、DNMT3B和DNMT3C，1个辅因子DNMT3L，以及3种DNA去甲基化酶，即α-酮戊二酸和Fe^{2+}依赖的双加氧酶TET1、TET2和TET3。其中，DNMT1负责维持DNA甲基化，每次DNA复制所继承的甲基化模式都是由DNMT1完成的；DNMT3A和DNMT3B主要在胚胎和干细胞中表达，参与DNA甲基化的从头合成，包括在以前未甲基化的胞嘧啶上添加新的甲基，建立初始甲基化模式。DNMT3C主要在雄性生殖腺中抑制转座子的活性；DNMT3L本身虽不具有催化活性，但可通过与DNMT3A/B或组蛋白去乙酰化酶结合而发挥作用；而TETs能依次将5-甲基胞嘧啶（5mC）氧化成5-羟甲基胞嘧啶（5hmC）、5-甲酰基胞嘧啶（5fC）和5-羧基胞嘧啶（5caC），最后再通过碱基切除修复（base excision repair，BER）途径用胸腺嘧啶核苷糖苷酶切割修饰的残基，并用胞嘧啶代替，从而介导DNA的主动去甲基化。

DNA甲基化对基因表达的影响是多样化和高度可变的，这取决于甲基化CpG位点在基因组中的位置。在哺乳动物中，60%~90%的CpG二核苷酸中的胞嘧啶残基被甲基化，而大多数非甲基化的胞嘧啶常位于编码序列附近或转录起始位点区域中富含CG序列的CpG岛上，在转录调节中起重要作用。哺乳动物细胞中的DNA甲基化是动态的，并且通常在短期内是稳定的，这依赖于甲基化和去甲基化反应的精确平衡。但是，随着年龄的增长，这种平衡会发生剧烈的变化，导致全基因组范围内整体DNA的低甲基化和局部位点（如受保护的启动子区域）的高甲基化。DNA低甲基化与基因表达或者激活相关，而启动子区CpG岛的高甲基化与转录抑制密切相关，是基因沉默的一个标志。

（二）DNA甲基化与机体衰老

随年龄增长而发生的基因组DNA低甲基化，被认为是导致人类衰老及慢性衰老相关疾病发展的一个关键危险因素。对不同种族及人群的年轻人和老年人 DNA 甲基化状态分析，发现全基因组甲基化率和实际年龄之间的关系，人们基于 DNA 甲基化水平开发了一种高度精确的表观遗传年龄生物标志物，称为"表观遗传时钟"。DNA 甲基化水平与年龄的关系在不同研究中均得到证实。加利福尼亚大学洛杉矶分校的一项大规模研究表明 353 个 DNA 标记的甲基化过程随年龄发生固定变化，可用作生物时钟，准确地预测年龄。另一项研究从 19~107 岁的个体血液中发现可以依据 71 个 CpGs 的甲基化水平来预测生物年龄，这些 CpGs 是在衰老相关基因的附近被发现的。因此，这些 DNA 甲基化水平以时钟一样的方式发生变化，并与个体的实际年龄相关联，为我们提供了新的衰老生物标志物。这些表观遗传时钟比实际年龄更能预测一个人的衰老过程。由于肥胖会加速生殖衰老及其他衰老相关疾病的发生，该研究利用表观遗传时钟研究了几个人体组织中表观遗传年龄与肥胖之间的关系，结果表明，体重指数与肝组织表观遗传年龄密切相关。能够体现肝脏表观遗传年龄的基因主要富集于参与氧化磷酸化和电子传递的核基因和线粒体基因。该研究通过对组织特异性表观遗传的研究，可以解释肥胖与衰老加速之间的关系。

（三）DNA 甲基化与卵巢衰老

与机体其他组织或器官的衰老相似，年老小鼠卵母细胞和植入前胚胎的全基因组 DNA 甲基化水平显著低于年轻小鼠。研究表明，在 35~40 周龄小鼠的 M Ⅱ 期卵母细胞中，DNMT1、DNMT3a、DNMT3b 和 DNMT3l 的蛋白表达显著低于 6~8 周龄小鼠 M Ⅱ 卵母细胞。小鼠 Dnmt1 基因突变导致全基因组去甲基化和胚胎死亡。因此，年老小鼠卵母细胞中 DNMT 的低表达，可能是引起年龄相关的 DNA 低甲基化改变的直接原因之一，而低 DNA 甲基化导致的表观遗传染色体状态可能与老年雌性小鼠的较低妊娠率和较高的死产率和胎儿畸形率有关。在人类中，受 DNA 甲基化模式调控的 TAP73 在 38 岁以上女性卵母细胞中的表达显著低于 36 岁以下女性的卵母细胞。

TET 家族在早期胚胎发育过程中不仅参与 DNA 去甲基化，而且对于雌性生殖细胞完成减数分裂也是至关重要的。如果 TET3 的表达在卵母细胞中被抑制，会导致受精卵阶段的父系基因组去甲基化过程异常。尽管 TET 与衰老和疾病有关，但它们在卵巢衰老中的作用仍未确定。

接受双侧卵巢切除术的女性唾液中的颊上皮细胞表观遗传年龄较高，而接受更年期激素治疗的女性颊上皮细胞表观遗传年龄较低。利用遗传数据，该研究发现绝经年龄和血液中表观遗传年龄加速之间具有共同的遗传属性。利用孟德尔随机化分析，该研究发现两个与更年期年龄高度相关的 SNP 与表观遗传年龄加速有显著的关联。表观遗传年龄加速与较低的 AMH 和较低的卵母细胞产量相关，进一步的研究表明，DNA 甲基化年龄，特别是表观遗传年龄加速，可以作为表观遗传生物标志物，提高预测模型评估卵巢反应性的能力。更年期加速了血液的表观遗传老化，再次证明了生殖衰老与寿命之间的密切联系。DNA 甲基化可以作为衰老（包括卵巢衰老）的诊断工具，从这些表观基因组研究中获得的数据可能在未来的个体化医学中发挥重要作用。

在卵子发生过程中，DNA 甲基化是一种关键机制，因为卵母细胞发育、生长和成熟所需的关键基因的表达受这种机制的调节。在卵子发生的早期，全基因组 DNA 甲基化在生发泡期卵母细胞中建立，并在生发泡破裂之前完成。卵母细胞周围颗粒细胞的 DNA 甲基化状态对于卵母细胞同样至关重要。DNA 甲基化对颗粒细胞发育相关基因可以起到不同的作用

（抑制或激活）。研究表明，老年牛的卵巢颗粒细胞中的 DNA 甲基化整体水平远低于年轻的。同样地，从年龄较大的供体获得的颗粒细胞与年轻的供体相比，DNA 甲基化水平降低。在小鼠卵泡发育过程中，与初级卵泡和次级卵泡相比，窦状卵泡颗粒细胞中 CCGG 和 GATCG 处于明显的高甲基化状态。在马绒毛膜促性腺激素刺激下，体内颗粒细胞 *Lhr* 基因启动子区 DNA 甲基化水平显著降低；然而，卵丘细胞 *Lhr* 基因启动子区 DNA 仍然维持着高甲基化状态。因此，*Lhr* 基因启动子区 DNA 去甲基化状态在卵泡发育过程中调节细胞类型特异性分化中起着关键作用。因此，与年龄相关的卵巢功能衰退、卵母细胞质量和基因表达的改变可能与颗粒细胞中异常的 DNA 甲基化有关。

二、组蛋白修饰与卵巢衰老

组蛋白修饰是另一种重要的表观遗传修饰，是指在核心组蛋白（H2A、H2B、H3 和 H4）氨基末端添加化学标记，如乙酰化、甲基化、磷酸化或泛素化等，这些修饰改变了组蛋白 -DNA 之间的相互作用，影响 DNA 的紧密或松散程度，协调转录因子和聚合酶的募集进而调控基因的表达。既往研究表明组蛋白乙酰化、甲基化、磷酸化、泛素化等与衰老密切相关。下文就研究较广泛的几类组蛋白修饰作简要介绍，并阐述其在卵巢衰老中的作用机制。

（一）组蛋白修饰简介

1. 组蛋白乙酰化修饰 在组蛋白赖氨酸尾部加入乙酰基可以中和正电荷，从而导致染色质构象改变，进而增加转录单元对 DNA 亲和性并促进转录。组蛋白乙酰转移酶（histone acetyltransferase，HAT）主要乙酰化组蛋白尾部的赖氨酸残基。乙酰化一般发生在组蛋白 H3 第 9、14、18 和 23 位赖氨酸残基和组蛋白 H4 第 5、8、12 和 16 位的赖氨酸残基处。在 1996 年，共激活因子 p300 和 CBP 被鉴定为组蛋白乙酰转移酶。CBP 和 p300 乙酰化组蛋白 H3 和 H4 氨基酸残基，并募集其他的乙酰转移酶，如 p300/CBP 相关因子 pCAF。这些乙酰转移酶通过与 DNA 相关的转录因子相互作用从而被募集到特定基因启动子区发挥相应的转录调控活性。组蛋白的乙酰化可以促进基因的转录激活，然而由组蛋白脱乙酰酶（histone deacetylase，HDAC）催化的去乙酰化所引起的特定基因的转录抑制状态同样发挥着重要的作用。组蛋白乙酰化修饰是受 HATs 和 HDACs 调控，组蛋白赖氨酸的乙酰化水平是高度动态的，乙酰化和去乙酰化状态之间的平衡在调节基因表达中起着至关重要的作用。乙酰化作用与建立开放的染色质结构和促进转录活性有关，不仅可以作为启动子和增强子激活的标记，还广泛参与基因转录、DNA 修复、染色质结构开放与记忆形成等过程，调控哺乳动物的多个发育阶段和众多生理过程。

2. 组蛋白甲基化 根据组蛋白 H3 和 H4 被甲基化的赖氨酸残基位点的不同，组蛋白的甲基化能对下游基因起到转录激活作用，也可能起到转录抑制作用。组蛋白 H3 和 H4 甲基化一般发生在其尾部未被乙酰化的赖氨酸或精氨酸残基上，可以表现为单甲基化、二甲基化和三甲基化状态。目前，对 H3 组蛋白的第四位赖氨酸（K4）和第 9 位赖氨酸（K9）的甲基化，以及 H4 组蛋白第 3 位精氨酸（R3）的甲基化的研究较多。H3 组蛋白 K4 的二甲基化既与基因的转录激活有关，又参与基因的转录抑制。然而，该部位的三甲基化状态只参与基因的转录激活。与 H3 组蛋白 K9 乙酰化的转录激活作用相反，该部位的甲基化通常参与基因沉默，并且阻止该位点的乙酰化。

3. 组蛋白的其他修饰方式 组蛋白的甲基化修饰方式是最稳定的，所以最适合作为稳定的表观遗传信息。而乙酰化修饰具有较高的动态,另外还有其他不稳定的修饰方式,如磷酸化、腺苷酸化、泛素化、ADP 核糖基化等。这些修饰更为灵活地影响染色质的结构与功能,通过多种修饰方式的组合发挥其调控功能。这些能被特异性识别的修饰信息也被称为组蛋白密码,组蛋白密码组合变化非常多,因此组蛋白共价修饰可能是更为精细的基因表达方式。

(二)组蛋白修饰与机体衰老

研究人员观察到,组蛋白修饰在衰老过程中发生变化。尽管人们普遍认为组蛋白修饰改变与衰老之间有一定的联系,但这些变化究竟是衰老的原因还是其后果仍有争议。不同组蛋白修饰在衰老过程中的作用也有一定程度的相互作用和联系。

1. **组蛋白乙酰化与衰老** 组蛋白乙酰化也是长寿调节的重要组成部分,直接影响组蛋白与 DNA 的物理连接。组蛋白乙酰化的模式在衰老组织中发生改变,这与衰老疾病相关。组蛋白乙酰化是组蛋白修饰中最受关注和最为广泛研究的内容。体内和体外研究表明,乙酰化组蛋白在活性基因区域增强,这是通过募集赖氨酸乙酰转移酶(KATs)介导的。HDACs 对 HATs 起相反的作用,它们之间的相互作用调节组蛋白乙酰化。

有证据表明,组蛋白乙酰化标记起分子记忆作用,因此改变组蛋白乙酰化可以影响认知功能。年龄相关记忆障碍是 H4K12 乙酰化失调的结果,提示 H4K12 乙酰化可导致基因表达的改变,可作为记忆受损的早期信号。通过给老龄野生型小鼠补充组蛋白去乙酰化酶抑制剂(HDACi)和异羟肟酸(SAHA),可以观察到 H4K12 的乙酰化水平的稳定性增加,进而导致学习记忆功能的改善。然而,另一组研究人员通过重新评估 HDACi 对海马记忆和认知老化影响的大鼠模型,对这一观点提出了质疑,研究结果提示 HDACi 并未影响记忆保留。值得注意的是,在其他与年龄相关的现象中也观察到 H4K12ac 水平的升高,如小鼠卵母细胞衰老所致的不育和结肠癌。因此,某些类型的组蛋白乙酰化作用在不同组织中可能存在差异,因此,组蛋白乙酰化与衰老之间的分子机制需要更深入的研究。

2. **组蛋白甲基化和衰老** 根据对细胞、蠕虫、苍蝇甚至人类的各种研究,组蛋白甲基化是一种公认的积极参与发育和衰老的组蛋白修饰类型。在组蛋白甲基化修饰中研究最为广泛的是 H3K4me3、H3K9me3、H3K27me3 等。

大量在线虫、果蝇等模式生物中的研究证实组蛋白甲基化与动物寿命延长之间的联系,研究表明生殖系 H3K4me3 去甲基化能促进寿命的延长。H3K4me3 调节器可能有不同的影响,取决于这些调节器的类型或具体情况。一项研究发现,缺乏 H3K4me3 甲基转移酶(ASH-2、SET-2、WDP-5)导致蠕虫寿命延长同时伴随脂肪代谢的改变。另一组蛋白甲基化标志物 H3K9me3 的水平在衰老过程中也发生了变化。H3K27me3 是另一个典型的表观遗传标志,通常与基因沉默和高度紧密的异染色质相关。在早老性疾病的研究中,一位女性 HGPS 患者细胞的 X 染色体上 H3K27me3 丢失,同时 EZH2 表达下调。最新的一项实验表明,通过 Oct4、Sox2、Klf4 和 c-Myc(OSKM)的短期循环表达进行部分重编程,不仅可以改善细胞和机体的衰老标志,而且在早衰小鼠模型和老年野生型小鼠中均有延长寿命的作用,其中 H3K9me3、H3K27me3 和 H4K20me3 被认为是重要的表观遗传标志。此研究强化了组蛋白修饰改变作为衰老标志的潜在作用,体现了衰老过程的可塑性,在体内通过部分重编程可以延缓或逆转衰老过程。

除甲基化和乙酰化外,其他组蛋白修饰类型也参与了衰老过程和与衰老相关的疾病。然而,由于评价方法的限制和与老化的联系较为薄弱,这些疾病的研究较少。组蛋白修饰与衰老之间的关系越来越受到重视,因为组蛋白修饰逐渐成为衰老过程中表观遗传标志改变的重要组成部分。

(三) 组蛋白修饰与卵巢衰老

1. 组蛋白乙酰化与卵巢功能　卵母细胞减数分裂过程受组蛋白乙酰化调节,卵母细胞在生长、发育过程中需积累各种营养物质,同时合成和储存胚胎早期发育所需的各类信息,在此期间卵母细胞中组蛋白乙酰化参与了染色质结构的改变和基因表达的调控。研究表明,小鼠生发泡期卵母细胞 H4K5、H4K8、H4K12、H4K16、H3K9、H3K14 均处于乙酰化状态,但随着减数分裂的重新启动,除 H4K8 外均发生了去乙酰化,并且这种状态一直维持到第二次减数分裂中期结束。牛卵母细胞体外成熟过程中组蛋白 H4 乙酰化方式与小鼠相似。类似的结果也见于猪卵母细胞,较高的组蛋白乙酰化存在于生发泡破裂期或更早的时期,随着减数分裂的启动,从生发泡期到第一次减数分裂中期,组蛋白 H3、H4 乙酰化水平明显降低。在哺乳动物卵母细胞成熟过程中,组蛋白 H3 和 H4 发生乙酰化修饰。H4 有 4 个高度保守的赖氨酸 H4(K5、K8、K12 和 K16),H3 有两个赖氨酸 H3(K9 和 K14)可被乙酰化修饰。哺乳动物卵母细胞成熟过程中的组蛋白乙酰化是一个动态的过程,具有物种特异性。在小鼠 GV 期卵母细胞中,组蛋白 H3 和 H4 赖氨酸残基发生乙酰化,随着减数分裂的恢复,在 M Ⅰ 和 M Ⅱ 阶段组蛋白被整体去乙酰化。同样,在人类 GV 期卵母细胞中,组蛋白 H4K5、H4K8、H4K12、H4K16 被乙酰化,然而 M Ⅱ 期卵母细胞出现部分去乙酰化。如果在哺乳动物卵母细胞体外成熟过程中,抑制组蛋白去乙酰化可导致纺锤体缺陷和染色体的错误分离,引起染色体非整倍体分裂的发生率升高,导致胚胎的早期死亡。

另一方面,卵母细胞中组蛋白乙酰化修饰模式受年龄的影响。HDACs 在衰老小鼠卵母细胞中转录水平较年轻小鼠呈现整体下调,与组蛋白 H4K16 乙酰化相关的 Sirt2 在老龄小鼠卵母细胞中的表达较年轻小鼠卵母细胞中的表达要低。除了去乙酰化酶表达的下降,卵母细胞中组蛋白乙酰化水平同样随年龄的增长发生显著改变。通过比较年轻(3 周龄)和年老(10 月龄)雌性 BDF1 小鼠卵母细胞在 H4 上不同赖氨酸残基乙酰化情况,发现在老年小鼠的 M Ⅱ 期卵母细胞中有 40% 的 H4K12 保持乙酰化,而年轻小鼠的卵母细胞中组蛋白已完全去乙酰化。此外,与年轻小鼠相比,M Ⅱ 卵母细胞 H4K8 乙酰化的信号在老年小鼠中更高。无论母鼠年龄大小,其他两种赖氨酸 H3K14 和 K4K16 在 M Ⅱ 卵母细胞中都表现出完全去乙酰化。此外,组蛋白去乙酰化能力随着母体年龄的增加而降低,但在 M Ⅱ 卵母细胞中没有出现。Manosalva 和 Gonzalez 的观察证实了 H4K8 在小鼠卵母细胞中的去乙酰化水平受母体年龄的影响。通过比较不同年龄小鼠 GV 期和 M Ⅱ 期卵母细胞发现,GV 期卵母细胞中 H4K12 的乙酰化水平随着年龄增长而下降,11 个月、13 个月和 15 个月分别为 70%、55%、20%,然而其乙酰化水平在 M Ⅱ 期卵母细胞随年龄增长而增加(57%、60%、80%)。GV 期卵母细胞中 H4K12 的异常乙酰化与 M Ⅱ 期卵母细胞的去乙酰化存在相关性。

除了啮齿类动物外,人类卵母细胞组蛋白乙酰化变化也与母体年龄增加有关。van den Berg 发现 GV 期人类卵母细胞中 H4K5、H4K8、H4K12、H4K16 组蛋白乙酰化染色明显,然而在 M Ⅰ 和 M Ⅱ 期卵母细胞中,染色质出现不同程度的去乙酰化。他们还研究了组蛋白乙酰化与母体年龄之间的关系,发现随着年龄的增长,乙酰化卵母细胞的比例在逐渐增加,提示高龄抑制人 M Ⅱ 期卵母细胞中 H4K12 的去乙酰化作用。总体来说,卵母细胞作为生殖细胞,与体细胞的有丝分裂不同,组蛋白乙酰化状态在卵母细胞发育成熟的不同阶段是动态变化的,减数分裂过程中发生的去乙酰化对于染色体的分离、受精及胚胎发育至关重要。随着年龄的增长,GV 期的卵母细胞的组蛋白整体乙酰化水平呈下降趋势,同时伴随着组蛋白去乙酰化能力的降低。这种年龄相关的组蛋白去乙酰化不足导致 M Ⅱ 期卵母细胞呈高乙酰化状态,这可能是高龄女性卵母细胞发生高频染色体非整倍分裂的重要原因。

2. **组蛋白修饰与卵巢激素合成相关基因** DeManno 等人发现,在大鼠颗粒细胞的原代培养物过程中加入 FSH 和 cAMP 类似物导致 H1 组蛋白和 H3 组蛋白的磷酸化,这也再次引起了人们对组蛋白表观修饰的兴趣。也就是在这个时候,由于共激活和共阻遏因子导致的染色质重塑在基因转录激活中的作用成为了研究的热点。Salvador 等人的研究随后表明,FSH 通过 PKA 依赖性机制介导 H3 组蛋白 S10 位点的磷酸化,而该过程并不需要 ERK1/2、RSK-2、MSK-1、p38MAPK、PD 激酶或 PKC 的参与。最近,由于雌二醇和 FSH 刺激,卵泡中 H3 组蛋白 S10 磷酸化在大鼠的发情前期达到峰值。FSH 诱导颗粒细胞中血清 - 糖皮质激素激酶,抑制素 α 亚基和 *FOS* 基因的激活与 H3 组蛋白 S10 磷酸化和 K14 乙酰化有关,然而,孕酮受体基因启动子并无 H3 组蛋白乙酰化或磷酸化水平增加的现象。下面以研究较多的 *StAR*、*Lhr* 基因为例介绍组蛋白修饰在调控卵巢功能中的作用。

(1) *StAR* 基因:*StAR* 基因是卵巢中研究最广泛的基因之一,主要有两个原因:首先,其编码的蛋白质可以将胆固醇由线粒体膜外转移入线粒体膜内,因此,其是调节类固醇激素合成的限速酶步骤;其次,该基因在颗粒细胞中的表达被精密地调节。在生理条件下,成熟的颗粒细胞中几乎检测不到其表达,然而在月经中期促性腺激素激增时,其表达被强烈激活。Christenson 等人是第一个研究体内卵巢组织中 *StAR* 基因启动子区组蛋白修饰的研究团体,该研究指出,在猴子体内注射 hCG 以模拟 LH 峰并诱发排卵,然后收集注射前后猴子卵巢的颗粒细胞,检测 *StAR* 基因启动子区 H3 组蛋白乙酰化水平,结果发现黄素化的颗粒细胞中 H3 组蛋白乙酰化水平较注射前非黄素化颗粒细胞中的水平高 32~206 倍。此外,该研究的作者还指出,在 hCG 处理 24~36 小时后,从 IVF 患者收集的人颗粒细胞中同样发现 *StAR* 基因调节区相关的 H3 组蛋白的乙酰化。在 hCG 刺激后,*StAR* 基因启动子区附近 H3 组蛋白的 K9 甲基化立即减少,但是在相同时间相同区域 H3 组蛋白的乙酰化水平并无改变。因此,这项研究结果表明,在超排卵小鼠模型中,H3 组蛋白的乙酰化对于 *StAR* 基因表达并非必需,但是对于 K9 甲基化沉默却是必不可少的。

(2) *Lhr* 基因:在卵泡发育期间,LH 受体在颗粒细胞中表达增加,在 LH 峰作用下表达下降,随后在黄体中表达再次增加。*Lhr* 在非卵巢细胞中的研究表明组蛋白相关酶可以介导 LH 受体转录抑制。*Lhr* 基因被转录因子 Sp1 和 Sp3 转录激活。一方面,EAR2 和 EAR3 与 *Lhr* 启动子域的转录抑制去结合,抑制 *Lhr* 基因的转录;另一方面,含有 HDAC1/HDAC2/Sin3A 复合物与 Sp1 或 Sp3 结合至 *Lhr* 启动子元件可以抑制该基因的转录表达。此外,HDAC 抑制剂可以增加 H3 组蛋白和 H4 组蛋白乙酰化水平,并募集 RNA 聚合酶Ⅱ,从而增加了 *Lhr* 基因的转录。这些研究提示 *Lhr* 基因在颗粒细胞发育的早期阶段保持沉默状态或在 LH 峰刺激下表达下降。

卵巢关键基因抑制或沉默的准确调控对卵泡健康发育至关重要。如上所述,存在几种可以抑制基因表达的机制,包括抑制组蛋白 H3K9 甲基化,HDAC 募集,以及可能抑制 HAT 的活性或募集。目前对卵巢细胞中 HDAC 表达水平及其精密的调节机制研究尚不深入。未来的研究将会进一步揭开组蛋白修饰在卵巢衰老中的神秘机制。

三、非编码 RNA 与卵巢衰老

非编码 RNA（non-coding RNA，ncRNA）是指转录组后不被翻译为蛋白质的 RNA 分子。目前在卵巢衰老方面研究比较多的 ncRNA 包括 microRNA（miRNA）、长链非编码 RNA（lncRNA）和环状 RNA（circRNA），接下来将对它们在卵巢衰老过程中的关键作用及机制进行阐述。

（一）miRNA 与卵巢衰老

哺乳动物卵泡的发育是一个高度协调且精密调控的生理过程。miRNA 是一种时间依赖性的转录后调控因子，它对卵巢功能起着重要的调控作用。Dicer 是合成成熟 miRNAs 的关键酶，在调控细胞发育中发挥重要作用。在小鼠卵巢中，Dicer1 蛋白在卵泡的卵母细胞和颗粒细胞中均有表达。在小鼠颗粒细胞中条件性敲除 Dicer1 后发现，始基卵泡的初始募集加速，而闭锁卵泡也增加。而且已有大量研究报道，miRNA 在卵泡发育成熟和消耗、卵泡质量下降中起着重要的调控作用。

1. miRNA 与卵泡发育　哺乳动物的卵泡发育包括始基卵泡的激活和生长卵泡的发育成熟等过程。大量研究表明，miRNA 在这些过程中均发挥着重要的作用。

（1）miRNA 与始基卵泡的激活与维持：始基卵泡的激活和维持对于女性生殖功能的维持至关重要。增殖细胞核抗原（Pcna）基因是卵泡组装过程中的关键基因。有研究报道，在新生小鼠的始基卵泡中，miR-376a 参与 Pcna 的转录后调控，在体外培养的小鼠卵巢中上调 miR-376a 可以增加始基卵泡的数量，抑制卵泡的凋亡。在新生小鼠卵巢中，上调 mir-143 可以通过抑制前颗粒细胞增殖、减少细胞周期相关基因（Ccnb1、Ccnd2、Ccne2、Cdk2、Cdk4 和 Cdk6）的表达，从而抑制有效始基卵泡。王世宣教授团队分析了 3 天和 5 天新生小鼠卵巢 miRNA 表达谱，发现了 24 个差异显著的 miRNA。进一步的研究发现，下调 miR-145 可以减少体外培养卵巢中始基卵泡的比例和数量，进而增加其中生长卵泡的比例和数量，这可能与 miR-145 调控 TGF-β 信号通路和 Smad 信号通路相关。综上，miRNA 可通过调控卵巢衰老的关键基因及通路影响始基卵泡的激活。

（2）miRNA 与生长卵泡的发育与成熟：随着卵泡体积的增大，包围在卵母细胞周围的颗粒细胞层数增加，由于发育的不同，卵泡大小差异明显。鉴于这种不同，Sontakke 等人分析了不同大小卵泡中 miRNA 表达谱的差异，明确了 miRNA 在卵泡发育和优势卵泡形成的作用。该研究表明，在大的健康卵泡中，miR-144、miR-202 和 miR-87 的表达水平明显高于大的闭锁卵泡中的表达。有研究者分别比较了牛动情周期第 3 天和第 7 天的优势卵泡和非优势卵泡的颗粒细胞，发现这两个时间点的优势卵泡和非优势卵泡的 miRNA 表达存在很大的差异，在第 3 天时，两者差异比较明显的是 miR-449a、miR-449c 和 miR-222，而第 7 天两者差异比较明显的却是 miR-409a、miR-383 和 miR-184，这说明不同阶段卵泡的 miRNA 表达谱存在很大的差异。同样有研究证实，小窦状卵泡的 mRNA 表达谱表现出比大窦状卵泡更显著的异质性。深入研究 miRNA 在卵泡发育中的作用及机制，可能为进一步揭示卵泡发育过程提供基础。

2. miRNA 与卵泡质量　Martinez RM 等人通过横断面研究，分析了 126 例进行 IVF 的患者单个卵泡液中的 miRNA 的表达水平，结果提示 miR-92a 和 miR-130b 在未能成功受孕的卵母细胞卵泡中高表达；而在第 3 天能够发育成优质胚胎的卵泡的卵泡液中，miR-888 水平降低,而 miR-214 和 miR-454 水平升高;通过 KEGG 分析,差异显著的 miRNA 主要富集在卵泡发育、卵母细胞减数分裂和卵巢功能等信号通路。而更早的研究指出,使用定制的 miRNA TaqMan 探针检测 40 例卵泡液,发现在成功受精和未能成功受精的成熟卵泡卵泡液中,miR-202-5p、miR-206、miR-16-1-3p 和 miR-1244 存在显著差异;而产生高质量胚胎与低质量胚胎的成熟卵泡卵泡液中,miR-766-3p、miR-663b、miR-132-3p 和 miR-16-5p 在两组间存在显著的差异。这两项研究发现的差异表达 miRNA 存在很大的区别,提示 miRNA 在卵泡质量下降过程中调控机制存在很大的异质性。有研究指出,miR-202-5p 在颗粒细胞和未受精的卵母细胞中高表达,敲除 miR-202-5p 后,卵母细胞的数量和质量均显著下降,且不能成功受精。卵丘中的颗粒细胞在卵母细胞成熟和受精过程中发挥重要的作用。Uhde K 等人分析了能够形成囊胚和不能成功形成囊胚的牛卵丘复合物中颗粒细胞的 miRNA 表达谱,发现两者之间没有明显的差异,提示 miRNA 可能对卵丘复合物中颗粒细胞的功能没有显著的影响。这些研究均在不同程度上提示 miRNA 对卵母细胞的质量存在不同程度的影响。

3. miRNA 与颗粒细胞功能　　颗粒细胞的增殖、分化和类固醇激素的生成对哺乳动物卵泡的发育过程至关重要。颗粒细胞的增殖为生长的卵母细胞提供特殊的微环境。TGF-β 超家族几个成员参与颗粒细胞的增殖。MiR-10 家族成员通过抑制 TGF-β 信号通路关键基因 *TGFβ1*、*Activin A*、*Bmp4* 和 *Bmp15*,从而抑制人、小鼠和大鼠颗粒细胞的增殖,并诱导其凋亡。在人的颗粒细胞中,miR-15a 和 miR-181a 分别靶向 MAPK/ERK 和 PCNA 以及 PCNA 和 Cyclin D2,从而抑制颗粒细胞的增殖。卵泡募集过程中出现的卵泡闭锁的现象是由于颗粒细胞凋亡而引起的。let-7g 可以通过靶向 *Map3k1* 和 *Tgfbr1* 促进猪卵泡颗粒细胞的凋亡。miR-26b 通过靶向 *Atm*、*Smad4* 和 *Has2* 基因促进猪颗粒细胞的凋亡。miR-23a 和 miR-27a 均可以通过靶向 *Smad5* 基因促进人颗粒细胞的凋亡。多项研究表明不同的 miRNA 在颗粒细胞凋亡过程中发挥着不同的作用。

卵泡的发育需要激素的维持,而这些激素主要由颗粒细胞分泌。研究者在体外培养的人颗粒细胞中转染了 80 种不同的人 pre-miRNA,发现 36 个 miRNA 可以抑制颗粒细胞释放黄体酮,而其中 10 个 miRNA 能够促进颗粒细胞释放黄体酮,有 51 个 miRNA 可以抑制雌二醇的释放。在体外培养的小鼠颗粒细胞中,过表达 miR-378 可以显著下调孕激素受体及其下游转录产物 ADAMTS1、CTSL1 和 PPARG 的表达,进而抑制黄体酮的产生。此外,在人和小鼠的颗粒细胞中,过表达 miR-34a 和 miR-320 均可以抑制雌二醇的合成和分泌。Wang 等人的研究指出在小鼠颗粒细胞中过表达 miR-764-3p 可以抑制 SF-1 表达,导致 SF-1 下游基因 *Cyp19a1* 表达减少,从而抑制颗粒细胞雌二醇的合成。相反,也有研究报道 miRNA 可以促进颗粒细胞雌二醇的合成。miR-133b 参与 FSH 诱导雌激素的产生,在颗粒细胞中过表达 miR-133b 可以抑制 *Foxl2* 的表达,从而解除 *Foxl2* 对 *Star* 和 *Cyp19a1* 基因的转录抑制作用,从而促进雌二醇的产生。在小鼠颗粒细胞中过表达 miR-132 可以显著抑制 Nurr1 蛋白的表达,从而解除其对 *Cyp19a1* 基因转录抑制作用,促进颗粒细胞产生雌二醇。以上研究均说明,miRNA 对颗粒细胞激素的产生既有促进作用,又有抑制作用。

(二) 长链非编码 RNA 与卵巢衰老

lncRNA 是指长度 >200 个核苷酸,不被翻译为多肽的 RNA,具有高度的组织器官特异性。近年来,人们逐渐开始关注 lncRNAs 在卵巢衰老中的作用。Neat1 是一种 lncRNA,是基因表达的重要调控因子,在黄体中表达较高。研究发现 *Neat1* 敲除的小鼠不能自然受孕,给予黄体酮治疗后可以逆转这种现象,说明 *Neat1* 缺失可能是通过引起黄体功能障碍及黄体酮水平低下,从而导致小鼠生育能力下降。有研究者对高质量胚胎和低质量胚胎的卵丘颗粒细胞进行 lncRNA 测序,结果发现在低质量胚胎卵丘颗粒细胞中有 124 个表达上调的 lncRNAs 和 509 个表达下调的 lncRNAs。环磷酰胺可以通过激活 lncRNA-Meg3-p53-p66Shc 通路,抑制小鼠颗粒细胞增殖,诱导卵巢早衰。在 *Crybb2* 基因敲除的小鼠卵巢中,lncRNA A30P01019163 表达水平下降,进而下调其下游基因 *P2rx7*,影响卵巢细胞细胞周期和增殖功能。在小鼠颗粒细胞中过表达 lncRNA SRA 可以促进 Cyclin B、Cyclin E 和 Cyclin D1 表达,减少 G0/G1 期细胞数量,从而促进颗粒细胞增殖,抑制凋亡;还可以上调 CYP11A1/2 表达,从而促进颗粒细胞合成和分泌雌二醇和孕酮。lncRNA GAS5 可以促进女性生殖干细胞的增殖,抑制其凋亡,可能为女性不育提供诊断或治疗价值。在颗粒细胞中下调 lncRNA-Amhr2 可以导致 Amhr2 mRNA 表达下降,lncRNA-Amhr2 可以通过增强 Amhr2 启动子活性,在卵巢颗粒细胞的 *Amhr2* 基因激活中发挥作用。lncRNA 对卵巢功能的影响目前处于起步阶段,很多研究只是描述了两者之间的相关性,更深一步的机制研究有待深入探究。

(三) 环状 RNA 与卵巢衰老

环状 RNA(circular RNA,circRNA)是一类不具有 5′ 末端帽子和 3′ 末端 poly(A)尾巴并以共价键形成环形结构的非编码 RNA 分子。circRNA 主要来源于内含子或外显子,在 mRNA 前体分子可变剪接加工过程中通过反向拼接或套索内含子的方式产生,具有进化上保守、结构稳定以及组织表达特异性等特征。近年研究发现,circRNA 具有很多重要的调控功能,例如,circRNA 可以作为竞争性内源 RNA(ceRNA)结合胞内 miRNA,阻断 miRNA 对其靶基因的抑制作用。目前 circRNA 的研究还处于初期阶段,*Nature*、*Cell* 等顶尖期刊发表的研究成果显示 circRNA 在疾病诊断和治疗方面具有巨大潜力。

王世宣教授的研究团队报道了衰老过程中人颗粒细胞中 cricRNA 谱变化情况,结果显示研究 circRNA_103827 和 circRNA_104816 表达水平与母亲年龄呈正相关,颗粒细胞中两者的表达水平与高质量胚胎的数量呈负相关;生物信息学分析表明,这两个 circRNA 参与葡萄糖代谢、有丝分裂细胞周期和卵巢类固醇的合成。这些结果提示:与年龄相关的 circRNA_103827 和 circRNA_104816 表达上调可能是卵泡微环境受损的潜在指标,可用于预测 IVF 预后。随后又有研究者比较了新生小鼠和成年小鼠卵巢颗粒细胞中 circRNA 谱差异,circ_0002861(circEGFR)在成年小鼠颗粒细胞中的表达水平较新生小鼠明显增加,且过表达 circEGFR 可以促进雌二醇产生,促进颗粒细胞的生长;进一步机制研究发现,circEGFR 可以竞争性结合 miR-125a-3p 从而调节 Fyn 的表达。最新的一项研究指出,对 3 例年轻卵巢和 3 例年老卵巢进行转录组分析发现,circDDX10-miR-1301-3p/miR-4660-SIRT3 可能调节卵巢功能,提示 circRNA 在卵巢衰老过程中表达异常,可能在卵巢衰老过程中发挥着重要的作用。

综上所述,越来越多的研究表明表观遗传修饰在卵巢功能及卵巢衰老过程中发挥重要的调控作用。诸多表观遗传因素中,DNA 甲基化、组蛋白修饰、非编码 RNA 等对于卵巢中卵母细胞、颗粒细胞成分的发育和成长至关重要。近来,随着科学技术的飞速发展、实验检测技术的快速进步,RNA 甲基化修饰等表观遗传修饰的调控机制及其在疾病发生、发展过程中的作用不断被证实。在未来的研究中,深入研究表观遗传对于卵巢衰老的影响意义深远。

(付方方 程 静)

参考文献

1. Yue MX, Fu XW, Zhou GB, et al. Abnormal DNA methylation in oocytes could be associated with a decrease in reproductive potential in old mice. Journal of Assisted Reproduction and Genetics, 2012, 29: 643-650.

2. Yan J, Zhang L, Wang T, et al. Effect of vitrification at the germinal vesicle stage on the global methylation status in mouse oocytes subsequently matured in vitro. Chinese Medical Journal, 2014, 127: 4019-4024.

3. Liu J, Zhang W, Wu Z, et al. Changes in DNA methylation of oocytes and granulosa cells assessed by HELMET during folliculogenesis in mouse ovary. Acta Histochemica Et Cytochemica, 2018, 51: 93-100.

4. Kawai T, Richards JS, Shimada M. The cell type-specific expression of Lhcgr in mouse ovarian cells: evidence for a DNA-demethylation-dependent mechanism. Endocrinology, 2018, 159: 2062-2074.

5. Strahl BD, Allis CD. The language of covalent histone modifications. Nature, 2000, 403: 41-45.

6. Eberharter A, Becker PB. Histone acetylation: a switch between repressive and permissive chromatin-second in review series on chromatin dynamics. Embo Reports, 2002, 3: 224-229.

7. Bannister AJ, Kouzarides T. The CBP co-activator is a histone acetyltransferase. Nature, 1996, 384: 641-643.

8. Graff J, Tsai LH. Histone acetylation: molecular mnemonics on the chromatin. Nature reviews Neuroscience, 2013, 14: 97-111.

9. Peleg S, Sananbenesi F, Zovoilis A, et al. Altered histone acetylation is associated with age-dependent memory impairment in mice. Science, 2010, 328: 753-756.

10. Manosalva I, Gonzalez A. Aging alters histone H4 acetylation and CDC2A in mouse germinal vesicle stage oocytes. Biology of Reproduction, 2009, 81: 1164-1171.

11. Ocampo A, Reddy P, Martinez-Redondo P, et al. In Vivo amelioration of age-associated hallmarks by partial reprogramming. Cell, 2016, 167: 1719-1733. e12.

12. DeManno DA, Cottom JE, Kline MP, et al. Follicle-stimulating hormone promotes histone H3 phosphorylation on serine-10. Mol Endocrinol, 1999, 13: 91-105.

13. Ruiz-Cortes ZT, Kimmins S, Monaco L, et al. Estrogen mediates phosphorylation of histone H3 in ovarian follicle and mammary epithelial tumor cells via the mitotic kinase, Aurora B. Mol Endocrinol, 2005, 19: 2991-3000.

14. Salvador LM, Park Y, Cottom J, et al. Follicle-stimulating hormone stimulates protein kinase A-mediated histone H3 phosphorylation and acetylation leading to select gene activation in ovarian granulosa cells. J Biol Chem, 2001, 276: 40146-40155.

15. Kiriakidou M, McAllister JM, Sugawara T, et al. Expression of steroidogenic acute regulatory protein (StAR) in the human ovary. J Clin Endocrinol Metab, 1996, 81: 4122-4128.

16. Zhang Y, Dufau ML. EAR2 and EAR3/COUP-TFI regulate transcription of the rat LH receptor. Mol Endocrinol, 2001, 15: 1891-1905.

17. Zhang Y, Dufau ML. Silencing of transcription of the human luteinizing hormone receptor gene by histone deacetylase-mSin3A complex. J Biol Chem, 2002, 277: 33431-33438.

18. Lei L, Jin S, Gonzalez G, et al. The regulatory role of Dicer in folliculogenesis in mice. Molecular and Cellular Endocrinology, 2010, 315: 63-73.

19. Zhang H, Jiang X, Zhang Y, et al. MicroRNA 376a regulates follicle assembly by targeting Pcna in fetal and neonatal mouse ovaries. Reproduction, 2014, 148: 43-54.

20. Zhang J, Ji X, Zhou D, et al. miR-143 is critical for the formation of primordial follicles in mice. Frontiers in Bioscience-Landmark, 2013, 18: 588-597.

21. Yang S, Wang S, Luo A, et al. Expression patterns and regulatory functions of MicroRNAs during the

initiation of primordial follicle development in the neonatal mouse ovary. Biology of Reproduction, 2013: 89.

22. Sontakke SD, Mohammed BT, McNeilly AS, et al. Characterization of microRNAs differentially expressed during bovine follicle development. Reproduction, 2014, 148: 271-283.

23. Salilew-Wondim D, Ahmad I, Gebremedhn S, et al. The expression pattern of microRNAs in granulosa cells of subordinate and dominant follicles during the early luteal phase of the bovine estrous cycle. Plos One, 2014, 9 (9): e106795.

24. Martinez RM, Liang L, Racowsky C, et al. Extracellular microRNAs profile in human follicular fluid and IVF outcomes. Scientific Reports, 2018, 8 (1): 17036.

25. Machtinger R, Rodosthenous RS, Adir M, et al. Extracellular microRNAs in follicular fluid and their potential association with oocyte fertilization and embryo quality: an exploratory study. Journal of Assisted Reproduction and Genetics, 2017, 34: 525-533.

26. Uhde K, van Tol HTA, Stout TAE, et al. MicroRNA expression in bovine cumulus cells in relation to oocyte quality. Non-Coding RNA, 2017, 3: 12.

27. Tu J, Yang Y, Hoi-Hung AC, et al. Conserved miR-10 family represses proliferation and induces apoptosis in ovarian granulosa cells. Scientific Reports, 2017, 7: 41304.

28. Sirotkin AV, Ovcharenko D, Grossmann R, et al. Identification of MicroRNAs controlling human ovarian cell steroidogenesis via a genome-scale screen. Journal of Cellular Physiology, 2009, 219: 415-420.

29. Nakagawa S, Shimada M, Yanaka K, et al. The lncRNA Neat1 is required for corpus luteum formation and the establishment of pregnancy in a subpopulation of mice. Development, 2014, 141: 4618-4627.

30. Xu X-F, Li J, Cao Y-X, et al. Differential expression of long noncoding RNAs in human cumulus cells related to embryo developmental potential: a microarray analysis. Reproductive Sciences, 2015, 22: 672-678.

31. Gao Q, Ren H, Chen M, et al. Long non-coding RNAs regulate effects of beta-crystallin B2 on mouse ovary development. Molecular Medicine Reports, 2016, 14: 4223-4231.

32. Miao X, Luo Q, Zhao H, et al. Co-expression analysis and identification of fecundity-related long non-coding RNAs in sheep ovaries. Scientific Reports, 2016, 6.

33. Kimura AP, Yoneda R, Kurihara M, et al. A long noncoding RNA, lncRNA-Amhr2, plays a role in Amhr2 gene activation in mouse ovarian granulosa cells. Endocrinology, 2017, 158: 4105-4121.

34. Cheng J, Huang J, Yuan S, et al. Circular RNA expression profiling of human granulosa cells during maternal aging reveals novel transcripts associated with assisted reproductive technology outcomes. Plos One, 2017, 12.

35. Jia W, Xu B, Wu J. Circular RNA expression profiles of mouse ovaries during postnatal development and the function of circular RNA epidermal growth factor receptor in granulosa cells. Metabolism-Clinical and Experimental, 2018, 85: 192-204.

36. Cai H, Li Y, Li H, et al. Identification and characterization of human ovary-derived circular RNAs and their potential roles in ovarian aging. Aging-Us, 2018, 10: 2511-2534.

第四节　端粒及端粒酶与卵巢衰老

端粒（telomere）和端粒酶（telomerase）与细胞的衰老、凋亡、永生化密切相关，在保持细胞长期的活性及潜在的增殖能力等方面有重要作用。端粒与人体细胞和机体的衰老息息相关。当端粒缩短到一定阈值就会导致细胞不再进行分裂，并启动细胞衰老和凋亡过程。端粒酶是一种核糖核蛋白复合体，与线性染色质末端端粒 DNA 重复序列的合成有关，因此可以逆转复制过程中端粒的丢失，从而延缓衰老的发生。近年来端粒及端粒酶研究热度不减，其在卵巢衰老中的作用也逐渐被研究者们揭示,端粒长度及端粒酶活性的改变可能是卵巢衰老的重要机制之一。

本节将从端粒及端粒酶简介、端粒和端粒酶与卵泡发育、端粒和端粒酶与卵巢衰老几方面阐述端粒和端粒酶在卵巢衰老过程中的调控机制。

一、端粒和端粒酶简介

端粒是真核生物染色质末端的一种 DNA-蛋白质复合体。每一次染色质 DNA 复制过程,都会有 100~200bp 的端粒 DNA 消失。人类的端粒 DNA 有上千个富含鸟嘌呤核苷酸的串联重复序列 5′-(TTAGGG)n-3′,同时在 3′ 末端有一个大约 150bp 的单链突出,用于合成染色质末端的帽子结构以及调节端粒酶活性。端粒功能依赖于 3 个因素:一是端粒 DNA;二是蛋白复合体;三是端粒酶复合体。

端粒 DNA 即位于染色质末端的串联重复序列。在端粒重复的 DNA 序列后,伴随有包含 6 个亚单位的多聚蛋白复合体,从而形成帽子样结构对裸露的端粒 DNA 末端形成保护。帽子结构的组成包括有 6 种蛋白,其中 TRF1 结合在经典的双链 TTAGGG 序列末端并同时与 TIN2 相互作用。TRF2 也结合在双链末端并与 RAP1 相互作用。而 POT1 则和单链 TTAGGG 重复序列末端结合,并与 TRF1 和 TRF2 通过 TPP1 相互连接。此复合体可以保护端粒 DNA 免受 DNA 损伤,从而防止 ATM 和 ATR 蛋白激酶的激活,其中 ATM 和 ATR 这两种激酶可以对 DNA 双链结构断裂以及其他类型的 DNA 损伤做出反应,诱导细胞周期的抑制。此外,蛋白复合体保证了端粒免受多种 DNA 双链断裂的修复过程,例如非同源性末端连接(non-homologous end joining,NHEJ)诱导的染色体末端融合。蛋白复合体部分通过形成 T-loop 结构将端粒末端隐藏来保护端粒。T-loop 是通过端粒 3′ 残端入侵到端粒 DNA 双链结构中形成。在 DNA 复制中,通过端粒 5′ 端核酸外切的退化作用再次形成 3′ 残端。这一过程以及 DNA 多聚酶对线性 DNA 分子末端的复制无能,也导致人的端粒在每一次的细胞复制中都缩短了 50bp 左右。而这一端粒末端的消耗可以被端粒酶反转录酶(telomerase reverse transcriptase,TERT)抵消。端粒酶反转录酶可以通过添加 GGTTAG 重复序列到染色体的 3′ DNA 末端。

在人类的发育过程中,端粒酶活性的下调是由于 *TERT* 基因的沉默,这一基因编码了端粒酶复合体中非常重要的反转录酶亚基。因此,大多数人类的体细胞(除了一些特殊类型的干细胞)都发生着程序性的端粒缩短过程。最终,端粒 DNA 的缺失将导致染色体末端保护不足,使得 DDR(DNA 损伤反应)激活,引发细胞增殖的抑制,最终可以引起细胞的衰老和凋亡。因此端粒在保护真核生物染色质的完整性及保持人类细胞的基因稳定性中发挥着重要的作用。

人类的端粒包含 3 个组分:端粒 DNA、端粒蛋白复合体和端粒酶复合体。端粒 DNA 由长链的双链 TTAGGG 重复序列组成,其最终形成 50~300 个核苷酸的单链 3′ 突出端。这个 3′ 突出侵入双链端粒重复序列,形成对于端粒功能至关重要的 t 环结构。端粒 DNA 通过与六亚基多聚蛋白复合体的结合来保护染色体末端。端粒酶的长度可以通过端粒酶维持,端粒酶由端粒酶反转录酶、端粒酶 RNA 模板组分和几种辅助蛋白组成。

人端粒酶是一种由催化蛋白人端粒酶反转录酶(hTERT)和 RNA 模板(human telomerase RNA,hTR 和 human telomerase RNA component,hTERC)组成的酶。端粒酶是一种核糖核

蛋白复合体,与线性染色质末端端粒 DNA 重复序列的合成有关,因此可以逆转复制过程中端粒的丢失。也正是因为其对端粒长度的维持,其对端粒稳定、基因组完整、细胞长期的活性和潜在的继续增殖能力等方面都有重要作用。人类的端粒酶活性仅在永生细胞系、胚系细胞及大多数肿瘤细胞中存在,在多数正常的体细胞中无表达。端粒酶活性存在于胚系细胞可以保证子代染色体末端足够长度的端粒,有利于发育和分化,而在肿瘤及非正常细胞中则补充丢失的端粒使之无限分裂增殖。但是它在已经分化和衰老的细胞中是不存在的,一般的体细胞由于缺乏端粒酶,随着分裂的进行,端粒进行性缩短,细胞也最终走向了衰老,乃至死亡。

二、端粒和端粒酶与卵泡发育

卵巢作为女性的生殖器官,发挥着生殖和内分泌的双重功能。卵巢中的细胞种类丰富,每种细胞各司其职,发挥着不可替代的作用。端粒和端粒酶在卵巢正常的生殖细胞、生殖干细胞、高度增殖颗粒细胞和许多肿瘤细胞中都存在且发挥着不可替代的作用的。卵巢功能的基本单位是卵泡,卵泡主要由卵母细胞、颗粒细胞和卵泡膜细胞组成。端粒和端粒酶在卵泡发育过程中也经历着动态变化。

人的原始生殖细胞如同一般增殖的体细胞,可以进行正常的有丝分裂,在分化为卵母细胞前,还需要 2 次减数分裂。与大多数的体细胞相比,生殖细胞不仅拥有着更长的端粒长度,同时还拥有能够延长端粒长度的活性更高的端粒酶,因此虽然经历了多次的分裂,但是其端粒长度能够依旧保持在一定的水平。可是即使拥有端粒酶,如果生殖细胞端粒的长度小于一定的阈值,也会引起有丝分裂停滞、染色体分裂、畸形等问题。

卵母细胞作为女性生殖细胞,卵母细胞的发育直接关系到女性生殖能力,它的质量的好坏直接关系到胚胎的质量。目前针对端粒和端粒酶在人的卵母细胞和胚胎等的研究受到实验材料和伦理的限制,进展得较为缓慢。利用在 IVF 中废弃的和捐献的人类的卵母细胞和早期胚胎,并通过端粒重复扩增法(telomeric repeat amplification protocol,TRAP)对其端粒酶的活性进行了部分研究。Brenner 等在 1999 年对人类卵母细胞和胚胎中端粒酶的活性催化亚基 hTERT 的选择性剪接变异体进行了检测。研究发现选择性剪接变异体发生的增多与胚胎质量的下降是正相关的。Wright 等对端粒酶活性的检测跨越了从未成熟卵母细胞到成熟卵母细胞再到囊胚时期的胚胎的整个完整的发育阶段。通过 TRAP 方法检测,研究发现未成熟卵母细胞和囊胚拥有类似水平的端粒酶活性,未成熟卵母细胞拥有比成熟卵母细胞更强的端粒酶活性。但是从合子开始,到前桑葚胚的几乎所有的阶段的端粒酶活性都要明显低于其他阶段的活性,从桑葚胚开始端粒酶活性得到恢复。卵母细胞减数分裂中端粒酶发挥着重要的作用,端粒酶活性高时颗粒细胞或是卵母细胞都处于分裂增殖的活跃期,个体卵母细胞中高水平的端粒酶活性可作为监测卵母细胞质量标志。

特纳等利用定量荧光原位杂交技术测定了人的卵母细胞和原核的端粒长度。通过对 50 名男性和 32 名女性的分析,研究发现卵母细胞和母系原核的端粒长度是要远远长于精子和父系原核的。此外,在未成熟的卵母细胞中的端粒长度比成熟卵母细胞要长,而精子则呈现出随年龄增长而更长的趋势。颗粒细胞在卵泡的发育过程中,有着非常重要的作用。它在排卵后颗粒细胞转化为黄体细胞,合成分泌胚胎发育早期必需的雌、孕激素,颗粒细胞的增殖活性在卵泡的发育过程中都处于较高的水平,在到达窦卵泡阶段之后,其增殖活性开始逐渐下降。颗粒细胞在卵泡发育中不停地进行有丝分裂,它们的端粒长度在每一次的 DNA 复制之后都应该发生了缩短,但是,由于颗粒细胞对月经周期和卵母细胞发育非常重要,因此通过端粒酶或是其他机制,这些不停增殖的颗粒细胞的端粒长度得到了修复。但随着颗粒细胞端粒酶活性的下降,颗粒细胞的凋亡率增加,闭锁卵泡的数量也逐渐增多。

目前针对人不同卵泡发育阶段的颗粒细胞和卵丘细胞的端粒长度和端粒酶活性检测的研究还是比较有限的。对卵泡端粒酶活性指标来源问题至今仍有争议,大多数学者认为目前检测到的主要是颗粒细胞产生的端粒酶活性。Tina 等用原位杂交组织化学测定法证实了生长卵泡的颗粒细胞中有端粒酶 RNA 存在,但不存在于初级卵泡中,因此该研究认为端粒酶活性与颗粒细胞密切相关。同时 Tina 等也发现牛的小窦前卵泡(直径为 60~100μm)中端粒酶活性表达最高,随着卵泡发育其活性逐渐下降。Yamagata 等在对卵泡闭锁与颗粒细胞凋亡关系的研究中发现,小卵泡中端粒酶活性明显高于大卵泡,且诱导凋亡时,大卵泡一般发生凋亡,而小卵泡则不易发生,可见颗粒细胞中端粒酶对卵泡健康有着重要的作用。由此推测,端粒酶活性与颗粒细胞分裂增殖功能呈正相关;端粒酶通过对颗粒细胞的增殖分化的调节进而对卵泡的发育及卵母细胞的分裂和成熟进行调节。针对颗粒细胞中端粒长度的研究表明成熟卵母细胞卵泡中卵丘细胞的端粒长度要比未成熟的更长,因此在卵丘细胞的端粒相对长度可以作为卵母细胞和胚胎质量的一个判断指标。

综上所述,端粒和端粒酶在卵泡的发育过程中发挥着不可替代的重要作用。在卵母细胞中,端粒酶的活性甚至被认为可以作为检测卵母细胞质量的一项标志。而颗粒细胞作为卵泡中促进卵母细胞发育的一类重要细胞,同时发挥着分泌性激素的重要作用,其端粒的长度和端粒酶活性也直接影响其生殖和内分泌功能,导致生育能力的下降和卵巢衰老的发生。

三、端粒和端粒酶与卵巢衰老

卵巢作为女性特有的器官,在女性的一生中扮演着关键而重要的角色,不仅为卵泡发育和排卵提供场所,还有分泌性激素的重要功能。随着女性年龄逐渐增长,卵巢也逐渐衰老,卵巢的功能开始发生缓慢的衰退,而其他器官也随之出现相应的变化。停经作为卵巢衰老的重要标志,主要由卵泡耗竭造成。正常女性的停经受环境和遗传等多种内外因素共同影响。

(一) 卵巢自然衰老

随着年龄的增长,始基卵泡池逐渐耗竭,女性逐渐走向绝经,生殖功能和内分泌功能也逐渐下降。有研究表明,在卵巢自然衰老过程中,正常卵巢组织中端粒酶活性随着年龄增长呈下降趋势,且在 38 岁以下的女性中卵巢组织的端粒酶活性明显要高于 38 岁以上的女性。此外,端粒酶被认为可能是雌激素下游调控基因,因此其活性降低可能也与卵巢中的卵泡储备下降,内分泌改变相关。如前所述,在卵巢衰老的过程中,如果端粒酶的活性下降甚至是某些体细胞中不再表达端粒酶活性时,即端粒的长度在多次 DNA 复制之后发生缩短,而却无法得到修复时,那么细胞最终的结局将是衰老和死亡。

(二) 卵巢早衰

女性的生殖寿命和卵泡的数量呈正相关,卵泡的补充、维持、消耗格外关键。卵母细胞的发育和成熟、颗粒细胞的增殖分化凋亡在体内卵泡维持中起到了相当重要的作用,因此卵巢细胞的增殖能力对于卵巢产生和释放生殖细胞、分泌激素的功能至关重要。在年轻女性中,卵泡池的提前耗竭和相关的内分泌功能的下降往往提示着卵巢早衰的发生。研究发现端粒和端粒酶参与了细胞增殖的调控,端粒和端粒酶也参与了卵巢早衰的发生。一些卵巢早衰患者卵巢细胞内的端粒短于卵巢功能正常者。

在卵泡的发育过程中,颗粒细胞大量地增殖,端粒的长度则会影响颗粒细胞的增殖能力。如果端粒过短,那么颗粒细胞的增殖速度将减慢,分泌的雌激素不能满足卵泡发育的需要,从而造成卵泡的发育滞后,也会因此而出现停经、雌激素水平降低等症状。卵丘细胞由颗粒细胞分化而来,研究发现其端粒长度和胚胎质量有关,卵丘细胞端粒较长则卵细胞质量更好。

Kinugawa 等对正常人和卵巢早衰患者卵巢的端粒酶活性进行了检测,他们发现卵泡功能紊乱的患者端粒酶活性更高,而卵泡耗竭的患者则表现出低的活性水平。从整体上看,端粒酶的活性在卵巢中的表达随着年龄的增长逐渐下降。因此端粒酶活性的下降和伴随年龄而发生的始基卵泡的耗竭是非常相关的,且端粒酶的活性可以被作为卵巢功能年龄的一个预测指标。Butts 等对行辅助生殖技术的 54 位女性患者颗粒细胞的端粒长度和端粒酶的活性进行了分析,其中一部分女性是由于隐匿性卵巢功能衰退就诊,另一部分则是因为配偶因素或是输卵管因素。通过检测后发现,在有隐匿性卵巢功能衰退的患者中,颗粒细胞的端粒长度明显要比其他因素的对照组短,同时发现隐匿性卵巢功能衰退和颗粒细胞端粒酶的活性的缺乏是非常相关的。综合整个研究,异常的端粒稳态与年轻女性隐匿性卵巢功能衰退是非常相关的。可以推测,颗粒细胞端粒的长度可能可以用来间接反映胚胎质量并预测妊娠结局。

端粒的长度同时还会影响卵母细胞的质量。女性生殖衰老的端粒理论指出:在女性衰老过程中卵细胞出现了包括减数分裂染色体不分离,胚胎停滞、凋亡和流产在内的功能紊乱。这都源自两次损伤:卵原细胞生成时染色体交叉减少以及排卵间隔期间活性氧的损伤。而细胞分裂时染色体交叉减少与细胞内的端粒过短有直接关系。端粒缩短时细胞第 1 次减数分裂染色体之间的交叉和联会也减少。而这样的缺陷有可能导致细胞分裂时染色体不分裂和细胞内的染色体非整倍性。而活性氧损伤对卵母细胞内的端粒的耗损又是另一次沉重的打击。研究发现抗氧化剂 N- 乙酰半胱氨酸(N-acetylcysteine,NAC)能够保护卵细胞内的端粒,从而提高卵母细胞质量。

(三)端粒酶与性激素调节

1999 年,Kyo 等首次提出端粒酶活性可能与雌、孕激素的周期性变化有关,端粒酶活性在增生期与雌激素水平呈正比,在分泌期与孕激素水平成反比,低雌激素水平时端粒酶无活性或活性很低。Benko 等通过实验证实缺乏雌二醇培养的人卵巢上皮细胞不表达端粒酶活性,雌二醇水平可直接影响 hTERT mRNA、端粒酶蛋白及外周血淋巴细胞端粒酶活性,端粒酶可能为雌激素下游调控基因,因此其活性降低可能与卵巢中的卵泡储备下降,内分泌改变相关。

Bayne 等更是利用基因缺陷小鼠研究性激素对端粒酶的调节作用。在对小鼠芳香酶基因的特定的干扰后,从而引发雌激素的缺乏,造成了小鼠卵巢中卵泡的颗粒细胞成分的端粒长度缩短,同时细胞增殖能力受损,而雌激素替代治疗可以使得端粒酶催化亚基 *Tert* 基因表达,端粒酶活性、端粒长度和卵巢组织生长得到改善,并在 4 周之后卵巢的生长发育也恢复到了正常。Williams 等发现人卵巢上皮细胞在孕激素作用下 3 小时即可诱导 *hTERT* mRNA 表达,12 小时达高峰,持续 48 小时后 *hTERT* mRNA 表达开始下降。Pines 等发现绝经后妇女予以激素替代治疗后端粒长度明显增加,但端粒酶活性仍较低,因此推测雌、孕激素的暴露与绝经后妇女的端粒酶活性不相关,并认为端粒酶的活性与年龄、遗传、饮食及生活方式息息相关。雌激素对于端粒酶的调控作用,目前的研究还不够深入,有研究指出雌激素可能是通过 *Tert* 基因的转录因子 c-MYC 对端粒酶的活性调节发挥作用。

纵观针对端粒和端粒酶在卵巢衰老中作用的研究,可以看出端粒和端粒酶在卵巢衰老的发生、发展中占据着一个不可替代的重要位置。在卵巢衰老中,目前针对端粒和端粒酶的具体的机制研究还不够深入,仅仅局限于检测和探索。根据卵巢中端粒长度和端粒酶活性随年龄的变化,以及结合卵巢早衰患者颗粒细胞与卵母细胞中端粒 - 端粒酶系统紊乱异常等临床发现,目前认为端粒和端粒酶可能是导致卵巢早衰、绝经期综合征、黄体功能不足以及不孕症等卵巢功能失调性疾病的重要影响因素之一。因此,深入探讨端粒和端粒酶与卵巢功能的关系,并通过调节端粒长度、端粒酶的活性,从而改善卵巢功能,治疗卵巢功能失调性疾病,将有很好的临床研究前景。

端粒酶作为能够逆转端粒长度的物质,其活性目前更是受到研究者们的广泛关注,或许只要改变端粒酶的活性,那么细胞的永生和死亡也可以掌握在我们的手中。从目前的研究来看,端粒酶与女性生殖功能紧密相关,可以通过对卵巢、子宫内膜端粒酶活性的调控来调节生殖细胞发育。如果通过上调端粒酶活性能激活颗粒细胞活性,从而提高卵母细胞和受精卵质量,可为不孕及 IVF 提供一种新的有效手段;如果通过下调端粒酶活性能抑制颗粒细胞活性,降低卵巢、子宫内膜等反应,则可为避孕开辟新的途径,同时也可为肿瘤研究者提供新的治疗及监测手段。当然,这一切的实现,都必须建立在找到合适的技术手段对端粒酶的活性进行调节同时还要不违背伦理。相信随着端粒酶检测方法的定量化及敏感度、特异度的不断提高,端粒酶将应用于女性生殖功能的检测、治疗及评估疗效等多种方面,为不孕症、子宫内膜异位症、卵巢功能早衰、绝经期综合征、黄体功能不足以及避孕等提供更好的治疗途径。

伴随着女性发育、生殖及衰老的过程,端粒与端粒酶可能经历着与众不同的一段历程。随着各个衰老领域对于端粒及端粒酶研究的逐步深入,尤其是在卵巢衰老领域,当前越来越多能够改变端粒长度及端粒酶活性的因素被提出,针对这些因素来逆转累积性的端粒及端粒酶"损伤"很可能为女性卵巢功能的保护以及卵巢衰老的延缓提供新的靶标或者提出新的策略。端粒及端粒酶在卵巢衰老研究中的价值及未来值得更多的期待。

附:端粒和端粒酶相关的里程碑式的研究结果

1. 端粒 Hermann J.Müller 于 1938 年在研究果蝇时发现,经辐照后的染色体由于帽状结构的存在对诱变 X 射线具有抵抗性,并且不会发生缺失或倒位,于是他将这一结构称为端粒。

2. 端粒在染色体完整性中的关键作用 1941 年,Barbara McClintock 描述了这一点,由于末端融合而形成双着丝粒染色体将导致染色体的断裂,同时她还证明了染色体的受损末端是可以恢复的。

3. 培养细胞的永生化 Alex Carrel 假设在理想的培养条件下,细胞可以在体外无限增殖。他的团队于 1912—1946 年不间断地培养鸡心细胞,同时细胞永生化的这一概念作为固有特性而被广泛接受。然而其培养鸡心细胞的培养体系中添加了鸡胚提取物,因此这种"永生"在很大程度上被打了折扣。

4. 正常细胞的"永生"概念受到挑战 Leonard Hayflick 在 1961 年证明了在经历细胞

水平的衰老之前,培养的正常的人类胎儿细胞只能分裂 50~60 次(现称为复制衰老)。

5. 末端复制问题　由于线性双链 DNA 复制的不对称性,James Watson 在 1972 年提出了"末端复制问题",并预测每次细胞分裂都会导致染色体的末端丢失。这一点是和长期维持稳定的基因组所不相容的。最终当长度达到临界点时,将导致细胞衰老或死亡。他也提出了一个假设:可能存在某种防止染色体缩短的机制。

6. 关于细胞衰老的假说　Alexey Olovnikov 分别于 1971 年和 1973 年提出了染色体末端的复制过程可能存在一些问题。他指出端粒在逐渐发生缩短,最终会使得一些人类重要的基因发生缺失,从而促进了人类衰老的发生。

7. 原生生物的端粒由串联重复序列组成　Elizabeth Blackburn 和 Joseph Gall 在 1978 年对嗜热四膜虫小染色体的 DNA 进行了测序并报告了端粒含有序列为 5′-CCCCAA-3′ 的简单六核苷酸重复序列的多个串联拷贝,以及互补链上的对应序列 5′-TTGGGG-3′。

8. 端粒酶　Blackburn 和 Carol Greider 在 1985 年发现了一种具有能够扩展端粒长度的活性酶,并将其命名为末端端粒转移酶,现称为端粒酶。

9. Elizabeth Blackburn、Carol Greider 与 Jack W.Szostak 一起,因发现端粒是通过端粒酶的保护作用从而阻止自身进行性缩短而获得 2009 年诺贝尔奖。

10. 人类端粒随着年龄的增长而缩短:Robert Moyzis 及其同事在 1988 年发现人类的端粒以 TTAGGG 的六聚体串联重复序列为结尾。当 Titia de Lange 于 1992 年鉴定出第一个人的端粒结合蛋白时,这个序列的重要性才更为凸显。

11. 1990 年,Calvin Harley 及其同事报道了端粒随着年龄的增长而缩短的研究结果。

12. 人类的端粒酶　Thomas Cech 及其同事在 1997 年鉴定出了人端粒酶的催化亚基。

13. 1998 年,Gregg Morin 报道了在原始 HeLa 细胞提取物中发现了端粒酶的活性。

14. 1994 年,Jerry Shay 及其同事在约 90% 的人类癌症细胞和其他细胞系中检测出了端粒酶活性。

15. Jerry Shay 及其同事在 1998 年证明了引入 hTERT 这一端粒酶的组分进入正常人体细胞,足以使这些细胞永生化。

(李　想)

参考文献

1. Maciejowski J, de lange T. Telomeres in cancer: tumour suppression and genome instability. Nature Reviews Molecular Cell Biology, 2017, 18: 175-186.

2. Shay JW. Telomeres and aging. Current Opinion in Cell Biology, 2018, 52: 1-7.

3. Schmidt JC, Cech TR. Human telomerase: biogenesis, trafficking, recruitment, and activation. Genes & Development, 2015, 29: 1095-1105.

4. 张静,郑月慧,吴凌峰. 卵泡发育与端粒酶表达及调控. 生殖医学杂志, 2005, 02: 117-119.

5. Thilagavathi J, Venkatesh S, Dada R. Telomere length in reproduction. Andrologia, 2013, 45: 289-304.

6. Brenner CA, Wolny YM, Adler RR, et al. Alternative splicing of the telomerase catalytic subunit in human oocytes and embryos. Molecular Human Reproduction, 1999, 5: 845-850.

7. Wright DL, Jones EL, Mayer JF, et al. Characterization of telomerase activity in the human oocyte and preimplantation embryo. Molecular Human Reproduction, 2001, 7: 947-955.

8. Turner S, Hartshorne GM. Telomere lengths in human pronuclei, oocytes and spermatozoa. Molecular Human Reproduction, 2013, 19: 510-518.

9. Lavranos TC, Mathis JM, Latham SE, et al. Evidence for ovarian granulosa stem cells: Telomerase activity and localization of the telomerase ribonucleic acid component in bovine ovarian follicles. Biology of Reproduction, 1999, 61: 358-366.

10. Yamagata Y, Nakamura Y, Umayahara K, et al. Changes in telomerase activity in experimentally induced atretic follicles of immature rats. Endocrine Journal, 2002, 49: 589-595.

11. Cheng E-H, Chen S-U, Lee T-H, et al. Evaluation of telomere length in cumulus cells as a potential biomarker of oocyte and embryo quality. Human Reproduction, 2013, 28: 929-936.

12. Li H, Simpson ER, Liu J-P. Oestrogen, telomerase, ovarian ageing and cancer. Clinical and Experimental Pharmacology and Physiology, 2010, 37: 78-82.

13. Hanna CW, Bretherick KL, Gair JL, et al. Telomere length and reproductive aging. Human Reproduction, 2009, 24: 1206-1211.

14. 王伟聿，唐莉 . 卵巢功能早衰中端粒及端粒酶作用的研究进展 . 基础医学与临床，2014, 07: 1002-1005.

15. Kinugawa C, Murakami T, Okamura K, et al. Telomerase activity in normal ovaries and premature ovarian failure. Tohoku Journal of Experimental Medicine, 2000, 190: 231-238.

16. Butts S, Riethman H, Ratcliffe S, et al. Correlation of telomere length and telomerase activity with occult ovarian insufficiency. Journal of Clinical Endocrinology & Metabolism, 2009, 94: 4835-4843.

17. Keefe DL, Marquard K, Liu L. The telomere theory of reproductive senescence in women. Current Opinion in Obstetrics&Gynecology, 2006; 18: 280-285.

18. Kyo S, Kanaya T, Takakura M, et al. Human telomerase reverse transcriptase as a critical determinant of telomerase activity in normal and malignant endometrial tissues. International Journal of Cancer, 1999, 80: 60-63.

19. Benko AL, Olsen NJ, Kovacs WJ. Estrogen and telomerase in human peripheral blood mononuclear cells. Molecular and Cellular Endocrinology, 2012, 364: 83-88.

20. Bayne S, Li H, Jones MEE, et al. Estrogen deficiency reversibly induces telomere shortening in mouse granulosa cells and ovarian aging in vivo. Protein&Cell, 2011, 2: 333-346.

21. Williams CD, Boggess JF, LaMarque LR, et al. A prospective, randomized study of endometrial telomerase during the menstrual cycle. Journal of Clinical Endocrinology & Metabolism, 2001, 86: 3912-3917.

22. Pines A. Telomere length and telomerase activity in the context of menopause. Climacteric, 2013, 16: 629-631.

23. 刘惠芬，李峰，彭东旭，等 . 端粒、端粒酶及靶向抗衰老研究 . 现代预防医学，2017, 44 (3): 557-560.

24. Andrew T, Aviv A, Falchi M, et al. Mapping genetic loci that determine leukocyte telomere length in a large sample of unselected female sibling pairs. American Journal of Human Genetics, 2006, 78 (3): 480-486.

25. 岑加萍，张红艳，刘元伟，等 . 雌激素激活端粒酶抗衰老机制研究进展 . 国际妇产科学杂志，2015, 42 (3): 294-297.

26. 龙娜 . 端粒酶与女性生殖功能 . 国际妇产科学杂志，2015, 42 (5): 488-491.

27. Opresko PL, Shay JW. Telomere-associated aging disorders. Ageing Research Reviews, 2017, 33: 52-66.

第五节　线粒体功能异常与卵巢衰老

在衰老的研究领域，线粒体一直扮演着不可或缺的重要角色。线粒体被喻为细胞的"能量工厂"。卵母细胞作为女性的生殖细胞，其形态结构与体细胞差异较大。其细胞体积大，细胞质丰富,线粒体数目多。人卵母细胞线粒体移植已经走向临床。卵母细胞线粒体移植技术可改善衰老卵母细胞的质量,也可以有效阻断线粒体疾病的遗传。线粒体在卵巢功能尤其是卵母细胞功能中发挥着重要作用。

一、线粒体结构与功能

(一)线粒体结构

1. 线粒体形态　线粒体是存在于大多数细胞中的双层膜结构的细胞器,是细胞进行有氧呼吸的主要场所,为细胞生命活动提供能量,被称为能量工厂"power house"。其直径为$0.5\sim1.0\mu m$。线粒体除了提供细胞能量外,还参与其他细胞活动,如钙稳态和氧化磷酸化,并在细胞周期、衰老和凋亡的调节中发挥关键作用。线粒体是氧化磷酸化产生内源性活性氧族的主要来源。

2. 线粒体中的遗传物质　线粒体是一种包含DNA的独特的细胞器。哺乳动物中的线粒体DNA(mitochondrial DNA,mtDNA)是大小约为16.6kb的双链环状DNA,包含37个编码基因。在一个体细胞中,含有100~10 000个线粒体,每个线粒体中含有2~10个线粒体DNA拷贝。线粒体编码了2种核糖体RNA(rRNA),22种转运RNA(tRNA)与13种构成呼吸电子传递链的蛋白亚单位。这13种蛋白仅占形成电子传递链所需的80种蛋白以及在线粒体内起作用的1 500种蛋白的一小部分。因此电子传递链和线粒体的正常功能需要核DNA和mtDNA的协同转录及翻译。

(二)线粒体功能

线粒体的主要作用是产生ATP,提供生命活动所需的能量。此外,线粒体在维持钙离子稳态,调控氧化应激、细胞增殖、凋亡等多方面发挥重要作用。

1. 能量转化　线粒体氧化磷酸化(oxidative phosphorylation,OXPHOS)。氧化磷酸化作用是指有机物包括糖、脂类、氨基酸等在分解过程中的氧化步骤所释放的能量,驱动ATP合成的过程。在真核细胞中,氧化磷酸化作用在线粒体中发生,参与氧化及磷酸化的体系以复合体的形式分布在线粒体的内膜上,构成呼吸链,也称电子传递链。其功能是进行电子传递、H^+传递及氧的利用,产生H_2O和ATP。

2. 储存钙离子,维持钙离子稳态　细胞中游离钙的浓度可以调节一系列的反应,对细胞内信号传导很重要。线粒体可以暂时储存钙,这是细胞钙稳态的一个重要过程。线粒体能够迅速吸收钙以备释放,这使得它们成为钙的"细胞质缓冲器"。钙被线粒体内膜上的线粒体钙结合物吸收到基质中,主要由线粒体膜电位驱动。这种钙通过钠钙交换蛋白或"钙诱导钙释放(calcium induced calcium release,CICR)"途径释放回细胞内部。这可以引起钙尖峰或钙波,使膜电位发生较大变化。它们可以激活一系列第二信使系统蛋白质,这些蛋白质可以协调神经细胞中的神经递质释放和内分泌细胞中的激素释放等过程。

3. 氧化应激　线粒体氧化磷酸化在产生能量的同时还能生成活性氧,这也是细胞内活性氧生成的主要来源。活性氧通过对生物分子的直接作用损伤细胞功能,另一方面它还能通过对一些信号分子的氧化还原作用对某些信号传递通路进行调控。线粒体衰老自由基理论认为,线粒体内自由基和活性氧(reactive oxygen species,ROS)水平高可能导致mtDNA突变,导致mtDNA和核DNA在功能蛋白上的产物失去同步,从而导致呼吸电子传递链的部分解偶联。实际上,由于mtDNA与呼吸电子传递链的距离很近,缺乏组蛋白保护,修复机制有限,mtDNA 的突变率比核 DNA 的突变率高出近 25 倍。mtDNA 突变体的增加会导致 ROS 进一步积累,mtDNA 突变体的增加。这可能导致 mtDNA 突变体负载量呈指数级增加,从 ATP 还原到细胞周期阻滞甚至凋亡。事实上,随着年龄的增长,ROS 水平升高,mtDNA 突变体积累,线粒体功能下降。

4. 调控细胞凋亡　线粒体通过调节膜电位控制细胞程序性死亡,当线粒体内膜通透性提高,引起线粒体跨膜电位的耗散,继而导致细胞凋亡。线粒体膜通透性增加也能使凋亡诱导因子(apoptosis-inducing factor, AIF)等分子释放进入细胞质基质,破坏细胞结构。

线粒体除了上述功能之外还承担了许多其他生理功能。线粒体参与细胞增殖与细胞代谢的调控,参与合成胆固醇及血红素。线粒体的某些功能只有在特定的组织细胞中才能展现。例如,只有肝脏细胞中的线粒体才具有对氨气(蛋白质代谢过程中产生的废物)造成的毒害进行解毒的功能。

二、线粒体功能障碍与机体衰老

衰老是一个复杂的过程。衰老的特征是细胞功能的逐渐衰退和身体机能的下降,导致机体抵御体内外损害的能力下降,对疾病和死亡风险的敏感性增加。衰老的一个潜在原因是随年龄增加逐渐积累的线粒体功能障碍与氧化损伤。

(一) 线粒体功能与机体衰老

1. 线粒体功能障碍与寿命　衰老的线粒体活性氧生成增加,随着细胞和生物体的衰老,呼吸链的效能减弱,从而使电子泄漏增加,ATP 生成减少。线粒体功能障碍和衰老之间的关系一直被广大研究者探究,但对其更精细的分子调控机制的分析仍是衰老研究的一大挑战。最能说明线粒体氧化应激与衰老过程之间的关系的事实是线粒体活性氧生成与寿命长短的关系。Sohal RS 比较了不同物种间线粒体氧自由基的生成,通过对哺乳动物物种肝线粒体 O_2^- 和 H_2O_2 含量的比较显示,活性氧的生成与物种的最高寿命呈显著的负相关。在不同寿命的 5 种果蝇实验研究中也得到了相同的结果。

由于线粒体对能量生产和细胞呼吸至关重要,线粒体功能障碍有望降低细胞代谢率。与这一观点相一致的是,通过突变或 RNA 干扰下调线粒体电子传递链组分的表达抑制线粒体呼吸,可以降低 ATP 水平和耗氧量,减缓新陈代谢,延长包括酵母、蠕虫、苍蝇和老鼠在内的各种物种的寿命。PGC-1α 是调控线粒体生物合成与功能的关键因子,在果蝇中过表达 PGC-1α 能够显著改善线粒体功能并延长其寿命。*Polg* 基因突变的小鼠 mtDNA 的缺失与突变显著增加,导致早衰及寿命缩短。同时参与 DNA 损伤修复的酶 OGG1(8-oxoguanine DNA glycosylase)与 MUTYH1(MutY homolog 1)的缺失导致 DNA 修复障碍进而导致寿命缩短。编码 ROS 清除酶基因的研究进一步证明了线粒体氧化应激在衰老中的重要性,抑制细胞质中 Cu/Zn SOD 的活性增加了果蝇和小鼠对氧化应激的敏感性,缩短了其寿命。上述多项研究均证实线粒体功能在衰老过程中发挥着重要作用,线粒体功能异常能够导致机体衰老加速、寿命缩短。

线粒体功能障碍,包括线粒体含量减少、线粒体形态改变、电子传递链复合物活性降低、线粒体通透性转变、ROS 生成增加等不同特征。此外,线粒体质量控制异常或线粒体动力学缺陷也与衰老有关。受线粒体功能障碍影响较大的组织是那些需要高能量的组织,比如骨骼肌、心脏、神经系统等,它们线粒体含量高。

多种线粒体功能障碍信号通路参与了细胞衰老过程,这些障碍包括:线粒体融合和裂变(线粒体动力学)、线粒体电子传递链缺陷、生物能量失衡、线粒体代谢改变和线粒体膜基质改变。上述通路强调了线粒体应激对衰老的影响,将线粒体功能障碍和衰老通过细胞衰老过程联系起来。然而,这些因子促进细胞衰老的机制,以及这些通路是否在所有衰老细胞(例如卵巢体细胞和生殖细胞)中都得到了保留,人们知之甚少。研究卵巢线粒体功能障碍的机制有助于我们了解卵巢衰老生物学,为治疗年龄相关性疾病提供新的重要靶点。

2. 线粒体功能障碍与衰老之间的因果关系 线粒体自由基衰老理论认为,生物衰老是由线粒体产生的 ROS 及其随之而来的损害引起的。然而,在生物学意义范围内直接控制细胞 ROS 水平不会加速衰老或缩短寿命。脊椎动物和无脊椎动物的研究都证实了线粒体与寿命之间的密切联系。一方面,毫无疑问线粒体会随着年龄的增长而减少。然而,就其本身而言,这种功能下降似乎不足以导致衰老。另一方面,一些偏离正常线粒体状态的行为可以引起保护性的反应,延长寿命。这些发现指出了线粒体与寿命之间出人意料的复杂联系。

(二) 线粒体功能与干细胞衰老

组织特异性干细胞或成体干细胞具有自我更新和分化的能力,在生物体的整个生命周期中对组织的正常稳态维持和再生修复至关重要。成体干细胞的自我更新能力随着年龄的增长而下降,这表明干细胞功能在衰老过程中起着核心作用。ROS 在调节各种生理和病理反应中的干细胞和祖细胞功能方面发挥着重要作用。在静止的造血干细胞中,低水平的 ROS 有助于维持干细胞的干性。而当造血干细胞与其周围环境中的 ROS 水平增高时,能够促进造血干细胞分化、增殖、衰老、凋亡、自噬和迁移 / 动员,并导致长期自我更新能力下降。

干细胞及其微环境具有较低的线粒体活性,以保持其沉默和干性。未分化的胚胎干细胞有较少的线粒体排列成小的核周簇,线粒体尚不成熟。胚胎干细胞分化之后,线粒体质量、线粒体膜电位、mtDNA 含量增加,同时 ATP 产量及其副产物 ROS 增加。神经干细胞具有较低的 ROS 水平,关键抗氧化酶谷胱甘肽、过氧化物酶以及线粒体解偶联蛋白 2(uncoupling protein,UCP2)高表达。这些发现表明线粒体活性调控可以调节干细胞的多能性和分化。事实上,线粒体呼吸链复合物 I 和 III 或 ATP 合酶的抑制会导致线粒体功能障碍,并由于氧化磷酸化的损伤而降低胚胎干细胞和神经祖细胞的分化和增殖。干细胞的自我更新与分化对于维持器官功能至关重要,干细胞衰老与机体各器官脏器的衰老密切相关,干细胞池的保存是延缓衰老的有效手段之一。

三、线粒体功能障碍与卵巢衰老

卵巢衰老是女性卵巢功能随着年龄增长逐渐衰退的过程,受遗传、环境、生活方式等多因素影响,以卵泡数量和卵泡质量下降为基础,主要表现为卵巢内分泌功能紊乱与生育功能下降。卵巢内的卵母细胞以及围绕其周围的颗粒细胞、间质细胞共同完成卵巢的内分泌及生育功能。卵泡作为卵巢的功能单位,卵母细胞占据核心地位。

卵泡的耗竭主要取决于两种因素:始基卵泡池的规模以及卵泡的闭锁速率。小鼠中研究证实了线粒体参与了这两个过程。卵泡的闭锁由卵母细胞及其周围的颗粒细胞凋亡引起,而线粒体是调控细胞存活及细胞凋亡的重要细胞器,因此在卵泡闭锁中发挥关键作用。此外,始基卵泡的初始规模主要由胚胎时期决定,而线粒体的生物合成在此期间发挥重要作用。

卵母细胞的特殊性决定了其中线粒体功能的重要地位。在卵母细胞成熟的过程中要排出两个极体,这个过程染色体的移动需要消耗大量的能量,其能量主要由线粒体产生的 ATP 供给。随着年龄的增加,线粒体功能下降,卵母细胞成熟排卵的过程也随着年龄的增加而受损。哺乳动物卵母细胞缺乏强健的纺锤体组装检查点,这可能部分解释了母体来源的非整倍体发生率的增加。众所周知,母体衰老会引发一系列的分子改变,从而导致染色单体分离缺陷和染色体解聚缺陷,以及纺锤体脱落,导致染色体难以精确对合。这些分子改变可能都由于 ATP 的缺乏导致。

(一) 线粒体 DNA 拷贝数与卵巢衰老

卵巢的生殖功能与内分泌功能主要依靠卵巢内的卵母细胞以及围绕其周围的颗粒细胞、卵泡膜间质细胞的正常生物学功能来实现。卵巢衰老即是卵巢内各种细胞功能下降的体现。在性成熟女性的每一个月经周期中仅有一个卵泡被选择成为优势卵泡而排卵,其余大部分进入生长阶段的卵泡走向闭锁。卵母细胞在排卵时完成第一次减数分裂并停留在第二次减数分裂中期等待受精,最佳的受精时间在不同的物种之间略有不同,小鼠排卵后的 8~12 小时为其最佳受精时间,兔子为 6~8 小时,而在恒河猴与人类,排卵后 24 小时为最佳受精时间。如果在最佳受精时间内未完成受精,那么未受精的卵母细胞在输卵管中逐渐走向退化、凋亡,即卵母细胞的衰老。随着年龄的增加,有些卵母细胞出现了排卵前衰老,即在排卵之前,卵母细胞的衰老过程就开始启动,至排卵时并未达到退化的程度。因此,随着年龄的增加,卵母细胞的质量及其发育潜能均逐步下降。

线粒体 DNA 拷贝数对于维持细胞的正常功能至关重要。在卵母细胞成熟的过程中,其线粒体 DNA 一直在复制,然而当卵母细胞成熟达到 M Ⅱ 期后,线粒体数目就基本稳定。处于 M Ⅱ 期的成熟卵母细胞中约含有 100 000 个线粒体和 50 000~1 500 000 个线粒体基因拷贝。从 M Ⅱ 期的卵母细胞至植入前胚胎这段过程中,mtDNA 的数目是稳定不变的。直至囊胚期,线粒体 DNA 的复制才恢复。因此,M Ⅱ 期卵母细胞中线粒体 DNA 的拷贝数被认为是评价其发育潜能的指标。

在最近的几十年,35 岁以上的初产妇比例显著增加。由于女性观念的改变以及对事业的追求,越来越多的女性选择推迟其生育后代的时间。而研究表明年龄相关的卵泡数目丢失速率随着年龄的增加而增加,并且在 38 岁之后有显著的加快。神经内分泌因素、子宫因素、卵母细胞质量等因素综合在一起导致了年龄依赖性的妊娠成功率下降,但是高龄妇女接受供卵并活产的例子证实卵母细胞质量的下降是导致高龄妇女不孕的主要因素。多项研究已经证实了线粒体 DNA 与生育力之间的关系,提示人卵母细胞线粒体 DNA 含量与年龄呈负相关,与卵巢储备呈正相关。在一项研究中,研究者量化了 30~45 岁的 27 位妇女的卵母细胞排出的第一极体中 mtDNA 的水平,发现来自年老的女性的第一极体中 mtDNA 的数量较年轻女性显著减少。其他研究也证实了随着年龄的增加人卵母细胞中 mtDNA 的拷贝数下降。许多与年龄相关的卵母细胞质量的下降均与非整倍体的发生率增加密切相关,线粒体功能异常可能参与其发生。

(二) 线粒体 DNA 缺失/突变与卵巢衰老

与年龄相关的 mtDNA 缺陷与卵巢储备密切相关。卵母细胞在人体内可维持静息状态长达 40 多年,在这漫长的过程中,它们暴露于许多内源性的有害物质(如活性氧、自由基等),

并造成 mtDNA 聚集成簇或者突变。在高龄妇女卵母细胞中检测到长达 4 977bp 的 mtDNA 片段缺失，这是一种最常见的 mtDNA 缺失，可能是由于核 ATP 酶 8 与线粒体 *MT_ND5* 基因的同源性所致。这个缺失代表了一大部分线粒体基因的丢失，包括：编码 ATP 合酶 6、8，细胞色素 C 氧化酶亚基 3（cytochrome c oxidase polypeptide Ⅲ，CO Ⅲ），NADH 以及还原酶的四个亚基（ND3、ND4、ND4L、ND5）。这种缺失可能导致这些缺失基因的整体表达的下降以及融合基因产物的水平也下降。

由于 mtDNA 缺乏组蛋白的保护和有效的修复机制，mtDNA 的突变率高出核 DNA 突变率 25 倍。mtDNA 的不稳定性导致随着年龄的增加体细胞突变累积，在健康的老年人群中可以发现许多 mtDNA 的缺失或点突变。小鼠中编码线粒体特异的 DNA 聚合酶的核编码催化亚基（*Polg*）基因缺陷，能够导致 mtDNA 突变与缺失的累积进而促进衰老表型提前发生。这个突变表型与雌性小鼠的不孕密切相关。此外，*POLG* 突变的女性患者出现早绝经的现象，一项全基因组关联研究也显示 *POLG* 基因的单核苷酸多态性与自然绝经年龄之间存在相关性。研究发现，母系小鼠 mtDNA 突变可导致生育能力下降，而将野生型 mtDNA 引入母系小鼠可逆转这一现象。综上所述，这些发现强烈支持累积的 mtDNA 突变参与卵巢功能衰竭。

（三）细胞外游离 mtDNA 与卵巢衰老

DNA 碎片是细胞凋亡或坏死后的产物，这种释放到细胞外的游离 DNA（cell-free DNA，cfDNA）能够很容易在血液及体液中被检测到，cfDNA 也能够由细胞主动分泌。在肿瘤及一些特定的疾病中，包括妇产科的一些疾病能够检测到 cfDNA 的上调。因此，cfDNA 已经被作为某些疾病的早期诊断的非创伤性生物标志物。

近期有研究表明在体外卵泡及胚胎培养的培养基中可以检测到 cfDNA。研究表明能够发育成高质量胚胎的卵母细胞卵泡液中 cfDNA 含量显著低于质量较差的胚胎，卵泡液中 cfDNA 的含量与后续胚胎破碎率也显著相关，其含量在破碎率低（≤ 25%）的胚胎中也明显低于破碎率高的胚胎（>25%）。因此卵泡液中 cfDNA 含量可作为预测 IVF 妊娠结局的独立指标。现有研究表明细胞外游离 mtDNA（cell-free mtDNA，cf-mtDNA）较 cfDNA 更具有意义，因为 cf-mtDNA 可以代表能量代谢状态。一项研究发现在 35 岁以上妇女的胚胎培养基中能够检测到较年轻女性的胚胎更多的 cf-mtDNA。如果胚胎培养基中 cf-mtDNA 与胚胎本身的 mtDNA 存在相关性，那么这也可以成为一种胚胎植入前非创伤基因筛选检查，当然还需要更进一步的研究。

（四）CoQ 与卵巢衰老

由衰老引起的卵母细胞的分子变化主要与能量损失有关，通常是由线粒体通过氧化磷酸化途径提供，由于卵母细胞中磷酸果糖激酶的表达低，糖酵解这种产能方式受到限制。干预氧化磷酸化及线粒体的功能能够阻碍卵母细胞成熟以及染色体的正常联会与胚胎的发育。氧化磷酸化产生 ATP 涉及位于线粒体膜内的电子传递链的作用。复合物Ⅰ和Ⅱ氧化三羧酸循环产物，将电子转移到泛素酮，也称为辅酶 Q（coenzyme Q，CoQ）。电子被转移到复合物Ⅲ和Ⅳ，产生质子梯度，从而使复合物Ⅴ产生 ATP。CoQ 具有重要的抗氧化作用，调控细胞氧化还原反应，并影响呼吸传递链调控点的各种信号通路及转录活性。CoQ 的内源性合成的减少会导致呼吸链功能障碍，从而引起膜结构和动力学的改变，从而改变线粒体酶和氧化还原载体分子作用的环境。已有研究表明，在衰老动物模型中补充辅酶 Q10 可以延缓卵巢储备的耗竭,恢复卵母细胞线粒体基因的表达,提高线粒体活性,但补充辅酶 Q10 对年轻动物模型卵巢储备和质量没有影响。因此,提出线粒体性能的缺陷伴随着生育功能的下降,且卵母细胞产生的 CoQ 不足在其中起着重要作用。

(五) 线粒体膜电位与卵巢衰老

许多线粒体功能依赖于膜电位的维持,包括蛋白质输入与 ATP 生成。在正常的静止状态下,Na^+/K^+ 和 Na^+/Ca^{2+} 质子泵产生并稳定膜电位。通过将质子从线粒体基质泵入膜间空间,嵌入线粒体内膜的质子泵形成梯度。梯度是由相对不透水的内膜维持的。ATP 的产生依赖于膜电位的稳定性,线粒体膜中的 ATP/K^+ 通道与这种稳定性有关。病理刺激细胞可引起电压门控 K^+ 通道打开,导致线粒体膜电位改变,线粒体 Ca^{2+} 增加。Ca^{2+} 升高可诱导活性氧和一氧化氮的生成增加,并诱导钙依赖基因表达和钙依赖蛋白激酶激活,导致肿瘤细胞增殖。

线粒体膜电位决定着多种线粒体活动,高极化和低极化线粒体的空间分布可能反映了不同的调节作用。已经发现高极化的线粒体聚集在一起,它们能够在卵母细胞成熟、受精和最初卵裂分裂期间保持结构稳定。Wilding 等人通过测量 2~3 天大的人类胚胎线粒体内膜电位的变化发现,低膜电位与胚泡间染色体随机分离的混沌镶嵌状态存在显著相关性。混乱的嵌合胚胎表现出较慢的卵裂率,在老年患者中更为常见。

(六) 线粒体数目与卵巢衰老

在哺乳动物细胞中,线粒体的数量可以有很大的不同,从数百到数千,这取决于细胞的体积和能量需求。年老生育年龄的女性的颗粒细胞被发现与年轻女性相比线粒体数量减少。线粒体太少会阻碍 ATP 的生成,线粒体过多也会影响细胞代谢。在哺乳动物中,线粒体和 mtDNA 是通过女性生殖系遗传的。ATP 含量的增加与卵母细胞的成熟有关,因此线粒体数量的减少被认为是解释卵母细胞减少的一个因素。杜兰等人认为,除退化的卵母细胞外,卵母细胞 ATP 含量呈线性增加,直至裂解时的最终成熟阶段,但不同成熟阶段卵母细胞线粒体数量差异不显著。衰老的线粒体在形态上较正常线粒体不同,功能较差,产生更多的氧化剂和更少的 ATP,这可能会在需要大量能量的细胞中导致严重的损伤。这得到了 Zeng 等人的证实,他们发现随着人类卵母细胞进行减数分裂,ATP 含量增加。有些疾病会影响卵母细胞线粒体数量和 ATP 含量。一项探讨子宫内膜异位症对卵泡环境影响的研究发现,与对照组相比,子宫内膜异位症妇女卵丘复合物中 ATP 的产生量明显减少,但两组间 mtDNA 含量无明显变化。因此,子宫内膜异位症可能导致卵丘复合物线粒体功能障碍,导致细胞凋亡缺陷和氧化应激增加,从而使卵丘复合物无法充分支持其周围发育中的卵母细胞,影响其功能和患者的生育能力。

(七) 线粒体形态与卵巢衰老

在哺乳动物卵母细胞成熟过程中,细胞质中的线粒体发生空间再分配。Stojkovic 等发现未成熟牛卵母细胞与成熟牛卵母细胞线粒体分布存在显著差异:体外成熟(in vitro maturation,IVM)前,线粒体簇小,线粒体活性低,线粒体分布于细胞质外周;IVM 后,线粒体团变大,染色加深,线粒体集中分布于细胞质中。Nishi 等人使用小鼠卵母细胞,认为核周线粒体聚集是细胞质成熟的标志,缺乏这种定位可能导致小鼠卵母细胞成熟的阻断。在最不成熟的卵母细胞质中,线粒体呈细胞质外周分布。在体外成熟过程中,高电位的卵母细胞质中的线粒体分布均匀,但在低电位的卵母细胞中没有重新分布。Hales 等研究表明,处于 GV 期的猪卵母细胞中活跃线粒体成簇分布于细胞质外周,培养 16 小时后逐渐转移到细胞质中间,然后在生发泡破裂后定位到核周区域。同样的分布变化,即从未成熟卵母细胞的外周分布到成熟卵母细胞的聚集分布,已经在人类卵母细胞中被发现。因此,线粒体似乎利用阶段性分布参与细胞代谢和凋亡调控。

线粒体是球形,有稀疏的嵴,但它们的形状在不同的细胞类型之间差异很大。在许多黏附细胞类型中,如成纤维细胞,线粒体形成一个动态的互联网络,其中短管状和长管状线粒体不断分裂和融合。一些报告已经证明,在减数分裂过程中线粒体的亚细胞分布是由微管介导的。

线粒体的功能和效率与细胞器的形态有关,细胞器的形态在生物体、组织和不同环境条件下发生变化。线粒体通常呈现高度动态的管状或丝状形态。一些研究线粒体分裂和融合机制的实验表明,线粒体分裂和融合是由在酵母、苍蝇和哺乳动物中保存良好的类动力 GTP 酶介导的。在哺乳动物中,线粒体外膜之间的融合是由线粒体融合蛋白 MFN1 和 MFN2 介导,而线粒体内膜之间的融合是由 OPA1 介导,线粒体分裂是由动力相关蛋白 1(dynamin-related protein 1,DRP1)介导。线粒体融合与分裂是正常的平衡过程,线粒体融合或分裂蛋白的过表达会影响线粒体形态。MARCH5 是控制线粒体分裂和融合的关键蛋白,被鉴定为促进线粒体延伸的线粒体泛素连接酶。在 MARCH5 的敲除细胞中,*Drp1* 的缺失和 MFN1 水平的增加都可以导致线粒体的相互连接,*Drp1* 的缺失会降低细胞的裂变活性,而 MFN1 水平的增加会增强细胞的融合活性。MFN1 过表达诱导的线粒体延伸,往往在 MARCH5 缺失的细胞中形成核周聚集,说明 MARCH5 的缺失促进了线粒体延伸,导致细胞应激,使细胞衰老。

(八)线粒体功能关键基因

线粒体疾病通常由核 DNA 的突变引起,少数情况(约 15%)由线粒体 DNA 突变导致。应用转基因工程技术的多项研究证实了一些基因旨在调控线粒体疾病中发挥了关键的调控作用。调控线粒体 DNA 的表达水平对调控应激状态下的氧化磷酸化的效能至关重要。为了保证线粒体功能的正常运转,线粒体 DNA 的基因组必须保证能够正常地进行精确地复制、转录及翻译。所有参与线粒体 DNA 复制转录的成分均由核基因组编码,因此这些调控 mtDNA 复制和转录 / 翻译的基因的突变都是胚胎致死性的。

线粒体是动态的细胞器,不断进行融合和分裂,以适应细胞的能量需求,保持线粒体的功能。许多属于动力蛋白 GTPase 蛋白家族的蛋白质参与线粒体的分裂和融合。为了探究动态基因对线粒体功能的影响,一些实验室研究了全基因组紊乱对小鼠的影响。研究表明,敲除线粒体融合的关键基因 *Mfn1* 或 *Mfn2*,会导致严重的发育延迟和胎盘缺陷,从而导致胚胎死亡。另一种参与线粒体融合的基因 *Opa1*,靶向于线粒体内膜。*Opa1* 缺失在胚胎发育过程中也是致命的。小鼠体内 *Drp1* 的完全缺失是胚胎致死性的,揭示了 *Drp1* 在发育过程中的重要作用。在基因敲除的小鼠模型中敲除线粒体功能关键基因后多数会导致胚胎致死损害,或者导致其他器官功能障碍。

本节从线粒体 DNA 拷贝数、线粒体 DNA 缺失 / 突变、cf-mtDNA、CoQ、线粒体膜电位、线粒体数目、线粒体形态、线粒体功能关键基因几个方面阐述了线粒体在卵巢中的重要作用。线粒体在上述方面的异常能够导致卵巢功能的异常。在诸多影响卵巢功能的因素中,多种因素通过影响线粒体的结构与功能,进而导致卵巢内细胞功能异常、卵巢功能受损。环境有害因素的暴露、医源性放疗化疗等多种因素都能够触发卵巢内卵母细胞、颗粒细胞的凋亡,线粒体凋亡途径是其细胞凋亡的重要机制之一。此外,影响卵巢衰老的众多因素均可引起细胞氧化应激水平的增加,引起继发的系列反应导致卵巢功能下降。在氧化应激反应过程中,线粒体也扮演着重要的角色。既往卵巢衰老相关机制大部分集中在氧化应激与凋亡方面,线粒体的作用亦被提及,但研究尚不深入。近来,越来越多的研究开始细致深入地探讨线粒体影响卵巢细胞功能的分子机制,卵母细胞中线粒体的数目、形态、分布状态、线粒体膜电位、线粒体 DNA 的缺失 / 突变等均能够影响卵母细胞的功能。生殖领域研究侧重于研究卵母细胞,然而在卵巢衰老过程中,除卵母细胞之外的体细胞中线粒体发挥着怎样的作用尚不十分明确。卵巢颗粒细胞、间质细胞中线粒体的研究尚不充分,仍需更进一步的深入研究。

(周　素)

参考文献

1. Johnston IG, Williams BP. Evolutionary inference across eukaryotes identifies specific pressures favoring mitochondrial gene retention. Cell Systems, 2016, 2: 101-111.

2. 陈瑗, 周玫. 自由基与衰老. 北京: 人民卫生出版社, 2011.

3. Wang Y, Hekimi S. Mitochondrial dysfunction and longevity in animals: untangling the knot. Science, 2015, 350: 1204-1207.

4. Miao Y-L, Kikuchi K, Sun Q-Y, et al. Oocyte aging: cellular and molecular changes, developmental potential and reversal possibility. Human Reproduction Update, 2009, 15: 573-585.

5. Montier LLC, Deng JJ, Bai Y. Number matters: control of mammalian mitochondrial DNA copy number. Journal of Genetics and Genomics, 2009, 36: 125-131.

6. Monnot S, Samuels DC, Hesters L, et al. Mutation dependance of the mitochondrial DNA copy number in the first stages of human embryogenesis. Human Molecular Genetics, 2013, 22: 1867-1872.

7. Chiaratti MR, Meirelles FV. Mitochondrial DNA copy number, a marker of viability for oocytes. Biology of Reproduction, 2010, 83: 1-2.

8. Faddy MJ. Follicle dynamics during ovarian ageing. Molecular and Cellular Endocrinology, 2000, 163: 43-48.

9. Duran HE, Simsek-Duran F, Oehninger SC, et al. The association of reproductive senescence with mitochondrial quantity, function, and DNA integrity in human oocytes at different stages of maturation. Fertility and Sterility, 2011, 96: 384-388.

10. Konstantinidis M, Alfarawati S, Hurd D, et al. Simultaneous assessment of aneuploidy, polymorphisms, and mitochondrial DNA content in human polar bodies and embryos with the use of a novel microarray platform. Fertility and Sterility, 2014, 102.

11. Chan CCW, Liu VWS, Lau EYL, et al. Mitochondrial DNA content and 4977 bp deletion in unfertilized oocytes. Molecular Human Reproduction, 2005, 11: 843-846.

12. Kitagawa T, Suganuma N, Nawa A, et al. Rapid accumulation of deleted mitochondrial deoxyribonucleic acid in postmenopausal ovaries. Biology of Reproduction, 1993, 49: 730-736.

13. Fragouli E, Wells D. Mitochondrial DNA assessment to determine oocyte and embryo viability. Seminars in Reproductive Medicine, 2015, 33: 401-409.

14. Ralla B, Stephan C, Meller S, et al. Nucleic acid-based biomarkers in body fluids of patients with urologic malignancies. Critical Reviews in Clinical Laboratory Sciences, 2014, 51: A2-231.

15. Scalici E, Traver S, Molinari N, et al. Cell-free DNA in human follicular fluid as a biomarker of embryo quality. Human Reproduction, 2014, 29: 2661-2669.

16. Stigliani S, Anserini P, Venturini PL, et al. Mitochondrial DNA content in embryo culture medium is significantly associated with human embryo fragmentation. Human Reproduction, 2013, 28: 2652-2660.

17. Dumollard R, Ward Z, Carroll J, et al. Regulation of redox metabolism in the mouse oocyte and embryo. Development, 2007, 134: 455-465.

18. Takeuchi T, Neri QV, Katagiri Y, et al. Effect of treating induced mitochondrial damage on embryonic development and epigenesis. Biology of Reproduction, 2005, 72: 584-592.

19. Wyman A, Pinto AB, Sheridan R, et al. One-cell zygote transfer from diabetic to nondiabetic mouse results in congenital malformations and growth retardation in offspring. Endocrinology, 2008, 149: 466-469.

20. Ben-Meir A, Burstein E, Borrego-Alvarez A, et al. Coenzyme Q10 restores oocyte mitochondrial function and fertility during reproductive aging. Aging Cell, 2015, 14: 887-895.

21. Van Blerkom J, Davis P. High-polarized (Delta Psi m (HIGH)) mitochondria are spatially polarized in human oocytes and early embryos in stable subplasmalemmal domains: developmental significance and the concept of vanguard mitochondria. Reproductive Biomedicine Online, 2006, 13: 246-254.

22. Wilding M, De Placido G, De Matteo L, et al. Chaotic mosaicism in human preimplantation embryos is correlated with a low mitochondrial membrane potential. Fertility and Sterility, 2003, 79: 340-346.

23. Liu S, Li Y, Gao X, et al. Changes in the distribution of mitochondria before and after in vitro maturation of human oocytes and the effect of in vitro maturation on mitochondria distribution. Fertility and Sterility, 2010, 93: 1550-1555.

24. Wakai T, Harada Y, Miyado K, et al. Mitochondrial dynamics controlled by mitofusins define organelle positioning and movement during mouse oocyte maturation. Molecular Human Reproduction, 2014, 20: 1090-1100.

第六节　自由基与卵巢衰老

衰老的自由基理论由美国内布拉斯加大学 Harman 教授于 1956 年提出,该理论认为:衰老过程由自由基反应造成,自由基具有极高的反应活性,可以与生物大分子反应,导致生物分子突变、被修饰、交联等氧化损伤,损伤随时间而积累,造成细胞及组织功能进行性退变。在女性生殖系统,自由基的影响同样不可忽视。研究表明,自由基在卵泡发育和排卵过程中起着重要作用,而持续和/或过量的自由基刺激则会导致卵泡发育异常、卵巢储备功能下降,加速卵巢功能的衰退。本节将主要从自由基的生物学功能、自由基与机体衰老、自由基与卵巢衰老几个方面进行介绍。

一、人体内自由基和抗氧化系统

自由基是指带有未配对电子的原子(如 $H^{\cdot}$)、分子(如 NO)、离子(如 O_2^{-})或原子团(如 $^{\cdot}OH$)。有机化学反应总伴随着一部分共价键的断裂和新共价键的形成,键断裂时,两个成键电子在参与原子或基团间平均分配的过程称为键的均裂,所形成的碎片有一个未成对电子(如 $H^{\cdot}$、$CH^{\cdot}$、$Cl^{\cdot}$ 等),这些原子或基团可以结合其他分子,形成一系列含有未配对电子的自由基。

(一)人体内自由基种类、化学性质及生理作用

1. 自由基种类　人体内存在多种自由基,包括超氧阴离子(O_2^{-})、羟基自由基($^{\cdot}OH$)、一氧化氮(NO)和过氧化亚硝酸根($ONOO^{-}$)等,主要分为活性氧自由基(reactive oxygen species,ROS)和活性氮自由基(reactive nitrogen species,RNS)。其中,ROS 是由氧分子得到电子转化而来,是人体含量最多的自由基,O_2^-、`OH、H_2O_2 等均属此类(图 5-3),ROS 主要伴随线粒体氧化磷酸化过程产生,主产地为线粒体电子传递链的复合物 I 和 III,复合物 II 也产生少量 ROS;RNS 包括 NO 及其与活性氧基团反应生成的一系列衍生物,如过氧化亚硝酸根(ONOO⁻)及其质子化形式(ONOOH)等,而 NO 在体内主要是通过一氧化氮合酶(NO synthetase,NOS)催化合成的,NOS 以 L- 精氨酸和氧分子为底物,催化 L- 精氨酸的 2 个等价胍基氮之一,生成 L- 瓜氨酸,释放 NO。

$$O_2 \xrightarrow{e^-} \cdot O_2^- \xrightarrow{e^-} H_2O_2 \xrightarrow{e^-} \cdot OH \xrightarrow{e^-} H_2O$$

图 5-3　氧自由基生成示意图

2. 自由基的化学性质　自由基的单电子极不稳定,容易从周围的分子夺取或向其他分子提供一个电子而成为相对稳定的分子或离子,也就是说自由基既易被还原也易被氧化,除了少部分自由基由于具有共轭结构(如 α 生育酚自由基)或特殊空间位阻(如三苯基甲基自由基)较为稳定外,大部分自由基极不稳定,寿命极短,具有极强的化学反应活性。基于氧原子的电子分布特点,绝大多数 ROS 得电子能力较强,易氧化一些具有还原性的分子或基团,而其自身被还原。

3. 自由基的生理作用　自由基作为人体正常的代谢产物,对维持机体运转有重要作用,适量的自由基是生命活动所必需的,参与物质和能量代谢、免疫、解毒和信号传导等多个生物学过程,调控细胞增殖、分化和死亡。

自由基的主要生理作用包括:①细胞能量代谢:90% 以上吸入的氧气在线粒体中通过呼吸链被还原,呼吸链传递过程有多种自由基参与;②免疫防御:免疫细胞受到化学物质、细菌、病毒、真菌等刺激时产生呼吸爆发,消耗大量氧的同时产生很多自由基,这些自由基可直接破坏病原微生物的核酸、蛋白质等生命基础分子将其杀死,同时自由基还可引发细菌不饱和脂肪酸降解,降解终产物丙二醛又是一种强力杀菌剂;③参与多种物质代谢过程:如氨基酸的氧化脱氨作用、前列腺素和血栓素等激素合成、胶原蛋白和凝血酶原的合成等;④参与解毒作用:肝脏解毒作用的实质是肝微粒体在细胞色素 P450 催化下对各种毒物的羟化作用,连接于细胞色素 P450 上的 O_2^- 是真正起羟化作用的官能团;⑤调控信号传导:自由基对某些蛋白激酶或磷酸酶(如蛋白激酶 B、蛋白激酶 C、有丝分裂原激活蛋白激酶 MAPK 等)进行氧化还原修饰,改变其活性从而影响细胞信号传导。NO 还能作为第二信使作用于心血管和神经内分泌系统,调节血管的生成和舒缩,维持正常血供和血压,调节神经递质释放和脑血流,参与神经系统的发育以及激素的合成与释放。

在正常生理条件下,抗氧化系统会清除多余自由基,保持机体内环境稳态,而持续或过度的自由基刺激则会导致不可逆的损害。持续和 / 或过度的自由基生成超出机体抗氧化体系的平衡能力后,会造成组织中核酸、蛋白质、脂质等生物大分子损伤和一系列信号传导通路改变,进而直接或间接导致器官功能受损的现象统称为氧化应激(oxidative stress,OS)。氧化应激是自由基在体内产生的一种负面作用,被认为是导致衰老和疾病的一个重要因素。

(二)人体抗氧化系统

需氧生物在进化过程中逐渐形成能有效应对自由基损伤的自我保护和适应体系,使机体内自由基的代谢维持动态平衡,称为抗氧化防御体系。通常将能直接与自由基反应,或能阻止自由基连锁反应而除去自由基,或阻断自由基反应过程的物质统称为抗氧化剂。生物体内的抗氧化剂通常被分为抗氧化酶系统和非酶类抗氧化物质两大类。

1. **抗氧化酶系统** 抗氧化酶系统主要包括超氧化物歧化酶(superoxide dismutase,SOD)、过氧化氢酶(catalase,CAT)、谷胱甘肽过氧化物酶(glutathione peroxidase,GPX/GSH-PX)、谷胱甘肽硫转移酶(glutathione S-transferase,GST)、谷胱甘肽还原酶(glutathione reductase,GR)和硫氧环蛋白/硫氧环蛋白还原酶(thioredoxin/thioredoxin reductase)等,其中 SOD 是防护自由基损伤的主力,可使强毒性的超氧离子自由基歧化为 O_2 和 H_2O_2,H_2O_2 进一步被 CAT 催化水解为 H_2O 而解毒,GPX 催化有机过氧化物或 H_2O_2 还原生成相应的醇或 H_2O,同时氧化 2 分子还原型谷胱甘肽(glutathione,GSH)生成 1 分子氧化型谷胱甘肽,而 GST 既能协同 GPX 还原脂质过氧化产物(脂氢过氧化物),又能催化脂氢过氧化物醛式分解产物与 GSH 反应生成无毒或毒性小的 GSH- 硫结合物(图 5-4)。

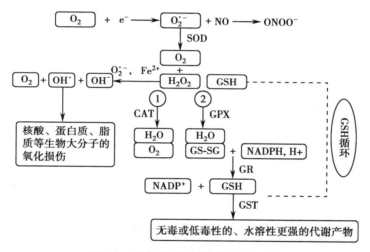

图 5-4 抗氧化酶降解活性氧的过程

2. **非酶类抗氧化物质** 该类抗氧化剂包括一些蛋白质(如铜蓝蛋白、转铁蛋白、乳铁蛋白、金属硫蛋白等)、GSH、部分维生素(如维生素 A、维生素 C、维生素 E)、类胡萝卜素、辅酶 Q 以及多酚类、黄酮类等物质。此外,体内的胆红素、尿酸分别是红细胞代谢及嘌呤代谢产物,两者也可以作为抗氧化剂清除自由基。在正常生理状态下,细胞内的氧化与抗氧化系统相互调节和制约,构成氧化还原内稳态。

3. **自由基清除机制** 机体对氧化应激产物的清除机制也是减轻自由基损伤的重要组成部分,主要包括蛋白酶体、溶酶体和自噬溶酶体等对蓄积的大分子物质的降解。生物体氧化 - 还原平衡体系的稳态能够维持细胞活力,使细胞行使正常的生物学功能(图 5-5)。

二、自由基与机体衰老

生命周期中呈现出一个随时间进展而表现出功能不断恶化,直至死亡的过程,这个过程被泛称为"衰老"。"衰"指"衰减""衰弱";"老"即"老年""老化"。"衰老"不等同于"老年",它是一个过程,这个过程伴随着身体机能的衰减,最终达到老化的状态。《现代衰老学》将

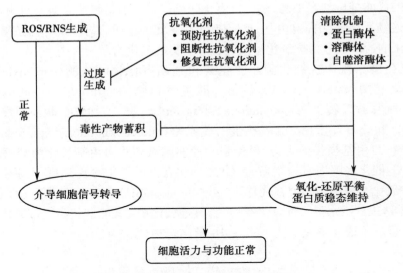

图 5-5 机体氧化 - 还原稳态维系

"衰老"定义为"从生殖成熟才开始或加速的,具有累积性、普遍性、渐进性、内生性和危害性的生命过程",由基因和环境共同决定。通过对多物种的组织 ROS 水平、抗氧化剂以及氧化损伤程度和自氧化速率进行比较研究,学者们发现一些抗氧化剂含量与寿命呈正相关,而生物大分子的氧化作用和组织自氧化速率与寿命呈明显的负相关,说明自由基生成和消除速率是影响衰老速率的重要因子之一。

(一)自由基与寿命

Cutler 比较了小鼠、猴子、黑猩猩和人类等哺乳动物的脑、肝脏和心脏组织中的 SOD 含量与基础代谢率(basal metabolic rate,BMR)的比值,发现寿命最长的人类具有最大的 SOD/BMR,而寿命最短的小鼠 SOD/BMR 比值最小;反映机体氧化还原状态的 GSH/GSSG 在小鼠多种组织的线粒体中都随年龄增长而下降。Barja 比较哺乳动物和鸟类的自由基生成速率,发现寿命较长的鸟类 H_2O_2 生成速率要低于大鼠等寿命较短的物种。抗氧化酶 *Sod2* 和 *Gpx4* 基因敲除的小鼠胚胎致死,*Sod1* 敲除的小鼠寿命显著缩短;上调 SOD 及 GST 等抗氧化酶表达水平能使果蝇和线虫寿命延长。与此同时,同一物种的年老个体体内核酸、蛋白质、脂质等生物大分子的氧化损伤水平也高于年轻个体。因此,自由基损伤加速衰老。

(二)自由基衰老机制

在衰老的过程中,各种机体内外因素的累积作用使自由基抗氧化体系逐渐失代偿,多余的自由基结合细胞质、细胞膜、线粒体、细胞骨架等细胞结构上的生物大分子,使其失去功能,进而使机体能量合成能力下降,各器官功能相应受损。随着对分子机制的深入研究,衍生出自由基 - 线粒体理论、自由基 - 炎症理论、硝化反应与衰老等多种学说。

1. 自由基 - 线粒体理论 在非疾病状态下,年老个体的线粒体功能明显低于年轻个体。细胞 ROS 大多源自线粒体,线粒体既能有效利用 ROS 又是离 ROS 攻击范围最近的细胞器,大量 ROS 可通过线粒体途径诱导细胞凋亡。年老大鼠主动脉血管内皮细胞和平滑肌细胞的线粒体产生 O_2 和 H_2O_2 的速率显著高于年轻小鼠,年老大鼠 mtDNA 损伤和突变更严重。靶向性过表达线粒体过氧化氢酶可以使小鼠平均寿命和最长寿命分别延长 5 个月和 5.5 个月,延缓心肌病理变化和白内障病变的发生。因此,线粒体的自由基损伤水平及其结构功能完整性在很大程度上影响个体寿命及衰老相关疾病的发生、发展。

2. 自由基 - 炎症理论　阿尔茨海默病、肌萎缩侧索硬化、动脉粥样硬化、心肌梗死、骨质疏松等衰老相关疾病都与炎症有关。氧化还原失衡是刺激衰老相关炎症发生、发展的主要因素,氧化还原敏感的转录因子活化并引发靶基因表达改变是自由基诱导炎症的主要机制。例如,氧化应激诱导 NF-κB 激活,可上调 IL-1β、IL-6、COX2 等炎症因子表达水平。NF-κB 与抑制蛋白 IκB 结合保持非活性状态,在 ROS 刺激下,IκB 激酶(IκK)催化 IκB 磷酸化然后被泛素 - 蛋白酶体降解,NF-κB 的抑制被解除,进入核中调控炎症相关因子的转录;6~24 月龄大鼠的肾脏 ROS 水平随年龄增长而增多,同时伴随 IκB 降解增多,活化 NF-κB 增加且 COX2 和前列腺素合成相关酶表达水平增高。一项对 1 727 名年龄 >70 岁的美国人进行血清学检测的研究表明,血清 IL-6 水平与年龄呈正相关;130 名年龄 >80 岁的老人的血清 TNF-α 检测结果显示动脉粥样硬化患者的血清 TNF-α 较非动脉粥样硬化患者高。IL-1、TNF-α、IL-6、IL-8、RANTES 和 MMP3 介导的慢性炎症也是骨质疏松和类风湿性关节炎等衰老相关疾病的重要发病机制。

3. 硝化反应与衰老　较 ROS 而言,RNS 与衰老关系的研究开展得相对较晚。生物体内 NO 主要由 3 种不同亚型 NOS 催化产生,即内皮型 NOS(eNOS)、神经型 NOS(nNOS)和诱导型 NOS(iNOS),三者产生 NO 的量和速度以及持续时间各不相同,对衰老的作用也有所不同。eNOS 是基础分泌的 NOS,合成 NO 量少,合成的 NO 主要用于促进线粒体的生物合成和通过第二信使环磷酸鸟苷(cGMP)增强呼吸作用和 ATP 产量,CR 小鼠的 eNOS 表达水平较随意饲养小鼠高。nNOS 负责调节神经系统组织中神经元突触传递,在衰老过程中,脑组织 nNOS 活性降低,导致记忆和学习能力减退。iNOS 以极快的速率产生高浓度 NO,且常伴随 ROS 产生,在炎症和退行性疾病中表达和活性均明显增加,是加速衰老的因素之一。RNS 中的 ONOO⁻ 化学性质非常活泼,可以使蛋白硝基化,改变蛋白结构而使蛋白失去原有活性。人血清学和动物组织研究表明,ONOO⁻ 与含酪氨酸蛋白反应生成的 3- 硝基 - 酪氨酸在衰老和神经退行性疾病过程中含量增高。酪氨酸残基硝基化是一个不可逆过程,受体分子酪氨酸残基修饰将削弱其信号传导功能,因为硝基化的酪氨酸残基会阻止这些残基被蛋白质酪氨酸激酶磷酸化。蛋白质硝基化还会增强蛋白质被蛋白酶降解的敏感性,用 ONOO⁻ 硝化蛋白 4 小时可使蛋白质显著减少约 50%。NO 的生成和向 RNS 的转化呈现出组织差异性,对不同组织功能的影响仍待进一步深入研究。

当自由基 - 抗氧化体系失衡时,多余的自由基一方面会直接攻击邻近的核酸、蛋白质、脂质等生物大分子,破坏基因组的稳定性、膜的通透性和重要细胞器的功能;另一方面又通过复杂的信号调控网络激活线粒体凋亡通路、NF-κB 炎症通路等加重组织功能的减退。上调抗氧化酶的表达或直接给予抗氧化剂均能延长实验动物的寿命,减少和 / 或延缓心血管疾病、白内障、骨质疏松等衰老相关疾病的发生、发展。因此,清除多余自由基使其维持在机体可代偿范围是延缓衰老的有效手段之一。

三、自由基与卵巢衰老

卵泡是卵巢的基本功能单位,卵巢生殖和内分泌功能的执行有赖于卵泡发育及其伴随的一系列机体变化,如颗粒细胞和卵泡膜细胞的增殖、分化,血管生成,激素合成,卵母细胞的生长成熟,体细胞和生殖细胞间的相互作用,HPO 轴的反馈调节,子宫内膜周期性增殖与剥脱以及乳腺、阴道等组织的变化。自由基在卵泡膜血管形成、性激素合成、排卵、黄体生成和溶解等卵巢生理变化以及受精、囊胚形成、胚胎植入和妊娠黄体维持等过程中都发挥着不可或缺的作用,但持续和 / 或过度的自由基生成会对卵巢造成累积性损伤,导致卵泡闭锁和始基卵泡激活加速,使卵巢储备功能加速被"掏空",最终使卵巢功能加速减退。

(一) 自由基参与卵巢生理过程

同其他器官一样,卵巢在正常生理条件下维持着自由基 - 抗氧化防御体系的动态平衡,响应卵巢周期中卵泡不同发育阶段的需求和妊娠时期尤其是妊娠早期的母体变化。

1. 卵巢中 ROS 来源 卵巢中的 ROS 主要有 3 种来源:①卵泡或黄体中存在的巨噬细胞和白细胞产生的 ROS。Loukides 等收集 20 位人工受孕妇女的卵泡液,发现巨噬细胞和单核细胞占细胞总数的 5%~15%。②颗粒细胞和卵泡膜间质细胞合成性激素的副产物。在 FSH、LH 作用下,生长卵泡的颗粒细胞和卵泡膜细胞内与性激素合成相关的细胞色素 P450 酶表达增加,催化底物胆固醇生成性激素的同时会产生 ROS;LH 与卵泡膜间质细胞上的受体结合后,活化蛋白激酶 C(PKC),进而激活 NOX,将胞质中 NADPH 上携带的电子转给 O_2 生成 O_2^-。③有氧呼吸时,线粒体电子传递链、内质网、核膜电子传递系统都可以产生 ROS。O_2^- 是大鼠卵巢中主要的 ROS,在卵巢中的含量呈现周期性变化,从动情期(卵泡成熟排卵)到下一个动情周期的动情前期(卵泡加速生长时期)逐渐增加,在动情前期增至高峰后又逐渐减少,动情期时含量最低。

2. 卵巢的自由基 - 抗氧化体系 卵巢组织中细胞种类较多,不同抗氧化酶的分布也存在着细胞差异。铜 - 锌超氧化物歧化酶(SOD1)和锰超氧化物歧化酶(SOD2)是卵巢中存在的主要抗氧化酶,SOD1 主要表达于窦卵泡和成熟卵泡的卵泡膜间质细胞胞质中,优势卵泡的颗粒细胞表达 SOD1 而其他卵泡颗粒细胞不表达,而 SOD2 在颗粒细胞和间质细胞内都有表达,主要定位于线粒体。

卵泡液中 ROS 含量较高,其产生与卵巢微环境中淋巴细胞、巨噬细胞的存在有关。Suzuki 对人卵巢组织进行免疫组织化学染色发现,T 细胞主要存在于间质和卵泡膜内,$CD3^+$、$CD4^+$ 和 $CD8^+$T 细胞在月经周期持续存在,并随月经周期呈现数目的变化。人卵巢中的巨噬细胞数目和状态在排卵前后及黄体不同时期也呈现明显的变化。淋巴细胞、巨噬细胞在排卵、黄体生成和溶解以及伴随发生的激素水平调节及卵母细胞成熟过程都发挥着重要作用。

3. ROS 参与卵巢生理过程 一方面,卵泡液中的 ROS 直接作用于卵母细胞、颗粒细胞和卵泡膜间质细胞,调控卵泡生长、卵母细胞成熟和性激素合成;另一方面,ROS 对血管生成的调控在卵泡发育、优势卵泡选择、黄体形成和胚胎形成过程中都起着至关重要的作用。

(1) ROS 参与卵泡发育和卵母细胞的成熟:低浓度的 H_2O_2 能够促进卵母细胞减数分裂进程,而高浓度 H_2O_2 则会诱导卵母细胞凋亡。在生理条件下,卵母细胞胞质中短暂的 cAMP 下降和 Ca^{2+} 升高促进 ROS 较低水平的增多,激活 Ca^{2+}- 钙调蛋白依赖的蛋白激酶 Ⅱ(CaMK Ⅱ),活化丝氨酸 / 苏氨酸蛋白激酶(WEE1),使促成熟因子(maturation promoting factor,MPF)催化亚基 CDK1 磷酸化并使 MPF 调节亚基降解,促进卵母细胞从粗线期重新进入减数分裂。Chaube 等用 H_2O_2 干预各个时期的卵泡,发现 H_2O_2 促进不成熟卵母细胞生发泡破裂,但随后很快出现卵母细胞体积皱缩、细胞膜像出芽一样形成很多囊泡、细胞内 BAX 表达升高、DNA 片段化等卵母细胞凋亡征象;H$_2$O$_2$ 抑制成熟卵母细胞第一极体排出,随后出现卵母细胞凋亡。此外,卵泡发育过程伴随着卵泡膜内血管的增生,为不断长大的卵泡提供营养物质和 O$_2$。体内外实验均显示,NOX 催化形成的 ROS 是血管生成调节通路——VEGF 信号通路的重要影响因子。沉默 NOX2 或 NOX4 或过表达 CAT 会抑制 VEGF 诱导的 2 型 VEGF 受体磷酸化,抑制血管内皮细胞增殖和迁移。

(2) ROS 参与激素合成的调控:3βHSD 催化孕烯醇酮生成孕酮,其表达模式与 SOD1 一致,抗坏血酸结合 SOD 消除 O$_2^-$ 后生成中间产物抗坏血酸自由基,抗坏血酸自由基在自由基链式反应中与 NADH 反应生成的 NAD$^+$ 是 3βHSD 作用所需的氢受体。排卵后,黄体细胞中的 SOD1 表达水平和活性显著升高,与月经周期中血清孕酮浓度变化一致。另外,SOD1 也保护 3βHSD 免受 O$_2^-$ 的损害,抑制大鼠黄体细胞 SOD1 活性后孕酮合成受抑制。对于人黄素化颗粒细胞,ROS 亦可抑制 3βHSD 活性,减少孕酮的合成。细胞色素 P450 侧链裂解酶催化胆固醇合成孕烯醇酮,过多的 O$_2^-$ 会抑制该酶的活性并使胆固醇从胞质转运至线粒体的过程受阻。因此,适量 ROS 及其链式反应中间产物是卵巢合成性激素所必需的,但持续或过度的氧化应激会抑制激素合成相关酶的活性从而影响孕激素合成,引起脂质过氧化物在线粒体内堆积而诱导细胞凋亡。

(3) ROS 参与排卵:排卵过程中前列腺素(prostaglandin,PG)合成、蛋白水解酶活性增强和血管通透性增加等一系列反应均受 ROS 的调控。Sato 等用孕马血清促性腺素 - 人绒毛膜促性腺激素方案(PMSG–hCG)对大鼠进行促排卵后,卵巢内 SOD2 转录和降解水平均增高,但降解速率大于合成速率,SOD2 活性显著下降,而静脉输入 SOD 会抑制这些大鼠排卵。Sudo 等的实验也表明,注射 hCG 会使大鼠卵巢中脂质过氧化产物增多,氧化应激增强,在 hCG 注射后 9 小时达高峰。以上研究结果都提示 ROS 在卵泡破裂过程中发挥重要作用,这些 ROS 主要来源于聚集在排卵前卵泡周围的白细胞,外周血中多形核白细胞细胞膜上有 LH 受体,在 LH 刺激下产生 O$_2^-$。而用具有细胞毒性的特异性针对中性粒细胞的单克隆抗体处理后,大鼠的排卵率降低。血管内皮细胞中的黄嘌呤氧化酶催化黄嘌呤和 O$_2$ 也能生成 O$_2^-$。Miyazaki 等发现黄嘌呤氧化酶抑制剂别嘌醇会抑制兔子排卵,但 Margolin 和 Behrman 用别嘌醇处理 hCG 促排卵的大鼠和体外培养的加了 hCG 促排卵的卵泡,排卵均未受影响,所以对于血管内皮细胞是否参与排卵时 ROS 的作用尚存在争议。ROS 还能通过激活 NF-κB 通路上调 COX2 表达和 PGF2α 的合成,增强基质金属蛋白酶等水解蛋白酶的活性,激活纤溶酶原激活系统,介导 IL-1β 等炎症因子的增加血管通透性作用,促进卵泡液的生成和卵泡膜的降解,有利于排卵。

(4) ROS 调节黄体退化:排卵后黄体形成并分泌孕酮,为妊娠作准备,若不受孕,黄体逐渐溶解,孕酮下降,调节下一个周期卵泡的正常发育。黄体退化包括两个重要环节,即功能退化和结构溶解:功能退化主要指的是合成和分泌孕酮的功能被抑制;结构溶解指的是黄体细胞和血管细胞的丢失。怀孕和假孕大鼠黄体退化时脂质过氧化产物 MDA 增加,其含量与血清孕酮呈负相关,在 PGF2α 诱导假孕大鼠黄体功能退化过程中也检测到黄体中 ROS,如 O$_2^-$ 和 H$_2$O$_2$ 的含量增加。在人和大鼠黄体细胞培养实验中,下调 SOD1 的表达或增加 O$_2^-$、H$_2$O$_2$、脂质过氧化物都会减少孕酮合成,但对黄体细胞的生存并无显著影响,不增加细胞坏死和凋亡的比率。PGF2α 被认为是重要的溶黄体素之一,与 ROS 生成密切相关,ROS 能提高磷脂酶 A2 活性和 COX2 表达水平,这些都是促进 PGF2α 合成的重要酶。同时,PGF2α 不但使黄体细胞 ROS 生成增多,而且能促进黄体中的巨噬细胞和中性粒细胞 ROS 的生成和吞噬能力的激活。有趣的是,孕酮会抑制巨噬细胞 O_2^- 的生成。黄体合成和溶解过程中孕酮浓度的波动与巨噬细胞的数目和吞噬强度的变化趋势相适应。黄体结构溶解主要是血流减少和黄体细胞的凋亡。巨噬细胞和中性粒细胞参与对组织碎片的清除。细胞凋亡过程中表现出 SOD 表达下降和 ROS 及氧化损伤大分子的蓄积,线粒体结构分子如膜脂质分子和通道蛋白等的氧化损伤导致线粒体膜电位、通透性改变和细胞色素 C 释放,诱发线粒体途径的细胞凋亡。

(二) 自由基蓄积加速卵巢衰老

虽然卵巢中存在着精密的自由基 - 抗氧化体系来调节比较复杂的卵巢生理周期,但是,当过多的 ROS 产生打破该平衡时,卵泡发育和激素分泌均会受到影响,异常的卵母细胞减数分裂也会增加,过量的 ROS 诱导颗粒细胞和 / 或卵母细胞凋亡致使卵泡闭锁,直接或间接激活始基卵泡,加速卵巢储备功能的下降,继而使卵巢储备功能加速衰退。

1. **卵巢衰老过程中自由基 - 抗氧化体系的变化** 随着年龄的增长,卵巢组织内抗氧化酶和自由基的总体含量在变化,表现为氧化损伤分子增多,与自由基密切相关的线粒体功能下降,而抗氧化酶表达水平和 / 或活性下降。高龄女性的卵巢黄素化颗粒细胞中异常线粒体增多,线粒体膜电位下降,ATP 合成能力下降,氧化磷酸化关键蛋白 ATP5A1 表达下降,线粒体电子传递链的异常导致电子泄露,自由基合成增多。有研究表明,POI 患者线粒体细胞色素 C 氧化酶 1 错义突变率较同龄人高。Tatone 等比较 38~41 岁和 27~32 岁女性黄素化颗粒细胞内 SOD1、SOD2 和 CAT 的表达水平,发现三者水平在高龄组均明显低于年轻组。而年龄较高女性卵泡液中 SOD、CAT、GPX 和 GST 与年轻女性相比,CAT、GST 活性下降而 SOD 活性稍高,但在蛋白水平上,GST 表达下降而 CAT 和 SOD 表达水平无显著统计学差异。此外,卵巢内抗氧化酶 NOX4、PRDX4 表达水平也随年龄升高而下降。

其他哺乳动物的卵巢也是如此。在 2、6、9、12 月龄的小鼠卵巢中,脂质、蛋白质、核酸氧化损伤标志物(4-HNE、NTY、8-OHdG)随年龄增长而增多,线粒体抗氧化酶 PRDX3、TXN2 以及胞质抗氧化酶 GLRX1、GSTM2 随年龄增长呈下降趋势。Fe^{2+} 和 Fe^{3+} 是铁在生物体内两种不同存在形式,其含量和比率的变化能够反映组织的氧化还原状态。年轻小鼠卵巢中的 Fe^{2+} 和 Fe^{3+} 主要存在于基质巨噬细胞内,而年老小鼠卵巢组织中,Fe^{2+} 不仅在巨噬细胞内的含量明显升高,还广泛存在于成纤维细胞、细胞间隙中,说明年老小鼠卵巢中氧化应激增强。将小鼠谷胱甘肽(glutathione,GSH)合成限速酶谷氨酸半胱氨酸连接酶调节亚基(glutamate cysteine ligase modifier subunit,Gclm)基因敲除后,青春前期(3 周龄)和成年小鼠(9 月龄)卵巢中脂质和蛋白质氧化损伤标志物显著增加,始基卵泡加速激活,生长卵泡的颗粒细胞凋亡增加。

2. **ROS 调节的信号通路** ROS 对卵巢中信号通路的调节目前主要集中于 KEAP1-NRF2、NF-κB 和 FOXO 等几条重要的信号通路。

(1)KEAP1-NRF2 通路:NRF2 与 KEAP1 结合以非活性形式存在于胞质中,氧化应激发生时,KEAP1 降解而 NRF2 活化,进入细胞核,调节 HO1、NQO1、GCLC 等抗氧化相关分子转录以抵御氧化应激。

(2)NF-κB 通路:与 IκB 结合的 NF-κB 无转录活性,ROS 刺激巨噬细胞等炎症细胞合成

TNF-α,与膜受体结合后,介导 IκB 磷酸化被降解,激活 NF-κB 通路,调控一些抗凋亡基因和炎症相关的基因转录。

（3）FOXO 通路:FOXO 家族是 PI3K-AKT 信号通路下游重要的转录调节因子,包括 FOXO1、FOXO3、FOXO4 和 FOXO6 四个亚型,参与调控细胞增殖、凋亡、分化、自噬、代谢、炎症等多种生命活动,在卵巢中表达的主要有 FOXO1 和 FOXO3。cAMP 和孕酮能促进 FOXO1 表达,是孕酮诱导子宫内膜细胞凋亡脱落的重要信号传导通路之一。FOXO3 能够通过促进 KEAP1 降解增强 NRF2 活性,FOXO3 能够通过促进 BCL10（B-cell lymphoma/leukemia 10）表达,调节 IκB-NF-κB 通路激活。

（4）其他通路:JNK 能够使胞质中 FOXOs 磷酸化,抑制其入核调控 *SOD2*、*CAT* 等基因转录。线粒体电子传递链异常产生过多的 ROS,能够激活 ASK1P-P38/MAPK 通路,加速细胞衰老。同时,PI3K-AKT 通路参与氧化应激过程中 KEAP1-NRF2 通路的活化,氧化应激能上调 ERK 磷酸化水平,促进卵巢细胞凋亡。

综上所述,自由基参与介导的信号传导在卵泡发育、激素合成和排卵等生理过程中发挥重要作用。维持自由基 - 抗氧化体系的动态平衡是卵巢行使内分泌和生殖功能的保障,自由基 - 抗氧化体系失衡表现出的"氧化应激"或"还原应激"都会影响细胞的生理功能,但目前关于自由基 - 抗氧化体系失衡对卵巢衰老影响的研究大多集中在"氧化应激"方面,关于"还原应激"对卵巢功能的影响需要引起重视。卵巢衰老过程伴随着氧化损伤产物的蓄积,抗氧化剂如维生素 E、褪黑素、花青素、辅酶 Q10 等能在一定程度上改善氧化应激所致的卵巢衰老,具有较好的应用前景,目前抗氧化剂对卵巢功能的保护作用大多停留在动物实验水平,尚缺乏有力的临床研究证据。同时,抗氧化剂的使用要警惕"还原应激"的发生,用药时机、剂量和适用对象的把握也是评估其临床有效性和安全性需要考虑的重点和难点。

（习玥玥）

参考文献

1. Cutler RG. Antioxidants and longevity of mammalian species. Basic Life Sci, 1985, 35: 15-73.

2. Iantomasi T, Favilli F, Marraccini P, et al. Age and GSH metabolism in rat cerebral cortex, as related to oxidative and energy parameters. Mech Ageing Dev, 1993, 70: 65-82.

3. Barja G. Mitochondrial free radical production and aging in mammals and birds. Ann N Y Acad Sci, 1998, 854: 224-238.

4. Ungvari Z, Labinskyy N, Gupte S, et al. Dysregulation of mitochondrial biogenesis in vascular endothelial and smooth muscle cells of aged rats. Am J Physiol-Heart C, 2008, 294: H2121-H2128.

5. Schriner SE, Linford NJ, Martin GM, et al. Extension of murine life span by overexpression of catalase targeted to mitochondria. Science, 2005, 308: 1909-1911.

6. Jang JY, Blum A, Liu J, et al. The role of mitochondria in aging. J Clin Invest, 2018, 128: 3662-3670.

7. Kim HJ, Kim KW, Yu BP, et al. The effect of age on cyclooxygenase-2 gene expression: NF-κB activation and Iκ Bα degradation. Free Radic Biol Med, 2000, 28: 683-692.

8. Cohen HJ, Pieper CF, Harris T, et al. The association of plasma IL-6 levels with functional disability in community-dwelling elderly. J Gerontol A Biol Sci Med Sci, 1997, 52: M201-208.

9. Bruunsgaard H, Pedersen M, Pedersen BK. Aging and proinflammatory cytokines. Curr Opin Hematol,

2001, 8: 131-136.

10. Evans JL, Goldfine ID. Aging and insulin resistance: just say iNOS. Diabetes, 2013, 62: 346-348.

11. Yu WJ, Juang SW, Lee JJ, et al. Decrease of neuronal nitric oxide synthase in the cerebellum of aged rats. Neurosci Lett, 2000, 291: 37-40.

12. Tiwari M, Prasad S, Shrivastav TG, et al. Calcium signaling during meiotic cell cycle regulation and apoptosis in mammalian oocytes. J Cell Physiol, 2017, 232: 976-981.

13. Tripathi A, Khatun S, Pandey AN, et al. Intracellular levels of hydrogen peroxide and nitric oxide in oocytes at various stages of meiotic cell cycle and apoptosis. Free Radic Res, 2009, 43: 287-294.

14. Sugino N, Takiguchi S, Kashida S, et al. Superoxide dismutase expression in the human corpus luteum during the menstrual cycle and in early pregnancy. Mol Hum Reprod, 2000, 6: 19-25.

15. Liu Y, Han M, Li X, et al. Age-related changes in the mitochondria of human mural granulosa cells. Hum Reprod, 2017, 32: 2465-2473.

16. Tatone C, Carbone MC, Falone S, et al. Age-dependent changes in the expression of superoxide dismutases and catalase are associated with ultrastructural modifications in human granulosa cells. Mol Hum Reprod, 2006, 12: 655-660.

17. Carbone MC, Tatone C, Delle Monache S, et al. Antioxidant enzymatic defences in human follicular fluid: characterization and age-dependent changes. Mol Hum Reprod, 2003, 9: 639-643.

18. Maraldi T, Resca E, Nicoli A, et al. NADPH oxidase-4 and MATER expressions in granulosa cells: Relationships with ovarian aging. Life Sci, 2016, 162: 108-114.

19. Qian Y, Shao L, Yuan C, et al. Implication of differential peroxiredoxin 4 expression with age in ovaries of mouse and human for ovarian aging. Curr Mol Med, 2016, 16: 243-251.

20. Lim J, Luderer U. Oxidative damage increases and antioxidant gene expression decreases with aging in the mouse ovary. Biol Reprod, 2011, 84: 775-782.

21. Asano Y. Age-related accumulation of non-heme ferric and ferrous iron in mouse ovarian stroma visualized by sensitive non-heme iron histochemistry. J Histochem Cytochem, 2012, 60: 229-242.

22. Lim J, Nakamura BN, Mohar I, et al. Glutamate cysteine ligase modifier subunit (Gclm) null mice have increased ovarian oxidative stress and accelerated age-related ovarian failure. Endocrinology, 2015, 156: 3329-3343.

第七节　卵巢微环境与卵巢衰老

卵泡是卵巢的基本功能单位,既往的研究大多集中于卵泡本身,而对卵泡周围微环境的研究不深入。尽管卵泡自身的变化,如双链 DNA 损伤、线粒体减少、着丝粒蛋白表达异常,是卵巢衰老的重要机制。但是卵泡的发育、成熟和排卵都离不开周围微环境,两者之间的相互对话与交流可决定卵泡的命运,从而决定卵巢的功能状态。本节将从卵巢微环境简介、卵巢微环境与卵巢衰老两方面来阐述卵巢微环境在卵巢衰老中的调控机制。

一、卵巢微环境简介

卵巢微环境主要包括免疫微环境、细胞外基质及脉管系统等。卵巢中的免疫系统包括巨噬细胞、淋巴细胞和血管内皮细胞,随着年龄的增长,机体免疫系统不可避免地发生退化,这种退化首先表现为胸腺功能受损,其次就是卵巢功能的衰退。卵巢细胞外基质是卵巢细胞的分泌产物,包括胶原、纤粘连蛋白、层粘连蛋白、氨基聚糖与蛋白聚糖和弹性蛋白。而脉管系统是体内封闭式循环管道系统,卵巢脉管系统包括血管系统和淋巴系统。血管系统由动脉、毛细血管静脉组成,淋巴系统由淋巴管、淋巴器官和淋巴组织组成。

(一)卵巢免疫微环境

在卵巢的免疫系统中,需要提到一个理论即组织控制系统理论,即卵巢中的免疫微环境,包括免疫细胞、血管周细胞及免疫细胞因子,其受到自主神经支配,研究认为 TCS 通过免疫生理学调节卵巢组织的再生和衰老。

卵巢免疫系统主要有三种细胞类型:单核细胞来源细胞(monocyte-derived cell,MDC),又称组织巨噬细胞或辅助免疫细胞,以及 T 淋巴细胞和 B 淋巴细胞。在卵巢微环境中,MDC 与微血管和血管周细胞相联系,一些 MDC 在组织特异性细胞间迁移,分化为树突状的前体细胞或成熟的树突状细胞(dendritic cell,DC)。巨噬细胞与血管周细胞相互作用调控组织特异性上皮和内皮细胞的增殖、分化和凋亡,对内皮细胞的影响作用在于控制循环的巨噬细胞和 T 细胞从血液进入到卵巢中。淋巴细胞是白细胞的一种,是体积最小的白细胞,由淋巴器官产生,是机体免疫应答功能的重要细胞成分。淋巴细胞是一类具有免疫识别功能的细胞系,按其发生迁移、表面分子和功能的不同,可分为 T 淋巴细胞(又名 T 细胞)、B 淋巴细胞(又名 B 细胞)和自然杀伤细胞(NK 细胞)。T 细胞和 B 细胞都是抗原特异性淋巴细胞,它们的最初来源是相同的,都来自造血组织。T 细胞随血液循环到胸腺,在胸腺激素等的作用下成熟,而 B 细胞在骨髓中分化成熟。有研究表明,在卵巢中的各个阶段都可见淋巴细胞的分布,主要是参与卵泡的发育和闭锁。

卵巢微环境中的免疫相关成分,主要由免疫细胞合成和分泌,是一类小分子的多肽类因子,它们调节多种细胞生理功能,这些因子统称为免疫细胞因子(cytokines)。免疫细胞因子包括淋巴细胞产生的淋巴因子和单核巨噬细胞产生的单核因子等。目前已知的有白细胞介素(interleukin,IL)、干扰素(interferon,IFN)、集落刺激因子(colony stimulating factor,CSF)、肿瘤坏死因子(tumor necrosis factor,TNF)、转化生长因子(transforming growth factor,TGF)等,这些免疫细胞产生的细胞因子在免疫系统中起着非常重要的调控作用,在异常情况下也会导致病理反应。

(二)卵巢细胞外基质

细胞外基质(extracellular matrix,ECM)是存在于所有组织中的一种重要结构,它可以通过信号传导系统影响细胞的增殖、分化、代谢、形态发生等一系列生物过程。ECM 还可以局部释放生长因子,如表皮生长因子、成纤维细胞生长因子及转化生长因子等其他信号分子。研究者通过对人和小鼠基因组的分析,发现 ECM 蛋白哺乳动物蛋白质组的 1%~1.5%。ECM 有近 300 种蛋白质,包括 43 个胶原亚基、36 个蛋白聚糖和约 200 个糖蛋白(如层粘连蛋白、弹力蛋白、纤维蛋白、血栓海绵蛋白、腱糖蛋白或巢蛋白)。此外,还有大量的细胞外基质修饰酶、细胞外基质结合因子及细胞外基质相关蛋白等。在许多系统中,ECM 在细胞发育中扮演着不同的角色。

在卵巢中,ECM 已在多种生物包括牛、人、大鼠、羊和马等的卵巢中被鉴定出,卵巢的细胞均生长在细胞外基质构成的微环境中。ECM 参与卵巢细胞的各种过程,包括细胞形态、聚集与沟通、增殖与存活及类固醇生成等。

(三)卵巢脉管系统

脉管系统是体内封闭式循环管道系统,脉管系统包括血管系统和淋巴系统。血管系统由动脉、毛细血管静脉组成;淋巴系统由淋巴管、淋巴器官和淋巴组织组成。脉管系统的主要功能是不断地把消化器官吸收的营养物质和肺吸收的氧气以及内分泌器官分泌的激素等运送到全身各器官和组织,供其新陈代谢使用;同时,又将各器官和组织的代谢产物,如二氧化碳和尿素等运送到肺、肾和皮肤等器官排出体外,以保证人体生理活动的正常进行。

在女性卵巢中,就像其他组织中一样,血管生成是一个必要的过程,是卵泡生长发育所必需的。在卵巢中,新血管的形成促进了氧气、营养物质和激素底物的输送,也确保了不同激素向靶器官的转运。血管生成过程始于毛细血管萌发,最终形成由小动脉、毛细血管和静脉组成的新的微循环网。血管生成的起始过程至少包括 3 个过程:①现有血管基底膜的破裂;②内皮细胞从现有血管向血管生成刺激物的迁移;③内皮细胞的增殖。新的血管发育是通过毛细血管基底腔的形成和新毛细血管向小动脉和静脉的分化完成的。在生理条件下,大多数成体组织的毛细血管生长较为有限,血管内皮细胞数量稳定。然而,在卵巢、子宫和胎盘等周期性变化的组织中,血管内皮细胞能够增殖。与病理组织生长(如肿瘤)所观察到的现象相反,卵巢组织的血管生成是被精密调控的。

卵巢淋巴管的发生、发展与卵巢的结构功能息息相关。卵巢含有丰富的毛细淋巴管,但分布很不规则,这可能与卵巢的周期性变化有关。淋巴血管系统包括 3 个主要的生理作用:首先,它通过收集血管外的液体和蛋白质并将它们输送回血液,促进液体的再吸收和组织灌注,从而调节组织流体的稳态;其次,淋巴系统参与胃肠道内脂类和脂溶性维生素 A、D、E、K 的吸收;最后,淋巴血管与血管紧密相连,是免疫细胞运输的重要组成部分。卵巢淋巴管在出生后发育,出生后 8.5 天开始出现在卵巢门附近,之后向卵巢间质生长,在 12.5 天时接近生长的卵泡,提示淋巴管发生在此时建立了从卵巢外血管向卵巢迁移的新网络。包括人类在内的许多物种的卵巢中都有淋巴管的报道,例如灵长类动物、啮齿动物、反刍动物和爬行动物等。

二、卵巢微环境与卵巢衰老

(一)卵巢免疫微环境与卵巢衰老

卵巢功能减退的病因非常复杂,越来越多的研究发现卵巢功能减退与自身免疫紊乱关系密切。体现在卵巢的组织形态学改变以及各类自身抗体、细胞因子和免疫细胞亚群的变化等几个方面。卵巢免疫功能紊乱者产生抗卵巢组织的抗体,破坏卵巢功能,最终导致卵泡数量的缺失或卵泡质量的下降,或卵泡对促性腺激素的反应低下。由于免疫细胞参与调节 HPO 轴的每一层面,所以免疫系统与卵巢之间存在紧密的相互作用。早在 20 世纪 60 年代,Valloton 等在兔血清中发现抗卵巢的抗体,随后学者越来越关注卵巢衰退的免疫分子机制。

自身免疫性卵巢功能减退患者的卵巢外观正常或有囊腔样结构,B 超结果提示卵巢体积缩小,血流信号减弱。镜下见淋巴细胞和浆细胞广泛浸润于生长卵泡,其数量随着卵泡发育不断增加,淋巴细胞会持续不断地破坏颗粒细胞,而导致卵泡的闭锁。有研究报道,腹腔注射抗胸腺细胞血清治疗会导致成年大鼠排卵障碍和动情周期紊乱。在大鼠的闭锁卵泡中可以观察到免疫细胞浸润,在先天性胸腺缺失的裸鼠中发现卵巢成熟延迟且生殖周期缩短。有学者认为,在具有周期性卵巢功能的物种中,卵巢周期的长度(大鼠和小鼠约为 4 天,人类约为 28 天)取决于免疫周期的长度,还提出卵巢功能的年龄依赖性损伤是由免疫系统的年龄依赖性损伤引起的。随着年龄的增长,人体免疫系统功能首先受到损害,其次就是卵巢,所以卵巢衰老可能是受到免疫系统调控的。

1. **巨噬细胞与卵巢衰老**　在大多数器官中,巨噬细胞通过其执行多种功能参与组织稳态的维持,包括吞噬和降解外来抗原,基质溶解和组织重构,生产和分泌生长因子、细胞因子和趋化因子。除了保护机体不受外来生物和抗原的侵害,还通过分泌细胞因子维持组织的稳态。

巨噬细胞有助于调节女性生殖系统的功能,因其广泛分布于女性卵巢、子宫、输卵管和乳腺等组织。在月经周期的不同阶段,巨噬细胞均能被检测到,并具有许多不同的功能。CD68 是一种非常稳定的巨噬细胞细胞标志物,在小鼠和人类卵巢中,CD68$^+$ 细胞主要分布于卵巢的血管结缔组织和黄体的叶黄素膜区,也有部分存在于颗粒黄体细胞层。另一个广泛使用的标志是 MHC II,它参与巨噬细胞抗原递呈,MHC II 阳性巨噬细胞主要存在于黄体。在卵泡生长过程中,卵巢巨噬细胞的分布发生了变化,它们的数量增加,主要位于健康卵泡的卵泡膜细胞层。曾有研究报道,有骨质疏松小鼠模型中,由于 *Csf1*(colony stimulating factor 1)基因突变,成熟巨噬细胞的数量减少,卵巢巨噬细胞数量也明显减少,伴随着生长卵泡数量减少,生育能力下降,该结果提示巨噬细胞参与了卵泡的发育过程。研究表明位于生长卵泡中的巨噬细胞通过分泌生长因子和细胞因子,在刺激细胞增殖和卵泡生长、抑制卵泡凋亡等方面发挥协同作用。目前已知的影响卵泡生长的巨噬细胞来源因子包括肝细胞生长因子(hepatocyte growth factor,HGF)、碱性成纤维细胞生长因子(basic fibroblast growth factor,bFGF)、表皮生长因子(hepidermal growth factor,EGF)、转化生长因子(transforming growth factor,TGF)和胰岛素样生长因子(insulin-like growth factor,IGF),有研究表明这些细胞因子参与维持卵巢功能。HGF 可由活化的巨噬细胞产生,该因子的受体存在于生长中的卵泡,HGF 能促进颗粒细胞增殖,抑制颗粒细胞凋亡。bFGF 是巨噬细胞调控血管生成的主要因子,bFGF 在调节颗粒细胞有丝分裂和分化、膜细胞分化等过程中发挥作用,可阻止体外培养过程中颗粒细胞的自发凋亡。EGF 和 TGF 存在于大鼠、牛、人卵巢的卵泡膜细胞中,EGF 能够刺激颗粒细胞增殖和通过旁分泌调节卵泡发育。IGF 能够促进性腺激素的产生和卵巢颗粒细胞的增殖。

巨噬细胞参与调节卵泡的闭锁,巨噬细胞存在于闭锁卵泡的颗粒细胞层,由于巨噬细胞可以吞噬凋亡细胞,因此认为它们参与了颗粒细胞凋亡过程中细胞碎片的清除。然而,它们也可能在促进卵泡闭锁因子的产生中发挥积极作用。巨噬细胞在体外产生的细胞因子,尤其是 TNF-α,可诱导卵巢细胞和卵泡的凋亡。相反地,体外实验表明 EGF 和 TNF-α 均可阻止卵泡或颗粒细胞的自发凋亡。因此,巨噬细胞是否参与凋亡细胞的清除,或是否参与调节卵泡凋亡和闭锁的启动尚不清楚,需要进一步的深入研究。巨噬细胞也参与调节周期性的排卵。哺乳动物排卵与炎症反应相似,具有水肿、血管舒张、发热和疼痛等特征。在大鼠和人类的卵巢研究中发现,在排卵前,巨噬细胞向排卵前卵泡的膜层迁移,巨噬细胞这种周期性募集可能是趋化因子产生的局部调节反应。巨噬细胞已被证明是排卵过程中必不可少的增强因子,有研究表明,向排卵前大鼠卵巢中补充白细胞可以增加 LH 处理后卵母细胞的排出数量,这表明免疫细胞在复杂的排卵级联反应中发挥重要作用。在小鼠中,更加深入的研究表明,通过口服氯膦酸盐脂质体治疗耗尽卵巢巨噬细胞会降低排卵率,并延迟动情周期的进展。巨噬细胞具有释放大量细胞因子的能力,这在排卵过程中尤为重要。在小鼠和兔子的研究中发现,注射 IL-1 受体拮抗剂会显著抑制排卵,而 IL-1β 水平的提高促进卵巢排卵。

也有人提出,巨噬细胞释放 TNF-α 能够刺激局部细胞凋亡,从而促进卵泡破裂。由此,巨噬细胞在卵巢的正常排卵中发挥重要作用。

此外,巨噬细胞参与卵巢黄体形成和退化的过程。排卵后,需要对破裂的卵泡进行彻底重组,形成黄体,其特征是颗粒细胞的黄素化、白细胞(包括巨噬细胞)向黄体卵泡的迁移以及黄体的新血管化。MHC Ⅱ 阳性巨噬细胞是人黄体中最常见的免疫细胞。巨噬细胞的活化状态可能对其在黄体内的效应功能起重要作用。巨噬细胞在黄体期早期和晚期表现为圆形或伸长的细胞形态,在黄体期中期表现为树突状特征,形态改变通常与其活化状态有关。GM-CSF 调控巨噬细胞分化和活化,而缺乏 GM-CSF 的小鼠卵巢巨噬细胞的活化标志物表达降低,这些小鼠在妊娠第 4 天卵巢重量下降,孕酮水平下降,说明 GM-CSF 调节卵巢巨噬细胞的活化状态而影响孕酮的产生。此外,巨噬细胞也可能通过分泌 VEGF、EGF 和 bFGF 促进黄体血管系统的建立。在黄体退化的过程中,巨噬细胞的数量达到最大化,这种巨噬细胞的侵入过程可能是由于 MCP-1 的表达促进的,巨噬细胞也与黄体细胞中的金属蛋白酶相互作用,从而增强巨噬细胞的吞噬能力,这些都被认为是摄取黄体细胞凋亡残体的重要因素。

2. **淋巴细胞与卵巢衰老** 淋巴细胞是机体免疫应答功能的重要细胞成分,是一类具有免疫识别功能的细胞系,按其发生迁移、表面分子和功能的不同,可分为 T 细胞、B 细胞和 NK 细胞。有研究表明,在卵巢中的各个阶段都可见淋巴细胞的分布,主要是参与卵泡的发育和闭锁。

胸腺是 CD4$^+$T 淋巴细胞分化、发育和成熟的场所,胸腺来源的具有免疫抑制作用的 CD4$^+$CD25$^+$T,称为调节性 T 细胞(regulatory T cells,Treg)能够调节天然和适应性免疫应答,参与免疫调节和免疫耐受,对机体免疫环境的稳定起到重要作用。研究发现,新生小鼠第 2~5 天切除胸腺可以诱导自身免疫性卵巢疾病(autoimmune ovarian disease,AOD)的发生,免疫组织化学染色结果显示小鼠在术后第 5 周卵巢开始出现炎细胞的浸润及卵泡闭锁,随时间的推移,炎细胞浸润及闭锁卵泡数目明显增加,卵泡结构层次更加紊乱,疾病严重程度逐渐加剧,到第 8 周时,大多数卵巢病理表现卵泡闭锁。流式细胞检测小鼠外周血中 Treg/CD4$^+$ 的比例,结果显示手术组外周血中 CD4$^+$CD25$^+$ 明显高于假手术组,说明其可能是由于调节性 T 细胞的浸润导致。

研究表明,淋巴细胞参与卵泡的形成、发育和闭锁。有学者提出,在胎儿免疫系统发育期出现的卵巢结构,如原始卵泡,在成年期免疫系统可耐受,而未出现的卵巢结构,如窦卵泡、黄体,其功能寿命是有限的。在妊娠中期,人类胎儿的生殖细胞来源于原始干细胞,原始干细胞表达主要组织相容性复合体 Ⅰ 类(major histocompatibility complex Ⅰ,MHC Ⅰ),通过不对称分裂形成 MHC Ⅰ 阴性的生殖细胞,这种不对称分裂还伴有 CD8$^+$T 细胞的参与。在 CD14 存在的情况下,生殖细胞进行对称分裂维持自身数量。出生后始基卵泡的启动和生长与管周细胞和巨噬细胞的相互作用有关,HLA-DR 抗原在颗粒细胞和卵母细胞周围表达,特别是在颗粒细胞的核膜聚集,当始基卵泡激活过程中由扁平颗粒细胞转变为立方状时,MHC Ⅰ 类抗原表达增强。为了维持卵巢功能,卵巢中会周期性地发生卵泡闭锁,闭锁的窦卵泡显示颗粒细胞从基底膜脱离,这一过程伴随着管周细胞的活化和鞘血管的扩张,并有来自血管层的 MDC 侵入颗粒细胞层,活化 T 淋巴细胞增加,细胞表达主要组织相容性复合体 Ⅱ 类(major histocompatibility complex Ⅱ,MHC Ⅱ)分子,并产生 IL-1,进而活化卵巢内吞噬细胞,分泌细胞因子,参与生长卵泡的闭锁过程。

研究显示退化的黄体伴随周细胞聚集和 T 细胞的浸润,在妊娠末期黄体消退过程中也观察到类似的特征。黄体结构的消失表明免疫系统可能将黄体视为移植物,从而对其进行攻击。然而,在怀孕期间,黄体可以存活较长时间,这种存活周期的改变与黄体间充质细胞和免疫细胞行为的改变有关,具体机制需进一步研究。

同时,淋巴细胞也参与免疫系统对卵巢的攻击。在免疫系统中最关键是区分"自我"与"非我",病理情况下导致免疫系统不能识别"自我"和免疫系统调节机制被破坏,则可能会导致自身抗原攻击"自我",发生自身免疫疾病,形成免疫性卵巢炎症的表现,从而破坏卵巢功能。研究表明 45% 卵巢早衰患者外周血清中存在一种或多种自身抗体,如抗卵巢抗体、抗透明带抗体、抗颗粒细胞膜抗体、抗卵巢浆抗体、抗甲状腺抗体;卵巢早衰患者卵巢活检常显示有淋巴细胞浸润,多有免疫性卵巢炎征象。与肾上腺自身免疫有关的卵巢早衰患者卵巢组织学检查常能发现自身免疫性卵巢炎表现,即卵泡周围浸润 $CD4^+/CD8^+T$ 细胞、浆细胞和单核巨噬细胞等炎性细胞。抗类固醇细胞抗体(steroid-cell autoantibody,StCA)和抗肾上腺皮质抗体(anti-adrenocortical autoantibody,AAA)与卵巢早衰的相关性最受关注。StCA 可在卵巢、睾丸、肾上腺、胎盘等组织器官中检测到,其靶抗原主要是类固醇生成酶,包括 21β-羟化酶、17α-羟化酶和细胞色素 P450 侧链裂解酶。StCA 抗体阳性的患者(StCA-POF)多伴有肾上腺自身免疫异常,主要表现为卵巢抗体及炎细胞选择性攻击窦前卵泡及窦卵泡周围的卵泡膜细胞,而小卵泡和颗粒细胞不受影响,雌激素因缺少底物而合成减少,继而高水平的 FSH 刺激颗粒细胞产生更多的抑制素,影响卵泡的生长发育。因此 StCA-POF 患者常伴有正常或高水平的抑制素 B。

3. 免疫细胞因子与卵巢衰老　机体的免疫细胞能够合成和分泌小分子的多肽类因子,它们调节多种细胞生理功能,这些因子统称为免疫细胞因子。免疫细胞因子包括淋巴细胞产生的淋巴因子和单核巨噬细胞产生的单核因子等,目前已知的有 IL、IFN、CSF、TNF、TGF 等,这些免疫细胞产生的细胞因子在免疫系统中起着非常重要的调控作用,在异常情况下也会导致病理反应。

ILs 是一类多肽,参与免疫系统及炎症反应过程。越来越多的证据表明卵巢是 ILs 产生和发挥作用的器官。免疫球蛋白及其受体已在颗粒细胞和卵泡膜细胞中得到证实。有研究表明 IL-4、IL-5、IL-9、IL-10、IL-11、IL-13 和 IL-15 的突变对小鼠生育能力无影响,但 IL-1 的突变会导致生育能力下降,表明 IL-1 可能是参与卵巢功能维持的主要白细胞介素因子。有研究报道,IL-1 可以抑制 FSH 和 LH 受体的形成以及类固醇激素释放。IL-1 的作用效应取决于卵巢发育的阶段,它抑制未分化卵泡中的类固醇生成,但刺激分化卵巢中的孕酮释放。此外,IL-1 可能参与排卵相关事件,如蛋白酶的合成、纤溶酶原激活物活性的调节、前列腺素和一氧化氮的生成等,IL-1 能够促进前列腺素 E 和 F 及其受体在黄体中的产生。

IFN 主要包括 IFN-α、IFN-β 和 IFN-γ 亚型。它们具有抗病毒、抑制细胞增殖、凋亡和抗血管生成的作用,并通过激活树突状细胞、T 细胞和 NK 细胞来调节免疫反应。有研究表明,在小鼠卵巢的窦前和窦状卵泡的卵母细胞及颗粒细胞中均可以检测到 IFN-γ 的表达,在早期闭锁卵泡的颗粒细胞中表达最为明显,表明其可能参与卵泡的闭锁,其具体机制可能是通过诱发 Fas 介导的凋亡途径,促使颗粒细胞的凋亡。此外,IFN 家族在排卵过程中也起到重要作用,有研究发现,在小鼠排卵过程中 IFN 能够诱导卵丘扩张从而促进排卵发生,这一过程依赖于 Toll-like 受体和 TLR4 配体的参与。虽然 IFN 在颗粒细胞中的重要性已经得到很好的证实,但这种细胞因子在卵泡发育过程中的作用有待进一步研究。

CSFs 是一类促进造血细胞增殖分化的糖蛋白,可参与卵巢功能的调控。有研究报道,*Csf1* 基因突变会导致小鼠 LH 分泌功能紊乱,卵泡数目减少和排卵减少,卵巢黄体黄素化受阻以及产仔数减少。这些 *Csf1* 基因敲除的小鼠对外源性促性腺激素没有反应,这表明 CSF-1 局部作用于卵巢促性腺激素受体或其他促性腺激素。巨噬细胞集落刺激因子(M-CSF)在卵泡发育过程中起着积极的作用。体外研究发现 M-CSF 能促进人颗粒细胞产生雌二醇,并促进 FSH 受体的产生,同时 FSH 也能协调 M-CSF 及其受体的表达。此外,M-CSF 最近被证实参与卵母细胞的减数分裂,可能是作为中间信号分子,诱导卵丘细胞内 NPR2 水平的显著降低,并调控 LH 诱导减数分裂过程。

TNF 家族由 TNF-α 和 TNF-β 组成。TNF 是由免疫细胞产生的多肽,通过两种受体(TNF-RⅠ和 TNF-RⅡ)发挥作用。研究表明 TNF 和 TNF-RⅡ缺失突变不影响小鼠生育能力,但 TNF-RⅠ缺失突变增加了青春前期卵巢对促性腺激素的反应,并且导致年老雌性小鼠的动情周期紊乱。TNF-α 通过作用其受体介导下游转录因子 TRADD(TNF receptor 1-associated death domain protein)和 TRAF2(TNFR-associated factor 2)的表达,从而促进颗粒细胞的凋亡及卵泡的闭锁。此外,TNF 可促进卵巢细胞的增殖,在未分化的卵巢细胞中,TNF 抑制类固醇生成,而在分化的卵巢中,这些细胞因子刺激孕酮的合成。

TGF-β 超家族参与调控许多重要的细胞过程,包括细胞增殖、分化和存活。TGF-β 超家族主要由 TGF-β1、TGF-β2、TGF-β3 三种亚型组成,其配体主要包括抑制素、激活素、AMH、GDFs 和 BMPs。TGF-β 家族由进化保守的生长因子组成,在发育和组织稳态中具有广泛的功能。包括巨噬细胞在内的许多细胞都会分泌 TGF-β,且许多细胞自身表达 TGF-β 受体,使其以自分泌的方式发挥作用。大多数 POI 的遗传原因是未知的,目前的突变分析已经确定 TGF-β 家族成员为候选基因。各种小鼠模型已经证实,TGF-β 家族在原始卵泡形成、组装和活化及卵泡发育方面具有重要作用。此外,TGF-β 超家族成员,参与调节胶原蛋白的合成,在基质中,TGF-β 刺激成纤维细胞激活,促进胶原的生成,当胶原过度沉积时会导致纤维化的发生,影响卵泡的发育和排卵。

此外,在卵巢发育过程中,免疫系统参与维持卵巢生殖干细胞的稳态和功能。干细胞龛中包含血管周腔室,它将干细胞与免疫系统连接起来。成熟的卵巢生殖干细胞龛中包括单核细胞、T 细胞及巨噬细胞等免疫细胞,卵巢生殖干细胞还受到血管周细胞、免疫球蛋白和免疫系统自主神经的调控,这些调控对于卵巢生殖干细胞不对称分裂成新的生殖细胞是必不可少的。免疫细胞,如巨噬细胞,在维持干细胞的稳态中也发挥着重要作用。巨噬细胞可分泌多种细胞因子,包括 IL-10 和 TNF-α,加速清除衰老的细胞和坏死组织,从而有利于维持干细胞的微环境。免疫系统的功能也受下丘脑的调节,雌激素的水平对免疫细胞的功能调节至关重要,研究表明,在 HPO 轴中存在多种免疫细胞,免疫细胞分泌的细胞因子又可以调节雌激素分泌和卵泡形成,进而影响干细胞的稳态。卵巢生殖干细胞的稳态也依赖于卵巢血细胞,"浆细胞"可分泌Ⅳ型胶原,是卵巢生殖干细胞龛基底膜的重要组成部分,降低Ⅳ型胶原蛋白水平会显著破坏干细胞龛的完整性。在果蝇的卵巢实验中证明,Ⅳ型胶原蛋白通过与 DPP 蛋白结合,可以保证 BMP 信号通路高表达,从而增加干细胞的自我更新能力。

体液免疫异常和细胞免疫的失衡,是导致自身免疫性卵巢功能衰退的可能机制。若能在卵巢功能出现不可逆性衰竭之前筛查出异常的自身免疫因子并进行干预,或可保护甚至挽救患者生育力。但是,目前免疫攻击是何时、如何发生的,免疫损伤致卵巢衰竭的具体机制,自身抗体的卵巢抗原靶点等关键问题仍不清楚,临床缺乏有效的免疫监测或诊断指标。相关免疫干预治疗的效果仍需循证医学以及高质量临床研究的证实。

4. 衰老相关分泌表型与卵巢衰老　衰老被视为一种被动过程,但是随着研究的深入发现衰老细胞分泌一些因子能主动改变周围环境。衰老细胞主要通过 3 个途径介导机体的各种生理、病理的过程:①衰老细胞基因表达和形态改变逐步累积可影响相应组织功能;②衰老细胞限制干细胞和未分化祖细胞的再生潜能,导致细胞再生能力下降;③衰老细胞不仅表现为生长周期停滞,还通过自分泌和旁分泌途径分泌大量的促炎因子、趋化因子、生长因子和蛋白酶等,影响邻近细胞和组织的微环境,导致和加速衰老及相关疾病,衰老细胞这个特征被定义为衰老相关分泌表型(senescence-associated secretory phenotype,SASP)。典型的 SASP 因子包括 TNF-α、IL-6、IL-1、IL-8、MMP、粒细胞集落刺激因子和纤溶酶原激活物抑制因子 -1 等,这些因子刺激免疫系统激活,除了可以抑制肿瘤发生和促进损伤组织修复,还能直接或间接地导致机体出现慢性炎症反应,而慢性炎症是衰老相关疾病的关键机制。

SASP 是衰老细胞的一个重要特点,其产生依赖于基因组损伤和表观遗传异常。电离辐射、细胞毒性化学疗法、拓扑异构酶抑制剂、氧化应激及其他因素等直接或间接导致 DNA 单链或双链断裂,启动 DNA 损伤反应的同时抑制 DNA 损伤修复机制,导致持续的 DNA 损伤反应。DNA 损伤反应一方面激活肿瘤抑制基因 *p53/p21* 或 *p16* 通路的表达从而抑制细胞周期,另一方面增加 NF-κB 的转录,启动并促进 SASP 的表达。由此可见,SASP 是连接细胞衰老、组织衰老、机体衰老和衰老相关疾病的重要桥梁。

卵巢衰老是卵母细胞、颗粒细胞、卵泡膜细胞、间质细胞和细胞外基质衰老的综合效应,遗传、内分泌、代谢及外环境等多种因素对卵巢衰老有重要影响。卵巢细胞衰老后分泌包括促炎因子、生长调节因子和组织重塑因子等在内的不同种类 SASP 因子,对周围微环境造成有害的影响,加速卵巢结构和功能的改变。衰老的卵巢细胞通过 NF-κB 介导 SASP 形成,分泌大量的炎症因子(IL-6、IL-8、IL-1、TNF-α)和黏附因子(血管细胞黏附因子 -1、细胞间黏附因子 -1),导致卵巢内持续低度炎症反应状态,引起卵泡数量的丢失和质量的下降。

(二)卵巢细胞外基质与卵巢衰老

在小鼠中的研究发现,Ⅰ型胶原蛋白分布于整个卵巢,在卵巢表面上皮细胞和卵泡腔内表达较高。Ⅳ型胶原蛋白在卵泡膜细胞中含量丰富,在间质和颗粒细胞中表达较低。胶原的分布在整个卵泡成熟过程中是一致的。在卵泡发育过程中,基质和卵泡膜细胞纤维连接蛋白表达增加。层粘连蛋白主要定位于卵泡膜细胞,在最外层的颗粒细胞中表达较高。小鼠卵巢 ECM 含量在卵泡发育过程中发生变化,具有独特的时空模式,可能是卵泡生长成熟所必需的细胞内通信的基础。

在一个发育中的卵泡内,细胞的物理排列发生了复杂的变化,细胞黏附在 ECM 的支持下,导致细胞形状和运动的改变,这是卵泡形成过程中所必需的,表明细胞外基质是卵泡发生过程中一个重要的因素。一些研究已经注意到,随着每个卵泡的成熟,ECM 的组成发生了显著的变化。除了为卵泡的形成和成熟提供结构支持外,ECM 还充当卵巢内旁分泌信号和内分泌信号的储存器,并允许或限制它们进入卵泡内的细胞。多项研究表明,ECM影响颗粒细胞的存活、增殖及功能。正常颗粒细胞在体内形态为圆形,但颗粒细胞播散于无包膜的塑料培养皿上,类似成纤维细胞,单层扁平,相邻细胞间相互作用小。然而,当其在Ⅰ型胶原凝胶或基质凝胶上时,颗粒细胞仍保持其球形上皮样形状,且可以存活数天。颗粒细胞的形态由其细胞骨架决定,而细胞骨架的组成受周围ECM的影响。同时有研究表明ECM能够改善体外培养的人的卵泡质量,促进卵泡的存活。在卵泡的生长过程中,卵泡内卵母细胞、颗粒和膜细胞之间的细胞内通信是卵泡正常发育所必需的,这种通信是通过细胞之间的高度聚集和间隙连接网络来实现的,这种高度聚集需要ECM的参与。

此外,卵巢中的ECM还参与激素的合成。已经证明,特定ECM蛋白会影响卵巢激素的合成,用RGD(精氨酸、甘氨酸和天冬氨酸序列)修饰的海藻酸盐对小鼠颗粒细胞的孕酮和雌二醇的产生有刺激作用,但单独用海藻酸盐对小鼠颗粒细胞的激素产生无刺激作用。同时,有研究表明在Ⅰ型胶原凝胶上培养的人颗粒细胞在不需要添加类固醇的情况下也能分泌雌二醇,可见ECM影响雌激素的产生和分泌。一些研究提供了证据,证明ECM影响卵泡细胞类固醇合成酶如细胞色素P450胆固醇侧链裂解酶的活性,从而调控激素的合成。

细胞外基质在卵巢衰老的过程中也是动态变化的,其过度的沉积会导致卵巢纤维化的发生。纤维化是组织实质细胞发生坏死后,在进行组织代偿性修复时,可导致其细胞外基质异常增多,并发生过度沉积,从而使功能组织被结缔组织取代的病理过程。其发生原因多见于组织器官的局部损害,如感染、缺血、创伤等,一旦纤维化超过生理修复能力,将导致器官组织的结构和功能受损。卵巢纤维化主要表现为卵巢包膜增厚、间质纤维结缔组织增多、卵泡减少或消失。

大量文献报道提示,基质金属蛋白酶及其抑制因子如组织金属蛋白酶抑制物(tissue inhibitor of metalloproteinase,TIMPs)、TGF-β、结缔组织生长因子(connective tissue growth factor,CTGF)等细胞因子及其形成的复杂网络系统在器官组织纤维化的发生、发展过程中发挥着重要作用,这些因子可破坏ECM合成与降解的协调过程,最终导致卵巢间质成纤维细胞过度增殖和ECM的过度沉积。在卵巢的生殖周期中,卵泡的发育经历了生长、成熟和退化等周期性变化。在这个变化过程中ECM不断重建,而ECM的合成与降解的协调依赖于MMPs-TIMPs两者之间的平衡。MMPs与TIMPs的协调控制对于维持ECM内环境的稳定性起了重要的作用。MMPs是一组依赖于Ca^{2+}、Zn^{2+}或Mg^{2+}等金属离子的水解ECM的蛋白酶,因此称为金属蛋白酶。TIMPs是MMPs的特异性抑制因子,在ECM重建及代谢调节中是MMPs对应的负调节产物。MMPs可降解ECM成分,改变ECM微环境,并能对生物活性分子进行调节。TIMPs主要抑制MMPs的激活,并且降低MMPs的活性,从而抑制ECM的降解。

目前对于卵巢纤维化发生、发展的机制仍不清楚,TGF-β是公认的纤维化形成与发展启动枢纽的关键性细胞因子,目前认为TGF-β与ECM成分合成关系密切,是促进器官纤维化的细胞因子。有研究表明子宫内膜异位症导致的卵巢纤维化中,卵巢子宫内膜异位细胞分泌TGF-β,激活了TGF-β信号通路,导致卵巢纤维化,并上调let-7,诱导颗粒细胞的凋亡,引起卵泡微环境的改变,导致子宫内膜异位囊肿患者的卵母细胞质量下降、卵巢功能下降及妊娠率降低。此外,有研究表明,在卵巢衰老的过程中,卵巢纤维化程度增加。研究中通过结合影像学方法和组织化学染色方法(天狼猩红染色)评价了卵巢间质与生殖年龄相关的纤维化程度显著增加,并指出其与多核巨噬细胞浸润程度和炎症增加是一致的,猜想可能是衰老相关的免疫炎症导致了卵巢纤维化的发生。

此外,有研究表明持续的高血糖可以引起机体蛋白质发生糖基化,形成晚期糖基化终末产物(advanced glycation end products,AGEs)。AGEs 可直接通过蛋白质交联形成,改变 ECM 的结构和功能,也可与细胞表面特异受体结合发挥作用。有实验应用小分子多靶点受体酪氨酸激酶抑制剂"舒尼替尼"治疗糖尿病大鼠的卵巢受损和纤维化,发现糖尿病大鼠的卵巢间质纤维化和卵泡退化等改变明显得到改善,表明其可能可用于卵巢纤维化的治疗。

(三)卵巢脉管系统与卵巢衰老

1. **卵巢血管与卵巢衰老**　卵巢的血管系统不同于许多其他器官的血管系统,它是在生理条件下产生和退化的,特别是在原有血管的基础上形成新的血管,以保证卵泡的生长。原始卵泡和早期窦前卵泡没有自己的血液供应,而是依赖于周围基质中的血管。在发育过程中,生长的卵泡需要形成各自的血液供应。

卵泡募集发生在离卵巢髓质最近且血管突出的原始卵泡,提示血源调节分子在控制卵泡招募中发挥了重要作用。卵母细胞周围立方状的颗粒细胞开始表达卵泡刺激素受体,增殖形成多层颗粒细胞,并诱导卵泡外层形成卵泡膜细胞。卵泡膜的发育伴随着许多小血管的新生,膜基质细胞的外层分化为由自主神经系统支配的平滑肌细胞。膜间质血管很丰富,可传递促性腺激素(如 FSH 和 LH)、营养分子、维生素以及卵母细胞和颗粒细胞生长和分化所需的辅助因子。

黄体的生长显著依赖于血管形成。血管生成对黄体结构和功能的维持已经在许多物种中得到证实。例如,实验阻断血管生成导致大鼠体内黄体减少、黄体血管数量少、类固醇生成明显抑制等。在非灵长类动物中,抗血管生成因子的干预会减少排卵,抑制黄体中内皮细胞的增殖,并抑制孕激素的产生。以血管生成信号为靶点的转基因小鼠模型同样证实了干扰卵巢血管系统的生成会导致生育力下降。

目前的研究已经发现一些潜在的血管生成调节因子,包括酸性成纤维细胞生长因子(aFGF、FGF-1)、碱性成纤维细胞生长因子(bFGF、FGF-2)组,胰岛素样生长因子(IGFs),转化生长因子 α(TNF-α)和白介素 8(IL-8)。其中血管生成最重要的因素是 VEGF。VEGF 通过诱导一氧化氮的产生,增加血管的通透性,导致血管扩张。VEGF 还能刺激内皮细胞的运动和增殖,从而启动毛细血管的萌发过程。内皮细胞迁移到组织损伤区后开始增殖,之后内皮细胞的增殖受到抑制,毛细血管开始形成。最后,内皮外细胞的招募为小毛细血管构建成熟的血管周细胞,并为大血管构建平滑肌细胞。其中 ECM 蛋白参与血管萌发,与内皮细胞上的整合素受体相互作用。非结构化 ECM 蛋白质(例如,纤溶酶原激活剂和基质金属蛋白酶)破坏 ECM 与细胞相互作用的稳定性,以保存细胞的持续迁移,而其他因子,例如血小板反应蛋白和细胞黏合素抗体 C,通过降解 ECM,以允许血管向内生长和重构。

研究表明,VEGF 表达于窦前卵泡的卵泡膜细胞和卵母细胞最近的颗粒细胞中,而不表达于始基卵泡和初级卵泡中。VEGF 的产生与卵泡生长阶段有关,但其产生的大小受卵泡大小和活性的影响。一项体内实验数据表明 VEGF 通过调控血管生成促进卵泡发育和类固醇激素的产生。也有越来越多的证据表明 VEGF 在卵巢中除了调控血管生成,还可能成为筛选高质量卵泡的一项标志物。

2. **卵巢淋巴管与卵巢衰老** 除了血管之外,越来越多的研究表明淋巴管参与卵巢功能的维持。前期有文献报道卵巢白膜、初级卵泡和次级卵泡周围不存在毛细淋巴管,但也有研究报道在白膜下和各种卵泡的周围都存在有密集的毛细淋巴管网。研究发现在成熟卵泡中存在较多的毛细淋巴管网。关于卵巢的淋巴流向也存在不同的观点,传统的观点认为卵巢的淋巴伴卵巢血管走行,注入腰淋巴结;王云样等则报道卵巢淋巴管还可注入盆腔淋巴结。根据淋巴血管在卵巢中形成的时间表明淋巴脉管系统不参与早期的卵巢发育,但小鼠在出生12.5 天后淋巴管系统开始形成,参与卵巢内液体稳态、免疫监视、卵泡发育和激素摄入等过程。

有研究证明正常卵巢淋巴管发育依赖于蛋白酶 ADAMTS1(a disintegrin and metalloproteinase with thrombospondin motifs 1)。ADAMTS1 是一种广泛表达的细胞外蛋白酶,卵巢内 ADAMTS1 在颗粒细胞中表达,在卵泡发育过程中受 FSH 调控。在 *Adamts1* 缺失的转基因小鼠模型中,卵巢中缺乏淋巴管,但在其他器官中并不缺乏。进一步研究发现通过 FSH 刺激可部分修复卵巢缺损的淋巴管,主要与 FSH 介导的淋巴生长因子 VEGFC、VEGFD 及其受体 VEGFR3 的表达增加有关。黄体的形成也有淋巴管的参与,若予以 VEGF 信号分子抑制剂能显著减少黄体内增殖细胞的数量,并显著降低孕激素的分泌。此外,在卵巢淋巴液中检测到孕酮、雌二醇、抑制素等激素,这些激素通过逆行转移回到卵巢动脉,促进卵巢内的反馈调节进一步调控卵泡的发育和激素合成。

综上所述,卵巢微环境参与维持卵泡的形成、发育、成熟、排卵和黄体的形成与消退,对卵巢内分泌和生殖功能的发挥具有重要作用。微环境的稳态失衡会导致卵巢功能异常,最终加速卵巢衰老的发生。由此,卵巢正常微环境的维持与卵巢功能息息相关,目前关于微环境和卵巢衰老之间的研究甚少,其分子机制和调控网络有待进一步的深入研究,若能够揭示卵巢微环境调控卵巢的主要分子机制,有望从微环境角度阐释卵巢衰老的发病机制,并可为卵巢衰老的防治提供新思路。

(吴 梦)

参考文献

1. Nelson SM, Telfer EE, Anderson RA. The ageing ovary and uterus: new biological insights. Human Reproduction Update, 2013, 19: 67-83.

2. Ye H, Li X, Zheng T, et al. The effect of the immune system on ovarian function and features of ovarian germline stem cells. Springer Plus, 2016, 5: 990.

3. Sakakura T, Nishizuka Y. Thymic control mechanism in ovarian development: reconstitution of ovarian dysgenesis in thymectomized mice by replacement with thymic and other lymphoid tissues. Endocrinology, 1972, 90: 431-437.

4. Bukovsky A, Ayala ME, Dominguez R, et al. Postnatal androgenization induces premature aging of rat ovaries. Steroids, 2000, 65: 190-205.

5. Bukovsky A. Immune system involvement in the regulation of ovarian function and augmentation of cancer. Microsc Res Techniq, 2006, 69: 482-500.

6. Carp HJA, Selmi C, Shoenfeld Y. The autoimmune bases of infertility and pregnancy loss. J Autoimmun, 2012, 38: J266-J274.

7. Haller-Kikkatalo K, Uibo R, Kurg A, et al. The prevalence and phenotypic characteristics of spontaneous premature ovarian failure: a general population registry-based study. Hum Reprod, 2015, 30: 1229-1238.

8. Bukovsky A. Ovarian stem cell niche and follicular renewal in mammals. Anat Rec, 2011, 294: 1284-1306.

9. Ye HF, Li XY, Zheng TC, et al. The effect of the immune system on ovarian function and features of ovarian germline stem cells. Springer Plus, 2016, 5.

10. Casanova-Acebes M, A-Gonzalez N, Weiss LA, et al. Innate immune cells as homeostatic regulators of the hematopoietic niche. Int J Hematol, 2014, 99: 685-694.

11. Van de Bor V, Zimniak G, Papone L, et al. Companion blood cells control ovarian stem cell niche microenvironment and homeostasis. Cell Rep, 2015, 13: 546-560.

12. Theocharis AD, Skandalis SS, Gialeli C, et al. Extracellular matrix structure. Adv Drug Deliver Rev, 2016, 97: 4-27.

13. McArthur ME, Irving-Rodgers HF, Byers S, et al. Identification and immunolocalization of decorin, versi can, perlecan, nidogen, and chondroitin sulfate proteoglycans in bovine small-antral ovarian follicles. Biol Reprod, 2000, 63: 913-924.

14. Iwahashi M, Muragaki Y, Ooshima A, et al. Type Ⅵ collagen expression during growth of human ovarian follicles. Fertility and Sterility, 2000, 74: 343-347.

15. Huet C, Pisselet C, Mandon-Pepin B, et al. Extracellular matrix regulates ovine granulosa cell survival, proliferation and steroidogenesis: relationships between cell shape and function. Journal of Endocrinology, 2001, 169: 347-360.

16. Ben-Rafael Z, Benadiva CA, Mastroianni L, et al. Collagen matrix influences the morphologic features and steroid secretion of human granulosa cells. American Journal of Obstetrics and Gynecology, 1988, 159: 1570-1574.

17. Asem EK, Feng SL, Stingley-Salazar SR, et al. Basal lamina of avian ovarian follicle: influence on morphology of granulosa cells in-vitro. Comp Biochem Phys C, 2000, 125: 189-201.

18. Hovatta O, Silye R, Abir R, et al. Extracellular matrix improves survival of both stored and fresh human primordial and primary ovarian follicles in long-term culture. Hum Reprod, 1997, 12: 1032-1036.

19. Wang X, Otsu K, Saito H, et al. Sandwich configuration of type Ⅰ collagen suppresses progesterone production in primary cultured porcine granulosa cells by reducing gene expression of cytochrome P450 cholesterol side-chain cleavage enzyme. Arch Biochem Biophys, 2000, 376: 117-123.

20. Asadzadeh R, Khosravi S, Zavareh S, et al. Vitrification affects the expression of matrix metalloproteinases and their tissue inhibitors of mouse ovarian tissue. Int J Reprod Biomed, 2016, 14: 173-180.

21. Briley SM, Jasti S, McCracken JM, et al. Reproductive age-associated fibrosis in the stroma of the mammalian ovary. Reproduction, 2016, 152: 245-260.

22. Erbas O, Pala HG, Pala EE, et al. Therapeutic effect of sunitinib on diabetes mellitus related ovarian injury: an experimental rat model study. Gynecol Endocrinol, 2015, 31: 388-391.

23. Dobrzycka B, Kinalski M, Piechocka D, et al. The role of estrogens in angiogenesis in the female reproductive system. Endokrynol Pol, 2009, 60: 210-214.

24. Robinson RS, Woad KJ, Hammond AJ, et al. Angiogenesis and vascular function in the ovary. Reproduction, 2009, 138: 869-881.

25. Abdel-Ghani MA, Shimizu T, Suzuki H. Expression pattern of vascular endothelial growth factor in canine folliculogenesis and its effect on the growth and development of follicles after ovarian organ culture. Reprod Domest Anim, 2014, 49: 734-739.

26. Ferrara N, Chen H, Davis-Smyth T, et al. Vascular endothelial growth factor is essential for corpus luteum angiogenesis. Nat Med, 1998, 4: 336-340.

27. Hazzard TM, Xu FH, Stouffer RL. Injection of soluble vascular endothelial growth factor receptor 1 into the preovulatory follicle disrupts ovulation and subsequent luteal function in rhesus monkeys. Biol Reprod, 2002, 67: 1305-1312.

28. Qiu Y, Seager M, Osman A, et al. Ovarian VEGF (165) b expression regulates follicular development, corpus luteum function and fertility. Reproduction, 2012, 143: 501-511.

第八节　卵巢衰老的其他机制

一、卵巢生殖干细胞与卵巢衰老

(一) 卵巢生殖干细胞简介

干细胞功能异常会损害机体组织的稳态,研究发现功能异常的干细胞丧失修复能力会引发衰老相关疾病。组织的维持和再生依赖于干细胞,机体衰老伴随着干细胞功能下降,引起机体维持稳态和修复的功能降低。近年来的研究表明,不同类型的干细胞功能异常将导致器官和机体的衰老,例如肌肉干细胞的再生能力下降使骨骼肌萎缩,导致运动功能减退;造血干细胞的分化能力下降使机体的血液细胞再生障碍,导致机体稳态的失衡;神经干细胞的功能紊乱会引起神经退行性病变,可见干细胞的功能异常是器官衰老的起搏器。在卵巢中,是否存在生殖干细胞,生殖干细胞是否参与始基卵泡池的更新仍是目前研究的热点之一,并且存在争议。

1951 年,Zuckerman 根据实验提出哺乳动物出生后卵泡池里面的卵子数量不会再增加,只会随年龄增长不断减少直至耗竭。然而,2004 年 Tilly 研究小组在 *Nature* 杂志报道哺乳动物卵巢中可能存在生殖干细胞,且研究结果表明该干细胞可能来源于骨髓。2009 年,Zou 等首次在 *Nature Cell Biology* 杂志报道小鼠卵巢中存在生殖干细胞,在体外分离培养后移植到化疗导致的不孕小鼠卵巢内,可分化为成熟的卵子并可产生后代。2012 年,Wihte 等在 *Nature Medicine* 杂志上报道,育龄期女性卵巢中存在生殖干细胞。此后,卵巢生殖干细胞在其他哺乳类动物如大鼠、牛、猴等的研究也相继被报道。直到 2016 年,Kun 等利用他莫昔芬诱导的 OCT4-EYFP 模型小鼠证实了卵巢内存在有增殖分化活性的 OSCs,为哺乳动物卵巢内存在有功能的生殖干细胞提供了比较可靠的证据。

然而,卵巢生殖干细胞这一概念的提出是对经典理论的挑战,有学者通过多种策略提出质疑。Liu、Zhang、Lei 等通过分析是否存在与卵子再生相关的减数分裂蛋白并利用转基因动物模型进行体内示踪,均未发现有增殖分化活性的小鼠卵巢生殖干细胞的存在。这些争议表明即便雌性生殖干细胞(female germline stem cells,FGSCs),又称为卵原干细胞(oogonial stem cells,OSCs) 可能存在,但是该类干细胞在体内应该数量少且活性很低。同时争议也表明基于该抗体的细胞分选效率很低并导致难于分离建系。因此,未来很有必要寻找到生殖系更特异且确定其膜表达的表面抗原。

(二) 卵巢生殖干细胞与卵巢衰老

卵巢衰老是一个多因素相互作用、逐渐累积的复杂的生理过程,其本质是卵巢内卵泡数量的减少和质量的降低,卵巢生殖干细胞作为卵泡的来源细胞,参与卵巢衰老的发生、发展。众多研究表明,出生后哺乳动物的卵巢内表达减数分裂及干细胞相关的基因,提示干细胞可能会通过减数分裂形成卵母细胞。

近年来,Kun Guo 等利用干细胞体内示踪技术,证实了卵巢生殖干细胞不仅在出生后哺乳动物的卵巢内存在,且具有活性,可以补充和更新始基卵泡池,维持卵巢的功能。之后,2018 年 Tilly 再次通过转基因小鼠,在表达自杀基因单纯疱疹病毒胸腺嘧啶激酶(HSVtk)的转基因小鼠中,通过启动 Stra8 对减数分裂前的生殖细胞进行了靶向调控。当小鼠服用自杀基因 HSVtk 的诱导剂更昔洛韦后,由于新的卵母细胞输入中断,干细胞不能分化为卵母细胞,卵母细胞的数量下降,而当停止服用更昔洛韦后,卵泡池能够重新再生,该实验进一步证明卵巢生殖干细胞在体内能够转化为卵子,补充不断消耗的始基卵泡池,当干细胞数量减少时,会影响到始基卵泡的数量,从而导致卵巢功能异常。此外,有研究表明,在衰老的卵巢中存在生殖干细胞,将衰老的绿色荧光蛋白标记的卵巢移植至年轻小鼠体内后,发现有表达绿色荧光蛋白的卵子形成,说明衰老的卵巢中仍然存在部分生殖干细胞,当置于合适的微环境时能够分化为卵母细胞并发育成熟,可见干细胞功能的丢失和干细胞巢的不稳定会导致卵巢的失平衡,从而引起卵巢功能异常。

卵泡的耗竭是卵巢衰老发生的关键原因,生殖细胞的再生可使卵巢功能得以恢复。目前卵巢衰老主要通过激素替代治疗,然而激素替代治疗并不能从根本上解决卵巢衰老带来的生育等问题。卵巢生殖干细胞的发现将是人类生殖历史上的革命性发现,为卵巢衰老提供了新的治疗途径,干细胞向卵母细胞的分化研究也为这类患者的生育带来了新的曙光。卵巢生殖干细胞的研究一旦成熟,对基础及临床将产生深远影响。但由于存在一些反对意见,目前尚需对卵巢生殖干细胞的生理功能及其调控机制进行深入研究。

(吴　梦)

二、细胞衰老与卵巢衰老

(一)细胞衰老简介

细胞衰老指细胞进入不可逆的生长周期的停滞,同时出现细胞形态、代谢、相关基因表达和表观遗传调控的改变,包括细胞周期抑制性调控蛋白表达升高、β- 半乳糖苷酶活性增强以及衰老相关异染色质集聚等。端粒缩短是细胞复制性衰老的主要机制,此外多种细胞因子、氧化应激等也可引起细胞衰老。越来越多的实验表明,细胞衰老通过基因表达改变等参与了机体的衰老过程,细胞衰老在心血管疾病、纤维化疾病、神经退行性疾病、退行性骨病等老龄化疾病的发病机制的研究也日渐增多。在卵巢衰老领域,年老小鼠卵巢间质有大量衰老细胞沉积,这些衰老细胞可能通过衰老相关分泌表型 SASP 影响卵巢内环境而加速卵巢衰老。

尽管衰老组织中衰老细胞(senescent cells)的占比不是很高(在老年灵长类动物中最多达 15%),但衰老细胞会通过分泌炎性细胞因子、趋化因子和细胞外基质蛋白酶等 SASP 对组织器官造成损伤,引起局部或全身功能障碍,导致年龄相关疾病与功能障碍发生与发展。目前在多种组织、器官中找到了衰老细胞,发现衰老细胞与神经退行性病变、椎间盘退变、肺纤维化、骨质疏松、肥胖引起的内分泌功能障碍等多种慢性疾病的发生与发展有密切关系。

(二)细胞衰老与卵巢衰老

细胞衰老在卵巢衰老中的研究目前尚十分匮乏。王世宣教授的研究团队进行的卵巢衰老细胞相关研究工作提示卵巢存在衰老细胞。对 3 周龄和 9 月龄野生型小鼠的卵巢切片进行 β-Gal 染色,发现衰老细胞主要存在于年老小鼠卵巢的间质,而在年轻卵巢中则观察到很少的衰老细胞。衰老的卵巢间质细胞能够促进卵巢衰老,衰老细胞通过 SASP 引起组织的慢性炎症,加速组织器官的衰老。卵巢间质细胞是卵泡发育所需微环境中不可或缺的组成部分。衰老卵泡间质细胞产生的 CCL5 可通过促进颗粒细胞凋亡而抑制卵泡发育和卵母细胞成熟,最终加速卵巢衰老。细胞衰老在卵巢衰老过程中的具体机制仍需进一步深入研究。清除衰老细胞在卵巢衰老研究中的可能方向:

1. **保护化疗性卵巢损伤** 2017 年,Demaria 团队发现化疗诱导产生的衰老细胞会在机体内持续存在,并且会引起局部和全身性的炎症。2018 年,孙宇团队研究人员根据全转录组数据深度分析,发现微环境中的基质细胞在经过放、化疗等手段处理之后并不直接出现类似癌细胞的典型凋亡特征,而是随即进入另外一种状态,即细胞衰老。伴随这一变化的,则是以大量生成促炎因子为主要特点的 SASP。卵巢内衰老细胞的存在可能是造成卵巢储备和内分泌功能下降的原因之一,SASP 的持续分泌也有可能导致化疗药抗癌治疗效果不佳的原因。故在化疗后清除衰老细胞可能会降低其对卵巢的损伤,改善卵巢内分泌和储备功能。同时清除衰老细胞可使 SASP 分泌减少,有潜在提高化疗药抗癌效果的作用。

2. **改善 DOR 患者的卵巢功能** 目前研究发现,DOR 的病因多且复杂,可由遗传因素、环境因素、免疫因素、医源性因素和感染因素等引起。DOR 的病因也是诱导细胞衰老的高危因素,因此卵巢内衰老细胞可能在 DOR 的发生、发展中起到重要的作用。卵巢衰老细胞可以从这几个方向进行研究:建立自然衰老小鼠模型、化疗性卵巢损伤小鼠模型和 DOR 小鼠模型,检测卵巢内细胞衰老的程度,鉴定卵巢衰老细胞的来源,研究卵巢内衰老细胞是否会影响卵巢储备和内分泌功能,衰老细胞移植到卵巢后是否会加速卵巢衰老,衰老细胞对卵巢微环境及基质有何影响,寻找靶向清除卵巢衰老细胞的药物,观察清除衰老细胞后卵巢储备和内分泌功能是否有所改善等。

随年龄增长以及在内外因素的影响下,机体各组织器官会累积大量的衰老细胞。这种暮年状态下的细胞虽然失去了壮年时自我复制的能力,但却可以保持不死。卵巢内衰老细胞可以通过分泌 SASP 改变卵巢微环境,从而影响周围组织细胞。但目前衰老细胞和卵巢衰老之间的研究较少,若能够明确清除卵巢内衰老细胞是否能延缓卵巢衰老,则可从衰老细胞角度揭示卵巢衰老的发病机制,并可从清除衰老细胞这一角度为卵巢衰老的防治提供新的方向。

(杜鼎夫)

参考文献

1. Johnson J, Bagley J, Skaznik-Wikiel M, et al. Oocyte generation in adult mammalian ovaries by putative germ cells in bone marrow and peripheral blood. Cell, 2005, 122: 303-315.

2. Clarkson YL, McLaughlin M, Waterfall M, et al. Initial characterisation of adult human ovarian cell populations isolated by DDX4 expression and aldehyde dehydrogenase activity. Scientific Reports, 2018, 8: 6953.

3. Park ES, Woods DC, Tilly JL. Bone morphogenetic protein 4 promotes mammalian oogonial stem cell differentiation via Smad1/5/8 signaling. Fertility and Sterility, 2013, 100: 1468-1475.

4. Zhou L, Wang L, Kang JX, et al. Production of fat-1 transgenic rats using a post-natal female germline stem cell line. Mol Hum Reprod, 2014, 20: 271-281.

5. Abban G, Johnson J. Stem cell support of oogenesis in the human. Hum Reprod, 2009, 24: 2974-2978.

6. White YA, Woods DC, Takai Y, et al. Oocyte formation by mitotically active germ cells purified from ovaries of reproductive-age women. Nat Med, 2012, 18: 413-421.

7. Zhang H, Zheng WJ, Shen Y, et al. Experimental evidence showing that no mitotically active female germline progenitors exist in postnatal mouse ovaries. P Natl Acad Sci USA, 2012, 109: 12580-12585.

8. Lei L, Spradling AC. Female mice lack adult germ-line stem cells but sustain oogenesis using stable primordial follicles. P Natl Acad Sci USA, 2013, 110: 8585-8590.

9. Hummitzsch K, Anderson RA, Wilhelm D, et al. Stem cells, progenitor cells, and lineage decisions in the ovary. Endocrine Reviews, 2015, 36: 65-91.

10. Zhang H, Liu L, Li X, et al. Life-long in vivo cell-lineage tracing shows that no oogenesis originates from putative germline stem cells in adult mice. P Natl Acad Sci USA, 2014, 111: 17983-17988.

11. Hernandez SF, Vahidi NA, Park S, et al. Characterization of extracellular DDX4-or Ddx4-positive ovarian cells. Nat Med, 2015, 21: 1114-1116.

12. Zhang H, Panula S, Petropoulos S, et al. Adult human and mouse ovaries lack DDX4-expressing functional oogonial stem cells. Obstet Gynecol Surv, 2016, 71: 29-30.

13. Wagner M, Yoshihara M, Douagi I, et al. Single-cell analysis of human ovarian cortex identifies distinct cell populations but no oogonial stem cells. Nature Communications, 2020, 11: 1147.

14. Bernardes de Jesus B, Blasco MA. Assessing cell and organ senescence biomarkers. Circ Res, 2012, 111: 97-109.

15. Li J, Li JJ, He JG, et al. Atorvastatin decreases C-reactive protein-induced inflammatory response in pulmonary artery smooth muscle cells by inhibiting nuclear factor-kappa B pathway. Cardiovasc Ther, 2010, 28: 8-14.

16. Manfredini V, Biancini GB, Vanzin CS, et al. Simvastatin treatment prevents oxidative damage to DNA in whole blood leukocytes of dyslipidemic type 2 diabetic patients. Cell Biochem Funct, 2010, 28: 360-366.

17. Aoki C, Nakano A, Tanaka S, et al. Fluvastatin upregulates endothelial nitric oxide synthase activity via enhancement of its phosphorylation and expression and via an increase in tetrahydrobiopterin in vascular endothelial cells. Int J Cardiol, 2012, 156: 55-61.

18. Musi N, Valentine JM, Sickora KR, et al. Tau protein aggregation is associated with cellular senescence in the brain. Aging Cell, 2018, 17.

19. Patil P, Dong Q, Wang D, et al. Systemic clearance of p16 (INK4a)-positive senescent cells mitigates age-associated intervertebral disc degeneration. Aging Cell, 2019: e12927.

20. Schafer MJ, White TA, Iijima K, et al. Cellular senescence mediates fibrotic pulmonary disease. Nature Communications, 2017, 8.

21. Farr JN, Xu M, Weivoda MM, et al. Targeting cellular senescence prevents age-related bone loss in mice. Nat Med, 2017, 23: 1072-1079.

22. Palmer AK, Xu M, Zhu Y, et al. Targeting senescent cells alleviates obesity-induced metabolic dysfunction. Aging Cell, 2019: e12950.

23. Shen L, Chen Y, Cheng J, et al. CCL5 secreted by senescent theca-interstitial cells inhibits preantral follicular development via granulosa cellular apoptosis. J Cell Physiol, 2019, 234: 22554-22564.

24. Demaria M, O'Leary MN, Chang JH, et al. Cellular senescence promotes adverse effects of chemotherapy and cancer relapse. Cancer Discov, 2017, 7: 165-176.

25. Zhang B, Fu D, Xu Q, et al. The senescence-associated secretory phenotype is potentiated by feedforward regulatory mechanisms involving Zscan4 and TAK1. Nat Commun, 2018, 9: 1723.

26. Marjoribanks J, Lethaby A, Farquhar C. Surgery versus medical therapy for heavy menstrual bleeding. Cochrane Database Syst Rev, 2016: CD003855.

下篇　临床篇

第六章

卵巢衰老的评估及预测

随着社会发展、科技进步和医疗水平的提高,人类寿命不断延长,但女性的生殖寿命却无明显改变,因此女性一生中处于生殖衰老状态的时间逐渐延长。对女性而言,生殖衰老的核心是卵巢衰老,即卵巢功能随着年龄增长逐渐衰退的过程,受遗传、环境、生活方式等多因素影响,以卵泡数量和卵子质量下降为基础,最终表现为绝经,并且影响全身多个器官,导致相关疾病发生的一种病理过程。卵巢衰老对女性自身甚至子代的健康都有着深远影响,因此,如何准确评估卵巢衰老的状态并预测卵巢寿命(ovarian lifespan)日益受到学界关注。

目前临床上已应用 FSH、AMH、AFC 等内分泌学和影像学检测指标结合年龄、月经状况来评价卵巢功能状态,但这些指标单独应用时均不十分理想,不同指标也可能产生相互矛盾的结果,不利于临床决策和患者选择,需要不断更新和完善。综合现有各种指标,临床上也建立起不同的卵巢衰老诊断和评价体系,诸如围绝经期综合征(perimenopausal syndrome)、早发性卵巢功能不全(premature ovarian insufficiency,POI)、卵巢储备功能减退(diminished/decreased ovarian reserve,DOR)及生殖衰老分期系统(the stage of reproductive aging workshop,STRAW)等,相互重叠但各有侧重,亦存在各自的局限性。而在卵巢衰老预测方面,包括预测女性生育能力和绝经年龄及卵巢衰老相关疾病的发生、发展等,也有诸多研究,虽取得一系列成果,建立了相关的风险预警模型,但将其广泛应用于临床仍需进一步验证和改进。

利用卵巢衰老评估及预测指标和体系,及时、准确地评价卵巢功能并预测其变化趋势可以为卵巢自身及相关器官功能状态评估及预警提供精准、个体化的科学依据,帮助妇女早期进行卵巢功能的保护与相关疾病的预防,合理指导女性进行生育及职业规划,对女性健康具有重要意义。本章主要对现有的各种卵巢衰老相关指标和基于这些指标所建立的卵巢衰老评估及预测体系进行阐述。

第一节　卵巢功能的评价及预测指标

理想的卵巢衰老评价及预测指标应当能够直接或间接地反映卵巢功能,或是对卵巢有保护或损伤作用的因素指标,最好是无创、经济、方便快捷、易于解读的,并且可重复检测,随月经周期变化较小,兼具较高的敏感性和特异性,能够早期反映卵巢功能下降。目前应用于卵巢功能评价的常用检测指标为内分泌学指标和影像学指标,主要是从卵巢激素水平、卵泡数目改变等方面直接或间接地反映卵泡池的规模及功能状态，是本节讨论的重要内容。此外，年龄和月经模式是临床上评估卵巢功能所需参考的两个重要且简单易得的指标。随着新兴医疗检测技术的涌现，一些新型的指标，如分子生物学指标、代谢指标，也被发现与卵巢衰老过程密切相关，可能在卵巢衰老领域具有潜在的应用价值，本节也将对这些新型指标的发展与现状进行介绍。

一、年龄

年龄是评估卵巢功能最直接也是最常用的参考指标。女性青春期的重要标志之一是月经初潮，多在 13~14 岁发生，也可能早在 11 岁或迟至 16 岁发生。随后经过 5~7 年的时间，女性逐渐建立起规律的周期性排卵，并进入性成熟期，此期为卵巢生殖和内分泌功能最为旺盛的时期。在 20~30 岁达到生育高峰，生育能力平均在 30 岁就开始逐月下降，37.5 岁后生育力更是加速下降。来自 19 世纪加拿大正常健康人群中的研究显示女性丧失自然受孕能力的年龄（在未严格避孕的条件下，孕育最后一个孩子的年龄）在 23~51 岁间，平均为 40.6 岁。随着年龄进一步增长，卵巢内分泌功能逐渐减退，女性步入绝经过渡期并出现一系列围绝经症状，直至最后一次月经，之后绝经宣告卵巢功能的全面衰退。绝经年龄只能回顾性地确定，西方国家数据显示绝经年龄在 40~60 岁，平均为 51 岁。中国女性平均绝经年龄约在 52 岁。

与卵巢功能相关的一系列事件，包括月经初潮、绝经等发生的年龄范围，是从庞大的人群研究和统计学分析中获得的，由于存在显著的个体差异，通常都跨越 2~3 年甚至 10 年之久，但对于某一特定的女性而言，这些事件发生是在一个确定的时间点。因此，尽管年龄是评估卵巢功能最直接、最常用的参考指标，但却较为粗糙，尤其在患有某些疾病可能影响卵巢功能的女性中，实际年龄并不能反映卵巢的真实状态。即使存在一定局限性，年龄在卵巢功能评估及预测中的重要价值不可否认，使用任何其他指标必须考虑到患者的实际年龄才能得出更为合理准确的判断。此外，年龄仍然是卵母细胞质量的最佳预测因子。

二、月经模式

已建立规律周期性排卵的健康女性，其月经也具有周期性。以出血第 1 天作为月经周期的开始，两次月经第 1 天相隔的时间称为一个月经周期（menstrual cycle）。通常为 21~35 天，平均 28 天。而每次月经持续的时间称为经期（menstrual period），通常为 2~8 天，平均 4~6 天。月经模式的改变是卵巢衰老过程中最容易鉴别的事件，可作为女性卵巢功能改变的最佳自测指标。

研究表明，月经周期变化是评估普通人群生殖健康、生育能力及初步预测妊娠结局最直接且简单易操作的指标。最先出现的微小临床症状是月经周期缩短 2~3 天，但仍保持规律，究其原因是抑制素 B 降低及 FSH 增高导致卵泡期缩短与提前。随着卵泡的继续丢失，不排卵周期次数增多，出现月经稀发、周期延长及闭经等显性症状。由于月经周期缩短比较微妙，难以察觉或易被忽视，多数女性直到围绝经期出现严重的月经紊乱才发现卵巢功能衰退的事实，此时已进入绝经过渡期。在生殖衰老分期系统 +10（the stage of reproductive aging workshop +10，STRAW+10）中，连续的月经周期时长差异 ≥ 7 天说明女性已进入绝经过渡早期（−2 期）；若停经时间 ≥ 60 天则进入绝经过渡晚期（−1 期），同时可伴有 FSH>25U/L（详见第六章第二节）。

月经模式的改变是最容易被发现的临床表现,具有客观性、无创性,可以直观地监测,有利于指导临床工作。然而出现月经模式的变化意味着已经处在生殖衰老进程的中后期,生育能力已严重下降,故月经模式可以作为卵巢衰老中晚期的评价指标。此外,体重变化、吸烟、宫腔粘连、避孕药物等均可影响月经模式的变化。因此,月经模式的改变不适合单独作为预测卵巢衰老的指标。

三、内分泌学指标

除年龄与月经情况等较易获得的问诊指标之外,还有许多反映卵巢功能及卵巢储备的定量检测指标也广泛应用于临床。其中内分泌学指标占有重要地位,分为静态学指标和动态学指标。静态学指标包括传统检测如 FSH、LH、雌二醇以及两种较新的卵巢功能评价及预测指标,即 AMH 和抑制素 B;而动态学指标主要是指针对卵巢的各种刺激试验。

(一)静态学指标

1. FSH、FSH/LH 比值及雌二醇

(1)FSH:卵泡刺激素是由垂体前叶促性腺细胞分泌的一种由不同的亚基 α 及 β 组成的异二聚体糖蛋白激素。它通过女性下丘脑 - 垂体 - 卵巢轴来调控人体的生长、发育、青春期性成熟以及生殖相关的一系列生理过程。FSH 可以刺激卵泡成熟,是女性卵泡发育所必需的激素,在维持女性的生育能力中起着重要作用。

其主要生理作用包括:①直接促进窦前卵泡及窦卵泡颗粒细胞增殖和分化;②激活颗粒细胞芳香化酶,合成与分泌雌二醇;③在前一周期的黄体晚期及卵泡早期,促使卵巢内窦卵泡群的募集;④促使颗粒细胞合成、分泌胰岛素样生长因子及其受体、抑制素、激活素等物质,并与这些物质协同作用;⑤在卵泡期晚期与雌激素协同,诱导颗粒细胞生成 LH 受体,为排卵及黄素化做准备。

FSH 水平会在月经周期中波动起伏,在卵泡早期(early follicular phase)(月经周期第 2~3 天)时血 FSH 维持在较低水平,此时的 FSH 水平称为基础 FSH。随后,在排卵前期急速上升直达高峰,排卵后又逐渐降低至基础水平。FSH 可以促进卵巢分泌雌、孕激素,而它自身的分泌则受它的上游调控者——下丘脑(正反馈),及下游反馈者——卵巢(正负反馈)协调控制。因此,当卵巢功能下降时,卵巢分泌的雌、孕激素减少,负向反馈刺激垂体,使其分泌更多的 FSH 以增加雌、孕激素的分泌。也由此得知,FSH 水平的总体变化趋势是随着年龄的增加逐渐升高,是临床上广泛应用的反映卵巢功能的指标之一。

通常认为基础 FSH 水平 ≤ 10U/L,提示卵巢功能正常;若基础 FSH 水平 >10~15U/L,预示卵巢储备功能减退;若女性 40 岁前出现持续 4 个月闭经或月经稀发,间隔超过 4 周两次检测 FSH 均超过 25U/L,伴或不伴低雌激素症状,则可诊断为早发性卵巢功能不全。当基础 FSH>40U/L,为高促性腺激素闭经,临床常常表现为经量减少,经期缩短,月经周期增长甚至闭经,第二性征退缩,出现颜面潮热、心烦、易怒等更年期症状,即卵巢功能衰竭。

FSH 评价卵巢储备功能也存在一些局限性。首先,FSH 的测定存在显著的月经周期内和周期间变异,限制了其可靠性,尤其是单次测量值。其次,FSH 作为反映卵巢功能的间接指标,依赖于功能完好的 HPO 轴。再者,只有当 FSH 水平升高(>10U/L)时才具有临床意义,实际应用时灵敏度不足且会随所选 FSH 阈值的增大而降低。若卵泡早期升高的 FSH 刺激卵泡分泌雌二醇,使血清雌二醇水平升高,负反馈抑制垂体合成 FSH,则会掩盖异常的 FSH

升高,因此为了减少假阴性,建议重复检测 FSH 或结合血清雌二醇水平来分析。尽管 FSH 具有以上诸多缺陷,但鉴于 FSH 值的异常升高预测卵巢储备功能下降时的阳性预测值很高,其在临床上仍然被广泛应用。

(2) FSH/LH 比值:LH 是由腺垂体促性腺激素细胞分泌的另一种糖蛋白类激素,也参与下丘脑 - 垂体 - 卵巢轴对女性卵巢激素合成及生殖相关过程的调控。

LH 的生理作用包括:①在卵泡期刺激卵泡膜细胞合成雄激素,主要是雄烯二酮,为雌二醇的合成提供底物;②排卵前促使卵母细胞最终成熟及排卵;③在黄体期维持黄体功能,促进孕激素、雌二醇和抑制素 A 的合成与分泌。LH 与 FSH 为协同作用,共同促进卵泡成熟、分泌雌、孕激素和排卵,以及黄体的生成和维持。

在生理状态下,垂体分泌的 FSH 和 LH 水平随着卵巢储备能力的降低均升高,而在卵巢储备功能下降的初期,FSH 比 LH 上升更显著,导致 FSH/LH 比值的升高,故认为基础 FSH/LH 比值可用于预测卵巢储备功能的改变。FSH/LH 比值升高可预示卵巢储备降低、卵巢低反应,可能较单一基础激素水平值更为敏感,且比值 >3 提示卵巢储备功能及反应性下降。

(3) 雌二醇:卵巢是女性分泌雌激素最主要的器官,在妊娠期胎盘也发挥重要的雌激素合成功能。除此之外,肾上腺皮质网状带、睾丸也能产生少量的雌激素。雌激素分为雌酮 (estrone,E_1)、雌二醇 (estradiol,E_2) 及雌三醇 (estriol,E_3),其中雌二醇活性最强,对维持女性第二性征和生殖功能至关重要。

雌激素对于卵巢的生理作用包括:①直接作用:雌激素可以刺激卵泡发育;②间接作用:血清雌激素浓度的变化可以通过正负反馈调节下丘脑和垂体,控制促性腺激素的释放,从而间接影响卵巢功能。

女性一生中,雌激素水平随着年龄增长而经历着起伏。青春期之前,雌激素水平较低,自青春期开始至性成熟期雌二醇水平逐渐增高;在绝经过渡期雌激素水平波动不定,可有升高或下降;绝经后妇女卵巢功能衰退甚至衰竭,雌二醇呈持续低水平,此时循环中雌激素主要为由雄烯二酮转化而来的雌酮。

同样地,雌激素水平在正常月经周期内也不断发生变化。在卵泡期早期,雌激素分泌量很少;至月经第 7 天卵泡分泌雌激素量迅速增加,于排卵前达高峰;排卵后由于卵泡液中雌激素释放至腹腔,循环中雌激素水平降至低点;排卵后 1~2 天,黄体开始分泌雌激素,使循环中雌激素又逐渐上升,约在排卵后 7~8 天黄体成熟,此时循环中雌激素形成第二个高峰。此后,黄体开始萎缩,雌激素水平随之急速下降,在月经期达最低水平。

血清雌二醇水平在月经周期第 2~4 天通常低于 50pg/ml,若此期雌二醇浓度增高并超过 80pg/ml 可能提示卵巢功能减退。但由于卵泡早期雌二醇的测定存在一定的周期内和周期间变异,可靠性差,因此不推荐将雌二醇单独用于评价卵巢储备功能。如前所述,血清雌二醇浓度的早期升高可将原本升高的基础 FSH 水平降低到正常范围,从而导致对基础 FSH 值的误读,故检测卵泡早期雌二醇浓度更大的价值在于帮助正确解释"正常"基础血清 FSH 值的意义。

2. AMH　抗米勒管激素也被称为米勒管抑制物质 (Müllerian inhibiting substance,MIS),是一种同源二聚体糖蛋白激素,属于转化生长因子 β 超家族,由 Alfred Jost 教授于 1947 年首先发现。AMH 特异性地由早期生长卵泡中的颗粒细胞产生,主要由窦前卵泡和小窦状卵泡 (2~6mm) 合成分泌释放入卵泡液,进而通过卵泡周围的血管网进入血液循环,故可通过血清标本检测。AMH 的合成从窦前卵泡开始持续到卵泡直径约 8mm 时停止,其在较大的窦状卵泡表达水平非常低,且在 FSH 依赖性的优势卵泡中和闭锁卵泡中均无 AMH 产生。人类卵巢的组织学研究表明 AMH 与卵巢中始基卵泡的数目具有良好的相关性,故其血清水平能够反映卵巢的储备功能。

AMH 是卵泡生长发育的调节因子,在女性卵巢的生理作用主要有:①对卵泡的启动募集起负性调控作用,抑制始基卵泡被募集进入初级卵泡,减缓始基卵泡池的耗竭;②降低窦前卵泡对 FSH 的敏感性,抑制卵泡的生长,防止卵泡过快、过早消耗,保存卵巢的储备功能;③降低芳香化酶的活性,抑制雌激素合成。

妊娠 36 周后,女性胎儿卵巢即在母体内开始合成 AMH,女婴刚出生时脐带血中几乎检测不到 AMH,在婴儿期(主要在前 3 个月),AMH 浓度可检出并逐渐升高。青春期前亦出现 AMH 水平的升高,而在青春期直到 25 岁,AMH 水平相对稳定。从 25~30 岁开始,血清 AMH 水平随着年龄增长逐渐下降,在绝经前 5 年降至低于检测下限。

从 AMH 的变化轨迹可以看出,该指标同卵巢衰老的变化趋势基本一致,大量研究也表明其对 ART 中的卵巢反应、IVF 结局及绝经年龄均有预测价值。其主要的优势在于:① AMH 的分泌独立于促性腺激素,不受月经周期影响而变动,相对稳定,可在月经周期的任何一天检测,应用更为方便;② AMH 水平的变化在卵巢衰老过程中最早出现,敏感度高,特异性也较强。即使是 FSH 和雌二醇水平正常且月经周期规律的女性,若 AMH 下降,也代表着卵巢储备功能减退。目前各项研究对于 AMH 的阈值界定存在差异,在我国普遍认为 AMH<1.1ng/ml 可能预示着卵巢储备减退。

AMH 在妇产科生殖领域应用逐渐增多,而既往对于 AMH 这一指标没有明确统一的中国健康女性参考范围。为方便临床医师更好地解读和阐释这一指标的检测值,同济卵巢衰老研究团队历时 3 年进行多中心研究,制定了中国女性各年龄组的 AMH 值参考范围:20 ≤ 年龄 <25、25 ≤ 年龄 <30、30 ≤ 年龄 <33、33 ≤ 年龄 <37、37 ≤ 年龄 <40、40 ≤ 年龄 <55 岁的 AMH 水平中位数分别为:6.23、5.65、4.55、3.74、2.78 和 1.09ng/ml;各组 90% 医学参考值范围依次为:2.06~12.66、1.77~13.83、1.48~11.45、0.87~9.76、0.56~9.49 和 0.08~5.70ng/ml。

尽管 AMH 在卵巢功能评估及预测中表现良好,但仍存在一些局限性,包括:①缺乏国际化的标准检测方法,且不同检测方法所获得的 AMH 值之间难以换算;② AMH 能够很好地预测卵泡数量,但不能很好地反映卵子质量;③ AMH 浓度受种族、遗传、产次、吸烟等多种因素的影响,存在个体差异。因此,单独应用 AMH 也并非完全可靠的,需结合年龄及其他指标综合评价,未来也需要进一步的研究充分挖掘 AMH 在卵巢衰老领域中的价值。

3. **抑制素 B** 抑制素是转化生长因子 β 超家族成员之一,是一种由 α- 亚单位和 β- 亚单位通过二硫键连接而成的异质二聚体糖蛋白激素,于 1985 年首次在牛卵泡液中发现。抑制素因 β 亚基的不同(β_A、β_B)可分为抑制素 A 和抑制素 B。在女性,抑制素由卵巢颗粒细胞和卵泡膜细胞分泌。颗粒细胞在卵泡发育早期便开始分泌抑制素,而较大的募集后卵泡可分泌更多的抑制素。抑制素 B 主要由卵巢内中、小窦状卵泡的颗粒细胞产生,特异性作用于腺垂体,负反馈抑制 FSH 的分泌,同时抑制素 B 的分泌也受 FSH 的调节,FSH 可促进颗粒细胞分泌抑制素。

抑制素 B 水平曾被认为是反映卵巢储备的生物学标志物之一。但近来一些研究显示,抑制素 B 水平在月经周期之间存在显著变化,不能可靠地预测卵巢反应性,因此不推荐常规用作卵巢储备试验。另外,血清抑制素 B 浓度虽随年龄增加和卵巢衰老而降低,然而却在很大程度上被认为是卵巢活性的标志,而不是卵巢储备。抑制素 B 水平的测定未能准确地预测卵巢功能衰竭的发生,并且与其他指标(如 AMH)相比,抑制素 B 水平对绝经的预测能力较低。

4. activin　由抑制素的 2 个 β 亚单位组成,形成激活素 A($\beta_A\beta_A$)、激活素 AB($\beta_A\beta_B$)和激活素 B($\beta_B\beta_B$)。它同样属于生长因子 TGF-β 超家族,通过经典的 TGF-β 信号通路发挥作用。激活素 A 可刺激始基卵泡发育为窦卵泡,但也可导致卵泡闭锁,同时也可刺激颗粒细胞增殖。activin 主要在垂体局部通过自分泌作用,增加垂体细胞的 GnRH 受体数量,提高垂体对 GnRH 的反应性,从而刺激 FSH 的产生,抑制素则抑制 FSH 的分泌。同时,有研究表明,activin 还能调控小鼠雌激素受体的表达。activin 的生物活性受到由两种内源性抑制剂——抑制素和卵泡抑制素的调控,而激活素 - 卵泡抑素 - 抑制素系统的失调可导致女性生殖功能紊乱。与年轻女性相比,中年妇女及围绝经期妇女血清中 activin A 的水平明显升高。但是目前对于 activin A 用于诊断 POF 的浓度范围仍未有定论,仅有文献表明在高促性腺素性闭经患者的血清中 activin A 水平升高,约 >1ng/ml。

(二)动态学指标

动态检测法是通过测定用药前后血清激素水平的变化情况来判断卵巢受到外源性刺激后的反应性,主要方法包括枸橼酸氯米芬刺激试验(clomiphene citrate challenge test,CCCT)、促性腺激素释放激素激动剂刺激试验(GnRH agonist stimulation test,GAST)和外源性卵泡刺激素卵巢储备试验(exogenous FSH ovarian reserve test,EFORT)。

1. CCCT　CCCT 需要在月经周期第 3 天及第 10 天检测血清 FSH 水平,月经周期第 5~9 天连续每天口服 100mg 氯米芬。在月经周期第 10 天,由于氯米芬的刺激而升高的 FSH 经卵巢负反馈作用将会降低,若 FSH 浓度不下降反而升高,则提示卵巢功能存在异常。口服氯米芬后,在月经周期第 10 天测定血清 FSH 水平,若 FSH>10U/L,提示卵巢储备功能下降和卵巢低反应;若 FSH ≤ 10U/L,则提示卵巢储备功能良好。

CCCT 最早由 Navot 等于 1987 年开始用于预测女性潜在生育能力,是最常用来预测卵巢储备功能的动态试验,其检测的是卵巢受氯米芬刺激后的反应能力。克罗米芬柠檬酸盐(clomiphene citrate,CC)又称枸橼酸氯米芬,为人工合成的非甾体制剂,其化学结构与己烯雌酚相似。目前认为 CCCT 的生理基础是抑制素,其预测卵巢储备功能的准确机制尚不明确。氯米芬是一种具有弱雌激素作用的非甾体类雌激素拮抗剂,可通过在下丘脑与雌、雄激素受体结合从而阻断性激素对下丘脑和 / 或垂体促性腺激素细胞的负反馈作用,进而促进下丘脑释放 GnRH 及脑垂体分泌 FSH、LH,诱发排卵。此过程中抑制素几乎成为 FSH 合成与分泌的唯一抑制因素。卵巢储备能力正常的女性其发育卵泡的颗粒细胞能产生足够的抑制素和雌二醇来抵抗氯米芬对下丘脑 - 垂体 - 卵巢轴的影响,使 FSH 上升不超过一定范围;而卵巢储备功能下降的女性可募集的卵泡数目较少或卵泡发育不良,颗粒细胞产生的抑制素和雌二醇减少,不足以抑制 FSH 的分泌使之维持在正常范围内,导致受氯米芬刺激后血清 FSH 水平升高。因此在 CCCT 中,卵巢储备功能良好的女性,月经第 10 天 FSH 水平轻度上升或维持原水平,雌二醇成倍上升;卵巢储备功能下降的患者,月经周期第 3 天 FSH 水平可能处于正常范围,但在月经周期第 10 天 FSH 水平会大幅上升,雌二醇轻度上升,此为 CCCT 阳性结果。

　　作为预测卵巢储备功能的方法之一，CCCT 预测卵巢低反应的准确性较高，比预测卵巢高反应的价值高。其适用范围广，既可用于普通不孕人群又可用于接受辅助生殖治疗的女性。但 CCCT 也存在一定的局限性，其临床应用价值和准确性与 AFC 联合基础 FSH 相比没有明显优势，所以 CCCT 在临床上并未广泛开展。尽管 CCCT 在自然周期、诱导排卵中是预测卵巢反应性的良好指标，但因检查结果在不同月经周期间变异较大，限制了其可靠性。此外，CCCT 还可能出现一些副作用，主要表现为可能导致多胎妊娠、血管舒缩症状、恶心、呕吐、乳房不适、盆腹部不适等。随着新指标和新技术的出现，CCCT 在临床已逐渐被弃用。

　　2. GAST　GAST 是在月经周期第 2 天或第 3 天皮下注射超生理剂量的促性腺激素释放激素激动剂短效制剂 1 次，测定给药前后 24 小时血清雌二醇水平和 / 或 FSH 水平。用药后雌二醇升高未达 2 倍，FSH>10U/L 或给药前后 FSH 浓度之和 >26U/L 则为异常，提示卵巢储备下降和卵巢低反应。

　　GAST 由 Padilla 等于 1990 年首先报道，认为雌二醇水平的变化与 IVF 的结果有较强的相关性。目前认为 GAST 的原理是 GnRH-a 具有刺激垂体产生促性腺激素的作用。GnRH-a 的生物活性是天然 GnRH 的 50~300 倍，GnRH-a 与垂体的 GnRH 受体特异性结合，刺激垂体急剧释放大量促性腺激素，使外周血 FSH、LH 浓度急剧升高，即一过性升高作用。在卵巢储备功能正常的情况下，当 FSH、LH 一过性增高，将刺激一批卵泡发育，血清中雌二醇和抑制素水平随之升高，并可对抗血清 FSH 水平过度上升；若卵巢储备功能降低，卵巢内存留的卵泡数量减少，则雌二醇的合成、分泌减少，因此 GAST 可用于预测卵巢储备功能。

　　虽然 GAST 依靠垂体 - 卵巢轴激素间的相互反馈作用，但是由于卵巢反应存在个体差异，不同个体卵巢反应时 FSH 阈值及雌二醇上升的幅度不同，所以雌二醇的分泌更取决于卵巢本身及卵巢反应性。Sills 等的研究表明 GAST 能很好地预测卵巢低反应性，但其临床应用价值与预测准确性并不优于基础 FSH、基础 AFC 和抑制素 B，并且不能预测妊娠结局。

　　GAST 操作复杂且费用昂贵，在临床上使用有限，一般仅局限于接受生育辅助治疗的患者做卵巢储备功能检测，指导促排卵方案的调整，减少卵巢过度刺激综合征的发生，并提高妊娠率，尚不适用于预测普通不孕人群的生育潜能。

　　3. EFORT　EFORT 也称外源性 FSH 刺激试验（FSH challenge test，FCT），即在月经周期第 3 天添加外源性 FSH 300U，测定给药前后 24 小时的血清雌二醇和 / 或抑制素 B 水平。若 FSH 刺激 24 小时后雌二醇水平的增加值 <100pmol/L 和 / 或抑制素 B 水平的增加值 <100ng/L 则为异常，提示卵巢储备功能不良。

　　EFORT 是在临床上使用时间较长的卵巢功能检测试验，其机制与 GAST 类似。当大剂量 FSH 作用于卵巢时，卵泡受到刺激合成分泌雌二醇，若卵巢储备功能下降，卵巢内存留的卵泡数量减少、质量下降，卵巢对 FSH 的敏感性下降，则雌二醇上升幅度较小，甚至没有改变。

　　EFORT 直接反映卵巢对 FSH 的敏感性，能较为准确地预测卵巢的反应性。有研究显示，EFORT 预测卵巢储备能力的准确度高于基础 FSH、雌二醇、抑制素 B 水平的测定。EFORT 对卵巢高反应性的预测优于 CCCT，存在一定的假阳性，而 CCCT 对卵巢低反应的预测优于EFORT。因为 EFORT 操作较为困难，费用高，并且可能出现卵巢过度刺激综合征等严重不良反应，所以其临床应用价值较低，不作为常规方法使用。在 IVF 治疗中，可通过 EFORT 预测卵巢反应性和调整控制性超促排卵（controlled ovarian hyperstimulation，COH）的给药剂量。

综上,卵巢刺激试验能够评价卵巢储备功能,预估控制性超促排卵治疗的反应性,指导促排卵方案的选择。但这些试验需要反复给药、多次采血,应用很不方便,特别是 EFORT 和 GAST 的费用较昂贵且均不能有效预测妊娠结局,这可能与妊娠受多方面因素的影响有关。EFORT 直接反映了卵巢对促性腺激素的反应性,价值最高,其次是 CCCT,其对卵巢低反应的预测准确性很高,GAST 预测价值较小,但对调整控制性超促排卵方案具有指导意义。在临床工作中,还需进一步寻求更经济简便、特异性更高和适用性广的预测方法。

四、影像学指标

(一)超声检测指标

超声检查具有无创、经济、便捷、实时观测、可重复等优点。三维超声的发展及应用,缩短了检查时间、减少了因检查者操作技术及手法引起的误差,使测量结果可重复性更高、更为可靠。因此超声作为评估卵巢储备的检查手段,在临床实践中应用越来越广泛。超声检测卵巢储备功能的指标主要包括 AFC、卵巢体积(ovarian volume,OV)及卵巢间质血流(ovarian stromal blood flow)。

1. AFC　卵泡计数(follicle counting)最直接的数据来自尸检结果及术后病理检查,但是这两种方法受取材途径限制而不能常规使用。窦状卵泡计数是在卵泡早期(月经周期第1~4 天,以第 3 天最为普遍)经阴道超声检查可观察到的双侧卵巢内窦状卵泡的总数。窦状卵泡是成熟卵泡的前体,对 FSH 高度敏感。临床上对窦状卵泡大小的定义存在争议,多认为直径 2~10mm 为窦状卵泡,其中直径 2~6mm 为小窦状卵泡,7~10mm 为大窦状卵泡。研究证实 AFC 与始基卵泡池的大小相关,而前者易于获得,因此得以广泛运用,以间接反映剩余的始基卵泡池,评估卵巢储备功能。多项研究表明更能反映卵巢储备功能的是直径2~6mm 的小窦状卵泡数目。

二维超声测量卵泡直径及进行窦状卵泡计数存在较大的主观性,尤其是窦状卵泡数较多的病例,卵泡间的紧密排列增加了肉眼分辨的难度,可能导致窦状卵泡计数的误差。近年来 Broekmans 等提出了窦状卵泡的二维超声测量规范:

(1)确定卵巢位置。

(2)探索两个平面的尺寸(执行侦察扫描)。

(3)确定扫描方向以测量和计数卵泡。

(4)测量二维中最大的卵泡:

1)如果最大的卵泡直径为 10mm,那么:①从卵巢的外边缘扫描至内边缘并计数;②将卵巢内的每个圆形或椭圆形无回声结构都计数为卵泡;③对另一侧卵巢重复该过程;④两个卵巢的卵泡数量相加得到 AFC。

2)如果最大的卵泡直径 >10mm,那么:①通过依次测量每个直径较小的卵泡,进一步确定卵泡的大小范围,直到找到直径 ≤ 10mm 的卵泡;②无论卵泡直径如何,均执行总计数(如上所述);③从卵泡总数中减去 >10mm 的卵泡数得到 AFC。

随着三维超声技术的发展,窦状卵泡的计数手段得以丰富。三维超声自动容积测量技术(sonography-based automated volume count,SonoAVC)可自动测量窦状卵泡数量、直径及窦状卵泡体积。一些学者对使用 SonoAVC 测量窦状卵泡的研究表明,在测量总的窦状卵泡数目和各个直径组的窦状卵泡数目方面,SonoAVC 及其后处理都是可靠的,而且比二维超声用时更少。而在控制性超促排卵的卵泡监测中,SonoAVC 可以对卵泡的直径以及容积进行自动测量,且比二维超声更有效。但是 SonoAVC 也存在一定的缺陷,即不能测量固体结构,仅能测量界线清晰的液体结构。且 SonoAVC 自动识别容积小的窦状卵泡存在一定难度,需要后期加工。

窦状卵泡计数随女性年龄增长而下降,用 AFC 预测卵巢反应性和 IVF 结局有较高的特异性,但敏感性不足,且不同的研究对于低 AFC 的界定不一致。在同一医疗中心内和不同医疗中心之间均发现显著的 AFC 差异,这种差异可能来源于检测者手法、超声仪数目、检测方法以及测量窦状卵泡的标准和超声技术(比如不同的超声分辨率,二维或三维)的差别。在超重和肥胖妇女中检测 AFC 存在较大的周期内和周期间差异,这限制了其在这一妇女亚群中的预测价值。此外,AFC 有高估 FSH 敏感性卵泡数目的倾向,因为它不可避免地会计数同样大小的闭锁卵泡。因此,AFC 不宜单独用于评价卵巢衰老状态或规划辅助生育治疗方案。

2. OV　卵巢随着女性青春期的发育体积逐渐增大,在性成熟期达到最大并维持至绝经过渡期,此后卵巢逐渐萎缩变小。测量卵巢体积应在卵泡早期(月经周期第 1~4 天,多为第 3 天)进行,以避免优势卵泡或黄体对卵巢体积的影响。二维超声测量卵巢体积的方法有两种:①用卵巢最大径线或平均径线代替卵巢体积;②用椭圆公式计算:OV=D1 × D2 × D3 × 0.523,D1、D2、D3 指同一卵巢 3 个平面的最大径线,分别代表长径、前后径和横径。Frattarelli 等的研究显示卵巢最大平面的平均直径与卵巢体积的相关系数达 0.9,而前者的测量更为简便有效。但随着卵巢位置的移动以及卵巢形态的动态改变,采用径线替代或椭圆公式计算得到的卵巢体积与卵巢的实际体积存在误差。因此二维超声测量卵巢体积局限性较大。

近年来经阴道三维超声测量卵巢体积的技术逐渐发展,显示出其优越性,但前提是能充分理解解剖结构及保证二维图形的质量。同时,三维超声图像后处理需要一定的时间、经验和技巧。Lamazou 等的研究结果显示,三维超声虚拟器官计算机辅助分析(virtual organ computer-aided analysis,VOCAL)对卵巢体积的测量更准确,可将测量误差率从二维超声的 22% 降至 7%。

育龄期女性卵巢体积存在较大的个体差异,而对于同一个体双侧卵巢体积大小是否一致的观点尚不统一。Deb 等的研究认为左右两侧卵巢体积无显著差异,其研究表明卵巢体积 <3ml 或卵巢平均直径 <2cm,IVF 周期取消率增加、获卵率及临床妊娠率均降低。Gibreel 等的研究表明,控制年龄因素后,卵巢体积减小可预测 IVF 中卵巢的低反应性及低临床妊娠率。但也有研究认为卵巢体积与卵巢的原始卵泡池大小和生长卵泡的数目有关,而与卵子质量无关。此外,卵巢体积的研究往往排除卵巢病变的患者,包括多囊卵巢综合征和大的卵巢囊肿,限制了其适用范围。综上所述,目前对于应用卵巢体积预测卵巢反应性及体外受精结局的价值意见不一,因此在评价卵巢储备功能时应优先采用 AFC 或联合其他指标。

3. **卵巢间质血流**　卵泡的生长发育除受下丘脑 - 垂体 - 卵巢轴的调控以外,也受卵巢旁分泌和自分泌因子的调节。始基卵泡没有单独的血管供应,主要依靠间质血管传递物质,因此,卵泡的生长发育以及卵巢功能都与间质血供密切相关。

(1)频谱多普勒血流参数:频谱多普勒血流参数主要包括卵巢间质内动脉收缩期峰值流速(peak systolic velocity,PSV)、阻力指数(resistance index,RI)、搏动指数(pulsatility index,

PI)、收缩期/舒张期流速比值（S/D）。卵巢动脉血流阻力与卵泡发育密切相关，RI值反映卵巢动脉血管的阻力及舒张期血流速度状况，卵巢动脉RI与流向卵巢实质内的血流量呈负相关；RI值的高低影响卵泡发育及成熟。Younis等的研究表明卵巢储备功能下降与卵巢间质血流信号缺失相关，但将卵泡早期PSV、RI、PI的平均值在卵巢储备功能正常组与下降组进行比较，差异无统计学意义，提示这些参数不能预测卵巢储备功能。

除了相关研究的结论不一致外，二维频谱多普勒还存在其他缺陷，例如其对于卵巢单个切面的测量不能反映整个卵巢的血供，并且测量存在角度依赖性，可能出现操作误差。另外，卵泡早期及卵巢早衰患者的卵巢实质内血流稀少，有时难以检测到血流频谱，使得频谱多普勒血流参数在评价卵巢储备功能的应用中存在一定的局限性。

（2）三维能量多普勒血流参数：三维能量多普勒血流参数主要包括卵巢血管化指数（vascularization index，VI）、血流指数（flow index，FI）、血管化-血流指数（vascularization-flow index，VFI）。临床上可定量分析能量多普勒信号的计算机模型有多种，但以VOCAL软件"直方图"应用最多。该软件可获取VI、FI和VFI三个参数，VI表示组织内血管的丰富程度，FI表示三维扫查的瞬间有多少血细胞，VFI是存在的血管信息和血流信息的结合，三者可用于定量评估目标组织器官的血流灌注情况。

Jokubkiene等研究发现右侧卵巢VI明显高于左侧，而Deb等的研究发现左右两侧卵巢VFI的差异无统计学意义。Kupesi等运用三维能量多普勒研究窦状卵泡计数、卵巢体积及卵巢间质血流与年龄的相关性，并探讨三者能否预测卵巢反应性、IVF结局，结果显示年龄增加与卵巢反应不良有关，而在IVF中，三者与获卵数及临床妊娠率明显相关。而Jokubkiene等的研究发现，健康生育年龄妇女各年龄组间双侧卵巢血流指数的差异无统计学意义。卵巢间质血流的减少发生相对较晚，因此不能作为卵巢储备功能减低的早期评估指标。

三维能量多普勒与二维超声及三维彩色多普勒相比的优势在于能够发现微小血管和低速血流，且能直观显示实质器官立体的血管分布，其敏感度及可重复性高。但在三维成像时可能受血管搏动、肠蠕动或呼吸运动的影响而产生伪像。同时患者的体形、盆腔内卵巢周围静脉曲张、卵巢位置的深浅等亦可影响血流信号的探测。尽管卵巢间质的血流灌注参数在预测卵巢反应性及IVF结局方面的价值尚存在争议，但是与窦状卵泡计数、卵巢体积相比，卵巢间质血流不仅与卵泡发育的数量有关，而且与卵泡发育的质量有关，因此依然有重要的研究前景及应用价值。

（二）其他影像学检查

目前，用于女性盆腔疾病检查的影像学方法主要有：超声成像、计算机体层成像（computed tomography，CT）和磁共振成像（magnetic resonance imaging，MRI）。其中超声检测在卵巢衰老领域应用较广，而CT和MRI则运用较少。

1. CT　CT成像具有扫描速度快、空间分辨率高等优点，并能利用多种扫描技术及图像后处理技术对肿瘤进行全面分析，能准确显示肿瘤的定位、性质、结构特点、病变范围及其与周围组织的关系，可为各种妇科肿瘤治疗方案的制订和预后评估提供科学依据，已成为妇科盆腔肿瘤重要的影像学检查手段，但CT在卵巢衰老中的研究及应用极少。

CT血管造影（computed tomography angiography，CTA）将CT增强技术与薄层、大范围、快速扫描技术相结合，通过三维重建可以立体直观地显示全身各部位的三维血管视觉，是一种无创、操作简便的血管检查技术,具有传统尸体解剖和血管造影所不具备的优势,目前在临床上已得到广泛应用。易颂平等研究发现经 64 排螺旋 CTA 检查及三维重建显示,卵巢早衰患者与正常育龄女性相比,其子宫动脉卵巢支的显影率下降、直径变细,这可能是此类患者卵巢血管的特点。该研究为卵巢早衰提供了更多潜在的诊断方法及参数,具有一定的临床参考价值。

2. MRI　磁共振检查具有多方位成像、无放射性损伤、无骨性伪影、对软组织分辨率高的特点,尤其适合盆腔病灶的定位及病灶与相邻结构关系的确定,被广泛应用于妇科肿瘤和子宫内膜异位症的诊断和术前评估。近年来,MRI 在评估卵巢衰老状态中的应用价值逐渐受到重视,MRI 可更清晰直观地显示卵巢体积、卵泡数目等形态学改变的特征,而卵巢体积、基础窦状卵泡数与 FSH、LH、AMH 等血清学指标同为卵巢储备功能的评价指标,因此 MRI 可能在卵巢衰老研究和诊断中发挥作用。

在评估卵巢功能时,超声因其方便快捷、经济、无创等优点而作为首选。经阴道超声是诊断妇科疾病的常用检查手段,但其不适用于没有性生活史的女性;经腹超声检查又容易受肠道气体、腹部皮下脂肪层、腹部瘢痕等影响,难以清楚显示卵巢情况,另外图像的质量与医师的操作技巧和探头的分辨率有很大关系;直肠在解剖位置上毗邻卵巢,使用分辨率较高的阴式探头经直肠超声能够较清晰地显示出卵巢大小和卵泡数目,但此检查可能会受到患者排斥或带给患者较为痛苦的体验。

相对于超声等其他影像学检查,MRI 检测卵巢储备的主要优势有:① MRI 对软组织分辨率较高,能够多方位、大视野成像,从多个断层面观察卵巢的形态;②卵巢组织中的生殖细胞对辐射非常敏感,而 MRI 无电离辐射;③ MRI 为非侵入性检查手段,可以避免经阴道或直肠操作所产生的不愉快感受;④与经腹 B 超相比,MRI 受肠道气体、腹部皮下脂肪层、腹部瘢痕、医师操作技巧等因素的影响较小;⑤ MRI 可以分辨出直径为 1mm 的小卵泡,而超声的分辨力较低,直径 <3mm 的卵泡与噪声类似而不易辨别,故 MRI 对于直径较小卵泡的检出率要高于超声。综合以上优点,MRI 对于卵巢储备功能的评价具有一定意义,值得进一步研究和应用。

五、组织学检查

根据诊疗需要,用局部切取、钳取、穿刺针吸等手术方法,从患者体内取出病变组织进行病理学检查的技术,称为活体组织检查(biopsy),简称活检。这是被广泛采用的检查诊断方法。活检的优点在于组织新鲜,能基本保持病变的原貌,有利于进行组织学、细胞学检查及超微结构观察,进而明确诊断。

随着女性年龄增长,逐渐衰老的卵巢不仅会出现大体形态、外观和大小的变化,也会发生一系列的组织学改变,主要涉及:①卵巢皮质厚度变薄;②各级卵泡数量下降;③卵泡发育不良;④卵巢白体碎片化;⑤卵巢间质纤维化;⑥血管的结构及数目改变。围绝经期女性的始基卵泡数平均只有育龄期女性的 1/10,而在绝经后女性的卵巢内,始基卵泡几乎难以找到。可以对卵巢进行活检取样,利用活检组织中含始基卵泡的数目估计整个卵巢的始基卵泡池大小,从而反映卵巢功能状态以及可能的绝经年龄。

理论上讲,卵巢内卵泡的组织学检测是最直接准确的评估卵巢储备的方法。然而,研究显示,卵泡的分布常常成簇状聚集,随年龄增长其簇状分布更为明显,即使在同一个卵巢不同部位的皮质内卵泡的密度变化也较大,故而活检样本中的卵泡数并不能代表卵巢内尚存的卵泡数量,且此检测需行手术,危险性也较高,因此局部的卵巢活检并不能成为准确评估卵巢储备的指标,临床上亦不做常规推荐。

六、分子生物学指标及技术

卵巢衰老过程中受遗传、环境、生活方式、社会心理等多种因素影响,它们被认为在卵巢生长、发育、成熟和衰老过程中均发挥着重要作用。这些因素的复杂性使得对卵巢功能现状的评价及特殊事件如初潮、绝经的预测极具挑战性。在卵巢衰老研究领域,除了广泛应用的内分泌学和影像学指标以外,多种生物标志分子逐渐被发现鉴定,随着分子生物学技术进步,检测稳定性增强及成本降低,越来越多的研究聚焦于分子生物学层面,旨在发现更多潜在的生物标志分子,从而更好地评估、预测卵巢衰老。但迄今为止,由于相关研究样本量小且有一定选择性或不具代表性,人群来源不一,异质性极高,利用新的分子标志评价及预测卵巢功能的探索尚停留在初步阶段。

DNA 水平的分子标志包括染色体片段变异、单核苷酸变异(single nucleotide variants,SNVs)、SNP、CNV、cfDNA 等。除此之外尚有不涉及 DNA 序列改变的表观遗传修饰标志,包括 DNA 甲基化、组蛋白修饰、染色质重塑等。RNA 水平则包括相关基因的表达及 miRNA、circRNA 等,这些分子标志在卵巢衰老评估方面的研究都尚在早期尝试阶段。

(一)DNA 水平的分子标志

1. 候选基因　在全基因组范围对基因进行分析的技术发展以前,候选基因法是最常被用来鉴定卵巢衰老过程中潜在标志基因的方法。早期候选基因研究集中于性类固醇生物合成和代谢途径相关基因,如 *Cyp* 基因家族,以及雌激素受体(estrogen receptor,ER)基因的突变及表达。此外,血管生成通路上的基因如 *F5*、*ApoE* 和 *Nos3* 都是研究的对象,然而不同的研究结果往往是矛盾的。转录因子 Foxl2 通过调节 AMH 表达参与始基卵泡发育过程,*Foxl2* 基因的突变往往引起 *Bpeis* 基因的两种突变,这些突变在 POI 的患者中常见。编码雌激素受体 1(estrogen receptor 1,ER1)、抑制素 A、FSH 受体(FSH receptor,FSHR)的基因突变也被怀疑与卵巢功能相关,但结论都不确切。

2. 全基因组连锁分析　早期基因研究必须依赖全基因组连锁分析方法。连锁分析需要家庭数据,可以检测到染色体变异对复杂性状包括卵巢功能下降的影响。迄今为止,仅有两项全基因组连锁分析自然绝经年龄的研究发表。第一个研究采用选择性抽样方案确定了 X 染色体的片段及 9 号染色体短臂片段与卵巢自然衰老即绝经相关。这些片段中包含的基因,曾被报道与 POI 相关。第二个研究借助了基于社区的 Framingham Heart Study 队列,并未发现有意义的染色体片段,但找到了可能有相关性的 8、11 和 16 号染色体变异。但第一个研究中报道的片段在此队列中未被验证出具有显著意义(相关内容在第四章第二节中已详述)。

3. SNP 位点　随着基因组计划的完成及基因芯片技术、二代测序技术的发展,全基因组关联分析(GWAS)成为最为有效的寻找性状相关分子标志的方法。第一个关于卵巢功能的 GWAS 研究寻找了初潮和绝经这两个卵巢功能特殊事件的相关分子标志,在分析了 17 000 个女性基因组后,研究人员找出了 5、6、19 和 20 号染色体的 13 个 SNP 位点。荷兰研究团队进行了第二个 GWAS 研究以探索绝经相关的 SNP,首先他们重复验证了第一个研究中除 19 和 20 号染色体外的 SNP,此外鉴定出了 13 号染色体的另一个相关 SNP。随后突破世代研究(breakthrough generations study,BGS)又鉴定出 4 个相关 SNP,它们都与初潮和早期绝经相关。在之后的 10 年内,非裔美国人、欧洲女性及汉族女性绝经相关的 SNP 位点先后被鉴定。最近的一项荟萃分析统计了 4 万名女性的基因组筛查结果,鉴定出与绝经相关的 4 个 SNP 位点,而这些 SNP 位点与 DNA 修复相关。而并未发现卵泡发育相关的 SNP 位点与绝经和初潮相关。以上这些 SNP 位点的鉴定,为卵巢功能评价及绝经预测都提供了良好的分子标志,然而,如何建立合适的人群分层及应用这些分子标志形成有效的评估和预测模型仍然是亟待解决的问题。

卵巢衰老相关的 DNA 分子标志变化,贯穿于卵巢衰老的整个过程。相较于目前临床应用的 AMH、FSH 和 AFC 等指标只能体现出卵巢功能的衰竭来说,遗传相关的 DNA 分子标志能更好地揭示卵巢整个发育、成熟及衰老过程中的信息。但这方面的研究仍需继续深入,以发掘出更多潜在的标志应用于建立有效的连续评估模型。

(二)表观遗传标志

表观遗传是指在 DNA 序列没有发生改变的情况下,基因的表达水平和功能发生改变,并产生可遗传的表型。DNA 甲基化是目前被鉴定出的最有效的与机体衰老有关的表观遗传分子标志。在机体自然衰老、免疫衰老和包括阿尔茨海默病在内的脑衰老等多种表型的研究中都已证实,DNA 甲基化可作为有效的分子靶标进行评估及预测。特定 CpG 位点的 DNA 甲基化水平能够预测细胞的衰老状态,伴随衰老的发生,启动子 CpG 位点出现高甲基化,其他位点发生低甲基化。DNA 甲基化改变是引起衰老相关疾病发病率增加的重要原因之一。

但遗憾的是,尚未有研究能揭示卵巢衰老整个过程中的 DNA 甲基化变化谱。分析其原因:首先,DNA 甲基化具有时空特异性和组织特异性,所以研究卵巢衰老过程中的甲基化变化图谱需要利用各个年龄阶段的卵巢组织,且该卵巢组织应为无明显病理变化并符合其实际年龄的;其次,对于每一个年龄阶段的卵巢组织需要累计足够的样本量来消除人群分层、遗传背景等带来的误差;再者,卵巢根据其结构和功能可分为皮质和髓质,卵泡单元和间质组织,分开来解析是必要的。以上这些都给卵巢衰老过程中的 DNA 甲基化研究带来了巨大挑战。目前也有零星报道从卵泡液中分离细胞并提取 DNA 对其甲基化水平进行研究,但样本量和可信性都有待提高。

表观遗传修饰还包括蛋白修饰、染色质重塑等,近期也有研究对卵巢衰老过程(包括生殖和内分泌衰老)中的某些位点的表观遗传修饰变化进行了检测和报道,但利用系统化的标签进行功能评估,目前尚属空白。

(三)RNA 水平的分子标志

现阶段研究相对较清楚的 RNA 是 mRNA,它能够反映基因的表达水平,但由于其易降解、受多种因素影响变化迅速、可重复性差,目前较少用作疾病及表型的评估、预测分子。近期的一项研究对年轻和年老的非人类灵长类动物卵巢进行单细胞转录组测序分析,提示氧化损伤是卵巢功能随年龄下降的关键因素,并在颗粒细胞中验证发现年长较年轻个体卵巢颗粒细胞抗氧化途径失活、活性氧增多、细胞凋亡增加,其中 *Idh1* 或 *Ndufb10* 基因的下调会破坏氧化应激反应,提示这些基因可能是潜在的诊断和治疗与年龄相关的卵巢疾病以及女性生育能力保护的生物标志物和靶标。然而卵巢组织或卵巢单细胞 mRNA 检测用于临床检验尚有一段距离,随着未来科学技术的发展,单细胞 mRNA 表达检测具有很好的应用前景,值得进一步探索。非编码 RNA 则避免了上述局限性,有望成为卵巢衰老过程中的有效生物标志分子,近年来研究较多的有 miRNA、circRNA 等。

miRNA 是一类内源性的非编码单链 RNA 分子,可参与转录后基因表达调控。Araceli 等人在卵泡液中鉴定出四种 miRNA,与生育年龄及生育能力相关,这四种 miRNA 参与硫酸肝素生物合成、细胞外基质 - 受体相互作用、碳水化合物消化和吸收、p53 信号传导和细胞因子 - 细胞因子受体相互作用等过程。但由于 miRNA 存在组织、时空特异性,成为无创化的评估指标存在困难。

circRNA 是一类不具有 5′ 端和 3′ 端并以共价键形成闭合环形结构的非编码 RNA 分子,不受 RNA 外切酶影响,表达比线性 RNA 更稳定,不易降解。circRNA 主要来源于内含子或外显子,在 mRNA 前体分子可变剪接加工过程中通过反向拼接或套索内含子的方式产生,具有进化上保守、结构稳定以及组织表达特异性等特征。在功能上,circRNA 分子富含 miRNA 结合位点,在细胞中起到 miRNA "海绵" 的作用,进而解除 miRNA 对其靶基因的抑制作用,升高靶基因的表达水平。

王世宣教授研究团队首次报道了母体衰老过程中人颗粒细胞中 cricRNAs 谱变化情况,研究结果显示 circRNA-103827 和 circRNA-104816 的表达水平与母亲年龄呈正相关,颗粒细胞中两者的表达水平与高质量胚胎的数量呈负相关,而这两种 circRNA 参与葡萄糖代谢、有丝分裂细胞周期和卵巢类固醇的合成。这些结果提示我们:与年龄相关的 circRNA-103827 和 circRNA-104816 表达上调可能是卵泡微环境受损的潜在指标,可用于预测 IVF 预后。此外,本研究中心对 6 例年轻及年老女性卵巢组织中的 circRNAs 进行了初步分析,共鉴定出 48 220 个 circRNA,其中有 194 个表达明显上调,207 个表达下调。生物信息学分析表明,这些 circRNAs 多参与代谢通路、氧化还原过程及类固醇激素生物合成和胰岛素分泌途径的基因调节,而这些通路都与卵巢老化有关。其中 circDDX10-miR-1301-3p/miR-4660-SIRT3 的作用尤其突出。该研究为评估卵巢衰老状态提供了新的小分子标志物。但由于样本量限制,这些小分子标志物的发现,只是提供了卵巢功能评估的新思路,距离构建出有效的评估模型尚且遥远。

探索新的分子标志物对疾病及表型的诊断、评估价值是近年来科学研究的热点。越来越多稳定、无创、可重复检测的分子标志被鉴定出与疾病发生、发展相关,大规模的群体研究可为利用这些新分子靶标诊断及预测疾病提供证据。然而,真正实现准确诊断、有效评估仍是任重而道远。

七、其他潜在评价指标

目前虽有众多反映卵巢储备的指标,但其特异性、敏感性和准确性仍有待商榷。因卵巢功能受到多种因素的影响,可能还存在许多潜在的卵巢功能评价指标,且并不局限于卵巢和 HPO 轴本身,这些潜在的指标有望帮助完成卵巢功能的精准评价。

(一)代谢指标

肥胖已是世界公认的慢性代谢性疾病,会对育龄期女性的健康产生诸多危害。肥胖女性较正常体重的女性更易发生不排卵、异常子宫出血、子宫内膜病变、不孕不育、流产及妊娠相关并发症。研究表明,肥胖、代谢综合征及糖尿病均对卵巢生殖内分泌功能有不良影响,而 BMI 及相关的代谢指标如空腹葡萄糖(fasting plasma glucose,FPG)、甘油三酯(triglyceride,TG)等有望辅助 AMH 完成更加精准的卵巢功能评价。

(二) 脱氢表雄酮

脱氢表雄酮(dehydroepiandrosterone,DHEA)为一雄激素前体物质。近年来 DHEA 在辅助生殖领域应用较多,DHEA 可通过促进雌二醇的生成、提高卵巢对促性腺激素刺激的反应、促进卵泡的发育等机制改善卵巢功能,其水平可随年龄增长而下降。研究发现给予 DHEA 能提高卵母细胞及胚胎的质量、增加妊娠率、降低胚胎非整倍体率及流产率,提示 DHEA 水平可能是影响卵巢功能的因素之一。然而将其作为评估卵巢功能的辅助指标需要未来更多的研究。

(三) 胰岛素样生长因子 - I

IGF 家族是由 IGFs、胰岛素样生长因子受体(insulin-like growth factor receptor,IGFR)、胰岛素样生长因子结合蛋白(insulin-like growth factor binding protein,IGFBP)及相关蛋白酶组成的胰岛素样生长因子超家族,在不同的物种间高度保守,具有促进机体生长、调节生殖免疫代谢、营养神经和抗凋亡等多重功效。其在卵巢组织中的重要作用表现为既可调节卵泡的生长发育,亦能调节卵巢的内分泌功能。血清 IGF-1 的水平随年龄的增加而升高,至青春期达高峰,而后逐渐降低,有望作为评估卵巢功能的辅助指标。

综观本节所提到的众多指标(图 6-1),年龄在卵巢功能评价中的地位不可取代,是卵母细胞质量的最佳预测因子,但仅仅依靠年龄并不能真实反映卵巢的功能状态。月经改变易于鉴别,然而可能受多种因素影响,且出现时间较晚。在内分泌学指标中,FSH 异常升高预测卵巢储备功能减退的阳性预测值较高,且在临床应用广泛,由于其单次测量值可靠性不足,建议重复多次测量,联合雌二醇使用以减少假阴性或使用敏感性较高的 FSH/LH 比值。AMH 不受月经周期影响,相对稳定,检测方便,是卵巢储备试验中最敏感的指标,特异性也较高,在绝经年龄预测方面也颇具潜力,但由于目前尚无统一的国际化检测标准,在实际应用时,应注意根据所采取的检测方法及其标准来解读 AMH 测量值。抑制素 B 预测卵巢反应性并不可靠,不推荐常规用作卵巢储备试验。各种刺激试验需反复给药、多次采血,应用不方便,不是理想的卵巢衰老评估方法。影像学指标中最有应用前景的是 AFC,其预测卵巢反应有较高的特异性,但敏感性不足,对超声技术及检查人员的水平也有一定的要求。分子生物学指标、代谢指标等潜在新型指标尚处于科研探索阶段,目前尚不能很好地为临床服务,但有着广阔的研究前景。

现在临床上使用最为广泛的卵巢衰老评估和预测指标有年龄、FSH 和雌二醇,AMH 和 AFC 虽为当前反映卵巢储备最佳的指标,但仍不能获得满意的特异度及灵敏度,尤其在预测 IVF 的妊娠结局时。因 AMH 和 AFC 用于预测的参考值范围宽泛且不统一,在个体化卵巢功能评估及绝经预测时尤显不足,有待优化。不论哪一项指标,单独应用都不能全面而准确地反映卵巢功能状态,目前卵巢衰老的临床评估多根据上述卵巢功能评价指标进行综合评估,基于这些指标,临床上也建立了各种卵巢衰老相关的诊断标准和评价体系,将在下一节进行阐述。

鉴于现有指标尚不能完全满足临床应用的需求,目前在评估和预测卵巢功能方面主要有两个努力的方向:一是寻求在敏感性、特异性、便捷性、准确性等方面综合表现更优的新指标;二是利用现有的指标构建评估及预测模型。对新指标的探索道路漫长,且仍难以避免单

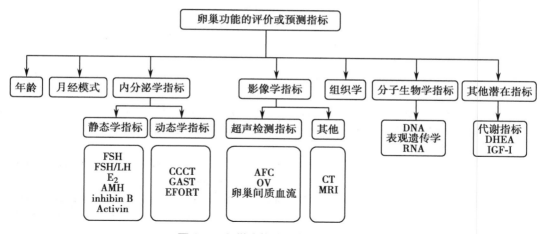

图 6-1 卵巢功能的评价及预测指标

FSH：卵泡刺激素；FSH/LH：卵泡刺激素与黄体生成素的比值；E_2：雌二醇；AMH：抗米勒管激素；
inhibin B：抑制素 B；Activin：激活素；CCCT：枸橼酸氯米芬刺激试验；GAST：促性腺激素释放激素激
动剂刺激试验；EFFORT：外源性卵泡刺激素卵巢储备试验；AFC：窦卵泡数量；OV：卵巢体积；DHEA：
脱氢表雄酮；IGF-Ⅰ：胰岛素样生长因子 -Ⅰ

个评估指标的不稳定性，而要建立纳入多项现有指标的理想模型，不论是指标的选取还是统
计学方法的应用，都非常关键。未来仍需临床医师、科研人员以及流行病学、统计学等领域
的专家共同努力，以求实现卵巢衰老的实时评估和精准预测，造福广大女性。

（丁 婷 蒋婧婧 戴 俊 方 黎 张 岩 栗 妍）

参考文献

1. 谢幸，孔北华，段涛，等. 妇产科学. 9 版. 北京：人民卫生出版社，2018：17-18.

2. te Velde ER, Pearson PL. The variability of female reproductive ageing. Hum Reprod Update, 2002, 8: 141-154.

3. Sun X, Luo M, Ma M, et al. Ovarian aging: an ongoing prospective community-based cohort study in middle-aged Chinese women. Climacteric, 2018, 21: 404-410.

4. 中国医师协会生殖医学专业委员会. 高龄女性不孕诊治指南. 中华生殖与避孕杂志，2017, 37: 87-100.

5. Hansen KR, Hodnett GM, Knowlton N, et al. Correlation of ovarian reserve tests with histologically determined primordial follicle number. Fertil Steril, 2011, 95: 170-175.

6. Lie Fong S, Visser JA, Welt CK, et al. Serum anti-Müllerian hormone levels in healthy females: a nomogram ranging from infancy to adulthood. J Clin Endocrinol Metab, 2012, 97: 4650-4655.

7. Tal R, Seifer DB. Ovarian reserve testing: a user's guide. Am J Obstet Gynecol, 2017, 217: 129-140.

8. Du X, Ding T, Zhang H, et al. Age-specific normal reference range for serum anti-Müllerian hormone in healthy Chinese Han women: a nationwide population-based study. Reproductive Sciences, 2016, 23: 1019-1027.

9. Iliodromiti S, Nelson SM. Biomarkers of ovarian reserve. Biomark Med, 2013, 7: 147-158.

10. Domingues TS, Rocha AM, Serafini PC. Tests for ovarian reserve: reliability and utility. Curr Opin Obstet Gynecol, 2010, 22: 271-276.

11. Petraglia F, Hartmann B, Luisi S, et al. Low levels of serum inhibin A and inhibin B in women with hyper-

gonadotropic amenorrhea and evidence of high levels of activin A in women with hypothalamic amenorrhea. Fertil Steril, 1998, 70: 907-912.

12. Maheshwari A, Gibreel A, Bhattacharya S, et al. Dynamic tests of ovarian reserve: a systematic review of diagnostic accuracy. Reproductive BioMedicine Online, 2009, 18: 717-734.

13. Navot D, Rosenwaks Z, Margalioth E. Prognostic assessment of female fecundity. The Lancet, 1987, 330: 645-647.

14. Eldar-Geva T, Ben-Chetrit A, Spitz IM, et al. Dynamic assays of inhibin B, anti-Müllerian hormone and estradiol following FSH stimulation and ovarian ultrasonography as predictors of IVF outcome. Hum Reprod, 2005, 20: 3178-3183.

15. Sills ES, Alper MM, Walsh AP. Ovarian reserve screening in infertility: practical applications and theoretical directions for research. Eur J Obstet Gynecol Reprod Biol, 2009, 146: 30-36.

16. Kwee J, Schats R, McDonnell J, et al. The clomiphene citrate challenge test versus the exogenous follicle-stimulating hormone ovarian reserve test as a single test for identification of low responders and hyperresponders to in vitro fertilization. Fertil Steril, 2006, 85: 1714-1722.

17. Broekmans FJ, de Ziegler D, Howles CM, et al. The antral follicle count: practical recommendations for better standardization. Fertil Steril, 2010, 94: 1044-1051.

18. Jayaprakasan K, Deb S, Batcha M, et al. The cohort of antral follicles measuring 2-6 mm reflects the quantitative status of ovarian reserve as assessed by serum levels of anti-Müllerian hormone and response to controlled ovarian stimulation. Fertil Steril, 2010, 94: 1775-1781.

19. Deb S, Campbell BK, Clewes JS, et al. Quantitative analysis of antral follicle number and size: a comparison of two-dimensional and automated three-dimensional ultrasound techniques. Ultrasound Obstet Gynecol, 2010, 35: 354-360.

20. Deb S, Kannamannadiar J, Campbell BK, et al. The interovarian variation in three-dimensional ultrasound markers of ovarian reserve in women undergoing baseline investigation for subfertility. Fertil Steril, 2011, 95: 667-672.

21. Gibreel A, Maheshwari A, Bhattacharya S, et al. Ultrasound tests of ovarian reserve; a systematic review of accuracy in predicting fertility outcomes. Hum Fertil (Camb), 2009, 12: 95-106.

22. Younis JS, Haddad S, Matilsky M, et al. Undetectable basal ovarian stromal blood flow in infertile women is related to low ovarian reserve. Gynecol Endocrinol, 2007, 23: 284-289.

23. Jokubkiene L, Sladkevicius P, Valentin L. Number of antral follicles, ovarian volume, and vascular indices in asymptomatic women 20 to 39 years old as assessed by 3-dimensional sonography: a prospective cross-sectional study. J Ultrasound Med, 2012, 31: 1635-1649.

24. Kupesic S, Kurjak A, Bjelos D, et al. Three-dimensional ultrasonographic ovarian measurements and in vitro fertilization outcome are related to age. Fertil Steril, 2003, 79: 190-197.

25. 王颖, 杨贵忠, 王蕴颖, 等. 卵巢间质动脉血流预测卵巢储备功能及超排卵反应性的研究. 陕西医学杂志, 2010, 39: 1601-1604.

26. 梁诗莹, 赵萍. 卵巢储备功能的超声研究进展. 中华医学超声杂志 (电子版), 2013, 10: 608-611.

27. 易颂平, 何援利, 王雪峰, 等. 64 排螺旋 CT 血管造影三维重建卵巢早衰患者卵巢供血血管形态学的变化. 广东医学, 2014, 35: 857-859.

28. Younis JS. Ovarian aging: latest thoughts on assessment and management. Current Opinion in Obstetrics & Gynecology, 2011, 23: 427-434.

29. Wang S, Zheng Y, Li J, et al. Single-cell transcriptomic atlas of primate ovarian aging. Cell, 2020, 180.

30. Cheng J, Huang J, Yuan S, et al. Circular RNA expression profiling of human granulosa cells during maternal aging reveals novel transcripts associated with assisted reproductive technology outcomes. PLoS One, 2017, 12: e0177888.

31. Mahutte N, Kamga-Ngande C, Sharma A, et al. Obesity and reproduction. J Obstet Gynaecol Can, 2018, 40: 950-966.

32. Moslehi N, Shab-Bidar S, Ramezani Tehrani F, et al. Is ovarian reserve associated with body mass index and obesity in reproductive aged women？ A meta-analysis. Menopause, 2018, 25: 1046-1055.

33. Chern CU, Tsui KH, Vitale SG, et al. Dehydroepiandrosterone (DHEA) supplementation improves in vitro fertilization outcomes of poor ovarian responders, especially in women with low serum concentration of DHEA-S: a retrospective cohort study. Reprod Biol Endocrinol, 2018, 16: 90.

34. 罗爱月，丁婷，王世宣. 卵巢衰老诊断的研究现状. 中国妇幼保健，2010, 25: 5336-5338.

第二节　卵巢衰老的诊断及评估

卵巢衰老是指女性卵巢功能随年龄增长由强盛逐渐衰退直至衰竭的复杂过程,对女性自身甚至子代的健康具有深远影响。准确地评估女性当下的卵巢状态、卵巢衰老程度,可为女性了解其目前的卵巢功能及生育潜能,合理制订生育和职业规划,预防绝经及其相关疾病提供指导。如前所述,尽管已有众多评估卵巢功能的指标和方法相继问世,但均存在一定的不足,再加上卵巢衰老的临床表现多种多样,目前全世界尚无统一的卵巢衰老诊断标准或评价体系。迄今为止,最经典、最常用的体系包括:①更年期或围绝经期理论;②特殊类型卵巢衰老:早发性卵巢功能不全、卵巢反应不良等;③女性生殖衰老分期。这些评价体系多是在年龄、月经改变以及各种卵巢衰老相关指标的基础上建立的,尤其年龄在其中占据重要地位。从易被女性发觉的绝经期综合征及特殊的卵巢衰老类型,到建立起适用于绝大部分女性的生殖衰老分期系统,人们对卵巢衰老诊断及评估的认识不断加固并深入。近年来,基于功能进行诊断的观念越来越受到重视和广泛应用,卵巢储备功能的评估就是这种理念的体现,此外更有学者综合多种反映卵巢功能的指标建立起用来估算女性“卵巢年龄”的数学模型,为个体化的功能诊断提供了新的思路和方法。本节将对卵巢衰老目前常用的诊断和评价体系及最新进展进行详细阐述。

一、围绝经期综合征

围绝经期综合征(perimenopausal syndrome)常被称为更年期综合征,指妇女绝经前后出现因性激素波动或减少所致的一系列躯体及精神、心理症状。绝经可分为自然绝经和人工绝经两种,自然绝经是卵巢内卵泡自然耗竭或剩余卵泡对促性腺激素丧失反应所导致的,而人工绝经则是由手术切除双侧卵巢或放化疗等其他医疗操作造成的。人工绝经的妇女更易发生绝经相关症状。

根据 STRAW+10 分期,围绝经期(perimenopausal period)包括绝经过渡期及绝经后一年内的时间。绝经过渡期是指女性从临床表现、内分泌水平等开始出现绝经趋势直到最后一次月经的时期。绝经是每个妇女生命过程中必经的生理过程。据统计,在占我国总人口约 11% 的 40~59 岁妇女中,50% 以上存在不同程度的绝经相关症状或疾病。

卵巢功能衰退导致女性体内神经内分泌逐渐失调,进而引发一系列围绝经期症状。主要包括月经改变(月经周期不规则、经期延长、经量增多或减少,甚至闭经)、血管舒缩症状(潮热为主),以及精神神经症状(易怒、焦虑、多疑、情绪低落、抑郁、情绪失控、记忆减退、睡眠障碍）等，部分女性还出现泌尿生殖道萎缩、性功能减退和骨量减少等伴随症状。其中最典型的症状是潮热，多发生于凌晨、黄昏或夜间，活动、情绪激动时易出现，表现为自胸部向颈面部乃至全身扩散的阵阵热浪感，同时这些部位的皮肤局部发红，伴出汗，汗后可有畏寒，可伴有头痛、心悸。潮热通常突然出现，持续数秒到1小时不等，多为1~2分钟，发作频率也因人而异，每周1~2次到每天数次至数十次均有。大多数妇女可出现轻重不等的症状，多发生于45~55岁，有的在绝经过渡期症状已开始出现，持续到绝经后2~3年，少数人直到绝经后5~10年症状才有所减轻或消失。人工绝经者往往在手术后2周即可出现绝经期综合征，术后2个月达高峰，可持续2年之久。

绝经期综合征可根据患者年龄、病史、临床表现，结合必要的体格检查和实验室检查如FSH、雌二醇、AMH及超声检查来诊断，但应注意排除有类似症状的其他器质性疾病或精神、心理疾病。通常 >40 岁的女性若出现闭经，FSH>40U/L 且雌二醇 <10~20pg/ml 提示卵巢功能衰竭，但在围绝经期激素水平处于波动状态，即使 FSH、雌二醇在正常范围，也不能排除绝经期综合征的存在。对于有临床症状的围绝经期女性，可以通过 Kupperman 更年期指数（Kupperman menopause index，KMI）评分表对其症状严重程度进行评估（表6-1），总得分越高，表明围绝经期症状越重。

表 6-1 Kupperman Menopause Index（KMI）评分表

症状	程度评分				系数	得分
	0	1	2	3		
潮热出汗	无	<3 次 /d	3~9 次 /d	≥ 10 次 /d	4	
感觉异常	无	与天气有关	平常有冷热痛麻木感	冷热痛感丧失	2	
失眠	无	偶尔	经常,安眠药有效	影响工作生活	2	
情绪波动	无	偶尔	经常,无自知觉	自知、不能自控	2	
抑郁、疑心	无	偶尔	经常,能自控	失去生活信心	1	
眩晕	无	偶尔	经常,不影响生活	影响生活	1	
疲乏	无	偶尔	上四楼困难	日常生活受限	1	
肌肉痛、骨关节痛	无	偶尔	经常,不影响功能	功能障碍	1	
头痛	无	偶尔	经常,能忍受	需服药	1	
心慌	无	偶尔	经常,不影响	需治疗	1	
皮肤蚁走感	无	偶尔	经常,能忍受	需治疗	1	
性生活	正常	性欲下降	性生活困难	性欲丧失	2	
泌尿系感染	无	偶尔	>3 次 / 年,能自愈	>3 次 / 年,需服药	2	
总分						

二、卵巢衰老的特殊类型

(一)早发性卵巢功能不全

虽然大部分健康女性会遵循卵巢自然衰老至绝经的过程,但仍有一小部分女性尚在年轻时就出现了卵巢功能减退的情况,甚至是卵巢功能衰竭。常常表现为月经稀发或闭经,合并促性腺激素的升高和雌激素的降低。

对这类女性患者的研究和定义也经历了数十年的探索。1939 年,这类女性的激素特征被描述为高促性腺激素低雌激素。1942 年,Fuller Albright 提出"原发性卵巢功能不全"的概念。1950 年,Atria 提出"卵巢早衰(premature ovarian failure,POF)"并详细讨论了 POF 的临床特征。此后又出现"过早绝经(premature menopause)"的描述,然而这两种提法都意味着卵巢过早完全衰竭的严重情况,难以让患者接受,且已错过最佳治疗时机。随着病因研究的深入,人们逐渐意识到卵巢功能衰竭是一组临床表现多样、病因复杂且进行性发展的疾病。因此,2008 年,美国生殖医学学会(American Society of Reproductive Medicine,ASRM)提出了"原发性卵巢功能不全(primary ovarian insufficiency,POI)"的概念。2016 年,ESHRE 认为在研究和临床实践中将 POI 全称更改为"早发性卵巢功能不全(premature ovarian insufficiency,POI)"更为恰当。同年,IMS 关于中年女性健康管理及绝经激素治疗的推荐中也将"原发性(primary)"换称为"早发性(premature)"。对该类患者相关术语定义的变迁也反映了对该类疾病认识的进一步加深,评估诊断的进一步精确。

早发性卵巢功能不全是一种以卵巢功能障碍为特征的疾病,可导致卵巢残余卵泡减少和分泌的雌激素减少,女性出现月经稀发或闭经甚至不孕。在原发闭经(primary amenorrhea)的女性中,POI 的发生率为 10%~28%,而继发性闭经中的发生率为 4%~8%。女性 40 岁以前发生 POI 的风险是 1%,30 岁以前发生 POI 的风险是 0.1%。流行病学研究显示 POI 的发生率具有种族差异,在高加索人、非裔美国人和西班牙裔妇女中最高。

目前 POI 的诊断标准为:①年龄 <40 岁;②出现卵巢功能减退的临床表现:月经异常(闭经、月经稀发或频发至少 4 个月);③促性腺激素水平升高:间隔 >4 周连续 2 次 FSH>25U/L(ESHRE 的诊断阈值)或 FSH>40U/L(IMS 的诊断阈值);④雌激素水平波动性下降。根据是否曾经出现过自发月经,分为继发性 POI 和原发性 POI。根据最新的指南,我国 POI 的诊断阈值也同 ESHRE 一致,从 FSH>40U/L 调整至 FSH>25U/L,旨在早期发现卵巢功能不全的女性,以达到早期诊断、早期治疗的目的。其中,POF 和提前绝经为 POI 中的终末阶段,指女性 40 岁之前卵巢功能衰竭,闭经时间 ≥ 4~6 个月,间隔 4 周以上 2 次 FSH>40U/L,伴有雌激素降低等内分泌异常及绝经症状。近年来,学界普遍认为 POF 不能体现疾病的发展过程,所以目前更倾向于采用 POI 的概念。美国生殖医学学会以 FSH 水平、生育能力和月经情况为参数,将 POI 疾病进程分为正常、隐匿性(生殖力降低但 FSH 水平和月经正常)、生化异常(生殖力降低,FSH 升高但月经正常)和临床异常(大致对应于 POF,可能出现不规则的月经)4 个阶段。

POI 的诊断及评估流程如下:年龄 <40 岁的女性在出现月经异常尤其是继发性闭经的情况下,有必要通过检测血清 β-hCG 水平排除妊娠,并检测 TSH 和 PRL 水平,排除甲状腺疾病和高催乳素血症等其他内分泌疾病导致的月经紊乱。若患者符合上述诊断标准,则可诊断为 POI。建议对所有非医源性 POI 患者进行染色体核型分析,有条件者可行脆性 X 染

色体的检测,这对于所有患有 POI 的女性及其亲属来说很有意义。由于一些 POI 病例具有自身免疫背景并且 POI 是自身免疫性多腺体综合征(2 型)的一部分,因此还需明确是否存在伴有 POI 的自身免疫性疾病。根据 ESHRE,有必要评估肾上腺抗体和甲状腺抗体的水平,若结果超出正常范围,则需要监测这些内分泌腺的功能。

迄今为止,早发性卵巢功能不全仍然是一个棘手的医学问题,严重影响患者的身体健康,尤其是生育能力。在大多数情况下,POI 的病因仍然无法解释。最近,越来越多的遗传学证据揭示了新的突变,可能是某些目前被归类为"特发性 POI"的早发性卵巢功能不全的病因之一。未来还需要更深入的研究来完善 POI 患者的病因学诊断。

(二) 卵巢反应不良

随着辅助生殖技术(assisted reproductive technology,ART)的兴起,越来越多的不孕女性寻求生殖中心的帮助以达到生育的目的,1983 年 Garcia 就提出了卵巢低反应或卵巢反应不良(POR)的概念,是指在辅助生殖技术实施过程中卵巢对促性腺激素刺激反应不良的状态,主要表现为卵巢刺激周期发育卵泡少,获卵数少及临床妊娠率低。

目前应用较为广泛的是 2011 年 ESHRE 制定的博洛尼亚(Bologna)卵巢反应不良的标准,诊断 POR 须至少满足以下 3 条中的 2 条:①高龄(≥ 40 岁)或具有卵巢低反应的其他危险因素;②前次 IVF 周期卵巢反应低下,常规促排卵方案获卵数 ≤ 3 个;③卵巢储备功能检测结果异常,如 AFC<5~7 个,或者 AMH<0.5~1.1ng/ml。如果患者不属于高龄或者卵巢储备功能检测结果正常,最大刺激后发生 2 次卵巢低反应的患者也可定义为低反应者。然而制定该标准时所参考的既往研究对于 POR 的定义、选取的指标及其临界值都不一致,研究纳入人群的异质性也较高,因此尚存不足,需要更大样本的临床随机对照研究加以验证。

Yakin 等的研究发现,符合 Bologna 标准的女性,在促排卵的过程中,卵巢反应差,而后可能出现低的活产率,在 <40 岁的女性中该标准可以同时预测卵巢反应性和妊娠结局,对于 >40 岁的女性则仅能预测卵巢反应性。也有学者提出其对卵巢反应性及妊娠结局的预测结论不一,故此标准仍是备受争议。

虽然 POR 已有明确的诊断标准,在实际应用中还是常常被与其他概念如 DOR 混用。若要依据上述标准进行诊断,女性需 >40 岁(卵巢低反应的危险因素通常难以界定)或者至少有过一次的超促排卵周期,因此一名从未接受过 ART 的年轻女性即便卵巢储备试验结果异常,也无法诊断为 POR,但可能诊断 DOR。POR 关注卵巢对刺激方案的反应,而 DOR 则更依赖于卵巢储备试验的结果。此外,盆腔感染与卵巢反应较差有关,卵巢子宫内膜异位囊肿患者和接受卵巢囊肿手术的患者也可能出现 POR,而这些情况都不被认作是 DOR 的原因。尽管存在这些差异,DOR 和 POR 在卵巢储备的诊断评估和相应检测方面存在明显的交叉,临床应用时需注意区分。

(三) 早绝经

自然绝经的年龄大概在 40~60 岁,平均约为 52 岁,区别于 40 岁前的过早绝经或 POF,大概有 5% 的女性会在 45 岁前绝经,这类在 40~45 岁之间的绝经被称为早绝经。早绝经是一个相对较简单的概念,只依据绝经的年龄来判断,不需要检测激素水平或行超声检查。

三、生殖衰老分期系统

女性生殖衰老是一个逐渐进展的过程,而 POI、POR 等在内的各种诊断反映的是女性当前的生殖衰老状态,且主要为病理状态,不能直观地显示女性正处于生殖功能变化的哪一阶段。如果要评估女性尤其是健康女性生殖衰老的程度或阶段,首先要建立一个适合绝大多数女性的恰当并且实用的生殖衰老分期系统,该系统必须能基于客观数据表达出生殖衰老各阶段的特征,尤其是健康女性卵巢自然衰老直至绝经过程中不同时期的特征。为建立这样一个理想的分期系统,临床医师和科研工作者进行了一系列的尝试并取得了不错的成果。

(一)建立生殖衰老分期系统的早期探索

在建立一个标准化、众人共识的女性生殖衰老分期系统的道路上,研究人员经过了数十年的探索。早在 1976 年法国召开的首次国际绝经会议上,就将妇女的更年期定义为:从其有生殖功能到无生殖功能的全过程,包括绝经前的月经不规则期、绝经和绝经后的一段时间。其后 1994 年 WHO 专家组对绝经相关的术语给出了定义,包括自然绝经(natural menopause)、围绝经期(perimenopause)、绝经过渡期(menopausal transition,MT)、绝经前期(premenopause)、绝经后期(postmenopause)等。在这些分期的定义中,围绝经期和绝经过渡期的定义是定性的,故其起点仍是模糊的。随后在 1999 年 IMS 将"更年期"定义为:妇女衰老的一个阶段,是从生殖期到非生殖状态的过渡。认为这个阶段是一个扩展到围绝经期前和后的持续时间长短可变的较长阶段。

(二)2001 年生殖衰老分期系统的建立

2001 年 7 月 23~24 日在美国犹他州帕克市召开了生殖衰老分期(the stages of reproductive aging workshop,STRAW)会议,由 ASRM、国家老龄化研究所(National Institute on Aging,NIA)、国家儿童健康和人类发展研究所(National Institute of Child Health and Human Development,NICHD)和北美绝经协会(North American Menopause Society,NAMS)联合发起并制定了第一个标准化的生殖衰老分期系统。该系统旨在建立一个适用于所有自然绝经女性的分期系统。虽然所有的女性在发生卵巢功能衰竭时有相似的症状和体征,但是该系统对于存在以下情况的女性并不适用:①吸烟;②体重过重或过轻(BMI<18kg/m^2 或 >30kg/m^2);③过度的体育锻炼(>10 小时 / 周的有氧运动);④长期月经周期不规律;⑤子宫切除;⑥子宫解剖结构异常(如纤维瘤);⑦卵巢解剖结构异常(如子宫内膜异位症)。

STRAW 分期将成年女性的生命周期分为 3 个大的阶段:生育期、绝经过渡期和绝经后期。这 3 个阶段一共包括以末次月经(last menstrual period,LMP)为中心(0 期)的 7 个时期。生育期分为 -5 期(生育早期)、-4 期(生育高峰期)和 -3 期(生育晚期);绝经过渡期分为 -2 期(绝经过渡早期)和 -1 期(绝经过渡晚期);绝经后期分为 +1 期(绝经后早期)和 +2 期(绝经后晚期)。其中,-3 期以月经周期规律而 FSH 水平升高为标志;-2 期以月经周期时长变异 >7 天和 FSH 水平升高为标志;-1 期则以月经推迟或停经 ≥ 60 天和 FSH 的持续升高为标志。

生殖衰老分期的一个重点是判断何时进入绝经过渡期,而 STRAW 分期系统最突出的贡献是针对绝经过渡期早期(-2 期)和晚期(-1 期)给出了月经周期改变的定量标准,但是在 -2 期,月经周期长度的变化须与既往自身的周期长度进行比较后得出,难以避免对既往月经的回顾性误差,因此月经周期长度的改变很难准确计算。虽然 STRAW 分期系统的提出主要基于经验,应用存在局限性,有待进一步验证,但它作为第一个标准化的分期系统,受到了普遍重视。在之后的许多研究中,STRAW 系统被作为生殖衰老分期的标准,同时其可靠性和适用性也在经受着挑战。

（三）2011 年 STRAW+10 系统的进一步更新

2011 年 9 月 20~21 日在华盛顿特区召开 STRAW+10 专题研讨会，回顾了 10 年来关于末次月经前后发生的下丘脑 - 垂体 - 卵巢性腺轴功能关键性变化的研究进展，并对 STRAW 标准进行了相应更新。此次研讨会简化了绝经过渡早期(–2 期)和晚期(–1 期)的出血标准，推荐了对生育晚期(–3 期)和绝经后早期(+1 期)分期标准的修改方案，并提供了绝经过渡晚期(–1 期)和绝经后早期(+1 期)持续时间的信息，在 2001 版 STRAW 分期的基础上将整个分期系统增至 10 个时期(图 6-2)。

月经初潮						末次月经（FMP，0）			
分期	–5	–4	–3b	–3a	–2	–1	+1a	+1b	+1c	+2
术语	生育期				绝经过渡期		绝经后期			
	早期	峰期	晚期		早期	晚期	早期			晚期
					围绝经期					
持续时间	不定				不定	1~3年	2年（1+1）		3~6年	余生
	主要标准									
月经周期	不规律到规律	规律	规律	经量/月经周期长度轻微改变	月经周期长度不定，反复出现的相邻两次月经周期长度差异>7天	停经间隔≥60天				
	支持标准									
内分泌指标 FSH AMH inhibin B		低 低	可变* 低 低	↑，可变 * 低	↑，> 25U/L** 低 低	↑，可变 低 低	稳定 极低 极低			
AFC		低	低	低	低	极低	极低			
	描述性特征									
症状					血管舒缩症状	血管舒缩症状		泌尿生殖道萎缩症状增加		

注：*月经周期第2~5天采血检测；↑＝升高；**采用基于当前国际垂体标准的方法检测

图 6-2　2011 年修订后的 STRAW+10 分期系统
FSH：卵泡刺激素；AMH：抗米勒管激素；inhibin B：抑制素 B

STRAW+10 还增加了关于 FSH、AFC、AMH 和抑制素 B 等卵巢衰老标志物的人群研究的新数据，考虑到生物标志物的检测缺乏国际标准及其成本和普及程度等问题，月经周期标准仍然是最主要的标准，而将生物标志物标准作为支持标准，仅在必要时使用，非诊断所必需；此外，两个主要的围绝经期症状，即血管舒缩症状和泌尿生殖道萎缩症状，作为附加的描述性特征也被纳入该系统。STRAW+10 分期系统适用于绝大多数女性，不论其年龄、种族、BMI 及生活方式如何。但对部分女性仍不适用，除了诊断 POI/POF 的女性外，还包括子宫切除或子宫内膜剥脱术后、多囊卵巢综合征、下丘脑性闭经、患有慢性疾病和接受化疗的女性。

STRAW+10 分期系统中对 2001 版 STRAW 标准的具体修订内容如下：

1. **生育晚期(late reproductive stage)(–3 期)**　将生育晚期分为 2 个亚期：–3b 期和 –3a 期。在 –3b 期，月经周期仍保持规律，没有周期长度的改变，卵泡早期(月经周期的第 2~5 天)血清 FSH 水平也无明显变化，而 AMH 水平和 AFC 已经下降，大多数研究显示抑制素 B 的水平也是降低的。在 –3a 期,月经周期已经开始发生微小的变化,以月经周期的缩短表现最为明显,卵泡早期 FSH 浓度升高并且变化更大,同时另外 3 个卵巢衰老标志物(AMH、抑制素 B、AFC)的水平下降。

2. **绝经过渡早期**(early menopausal transition)(–2 期) 绝经过渡早期以月经周期长度的变异性增加为标志,定义为连续的月经周期长度差异为 7 天或以上的持续改变。"持续"是指月经周期长度变化在首次出现之后的 10 个月经周期内再次发生。在绝经过渡早期,卵泡早期 FSH 水平不同程度地升高但可变,同时 AMH 水平和 AFC 下降。

3. **绝经过渡晚期**(late menopausal transition)(–1 期) 绝经过渡晚期以停经 ≥ 60 天为标志。绝经过渡晚期的月经周期特征为周期长度的变异性增加、激素水平波动极大和无排卵的发生率增高。在这个时期,FSH 水平有时可以升高至绝经水平,有时又处于早期生育期的范围,尤其在雌二醇水平高的情况下。采用基于当前国际垂体标准的方法检测,随机血清 FSH>25U/L 可作为进入绝经过渡晚期的支持标准。AMH 下降至低于检测下限的水平。根据月经周期以及 FSH 和雌二醇水平变化的相关研究,绝经过渡晚期估计平均持续 1~3 年。以血管舒缩为代表的症状可能在这个时期发生。

4. **绝经后早期**(early postmenopause)(+1 期) STRAW+10 推荐将绝经后早期分为 3 个亚期:+1a 期、+1b 期和 +1c 期。+1a 期和 +1b 期各持续 1 年时间,在 FSH 和雌二醇水平稳定的时间点结束。+1a 期标志着用于明确 FMP 已发生的 12 个月无月经期的结束,同时对应着围绝经期的结束。围绝经期仍是一个被广泛使用的术语,表示末次月经前后的一段时间,具体开始于 –2 期,结束于末次月经后 12 个月。+1b 期表示 FSH 和雌二醇平均水平仍处于快速变化的剩余时期。基于对内分泌变化的研究,+1a 期和 +1b 期共持续大约 2 年时间。以血管舒缩为代表的症状最可能发生于这个时期。+1c 期表示高 FSH 水平和低雌二醇水平已经稳定的时期,大约持续 3~6 年,因此整个绝经后早期持续大约 5~8 年。

5. **绝经后晚期**(late postmenopause)(+2 期) +2 期表示生殖内分泌功能状态已趋稳定,变化非常有限,而躯体的衰老成为关注重点。在这个时期,阴道干涩和泌尿生殖道萎缩症状变得越来越普遍。然而,有研究观察到在绝经很多年的高龄妇女中 FSH 水平再次出现下降。未来需要相关的研究来明确在女性一生的最后阶段是否还需要增加一个时期。

STRAW+10 分期系统修订并扩展了 2001 版的 STRAW 分期,增加了额外的标准来定义女性生殖寿命的特定阶段,为整个生殖衰老进程的分期和评估提供了更全面的基础。该分期系统的应用能在一定程度上规范对女性的生殖分期,从而增加中年妇女相关研究之间的可比性,并为临床决策提供帮助。尽管近 10 年来对卵巢衰老的科学认识取得了巨大的进展,但仍有一些重要问题尚待解决,包括以下几个方面:

1. 缺乏关键生物标志物的标准化检测方法仍然是限制生殖衰老分期和将研究结果转化为有效临床工具的重要因素。鉴于 AMH 与生育能力的重要联系及其在整个月经周期中的相对稳定性,制定 AMH 检测的国际标准至关重要。

2. 需要多个队列的实证分析数据来明确 –3b 期和 –3a 期的具体月经周期标准。

3. 由于绝经后 +1 期至 +2 期的研究数据有限,需要更多研究来明确这些时期的激素水平变化;且需要开发灵敏度高、特性良好的检测方法。

4. 鉴于一部分有关中年妇女的大型队列研究在 STRAW 分期系统建立之前就已启动,应该支持将 STRAW+10 分期标准应用于这些队列来重新分析在绝经过渡期发生的重要临床改变。

5. 需要进一步明确不同国家女性的生殖相关生物标志物的变化模式、时间及水平,尤其应提供来源于资源匮乏国家的女性资料。

6. 需要进一步的研究来更好地认识 PCOS 和 POI 患者以及切除单侧卵巢和/或子宫的患者的生殖衰老过程,并建立合适的分期标准。

7. 需要进一步的研究来更好地评估患有慢性疾病如 HIV 感染的女性和接受癌症治疗的女性的生殖衰老分期。

四、卵巢储备功能减退

卵巢的功能主要分为生殖和内分泌两大功能,卵巢储备反映了其生育潜能,代表剩余卵母细胞的数量及质量。DOR 则意味着卵巢生育功能的减退。随着女性越来越多地选择延迟生育,DOR 的概念正日益得到认可。目前 DOR 尚无确切定义,指卵巢内卵母细胞的数量减少和/或质量下降,同时伴有 AMH 水平降低、AFC 减少、FSH 水平升高,主要关注患者生育力降低,但不强调年龄、病因和月经状态。

随着年龄的增长,卵母细胞数量和质量的降低是正常的生理过程,即生理性卵巢储备功能减退。而有些女性在年轻时就出现 DOR 甚至表现为不孕,此类则为病理性卵巢储备功能减退。因此,40 多岁的女性不会被诊断为 POI/POF,但可以被诊断为 DOR。DOR 在人群中的发病率为 10% 左右,高于 POI/POF。

DOR 和卵巢对刺激的反应不良相关,但与 POR 不同的是,目前 DOR 的诊断标准及相应指标的阈值尚未明确统一。在临床实践中,DOR 是依据卵巢储备试验结果的异常来诊断的,例如在月经规律的女性中,基础 FSH 升高但未达绝经水平、AMH 降低、AFC 减少,或者 CCCT 试验阳性等。美国国家 ART 监测系统指南对 DOR 的定义是"与卵巢功能减弱有关的生育力下降",诊断要点包括:①卵泡早期或氯米芬刺激试验中高 FSH 或低雌二醇;②先天因素、药物、手术或其他原因导致的卵巢体积缩小;③高龄女性(>40 岁)。而联邦登记公告中 DOR 的定义是"基于临床评估的与卵巢功能减退有关的生育力下降",常伴随 FSH>10mU/ml 或 AMH<1.0ng/ml。目前在我国对 DOR 的定义中,双侧卵巢的窦卵泡数少于 6 个,AMH 水平低于 1.1ng/ml(1ng/ml=7.14pmol/L)。

造成 DOR 的诊断标准尚不统一的原因有:①目前还没有评估卵巢储备最理想的检测指标,且各项卵巢储备试验之间出现结果相互矛盾的情况并不少见;② AMH 的检测缺乏国际统一标准,来自不同厂商的试剂盒所使用的抗体及检测标准不同,获得的检测值之间存在较大差异,且缺乏换算公式,因此对于 DOR 诊断,尚无公认的 AMH 值。即便如此,在目前已有的卵巢储备试验中,AMH 和 AFC 仍是最佳指标,若未来能够对其检测方法和标准进行统一,将对明确 DOR 诊断有很大帮助。

研究表明,即使卵母细胞数量减少,年龄较小(一般 <35 岁)的 DOR 女性的卵母细胞或胚胎质量也不会受到影响,IVF 的妊娠成功率也与正常女性无差异。这提示临床医师诊断女性 DOR 不等于无法受孕。卵巢储备试验的价值在于为生育咨询和治疗计划提供更多的预后信息,帮助不孕夫妇选择治疗方案,但其并非绝对可靠,不能仅以此作为单一标准来决定患者是否接受 ART 或其他治疗。

五、个体化功能评估与卵巢年龄

前述各种卵巢衰老评价体系,大多数是基于"有或无"的诊断标准来判断女性是否处于某种卵巢衰老状态,STRAW+10 虽然提供了女性生殖衰老的分期系统,但未能充分利用 AMH、AFC 等反映卵巢储备功能的良好指标。随着各种卵巢功能评价指标的出现,基于功能进行诊断的理念越发受到认同,"卵巢储备功能减退"的概念就体现了这种理念,但目前 DOR 定义模糊,限制了其在临床的应用。利用各种反映卵巢功能的指标,个体化精准评估及预测女性卵巢衰老,将是今后的重点发展方向。

鉴于卵巢功能受遗传、环境、免疫、感染等多方面因素的影响,采用单个指标评估卵巢衰老状态的准确性有限,即便是目前公认最佳的指标 AMH 也存在其局限性,并不十分理想。而采用多指标综合评估缺乏明确而实用的方法,故而有学者提出构建纳入多种卵巢功能评价指标及影响因素的数学模型,整合所有相关的信息,以求个体化准确评估卵巢衰老状态。并提出"卵巢年龄(ovarian age)"的概念,是综合多项指标后估算出的卵巢"生物学"年龄,比实际年龄更能反映卵巢功能的真实状态。

Roberta 等的研究纳入 652 名健康育龄期女性,检测其月经周期第 1~4 天的基础 AMH、FSH、雌二醇、AFC、OV、VI、FI 及 VFI 等指标,在假设健康育龄期女性的卵巢年龄与其实际年龄相等的前提下,应用广义线性模型(generalized linear models,GzLM)构建出卵巢年龄(OvAge)计算公式 $OvAge=48.05-3.14 \times AMH+0.07 \times FSH-0.77 \times AFC-0.11 \times FI+0.25 \times VI+0.1 \times AMH \times AFC+0.02 \times FSH \times AFC$。对 29 例 POI 患者应用该计算公式发现其 OvAge(50.63 ± 3.80 岁)明显高于其实际年龄(37.90 ± 3.31 岁);对 29 例 PCOS 患者应用该式则发现其 OvAge(24.98 ± 0.91 岁)明显低于其实际年龄(29 ± 2.75 岁),表明 OvAge 公式能够识别卵巢功能的病理性改变。该研究首次应用多因素模型来评估卵巢年龄,且在健康女性、POI 及 PCOS 患者中对公式进行了验证,但其在预测生殖功能和绝经年龄等方面的能力尚不清楚。此外,公式涉及较多的超声测量指标,由于超声医师的主观判断及采用的硬件设施可产生不同程度的误差,其可靠性有待进一步的临床验证。

另有 Younis 等人选择欲行 IVF-ET 的 168 名女性作为研究对象,纳入 BMI、不孕年限、平均卵巢体积、基础 FSH、FSH/LH、AFC、年龄等指标,建立了多变量评分系统。该模型中受试者工作特征曲线下面积为 0.90,评分 >14 分预测卵巢功能低下的敏感性和特异性分别能达到 88% 和 69%。尽管该模型简便易用,但构建模型所用的样本量较小,仅用于有生育要求的不孕患者,且该模型仅评估 IVF 的一个周期,故其适用范围有限。

随着人工智能的广泛应用,借助人工智能算法来建立评价卵巢功能的多因素模型可能是更为有效的方法,有望在今后构建出能准确评估和预测女性生殖功能及绝经年龄的模型,为卵巢衰老的个体化评估提供依据,指导女性进行合理的职业和生育规划,帮助不孕患者制订个性化的治疗方案,为女性个人健康、家庭幸福及社会稳定提供有力支持。

当前临床上使用的各种卵巢衰老诊断标准或评价体系是利用各种指标进行综合评估的体现,各有其适用范围和局限性。绝经期综合征是临床上最常见的诊断,无论是自然绝经还是人工绝经还是病理因素导致绝经的妇女,出现典型的围绝经期症状,结合年龄、病史和辅助检查即可诊断,但它是女性卵巢衰老晚期的表现。当 40 岁以下的妇女出现月经异常改变时,排除妊娠及其他内分泌疾病后,应当检测血清 FSH 及雌二醇,以明确是否存在 POI。而

POR 和 DOR 多用在辅助生殖领域,用以评估卵巢储备功能,预测卵巢反应性和辅助生育治疗结局,其中 DOR 的定义尚不确切,诊断标准也有待统一。以上各诊断标准仍然可以继续在临床应用,但应结合卵巢功能评价指标的最新研究证据予以改进完善。STRAW+10 分期系统是适用于绝大多数女性的生殖衰老分期系统,但仍需进一步优化,若能充分挖掘各种卵巢衰老标志物的潜在价值,并增加 POI、PCOS 等患者的数据,该系统将对临床决策和科研工作具有重大指导意义。此外,建立卵巢衰老评估及预警模型可能是今后的重点发展方向之一,尽管目前尚处于早期尝试阶段,还未充分显现出其优势,但相信随着更多卵巢功能评价指标的发现及人工智能的助力,构建出能准确评估和预测女性生殖功能及绝经年龄的模型并不遥远。当然,理想的卵巢衰老评价体系必须建立在良好的卵巢功能评价指标之上,现有指标还需不断完善,尤其是对 AMH 的检测需制定国际化统一标准,而一些潜在的或未知的新型指标也亟待探索与发现。

(丁 婷 高越越)

参考文献

1. 郁琦,张绍芬,张淑兰,等.绝经学.北京:人民卫生出版社,2013.

2. Heller CG HE. Gonadotropic hormone: assays of normal cycling, menopausal, castrated and estrin treated females. J Clin Invest, 1939, 18: 171-178.

3. Albright F SP, Fraser R. A syndrome characterized by primary ovarian insufficiency and decreased stature: report of 11 cases with a digression on hormonal control of axillary and pubic hair. Am J Med Sci, 1942, 204: 625-648.

4. B K. Autoimmune premature ovarian failure. Menopause Rev, 2016, 15: 210-214.

5. Welt CK. Primary ovarian insufficiency: a more accurate term for premature ovarian failure. Clin Endocrinol (Oxf), 2008, 68: 499-509.

6. Webber L, Davies M, Anderson R, et al. ESHRE Guideline: management of women with premature ovarian insufficiency. Hum Reprod, 2016, 31: 926-937.

7. Baber RJ, Panay N, Fenton A. 2016 IMS recommendations on women's midlife health and menopause hormone therapy. Climacteric, 2016, 19: 109-150.

8. JN A. Premature ovarian failure: an update. Fertil Steril, 1998, 70: 1-15.

9. Coulam CB, Adamson SC, Annegers JF. Incidence of premature ovarian failure. Obstet Gynecol, 1986, 67: 604-606.

10. Luborsky JL MP, Sowers MF, et al. Premature menopause in a multi-ethnic population study of the menopause transition. Hum Reprod, 2003, 18: 199-206.

11. 中华医学会妇产科学分会绝经学组.早发性卵巢功能不全的激素补充治疗专家共识.中华妇产科杂志,2016, 51.

12. Ferraretti AP, La Marca A, Fauser BC, et al. ESHRE consensus on the definition of "poor response" to ovarian stimulation for in vitro fertilization: the Bologna criteria. Hum Reprod, 2011, 26: 1616-1624.

13. Yakin K, Oktem O, Balaban B, et al. Bologna criteria are predictive for ovarian response and live birth in subsequent ovarian stimulation cycles. Arch Gynecol Obstet, 2019, 299: 571-577.

14. Soules MR, Sherman S, Parrott E, et al. Executive summary: Stages of Reproductive Aging Workshop (STRAW). Fertil Steril, 2001, 76: 874-878.

15. Harlow SD, Gass M, Hall JE, et al. Executive summary of the Stages of Reproductive Aging Workshop + 10:

addressing the unfinished agenda of staging reproductive aging. J Clin Endocrinol Metab, 2012, 97: 1159-1168.

16. Pastore LM, Christianson MS, Stelling J, et al. Reproductive ovarian testing and the alphabet soup of diagnoses: DOR, POI, POF, POR, and FOR. J Assist Reprod Genet, 2018, 35: 17-23.

17. Bishop LA, Richter KS, Patounakis G, et al. Diminished ovarian reserve as measured by means of baseline follicle-stimulating hormone and antral follicle count is not associated with pregnancy loss in younger in vitro fertilization patients. Fertil Steril, 2017, 108: 980-987.

18. Venturella R, Lico D, Sarica A, et al. OvAge: a new methodology to quantify ovarian reserve combining clinical, biochemical and 3D-ultrasonographic parameters. J Ovarian Res, 2015, 8: 21.

19. Younis JS, Jadaon J, Izhaki I, et al. A simple multivariate score could predict ovarian reserve, as well as pregnancy rate, in infertile women. Fertil Steril, 2010, 94: 655-661.

第三节　卵巢衰老及相关疾病风险预测

绝育和绝经的出现是卵巢衰老的两个重大转折点,为卵巢寿命(ovarian lifespan)的重要代表性事件。绝育提示卵巢生育功能的全面丧失,平均约在 41 岁左右发生;绝经提示卵巢内分泌功能的终结,中国人群平均约在 52 岁出现。随着生育年龄的推迟,女性卵巢功能下降对生育力的影响日益突出,然而女性的生育力可能受年龄、月经周期、BMI、行为学因素、心理状态、输卵管宫腔情况等多种因素的影响,传统或新型的卵巢功能评价指标是否能准确预测自然生育力,或帮助不孕女性预测在辅助生殖过程中超促排卵时的卵巢反应性? 尤其是对低卵巢储备是否一定导致低临床受孕率仍有争议,需要更多的大样本临床研究验证。

绝经作为卵巢衰老的终点,绝经年龄的预测也受到众多研究人员的关注,因其与绝育年龄的时间间隔较固定,亦可间接反映女性的生殖寿命。一般来说,在年龄相同的前提下,AMH 越高、基础 AFC 越多、基础 FSH 越低,绝经年龄越晚;AMH 越低、基础 AFC 越少、基础 FSH 越高,绝经年龄越早。若需个体化准确预测绝经年龄,仍需添加更多影响因素指标,建立理想的预测模型,这也是今后绝经年龄预测研究的新方向。

既往认为,卵巢衰老是绝经的"罪魁祸首",目前观点进一步认为卵巢衰老是女性机体衰老的起搏器,是多个器官衰老的始动因素。随着人类寿命的延长,女性处于卵巢衰老阶段的时间也相应延长,由卵巢衰老影响或启动的各个系统、器官衰老及疾病风险也相应增加,其中心脑血管疾病和骨质疏松是较常见的远期并发症。因此,通过检测卵巢衰老评价指标的变化,不仅可以使女性了解自身卵巢功能状态,也能帮助预测卵巢衰老相关疾病的发生风险,为女性做好生育和职业规划及相关远期并发症的预防提供有力保障。本节将详述前述各个卵巢功能评价及预测指标用于卵巢衰老包括绝育和绝经,以及卵巢衰老相关疾病风险预测的研究成果及进展。

一、卵巢生育功能的预测

随着社会进步、经济发展,女性在社会中的整体地位得以提升,使得在全世界范围内,女性,尤其是职场女性,推迟生育年龄成为趋势。当女性进入生育年龄中晚期,其生育能力逐渐下降,一般于 30 岁以后即开始出现,37.5 岁之后更是加速下降,通常在绝经前数年就已经完全丧失生育能力,而部分女性在平均年龄之前即可能出现自然生育能力的下降。因此,一些较晚进行生育的女性常常会面临受孕困难的问题,若能准确地预测卵巢自然生育能力,可为女性及时进行生育规划并为其尽早寻求必要的医学帮助提供参考。

近年来,辅助生殖技术的迅速发展造福了广大不孕患者,而影响 IVF-ET 结局的关键之一为不孕女性在 COH 过程中卵巢的反应性。卵巢反应性是指在控制性超促排卵过程中,卵巢对促性腺激素的反应,大致分为三类:反应过度、正常反应、低反应。1983 年,Garcia 提出了 POR 的概念。目前普遍认为,卵巢功能低下是引起低反应的最主要原因。POR 是辅助生殖治疗中的棘手问题,在 COH 进行之前即对卵巢的反应性进行预测,有助于选择合理的治疗方案,调整用药剂量,必要时提前予以治疗可以提高辅助生殖的成功率并减少患者的经济负担。因此,对自然生育能力的评估和预测,以及对不孕患者 COH 中卵巢反应性的预测,均可为女性生育规划提供直接指导,具有重要意义。现对目前采用各种指标预测卵巢生育功能的研究进行介绍。

(一) 年龄

年龄是一个简单的预测卵巢生育功能的指标。研究表明女性进入 30 岁之后,随着年龄增长,自然生育力几乎呈线性下降。此外,随着年龄的增长,卵巢储备功能减退,也导致 IVF 中卵巢反应性下降,辅助生殖治疗成功率降低。尽管高龄妇女仍尚存小部分足以维持月经的卵泡,但卵子质量下降使得受精、着床和早期胚胎发育的机会减少。年龄 ≥ 40 岁的女性是公认的卵巢反应不良高发群体,其助孕成功率极低。

(二) 月经模式

研究表明月经模式与女性生育能力有关。Zhang Q 等设计了一项在中国农村妇女中进行的前瞻性队列研究,探讨月经初潮年龄、月经周期长短、月经经期时间与自然怀孕及怀孕等待时间(time to pregnancy,TTP)的关系。结果发现初潮年龄在 13~14 岁的妇女比 14 岁以后发生初潮的妇女怀孕的可能性更大。月经周期 >29 天的妇女怀孕的可能性较月经周期为 27~29 天的妇女小。经期时间 <4 天或 >5 天者与经期 4~5 天者相比,怀孕率较低。可见在中国农村妇女中,月经初潮发生晚、月经周期长、经期时间短(<4 天)或长(>5 天)与自然生育力较低、受孕时间较长有关。此外,Lum KJ 等也通过前瞻性队列研究证实,月经周期的改变预示着生育能力下降的风险增加,揭示了生育期女性在出现临床可见的月经周期改变之前已经开始发生卵巢衰老。

(三) 内分泌学指标

除了年龄和月经情况这两个较易获得的指标外,还有许多反映卵巢功能及储备的内分泌学检测指标也广泛应用于临床,包括 FSH、雌二醇、AMH 和抑制素 B 等。这些指标对女性生育能力包括自然生育力和 IVF 卵巢反应性及妊娠结局均有一定的预测价值。

1. FSH　Van der Steeg JW 等通过随访观察 3 159 对不明原因的不孕夫妇发现:血清 FSH 值超过 8mU/ml 的女性自然怀孕的可能性较低。Steiner AZ 等发现卵泡早期的尿 FSH 偏低(<7mU/mg Cr)或偏高(>12mU/mg Cr)均会出现轻微的生育力下降,但与尿 FSH 在正常范围的人群相比,差异不具有统计学意义。

此外,FSH 也可预测 IVF 周期中卵巢的反应性及妊娠结局。1988 年,Norfolk IVF 项目组的 Muasher 等首次报道了基础 FSH 水平可预测 IVF 周期中卵巢的反应性及妊娠情况,显示 FSH 水平与 IVF 的妊娠率之间呈负相关。此后,许多学者也相继证实 FSH 的升高预示着卵巢储备的下降,FSH 高者卵巢反应性差,发育的卵泡数和卵子获得数少,可供移植的优质胚胎数目减少,IVF 周期取消率高,妊娠率降低。卵巢功能开始衰退时,FSH 有升高趋势,但并不稳定。这是因为 FSH 水平的一过性上升可加速残留卵泡发育,雌激素的分泌增加,反馈抑制了 FSH 分泌。研究发现 FSH 处于波动状态的患者总体上卵巢储备功能处于下降阶段,所以对 COH 的反应差,周期取消率高,而一旦达到了采卵阶段,则这类患者尤其是年轻(<40 岁)患者仍能获得理想的妊娠率。值得注意的是应在 FSH 恢复到正常时再开始 COH,如果 FSH 复测 <12U/L,但年龄 ≥ 40 岁,则在 COH 过程中周期取消率可高达 43%。

2. **FSH/LH** 生理状态下,卵巢储备功能下降时,FSH 与 LH 都升高,但是 FSH 比 LH 升高更显著,所以有学者考虑到用 FSH 与 LH 的比值作为一个反映卵巢储备功能的指标,并用于预测卵巢对 COH 的反应及 IVF 结局。Tanmoy 等前瞻性地研究了 FSH/LH 比值与 IVF 结局的关系,结果表明当基础 FSH 尚在正常范围以内时,基础 FSH/LH ≥ 3.6 者在促排卵过程中雌二醇峰值低,获卵数少,周期取消率高。Gerardo 等在临床中发现若基础 FSH/LH ≥ 3.0,在促排卵过程中,获卵率低,种植率和临床妊娠率也均显著低于 FSH/LH<3.0 者。这两组研究由于研究人群不同,计算出了不同的 FSH/LH 阈值,但是所得出的结论是相同的,即 FSH/LH 值升高,提示卵巢储备功能的下降及卵巢低反应。

3. **雌二醇**(estradiol,E_2) E_2 水平与女性自然生育能力密切相关,也可以预测 IVF 中的卵巢反应性及妊娠结局。Smotrich 等研究了基础 E_2 水平与 IVF 结局的关系,发现当月经第 3 天的 E_2 水平 ≥ 80pg/ml 时,尽管 FSH 水平 <15U/ml,仍有高的周期取消率和低的妊娠率;而 E_2 水平 >100pg/ml 时,周期取消率高达 33%,妊娠率为 0。基础 E_2 水平升高提示卵巢储备功能下降,而在 COH 过程中,E_2 水平则可反映卵泡的数目。在回顾性分析血清 E_2 水平与超促排卵进程的关系时,有学者发现:在促排卵的第 2 天,E_2 较基础值翻 1 倍,则周期取消率明显下降;第 5 天 E_2>70pg/ml 者妊娠率显著高于 E_2<70pg/ml 者。

4. **AMH** 研究表明 AMH 浓度可以预测女性自然怀孕 / 意外怀孕的怀孕率和 TTP。Korsholm AS 等发现妊娠率随 AMH 浓度的增加而升高:与中、低 AMH 组相比,高 AMH 组 TTP 明显缩短。可见,高 AMH 预示较高的妊娠率。有学者分别观察了高度刺激下和自然周期中的卵泡液,发现 AMH 是卵母细胞和卵泡发育潜能的标志物,并可作为卵巢储备的定量标志。

近来,AMH 逐渐成为辅助生殖领域中的"明星指标",陆续有研究证实其可用于评价卵巢对促排卵治疗的反应性和预测 IVF 或卵细胞质内单精子注射(intracytoplasmic sperm injection,ICSI)的治疗结果。研究表明,AMH 对卵巢低反应的预测价值最高,其次有预测价值的为 AFC、年龄、FSH/LH、基础 FSH 水平。Fanchin 等的研究发现,生育年龄妇女月经第 3 天血清 AMH 浓度平均值为 1.39ng/ml(0.24~6.40ng/ml),它与早期窦卵泡数目呈显著正相关,这种相关性大于窦卵泡数与抑制素 B 和 FSH 的相关性。在 COH 过程中,AMH 水平表现为随 COH 的进程而下降,其下降程度与窦卵泡数目的递减相平行;基础 AMH 与 COH 中获卵数呈正比。Brodin T 等在 JCEM 期刊发表文章称观察到 AMH 水平与辅助生殖中的活产率密切相关。

5. **抑制素 B** 血清抑制素 B 水平与年龄、窦状卵泡的数量和质量关系密切。既往有研究表明当女性卵巢功能衰退时,血清抑制素 B 的水平会明显下降。Seifer 及其团队研究发现:卵巢反应性差的女性往往具有低浓度的血清抑制素 B,卵巢储备降低的女性,其抑制素 B 浓度亦降低。另有研究证实卵泡期的抑制素 B 浓度与年龄和 FSH 水平呈负相关,且其降低的变化早于 FSH 的升高。然而近年来的研究表明,虽然血清抑制素 B 浓度随着年龄的增加和卵巢的衰老而降低,但在很大程度上是卵巢活性的标志,而非卵巢储备。现有观点认为抑制素 B 更倾向于评价卵巢功能的现况,属于卵巢功能下降的较晚期预测指标。有研究表明抑制素 B 对 IVF 中卵巢的反应性有一定预测价值。Tan 及其团队的荟萃分析显示:血清基础抑制素 B 偏低的女性患者在 IVF/ICSI 治疗时的卵巢反应性亦偏低。目前抑制素 B 应用于临床评估女性生殖能力仍具有一定价值。

6. CCCT　Hendriks 等认为 CCCT 能很好地预测 IVF 周期中卵巢对促性腺激素的反应性,但是在预测 IVF 的结局方面基础 FSH 联合 AFC 更为准确,因此不提倡用 CCCT 来预测 IVF 治疗结局。此外,CCCT 结果异常的发生率与年龄有关,在不同的年龄阶段 CCCT 的预测价值存在一定的争议。

7. GAST　GnRH-a 刺激试验是预测卵巢对刺激反应的敏感指标。朱依敏等研究观察 35 例有排卵障碍的妇女在卵泡早期接受 GnRH-a 刺激后血 E_2 的变化类型与卵巢反应及妊娠率的关系,发现 GnRH-a 刺激试验可预测排卵障碍妇女的卵巢反应,指导促排卵方案的调整,减少 OHSS 的发生,提高妊娠率。Norfolk 等发现行 GnRH-a 短方案后的 E_2 水平变化与 IVF 的成功率密切相关,E_2 升高 ≤ 15pg/ml 时,预示卵巢储备功能低下。

(四) 影像学指标

研究表明 AFC 下降与自然生育能力丧失和内分泌功能衰竭之间具有相关性。Broekmans FJ 监测了 163 名志愿者的 AFC 并观察其最后分娩年龄(自然生育能力丧失的替代变量)的分布,发现 AFC 下降与自然生育能力丧失有一定的关联性。在基础 FSH 正常的患者,窦卵泡数是一个良好的预测卵巢反应性及 IVF 结局的指标。若 AFC<3,在 COH 周期中促性腺激素用量大,E_2 峰值低,周期取消率高;而 AFC 较多时,在 COH 过程中卵巢对促性腺激素的反应良好,得到的成熟卵泡数多,相应的妊娠率也较高。

除此以外,研究发现基础 FSH 值正常的患者,在 COH 开始时,平均卵巢间质血流指数是一个良好的预测卵巢反应性的指标。血流指数低,卵巢血供丰富,则血液循环中的促性腺激素可以更多地运送到靶细胞,从而促进卵泡的生长,表现为卵巢对促性腺激素的反应良好。卵巢体积能间接反映窦状卵泡的数量,卵巢体积会随着年龄的增大、卵巢功能的衰退而逐渐萎缩,若卵巢体积 ≤ 3cm³,则卵巢对 COH 的反应性明显较体积 >3cm³ 者差,周期中所用促性腺激素量大,获卵数少,受精率和妊娠率低,周期取消率高。众多研究表明,在相同的年龄组中,窦卵泡数目越多、卵巢体积越大、卵巢间质血流越丰富者,获卵数越多、妊娠率越高。因此,超声检查是一种简便易行、重复性好、无创且准确率较高的检查方法,在辅助生殖技术中具有广泛的研究和应用前景。

然而针对这些已经应用于临床的指标,科学界也有不同的声音,当前仍有学者质疑卵巢储备生物标志物与育龄晚期妇女生殖潜能的相关性。例如 Anne Z.Steiner 等设计了一项历时 8 年(2008—2016 年)的前瞻性队列研究,纳入 981 名育龄期女性,监测其卵泡早期的血清 AMH、FSH、抑制素 B 及尿 FSH 水平,随访纳入女性在 6~12 个试孕周期内的累积怀孕概率。结果显示:AMH 偏低(<0.7ng/ml)的女性无论在 6 个周期还是 12 个周期的尝试中,其

受孕概率与 AMH 正常的女性无明显差异；血清或尿液中 FSH 升高（>10mU/ml）的女性与 FSH 正常的女性在受孕概率上也没有明显差异；抑制素 B 水平则与给定周期内女性的受孕概率没有相关性。该项研究表明和卵巢储备减少相关的生物标志物与自然生育力下降没有明显相关性。应当对这种质疑和阴性研究结果保持客观的态度，不能简单否定，需在以后的深入研究和临床实践中寻求更具说服力的证据来检验现有卵巢储备标志物在预测生育力方面的真实效果。

如上所述，预测自然状态下或辅助生殖时卵巢生育功能的指标和方法很多，临床上应根据患者的具体情况进行合理选择。在实施 IVF-ET 前预测卵巢反应性主要是依据年龄结合 FSH、E_2、AMH、抑制素 B、FSH/LH 等内分泌指标以及基础窦卵泡数、卵巢体积、卵巢血流指数等影像学指标。多指标综合考虑时，血清 AMH 水平是预测 IVF 结局较好的独立指标。基础 FSH、E_2 水平预测效果明显优于年龄，但两者的月经周期间变异大、敏感性较差，从而限制了其单独应用；AFC 及基础血清抑制素 B 水平对卵巢反应有预测价值，且 AFC 优于抑制素 B，但抑制素 B 被认为是能够最早、最直接反映颗粒细胞衰老程度的指标，颇具研究价值。CCCT 和 GAST 虽然对卵巢反应性有一定预测价值，但需多次检测，临床应用不便，已逐渐淘汰。经阴道彩色多普勒检查具有快捷、经济、准确的特点，但由于没有与其他检测方法进行随机、对照性地比较，缺乏相对明确的正常与异常的界限。

随着社会经济的发展，越来越多的职业女性选择延迟生育时间，但女性的最佳生育时间窗受到卵巢功能的严格限制。若在卵巢功能尚完好时就能预测女性生育能力的下降，将有助于广大女性合理选择生育时间或及时接受必要的辅助生殖技术助孕，对女性生活幸福、家庭和睦具有重大意义，因此，寻找一种简便、经济、敏感、特异的卵巢生育功能预测方法仍然是今后重点研究的方向。因卵巢生育功能的减退是不孕的最常见原因，医务人员也应向女性科普卵巢功能随年龄增长的动态变化，以确保患者认识到若选择推迟生育年龄，则应当适度降低对自然妊娠和辅助妊娠成功率的预期。

二、绝经年龄预测

绝经是指月经的永久性停止，是月经初潮后唯一一个可以明确判断的生殖事件，需回顾性判断。它标志着卵巢内分泌功能的衰竭，为卵巢寿命的终点。绝经被认为是由卵泡数量或相应内分泌水平到达一定阈值所引发的，并且这个过程是不可逆的，因为目前大多数观点认为出生后卵泡池就不可再生。正因为绝经是有限数量卵泡的程序性消失及相应的内分泌水平变化所导致的，绝经年龄可以基于不同年龄的基础卵泡数量或激素水平等反映卵巢功能的指标使用数学方法预测得到。绝经年龄与卵巢生育功能的终点即绝育年龄也息息相关，研究表明，从生育能力下降直到绝经，存在一个相对固定的间隔期，按事件发生的平均年龄计算，即 37.5 岁到 51 岁，约为 13 年，而这 13 年被认为是卵泡由 25 000 个消耗至 1 000 个所需的时间，所以通过预测的绝经年龄也可以大致了解绝育年龄。

虽然绝经是女性正常的生理事件，每个人的经历却大不相同，不仅体现在绝经年龄的差异上，也包括围绝经期症状程度的不同，部分出现严重症状的女性甚至需要通过医学帮助来缓解。一方面，过早的绝经会增加罹患骨质疏松、心血管疾病的风险，也意味着可受孕年限的缩短；另一方面，过晚绝经已被证实是乳腺癌、子宫内膜癌和卵巢癌的重要风险因子。因此，准确地预测绝经时间能够帮助女性合理规划生育时间并及早预防潜在疾病的发生。绝经分为自然绝经及人工绝经,绝经年龄受多方面因素的影响,包括遗传、环境、医源性因素等,本节主要讨论自然绝经年龄的预测,主要是利用内分泌学和影像学指标以及新兴的分子生物学指标进行预测。

(一)内分泌学指标

目前关于绝经年龄预测的研究多集中在内分泌学指标上,除了传统的 FSH 外,AMH 等早期出现改变的指标受到更多的关注。

1. FSH　血清 FSH 是一个传统的卵巢衰老内分泌学指标,由 Sherman 最早发现其在卵巢衰老过程中于妇女生命晚期浓度升高。当生育能力开始下降时,升高的 FSH 仍然可以维持相对正常的卵泡发育和排卵。尽管 FSH 预测围绝经期及末次月经的能力有限,它仍被认为是最合适的也是即时可用的生化指标,可用于指示生育晚期的开始,但此时卵巢衰老已是不可逆转了。

Jiang B 等进行了长达 14 年的队列研究,通过构建 Bayesian 模型发现不同的 FSH 变化轨迹与绝经年龄密切相关。早期 FSH 变化组(40 岁后即出现 FSH 的升高)会较早出现绝经,而晚期 FSH 变化组(45 岁后才出现 FSH 的升高)则较晚出现绝经。

2. AMH　AMH 是卵巢衰老过程中早期出现变化的内分泌学指标,其血清水平平均在 30 岁左右开始下降,早于 FSH 的升高,且月经周期间变化较小。它能够反映静止的始基卵泡向生长卵泡转变的过程,是目前反映卵巢储备功能的最佳指标,有学者指出 AMH 在绝经前 5 年降至低值或检测不到。故 AMH 可以作为准确预测绝经年龄的良好候选指标。

AMH 应用于绝经年龄的预测也经历了 10 余年的发展,目前关于绝经年龄的预测多基于 AMH 开展,通过单次或多次检测,横断面或前瞻性研究,构建不同的拟合模型以达到预测绝经年龄的目的。早在 2008 年,荷兰 Broekmans FJ 团队横断面检测了 144 名有生育能力的正常女性志愿者的 AMH 水平,以 AMH 联合年龄预测绝经年龄并将其与已绝经人群的实际绝经年龄做比对,发现两者分布一致,故认为 AMH 联合年龄可以更好地预测绝经年龄。随后伊朗学者 Tehrani FR 等开展了为期 3 年的前瞻性研究再次证明 AMH 是预测绝经的良好指标,并指出 AMH>0.39ng/ml 的生育晚期女性中,仅有 10% 的女性将在 6 年内绝经。2011 年,Broekmans FJ 团队又对 257 名 21~46 岁的正常排卵女性进行了长达 11 年的随访,并比较了 AMH、FSH 及 AFC 预测绝经年龄的能力,发现实际年龄、AMH 和 AFC 与卵巢剩余寿命(即距离绝经的时间)明显相关,而对年龄进行校正后,AMH 预测卵巢剩余寿命的能力最佳。同样,来自 Penn 等建立的卵巢衰老队列长达 14 年的研究数据显示 AMH 联合年龄可提高预测能力,当 AMH<0.2ng/ml 时,45~48 岁年龄组的女性距离绝经的平均时间为 5.99 年,而 35~39 岁年龄组的女性为 9.94 年。当 AMH>1.5ng/ml 时,年老组距绝经约 6.23 年,而年轻组则超过 13.01 年。该研究还提出 AMH 比 FSH 及抑制素 B 的预测能力更强。

2013 年,Tehrani FR 团队在此前研究的基础上,将样本量扩大至 1 015 例,构建了加速衰老模型,指出 AMH 联合年龄可早期预测绝经年龄。他们通过对 1 015 名年龄介于 20~50 岁的健康妇女进行 AMH 值的测量,并进行前瞻性随访,最终得出了绝经年龄的预测公式,即为绝经年龄 $= \{[-\ln(0.5)]^{0.060\,388}\} \times e^{(3.180\,19 + 0.160\,889\,7AMH + 0.016\,068age)}$。同时为了方便临床应用,还总结出妇女不同年龄的 AMH 检测值与绝经年龄对照表(表 6-2),其可信度为

表 6-2 20~50 岁女性的血清 AMH 浓度与平均绝经年龄对照表

AMH/(ng·dl⁻¹)	年龄/岁															
	20	22	24	26	28	30	32	34	36	38	40	42	44	46	48	50
0.1	33(27~36)	34(28~38)	35(29~39)	36(30~40)	37(31~41)	39(32~43)	40(33~44)	41(34~46)	43(35~47)	44(36~49)	45(37~50)	47(38~52)	48(40~54)	50(41~55)	52(42~57)	53(44~59)
0.3	34(28~38)	35(29~39)	36(30~40)	37(31~41)	39(32~43)	40(33~44)	41(34~46)	43(35~47)	44(36~49)	45(37~50)	47(38~52)	48(40~54)	50(41~55)	52(42~57)	53(44~59)	55(45~61)
0.5	35(29~39)	36(30~40)	37(31~41)	39(32~43)	40(33~44)	41(34~46)	43(35~47)	44(36~49)	45(37~50)	47(38~52)	48(40~54)	50(41~55)	52(42~57)	53(44~59)	55(45~61)	57(47~63)
0.7	36(30~40)	37(31~41)	39(32~43)	40(33~44)	41(34~46)	43(35~47)	44(36~49)	45(37~50)	47(38~52)	48(40~54)	50(41~55)	52(42~57)	53(44~59)	55(45~61)	57(47~63)	59(48~65)
0.9	37(31~41)	39(32~43)	40(33~44)	41(34~46)	43(35~47)	44(36~49)	45(37~50)	47(38~52)	48(40~54)	50(41~55)	52(42~57)	53(44~59)	55(45~61)	57(47~63)	59(48~65)	61(50~67)
1.1	39(32~43)	40(33~44)	41(34~46)	43(35~47)	44(36~49)	45(37~50)	47(38~52)	48(40~54)	50(41~55)	52(42~57)	53(44~59)	55(45~61)	57(47~63)	59(48~65)	61(50~67)	63(51~69)
1.3	40(33~44)	41(34~46)	43(35~47)	44(36~49)	45(37~50)	47(38~52)	48(40~54)	50(41~55)	52(42~57)	53(44~59)	55(45~61)	57(47~63)	59(48~65)	61(50~>65)	63(51~>65)	65(53~>65)
1.5	41(34~46)	43(35~47)	44(36~49)	45(37~50)	47(38~52)	48(40~54)	50(41~55)	52(42~57)	53(44~59)	55(45~61)	57(47~63)	59(48~65)	61(50~>65)	63(51~>65)	65(53~>65)	>65(55~>65)
1.7	43(35~47)	44(36~49)	45(37~50)	47(38~52)	48(40~54)	50(41~55)	52(42~57)	53(44~59)	55(45~61)	57(47~63)	59(48~65)	61(50~>65)	63(51~>65)	65(53~>65)	>65(55~>65)	
1.9	44(36~49)	45(37~50)	47(38~52)	48(40~54)	50(41~55)	52(42~57)	53(44~59)	55(45~61)	57(47~63)	59(48~65)	61(50~>65)	63(51~>65)	65(53~>65)	>65(55~>65)		
2.1	45(37~50)	47(38~52)	48(40~54)	50(41~55)	52(42~57)	53(44~59)	55(45~61)	57(47~63)	59(48~65)	61(50~>65)	63(51~>65)	65(53~>65)	>65(55~>65)			
2.3	47(38~52)	48(40~54)	50(41~55)	52(42~57)	53(44~59)	55(45~61)	57(47~63)	59(48~65)	61(50~>65)	63(51~>65)	65(53~>65)	>65(55~>65)				
2.5	48(40~54)	50(41~55)	52(42~57)	53(44~59)	55(45~61)	57(47~63)	59(48~65)	61(50~>65)	63(51~>65)	65(53~>65)	>65(55~>65)					
2.7	50(41~55)	52(42~57)	53(44~59)	55(45~61)	57(47~63)	59(48~65)	61(50~>65)	63(51~>65)	65(53~>65)	>65(55~>65)						
2.9	52(42~57)	53(44~59)	55(45~61)	57(47~63)	59(48~65)	61(50~>65)	63(51~>65)	65(53~>65)	>65(55~>65)							
3.1	53(44~59)	55(45~61)	57(47~63)	59(48~65)	61(50~>65)	63(51~>65)	65(53~>65)	>65(55~>65)								
3.3	55(45~61)	57(47~63)	59(48~65)	61(50~>65)	63(51~>65)	65(53~>65)	>65(55~>65)									
3.5	57(47~63)	59(48~65)	61(50~>65)	63(51~>65)	65(53~>65)	>65(55~>65)										
3.7	59(48~65)	61(50~>65)	63(51~>65)	65(53~>65)	>65(55~>65)											
3.9	61(50~>65)	63(51~>65)	65(53~>65)	>65(55~>65)												
4.1	63(51~>65)	65(53~>65)	>65(55~>65)													
4.3	65(53~>65)	>65(55~>65)														
4.5	>65(55~>65)															

92%。2016年,Broekmans FJ团队对之前的队列进行了再次随访,明确了AMH在群体中预测绝经年龄的准确性,但对个体预测的准确度提出了质疑,认为AMH预测效力随着年龄的增长逐渐减弱,预测的绝经年龄范围较大,准确度下降,因此在个体绝经年龄预测中AMH预测效力欠佳。为了解决这种质疑,该团队收集了截止2018年几乎所有以AMH预测绝经年龄的前瞻性文章,指出在实际年龄的基础上加用AMH指标虽然在早绝经人群中(绝经年龄<45岁)能显著地提高绝经年龄预测的准确性,但当扩展至整个绝经人群时效应不明显。与此同时,对于个体化的预测,AMH的不准确性仍然存在并随着绝经年龄的降低而升高,且实际年龄越大,AMH的预测效果越差。而Tehrani FR团队则对统计方法进行了升级,使用灵活参数生存模型(flexible parametric survival models)、基于样条的比例优势模型(spline-based proportional odds model)等多种更加准确的预测模型来对绝经年龄进行预测。此外,为规避单次AMH检测值预测不准确的问题,Tehrani FR团队提出多次AMH检测可提高个体预测准确度。

有学者通过巢式病例对照研究发现,在校正了BMI、吸烟、产次、口服避孕药及其他混杂因素后,AMH每下降0.1ng/ml,早绝经风险增加14%。此外,还有学者比较了AMH、FSH和AFC与5年绝经率的关系,发现多指标不如单指标的预测准确,而AMH较AFC和FSH与绝经年龄关系更密切。经过数十年的研究探索,目前认为,AMH为预测绝经年龄的最佳指标,在群体研究中,AMH越高,绝经年龄越晚;AMH越低,绝经年龄越早。然而在个体化预测中,AMH仍不能达到较精确的预测,即使多次测量也不能显著提高其准确度,这也为今后精准个体化预测绝经年龄的研究提出了挑战。

(二)影像学指标

卵泡池的规模随着年龄增长逐渐减小,这是从胎儿时期就开始的过程。Gougeon等的研究证实经阴道超声检查双侧卵巢内直径在2~10mm的窦状卵泡总数和始基卵泡池的大小是相关的。因此,AFC可以作为合适的定量评估卵巢储备的影像学指标,亦可用于预测绝经年龄。Broekmans等通过非线性模型揭示了AFC减少与诸如丧失自然受孕能力和绝经等显著性生殖事件的关系。因AMH在预测绝经年龄上的优势明显,单独应用AFC预测绝经年龄的研究不多,但不可否认AFC在预测绝经年龄上仍有一定潜在价值。

(三)分子生物学指标

GWAS成功地揭示了自然绝经年龄的遗传决定因素。2014年的一项GWAS研究中确定了17个新的基因位点与自然绝经年龄相关。然而这些新基因新位点有何功能表征以及如何将这些结果进行临床转化并用于绝经预测均有待进一步研究。来自亚洲人群的绝经年龄GWAS研究,在第一阶段纳入了8 073名上海女性,第二阶段纳入了1 458名中国女性及1 739名韩国女性进行验证,同时评估了既往GWAS所确定的位点,最终发现了20个绝经年龄相关位点,其中有5个与欧洲人群相同,说明在这些位点亚洲与欧洲人群具有相同的遗传特征。为了进一步寻找并验证中国人群的特异性绝经年龄相关位点,2016年有学者在3 533名自然绝经的中国女性中检测了22个GWAS研究确认的绝经年龄相关SNP位点,发现rs4246511(RHBDL2)、rs12461110(NLRP11)、rs2307449(POLG)、rs12611091(BRSK1)、rs1172822(BRSK1)、rs365132(UIMC1)、rs2720044(ASH2L)和rs7246479(TMEM150B)这8个SNP位点在中国人群中是与绝经年龄相关的。

卵巢衰老逐渐发展至卵巢内分泌功能的终点即绝经,这个过程中卵巢生殖和内分泌功能的下降呈一定的规律,通过数学模型可模拟这种规律并预测绝经年龄,但此过程亦受其他延缓或加速卵巢功能下降的因素影响。到目前为止,绝经年龄预测的研究历经变迁,由最初的横断面研究发展为长期的前瞻性研究,从群体水平预测细化到临床个体化预测,从单次指标检测到多次指标检测,而绝经年龄预测的准确性也在相应提升,当前最具研究应用价值的指标是血清 AMH 水平,AFC、分子生物学指标等也有潜在的预测作用。这些不断深入的研究对于今后预测妇女绝经年龄,为临床诊疗和日常生活提供指导建议有着非常重要的意义,但这些研究仍存在局限性。对于年龄、种族、遗传背景、母亲绝经年龄、体重指数、吸烟、放化疗及卵巢手术等可能影响卵巢功能的因素,均应考虑在内,目前仍需大量高质量的前瞻性队列研究分析,才能实现更精准的绝经年龄预测,并真正应用于临床。

三、卵巢衰老相关疾病风险的预测

卵巢分泌的雌激素是机体维持糖代谢平衡、免疫稳态、骨骼健康所必需的,它对维持生殖、心血管和神经等系统的健康也起到重要作用。卵巢衰老伴随的雌激素水平降低会造成多系统功能障碍,使得女性心血管疾病、骨质疏松症、阿尔茨海默病、精神分裂症等疾病的发病率增高,但卵巢衰老指标是否可以作为这些疾病风险的独立预测因子,目前还处于初步探索阶段。

(一)卵巢衰老相关心血管疾病风险的预测

心血管疾病是威胁女性健康的头号杀手,是导致女性死亡的主要原因,其患病率、死亡率仍在逐年增加。已有大量研究表明,卵巢衰老与女性心血管疾病的发生率、心血管疾病相关死亡率密切相关,卵巢衰老相关指标有预测女性心血管疾病风险的价值。

1. 初潮年龄　既往研究表明,初潮过早可导致心血管疾病风险增加。早在 1987 年,美国一项纳入 119 963 名 30~55 岁女性的前瞻性队列研究中,比较初潮过早(≤ 11 岁)者与 13 岁初潮者的冠心病发生率,发现初潮过早与冠心病的发生有微弱相关性,但是没有统计学意义。2018 年,英国生物库的数据分析也发现初潮过早(≤ 12 岁)与女性晚年心血管疾病的高风险独立相关。一项前瞻性护士队列研究也显示,初潮过早(≤ 10 岁)与心血管疾病的高风险有关。另一方面,初潮过晚也与心血管疾病风险升高相关。JACC 研究对 37 965 名日本女性进行了长达 10 年的随访,发现初潮年龄 ≥ 17 岁的女性脑卒中死亡风险增加。另外一项对中国西南部 7 119 名女性的研究发现,初潮过晚(≥ 18 岁)与高血压的高风险有关。韩国两项研究也显示,初潮年龄越大者,其心血管疾病风险越高。另一项针对 60 135 名年轻中国女性的研究表明,初潮过早(≤ 12 岁)和初潮过晚(≥ 16 岁)均与绝经前年轻女性高血压的发生相关。

综上,初潮年龄过早或过晚,都是心血管疾病的危险因素,都与心血管疾病发生率、死亡率增高有一定相关性,是女性心血管疾病发病风险预测的潜在指标。但是,从上面列举的研究我们可以看出,目前对初潮过早或过晚的具体年龄节点无统一定义,各研究中采用的标准不统一;另外,各研究纳入的人群、研究设计、观察指标也都不同。这为我们利用初潮年龄进行可靠分析或建立合适的风险预测模型带来了一定的困难,未来还需统一标准,需要更多高质量的临床和基础研究来明确月经初潮及其发生时间在女性心血管疾病风险预测中的价值。

2. 绝经年龄　绝经标志着女性生殖和内分泌功能的终止,是中年妇女经历的一个复杂生理过程,生理性卵巢衰老即自然绝经状态下的卵巢功能衰竭。随着年龄增长,女性不可避免地进入绝经期,卵巢功能完全衰竭,内源性雌激素水平极低,导致绝经后女性心血管疾病风险明显升高已成为共识。我国女性平均绝经年龄为52岁,尽管人均寿命已明显延长,但绝经年龄却变化不大。

绝经年龄过早目前已被确认为心血管疾病的危险因素之一。Marlies等的研究对12 134名已绝经妇女进行了长达17年的随访,结果显示绝经年龄<40岁的女性心血管疾病的死亡风险是绝经年龄为50~54岁女性的1.54倍。最新的一项荟萃分析分别探讨了绝经年龄与冠心病和脑卒中的关系,结果表明较早绝经会增加冠心病的风险,但与脑卒中没有关联;美国一项护士队列研究发现,绝经年龄<40岁者与绝经年龄在50~55岁者相比,心血管疾病风险明显升高,绝经年龄过早是心血管疾病的独立危险因素;中国慢性病前瞻性研究(China Kadoorie Biobank)对19 393名中国女性进行9年的随访,发现绝经年龄越小、绝经后时间越长或总生育期越短的妇女罹患心血管疾病的风险越大。Savonitto S等研究了绝经后女性急性冠脉综合征(acute coronary syndrome,ACS)患者疾病结局与绝经年龄的关系,发现绝经晚的女性ACS结局明显好于早绝经者,绝经时间与ACS结局明显相关,每晚1年,风险可降低12%。

综上,绝经年龄与心血管疾病风险的关系目前已经比较明确,过早绝经是女性心血管疾病的危险因素,而晚绝经在一定程度上对女性心血管系统具有保护作用,所以绝经年龄也有作为心血管疾病风险预测指标的潜力。

3. **生殖寿命** 女性生殖寿命(reproductive lifespan)是指从月经初潮开始直至绝经的时间,临床统计时用绝经年龄减去初潮年龄来进行计算。

生殖寿命较短可能是由于初潮过晚或/和绝经过早所致。较短的生殖寿命与高Framingham风险评分相关。Ley SH等在护士前瞻性队列研究中发现,生殖寿命长短与心血管疾病风险呈负相关。美国全国健康与营养调查发现,年龄≥60岁的女性,生殖寿命较长者其患心脑血管疾病的风险更低,主要是脑卒中和心绞痛的风险降低。

综上,女性生殖寿命较长是心血管疾病的保护因素。生殖寿命短意味着一生中内源性雌激素暴露时间较短,相对生殖寿命较长者来说,雌激素对心血管系统的保护作用也较弱,这可能是导致其心血管疾病风险增加的原因。

4. **AMH** 在多项横断面和纵向研究中发现,AMH水平与心血管疾病危险因素有一定相关性。一项对社区健康排卵期妇女的横断面研究,在排除年龄的影响后,发现AMH水平与心脏代谢风险因子——甘油三酯、高密度脂蛋白、腰围和血压呈负相关,另一项横断面研究也发现,AMH浓度检测不到的女性有更多的代谢风险因素。Tehrani等在随访12年后发现随年龄增长而下降的AMH水平与血脂异常相关。此外,在一项基于人群的纵向队列研究中,研究人员进行了长达20年的随访,追踪年龄在20~60岁之间的3 108名女性AMH水平的变化轨迹,发现log AMH水平每下降1ng/ml,心血管疾病的风险就会增加21%,而冠心病的风险会增加26%,AMH是女性心血管疾病风险的独立预测指标。综上,女性血清AMH水平与心血管危险因素和心血管疾病风险相关,AMH降低者其心血管疾病风险升高。血清AMH是女性心血管疾病风险预测指标的有力候选者。

5. **E_2** 月经周期第2~5天血清基础E_2水平是评价女性卵巢功能的传统指标之一。雌激素具有保护血管内皮、抑制血管钙化、调节血管功能、抗动脉粥样硬化、调节心肌电活动、抑制心肌细胞凋亡等生理作用,是公认的心血管系统保护因子。但是,无论是在绝经前的女性中,还是在绝经后的女性中,患心血管疾病和不患心血管疾病者比较,其基础 E_2 水平大多没有显著差异,对绝经后女性的回归分析也显示,在考虑年龄等因素的影响后,基础 E_2 水平与心血管事件风险之间缺乏相关性。综合人们对生殖寿命与心血管疾病风险的相关性研究结论来看,可能女性一生中内源性雌激素暴露的时间长短才是影响心血管事件风险的关键因素,而单独的基础 E_2 水平不是理想的预测指标。

6. 血管舒缩症状　血管舒缩症状(vasomotor symptoms,VMS)如潮热、盗汗,是女性绝经期综合征的主要症状之一,已有多项研究报道 VMS 与女性 CVD 风险的增加相关。一项纳入 5 523 名 46~57 岁女性的队列研究发现,与未出现 VMS 症状或症状较轻的女性相比,VMS 症状严重的女性总胆固醇水平升高、CVD 事件增多。对 10 000 名围绝经期女性随访10 年后发现盗汗与冠心病风险增加相关,而潮热是胰岛素抵抗和血糖水平升高的独立危险因素,VMS 症状严重的女性亚临床动脉粥样硬化的发生率更高,绝经后 VMS 症状与交感神经功能增强和副交感神经功能减弱有关,这可能是其与 CVD 风险增加相关的原因之一。综上,血管舒缩症状与心血管危险因素和心血管疾病风险相关,是女性 CVD 的危险因素之一,其严重程度与 CVD 风险正相关。

心血管疾病作为"性别差异性疾病",在流行病学、危险因素、临床表现、治疗和预后等各个方面都有显著的性别差异。但现有的心血管疾病风险评估模型,无论是经典的Framingham 风险评估模型、欧洲 SCORE 风险评估模型、WHO/ISH 风险预测图,还是我国的缺血性心血管疾病风险评估模型,虽然一定程度上体现了性别差异,但只是系数赋值有差别,预测指标并无不同,均未纳入卵巢功能相关指标。而卵巢衰老与心血管疾病发生、发展密切相关,初潮年龄、绝经年龄、生殖寿命和 AMH 等卵巢功能相关指标与心血管疾病风险具有一定相关性,尤其是 AMH,可以作为女性心血管疾病风险的独立预测指标。因此,未来在预测女性心血管疾病风险时,应充分考虑这些因素的影响,建立更适合女性的心血管疾病风险评估模型。

(二)卵巢衰老相关其他疾病风险的预测

1. 骨质疏松　雌激素对人体骨代谢有重要作用,卵巢衰老对骨质疏松的影响是确定的。1941 年 Albright 发现绝经后骨质疏松症的发病过程立即加速;1969 年 Riggs 发现在围绝经期和绝经后早期骨转换速度加快;1996 年 Compton 证实雌激素替代疗法可预防更年期骨质流失。研究表明雌激素可通过直接作用于成骨细胞刺激骨形成,通过调节细胞因子以及生长因子水平影响破骨细胞的形成,调节破骨细胞溶酶体酶分泌,促进破骨细胞凋亡,并抑制成骨细胞和骨细胞的凋亡。目前,将补充雌激素作为骨质疏松治疗的重要部分是临床公认的,但是尚无利用雌激素等卵巢功能相关指标来预测女性骨质疏松的报道。

2. 神经系统疾病　关于绝经或卵巢衰老过程对神经系统影响的研究一直以来是被关注的重点。2016 年,Marios K.Georgakis 对 12 323 篇文献进行荟萃分析,发现绝经后女性痴呆及阿尔茨海默病的发病率要高于绝经前且高于同年龄组男性,提示卵巢衰老与神经系统退行性病变相关。而相关性研究中并不能明确卵巢衰老(雌激素下降)作为单一因素影响痴呆,且各种队列研究存在极大的异质性。由于卵巢衰老和神经系统退行性改变均是整体衰老的组成部分,难以分割开,故单独评价卵巢衰老对于认知功能减退,甚至对阿尔茨海默病的影响缺乏足够的研究,但在动物模型中得到的结果表明这类探索有一定的价值。借助卵巢衰老相关指标来预测神经系统疾病,尚需要更多尝试和努力。

3. **肿瘤** 最近有报道指出,女性 *BRCA* 突变携带者具有较低的卵巢储备,倾向于经历过早绝经。Amy Finch 对来自加拿大和美国 43 个医疗中心 908 例样本的研究中指出,*BRCA1* 携带者自然绝经的平均年龄为 48.8 岁,*BRCA2* 携带者为 49.2 年,对照组为 50.3 年。Irit Ben-Aharon 在 2018 年的研究表明,*BRCA* 突变女性携带者的 AMH 的水平要低于同龄非携带者,且这种差异并不会随着年龄增加而减弱,同时 *BRCA* 突变女性携带者卵巢组织中的 AKT 及 AMH 的 mRNA 表达也降低。由此推测,AMH 明显低于同年龄段女性者,有很大可能存在 *BRCA* 基因突变的问题,而 *BRCA* 突变与乳腺癌风险增加相关,所以这些女性携带者的乳腺癌发病率可能高于非携带者。综上,女性绝经过早或 AMH 水平过低,可能对乳腺癌有间接预测作用,但仍需要更多相关研究证实。

4. **代谢综合征** 代谢综合征是指包括中枢性肥胖在内的多种代谢障碍,表现为胰岛素抵抗、血脂异常和高血压,心血管疾病和 2 型糖尿病(T2DM)风险增加。卵巢功能减退增加了这些代谢性疾病的发病率。大规模的人群研究在矫正了年龄、体重指数后,仍发现卵巢衰老后代谢综合征的风险增加,研究中指出,过早绝经(<40 岁)的女性 MS 的风险高出同龄女性 24%,卵巢功能对于代谢综合征发病风险的影响是独立于年龄因素的。卵巢功能减退对代谢综合征的影响包括:

(1)脂肪的重新分布:随着卵巢衰老,女性体内的脂肪重新分布,腹部皮下脂肪、内脏脂肪和臀部脂肪增加。横截面研究表明,即使在调整了体重指数和其他混杂因素后,女性卵巢功能低于同龄人者,其中心性肥胖的风险增加 5 倍。美国一项持续 6 年的随访研究对 543 名围绝经期女性进行观察,发现绝经后该组女性体重增加了 3.4kg,而腰围增加了 5.7cm。近期一项荟萃分析纳入包含 12 277 名绝经前后女性的 8 个试验,发现绝经后腰围平均增加 4.12cm。Lovejoy 对 156 例女性进行了 4 年随访,对腹部皮下和内脏脂肪分别用双能 X 射线吸收法和 CT 进行评估,发现随着年龄增长所有女性的腹部皮下脂肪都会增加,而只有绝经后女性的内脏脂肪会增加。

(2)血脂代谢障碍:中枢性肥胖和胰岛素抵抗增加了血脂异常的风险。对 2 659 名女性随访 7 年后发现,总胆固醇、低密度脂蛋白胆固醇、甘油三酯和脂蛋白 A 在绝经后期达到高峰。另有研究表明低密度脂蛋白胆固醇、载脂蛋白 B 和高密度脂蛋白胆固醇与卵巢衰老关系密切,但是否独立相关还需要更多研究。

(3)胰岛素抵抗:胰岛素抵抗是代谢综合征极其重要的表现。空腹血糖和糖耐量实验是评估胰岛素抵抗的金标准,但也有实验室会使用胰岛素浓度等指标。近期的两项实验中发现,如果用高胰岛素血症作为标准来评估,早绝经者在胰岛素敏感度上与对照组并无差别。然而,另一项研究比较了 208 名绝经前和 297 名绝经后妇女,单因素分析发现,绝经后的胰岛素水平明显更高,在校正了潜在的混杂因素,包括年龄、体重指数、甘油三酯、总胆固醇、低密度脂蛋白胆固醇、高密度脂蛋白胆固醇、收缩压和舒张压后,绝经仍然是胰岛素抵抗的一个独立风险因素。

(4)2 型糖尿病:卵巢衰老是否与 2 型糖尿病的发病相关一直备受科学家关注,目前尚无统一结论。韩国一项研究显示,绝经与 2 型糖尿病发病无相关性,然而同期欧洲一项对 8 099 名女性的随访研究发现,卵巢功能耗竭与 2 型糖尿病发生有相关性,早绝经者 2 型糖尿病风险较高。

　　综上,女性卵巢功能对维持全身各个系统的正常功能具有重要意义,因此卵巢衰老对女性健康的影响是全身性的。随着卵巢功能衰退,体内雌激素、AMH 等激素水平明显降低,心血管系统、神经系统、骨骼等的健康以及机体代谢均受到影响。如上所述,已有多项研究表明,卵巢功能相关指标与心血管疾病、神经系统疾病、骨质疏松、代谢异常、肿瘤等疾病的发生风险有一定相关性,卵巢功能过快或过早衰退可能引起疾病风险升高。尤其是在心血管系统,目前已经明确心血管疾病是"性别差异性疾病",初潮年龄、绝经年龄、生殖寿命和 AMH 等卵巢功能相关指标与心血管疾病发生风险相关,尤其 AMH 可以作为女性心血管疾病风险的独立预测指标。雌激素对人体骨代谢有重要作用,雌激素水平降低会促进骨质疏松的发生;绝经后女性患痴呆和阿尔茨海默病的风险显著高于绝经前女性和同龄男性;卵巢功能低下的女性其携带 *BRCA* 基因突变的概率较高,可能患乳腺癌的风险也较高。此外,绝经后女性发生代谢障碍的风险也更高,胰岛素抵抗、2 型糖尿病、血脂异常、高血压等疾病风险增加。但是诸多结论尚有争议,关系并不明朗,未来还需要更多的临床和基础研究,寻找特异、高效的指标,探索卵巢功能与这些疾病的关系,为卵巢衰老相关疾病的预防和诊治助力。

（丁　婷　杜小芳　文景宜　高越越）

参考文献

1. Maclaran K, Horner E, Panay N. Premature ovarian failure: long-term sequelae. Menopause International, 2010, 16: 38-41.

2. Wesselink AK, Rothman KJ, Hatch EE, et al. Age and fecundability in a North American preconception cohort study. American Journal of Obstetrics and Gynecology, 2017, 217: 667. e1-. e8.

3. Zhang Q, Wang YY, Zhang Y, et al. The influence of age at menarche, menstrual cycle length and bleeding duration on time to pregnancy: a large prospective cohort study among rural Chinese women. BJOG: an International Journal of Obstetrics and Gynaecology, 2017, 124: 1654-1662.

4. Lum KJ, Sundaram R, Buck Louis GM, et al. A Bayesian joint model of menstrual cycle length and fecundity. Biometrics, 2016, 72: 193-203.

5. Lass A, Gerrard A, Abusheikha N, et al. IVF performance of women who have fluctuating early follicular FSH levels. Journal of Assisted Reproduction and Genetics, 2000, 17: 566-573.

6. Kavic S, Cohen MA, Sauer MV, et al. Controlled ovarian hyperstimulation. Relationship of early serum E2 levels to the ultimate response of oocyte donors. J Reprod Med, 2001, 46: 637-640.

7. Korsholm AS, Petersen KB, Bentzen JG, et al. Investigation of anti-Müllerian hormone concentrations in relation to natural conception rate and time to pregnancy. Reproductive Biomedicine Online, 2018, 36: 568-575.

8. Broer SL, Mol BW, Hendriks D, et al. The role of antimullerian hormone in prediction of outcome after IVF: comparison with the antral follicle count. Fertility and Sterility, 2009, 91: 705-714.

9. Broer SL, van Disseldorp J, Broeze KA, et al. Added value of ovarian reserve testing on patient characteristics in the prediction of ovarian response and ongoing pregnancy: an individual patient data approach. Human Reproduction Update, 2013, 19: 26-36.

10. Fanchin R, Schonauer LM, Righini C, et al. Serum anti-Müllerian hormone is more strongly related to ovarian follicular status than serum inhibin B, estradiol, FSH and LH on day 3. Human Reproduction, 2003, 18:

323-327.

11. Du X, Ding T, Zhang H, et al. Age-specific normal reference range for serum anti-Müllerian hormone in healthy Chinese Han women: a nationwide population-based study. Reproductive Sciences, 2016, 23: 1019-1027.

12. Tan R, Pu D, Liu L, et al. Comparisons of inhibin B versus antimullerian hormone in poor ovarian responders undergoing in vitro fertilization. Fertility and Sterility, 2011, 96: 905-911.

13. Broekmans FJ, Faddy MJ, Scheffer G, et al. Antral follicle counts are related to age at natural fertility loss and age at menopause. Menopause, 2004, 11: 607-614.

14. Bancsi LF, Broekmans FJ, Eijkemans MJ, et al. Predictors of poor ovarian response in vitro fertilization: a prospective study comparing basal markers of ovarian reserve. Fertility and Sterility, 2002, 77: 328-336.

15. Engmann L, Sladkevicius P, Agrawal R, et al. Value of ovarian stromal blood flow velocity measurement after pituitary suppression in the prediction of ovarian responsiveness and outcome of in vitro fertilization treatment. Fertility and Sterility, 1999, 71: 22-29.

16. Steiner AZ, Pritchard D, Stanczyk FZ, et al. Association between biomarkers of ovarian reserve and infertility among older women of reproductive age. Jama, 2017, 318: 1367-1376.

17. Nelson HD. Menopause. Lancet, 2008, 371: 760-770.

18. Hartge P. Genetics of reproductive lifespan. Nat Genet, 2009, 41: 637-638.

19. He C, Kraft P, Chen C, et al. Genome-wide association studies identify loci associated with age at menarche and age at natural menopause. Nat Genet, 2009, 41: 724-728.

20. Sherman BM, Korenman SG. Hormonal characteristics of the human menstrual cycle throughout reproductive life. J Clin Invest, 1975, 55: 699-706.

21. van Disseldorp J, Faddy MJ, Themmen APN, et al. Relationship of serum anti-Müllerian hormone concentration to age at menopause. J Clin Endocrinol Metab, 2008, 93: 2129-2134.

22. Broer SL, Eijkemans MJ, Scheffer GJ, et al. Anti-Müllerian hormone predicts menopause: a long-term follow-up study in normoovulatory women. J Clin Endocrinol Metab, 2011, 96: 2532-2539.

23. Freeman EW SM, Lin H, Gracia CR. Anti-Müllerian hormone as a predictor of time to menopause in late reproductive age women. J Clin Endocrinol Metab, 2012; 975 (5):1673-1680.

24. Tehrani FR, Solaymani-Dodaran M, Tohidi M, et al. Modeling age at menopause using serum concentration of anti-Müllerian hormone. J Clin Endocrinol Metab, 2013, 98: 729-735.

25. Depmann M, Eijkemans MJ, Broer SL, et al. Does anti-Müllerian hormone predict menopause in the general population？ Results of a prospective ongoing cohort study. Hum Reprod, 2016, 31: 1579-1587.

26. de Kat AC, van der Schouw YT, Eijkemans MJC, et al. Can menopause prediction be improved with multiple AMH measurements？ Results from the prospective Doetinchem Cohort Study. J Clin Endocrinol Metab, 2019.

27. Gohari MR, Ramezani Tehrani F, Chenouri S, et al. Individualized predictions of time to menopause using multiple measurements of antimullerian hormone. Menopause, 2016, 23: 839-845.

28. Bertone-Johnson ER, Manson JE, Purdue-Smithe AC, et al. Anti-Müllerian hormone levels and incidence of early natural menopause in a prospective study. Hum Reprod, 2018, 33: 1175-1182.

29. Shi J, Zhang B, Choi JY, et al. Age at menarche and age at natural menopause in East Asian women: a genome-wide association study. Age, 2016, 38: 513-523.

30. Peters SA WM. Women's reproductive factors and incident cardiovascular disease in the UK Biobank. Heart, 2018, 104: 1069-1075.

31. Ley SH LY, Tobias DK, et al. Duration of reproductive life span, age at menarche, and age at menopause are associated with risk of cardiovascular disease in women. J Am Heart Assoc, 2017, 6: e006713.

32. Brand JS vdSY, Onland-Moret NC, et al. Age at menopause, reproductive life span, and type 2 diabetes

risk: results from the EPIC-InterAct study. Diabetes Care, 2013, 36: 1012-1019.

33. Muka T WC, Kunutsor S, et al. Association of age at onset of menopause and time since onset of menopause with cardiovascular outcomes, intermediate vascular traits, and all-cause mortality: a systematic review and meta-analysis. JAMA Cardiol, 2016, 1: 767-776.

34. Kim SH SM, Park SB. Association between duration of reproductive lifespan and Framingham Risk Score in postmenopausal women. Maturitas, 2015, 82: 431-435.

35. Tehrani FR EH, Cheraghi L, et al. Lipid profiles and ovarian reserve status: a longitudinal study. Hum Reprod, 2014, 29: 2522-2529.

36. de Kat AC, Verschuren WM, Eijkemans MJ, et al. Anti-Müllerian hormone trajectories are associated with cardiovascular disease in women: results from the Doetinchem cohort study. Circulation, 2017, 135: 556-565.

37. Ben-Aharon I, Levi M, Margel D, et al. Premature ovarian aging in BRCA carriers: a prototype of systemic precocious aging？Oncotarget, 2018, 9: 15931-15941.

第七章

卵巢衰老的防治管理

第一节　卵巢衰老的防治理念

器官衰老是衰老问题的核心。目前观点认为,器官衰老驱动了多种疾病如阿尔茨海默病、肿瘤、心血管疾病、糖尿病等的发生和发展,而延缓衰老是推迟甚至对抗上述疾病的有效办法。器官衰老逐渐被认为是一种疾病状态,已被推动到需要治疗的阶段。近期研究发现,人的表观年龄可被逆转,这是衰老领域的一个重大突破,为抗老防衰带来了一线曙光。卵巢作为女性的生殖和内分泌器官,它的重要性不言而喻。近几十年来,卵巢衰老的基础和临床研究日益受到重视。卵巢衰老的危害已在本书第三章详细阐述,保护卵巢储备和功能、延缓卵巢衰老和延长生殖寿命已成为当下广大女性的迫切需求,也是妇产科医师和保健工作者应有的责任和义务。

两千多年前,《黄帝内经》中曾经提出:"上医治未病,中医治欲病,下医治已病"。可见,疾病早期预防比治疗更为关键。其中,防治结合的综合管理理念同样适用于卵巢衰老。同样,西方医学也一直强调一个观念:"Prevention Is the Best Treatment/Therapy"。未病先防、预防即是最好的"治疗"。

卵巢衰老是一个长期、复杂、多因素参与的病理过程,年龄、遗传、环境、社会心理、生活方式、医源性、感染和免疫等因素可直接或间接影响卵泡数量和质量,导致卵巢储备和功能下降,加速卵巢衰老进程。卵巢衰老的预防和治疗,应当针对卵巢衰老的不同病因和影响因素、发病机制和病理阶段,采取相应的、综合的防治措施,包括:"已衰的"——已绝经女性的多学科协作治疗;"欲衰的"——DOR、POI患者尽早干预;"未衰的"——当前意义上功能正常女性的维护保养。在此理念基础上,卵巢衰老的防治可以从以下七个方面开展,又称为卵巢衰老防治的七大策略。当然,除了立足当下,前沿探索也应永不止步。

(一) 科普教育

鉴于卵巢的衰老是一个累积性、渐进性和复杂性的过程,卵巢功能的日常维护和保养非常重要。各单位和机构有必要开展各种形式的卵巢功能保护科普教育。正确认识卵巢衰老应成为女性必修课程。广大女性应意识到,卵巢衰老是女性必经过程。了解卵巢衰老的病因和影响因素、熟悉卵巢衰老的临床特征及评价标准,掌握卵巢功能的日常维护方法如保持良好情绪和健康生活方式等,有助于在源头上避免接触卵巢衰老的有害因素、及时发现卵巢

储备 / 功能下降并寻求有效帮助,甚至能够达到延缓卵巢衰老进程的目的。如此,在卵巢储备 / 功能开始出现衰退迹象的时候,不至于惊慌失措。根据个体健康状态和个人需求,女性可通过积极寻求专科医师帮助,获得生育辅助、围绝经期相关症状改善以及长期健康管理的专业诊治建议,有利于身心健康。因此,针对广大女性,开展各种形式的科普教育并构建基于个人、社区、医院和社会的综合管理具有重要的意义。

(二) 社会心理支持

现代女性肩负了很大的压力与责任,而心理长期感知压力所致的慢性过度应激、教育水平和社会地位的低下等社会心理因素与女性卵巢功能减低相关。为了守护卵巢健康,女性应当尽量保持乐观的心态和轻松愉悦的心情,正确对待心理冲突,学会心理调适和情绪调节。保持心理健康,必要时寻求社会心理支持可防止因心理压力和应激造成的卵巢功能障碍。女性可通过社会心理支持在物质、精神、生理、心理上得到帮助和支持,缓解焦虑和压力情绪、减少应激,进而降低卵巢衰老的发生概率。

(三) 生活方式干预

健康的生活方式不仅有利于全身心健康,对于卵巢功能的保护和卵巢衰老的延缓也有助益。多项研究提示,健康的生活方式如戒烟限酒、热量限制及营养补充、适度锻炼、规律生活、充足睡眠等有助于延缓卵巢衰老,推迟绝经时间,是防治卵巢衰老的基本措施。另外,应避免接触有害物质,如大气有害物、化学污染物、麻醉气体、辐射、噪声等,也是防止早绝经的必要措施。对于接受激素治疗的患者,同步调整生活方式可降低激素治疗的远期风险。但目前这些研究证据不够充分,且各种行为方式发挥作用的权重仍不清楚,需要进一步探索。

(四) 遗传咨询

遗传因素在卵巢衰老患者中扮演重要角色。针对 POI、原发闭经(primary amenorrhea)或具有相关家族史的高危人群,建议尽早进行遗传咨询。通过遗传学检测筛查家族性致病基因型有助于鉴别高危人群。妇产科医师以及医疗保健工作者应提前对这类人群制订卵巢功能的保护策略,为携带者提供生育计划、保存生育力,尽早完成生育,尽可能保护内分泌或相关器官功能。通过高通量测序技术检测相关基因及染色体变异,筛查、鉴别高危人群,提前制定卵巢功能保护策略。

(五) 医疗相关性卵巢损伤的防护

针对医疗相关性损害主要包括手术、放疗和化疗造成的卵巢损伤,重点在防。手术可能会对卵巢造成直接损伤。术前对卵巢功能的监测评估、术中对卵巢组织的保护、术后的继续监测评估以及相关保护策略的应用对手术所致的卵巢损伤意义重大。对放疗所致的卵巢损伤,可通过卵巢移位术(ovarian transposition)来避免放射线的损伤,也可进行卵巢组织的冻存和移植。对化疗所致卵巢的损伤,首先需要规范化疗指征、选择对性腺毒性较小的化疗方案,同时可以使用促性腺激素释放激素类似物以及卵子、胚胎或卵巢组织冷冻保存。但上述措施多为有创操作,可能耽误化疗,效果尚存争议。且主要适用于生育力保护,无法长期维持卵巢功能。因此,针对医源性卵巢损伤的防治仍有待进一步探索。

(六) 生育相关问题管理

生育相关的问题,以往更关注在女性肿瘤患者生育的保护、保留和保存。除此之外,针对很多没有明确病因或其他各种因素所致的 DOR、POI 患者,其生育问题亦面临许多困难,受到诸多挑战。因此,这类问题的解决途径和方法既往被称为"处理",因其具有长期性和复杂性的特点,目前公认"管理"为宜。

生育保护、保留、保存主要针对肿瘤患者放化疗、手术、职业等因素所致卵巢损伤及 POI/早绝经高风险人群。在充分考虑患者年龄、意愿、婚姻状况后,建议合适的方案。目前比较成熟的方案主要有胚胎冻存、成熟卵母细胞冻存等。卵巢移位、卵巢组织冻存再移植、促性腺激素释放激素激动剂、中医药等,这些方案可在一定程度上提升卵巢储备 / 功能减退患者的自然妊娠或辅助生殖技术的成功率。但这些技术的有效性有待进一步验证,部分技术的安全性和伦理问题也应受到重视。对于已发生卵巢功能减退且有生育要求者,可告知其仍有自发排卵、妊娠甚至恢复卵巢功能的机会。如无生育要求,则按照一般管理方案进行,力争维持卵巢功能、减缓卵巢功能衰退,关注远期健康问题。

(七) 激素替代治疗

POI/POF、早绝经的女性,若无禁忌应建议其进行激素治疗。激素治疗不仅可以缓解低雌激素症状,而且对骨质疏松性骨折可起到一级预防。青春期 POI 患者的激素治疗应注意进行青春期诱导。POI 患者仍有自然妊娠的机会,有生育要求者则应选用天然雌激素和孕激素治疗;无生育要求者在激素治疗过程中应告知采取避孕措施。具体应用参见国内外相关指南。激素替代可缓解围绝经期女性症状,但其对卵巢储备 / 功能是否有改善作用并不清楚。除了经典激素替代治疗,亦有报道称其他激素类药物如脱氢表雄酮(dehydroepiandrosterone,DHEA)、生长激素等具有卵巢功能保护作用,但仍需大量研究证实其安全性和有效性。

(八) 前沿探索

除了上述生育力保护和激素治疗策略等,科学家们还进行了许多卵巢储备 / 功能保护的相关探索。随着卵巢衰老的基础和临床研究的日益增多,针对卵巢衰老的病理生理过程或发生机制,越来越多的新型技术和药物被用来探索卵巢功能保护效应,如干细胞治疗、线粒体移植、新型药物治疗(抗氧化剂、表观遗传调节药物、热量限制类似物、端粒酶激活剂、免疫调节剂、激素类药物和其他小分子药物及植物提取物)、中医药治疗、3D 人工卵巢、卵巢体外激活技术、盆底康复治疗和基因治疗等。这些策略和方法目前处于初步探索阶段,运用于临床仍需要更多的基础和临床研究。卵巢衰老的防治要根据不同病因和影响因素,以及卵巢衰老的不同阶段和状态选取适当的、综合的策略和方法。要以预防为主、防治结合,采用多学科协作的综合管理,避免卵巢早衰的发生,尽可能延缓卵巢衰老、延长女性生殖寿命。卵巢衰老的防治主要包括临床管理、日常维护和前沿探索三大方面。本节讨论的重点在于卵巢衰老的防治理念和策略,其具体的防治措施和方法,包括药物策略和前沿探索等将在随后章节进行详细阐述。

(张金金 陈 骞)

参考文献

1. Fahy GM,RT Brooke,JP Watson,et al.Reversal of epigenetic aging and immunosenescent trends in humans. Aging Cell,2019,18(6):e13028.
2. 王世宣. 卵巢衰老的影响因素、临床评价及管理策略共识. 实用妇产科杂志,2019,35(11):823-827.

第二节　卵巢衰老的卫生管理

随着社会的发展和医学的进步,传统的生物医学模式逐渐向生物 - 心理 - 社会医学模式转变,新的医学模式把人体视为受生理、心理、环境、社会等多种因素共同影响的整体,促使医学观念逐渐由"以疾病为中心"转向"以患者为中心",诊疗服务由单一的医疗型逐步转化为医疗 - 预防 - 保健 - 康复型。医学模式的转变促进了医疗、护理模式的转变,使医疗、护理工作不再局限于单纯的基础治疗,进一步扩展到治疗、康复、预防、健康教育等多个领域,这对医院的临床管理提出多方面要求。在这种背景下,医院必须顺应当前社会化发展的趋势和患者的需求,不断进行改进和革新。

随着老龄化的加剧,我国绝经女性人群急剧扩大,预计 2030 年这一群体将超过 2.8 亿,长期雌激素缺乏不但会引起一系列躯体、精神、心理症状,远期更可能增加骨质疏松、心脑血管疾病的发病风险,以上均可给个体、家庭和社会带来沉重的负担。因此,医院应重视这一发展趋势,在传统单一诊疗服务的基础上,为患者提供生理、心理、社会相结合的综合治疗服务,积极设立专科门诊,开展相关健康教育、心理咨询、预防保健等活动,同时加强医务人员的继续教育,全面提高医疗服务质量,做到真正满足卵巢衰老患者的医疗卫生服务需求,从容应对老龄化社会。

近年来全国各地兴起的"医后服务"体现了新时代医疗服务的新概念。顾名思义,"医后服务"是医院医疗服务由医院内到医院外的延伸,是患者在医院诊疗中享受的一次性服务向长期服务的转变,使患者在医院外仍然可以得到医护人员的指导和诊疗。"对患者进行定期家庭随访""提供出院指导书和医师联系卡""向患者提供健康信息、心理支持"等多种形式"医后服务"的兴起提示我们,随着医学模式的改变,医院基本功能正在发生变化,主要包括:提供医疗服务、培训医务人员、开展相关科学研究、疾病防治和社会医疗服务五个方面,医院的基本功能逐渐由简单的治疗转向治疗、保健、康复等综合化和全面化的服务功能。

本节主要从患者、医护人员、卫生管理机构等方面来阐述卵巢衰老患者的卫生管理现况及展望。

一、医院健康教育

医院健康教育(hospital health education)是指各级各类医疗保健机构和人员在临床实践过程中,伴随医疗保健活动而实施的健康教育。狭义地讲,医院健康教育是以患者为中心,针对前往医院接受医疗保健服务的患者及其家属所实施的健康教育活动,其目的是针对患者的健康状况和疾病特点,通过健康教育实现三级预防,促进患者的身心康复。随着医院预防保健职能和服务功能的扩大,医院健康教育的对象由患者群体扩展到社区群体和医院职工;在空间上,由医院内扩展到社区;在内容上,由三级预防扩展到人的生命全过程,由单一的医学知识传播扩展到心理卫生教育和行为干预。

国外医院健康教育发展可追溯到 20 世纪 50 年代,早于中国健康教育开展。20 世纪 50 年代,美国退伍军人行政协会负担退伍军人的医疗费用支出,为了减少退伍军人的医疗费用,该协会很重视患者的健康教育,在刊物上发表健康教育相关资料,提高患者的自我保健意识和能力,形成了医院健康教育的雏形。1978 年,美国已有 3 000 多所医院开始进行健康教育,此时美国的医院健康教育进入快速发展的新阶段。目前,美国各医院均设立健康教育委员会,有完善的健康教育网络和健康教育管理体系,医院健康教育的覆盖率和质量管理均处于领先水平。美国的健康教育事业开始得最早,发展较为成熟。而我国有组织有计划地开展医院健康教育工作起始于 20 世纪 70 年代,虽然起步较晚,但发展迅速,得到了卫生行政部门、医院和社会的广泛支持和重视。20 世纪 70 年代末期,我国的医院健康教育工作随着健康教育学科的确立而开始发展。1997 年,中国健康教育协会医院健康教育专业委员会成立,我国医院健康教育和健康促进协作网络初步形成。2009 年,《中共中央、国务院关于深化医药卫生体制改革的意见》明确指出:"医疗卫生机构及机关、学校、社区、企业等要大力开展健康教育,倡导健康文明的生活方式,利用广播、电视、网络、报纸杂志等媒体,加强健康教育、医药卫生知识的传播,促进公众合理营养,提高广大人民群众的健康意识和自我保健能力"。目前,全国范围内各级医院制定了《医院健康教育工作规范》,为提供高质量的医院健康教育服务提供了保障。

(一)卵巢衰老患者进行医院健康教育的内容和意义

1. 通过心理护理干预改善卵巢衰老患者的心理健康状况 研究发现,卵巢衰老患者,尤其是处于生育期的女性,易出现人际交往困难、焦虑、易怒、心理压力过大等负性情绪,严重降低患者的生活质量。此外,长期的不良情绪可能对 HPO 轴产生持续的负性刺激,进一步诱发疾病。因此,在卵巢衰老的诊疗过程中,医护人员应主动对患者进行心理评估,积极开展心理护理干预,针对患者不同的心理状况制订个性化心理干预措施,给予科学的心理健康指导,使患者在治疗过程中能以积极乐观的心态对抗疾病,提高治疗效果。

目前针对卵巢衰老患者的心理护理干预方法主要包括心理教育、家庭支持和放松心理疗法。心理教育常由掌握了临床专业知识和心理咨询技巧的医护人员开展,通过与患者在疾病知识和心理状态方面的沟通交流,帮助患者树立信心,缓解、减少不良情绪。在患者治疗期间,家属的支持对于患者的治疗和康复也非常重要。医护人员应积极与家属沟通,及时给予患者安慰和鼓励,也可以指导家属学习一些常用的护理干预技巧,进而提高心理护理干预质量。最后,护理人员也可以引导患者多听一些舒缓的音乐,进行深呼吸、静坐、慢跑等放松的运动,以缓解患者在治疗期间的心理压力。

2. 通过健康教育促进患者的治疗、随访依从性 美国一项研究发现,临床上大约 15%~95% 的医嘱被患者忽视,医嘱执行力较差的主要原因是患者不了解医师所开医嘱的合理性和必要性。对于卵巢早衰患者,激素替代治疗是临床常用的治疗方法之一,但用药时间较长,很多患者中途放弃治疗,而合理的医院健康教育一方面能使患者认识到该疗法的科学性和必要性,增加患者的诊疗依从性;另一方面也能缓解患者的不良情绪,更加积极主动地配合治疗。

综上,卵巢衰老健康教育应以患者为中心,针对卵巢衰老患者的疾病知识宣教,从疾病病因、常见治疗方案、不良行为方式、疾病预防和自我保健等多方面形成科学的、系统的健康教育方案。常见的卵巢衰老健康教育内容包括就诊常识、疾病防治常识、各种临床检验/检查知识、用药相关常识、家庭护理常识等。应当注意的是,由于患者及家属的教育背景不同,疾病的进展阶段不同,妊娠需求等也各有差异,开展疾病相关知识宣传教育时应当注意根据患者的特征和需求选择个性化教育内容,使用简单易懂的语言向患者传递知识。

3. 通过健康行为方式干预促进卵巢衰老的病因预防　除了遗传和免疫因素,众多研究发现卵巢衰老还受生活方式和社会经济状况等多种因素影响。女性早期暴露于内外不良环境,如行为方式、饮食、疾病等,也可能成为生殖衰老在不同时间启动的影响因素。例如过度减肥造成的体脂含量骤减,抽烟、酗酒、缺乏体育锻炼等不良习惯均被认为是卵巢衰老的危险因素。个人不良习惯是在长期生活环境中养成的,但也都是可控的。通过恰当的健康行为方式干预,改变高危人群的不良生活习惯,促使人们自愿建立健康行为,消除或减少危险因素暴露,从而实现卵巢衰老的病因预防。

健康行为方式干预应建立在良好的疾病知识传播的基础上,主要包括健康行为指导和健康行为矫正两类:健康行为指导是指通过语言、文字、图片、视频等资料和示范,指导患者建立健康的行为态度,做出行为决策,帮助形成新的健康行为方式;健康行为矫正是通过设计特定的干预程序,以条件反射的方式来矫正已形成的不良习惯,从而建立新的健康行为习惯。适用于卵巢衰老患者健康行为矫正,例如吸烟、喝酒、暴饮暴食等成瘾行为的矫正。健康行为矫正的干预步骤如下:首先选择一个可控制的行为作为干预目标,例如吸烟;然后评估该行为之前的发生频率及程度,建立基线资料,例如吸烟者每天抽 20 支烟;接着确定干预方案并实施行为矫正,例如计划目标是降低目标行为的频率,如果教育对象当天吸烟数量少于 20 支,则给予连续的正向刺激,反之给予连续恰当的抑制性刺激。最后,当教育对象的行为矫正达到预期要求,应逐渐减少各种刺激,帮助教育对象把目标行为内化为自觉的行为习惯。

(二)卵巢衰老患者医院健康教育的形式

医院健康教育是根据患者及家属的个性化需求,在诊疗服务中对患者进行针对性健康宣传教育。根据健康教育开展场所的不同,可以分为门诊健康教育、随访健康教育和社区健康教育。

1. 门诊健康教育　门诊健康教育是指患者在门诊就医的过程中开展的健康宣传教育。医院门诊具有患者人数多、集中性强、流动性大的特点,在门诊治疗过程中很难开展系统、集中、统一的健康教育。根据门诊患者及诊疗的特点,门诊健康教育应针对患者普遍面临的共性问题,进行简明扼要的健康宣传教育活动。卵巢衰老患者的门诊健康教育主要形式包括候诊教育、随诊教育、门诊咨询教育和专题讲座及培训班等。

(1)候诊健康教育:是指因卵巢衰老相关疾病就诊的患者在候诊期间,医护人员针对卵巢衰老相关疾病的防治知识进行的宣传教育。通过候诊教育,既能充分利用患者的候诊时间,安抚患者紧张、焦虑的情绪,维持候诊大厅秩序,又能使患者及家属获取疾病相关知识。候诊教育的常见形式有口头讲解、宣传教育栏、通过分诊台发放的卫生报刊、宣传材料等,也可通过闭路电视、室内广播等提供疾病相关科普知识、就诊常识等。

(2)随诊健康教育:是指医护人员在对患者检查或诊疗过程进行的简短的、面对面的口头讲解与健康指导。随诊教育是门诊健康教育最常见也是最主要的形式,能根据患者的病程进展、心理状态、文化程度等情况进行针对性的宣传教育。例如有些患者过于迷信中药治疗,而不顾病情是否适用,强求使用中药治疗,对于这类患者,医师在诊疗过程中,应向他们说明中药的利弊和适应证,增加患者对中药相关知识的了解,有利于增加患者治疗依从性。应当注意的是,随诊教育不宜过于详尽,否则占用过多时间,影响诊疗速度。

（3）门诊咨询教育：是指在医院内设立卵巢衰老专科咨询门诊，对患者及家属进行卵巢衰老疾病与健康相关问题解答和指导的健康咨询服务。这就要求承担咨询工作的医务人员在卵巢衰老疾病方面具备丰富的医学知识和临床诊疗经验，并且充分了解心理学知识和医患沟通技巧，在对患者及家属的一对一指导中，才能认真、准确地解答患者的问题。

在门诊健康宣教中，医护人员应注意以下几点：①谈话内容要准确客观，重点突出，以免内容繁杂干扰患者的理解；②重要的观点应适当重复，以加强患者的理解和记忆；③在健康教育和健康咨询中应尽量避免使用诱导式提问和复合式提问，这两种提问方式得到的回答可能不准确；④及时反馈患者，建立良好的医患沟通关系，也可以鼓励和引导进一步深入展开话题。此外，文化水平较低的患者，可能不善于接纳和理解新知识，对这些患者的健康教育应遵守少量多次的原则，语言表述尽量简单易懂，也可适当借助图片、模型等道具进行宣教。

2. **社区健康教育** 社区健康教育也是医院开展健康教育的常见形式之一，例如专题讲座和社区义诊。社区健康教育的开展既能有效提高人们对更年期、卵巢衰老等相关疾病的知识知晓率和预防保健意识，也有利于提升医院的公众形象和社会效益。

社区健康教育的前期宣传工作十分重要，组织者应通过多种渠道宣传讲座、义诊信息，并选择具有丰富临床经验、沟通能力较强的医师担任主讲人。此外，社区健康教育选择在特定的节日或卫生宣传日开办，可以提高健康宣传的现实意义和效果，例如利用妇女节、母亲节、世界更年期日等女性节日开展社区义诊活动。

在社区健康教育过程中应注意以下技巧：首先要做好准备，了解听课对象的基本情况和教育需求，以此确定授课内容及深度；其次是讲课的内容应准确可靠，授课方式应有系统性和逻辑性，由浅入深，层次分明；最后，在讲座过程中，演讲者应具备良好的心理素质，增强授课的艺术性，例如对自己讲课的内容有信心可增强患者的信任感，反馈意识有助于演讲者灵活应对，恰当地使用比喻、幽默的语言有利于调节现场气氛，使患者在精神放松的状态下吸收知识。

3. **媒体健康教育** 随着数字媒体终端的快速发展，移动设备、微信、网页已成为人们获取信息的重要方式，有效使用媒体平台开展卵巢衰老健康宣传教育，能打破时空限制，不但可以鼓励人们利用碎片时间学习疾病相关知识，也有助于建立科学的随访，是新时代医院开展健康教育和健康指导的有效模式之一。媒体健康教育常见三种形式：①网络诊疗服务：由医务人员为患者或咨询人员进行远程诊疗，提供健康信息，具有个性化、时效性、便捷、经济的优点；②健康知识推送：通过互联网或微信平台，为卵巢衰老门诊患者定期推送疾病相关知识，常见的推送内容包括疾病相关危险因素、诊疗过程中的自我管理、健康生活行为和健康理念等知识；③随访健康教育：主要针对需要长期健康指导的卵巢衰老患者，对其进行长期追踪的健康教育形式，通常由主管医师对患者及家属进行定期或不定期的随访教育，针对患者的病程进展，及时修正治疗方案。

媒体健康教育中应注意以下技巧：①发布内容应"短小精悍"：当今生活节奏快，信息爆炸，人们更倾向于接受"快餐文化"，因此通过媒体发布的内容应取精华部分，使大众易于接受；②提高互动：网站、微信平台等是双相传播媒体，利用这些平台与患者及其家属形成良好的互动，能有效提高平台的人气和关注度；③重视平台宣传：可利用自媒体、海报、院内活动等多途径进行平台宣传,增加健康教育普及人群。

(三) 医院健康教育的组织和实施

医院健康教育工作贯穿于患者就医的整个阶段,开展需要医院多个部门配合,因此,应建立规范的医院健康教育工作制度、完善的医院健康教育管理机制以及明确的健康教育效果评价方法,并将患者的健康教育质量各种考核指标纳入医疗质量管理体系,保证医院健康教育工作的经常化、制度化和规范化,提高医院健康教育质量。

1. **建立完善的医院健康教育管理、考核机制**　医院健康教育工作需要在医院职能部门和业务科室的配合下完成,各级管理部门的组织协调和临场工作人员的沟通至关重要。多数医院将患者健康教育工作纳入预防保健科的工作范畴,科内设有专职人员分管医院健康教育工作,主要职能是负责医院各科室的健康教育工作,在分管领导的指导下,开展健康教育相关工作:制订年度和阶段性健康教育工作计划,并参与组织、实施和评价;对各科室健康教育工作提供业务指导,定期开展健康教育工作的检查和评价;定期组织医护人员进行健康教育技能培训和业务考核;购置健康教育相关器材设备并督促业务科室相关负责人做好保管工作,编制、发放健康教育材料;负责医院健康教育工作的记录和总结,定期开办健康教育工作的协调会议,保证医院健康教育工作有条不紊地开展。此外,医院健康教育的开展还需要相关业务科室配备健康教育专业技术人员,健康教育专业人员应具备临床医学和公共卫生专业的基础知识,接受过健康教育专业技能培训,具有良好的组织协调能力和社交能力。

2. **建立医院健康教育工作网络**　目前多数医院开展健康教育是以业务科室为单位,一般由科室主任或护士长负责,由指定的医护人员或专职健康教育工作者负责健康教育的日常工作,并由医院行政科室负责健康教育工作的评价和考核,形成完善的医院健康教育网络。科室开展医院健康教育主要包括以下内容:按照本院健康教育计划,在本科室积极开展患者健康教育;定期组织本科室健康教育相关医护人员参加医院健康教育技能培训;组织开展各种形式的患者健康教育活动;对患者健康教育的效果进行评价和考核。

3. **完善医院健康教育的材料与设备管理**　宣传橱窗、阅读栏、健康宣传教育教室等基本设施,投影机、闭路电视等基本设备,健康教育宣传册、宣传海报等基本材料都是开展健康教育活动的基本载体。健康知识的传播需要依赖这些基本设备,所以医院和科室应在健康教育工作中给予必要的经费投入。此外,这些设备应由专人负责管理和保养,以保证健康教育活动有条不紊地开展。

(四) 医院健康教育的效果评价

评价即为比较,把实际结果与原定计划进行比较,进而分析产生差异的原因,提出解决方案,提高健康教育计划的执行效率。医院健康教育的效果评价是对健康教育计划实际实施效果的全方位评价,以便及时改进计划,保证健康教育计划的科学性和可行性。

1. **评价患者健康教育需求**　通过对健康教育现场的调查分析,了解患者需要掌握的知识和必备的技能。在健康教育效果评价时应包括教育计划能否解决患者的需求;若患者同时有多种教育需求时,应评价是否由于时间限制遗漏患者的重要健康需求,降低患者的教育效果,减少其信任感和参与感。

2. **评价健康教育方式的合理性**　恰当的教育方式能使健康教育的效果事半功倍。因此,效果评价应包括健康教育方式是否依据教育的对象、时机、场合等因素。

3. **评价健康教育目标的实施进展**　健康教育目标分为不同层次,实现目标是一个循序渐进的过程,前一个健康目标是后一个目标的前提和基础。例如,对肥胖的卵巢衰老患者进行的健康教育活动中,教育效果可分为:

(1)健康知识知晓率提高。

(2)合理控制饮食,改善不良行为习惯。

(3)体重减轻。

(4)卵巢衰老疾病相关指标的改善,如月经情况、实验室指标等。

(5)生育率提高。

卵巢衰老患者在诊疗过程中面临着家庭、社会、经济等多方面的压力,对健康教育的需求日益增加。有效的医院健康教育能够帮助患者及家属对卵巢衰老疾病建立正确的认识和观念,在卵巢衰老疾病的治疗和改善生活质量方面发挥着重要的作用。

二、更年期保健特色专科

在当前的医疗背景下,临床科室开展的业务广泛,而且各种疾病的诊疗新技术、新理论更新很快,对于医师个体而言,即使是在本专业范围内也很难同时对各种疾病都有较为深入的研究。通常,各位医学专家都有自己的特长,在自己的亚专业方向上具有一定的造诣。在此背景下,发展特色专科,既有助于发挥医师在专业领域的特色和优势,也能为患者提供便捷的精准化诊疗服务,是新时期医疗发展的必然趋势。

据报道,目前我国的更年期女性人数已跃居世界首位,每年有超过 1.2 亿女性深受月经紊乱、潮热盗汗、多疑易怒、失眠多梦等更年期综合征(climacteric syndrome)的困扰。如果不重视治疗和保养,还会出现骨质疏松、泌尿生殖道萎缩等远期并发症,同时更年期也将为高血压、冠心病、糖尿病、肿瘤等老年病埋下隐患。除了生理性更年期疾病,病理性卵巢早衰疾病和卵巢功能减退疾病近年来发病率也逐渐升高。尤其是随着我国全面两孩政策的实施,很多高龄女性有生育需求,但又面临着卵巢早衰或卵巢储备功能下降,所以针对卵巢衰老相关疾病建立的特色专科是十分重要且必要的。

(一)设立更年期保健特色专科的意义

1. **为患者提供精细化、多元化的医疗服务**　随着社会经济的发展和医疗模式的转变,传统诊疗模式中医院提供的"细"而"专"的医疗服务不再能满足患者的就医需求,"精"而"专"诊疗模式的建立在医疗卫生改革中势在必行。在当前的医疗背景下,患者精细化、多元化的医疗服务需求与医学学科细分之间的矛盾越来越突出。而特色专科的兴起,作为一种有效的解决办法逐渐被众多医院采用。在学科细分的环境下,特色专科是为满足患者多元化、个性化的就诊需求而产生的,也是将来医院诊疗模式发展创新的方向。

2. **为患者就医提供便利**　更年期保健特色专科可以使患者更加便捷地享受医疗资源,享受一步到位的医疗服务,符合新时代在新的医学模式下患者对医疗服务的需求。首先,更年期保健特色专科采用按"病种"就医的方式,有效解决了患者就医时不知道挂哪个科室哪个专家号的问题,使患者有更加精准高效的就医体验。其次,医院设立特色专科门诊的同时,也应当根据卵巢衰老疾病特点、本院患者的人群特征、门诊就医流程的特征科学地管理门诊。例如在专病门诊候诊区增加卵巢衰老相关疾病的预防保健等宣传知识,或者在专病所在诊疗区附近设置常用检查、治疗及必要的辅助设备,简化患者就医流程,使其在诊区内就能完成疾病的检查、诊断、治疗和预防保健宣传。此外,对于需要复诊的卵巢衰老疾病患者,专病门诊医师可以使用门诊电子诊疗系统直接与患者提前预约复诊时间,能极大提高患者就诊的计划性和延续性。总体来说,专病门诊为卵巢衰老患者的就诊提供"一站式服务",简化就诊流程,改善就诊体验,有助于提高患者满意度,改善医患关系。

3. **提高临床治疗效果** 更年期保健特色专科门诊可以为患者提供有针对性且连续性较好的诊疗服务,同时促使患者和医务人员建立长期的医患关系,增加患者对医师的信赖感和就诊依从性。另一方面,负责专病门诊的医师在具有丰富的理论知识的基础上,能够长期接诊同一疾病的患者,积累临床实践经验,从而进一步探索卵巢衰老相关疾病的诊疗规律,在该领域形成更具权威的临床路径,提高诊疗水平。目前已有研究报道专病门诊在规范化诊疗中的优势。国内一项研究对 180 例患有中重度持续性变应性鼻炎的专病门诊患者和非专病门诊患者进行对比,在首次就诊 3 个月后,专病门诊就医的患者的坚持用药率、正确用药率和定期复诊率均显著高于非专病门诊患者。此外,专病门诊患者的变应性鼻炎诊疗防治相关知识的知晓率、对疾病治疗的满意度也均显著高于非专病门诊组患者。这提示我们专病门诊管理模式在患者诊疗过程中的明显优势,有利于对患者进行系统的管理和健康教育,提高患者对疾病的认知和诊疗依从性,从而提高临床治疗效果。

4. **积累疾病的临床科研数据** 患者就诊的病例资料是临床科研数据的基础,更年期保健特色专科门诊的设立有助于医师为患者建立个人档案,通知其定期复诊,接受规范的诊疗活动。在患者知情同意的情况下,可收集患者诊疗过程中的病例数据,也可以进一步研究患者生活环境、行为习惯、心理健康状况等多种因素对卵巢衰老疾病发生及转归的影响。既可以探索疾病发生、发展的流行病学特征,为疾病的早期预防提供证据,也可以研究不同治疗方案对疾病进展的影响,为卵巢衰老疾病的治疗方案的选择提供依据。因此,专病门诊管理模式下的病例资料是开展卵巢衰老相关疾病研究的宝贵财富。

5. **促进临床 - 教学 - 科研一体化管理** 临床教学是学术传授和发扬的过程,促进医院学术水平的不断提高和医疗科研的发展。在医疗教学过程中,患者就诊的连续性病例资料极其宝贵,通过专病门诊的电子病历,带教医师可以向学生介绍患者自就诊开始的病情变化、诊疗方案的调整及其原因,以及接受治疗后疾病的发展转归和预后情况。专病门诊病历资料方便临床教学,促进临床 - 教学 - 科研的一体化管理,提高临床整体业务水平。

6. **创建医院品牌科室和病种** 在深化医疗卫生改革的时代背景下,精细化分级诊疗是医院发展的必然趋势,品牌科室、特色病种的设立是发挥医院自身优势的有效途径之一。自2011 年开始,湖北、江苏、山东等多个地区多家医院开始设立卵巢衰老专病门诊,为卵巢衰老患者提供具有鲜明科室特色的诊疗服务。建立专病门诊,形成专科化、特色化的品牌医院,不仅是分级诊疗这一大趋势对大型综合医院的必然要求,也是国内知名医院知名科室取得国际化影响力的必经之路。做好专病建设,对于提升临床科室的整体水平,提高特色病种的诊治能力非常重要。

(二)我国更年期保健特色专科的现状

为满足患者个性化、高质量的医疗服务需求,国内很多大型医院逐渐开展以患者需求为导向的门诊诊疗模式创新。针对卵巢衰老相关疾病,目前全国很多医院都建立了更年期相关特色专科,主要包括生理性更年期疾病、病理性卵巢早衰疾病以及在诊疗过程中出现的卵巢功能减退疾病,采用多学科合作的团队诊疗模式,为更年期女性提供全身的系统性检查,为患者提供多学科、各系统、个性化的诊疗方案。2019 年底,国家卫生健康委员会确定了包括华中科技大学同济医学院附属同济医院、首都医科大学附属北京世纪坛医院以及天津医科大学总医院在内的 18 家单位作为第一批国家更年期保健特色专科建设单位,推进了国内更年期特色专科的发展。越来越多的医院开设卵巢衰老相关疾病的专病门诊,为患者的一体化就医带来便捷,但目前专病门诊也存在一些较为突出的问题。

首先是缺乏多学科合作。卵巢衰老专病门诊虽然只针对卵巢衰老相关的疾病,但也需要多科室合作诊疗,例如由风湿性关节炎(rheumatic arthritis,RA)、甲状腺炎(thyroiditis)等自身免疫性疾病引起的卵巢衰老,需要内分泌相关科室共同参与疾病诊疗。在临床实践中若存在科室之间衔接不当的情况,可能会严重影响诊疗质量。对此,开设卵巢衰老专病门诊的相关科室应施行一体化管理,为患者提供真正意义上的绿色通道,也需要建立完善的运行管理机制。中国人民解放军总医院的相关专家提议:对此现象可采取"单科室牵头、多科室合作"的诊疗模式,牵头科室作为总指挥,安排由上至下的诊疗工作,这样既能保证患者获得的医疗服务质量,若遇到其他科室疾病引起的卵巢衰老,接诊医师也能够进行科学的分诊,有利于工作的推进,也有助于科室管理和利益分配。

其次是国内的专病门诊功能定位模糊,就诊流程混乱。对于目前开设的专病门诊,有些医院把专病门诊以普通门诊的形式出现,有些医院的专病门诊定位介于普通门诊和专家门诊之间,也有的医院把专病门诊定位于高于专家门诊的形式,代表医院的最高诊疗水平。功能定位的模糊导致了出诊专病门诊的医师资质要求的混乱,进而影响专病门诊的质量。在就诊流程上,目前大多医院的卵巢衰老门诊就诊患者不需要经过初诊或普通门诊的分诊,就可以直接挂号就诊,就医流程与传统门诊相同,可能导致挂错号或漏掉患者的情况。患者在经过科学初诊分诊后进入专病门诊就医,形成层级化专病门诊就医模式,看似在就诊初期耗费更多时间,但实践中科学分诊能为患者带来更多的便利和更优质的医疗服务。

(三) 更年期保健特色专科建设的经验总结

更年期保健特色专科的发展时间较短,缺乏强有力的理论体系支持和公认有效的管理制度、开设标准等。对于更年期保健特色专科的最佳运行模式和状态,各医院也没有达成一致的见解。通过对近些年的文献检索,发现我国目前尚无对更年期保健特色专科模式的系统化研究,只有一些散在的经验介绍和运行状况探讨的文献,下面我们将总结我国更年期保健特色专科建设的经验,以期为综合性医院开设更年期保健特色专科提供一些指导。

1. 领导重视,科室支持 更年期保健特色专科作为近年来新兴的诊疗模式,其开展和宣传推广离不开领导的重视和科室的大力支持。领导应深刻认识到开展专科建设的意义,重视专科建设为医院长期发展带来的经济效益和社会效益,成立院领导 - 专科负责人 - 医护人员三级质量管理体系。院级领导部门应积极完善专科建设相关规章制度,为专科建设的积极发展提供保障。专科负责人定期对专科的发展情况进行评估和总结,及时向科室和院级领导反馈,做到有问题早发现早解决。全院上下一心,专科建设才能蓬勃发展,为患者提供最便捷、优质的医疗服务。

2. 管理有序,专人负责 医院要成立专门负责专科建设的管理机构,才能把专科建设的各项工作落到实处,促进专科建设的长期、有序发展。管理部门应根据科室情况和意见制定专科建设相关管理办法,对专科的团队分工、考核评估等做出详细规定。为了促进专科建设的快速、健康发展,相关部门应制定具体的奖惩办法,但要以鼓励为主,惩罚为辅,充分调动相关医护人员的积极性。

3. **纳入绩效,奖惩分明**　绩效是促进科室发展的有效杠杆,通过实施临床绩效奖励或惩罚制度,可以有效地提高专科建设相关医护人员的工作积极性。目前,专科建设的绩效考核主要是通过专科门诊量和电子病历的书写率来进行的,分别反映了专科门诊开展的"量"和"质",是一种科学的考核方式。此外,也有的医院为推动专科的发展,扩大科室影响力,把专科门诊打造为科室品牌,在科室内部对专病门诊工作人员实施奖励机制,例如提高挂号费提成比例等。专科建设虽起步较晚,医院应建立完善的考核评估机制,把考核结果与科室或个人的绩效收入、职称晋升挂钩,能有效促进专科建设的发展。

4. **大力宣传,鼓励医患沟通**　"酒香也怕巷子深",专科门诊开设时间尚短,很多患者尚对这种新型的门诊模式尚不了解,所以特色专科的推广和发展,离不开医院的大力宣传。医院的官方网站、微信公众号、门诊大厅咨询台等及时更新专科门诊挂号和宣传信息,门诊大厅的滚动宣传屏幕也可以定时播放相关宣传片和就诊信息,使更多的患者了解到特色专科门诊的存在。在就诊科室的候诊大厅也可以发放专科门诊信息的宣传页,图文并茂的宣传页有助于增加患者对专科门诊的了解和认知。此外,专科门诊的患者常需要患者进行定期复查和随访,进行科学、连续的治疗,良好医患关系的建立十分重要。沟通不当是医患矛盾产生的主要原因之一,因此应鼓励专科门诊的出诊医师加强与患者的有效沟通,亦可通过建立微信群、关注随访公众号等途径实施患者的随访管理,应用多种媒介开展专病门诊预约、医患沟通、健康教育等。这样既方便患者的长期就诊,也有利于医师高效地开展随访工作。

三、多学科协作诊疗

卵巢衰老可能导致全身多系统疾病的发生,例如绝经作为卵巢衰老的终点事件,处于围绝经期的妇女可能伴发骨质疏松、心血管疾病、糖尿病等一系列慢性病,涉及多学科多层次。因此,将多学科协作诊疗模式(multi-disciplinary team,MDT)应用于围绝经期妇女的健康诊疗,开设围绝经期多学科协作诊疗门诊,既能为患者提供便捷的一站式诊疗服务,又能推动医院多学科联动式发展方式,提升医院的核心竞争力。

MDT是指针对某一种或者某一系统疾病,由至少两名相关学科专家组成的较固定的专家组,通过定期会议的方式,为患者提供多学科综合诊疗方案的模式。这种模式以患者为中心,整合多学科诊疗资源,力求为患者提供最佳诊疗方案,不断提高医院的专业水平,推动多学科交叉发展,是当前国际医学领域倡导的重要医学模式之一。采用MDT理念,开设以妇科专业为主导,由心内科、内分泌等多学科专家共同构成的卵巢衰老MDT门诊,能全面评估卵巢衰老女性的身心健康,为患者提供全方位的诊疗方案。有研究发现,多学科综合管理门诊能有效提高患者对围绝经期的认知度和自我保健能力,从而改善更年期症状和生活质量。

(一)我国卵巢衰老MDT门诊的现状

20世纪70年代,欧美和澳大利亚等国家开始兴起应用MDT模式为恶性肿瘤患者提供诊疗服务的情况,由肿瘤科、影像科、疼痛科、麻醉科等多个肿瘤相关科室构成多学科联合诊疗模式,为患者提供系统化诊疗方案。早在1981年,四川大学华西医院在国内率先成立结直肠肿瘤MDT诊疗团队。20世纪初,我国的MDT诊疗模式也逐渐兴起,但诊疗对象主要局限于重要恶性肿瘤患者。近年来,随着社会老龄化的增长和女性健康意识的提高,全国多地区开始设立卵巢衰老/更年期MDT门诊服务,为卵巢衰老患者提供系统化的诊疗服务和个体化指导,使疾病的管理和随访规范化,就诊流程完善化,极大地促进了卵巢衰老女性的身心健康。

更年期MDT门诊通常是由妇科医师、护士、临床营养师、临床药师等构成核心诊疗团队,由内分泌科、骨科、乳腺科、中医科、心内科等多个临床科室医师构成外延诊疗团队,为卵巢衰老患者提供全方位个性化的诊疗服务。更年期MDT门诊的主要就诊人群包括卵巢储备功能减退、早发性卵巢功能不全或卵巢早衰的患者、早绝经患者、有更年期症状的患者、需要盆底肌训练指导的女性、处于围绝经期有保健需求的女性等。门诊的内容以"三级预防"为核心,为卵巢衰老患者提供健康教育和全方位的健康管理,结合常规检查、营养监测、用药指导、运动干预、心理健康指导等多方面评估卵巢衰老女性的身心健康,提高其自我保健意识,制订个性化诊疗方案,预防中老年慢性病的发生,促进围绝经期女性的身心健康。

(二) 卵巢衰老MDT门诊的运行模式

1. **卵巢衰老MDT门诊施行预约制度** 诊疗团队的医师在诊疗活动中将符合卵巢衰老MDT门诊就诊人群标准的患者推荐至卵巢衰老MDT门诊就诊,嘱患者到分诊台预约卵巢衰老MDT门诊,登记患者信息,并发放卵巢衰老MDT门诊健康保健手册,包括卵巢衰老MDT门诊的就诊流程、注意事项和卵巢衰老相关健康科普等信息。初诊时应根据患者的健康状况和经济能力对其进行全面的卵巢衰老相关检查,常见的检查包括性激素六项、宫颈癌筛查TCT/HPV、盆腔B超、乳腺检查、血生化全项和骨密度检查。此外,盆底功能评估、妇科白带、甲状腺功能五项、空腹胰岛素等备用检查也可根据患者病情和需求酌情开立。

2. **复诊时患者到卵巢衰老MDT门诊就诊** 流程如下:①由护士为患者进行基本生命体征的测量并完成病案填写;②由临床营养师对患者进行膳食评估,纠正不健康的饮食习惯,根据患者的健康状况制订个体化的健康饮食方案;③由临床药师询问患者的用药情况,纠正其错误的用药观念,向患者讲解安全用药知识,提高患者的用药依从性;④对患者进行卵巢衰老相关的多学科团体治疗,团体治疗的主要内容包括围绝经期综合保健知识、围绝经期盆底肌锻炼指导、卵巢衰老患者营养指导、安全用药指导和运动指导、卵巢衰老患者的心理疏导和精神支持;⑤最后由妇科医师根据患者的情况确定用药和随访方案,对于合并心血管疾病、肿瘤或其他内分泌疾病的患者,及时请MDT门诊外延诊疗团队医师会诊,对患者进行全方位综合诊疗。

3. **卵巢衰老MDT患者应进行定期复诊和随访** 根据患者卵巢衰老药物有效性和不良反应情况对用药方案进行评估和改善,落实患者的健康方案的实施情况,并对其出现的问题进行针对性的健康教育,制订后续随访计划。

(三) 卵巢衰老MDT门诊的经验总结

我国的卵巢衰老MDT门诊起步时间短,推广尚不成熟,还处于摸索和改进的阶段,目前缺乏公认最优的操作流程和运作模式。多数医院管理者虽然认可 MDT 的发展方向及其带来的经济效益,但在实践中仍存在很多问题,例如:如何打破学科的壁垒进行医疗资源整合,同时不损害科室利益? 如何建立合理的人才培养体系,培养 MDT 诊疗团体的人才梯队? 针对上述问题提出以下建议:

1. 建立激励机制,打破学科壁垒　由于 MDT 诊疗团队的专家来自不同科室,因此不建议将患者诊疗费用完全计入收治科室,应建立协作团队独立的考核机制,将患者的诊疗费用根据收治科室、各科室专家参与程度等多因素进行合理的二次分配,充分调动协作组工作人员的积极性。在 MDT 门诊的运行初期,医院可以通过设置 MDT 门诊发展专项基金,对于考核优秀的协作团队进行物质上和精神上的奖励,鼓励 MDT 门诊的良性发展。此外,应建立与绩效考核挂钩的考核制度,以保证协作稳定的专家团队和优质高效的诊疗服务质量。

2. 强化医务人员多学科协作诊疗意识,建立科学的人才培养体系　目前我国的医学教育模式主要局限于专业学科的人才培养,学科之间的交叉融合不够,缺乏与 MDT 模式相适应的人才培养体系,因此医务人员的多学科协作诊疗意识较弱。国家教育部门应顺应医疗发展趋势,探索建立与 MDT 诊疗模式相适应的人才培养体系,如将单病种 MDT 诊疗中心纳入青年规培医师的轮转科室,通过专科教学讲座和技能培训的方式进行 MDT 内容培训,逐渐将 MDT 医师培训模式纳入临床医师培养系统中。

四、继续医学教育

当前我国医务人员甚至是妇产科医师对卵巢衰老的认识尚不足。2016 年,程艳梅等人对 961 名各科室医务人员进行绝经和绝经激素治疗(menopausal hormone therapy,MHT)相关认知现况调查,发现医务人员对绝经综合征近期症状的知晓率为 73.36%,而对绝经综合征远期危害的知晓率仅为 23.41%,对于绝经激素治疗(MHT),约 42% 的医务人员存在认知误区,仅有 15.3% 的医务人员向绝经期患者推荐使用 MHT,妇产科医师对 MHT 的推荐使用率也仅有 48.56%,此外,92.3% 的医务人员希望获得相关知识培训。近年来全球多个指南均认可 MHT 在围绝经期缓解血管舒缩症状、保护骨骼等方面的作用,然而目前我国医务人员对绝经和 MHT 的认知仍存在误区,医务人员的认知和态度可以直接影响我国妇女的 MHT 使用率。因此,在继续医学教育中加强医务人员对女性卵巢衰老相关知识的培训,提高医务人员对卵巢衰老诊疗方案的认知率,才能有效改善患者的就医质量。

继续医学教育属于终生教育,是指完成基础医学教育和毕业后医学教育之后进行的在职进修教育。继续医学教育的对象主要是在高等医学院校毕业后,获得专业技术资格,并从事医学相关工作的医务人员。继续医学教育作为一种层次更高的自我教育形式,能促进在职医务人员不断学习新知识、新技术,跟上医学科学快速发展的步伐。当前我国的医疗卫生事业的发展速度很快,对医务工作者的专业要求越来越高;与此同时,新知识、新技术的更新速度更快,作为医务工作者必须坚持接受继续教育,不断提高自身技能,适应临床业务的需求。

(一)卵巢衰老的继续医学教育内容

卵巢衰老作为妇产科学的新兴领域,其学科范畴既包括与年龄相关的卵巢"自然"衰老,也包括各种因素引起的卵巢功能低下和卵巢早衰。卵巢衰老相关疾病和临床问题涉及多学科、多领域,非常广泛。近年来国内外对卵巢衰老的研究取得了很多新的研究成果和进展。为了提高医护人员对卵巢衰老相关疾病的诊疗水平,应从以下几个方面开展继续医学教育:

1. 卵巢衰老的诊断 FSH、E_2 等对于卵巢衰老的"验证性"诊断已经不能满足卵巢衰老的诊疗需求,近年来兴起的 AMH、抑制素 B、AFC 等卵巢衰老相关指标为卵巢衰老"预测性"诊断这一领域提供了无限的可能性。此外,基因诊断也是"预测性"诊断中备受关注的指标。目前国内外开展了大量的临床研究和标准建立等工作,因此定期开展卵巢衰老相关知识的继续教育,对于提高卵巢衰老的临床诊断水平十分重要。

2. 卵巢衰老的治疗 目前对于卵巢衰老的治疗主要通过激素治疗和中医药治疗等缓解围绝经期症状为主。激素治疗的利弊和应用时间一直是学者们研究的热点,也是继续教育的重点内容.近年来很多学者对中成药改善卵巢功能的作用开展了相关临床试验,也取得一定的进展。

3. 卵巢衰老的基础研究进展 学者们对卵巢衰老的病因和机制的研究不断深入,目前对于卵巢衰老机制方面的研究主要包括对遗传因素、环境因素、社会心理因素等病因学探索。但延缓衰老、防治早衰仍任重而道远,更应加强对基础研究进展的分享和学习。

(二)继续医学教育的教学形式

1. 传统继续医学教育 目前我国传统继续医学教育的形式主要包括进修学习、攻读在职学位、举办培训班、开展学术活动和规范化医师培训等。传统继续医学教育的教学模式多种多样,知识库更新比较及时,可以为医务人员提供系统化的学习,但也存在一定的局限性:首先是教学时间和地点的固定,由于医疗卫生行业的特殊性,一线医务人员常常无法抽出规律的时间参加学习;其次是传统继续医学教育主要以理论知识面授为主,临床相关技能培训相对缺乏。随着"互联网+"时代的到来,远程继续医学教育的快速发展使传统继续教育模式受到了严重冲击,网络课程作为新兴的继续医学教育模式也更为广大医护人员接受。

2. 远程继续医学教育 远程继续医学教育整合了医学院校的前沿教育资源,通过计算机网络、多媒体等技术搭建个性化的医学教育平台,能突破时空的局限性,实现教育资源的同步传递和共享,为医务工作者提供科学、高效的教育途径。但是,卵巢衰老作为近年来新兴的研究领域,远程继续教育资源尚不丰富,未形成系统的知识体系。

医院的发展离不开医务人员的自我提升,因此医务人员要不断学习专业领域的新知识、新技能,提高自己的业务能力。医院的管理者应充分意识到继续医学教育的重要意义,根据医院发展情况,不断完善培训管理的各项制度,对继续医学教育工作实施科学、规范的管理,促进医务人员综合能力的提升。

(张敏莉)

参考文献

1. 张绍芬,包蕾.绝经期健康管理策略.实用妇产科杂志,2015,31(5):333-334.

2. 庞震苗,梁菁,邓高丕.卵巢早衰患者个性特征及心理健康状况调查.临床心身疾病杂志,2007,13(5): 428-430.

3. Ottinger MA.Mechanisms of reproductive aging:conserved mechanisms and environmental factors.Annals New York Academy Sci,2010,1204:73-81.

4. Schuh-Huerta SM,Johnson NA,Rosen MP,et al.Genetic markers of ovarian follicle number and menopause in women of multiple ethnicities.Hum Genet,2012,131(11):1709-1724.

5. 孟娟,刘亚峰,张虹婷,等.变应性鼻炎专病门诊对促进疾病规范化诊疗的意义.中国耳鼻咽喉头颈外科, 2014,21(5):255-258.

6. 程艳梅,史惠蓉.医务人员对绝经综合征和绝经激素治疗的认知现状调查.中国计划生育和妇产科, 2016,8(4):36-39.

第八章

绝经激素治疗

在卵巢衰老过程中,随着卵巢功能逐渐衰退直至衰竭,女性出现绝经,同时全身其他系统或器官的功能也会出现相应变化,部分女性会出现躯体、精神、心理相关的症状或疾病。

绝经激素治疗(menopause hormone therapy,MHT)是通过添加外源性性激素弥补体内激素不足,缓解卵巢功能下降甚至衰竭所导致的相关症状,进而改善和提高女性健康水平和生命质量的一种治疗措施。

MHT从面世至今,其术语的名称和内容历经变迁,对其疗效和风险的认识亦有颇多波折。本章将讨论MHT的发展历史和我国MHT的现状,介绍目前应用最为广泛的MHT指南,阐述MHT相关领域的热点和难点问题,并对该领域研究的前景进行展望。

第一节　绝经激素治疗的历史

MHT自问世以来,因其疗效的优异而备受女性青睐。但是,早期人们对MHT还不甚了解,单雌激素治疗导致子宫内膜癌发病率增高,MHT周期加用孕激素解决了子宫内膜癌高发的问题。此后,MHT因缓解绝经相关症状外的诸多额外收益而迎来第二次高峰。然而,几十年后的实验研究却发现,MHT组乳腺癌发生的相对危险性超越设定界限,这使得如火如荼的MHT再次跌入低谷。事后分析表明,上述问题是由于纳入人群年龄过大,启动MHT时机体可能已处于各种疾病的萌芽期甚至已经患病而导致的。这次低谷和恐慌促成了MHT治疗"窗口期"概念的诞生。历经大起大落的MHT虽然不甚完美,但我们对其认识正在不断深入。

MHT历程的曲折,从其术语的变迁可见一斑。几十年来,关于MHT的称谓并不一致,曾使用过的术语有雌激素替代治疗(estrogen replacement therapy,ERT)、雌激素治疗(estrogen therapy,ET)、孕激素治疗(progestogen therapy,PT)、激素治疗(hormone therapy,HT)、激素替代治疗(hormone replacement therapy,HRT)、雌激素与孕激素联合治疗(estrogen progestogen therapy,EPT)以及绝经激素治疗(menopausal hormone therapy,MHT)等。其中"MHT"可避免发生对雌、孕激素剂量完全代替卵巢所分泌激素的误解以及与其他激素治疗的混淆。因此,目前多采用MHT一词,它更能够精准地表达这一治疗措施的确切含义。

要全面认识MHT,必须先认清其发生、发展的历史,MHT的历史大致可分为以下3个阶段:

一、从雌激素治疗向雌、孕激素联合治疗过渡

1932 年，Geist 和 Spielman 首先采用雌激素制剂防治更年期综合征。1942 年，结合雌激素（conjugated equine estrogen，CEE）的发明成为了该领域内里程碑式的事件。CEE 应用于临床，这时 MHT 只用雌激素，所以此时的 MHT 实际上是 ERT 或 ET。1963 年，Wilson 发表有关绝经期和绝经后处理的研究成果，标志着 MHT 的开始。因其缓解更年期相关症状的效果卓越，得到很多女性的关注。20 世纪 60 年代 CEE 在临床上的重要地位被正式确立，并且 ERT 被认为可用于预防和延缓一切老化问题，这是 MHT 历史上的第一次彰显。

但是，随着 ERT 的广泛应用，ERT 增加子宫内膜癌危险性的资料不断增加。越来越多的研究证实，10~15 年长期单用雌激素使子宫内膜癌的危险性增加 10 倍。这使得正在享受雌激素带来生活愉悦和生命质量改善的女性们，自此陷入极度的恐慌，此次恐慌对 MHT 的影响重大而深远，曾一度使 ERT 的使用率下降了 40%。对雌激素由追捧到极度的恐慌，最终使得 ERT 跌入低谷。

1971 年，国际健康基金会在日内瓦召开了首次关于 ERT 的大会，正式强调对有子宫的女性，在补充雌激素的同时，也应注重周期性地加用孕激素。几十年的临床观察证实了联合应用雌、孕激素不再增加子宫内膜癌的风险，所以从 ERT 发展为 EPT 后，其使用率又开始回升。

ERT 导致子宫内膜癌危险性增高，这一重大打击使人们意识到子宫内膜保护的必要性，因此强调有子宫的妇女在雌激素治疗时应周期性加用孕激素。实际上，妇产科专业人士普遍认为，在无孕激素拮抗的长期雌激素作用下，子宫内膜可发生无不典型增生或不典型增生改变，甚至出现子宫内膜的癌变。20 世纪 80 年代以后，对有子宫的女性，要求在应用雌激素时均应联合使用孕激素。有研究结果表明，每个周期使用孕激素 10~14 天，可将子宫内膜癌的发病风险降低到一般人群的水平。此外，连续联合 EPT 克服了周期性的阴道出血，成为最受欢迎的疗法。

二、"窗口期"的确立

20 世纪 70 年代已有研究表明，卵巢切除使冠心病的危险性增加 2 倍，ERT 可降低这种危险性。大量流行病学研究显示，ERT 可使冠心病危险性降低 40%~50%，结果比较一致。

在 20 世纪 80 年代，大量的观察性和流行病学调查研究提示，雌激素缺乏与心血管疾病的发生有关，而且 MHT 具有心脏保护作用。绝经前的女性冠心病发病率仅为男性的 1/10~3/10。从围绝经期开始，雌激素水平下降，女性冠心病发病率升高，55~70 岁渐达高峰，男女冠心病发生率的差异趋于平稳。1984 至 1993 年的 10 年间，北京地区冠心病协作组于北京地区 70 万自然人群中，对急性冠心病事件的死亡率及有关的危险因素进行了监测，其结果显示，35~74 岁男性年平均冠心病死亡率为 90.1/10 万，女性死亡率为 53.9/10 万，而女性中 64 岁以上者逐渐与男性的死亡率一致。

随着 20 世纪 90 年代大量流行病学、动物实验研究、临床观察及随机对照临床试验结果的陆续发表，使得医师和女性更加相信，MHT 可以防治冠心病、骨质疏松、认知功能下降等老龄化相关疾病，这些结果极大地推动了 MHT 的应用。在美国，ET 直接被列入冠心病的二级预防指南中。

为验证这一结果的正确性,得到最佳证据,几项以疾病作为研究终点的大规模多中心的随机对照试验(randomized controlled trial,RCT)得以开展。

1998年,一项HRT对妇女冠心病二级预防随机双盲对照的前瞻性研究——心脏雌激素/孕激素治疗研究首次公布了研究结果。经过4.1年的随访,却发现HRT未能减少冠心病患者的心血管事件和死亡率。在最初1年的治疗过程中,HRT发生心血管事件的危险度增加52%,第3年及第4年却下降了13%及33%。因此,研究者认为长期应用HRT可能会降低冠心病的相对风险性,建议对于心血管疾病的二级预防,HRT不应启动,已应用者也不必停止。基于以上建议,对维持原方案的参加者又进行了2.7年的开放性随访,称为心脏雌激素/孕激素治疗研究随访。该研究结果表明,HRT对患有冠心病的绝经后妇女无心血管获益;随着HRT应用时间的延长,心血管事件发生率的下降并未持续。此后,一些研究者重新分析了以往的观察性研究资料,发现有冠心病病史的妇女,在HRT早期冠心病的危险性增加。因此,美国心脏协会现已不推荐绝经后HRT用于心血管疾病的二级预防。

1991年,NIH成立了妇女健康倡议(Women'S Health Initiative,WHI)研究。这是美国开展实施规模最大的预防性研究之一,该研究主要围绕导致绝经后妇女死亡或影响其生活质量的最常见疾病展开,该研究长达15年,研究共包括3个部分:随机对照的临床试验、观察性研究、社区预防研究。HRT只是其临床试验的一个内容,其目的是研究HRT对心脏疾病、骨质疏松相关骨折、乳腺癌和子宫内膜癌的影响,以便能对长期HRT的总体利弊做出正确的评估。

1993—1998年期间,WHI在全美40个临床中心共招募年龄50~79岁27 000多名妇女进入HRT临床试验,其中16 608名有完整子宫的妇女随机分为雌、孕激素组和安慰剂组。其余子宫切除妇女分为单用雌激素组和安慰剂组,计划平均随访8.5年,于2005年3月结束。WHI的临床试验于1991—1992年根据当时累积的资料进行设计,雌激素加孕激素试验的首要有利结果为冠心病,髋骨骨折为次要有利结果,浸润性乳腺癌为首要不利结果,其他心血管疾病、子宫内膜癌、结肠、直肠癌及其他骨折均作为次要不利结果。激素治疗的总体利弊是WHI临床试验的重要目的,这项试验以冠心病、浸润性乳腺癌、脑卒中、肺栓塞、子宫内膜癌、结肠直肠癌、髋骨骨折或其他原因导致的死亡作为评判健康利弊的总体指标,但并未对绝经后出现的潮热出汗、情绪变化等常见症状进行评估。

该试验于1997年夏天正式开始,于2005年进行最后分析。2002年5月,资料和安全监测委员会发现乳腺癌的相对危险性已超越设定的界限,相对界限值增加了26%,其他指标在激素治疗组冠心病增加29%、脑卒中增加41%、肺栓塞增加113%,同时结肠直肠癌、髋骨骨折分别减少37%和1/3,总体指标增加15%,有显著性意义,因此建议终止雌激素加孕激素的临床试验。

上述RCT研究旨在验证临床观察到的MHT对心血管的保护作用,而研究结果却出乎人们的意料——MHT并未能减少冠心病患者的心血管事件和死亡率,这使得MHT第二次跌入深谷。

这些RCT的研究发现,雌、孕激素治疗并没有降低心血管疾病的风险。为什么会出现如此出乎意料的结果?为什么大多数医师感觉HRT在临床应用中十分有效,但在大规模RCT研究中却又如此脆弱?带着种种疑问,很多妇科内分泌学专家、流行病学专家和病理解剖学专家对研究结果进行深入分析后发现,试验人群的差异是需要考虑的至关重要的影响因素。

在观察性研究中,服用激素者是绝经过渡期和绝经早期的女性,她们大多数都有症状,开始治疗时多在 55 岁或更年轻。相反,在 RCT 中,开始 HRT 的平均年龄在 65 岁。因此,主要问题并非直接与绝经相关,这提示不同生理状况可能与结果差异有关。其原因在于,在绝经早期,当心血管病变还处于初始阶段的时候,应用雌激素,可以有效地延缓甚至逆转心血管病变的进展,达到预防疾病、改善生命质量的目的;而当女性进入绝经晚期,血管的病变进入到较为严重的程度,已经出现动脉粥样硬化性斑块,补充雌激素将不能逆转这种病理改变,而且通过血管扩张和炎性反应,可能会导致动脉粥样硬化斑块的脱落,引发栓塞。WHI 研究的再分析也间接证实了这一理论,即:绝经 10 年之内开始接受 HRT 治疗的女性,其冠心病发生率低于安慰剂组,而绝经 20 年以上再开始接受 HRT 者,冠心病的风险高于安慰剂组。

对 WHI 研究结果的分析以及分层后结果的再分析,不只是澄清了针对 HRT 的一些误解,我们最大的收获应该是,懂得了如何去阅读和分析这些文献和数据,并且让我们认识到任何研究都有局限性,不要盲目相信研究结论,一项研究结果只能对该项研究所纳入的人群以及应用的药物种类和剂量负责,不能推广到所有年龄组的人群。

根据这些研究的结果和再分析结果,目前对于 HRT 有了两个比较明确的指导建议:①治疗"窗口期"理论。也就是说,雌激素只有在绝经早期开始补充,才能对心血管系统起到保护作用。②乳腺的安全性主要取决于孕激素的种类,而与雌激素关系不大,相应的 HRT 不应视为一种保健措施,而是一项医疗措施,其适应证为绝经综合征、泌尿生殖道萎缩和预防骨质疏松。

2012 年丹麦的一项研究充分证实了 MHT 治疗"窗口期"理论的正确性。该研究共纳入 1 006 名年龄在 45~58 岁之间的健康妇女,她们刚刚绝经或有围绝经期症状,平均年龄为 50 岁,绝经时间在 7 个月之内。随机分配 502 名妇女接受 MHT,504 名妇女不接受治疗(对照组)。10 余年的随访表明,绝经后早期接受 MHT 的妇女死亡率、心力衰竭或心肌梗死的风险显著降低,而癌症、静脉血栓栓塞或脑卒中的风险没有明显增加。即使是使用具有一定雄激素活性和乳腺刺激的炔诺酮与雌二醇配伍,在长达 11 年的 RCT 研究和 16 年的开放研究中,也发现 MHT 组心血管疾病的风险显著减低,且没有增加包括乳腺癌在内的任何一种癌症的发生风险。

对心血管的保护作用的研究结果与大规模 RCT 研究结果的冲突并不是真正的矛盾,这种"矛盾"是由于纳入人群的年龄不同所造成。不同年龄女性身体基础状态的差异是导致 WHI 研究出乎意料的根本原因。这种"矛盾"在随后对 WHI 研究结果的再分析和其他控制入组年龄的研究中消失,这促使 MHT 治疗的"窗口期"理论得以提出,使我们进一步加深了对 MHT 的认识。

三、认识再提升

从 ERT 到 MHT,几十年来经过反复实践,总结"两起两落"的经验教训,MHT 不仅有了自身的理论基础,而且随着更加安全的新型药物不断问世,治疗方案及流程也日趋成熟(详见本章第三节)。

对 MHT 的利弊认识,越来越充分。对于有适应证并排除禁忌证的围绝经期女性,MHT 是缓解围绝经期各种症状最有效的措施。MHT 是一种治疗措施,这种治疗措施并不适合所有年龄的绝经人群。要重视 MHT 的"窗口期"理论,即绝经 10 年以内或 60 岁以前。在此阶段开始 MHT，获益最大，风险最小。在绝经早期合理使用 MHT，除了可以有效缓解围绝经期症状之外，还可以预防骨质疏松症和冠心病，还对其他慢性病和全身退化性问题有预防作用。目前的研究还证实，MHT 从总体上减少了 60 岁以下妇女的总体死亡率（达 40%~50%），这极大地提高了中老年妇女的生活质量，节约了医疗资源。MHT 的用药选择，建议采用天然的雌激素，并选用最低有效剂量。大量研究表明，在使用 MHT 获益的同时，并没有增加包括子宫内膜癌在内的多种癌症的发生概率。此外，研究表明 MHT 不会增加体重。因 MHT 而增加的乳腺癌实际上很少发生，至少在用药 5 年之内不增加乳腺癌的发生。乳腺癌的发生与 MHT 使用的孕激素种类密切相关。目前认为，天然孕激素和某些合成孕激素不会增加乳腺癌发生率。

总之，MHT 的经历曲折坎坷。实际上，这些坎坷都是由于其优异的临床效果，才导致人们对这种疗法过分推崇，以至于两次引起人们的极度恐慌，使 MHT 使用率跌入低谷。MHT 远未达到令人满意的程度，但目前人们对 MHT 的认知已经渐趋理性、冷静，MHT 已经第三次崛起并稳步向前。

（陈 蓉 郑庆梅 王 波）

参考文献

1. van Keep PA.The history and rationale of hormone replacement therapy.Maturitas,1990,12：163-170.

2. Hulley SB,Grady D.The WHI estrogen-alone trial—do things look any better？ JAMA,2004,291：1769-1771.

3. Ettinger B.Overview of estrogen replacement therapy：a historical perspective.Proceedings of the Society for Experimental Biology and Medicine Society for Experimental Biology and Medicine,1998,217：2-5.

4. Archer DF.The effect of the duration of progestin use on the occurrence of endometrial cancer in postmenopausal women.Menopause,2001,8：245-251.

5. 赵冬，吴兆苏，王薇，等．北京地区 1984—1997 年急性冠心病事件发病率变化趋势（中国 MONICA 方案的研究）.中华心血管病杂志,2000：13-16.

6. Grady D,Herrington D,Bittner V,et al.Cardiovascular disease outcomes during 6.8 years of hormone therapy：Heart and Estrogen/progestin Replacement Study follow-up（HERS Ⅱ）.JAMA,2002,288：49-57.

7. Petitti DB.Hormone replacement therapy for prevention：more evidence,more pessimism.JAMA,2002,288：99-101.

8. Alexander KP,Newby LK,Hellkamp AS,et al.Initiation of hormone replacement therapy after acute myocardial infarction is associated with more cardiac events during follow-up.Journal of the American College of Cardiology,2001,38：1-7.

9. The Women′s Health Initiative Study Group.Design of the Womenn′s Health Initiative clinical trial and observational study.Controlled clinical trials,1998,19：61-109.

10. Rossouw JE,Anderson GL,Prentice RL,et al.Risks and benefits of estrogen plus progestin in healthy postmenopausal women：principal results From the Women′s Health Initiative randomized controlled trial.JAMA,2002,288：321-333.

11. Hulley S,Grady D,Bush T,et al.Randomized trial of estrogen plus progestin for secondary prevention of coronary heart disease in postmenopausal women.Heart and Estrogen/progestin Replacement Study（HERS）Research Group.JAMA,1998.280：605-613.

12. Manson JE,Hsia J,Johnson KC,et al.Estrogen plus progestin and the risk of coronary heart disease.The New England Journal of Medicine,2003,349：523-534.

13. Schierbeck LL,Rejnmark L,Tofteng CL,et al.Effect of hormone replacement therapy on cardiovascular events in recently postmenopausal women：randomised trial.BMJ（Clinical researched),2012,345：e6409.

第二节　我国绝经激素治疗的现状

一、严峻的老龄化问题

我国自 2000 年已经进入老龄化社会,老龄人口的规模和增长速度为世界之最。与老龄相关的骨质疏松症、心血管疾病、老年痴呆及代谢相关疾病等老年性疾病,不仅严重影响老年人的生活及生存质量,而且给家庭和社会造成沉重的负担。女性一生发生骨质疏松性骨折的危险性高达 40%,高于乳腺癌、子宫内膜癌和卵巢癌的总和。骨质疏松性骨折的危害巨大,是老年患者致残和致死的主要原因之一。骨质疏松症已成为我国面临的重要公共健康问题。早期流行病学调查显示,我国 50 岁以上人群的骨质疏松症患病率女性为 20.7%,60 岁以上人群骨质疏松症患病率明显增高,女性尤为突出。据估算,2006 年我国骨质疏松症患者近 7 000 万,骨量减少者已超过 2 亿。2015 年我国约有 269 万人次因骨质疏松性骨折(腕部、椎体和髋部)就医,2035 年约为 483 万人次,2050 年约达 599 万人次。

骨质疏松症及骨折的医疗和护理,需要投入大量的人力、物力和财力,造成沉重的家庭和社会负担。据预测结果显示,我国 2035 年和 2050 年用于骨质疏松性骨折(腕部、椎体和髋部)的医疗费用将分别高达 1 320 亿元和 1 630 亿元。

老龄化趋势不可逆转,但老龄相关疾病不仅可以预防,而且能够延缓其发生。尤其 MHT 不仅可以预防“窗口期”女性包括骨质疏松症在内的多种与年龄增长相关的疾病,而且能够降低绝经女性的全因死亡率。但是 MHT 在我国的使用情况并不乐观,其中最重要的原因是我们对 MHT 的认知及使用率极低。

二、绝经激素治疗的认知现状

目前,在欧美发达国家,MHT 已经被大众广泛了解并接受,在这些国家 MHT 的使用率已达 18%~50%,而在对我国围绝经期妇女的调查中显示,我国妇女对 MHT 的认知、接受、使用率及依从性非常低,与欧美等先进国家有很大差距。

1. **MHT 的认知率**　1999 年,关于 MHT 知晓情况在北京区、县进行。研究结果显示,妇女对 MHT 的知晓率仅为 7.9%,其中郊区的知晓率(3.17%)显著低于城区(12.93%)。2014 年,江娟等对 326 名 40 岁以上更年期妇女进行调查发现,38.6% 女性知晓 MHT 的相关知识,明显高于河南濮阳市的 4.63% 和嘉兴市的 11.53%。几十年来,随着生活水平的提高和中老年妇女自我保健意识的增强,我国妇女对 MHT 的认知率已有较大的提高。尽管知晓率各地参差不齐,但大多数调查表明,妇女愿意接受 MHT 健康教育,且 80% 以上妇女选择通过妇产科医师获得 MHT 知识。

2. **医务人员对 MHT 的认知及态度**　据调查,各地医务人员对 MHT 的认知水平参差不齐。2018 年,北京协和医院医护人员对 MHT 的知晓率达到 90.6%。同年,黄睿淳等对 1 143 名医护人员进行 MHT 相关知识的调查,结果显示,医护人员对 MHT 总体了解度(非常了解和一般了解)为 42.1%(481/1 143),高于 2016 年北京市平谷区医院医护人员 12.3% 的 MHT 知晓率。2011 年邵红芳等调查的上海地区医务人员的 MHT 知晓率为 16.1%,以及 2017 年浙江桐乡市医护人员的知晓率为 12.3%。

黄睿淳等对医护人员的 MHT 使用态度进行分析,发现 62.0% 的医护人员认为对有更年期症状的妇女进行 MHT 是有必要的,这一认知在上海和浙江地区分别为 35.8% 和 52.8%。医务人员不愿推荐 MHT 的主要原因是,担心 MHT 的风险及对 MHT 不甚了解,还有少部分医护人员则认为绝经是生命的自然过程,没有必要干预自然规律。

3. MHT 的使用率 Juliana M 等对 21 世纪以来,基于早期 WHI 数据统计及荟萃分析结果显示,人们对于 MHT 的需求正在持续升温,自 2000 年以来,受众人数呈逐年上升的趋势。Randi Andenas 等基于挪威数据库,报道了女性接受 MHT 的人群占比约为 7.6%。经过近 10 年的发展,我国女性接受 MHT 治疗的人数也在上升,例如北京城区 MHT 的使用率已由 0.14% 升至 7.98%,相比往年有显著提高。同期广州市 45~55 岁妇女 MHT 的使用率为 0.55%。经过 10 余年的发展,广州市对 9 939 名 40~65 岁的围绝经期妇女对 MHT 的使用率再次调查。结果显示,既往或现在使用 MHT 者分别占调查妇女的 0.8% 及 1.3%。虽然我国女性 MHT 使用率有所提高,但与已经普及 MHT 的欧美国家相比差距巨大。

4. MHT 的依从性 国外对 MHT 患者的依从性的研究较多,但国内对有关 MHT 的依从性的调查报道较少,这可能与 MHT 在我国应用的时间短、使用率较低有关。

2016 年,冯巍等对 204 例绝经综合征早期患者 MHT 的依从性进行调查显示,有 125 名 (61.3%) 妇女被认为具有良好的依从性,进一步分析发现患者的认知程度、文化程度、家庭支持、不良反应、心理因素和治疗药物是影响依从性的主要因素。依从性在很大程度上影响 MHT 的治疗效果,因此有必要对 MHT 的依从性做更多更深入的研究,在充分权衡利弊和实施个体化治疗的基础上提高依从性,使 MHT 能更好地缓解绝经妇女的症状并减缓老龄化带来的各种危害,从而提高她们的生活质量。

现有数据表明,不仅普通人群对 MHT 不了解、不认可,医护人员也同样对 MHT 相关知识缺乏深刻理解,担心 MHT 带来的风险,抑或是认为绝经是自然过程没有必要治疗而不愿意推荐给患者使用。因此,有必要提高医护人员对 MHT 的认知,这样才能真正提高整体人群对 MHT 的认知率、使用率及依从性,进而推动 MHT 在围绝经期及绝经后妇女中的广泛应用。

三、绝经激素治疗的必要性

1. 绝经人口众多 医学和科技的进步、生活质量的提高使人类的寿命明显延长,中国妇女在绝经后的生存时间也随之延长。随着社会老龄化加重,进入绝经期的人群越来越庞大。一项来自卫生部(现称为国家卫生健康委员会)发布的数据显示,2009 年我国已有逾 1 亿妇女处于 45~59 岁。目前,绝经人口已超过 2 亿,这一数字还在不断增长。

2. 绝经对女性健康影响重大 目前,女性平均寿命为 80 岁左右,平均绝经年龄在 50 岁左右,这意味着妇女一生中有超过 1/3 的时间将在绝经后度过。绝经对女性影响重大,多数女性会受到潮热、出汗、骨关节及肌肉疼痛、失眠、情绪障碍等症状的困扰,严重影响生活质量。很多老年退行性疾病如心血管疾病、骨质疏松和心脑血管疾病等是从围绝经期开始萌芽、起病。因此,绝经相关问题应该引起广泛重视。

3. 绝经相关问题可防可治 虽然绝经所带来的问题多种多样,但其根本原因是雌激素的缺乏。因此,MHT 是目前最有效、最全面的解决围绝经期相关症状的治疗措施。中、重度血管舒缩症状是雌激素治疗的首要指征。多数临床研究支持 MHT 对心血管疾病的益处。在绝经 10 年之内开始 MHT,可以降低女性冠心病的风险。标准剂量的雌激素虽然不能使骨折的风险完全消失,但可以降低绝经后女性骨质疏松的发生率。雌激素是治疗中、重度外阴及阴道萎缩最有效的方法,可帮助绝经妇女缓解泌尿生殖道干涩、萎缩带来的不适症状,提高绝经妇女的性生活质量。由于雌激素对神经具有潜在的保护作用,在绝经早期使用 MHT,可能降低阿尔茨海默病(Alzheimer's disease,AD)的发生。治疗 10 年以上的患者,AD 的风险可减少83%。对于卵巢早衰的患者,MHT 的周期治疗可以使子宫内膜产生周期性变化,出现定期的阴道流血,恢复"月经",可缓解患者心理压力。与此同时,MHT 长期治疗不仅可以改善患者机体内环境的激素水平,而且还可以帮助调节该类特殊人群的心理和生理状态。

　　总之,随着我国人口老龄化程度的加深,步入围绝经期的女性越来越多,围绝经期引发的健康问题和社会负担越来越重;与此同时,随着我国社会经济的发展,人们生活方式的改变,生活水平的不断提高,女性对生活质量和健康状况的要求也越来越高。绝经期的有效管理从未像如今这般重要。因此,MHT 的必要性尤为凸显。另外,MHT 缓解围绝经期症状的效果十分明确,且 MHT 的安全性越来越高。为了顺应时代的需求,将医疗工作和健康保健服务结合起来,开展中老年妇女的健康宣传教育和咨询服务,提高广大妇女的健康意识,保障她们围绝经期的健康,是我们医务工作者义不容辞的责任和使命。

(陈　蓉　郑庆梅)

参考文献

1. 中国健康促进基金会骨质疏松防治中国白皮书编委会.骨质疏松症中国白皮书.中华健康管理学杂志,2009,3:12-17.

2. Si L,Winzenberg TM,Jiang Q,et al.Projection of osteoporosis-related fractures and costs in China:2010–2050.Osteoporosis International,2015,26(7):1929-1937.

3. Xu L,Lu A,Zhao X,et al.Very low rates of hip fracture in Beijing,People's Republic of China the Beijing Osteoporosis Project.American Journal of Epidemiology,1996,144:901-907.

4. Xia W B,He S L,Xu L,et al.Rapidly increasing rates of hip fracture in Beijing,China.Journal of Bone and Mineral Research,2012,27(1):125-129.

5. Tian F,Zhang L,Zhao H,et al.An increase in the incidence of hip fractures in Tangshan,China.Osteoporosis International,2014,25(4):1321-1325.

6. Wang J,Wang Y,Liu W D,et al.Hip fractures in Hefei,China:the Hefei osteoporosis project.Journal of Bone and Mineral Metabolism,2014,32(2):206-214.

7. .Keene GS,Parker MJ,Pryor GA.Mortality and morbidity after hip fractures.BMJ,1993,307:1248-1250.

8. Osnes EK,Lofthus CM,Meyer HE,et al.Consequences of hip fracture on activities of daily life and residential needs.Osteoporosis International,2004,15(7):567-574.

9. 邓小虹,张淞文.北京地区围绝经期妇女健康现状的流行病学调查.北京医学,2002,12(11):235-238.

10. 江娟.更年期妇女对激素补充治疗的知晓率和接受程度调查.东南大学学报(医学版),2014,23(22):6-15.

11. 郭淑萍,马素敏.濮阳市绝经女性激素补充治疗应用情况调查.中国妇幼保健,2013,28:827-829.

12. 沈佳丽.围绝经期及绝经期妇女激素替代治疗认知水平调查.浙江预防医学,2015,11:221-225.

13. 黄睿淳.广州南方医科大学珠江医院医护人员绝经激素治疗的认知调查.解放军医学杂志,2018:4-11.

14. 高凤霞,张晓颖,陈飞.北京市平谷区医院医护人员围绝经期相关情况及认知调查.生殖医学杂志,2016,25:458-462.

15. 邵红芳.上海地区医务人员对激素替代治疗知晓率及现状调查.生殖医学杂志,2011:1-8.

16. 朱连红,马麟娟,许正芬,等.对围绝经期妇女激素补充治疗的认知度调查.中华生殖与避孕杂志,2017, 37：480-484.
17. 尚梦远.北京协和医院员工绝经过渡期状态和绝经激素治疗使用调查.北京协和医学院,2014.
18. Files Julia,Kling Juliana M.Transdermal delivery of bioidentical estrogen in menopausal hormone therapy：a clinical review.Expert opinion on drug delivery,2020,17(4)：58-68.
19. Randi Andenæs.Associations between menopausal hormone therapy and sleep disturbance in women during the menopausal transition and post-menopause：data from the Norwegian prescription database and the HUNT study.BMC Women's Health,2020,20(6)：243-248.
20. 李青,游志颖,张清学,等.城市中年妇女围绝经期保健的知识态度和行为.中国妇幼保健,2000：422-423.
21. Yang D,Haines CJ,Pan P,et al.Menopausal symptoms in mid-life women in southern China.Climacteric, 2008,11：329-336.
22. 冯巍.激素治疗绝经综合征早期患者的依从性及其影响因素分析.中华老年医学杂志,2016：7-14.

第三节　绝经激素治疗的规范及指南

绝经的本质是卵巢功能衰竭。伴随卵巢功能的衰退,女性会出现多种绝经相关症状、组织萎缩退化和代谢功能紊乱,导致一系列身心健康问题。随着人类寿命的延长,绝经过渡期和绝经后期已成为女性生命周期中最长的一个阶段,需要对该阶段女性进行全面生活方式指导和健康管理,包括饮食、运动、控烟、限酒等,并指导适宜人群开展 MHT,或对非适宜人群采用非激素治疗,以缓解更年期相关症状,提高和改善其生命质量。

MHT 是通过弥补卵巢功能衰竭而采取的一种治疗措施。经过多年实践证实,科学应用MHT 可有效缓解绝经相关症状,绝经早期使用还可在一定程度上预防老年慢性疾病的发生。

一、绝经的诊断和分期

(一)诊断

绝经是指月经永久性停止,属回顾性临床诊断。40 岁以上的女性、末次月经后 12 个月仍未出现月经,排除妊娠后则可临床诊断为绝经。绝经的真正含义并非指月经的有无,而是指卵巢功能的衰竭。单纯子宫切除的妇女,因为不再有月经来潮,如卵巢功能正常,则不属于绝经范畴。

(二)分期

随着临床和科研的进步,需对生殖衰老过程进一步细分。2011 年发表的"STRAW+10"是目前公认的生殖衰老分期金标准。该分期系统将女性生殖衰老分为 3 个阶段：生育期、绝经过渡期、绝经后期,每个阶段又进一步划分为早期和晚期。生育期还增加了峰期,用阿拉伯数字 -5~+2 表示,生育期晚期和绝经后期早期进一步细分为 2~3 个亚阶段,采用阿拉伯数字后加英文字母 a、b、c 表示,故整个生殖衰老的分期,可由 10 个特定阶段构成。

生殖衰老分期系统的主要标准是月经周期长度改变,进入绝经过渡期早期(-2)的标志是月经周期长短不一(即月经紊乱),10 次月经周期中有 2 次或以上发生邻近月经周期改变 ≥ 7 天;进入绝经过渡期晚期(-1)的标志是月经周期 ≥ 60 天,且 FSH ≥ 25U/L。绝经后期早期的 +1a 阶段为末次月经(last menstrual period,LMP)后的 1 年,+1a 结束方能明确绝经;+1b 为 +1a 后 1 年;在 +1a 和 +1b 阶段,激素水平仍然波动较大;进入 +1c 阶段,FSH 稳定升高,雌二醇持续维持在低水平。+2 期为绝经后期晚期,此阶段女性健康问题更多体现在各种组织器官退行性改变而导致的各种疾病,包括骨质疏松症、心脑血管疾病、认知功能障碍等。

需注意的是,STRAW+10 分期标准适用于大多数女性,但不适用于多囊卵巢综合征、早发性卵巢功能不全(premature ovarian insufficiency,POI)、子宫内膜切除和子宫切除、慢性疾病及化疗影响了卵巢功能的女性,对于这些情况应采用内分泌指标和窦卵泡计数等支持标准以确定其生殖衰老分期。

二、绝经健康管理策略和绝经激素治疗的指导原则

(一)绝经健康管理策略

卵巢功能衰退是女性衰老的突出表现,女性将经历月经改变直至绝经,并伴随多种绝经相关症状。绝经对心血管、骨骼、认知会产生持续的不良影响,需对绝经女性开展全面健康管理,包括每年健康体检,推荐合理饮食,增加社交脑力活动、健康锻炼。我国幅员辽阔,地域差别大,结合各地的饮食习惯,建议食用全谷物纤维、足量蔬菜和水果、每周 2 次鱼类食品,控糖(≤ 50g/d),少油(25~30g/d),限盐(≤ 6g/d),限酒(酒精量 ≤ 15g/d),戒烟,足量饮水(1 500~1 700ml/d)。每天进行规律的有氧运动,每周累计 150 分钟,另加 2~3 次抗阻运动,以增加肌肉量和肌力。

(二)绝经激素治疗指导原则

1. MHT 属医疗措施,启动 MHT 应在有适应证、无禁忌证、绝经女性本人有通过 MHT 改善生活质量的主观意愿前提下尽早开始。

2. 绝经过渡期女性与老年女性使用 MHT 的风险和受益不同。对年龄 <60 岁或绝经 10 年内、无禁忌证的女性,MHT 用于缓解血管舒缩症状(vasomotor symptoms,VMS)、减缓骨量丢失和预防骨折的受益 / 风险比最高。

3. 不推荐单纯为预防心血管疾病和阿尔茨海默病而采用 MHT。雌激素缺乏后尽早开始 MHT 可使女性获得雌激素对心血管和认知功能的保护。

4. 有子宫的女性在补充雌激素时,应加用足量、足疗程孕激素以保护子宫内膜;已切除子宫的妇女,通常不必加用孕激素。

5. MHT 必须个体化。根据治疗症状的需求、受益风险评估、相关检查结果、个人偏好和治疗期望等因素,选择性激素的种类、剂量、配伍、用药途径、使用时间。

6. 接受 MHT 的女性每年至少接受一次全面获益 / 风险评估,包括绝经症状评分、新发疾病筛查、全面体检、必要的检查,讨论生活方式和防控慢性病策略,根据评估结果个体化调整 MHT 方案。目前尚无证据支持限制 MHT 应用的时间,只要获益 / 风险评估结果提示获益大于风险则可继续使用 MHT。

7. 不推荐乳腺癌术后患者使用 MHT。

8. 仅为改善绝经生殖泌尿综合征(genitourinary syndrome of menopause,GSM)时建议首选阴道局部雌激素治疗;当口服或经皮 MHT 不能完全改善生殖泌尿道局部症状时,可同时加用局部雌激素治疗。

9. 绝经后腹部脂肪增加与雌激素水平降低有关。雌激素治疗可减少绝经后腹部脂肪

堆积,减少总体脂肪量,改善胰岛素敏感度,降低 2 型糖尿病的发病率。

三、绝经激素治疗的适应证和禁忌证

(一) 适应证

不同年龄女性启动 MHT 获益不同,推荐在卵巢功能衰退后尽早启动。对于 POI 患者,只要无禁忌证,建议行 MHT。

1. **绝经相关症状**　月经紊乱、潮热、多汗、睡眠障碍、疲倦、情绪障碍(如易激动、烦躁、焦虑、紧张、低落)等。MHT 是缓解绝经相关症状的首选和最重要的治疗方法。

(1)血管舒缩症状:血管舒缩症状最常见且最特殊的是潮热(或瞬间发热),是机体的一种主观感觉,症状在绝经前即可出现,绝经期发生率显著增加,绝经后 1 年达高峰,此后开始下降。出现潮热时会严重影响患者情绪、工作和生活质量。目前,对于潮热发生的病因及发病机制研究并不十分清楚,可能与内源性雌激素水平下降、体内温度调控中枢不稳定有关。此外,内源性鸦片肽、去甲肾上腺素、儿茶酚胺、5- 羟色胺、β- 内啡肽等也与潮热发生相关。MHT 能有效缓解血管舒缩症状,包括 75% 的潮热症状,使用 1 周后潮热症状有所减轻,4 周后明显改善,12 周后症状基本消失,停药后部分患者有复发现象。

(2)精神神经症状:围绝经期和绝经后女性易出现一系列精神神经症状,包括情绪易波动、记忆力减退、认知能力减退、丧失决断力等。围绝经期女性是抑郁和焦虑发生的高危人群,可能与卵巢功能衰退、血雌激素水平下降导致的一系列绝经相关症状(如潮热、出汗等)有关。此外,家庭或社会问题也对绝经期女性精神神经症状的发生有一定作用。MHT 可显著改善绝经期精神神经症状,补充雌激素可改善围绝经期及绝经后女性抑郁症状,减轻焦虑和敌对情绪,增加正性情感。对于绝经期轻度抑郁或焦虑女性,采用 MHT 或联合应用抗抑郁药物,对于中度或重度抑郁或焦虑者,应于精神、心理科就诊。

(3)睡眠障碍:绝经期女性中 23.6% 有睡眠障碍,如难以入睡、睡眠浅、多梦、易醒等,此症状可能与患者夜间潮热、出汗发生频繁有关。MHT 可使脑电图快速动眼睡眠增加,在一定程度上改善绝经期女性的睡眠障碍,以替勃龙的效果最为明显。

2. **更年期生殖泌尿系统综合征**　女性尿道下部与下生殖道在胚胎发育过程中是同源的,均来源于泌尿生殖窦。阴道、尿道、膀胱及盆底肌肉组织中存在雌激素受体,对雌激素的作用非常敏感。绝经后出现的阴道干涩,外阴阴道疼痛、瘙痒,性交痛,反复发作的萎缩性阴道炎,反复下尿路感染,夜尿、尿频、尿急等症状,均属于 GSM,也是应用 MHT 的首要适应证。MHT 可有效改善泌尿生殖道萎缩症状。

3. **低骨量及骨质疏松症**　绝经后骨质疏松一般发生在绝经后 5~10 年,绝经 10 年内的骨丢失,特别是绝经后的近 3~5 年是骨量快速丢失期,年减少峰值率最高达 5.2%。50 岁后髋部、脊椎和四肢关节发生骨折的风险近 40%,尤其是脊椎和髋部骨折常导致残疾。妇女的骨量比男性多丢失 15%~20%,因此女性较男性更多、更早地出现骨质疏松。50 岁以上的绝经后女性 43% 有骨质减少,20% 患有骨质疏松症。

2002 年加拿大骨质疏松症诊疗指南中指出,雌激素和 / 或孕激素可作为预防骨质疏松症的一线药物和治疗骨质疏松症的二线药物。2008 年美国骨质疏松基金会联合 11 个相关学科的学术机构发布了最新预防和治疗骨质疏松的临床指南:雌激素和 / 或孕激素预防和治疗绝经后骨质疏松症已获得美国食品药品监督管理局(Food and Drug Administration,FDA)

批准。2011 年国际绝经协会(International Menopause Society,IMS)在绝经管理指南中明确指出:60 岁以前,绝经 <10 年,MHT 是预防绝经相关的骨质丢失合理的一线治疗。因此,对于存在骨质疏松症的危险因素及绝经后骨质疏松症的女性,MHT 可作为预防 60 岁以下及绝经 10 年以内女性骨质疏松性骨折的一线选择。

(二) 禁忌证

1. 已知或怀疑妊娠　围绝经期女性月经紊乱,异常子宫出血,首先应排除妊娠相关问题,应用激素治疗前需明确排除妊娠及妊娠相关疾病。

2. 原因不明的阴道出血　生殖器官的良性或恶性肿瘤、感染、息肉、创伤,以及 HPO 轴的功能失调均可引起阴道出血。部分生殖系统肿瘤的发生、发展常与雌激素相关,在未能明确阴道出血的病因前,不主张应用 MHT。围绝经期由于排卵稀发或无排卵而发生子宫内膜异常增生,部分患者最终可发展为子宫内膜不典型增生或子宫内膜癌。为避免延误治疗,必须首先明确阴道出血的原因,除外器质性疾病。

3. 已知或可疑患乳腺癌　乳腺癌是性激素依赖性肿瘤,是 MHT 的禁忌证。在 MHT 前应仔细询问患者有无乳腺病史及乳腺癌高危因素,具有单个高危因素不是 MHT 的禁忌证,若有多个高危因素时 MHT 可能影响较大,需个体化处理。应用 MHT 前应常规进行乳腺超声检查,可结合乳腺钼靶 X 线检查,必要时行乳腺活检,明确有无乳腺疾病。

乳腺增生或其他良性病变不是 MHT 的禁忌证,必要时请乳腺外科会诊明确病变性质。如有 MHT 的适应证,在对患者进行充分的风险和 / 或受益评估后可应用 MHT。治疗期间应密切监测乳腺变化。

4. 已知或可疑患性激素依赖性恶性肿瘤　与性激素相关的恶性肿瘤包括子宫内膜癌、子宫肉瘤及具有内分泌功能的卵巢肿瘤,部分生殖细胞肿瘤、卵巢性索间质肿瘤、类固醇细胞瘤、性腺母细胞瘤、黑色素瘤等。

(1)子宫内膜癌:详细询问有无子宫内膜癌的高危因素,做妇科检查及超声或宫腔镜等相关的辅助检查,对于子宫内膜增厚或回声异常者应首先排除内膜病变。已确诊为子宫内膜癌的患者禁用 MHT。

(2)子宫肉瘤:子宫平滑肌肉瘤是非激素依赖性肿瘤,手术时可保留卵巢,MHT 不是该类疾病术后患者的禁忌证。癌肉瘤与雌激素明显相关,是 MHT 的禁忌证。子宫内膜间质肉瘤也是性激素敏感性肿瘤,是 MHT 的禁忌证。

(3)卵巢肿瘤:卵巢恶性肿瘤治疗后,能否采用 MHT,首先应考虑肿瘤的组织病理学类型和分化、肿瘤期别、手术满意程度和残余瘤等影响卵巢恶性肿瘤预后的独立危险因素。

卵巢上皮性癌患者术后应用 MHT 不影响肿瘤复发及无瘤生存期,患者若有明显的绝经相关症状,可谨慎使用 MHT,但应密切随访。目前认为卵巢生殖细胞肿瘤患者术后进行 MHT 是可行的。卵巢性索间质肿瘤并不是 MHT 的禁忌证。但 MHT 有可能会刺激颗粒细胞瘤残余癌灶生长从而增加肿瘤复发的风险,通常不建议行 MHT。原则上对卵巢黑色素瘤患者不推荐选择 MHT,如有严重的绝经相关症状而影响患者生活质量,可考虑行小剂量MHT,但应向患者说明风险,取得其同意,密切监测肿瘤的变化情况。

(4)宫颈癌:宫颈鳞癌不是雌激素依赖性肿瘤,MHT 可应用于宫颈鳞癌术后或放疗后卵巢功能衰退的患者,不会增加患者病死率。宫颈癌术后阴道局部使用雌激素对于保持阴道功能至关重要,并且没有证据表明局部阴道雌激素治疗对患者长期生存率有不利影响。宫颈腺癌患者禁用 MHT。

(5)外阴癌、阴道癌：两者均以鳞状细胞癌为主，与激素无关，可以给予 MHT。阴道腺癌发生率极低，原则上禁用 MHT。

5. 最近 6 个月内患活动性静脉或动脉血栓栓塞性疾病 MHT 增加了静脉血栓和脑卒中的风险，原因可能与血管动脉粥样斑块的形成、口服雌激素单独或联合孕激素增加活化凝血指标水平，以及抗凝血能力下降有关，并与使用 MHT 的年龄、雌激素的剂量与使用途径、孕激素的类型均有密切相关性。国外研究表明，静脉血栓栓塞增加与使用 MHT 有关，在开始用药的第 1 年其发生率最高，最初的 6 个月相对危险性几乎增加了 5 倍，1 年后下降至零增长。经皮雌激素不增加血栓风险，更适用于有静脉血栓形成高风险的女性和老龄绝经后的女性，特别是具有卒中危险因素的女性。最近 6 个月内患活动性静脉或动脉血栓栓塞性疾病禁用 MHT。

6. 严重肝肾功能不全 肝脏是雌、孕激素主要代谢器官，严重肝肾功能障碍会影响雌、孕激素的代谢，同时还会加重肝、肾的负担，加重原有病变。因此，对于此类患者禁用 MHT，应积极治疗肝肾原发疾病，肝肾功能改善后，如有必要，可继续行 MHT，但宜选择非肠道吸收途径（如经皮吸收或经阴道吸收）用药，以减轻肝肾负担。

7. 血卟啉症、耳硬化症 血卟啉病原称紫质病，属少见病，大多是因遗传缺陷造成血红素合成途径中有关的酶缺乏导致卟啉代谢紊乱而发生的疾病。临床表现主要有光感性皮肤损害、腹痛及神经精神症状和血压增高，多见于 20~40 岁患者。根据卟啉代谢紊乱的部位，分为红细胞生成性血卟啉病、肝性血卟啉病。经典教科书认为雌激素和孕激素能诱使血卟啉病发作，被列为血卟啉病患者的禁用药。性激素对该病不良作用的确切机制尚不清楚，可能与类固醇激素 5α- 还原酶缺陷有关，使 5β- 类固醇代谢不适当地增加，后者是肝转氨酶合成异常的诱发因素。

耳硬化症又称耳海绵症，是一种原因不明的内耳疾病，是由于骨迷路原发性局限性骨质吸收，而代以血管丰富的海绵状骨质增生，称"硬化"，当侵及前庭窗时，可引起镫骨固定，失去传音功能，听力进行性减退。耳硬化症的发病率与人种有很大关系，白色人种发病率最高，黑色人种发病率最低，黄色人种介于两者之间。发病年龄以中青年为多。雌、孕激素会导致病情加速发展，目前虽无 MHT 与耳硬化症的相关报道，还是将耳硬化症列为 MHT 的禁忌证。

8. 现患脑膜瘤 脑膜瘤占原发脑肿瘤的 19.2%~38.0%，仅次于胶质瘤，居第 2 位，且绝大多数为良性肿瘤。女性颅内脑膜瘤的发病率是男性的 2 倍，脊柱内脑膜瘤发病率男女之比为 1:10。在女性月经期、黄体期和妊娠期，原生长缓慢的脑膜瘤增长加速。有研究报道，醋酸环丙孕酮可以促进脑膜瘤发生。脑膜瘤患者应禁用孕激素，如有需要，可行单纯雌激素替代治疗。也有研究表明，脑膜瘤患者若绝经症状非常严重，可考虑切除子宫，之后单用雌激素治疗。

四、绝经激素治疗慎用情况

慎用并非禁用，在应用前和应用过程中应咨询相应专业的医师，共同确定应用 MHT 的时机和方式，同时采取比常规随诊更严密的手段，监测病情的进展。

1. 子宫肌瘤 子宫切除术后或肌瘤剔除术后的女性可行 MHT。保留子宫行 MHT 者，肌瘤 <3cm 安全性较高，>5cm 风险可能会增大，肌瘤 3~5cm 者应根据患者情况综合判断。对肌瘤而言，雌激素口服会比经皮治疗更安全，采用替勃龙可以获得比雌、孕激素连续联合更安全的疗法。

2. 子宫内膜异位症 子宫内膜异位症患者自然绝经后需行 MHT 者，建议使用雌、孕激素连续联合的方案或替勃龙治疗,不建议使用序贯疗法,雌激素应使用最低有效剂量。严重子宫内膜异位症而行子宫及双侧附件切除的患者,如需采用 MHT,建议使用雌、孕激素连续联合的方案或替勃龙治疗至少 2 年后,再考虑改为单用雌激素治疗。

3. 子宫内膜增生症 子宫内膜不典型增生的治疗原则是子宫切除。对于无不典型子宫内膜增生症,须在治疗完全逆转后,才可考虑行 MHT。雌、孕激素连续联合方案对保留子宫的女性具有更高的安全性;子宫全切术后是否需联合使用孕激素尚无明确证据。所有患者均应密切随访,有子宫者定期行子宫内膜活检术。

4. 血栓形成倾向 所有绝经后女性开始 MHT 前均需对血栓形成的危险因素、血栓栓塞病史及家族史进行详细了解和评价,具有阳性病史者建议专科就诊咨询,必要时行易栓症的相关筛查。经皮雌激素治疗的血栓风险显著低于口服雌激素治疗。

5. 胆囊疾病 MHT 可能促进胆囊结石的形成,增加胆囊手术风险。经皮雌激素可能具有较高的安全性。

6. 系统性红斑狼疮 雌激素在系统性红斑狼疮(systemic lupus erythematosus,SLE)的病理过程中可能起重要作用。SLE 患者更容易出现卵巢早衰和骨质疏松。已有证据提示,SLE 活动期患者不适合 MHT,病情稳定或处于静止期者可在严密观察下行 MHT。此外,SLE 患者有更高的血栓形成风险,应用经皮雌激素可减少血栓形成。

7. 乳腺良性疾病及乳腺癌家族史 影像检查提示的乳腺增生并非病理性改变,不是 MHT 的禁忌证。组织学诊断的乳腺增生,尤其非典型增生,需要咨询专科医师是否可行 MHT。其他乳腺良性疾病包括脂肪坏死、乳腺纤维瘤、乳管乳头状瘤的乳腺癌风险尚不确定。

大多数乳腺癌是散发的,并无家族聚集性。MHT 不会进一步增加有乳腺癌家族史的女性患乳腺癌的风险,也不会增加卵巢切除术后 *BRCA1* 或 *BRCA2* 基因突变女性的乳腺癌风险。

8. 癫痫、偏头痛、哮喘 MHT 中雌激素剂量的增加与癫痫发作频率增加相关。先兆偏头痛是卒中高危因素,雌激素对偏头痛的作用与其血清浓度波动密切相关。血清雌二醇水平波动可能影响女性患者哮喘发作的严重程度,使用经皮雌激素或雌、孕激素连续联合治疗可能具有更高的安全性。

五、绝经激素治疗常用药物和方案

(一)常用口服药物

1. 雌激素 天然雌激素:17β- 雌二醇、戊酸雌二醇、结合雌激素。

2. 孕激素

(1)天然孕激素:微粒化黄体酮。

(2)合成孕激素:地屈孕酮、17α- 羟孕酮衍生物(如醋酸甲羟孕酮,medroxyprogesterone acetate,MPA)、19- 去甲睾酮衍生物(如炔诺酮、醋酸炔诺酮、左炔诺孕酮、地诺孕素)、19- 去甲孕酮衍生物(如诺美孕酮)、螺内酯衍生物(如屈螺酮)等。

地屈孕酮是最接近天然的孕激素,对乳腺刺激较小。屈螺酮具有较强的抗盐皮质激素作用和一定的抗雄激素作用。

推荐应用天然雌激素、天然或最接近天然的孕激素。

3. 雌、孕激素复方制剂

(1)雌、孕激素序贯制剂:雌二醇 / 雌二醇地屈孕酮片:每盒 28 片,前 14 片仅含雌二醇,后 14 片每片含雌二醇及 10mg 地屈孕酮。因雌二醇含量不同分为两种剂型：1/10 和 2/10，1/10 中每片含 1mg 雌二醇，2/10 中每片含 2mg 雌二醇。

戊酸雌二醇/戊酸雌二醇、醋酸环丙孕酮片：每盒 21 片，前 11 片每片含 2mg 戊酸雌二醇；后 10 片每片含 2mg 戊酸雌二醇及 1mg 醋酸环丙孕酮。

（2）雌、孕激素连续联合制剂：雌二醇/屈螺酮片：每盒 28 片，每片含雌二醇 1mg 和屈螺酮 2mg。

4. 替勃龙 替勃龙有效成分为 7- 甲基 - 异炔诺酮，属于组织选择性雌激素活性调节剂，2.5mg/ 片。口服后在体内代谢后产生较弱的雌激素、孕激素和雄激素活性，对情绪低落和性欲低下有较好的效果，不增加乳腺密度。

（二）常用非口服药物

1. 经皮雌激素 雌二醇凝胶，每 2.5g 含雌二醇 1.5mg，每天经皮涂抹；半水合雌二醇皮贴，每贴每天释放 17β- 雌二醇 50μg，每周更换 1 次。

雌激素经皮给药避免了口服的肝脏首过效应，减少了对肝脏合成蛋白质及凝血因子生成的影响。相对于口服，经皮雌激素的静脉血栓、心血管事件、胆囊疾病的风险显著降低，改善性欲的作用更优。

2. 经阴道雌激素 雌三醇乳膏：每克乳膏含雌三醇 1mg。普罗雌烯阴道胶丸：每粒含普罗雌烯 10mg。氯喹那多 - 普罗雌烯阴道片：每片含普罗雌烯 10mg 和氯喹那多 200mg。结合雌激素软膏：每克软膏含结合雌激素 0.625mg。

雌三醇对子宫内膜刺激小，对血浆雌二醇水平基本无影响；普罗雌烯属于严格局部作用的雌激素，不吸收入血，不刺激子宫内膜增生；结合雌激素可轻度升高血浆雌二醇水平，对子宫内膜作用亦为轻度。

3. 左炔诺孕酮宫内缓释节育系统（levonorgestrel-releasing intrauterine system，LNG-IUS） 含 LNG 52mg，每天向宫腔释放 LNG 20μg，维持 5 年。LNG 使子宫内膜腺体萎缩、间质蜕膜化、内膜变薄，可预防和治疗子宫内膜增生，亦可用于 MHT 的子宫内膜保护。

（三）具体方案

1. 单孕激素替代方案 适用于绝经过渡期早期，调整卵巢功能衰退过程中的月经问题。

（1）口服：地屈孕酮 10~20mg/d 或微粒化黄体酮 200~300mg/d 或醋酸甲羟孕酮 4~6mg/d，于月经或撤退性出血的第 14 天起，使用 10~14 天。

（2）宫腔内放置：LNG-IUS，尤其适合于有子宫内膜增生的患者。

2. 单雌激素替代方案 适用于子宫已切除的妇女，通常连续应用。

（1）口服：戊酸雌二醇 0.5~2mg/d，或 17β- 雌二醇 1~2mg/d，或结合雌激素 0.3~0.625mg/d。

（2）经皮：半水合雌二醇贴（1/2~1）贴 /7d，或雌二醇凝胶 0.5~1 计量尺 /d，涂抹于手臂、大腿、臀部等皮肤（避开乳房和会阴）。

3. 雌、孕激素序贯方案 适用于有完整子宫、围绝经期或绝经后仍希望有月经样出血的妇女。

（1）连续序贯：在治疗过程中每天均用药。可采用连续序贯复方制剂：雌二醇/雌二醇地屈孕酮片（1/10 或 2/10）1 片 /d，共 28 天；也可连续用口服或经皮雌激素 28 天，后 10~14 天加用孕激素。

（2）周期序贯：在治疗过程每周期有 3~7 天不用任何药物。可采用周期序贯复方制剂：戊酸雌二醇片 / 雌二醇环丙孕酮片，1 片 /d，共 21 天；也可采用连续用口服或经皮雌激素 21~25 天，后 10~14 天加用孕激素，然后停药 3~7 天，再开始下一周期。

4. 雌、孕激素连续联合方案　适用于有完整子宫、绝经后不希望有月经样出血的妇女。可采用每天雌激素（口服或经皮）加孕激素，连续给药；也可采用复方制剂如雌二醇 / 屈螺酮片 1 片 /d，连续给药。

5. 替勃龙　1.25~2.5mg/d，连续应用。

6. 阴道局部雌激素的应用　可使用雌三醇乳膏、普罗雌烯阴道胶丸或霜、结合雌激素软膏，1 次 /d，连续使用 2 周，症状缓解后改为 2 次 / 周。短期（3~6 个月）局部应用雌激素阴道制剂，无须加用孕激素，但缺乏超过 1 年使用的安全性数据，长期使用者应监测子宫内膜。

六、绝经激素治疗的诊疗流程

（一）总体诊疗流程

首先评估拟采用 MHT 患者的适应证、禁忌证和慎用情况。有适应证、无禁忌证、慎用情况控制良好者可予以 MHT；存在禁忌证，或慎用情况尚未控制但急需治疗绝经相关症状者，给予非激素治疗。所有接受 MHT 的女性应同时进行健康指导。原则上不推荐女性 60 岁以后或绝经 10 年以上开始启用 MHT。MHT 应用中应定期随访，并评估风险和利弊，个体化调整 MHT 方案（图 8-1）。

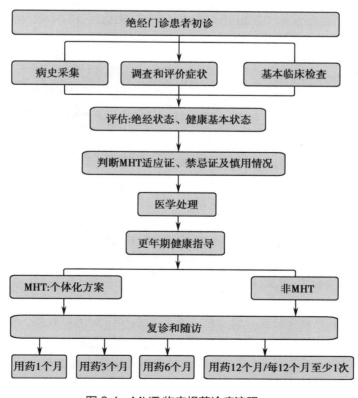

图 8-1　MHT 临床规范诊疗流程

（二）更年期门诊初次接诊流程

接诊流程包括病史采集，经查体和必要的辅助检查以判断就诊对象的绝经状态，并进行医学处理前的基本临床检查（图 8-2）。初次接诊的重要目的是判断是否有 MHT 的适应证，是否存在禁忌证和 / 或慎用情况。

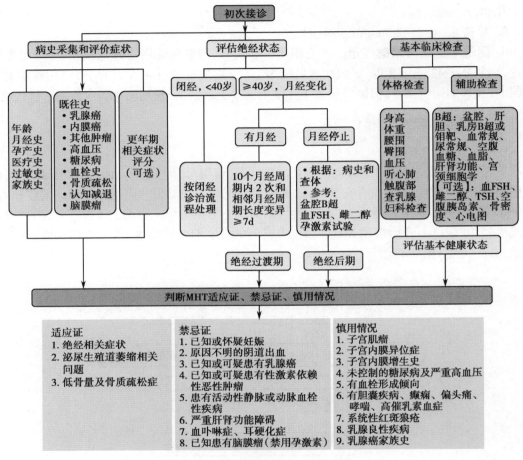

图 8-2 更年期门诊初次接诊流程

（三）方案选择

对所有患者进行更年期健康指导，拟接受 MHT 的患者，根据患者本人的意愿和病情特点，如子宫、全身或局部症状的个体化差异，风险和利弊的评估结果，选择恰当的个体化 MHT 方案；不可或不愿接受 MHT 的患者，推荐非 MHT 疗法（图 8-3）。

（四）复诊和随访

MHT 的定期随诊非常重要。复诊的主要目的在于了解治疗效果，解释可能发生的乳房胀痛和非预期出血等副作用，关注 MHT 获益和风险，个体化调整方案，鼓励适宜对象坚持治疗。MHT 的使用期无特殊限定，可按个体情况和本人意愿调整 MHT 方案或改变治疗策略，年长女性应更谨慎评估 MHT 风险和关注不良事件。受益大于风险，鼓励坚持规范用药，定期随访（图 8-4）。

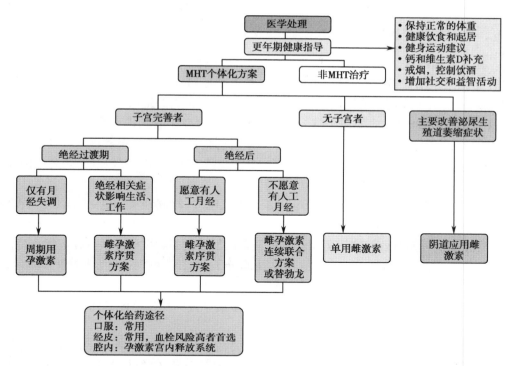

图 8-3 绝经激素治疗方案选择策略

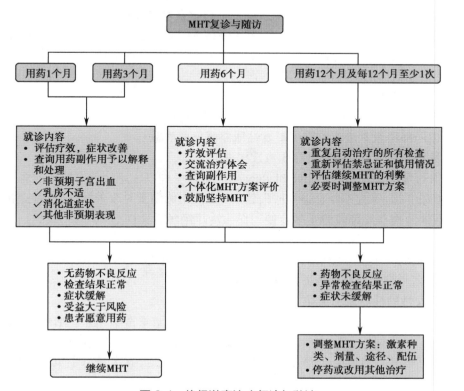

图 8-4 绝经激素治疗复诊与随访

七、绝经相关症状的治疗策略

1. 血管舒缩症状

(1) 绝经激素治疗：对于无禁忌证的女性，雌激素是治疗 VMS 最有效的措施，同时可改善睡眠障碍、情绪不稳定等绝经症状，提高绝经女性健康相关的生活质量。

(2) 非绝经激素治疗：主要用于有 MHT 禁忌证和对 MHT 有顾虑不愿意使用者。

1) 选择性 5- 羟色胺再摄取抑制剂、选择性 5- 羟色胺和去甲肾上腺素双重再摄取抑制剂、可乐定对缓解 VMS 有一定效果，但不能作为 MHT 替代方案，可用于有 MHT 禁忌证的女性。加巴喷丁对 VMS 有效，但副作用较前述药物多。

2) 经随机对照试验（randomized controlled trial，RCT）研究证实，某些中成药（如香芍颗粒和坤泰胶囊）对缓解 VMS 及其他绝经期症状有效。某些植物药（如黑升麻）对缓解 VMS 及其他绝经症状可能有效。这些药物的长期安全性仍需更多的循证医学研究数据支持。

3) 生物同质激素：指具有与内源性激素相同分子结构的合成的外源性激素。尚无有力的证据支持该类激素制剂的安全性及有效性，不推荐使用。

4) 植物雌激素：常见的有大豆异黄酮。该类激素疗效尚存在争议，且缺乏长期的安全性研究数据，不推荐使用。

5) 其他：正念减压疗法、星状神经节阻滞、针灸、催眠等可能起到辅助治疗作用。

2. 泌尿生殖系统症状 GSM 包括与绝经雌激素缺乏相关的外阴、阴道、尿道和膀胱的症状与体征。生殖道症状包括生殖道干燥、烧灼、刺激和阴道润滑缺乏导致的性问题和疼痛。泌尿道症状包括尿急、尿痛和反复泌尿系感染。雌激素对 GSM 治疗最有效。

(1) 对于以 GSM 为主的绝经后女性：若无系统 MHT 禁忌证，首选阴道局部雌激素治疗；若有系统 MHT 禁忌证或生殖泌尿道萎缩症状，首选润滑剂和湿润剂治疗，若治疗无效，可在严密观察下短期选择阴道局部雌激素治疗。

(2) 全身症状明显同时合并 GSM 者，系统应用 MHT 可使 GSM 得到缓解；若缓解不明显，可在系统应用 MHT 的同时阴道局部应用低剂量雌激素。

(3) 阴道局部雌激素治疗可减少复发性尿路感染的次数。

(4) 不推荐使用系统 MHT 治疗压力性尿失禁。

(5) 膀胱过度活动症（overactive bladder，OAB）是一种以尿急症状为特征的综合征，常伴有尿频和夜尿症状，伴或不伴急迫性尿失禁。阴道使用雌激素对改善尿急、尿频症状有优势，推荐抗胆碱能药物与局部雌激素联合使用作为治疗绝经后女性 OAB 的一线药物，同时结合生活方式改变及膀胱训练。

补充雌激素常与盆底锻炼、子宫托、盆底手术联合使用，改善胶原合成和阴道上皮萎缩症状，但在子宫脱垂治疗有效性方面缺乏证据。

3. 绝经女性的性健康和避孕

(1) 绝经女性的性健康：绝经症状与绝经期妇女生活质量密切相关。增龄和性激素水平的下降导致了绝经期妇女性功能障碍（female sexual dysfunction，FSD）发生率增高，心理和社会因素也有影响。绝经期 FSD 的最常见表现是性欲减退，其次是与生殖道萎缩相关的性交困难和疼痛。

1) MHT 可改善轻度至中度的 FSD（尤其在疼痛方面），替勃龙也对 FSD 具有治疗价值。

睾酮治疗可能对性欲和／或性兴奋缺乏的妇女有用。

2）阴道保湿和润滑剂能够有效治疗轻度至中度的阴道干燥以缓解性交时的不适和疼痛。

（2）围绝经期避孕：没有具体针对年龄的避孕方法禁忌证。复方口服避孕药可同时缓解绝经相关症状，缓解阴道干涩，但高龄女性使用复方口服避孕药的潜在血栓风险高于年轻女性，选择屏障法避孕更安全。孕激素宫内缓释系统（LNG-IUS）长效、可逆，可提供围绝经期的高效避孕（失败率 <1%），还可为 MHT 提供子宫内膜保护作用。不推荐绝经后女性使用复方口服避孕药代替 MHT，复方口服避孕药更高的雌激素活性可能导致心血管不良事件风险增加，且对骨骼的保护作用不及 MHT。

注：本节内容参考中华医学会妇产科学分会绝经学组发布的《中国绝经管理与绝经激素治疗指南（2018）》.

（陈 蓉 郑庆梅）

参考文献

1. de Villiers TJ，Hall JE，Pinkerton JV，et al.Revised Global Consensus Statement on Menopausal Hormone Therapy.Climacteric，2016，19：313-315.

2. Baber RJ，Panay N，Fenton A.2016 IMS recommendations on women′s midlife health and menopause hormone therapy.Climacteric，2016.19：109-150.

3. 中华医学会妇产科学分会绝经学组 . 中国绝经管理与绝经激素治疗指南（2018）. 协和医学杂，2018，9：512-525.

4. Harlow SD，Gass M，Hall JE，et al.Executive summary of the Stages of Reproductive Aging Workshop +10：addressing the unfinished agenda of staging reproductive aging.Climacteric，2012，15：105-114.

5. 中华医学会妇产科学分会绝经学组 . 绝经期管理与激素补充治疗临床应用指南（2012 版）. 中华妇产科杂志，2013：10-15.

6. The North American Menopause Society.The 2017 hormone therapy position statement of The North American Menopause Society.Menopause（New York，NY），2017，24：728-753.

7. Committee on Gynecologic Practice.Committee Opinion No.698：hormone therapy in primary ovarian insufficiency.Obstetrics and gynecology，2017，129：e134-e141.

8. Sarri G，Davies M，Lumsden MA.Diagnosis and management of menopause：summary of NICE guidance. BMJ，2015，351：5746.

9. Moen MH，Rees M，Brincat M，et al.EMAS position statement：Managing the menopause in women with a past history of endometriosis.Maturitas，2010，67：94-97.

10. Gallos ID，Shehmar M，Thangaratinam S，et al.Oral progestogens vs levonorgestrel-releasing intrauterine system for endometrial hyperplasia：a systematic review and meta analysis.American journal of obstetrics and gynecology，2010，203：547.e541-510.

11. Bergendal A，Kieler H，Sundstrom A，et al.Risk of venous thromboembolism associated with local and systemic use of hormone therapy in peri-and postmenopausal women and in relation to type and route of administration.Menopause，2016，23：593-599.

12. Liu B，Beral V，Balkwill A，et al.Gallbladder disease and use of transdermal versus oral hormone replacement therapy in postmenopausal women：prospective cohort study.BMJ，2008，337：a386.

13. Canonico M.Hormone therapy and hemostasis among postmenopausal women：a review.Menopause，2014，21：753-762.

14. 马薇，金泉秀，吴云飞，等．乳腺增生症诊治专家共识．中国实用外科杂志，2016，36：759-762.

15. Rebbeck TR，Friebel T，Wagner T，et al.Effect of short-term hormone replacement therapy on breast cancer risk reduction after bilateral prophylactic oophorectomy in BRCA1 and BRCA2 mutation carriers：the PROSE Study Group.Journal of Clinical Oncology，2005，23：7804-7810.

16. Cummings SR，Ettinger B，Delmas PD，et al.The effects of tibolone in older postmenopausal women.The New England Journal of Medicine，2008，359：697-708.

17. Somboonporn W，Panna S，Temtanakitpaisan T，et al.Effects of the levonorgestrel-releasing intrauterine system plus estrogen therapy in perimenopausal and postmenopausal women：systematic review and meta-analysis.Menopause，2011，18：1060-1066.

18. 中华医学会妇产科学分会绝经学组．绝经相关激素补充治疗的规范诊疗流程．中华妇产科杂志，2013，48：2-6.

19. Cintron D，Lahr BD，Bailey KR，et al.Effects of oral versus transdermal menopausal hormone treatments on self-reported sleep domains and their association with vasomotor symptoms in recently menopausal women enrolled in the Kronos Early Estrogen Prevention Study（KEEPS）.Menopause，2018，25：145-153.

20. Loprinzi CL，Sloan J，Stearns V，et al.Newer antidepressants and gabapentin for hot flashes：an individual patient pooled analysis.Journal of Clinical Oncology，2009，27：2831-2837.

21. 陈蓉，郁琦．香芍颗粒临床应用指导建议．中国实用妇科与产科杂志，2015，31：419-420.

22. 李存存，王晶晶，陈潮，等．坤泰胶囊与激素替代疗法治疗更年期综合征有效性和安全性比较的Meta分析．中国中西医结合杂志，2013，33：1183-1190.

23. 郁琦，陈蓉．莉芙敏临床应用指导建议．中国实用妇科与产科杂志，2012，28：556-557.

24. Lethaby A，Marjoribanks J，Kronenberg F，et al.Phytoestrogens for menopausal vasomotor symptoms.The Cochrane database of systematic reviews，2013：Cd001395.

25. Linton A，Golobof A，Shulman LP.Contraception for the perimenopausal woman.Climacteric，2016，19：526-534.

第四节　绝经激素治疗的风险及获益

MHT可以从根本上解决绝经所带来的各种问题，但是它也有一定的风险。对所有要求MHT的妇女，皆应在专科医师指导下，遵循一系列规范化的程序。通过详细调查研究，评估MHT所带来的长期获益及风险，进行个体化的利弊权衡，在利大于弊且取得患者知情同意后启用。还强调对所有使用MHT的妇女必须按时接受必要的检查，进行规范的随诊监测，酌情进行必要的调整，以求受益最大化，并避免不良反应。

一、绝经激素治疗与乳腺癌风险

乳腺癌是女性常见的恶性肿瘤之一，我国发病率呈逐年增高的趋势。乳腺是性激素的主要靶器官之一，内源性和外源性性激素均可对其产生影响。广大女性在考虑MHT的风险时仍然将乳腺癌置于重要地位，MHT与乳腺癌风险的争论是近年的研究热点。

在1970年以前只用雌激素时，MHT的乳腺癌风险并没有受到关注，这也从侧面表明雌激素替代治疗不增加乳腺癌风险。从20世纪80年代以来，为保护子宫内膜，对有子宫的妇女采用EPT方案，但其增加乳腺癌的风险也逐渐受到重视。WHI研究随访11.8年的研究结果亦显示，与安慰剂组相比，单用雌激素治疗组乳腺癌风险降低。由此引发一系列问题，比如：单用雌激素降低乳腺癌风险，EPT 治疗增加了乳腺癌的风险，这种由添加孕激素而增加的风险有多大？不同孕激素的风险是否相同？

2017 年北美绝经学会更新的激素治疗立场声明指出，WHI 研究中经 EPT 治疗的女性发生乳腺癌的归因危险度仅比每天喝一杯啤酒略高，与肥胖、缺乏锻炼及其他药物的归因危险度相近。

法国著名 E3N 研究比较了采用不同种类孕激素配伍的 E+P 方案时乳腺癌风险的差异。结果发现，不同种类孕激素的乳腺癌风险差异很大，雌激素 + 孕酮 HR 1.00（95% 置信区间：0.83~1.22），雌激素 + 地屈孕酮为 HR 1.16（95% 置信区间：0.94~1.43），雌激素 + 其他孕激素为 HR1.69（95% 置信区间：1.50~1.91），采用孕酮或地屈孕酮的配伍，乳腺癌的风险明显低于含其他合成孕激素的方案。在芬兰进行的一项研究与 E3N 研究得到了完全类似的结论。

目前认为 MHT 引起的乳腺癌风险很小，治疗结束后风险逐渐降低。乳腺癌风险增加主要与雌激素治疗中添加的合成孕激素有关，并与孕激素应用的持续时间有关。天然孕激素和选择性雌激素受体调节剂优化了对代谢和乳腺的影响。与合成孕激素相比，微粒化黄体酮或地屈孕酮导致乳腺癌的风险可能更低。现有数据显示，口服和经皮雌激素给药途径之间的乳腺癌风险并无差异。

二、绝经激素治疗与妇科恶性肿瘤风险

（一）子宫内膜癌

外源性雌激素是子宫内膜癌的高危因素之一。早期单独的雌激素替代治疗曾导致 MHT 第一次跌入低谷。

Pike 等研究发现，单独 ERT 的妇女相对于未用 MHT 者发生子宫内膜癌的比值比（odds ratio，OR）为 2.17，若序贯应用雌、孕激素且每月应用孕激素 <10 天（实际为 7 天），其 OR 为 1.87，如果每月应用孕激素 10 天或 10 天以上（实际为 10 天），患子宫内膜癌的危险性几乎没有增加，OR 为 1.07，若连续联合应用雌、孕激素，其 OR 亦为 1.07。

芬兰的一项全国性病例对照研究纳入 7 261 例绝经后子宫内膜癌患者以及 3 倍的年龄匹配的对照人群，在多元回归模型中，应用 MHT<5 年者，序贯雌 / 孕激素治疗、连续雌 / 孕激素治疗和雌激素 / 左炔诺孕酮宫内缓释系统治疗都降低子宫内膜癌风险，其中连续雌 / 孕激素和雌激素 /LNG-IUS 的治疗降低内膜癌风险的效果可持续 10 年之久。但是序贯雌 / 孕激素治疗超过 10 年将增加子宫内膜癌风险（OR=1.38~1.66）。

可见，合理地应用孕激素进行 MHT 并不增加甚至可以降低内膜癌风险。对于有子宫的女性，MHT 方案中应加用足量及足疗程的孕激素以保护子宫内膜。连续联合方案对防止子宫内膜增生和子宫内膜癌最有效，MHT 序贯方案中孕激素的使用时间不应短于 10~14 天。

（二）宫颈癌

宫颈组织中虽然有雌、孕激素受体的表达，但不管是宫颈鳞癌还是宫颈腺癌，均为非激素依赖性肿瘤。小规模的病例对照研究发现雌激素治疗与 HPV 携带或复制无关，不增加宫颈癌风险。WHI 的随机对照试验和百万妇女研究（million women study，MWS）在内的多项大规模长期研究提示，MHT 的应用并不增加宫颈癌的发生风险。长期队列研究结果与此研究结果一致。

（三）卵巢癌

回顾性分析30年间相关文献发现,绝经后妇女长期应用MHT与未用者相比,上皮性卵巢癌的危险性 *OR* 为1.15,如果MHT的时间超过10年,则 *OR* 为1.27,这表明长期应用MHT会轻度增加上皮性卵巢癌的发生率。同样,MWS也发现单雌激素和雌、孕激素治疗均增加卵巢癌风险。但是,随机双盲安慰剂对照的妇女健康运动（WHI）研究结果表明,雌、孕激素联合的MHT,并没有显著增加卵巢癌的发生风险。因此,根据目前现有数据,MHT与卵巢癌的风险关系仍不明确,有待进一步研究。

三、绝经激素治疗与心脑血管疾病风险

对于年龄<60岁、绝经10年内且无心血管系统疾病的绝经期女性启用MHT不增加冠状动脉粥样硬化性心脏病（简称冠心病）和卒中的风险,且能够降低冠心病死亡率和全因死亡率;对于年龄≥60岁、绝经超过10年的女性,MHT增加冠心病和卒中风险,缺血性卒中发生风险可能轻度增加,但与出血性卒中无相关性。低剂量经皮雌激素（<50µg/d）不增加卒中风险。不建议单纯为预防冠心病启动MHT。近几年的随机临床试验,如DOPS、KEEPS、ELITE,证实了绝经早期启用MHT是可降低心血管损害并可能获得收益的"机会窗"。

MHT相关静脉血栓栓塞症（venous thromboembolism,VTE）的风险随年龄增长而增加,且与肥胖程度呈正相关。口服MHT增加VTE事件风险,有VTE个人史的女性禁用口服雌激素治疗。经皮雌激素不增加VTE的风险,有VTE高风险（包括体重指数>30kg/m²、吸烟、易栓症家族史）的女性,经皮雌激素可能更安全。某些孕激素,如MPA,导致VTE风险增大。

四、绝经激素治疗与其他疾病的风险及获益

（一）绝经后骨质疏松症

绝经后由于雌激素缺乏,骨转换增加,骨吸收大于骨形成致骨量丢失加速,导致骨质疏松症发生风险明显增加。MHT通过抑制破骨细胞活动和降低骨转化以减缓绝经后女性骨量丢失,对于绝经前后启动MHT的女性,可获得骨质疏松性骨折一级预防的好处。

（二）中枢神经系统

MHT可改善与绝经相关的轻中度抑郁症状。及早开始MHT对降低阿尔茨海默病风险有益,特别是手术绝经的女性。>60岁或绝经10年以上才启用MHT会对认知功能产生不利影响,增加痴呆风险。MHT可能会增加癫痫患者的疾病发作频率,与阿尔茨海默病风险无关,对偏头痛、多发性硬化症的影响尚不确定。

（三）2型糖尿病

雌激素可增加胰岛素敏感度,提高碳水化合物的代谢,有助于血糖控制,可减少或延缓发展为2型糖尿病。雌激素口服与经皮给药相比,能更大程度减少糖尿病的发展,尤其在绝经10年内受益更明显,但不提倡MHT用于预防2型糖尿病。糖尿病患者冠心病风险发生率高,应用MHT时需加强监护,血糖控制不佳者,应慎重权衡MHT的利弊。

（四）绝经后肌肉骨关节症状

绝经后肌肉骨关节症状是常见躯体症状,表现为肩、颈腰背部肌肉和肌腱疼痛;关节症状主要表现为肩、膝、腰骶关节和手指关节等部位的疼痛,常伴有骨关节炎。雌激素缺乏与骨关节炎发生有一定关系,MHT能够减少软骨的降解和关节替代手术。

（五）肌肉减少

肌肉减少症（简称"肌少症"）是一种以进行性骨骼肌质量减少和力量降低、功能下降为特征，进而引起相关衰弱、跌倒、残疾等不良事件的综合征。研究表明，体内性激素水平降低可能是"肌少症"发生的关键机制之一。睾酮和雌激素水平下降加速肌肉减少及骨骼肌质量下降。对绝经后女性应用 MHT 可预防女性"肌少症"的发生。

（六）肺癌

WHI 和观察性研究提示：单用雌激素或 EPT 均不增加肺癌的发病率；EPT ≤ 5 年，对所有类型肺癌有保护性作用；任何方案 MHT 治疗 5~10 年，对非小细胞肺癌有保护性作用；EPT ≥ 10 年的吸烟者肺癌风险增加；EPT 肺癌的死亡风险较高，但不增加 50~59 岁妇女的肺癌死亡率。

（七）结直肠癌

MHT 可降低结直肠癌发生风险。3 项荟萃分析结果显示，MHT 停止 4 年后仍然对结直肠癌风险降低具有有益的作用。

（八）上消化道癌

MHT 与肝细胞癌之间无明确相关性。MHT 可能降低胃癌发生的风险。MHT 是否增加胆囊癌、食管癌发生的风险目前仍有争议。

五、绝经激素治疗的咨询及风险评估

MHT 大大改善了绝经后女性的生活质量和健康状况，为她们的后半生带来了新的希望。但是，由于受 MHT 两大低谷事件的影响，且我国医务人员及非医务人员对 MHT 的知晓率、认可率不高，导致人们对 MHT 风险的担忧和恐惧。因此，面对 MHT 适宜对象的疑虑和困惑，MHT 治疗前的咨询和风险评估显得尤为重要。

1. 绝经激素治疗的咨询 MHT 治疗前需要解除患者的疑虑可概括为 3 个问题，即：MHT 该不该用？能不能用？具体该怎么用？ MHT 的适应证能够回答"该不该用"的问题，MHT 的禁忌证则可以回答"能不能用"这个问题，至于"具体怎么用"的问题则由 MHT 的个体化治疗方案来回答。

（1）该不该用——MHT 的适应证：

1）绝经相关症状：月经紊乱、潮热、多汗、睡眠障碍、疲倦、情绪障碍（如易激动、烦躁、焦虑、紧张、低落）等。

2）生殖泌尿道萎缩相关问题（GSM）：阴道干涩，外阴阴道疼痛、瘙痒，性交痛，反复发作的萎缩性阴道炎，反复下尿路感染，夜尿、尿频、尿急等。

3）低骨量及骨质疏松症：存在骨质疏松症的危险因素及绝经后骨质疏松症。MHT 可作为预防 60 岁以下及绝经 10 年以内女性骨质疏松性骨折的一线选择。

（2）能不能用——MHT 的禁忌证：

1）已知或怀疑妊娠。

2）原因不明的阴道出血。

3）已知或可疑患乳腺癌。

4）已知或可疑患性激素依赖性恶性肿瘤。

5）最近 6 个月内患活动性静脉或动脉血栓栓塞性疾病。

6）严重肝肾功能不全。

7）血卟啉症、耳硬化症。

8）现患脑膜瘤（禁用孕激素）。

（3）该怎么用——MHT 的个体化治疗方案：国内外多个 MHT 相关的指南已经明确指出，对不同对象要采用个体化的方案。对有子宫的女性，MHT 方案一定要加用足量、足疗程的孕激素，这样才可以保护子宫内膜；而对子宫切除的女性，单用雌激素即可，这样可减少 MHT 的副作用。对希望有月经的患者，可用雌、孕激素周期序贯方案；不希望有月经者，可用雌、孕激素连续联合方案，这两种方案的的临床效果没有差异。如果没有绝经症状，仅有月经紊乱，单用孕激素调整月经周期即可。

2. **绝经激素治疗的风险评估**　尽管 MHT 对绝经妇女具有诸多益处，但是与其他所有药物治疗一样，MHT 同样是利益和风险并存。随着年龄的增长，围绝经期及绝经早期女性不仅是妇科肿瘤的高发人群，而且高血压、糖尿病等代谢紊乱性疾病的发生率也在增高。所以在真正开始 MHT 之前，除了为患者提供详细咨询，解除绝经女性的种种顾虑和担忧之外，还需要进行相关风险的评估。

（1）一般风险评估：初次 MHT 之前需要进行详细的体格检查包括身高、体重、腰围、臀围、血压、脉搏及肝肾功能等生化检查，并对这些检查项目进行风险评估，根据患者的年龄及异常结果进行相应处理，必要时到其他相关科室会诊，排除禁忌证，尽可能降低 MHT 的风险。

（2）妇科肿瘤的风险评估：常规妇科检查除了可以了解外阴及泌尿道萎缩状况，还可以通过窥器观察宫颈情况，并进行必要的宫颈病变筛查；双合诊、三合诊探查盆腔状况；常规的妇科超声关注子宫内膜厚度、回声是否均匀、有无子宫内膜息肉，有无子宫肌瘤、子宫腺肌病，以及双附件包块（卵巢肿瘤）等。必要时进一步的阴道镜、宫腔镜等检查，在 MHT 前排除各种妇科肿瘤风险。

（3）乳腺肿瘤风险评估：乳腺检查是 MHT 风险评估必不可少的一项，目前，关于 MHT 与乳腺癌的风险仍有争议。长期进行 MHT 的女性最担心的是患乳腺癌的风险。因此，MHT 之前要对乳腺进行全面、仔细的检查，尤其有乳腺癌家族史患者，如果乳腺超声和钼靶检查发现乳腺结节、包块、血流信号异常等情况时，应建议患者及时到乳腺专科就诊。

注：本节内容参考中华医学会妇产科学分会绝经学组发布的《中国绝经管理与绝经激素治疗指南（2018）》。

（陈　蓉　郑庆梅）

参考文献

1. Anderson GL, Chlebowski RT, Aragaki AK, et al.Conjugated equine oestrogen and breast cancer incidence and mortality in postmenopausal women with hysterectomy：extended follow-up of the Women's Health Initiative randomised placebo-controlled trial.The Lancet Oncology, 2012, 13：476-486.

2. Fournier A, Berrino F, Clavel-Chapelon F.Unequal risks for breast cancer associated with different hormone replacement therapies：results from the E3N cohort study.Breast Cancer Research and Treatment, 2008, 107：103-111.

3. Lyytinen H, Pukkala E, Ylikorkala O.Breast cancer risk in postmenopausal women using estradiol-progestogen therapy.Obstetrics and Gynecology, 2009, 113：65-73.

4. Davey DA.Menopausal hormone therapy:a better and safer future.Climacteric,2018,21 :454-461.

5. Kotsopoulos J,Gronwald J,Karlan BY,et al.Hormone replacement therapy after oophorectomy and breast cancer risk among BRCA1 mutation carriers.JAMA Oncology,2018,4 :1059-1065.

6. Stute P,Wildt L,Neulen J.The impact of micronized progesterone on breast cancer risk:a systematic review. Climacteric,2018,21 :111-122.

7. Crandall CJ,Hovey KM,Andrews C,et al.Comparison of clinical outcomes among users of oral and transdermal estrogen therapy in the Women's Health Initiative Observational Study.Menopause,2017,24 : 1145-1153.

8. Pike MC,Peters RK,Cozen W,et al.Estrogen-progestin replacement therapy and endometrial cancer.Journal of the National Cancer Institute,1997,89 :1110-1116.

9. Jaakkola S,Lyytinen HK,Dyba T,et al.Endometrial cancer associated with various forms of postmenopausal hormone therapy:a case control study.International Journal of Cancer,2011,128 :1644-1651.

10. Sjogren LL,Morch LS,Lokkegaard E.Hormone replacement therapy and the risk of endometrial cancer:A systematic review.Maturitas,2016,91 :25-35.

11. Jaakkola S,Pukkala E,H KL,et al.Postmenopausal estradiol-progestagen therapy and risk for uterine cervical cancer.International Journal of Cancer,2012,131 :E537-543.

12. Beral V,Bull D,Green J,et al.Ovarian cancer and hormone replacement therapy in the Million Women Study.Lancet,2007,369 :1703-1710.

13. Manson JE,Chlebowski RT,Stefanick ML,et al.Menopausal hormone therapy and health outcomes during the intervention and extended post-stopping phases of the Women's Health Initiative randomized trials. JAMA,2013,310 :1353-1368.

14. Bassuk SS,Manson JE.Oral contraceptives and menopausal hormone therapy:relative and attributable risks of cardiovascular disease,cancer,and other health outcomes.Annals of Epidemiology,2015,25 :193-200.

15. Hawkes N.HRT increases risk of blood clots and stroke,finds new analysis.BMJ,2015,350 :h1336.

16. L'Hermite M.HRT optimization,using transdermal estradiol plus micronized progesterone,a safer HRT. Climacteric,2013,16(Suppl 1):44-53.

17. de Villiers TJ,Stevenson JC.The WHI:the effect of hormone replacement therapy on fracture prevention. Climacteric,2012,15 :263-266.

18. Gleason CE,Dowling NM,Wharton W,et al.Effects of hormone therapy on cognition and mood in recently postmenopausal women:findings from the randomized,controlled KEEPS-cognitive and affective study. PLoS Medicine,2015,12 :e1001833-e1001833.

19. Stuenkel CA.Menopause,hormone therapy and diabetes.Climacteric,2017,20 :11-21.

20. Maggiolini M,Picard D.The unfolding stories of GPR30,a new membrane-bound estrogen receptor.The Journal of Endocrinology,2010,204 :105-114.

21. Prentice RL,Pettinger M,Beresford SA,et al.Colorectal cancer in relation to postmenopausal estrogen and estrogen plus progestin in the Women's Health Initiative clinical trial and observational study.Cancer epidemiology,biomarkers&prevention:a publication of the American Association for Cancer Research, cosponsored by the American Society of Preventive.Oncology,2009,18 :1531-1537.

22. McGlynn KA,Sahasrabuddhe VV,Campbell PT,et al.Reproductive factors,exogenous hormone use and risk of hepatocellular carcinoma among US women:results from the Liver Cancer Pooling Project.British Journal of Cancer,2015,112 :1266-1272.

23. Camargo MC,Goto Y,Zabaleta J,et al.Sex hormones,hormonal interventions,and gastric cancer risk:a meta-analysis.Cancer Epidemiology and Prevention Biomarkers,2012,21(1):20-38.

24. Brusselaers N,Maret-Ouda J,Konings P,et al.Menopausal hormone therapy and the risk of esophageal and gastric cancer.International Journal of Cancer,2017,140 :1693-1699.

第五节 绝经激素治疗面临的问题及展望

一、认知问题

在我国,目前关于 MHT 最严峻的问题是整个社会对其认知缺乏及使用率低和依从性差的问题。造成这一问题的主要原因在于人们对 MHT 不甚了解及错误的理解。将"此"(雌)激素误以为"彼"(糖皮质)激素,担心 MHT 增加体重;对 MHT 的认识停留在早期 ERT 阶段,担心 MHT 会导致子宫内膜癌;只知道 WHI 研究的停止,未深入了解该研究后续的分析和解读,恐惧 MHT 的心血管疾病及乳腺癌的风险。

面对如此现状,需要制订合适的方案,采取相应的措施,通过多种方式进行科普宣教,对不同人群采用微信、微博、漫画、电视、广播、学术讲座、书籍、宣传册等形式来加强 MHT 相关知识的普及和推广,以提高整体人群的认知度。只有真正了解 MHT 的利弊,才能解除人们对 MHT 的误解,消除不必要的恐惧和担忧。

二、非激素类药物的研发问题

MHT 可以从根本上解决绝经相关问题,它是解决绝经引起的雌激素低下问题最有效和最常用的方法。但是,并非每位围绝经期女性都是雌、孕激素治疗的适用人群,也不是每位妇女都能接受 MHT。对于不能应用或不愿意接受 MHT 的女性,非激素类药物的研发和应用就显得尤为重要。

三、不同用药途径的研究

MHT 常用药物包括雌激素,孕激素,雌、孕激素联合制剂以及具有雌、孕激素活性的药物,用药途径主要是口服。近年的研究发现,非口服给药途径可显著降低雌激素对血栓和心血管疾病的风险。

1. **经皮雌激素** 和口服途径相比,经皮雌激素具有很多优势。避免了肝脏的首过效应,生物利用度较口服戊酸雌二醇升高 20% 左右;药效提高的同时也减轻了对肝胆功能的影响、降低了静脉血栓及冠心病发生的风险、降低乳腺癌的风险并减少对代谢方面的影响。因此,对于有血栓风险、胆囊疾病、血脂异常特别是有糖尿病和高血压的患者,采用经皮雌激素安全性更高。经皮雌激素的常用药物剂型有皮贴、皮埋及凝胶等几种类型。

当然,和口服雌激素相比,经皮给药比较复杂,剂量不易控制甚至皮贴有脱落的可能。但为减轻口服雌激素的上述风险,对需要 MHT 的患者这不失为良好的选择。

2. **经阴道雌激素** 经阴道用药是女性特有的一种给药方法,与经皮途径相同,经阴道雌激素也可以避免药物的首过效应,可持续给药,全身副作用小。目前主要为泌尿生殖道局部用药,常用的剂型有片剂、胶囊、膏剂及硅胶环缓释系统。缺点是使用不如口服和经皮方便,并且药物吸收不稳定。

3. **非口服途径的孕激素** 经阴道用孕激素可避免口服用药的首过效应,确保子宫内膜中孕激素浓度的平稳,无肌内注射黄体酮的痛苦和不适。虽然阴道用黄体酮吸收较慢,但其生物利用度高于口服用药,血药浓度稳定并且维持血药浓度的时间较长。常用剂型有黄体酮胶丸、黄体酮栓及黄体酮阴道凝胶等。

除经阴道途径外,左炔诺孕酮宫内缓释系统(LNG-IUS)是一种依从性更高的新途径。其有效期长达 5 年,且子宫内膜局部孕激素浓度高。研究显示,与口服雌、孕激素制剂相比,LNG-IUS 联合雌二醇组不仅保护子宫内膜的作用与雌、孕激素组无差别,还可明显减少围绝经期妇女的不规则出血。

总而言之,70 多年来,MHT 虽然经历了数次大起大落,但其缓解更年期的疗效却始终如一,并且在曲折坎坷的历程中,人们发现了 MHT 更多的价值。几十年的临床实践使我们对 MHT 的认识更加清晰和理智。

目前,人们对于 MHT 的认识水平,还处于比较局限的层次。因此,在未来的研究和探索中,让 MHT 对于患者的治疗更加高效精准,让 MHT 的风险更小。为了使 MHT 成为更安全、可靠的治疗手段,寻找新的突破口,摸索新的用药途径,让 MHT 的使用更加安全,这将有助于提升女性的生活质量,呵护女性健康。

(陈 蓉　郑庆梅)

参考文献

1. 郁琦,郭欣,张以文 . 半水合雌二醇贴剂治疗绝经期症状的临床观察 . 实用妇产科杂志,2010,26:107-110.
2. Boon J,Scholten PC,Oldenhave A,et al.Continuous intrauterine compared with cyclic oral progestin administration in perimenopausal HRT.Maturitas,2003,46:69-77.

第九章
医疗相关性卵巢损伤的防治策略及方法

医源性卵巢损伤主要包括手术、放疗以及化疗药物所致的卵巢功能受损。随着医疗水平的提高,妇科良恶性肿瘤的病死率逐年降低,患者对治疗后的生存质量、生育能力和社会功能恢复等需求显著增加,卵巢保护日益受到关注。然而,手术及放化疗的过程会不可避免地导致卵巢功能发生不同程度的损害,甚至发生卵巢早衰。选择恰当的手术方式,制订合理的放化疗方案,以及使用药物预防或冷冻胚胎、卵巢组织及卵母细胞,均有助于提高或保留年轻女性患者的生育能力,预防医疗过程中的卵巢损伤。本章将对妇科手术、放疗及化疗过程中卵巢损伤的防治策略进行阐述。

第一节　手术相关性卵巢损伤的防治

在妇科各类手术治疗的过程中,女性生育功能的保留和卵巢内分泌功能的维持是每位妇科手术医师都必须面临的问题。近年来,妇科良、恶性肿瘤发病呈年轻化趋势,患者对手术后生育力保留的需求显著增加。年轻肿瘤患者治疗过程中,在治疗前如何充分评估患者生育力保存的可能性与风险,及选用合适的生育力保存方案,治疗中如何为患者选择个体化的保护卵巢功能的肿瘤治疗策略,在治疗后又应该怎样选择最佳时机给患者提供相应的助孕策略,这些都是医师必须考虑到的问题。

一、术前卵巢功能的评估与手术方式的选择

每位行妇科手术的患者在围手术期均需进行全面评估,既要考虑患者的具体病情,还应该根据患者的年龄、性激素水平、有无生育要求,甚至患者的家庭及心理状况,做到与患者充分沟通,综合考虑后再决定恰当的手术方式。在解除患者病痛的同时,尽量保留其生殖器官功能,使其术后有较高的生活质量。尤其对于妇科恶性肿瘤患者,应尽早对患者本人或其家属对术后卵巢功能减退和不孕不育风险进行告知,根据疾病情况和患者意愿选择合适的手术方式,并且将讨论内容记录在病例报告中。

(一) 术前卵巢功能的评估

卵巢功能的评估常常以卵巢储备功能为指标。卵巢储备功能指卵巢皮质区卵泡生长发育形成可受精的卵母细胞的能力,包括卵巢内存留卵泡的数量和质量,前者决定了女性绝经的

年龄,后者则反映了女性的生育能力。卵巢储备和卵巢功能的主要评估指标包括:患者年龄、性激素水平(FSH、FSH/LH 比值、E2 水平)、AMH、卵巢超声形态检查(请详见第六章第一节)。

(二)手术方式的选择

在行卵巢良性肿瘤剥除术时,不同类型的肿物剥除后对卵巢功能的影响亦有不同,其中子宫内膜异位囊肿剥除术对卵巢储备功能影响最大。术中应尽量保留正常卵巢组织,避免损伤卵巢周围的血供。此外,复发性内膜异位囊肿再手术时,术前需要综合评估患者的卵巢功能,协助制订手术或辅助生殖助孕方案。

女性恶性生殖系统肿瘤在切除肿瘤组织的同时,对于有生育要求的患者需要注意其生育功能的保留,尤其是卵巢的保留及功能的保护,以下主要讨论宫颈癌、子宫内膜癌和卵巢癌的生育力保护和卵巢保留手术。

根据宫颈癌 2019 年 NCCN 指南,宫颈癌需保留生育功能者如原位癌、鳞癌 Ⅰ A1 期淋巴脉管间隙无浸润者可行锥切,切除部分宫颈及宫颈管组织;经仔细筛选的 Ⅰ A2 期或 Ⅰ B1 期、病灶直径 ≤ 2cm 者可行经阴道广泛性宫颈切除术加腹腔镜下淋巴结切除(或前哨淋巴结显影);对于病灶直径 2~4cm 的 Ⅰ B1 期患者可选择经腹广泛性宫颈切除术,能切除更多的宫旁组织。不保留生育功能者,经锥切确诊的 Ⅰ A1 期淋巴脉管间隙无浸润者可行单纯子宫切除术。Ⅰ B1/ Ⅱ A1 期及 <45 岁绝经前患者可考虑保留卵巢。

子宫内膜癌患者必须符合下列所有条件才能保留生育功能:①分段诊刮标本经病理专家核实,病理类型为子宫内膜样腺癌,G1 级。② MRI 检查(首选)或经阴道超声检查发现病灶局限于子宫内膜。③影像学检查未发现可疑的转移病灶。④无药物治疗或妊娠的禁忌证。⑤经充分解释,患者了解保留生育功能并非子宫内膜癌的标准治疗方式并在治疗前咨询生殖专家。⑥对合适的患者进行遗传咨询或基因检测。⑦可选择甲地孕酮、醋酸甲羟孕酮和左炔诺孕酮宫内缓释系统治疗。⑧治疗期间每 3~6 个月经分段诊刮或子宫内膜活检行内膜评估,若子宫内膜癌持续存在 6~12 个月,则行全子宫 + 双附件切除 + 手术分期,术前可考虑行 MRI 检查;若 6 个月后病变完全缓解,鼓励患者受孕,孕前持续每 6 个月进行内膜取样检查;若患者暂无生育计划,予孕激素维持治疗及定期监测。⑨完成生育后或内膜取样发现疾病进展,即行全子宫 + 双附件切除 + 手术分期。

希望保留生育功能的极早期或低风险卵巢恶性肿瘤(早期上皮性卵巢癌、低度恶性潜能肿瘤、生殖细胞肿瘤或恶性性索间质细胞瘤)可行保留生育功能的手术,即行单侧附件切除术或双侧附件切除术,保留子宫。有临床指征,建议转诊至生殖内分泌专家进行咨询评估,但需进行全面的手术分期以排除更晚期疾病。妊娠滋养细胞肿瘤治疗方法以化疗为主、手术为辅,保留生育功能已是临床共识,也是治疗的基本原则。

(三)生育力保护措施的选择

术前可以为患者提供可选择的生育力保存方式,与患者进行充分的沟通,根据患者综合情况作出合理的选择。美国临床肿瘤学会临床实践指南指出,保留女性癌症患者的生育能力,卵巢组织、卵母细胞和胚胎冷冻保存已被纳入临床指南并广泛使用(具体详见第九章第四节)。

二、术中卵巢功能的保护

器官的"保留"和"保护"这两个概念是不同的。"保留"指的是器官的存在,是保护的前提。而"保护"是让保留下来的器官功能正常,保留与否是术前或术中的决策(即是否符合适应证),而"保护"涉及的是术中操作和后续治疗与否的选择及实施治疗过程中的保护。针对术中卵巢功能的保护,主要从减少正常卵巢组织的丢失、保证良好的卵巢血供以及选择合理的止血方式等几个方面进行讨论。

(一) 减少正常卵巢组织的丢失

行卵巢囊肿剥离的手术过程中,手术者需具备精湛的显微手术技术,保证剥离层次正确,尽可能保留好的卵巢组织,避免切除正常卵巢组织及血管。在使用电极进行切割时电极与组织的距离要处于接近但不接触的状态,可产生良好的切开效果的同时避免烧灼卵巢组织。

(二) 保证良好的卵巢血供

行卵巢囊肿剥离手术时,切口选择应尽可能远离卵巢门,避免过密、过紧地缝合,以免影响卵巢的血供。有研究提示子宫切除术破坏卵巢的子宫动脉供应支,尤其对于卵巢子宫动脉优势供血的患者影响卵巢功能更加明显。因此,掌握子宫切除术的适应证,尽量避免行不必要的子宫切除术。另有研究提示,输卵管手术可能破坏卵巢的子宫动脉吻合支供血,影响卵巢功能。因此,输卵管手术时应尽量避免损伤输卵管系膜内血管。

子宫动脉栓塞术(uterine artery embolization,UAE)作为子宫切除术和子宫肌瘤剔除术及药物治疗的补充疗法,因可以保留子宫、创伤小等优点在临床上被越来越多地应用。但栓塞剂可通过子宫和卵巢动脉的吻合支进入卵巢血管导致卵巢血供减少和功能衰竭,需要引起临床医师重视,有生育需求的年轻妇女在实施 UAE 前,应得到充分的知情告知。此外,栓塞操作中应做到血管的精准定位,尽量选择栓塞效果好、生物安全性评价高的栓塞材料。

(三) 选择合理的止血方式

行卵巢手术时,应选择合理的止血方式,包括电设备的选择、电极强度和深度、电凝时间等。对卵巢手术剥离创面的出血应采用灌流冲洗,发现出血点后定位止血,避免大面积盲目电凝。应尽量采用低功率血止即停的电凝,以减少对卵巢组织的辐射损伤,必要时可采取缝合止血。对于大径线的血管止血,电极要与组织直接接触,利用组织凝固作用进行止血,将电压控制在较低水平,延长电极与组织的作用时间,可以使组织凝固效果既深又均匀。此外,凝固时用止血钳压迫血管,避免血流将热量带走,再进行电凝固,在低电压状态下穿过血管管腔,形成均匀的止血痂。同时以生理盐水冲洗卵巢降温,防止热烧灼二次损伤。

三、术后卵巢功能的监测、评估及相应措施

术后应对保留生育功能的患者进行卵巢储备功能的监测,以了解卵巢受损程度,并指导患者选择不同的治疗方式。对于手术后出现卵巢功能下降甚至卵巢功能衰竭的患者,早期、合理、个体化的性激素替代治疗,可以缓解更年期症状,预防骨质疏松及其他相关并发症,提高妇女的生活质量。

(一) 监测卵巢储备 / 功能

在卵巢手术后的较长时间内监测卵巢储备 / 功能十分重要,尤其是对有生育要求的患者进行卵巢储备 / 功能的监测,并针对其卵巢储备 / 功能为患者制订合理的生育方案。对于无生育需求的患者,也应该注重卵巢储备 / 功能的检测,对于手术后出现卵巢功能下降的患者,应进行合理的激素替代治疗,以改善围绝经期症状并防治一系列更年期相关疾病的发生。

（二）生育力的评估

生育力的评估主要是针对有生育需求的术后患者，评估的重点是卵巢储备/功能。据报道，子宫内膜异位症生育指数（endometriosis fertility index，EFI）与预期管理妊娠率相关，可以准确预测活产，卵巢储备功能是预测非辅助生殖技术生育或 ART 需求的最重要因素。EFI 评分高的女性生育预后较好，与得分低的女性相比，指导排卵期受孕并及时行 ART 治疗更为合理，其他预后因素可用于指导具有中等 EFI 评分的妇女的治疗。生育力的评估需要辅助生殖的指导建议，可以帮助患者制订合理的生育计划。

（三）激素替代治疗

当卵巢功能已经衰竭，或者更年期症状比较明显的时候，可以考虑激素替代治疗（详见第八章）。

（四）心理支持治疗

有学者最新的研究认为：卵巢早衰患者无论在生理上还是心理方面都面临更多的问题和困难，因此，需要同时提供足够的心理支持才能最大程度地减轻症状，提高生活质量。

总之，在妇科手术过程中，正常卵巢组织的剥离、卵巢血供的阻断都可能破坏卵巢组织，引起卵巢/储备功能下降。因此，妇科手术前需全面评估卵巢功能并选择正确的决策手术方式；术中应避免不当操作并尽量规避或减轻手术对卵巢的不良影响以保护卵巢功能；术后卵巢功能的监测并根据患者症状、卵巢功能情况采取必要的补救措施，如生育咨询、激素替代治疗等。以上措施对保证女性患者术后的生育能力及生活质量均有着实际和深远的意义。我们也要认识到，在治疗疾病的同时应尽量保护患者的卵巢功能，这也是女性患者迫切希望解决的问题，但是如何更好地防护手术过程中的卵巢损伤，仍需要进行进一步探索，在不断总结临床经验以及临床试验数据的支持下制订更加合理的方案。

（刘　嵘）

参考文献

1. Woad KJ, Watkins WJ, Prendergast D, et al. The genetic basis of premature ovarian failure. The Australian & New Zealand Journal of Obstetrics & Gynaecology, 2006, 46：242-244.

2. Oktay K, Harvey BE, Partridge AH, et al. Fertility preservation in patients with cancer：ASCO clinical practice guideline update. Journal of Clinical Oncology, 2018, 36：1994-2001.

3. Hirokawa W, Iwase A, Goto M, et al. The post-operative decline in serum anti-Müllerian hormone correlates with the bilaterality and severity of endometriosis. Hum Reprod, 2011, 26：904-910.

4. Nahas E, Pontes A, Traiman P, et al. Inhibin B and ovarian function after total abdominal hysterectomy in women of reproductive age. Gynecol Endocrinol, 2003, 17：125-131.

5. Carmona F, Cristobal P, Casamitjana R, et al. Effect of tubal sterilization on ovarian follicular reserve and function. American Journal of Obstetrics and Gynecology, 2003, 189：447-452.

6. Hehenkamp WJ, Volkers NA, Broekmans FJ, et al. Loss of ovarian reserve after uterine artery embolization：a randomized comparison with hysterectomy. Hum Reprod, 2007, 22：1996-2005.

7. Czuczwar P, Stepniak A, Milart P, et al. Comparison of the influence of three fibroid treatment options：supracervical hysterectomy, ulipristal acetate and uterine artery embolization on ovarian reserve—an observational study. J Ovarian Res, 2018, 11：45.

8. Maheux-Lacroix S, Nesbitt-Hawes E, Deans R, et al. Endometriosis fertility index predicts live births following

surgical resection of moderate and severe endometriosis.Hum Reprod,2017,32 :2243-2249.

9. Benetti-Pinto CL,de Almeida DM,Makuch MY.Quality of life in women with premature ovarian failure. Gynecol Endocrinol,2011,27 :645-649.

第二节　放疗相关性卵巢损伤的防治

伴随手术技巧的提高和微创技术的开展,新化疗药物的不断涌现,以及放疗技术的进步,恶性肿瘤患者的生存率也随之提高,目前人们对恶性肿瘤的认识已从"不治之症"转为"慢性病"。医师在治疗恶性肿瘤的同时,更加注重保留患者的卵巢功能,提高患者的生命质量并保留生育力,这已成为现行肿瘤生殖学的理念。在放疗过程中,放射线也会损伤卵巢,患者可出现激素缺乏的相关症状或者生殖能力下降及丧失。卵母细胞对放射剂量非常敏感,<2Gy 的卵巢放射量足以破坏约 50% 的始基卵泡,而 ≥ 6Gy 的剂量可以导致几乎所有 40 岁以上的女性发生卵巢功能衰竭,累积受量达 8Gy 以上可发生永久性卵巢功能衰竭。当卵巢处于照射野,采用成人恶性肿瘤治疗时所用的放射剂量下,在放疗 2 周后,患者即可发生 FSH 上升、E_2 下降至绝经水平等卵巢衰竭表现。本节将讨论放疗过程中卵巢损伤的防治措施,为临床实践提供指导。

一、针对盆腔放疗的卵巢防护措施

目前针对盆腔放疗的防护措施主要有卵巢移位术、卵巢组织的冷冻保存移植、药物保护性治疗以及放疗技术的改进。

(一) 卵巢移位术

对于接受盆腔放疗的患者,将卵巢移出放疗野是保留性腺功能的一种方法,可以在开腹或腹腔镜下进行。由于卵巢对放射线极为敏感,放疗导致的卵巢衰竭多不可逆,4~20Gy 的放疗剂量即可导致卵巢功能衰竭,对于保留生育功能或内分泌功能的恶性肿瘤患者,在放疗前有必要将卵巢移出盆腔,减少因放疗导致的卵巢功能衰竭。尽管卵巢移位术后盆腔放疗后卵巢存活率随着年龄的增长而下降,但在所有年龄组中,卵巢移位术后卵巢存活率均显著高于未行卵巢移位术的女性。因此,放疗前将卵巢移位到照射野之外是一种可行的卵巢保护方法。合格的卵巢移位术可将卵巢承受的放疗剂量减少 90%~95%。处于生育年龄的卵巢生殖细胞肿瘤、宫颈癌、外阴阴道癌等妇科肿瘤患者是卵巢移位术的适应证人群。

1. 卵巢移位术部位　目前最常用的卵巢移位术部位为侧腹部卵巢移位术,游离卵巢动、静脉,将卵巢移位于侧腹上部,固定于腹壁或后腹膜。其有以下优点:①卵巢位于腹腔内,可避免因其周期性变化而引起侧腹部不适感;②若卵巢发生病变,便于行腹腔镜或开腹手术;③卵巢动静脉置于腹膜后,可避免发生扭转打结,影响卵巢功能。

此外,还可以行腹膜外卵巢移位术,将卵巢提出腹膜外,缝合腹膜,将卵巢移位于结肠旁沟外侧或髂嵴上,或将卵巢固定于腹壁上。卵巢乳房下移位术也有研究者尝试,但由于移位部位距离长,通过季肋部时卵巢动静脉受压,移位的卵巢可能发生血运障碍,效果没有移位于侧腹上部好。为了尽可能地使卵巢远离放疗野,还有学者提出游离卵巢移位术,将卵巢整体移植到远离盆腔的部位如腋窝、乳房外侧、腹股沟等,卵巢动静脉分别与受区血管吻合。

该术式突破血管的限制使卵巢远离盆腔,完全脱离盆腔淋巴系统,避免恶性细胞的转移,术后盆腔放疗不会影响卵巢的功能。陈美一等的研究发现游离卵巢移位术与带蒂卵巢移位术相比对宫颈癌患者卵巢功能的影响更小,术后 3 个月、6 个月 FSH、LH 水平及 Kupperman 评分均低于带蒂卵巢移位术,而 E_2 水平高于带蒂卵巢移位术。但游离卵巢移位术较为复杂,损伤较大,需要较高的显微外科手术技术,术后血运的重建、缺血以及缺血再灌注损伤常导致原始卵泡大量丧失,造成移植后卵巢功能低下和存活期缩短,且成功率较低,费用较高。

2. 移位术后卵巢的功能及影响因素　盆腔放疗后卵巢功能是根据更年期症状、性激素、月经、影像学检查(超声检查卵巢体积)、妊娠情况等因素来进行综合评估的。卵巢移位术后行盆腔放疗的卵巢功能保留率为 15.4%~100%。而在近距离放疗之前行卵巢移位术,卵巢功能保留率为 63.6%~100%,相较于其他类型的放疗,卵巢移位术对需要行近距离放疗的患者保护卵巢是最有效的。

移位术后的卵巢功能与手术操作技术、术后放疗、患者年龄和移植位置等相关。要尽可能游离卵巢的动静脉,其长度约 8~12cm,固定卵巢时应注意避免因卵巢血管扭曲和扩张以及张力过大造成卵巢的血液供应减少。

卵巢移位术术后接受盆腔放疗会显著降低卵巢功能。Buekers 长期随访 80 例接受卵巢移位术的患者发现,未接受盆腔放疗患者保留卵巢功能的中位时间为 126 个月,平均绝经年龄为 45.8 岁,而接受盆腔放疗可使 41% 的患者保留卵巢功能的中位时间缩至 43 个月,平均绝经年龄降至 36.6 岁,即卵巢移位术后接受放疗者平均绝经期比单纯卵巢移位术者提前了 9 年余。

为避免盆腔外照射导致卵巢功能丧失,卵巢移位的位置一定要在放疗所波及的范围之外。如果卵巢血管长度允许,移位要尽量远离盆腔,可减少卵巢受损程度。即便进行了腹腔内卵巢移位,将卵巢移位于髂前上棘上 2cm 水平,仍不能避免术后放疗对卵巢功能的损伤,术后辅助放疗仍显著影响移位卵巢的功能。研究发现放射中散射可使 20%~28% 的女性出现更年期症状,而放射野边缘 2.5cm 之外是安全区域,若进行卵巢移位,至少应将卵巢移植于髂嵴以上 3.5cm。放疗时还要充分遮盖和保护卵巢的移行血管,以免血管受到放射线直接辐射。

放射治疗对移位卵巢功能的影响在治疗结束后随时间延长而逐渐减小。黄宇璐团队分别在放疗结束后 1 个月、3 个月和 6 个月监测血清 FSH、LH 和 E_2,多数患者的卵巢功能在治疗结束后 1 个月会受到不同程度的损伤,这说明卵巢移位不能完全避免放射线的伤害。治疗结束后 3 个月卵巢功能开始恢复,治疗后 6 个月卵巢功能基本恢复到治疗前水平。

移位后的卵巢还可能从固定点脱落,游走至盆腔放射野。Williams 发现,尽管用不可吸收缝线固定了移位的卵巢,术后 5~6 个月腹腔镜检查仍可发现卵巢向盆腔移位。所以游离卵巢动静脉时要多保留血管周围组织,同时要确保卵巢固定稳当,防止卵巢移位,同时应缩短卵巢移位术后到放疗开始前的间隔时间,以防止因间隔时间过长,卵巢向下移位,导致放疗时卵巢损伤。

在卵巢移位过程中应尽量缩短卵巢离体时间,固定卵巢以防止扭转,手术后采取解痉、预防感染及扩张血管的措施。同时,应注意卵巢和血管不可以牵拉过紧,以免影响血供。在固定的过程中,不可留有间隙,防止卵巢血管受压。

3. 卵巢移位术后并发症　卵巢移位术后的并发症发生率为 0~28.6%。主要有:盆腔疼痛,卵巢功能减退,卵巢囊肿形成、扭转、坏死,子宫内膜异位症和卵巢移植部位的周期性肿痛及包块。其中卵巢囊肿是最常见的并发症,据报道,5%~16% 的患者在卵巢移位术后出现卵巢囊肿。

囊肿形成的原因不明,可能与下列因素有关:①移位的卵巢与周围组织粘连,排卵受阻,卵子不能进入腹腔而形成囊肿。②移位的卵巢周围组织愈合或炎症形成,在排卵期间包绕卵巢形成囊肿。③存在于卵巢与子宫血管之间的吻合通道在手术期间被干扰,从而导致卵巢动脉和静脉血流动力学改变,形成囊肿。④移位的卵巢扭转和梗阻能够产生一种实性的混合性肿块。其症状主要表现为在卵巢移位侧出现周期性侧腹和盆腔疼痛。症状轻微者通过药物治疗可以好转,若药物治疗无效则需手术行囊肿穿刺,甚至切除卵巢。

4. 卵巢移位术后肿瘤复发、转移及移植卵巢癌变的风险　研究认为宫颈癌复发与内分泌激素并无直接关系,因此宫颈癌患者保留卵巢不会增加癌症复发的风险。卵巢移位术后原发肿瘤存在卵巢转移的风险,文献报道 ⅠA~ⅡA 期宫颈鳞癌行保留卵巢的手术相对安全,但宫颈腺癌患者是否可行卵巢移位术尚无统一定论。研究发现宫颈鳞癌卵巢转移率ⅠB 期为 0.22%、ⅡA 期为 0.75%、ⅡB 期为 2.17%,而宫颈腺癌的卵巢转移率ⅠB 期为 3.72%、ⅡA 期为 5.26%、ⅡB 期为 9.85%,由以上数据可以看出,早期宫颈癌(尤其是宫颈鳞癌),卵巢转移率极低。目前有研究表明肿瘤体积较大、宫体受累、腺癌、脉管内癌栓或淋巴结转移等因素可能与卵巢转移相关,因此在妇科恶性肿瘤治疗时保留卵巢要慎重。

Smith 等研究了 2 068 例自发性子宫出血病患者,她们的卵巢接受 5~10Gy 放射量后,平均随访 19 年,未发现卵巢癌。而移位的卵巢受照射剂量仅为上述总剂量的 1%~3% 或更少,所以放射导致移位的卵巢癌变的说法是无依据的。至今尚无移位的卵巢在放射治疗后发生癌变的报道。

总之,在接受盆腔放疗之前行卵巢移位术可以有效地保护卵巢功能,但要严格根据保留卵巢的原因、肿瘤的类型、治疗方案、放疗范围及卵巢移位的部位来筛选合适的患者,从而达到最大限度保护卵巢功能、降低副作用和并发症的目的。

(二)卵巢组织的冷冻保存及移植

卵巢组织冻存是一种运用低温生物学原理冷冻保存卵巢组织的方法。卵巢组织冷冻保存可以允许盆腔放疗的立即开始,与其他保留生育力的技术(例如胚胎或卵母细胞冷冻保存)相比,不需要预先刺激卵巢和捐献精子,且可以恢复患者卵巢的内分泌和生殖功能。据报道,目前全世界已经有 100 多例卵巢冷冻移植活产儿(该部分内容详见第九章第四节)。

(三)药物保护性治疗

药物保护卵巢应用最广泛的是化疗前给予促性腺激素释放激素激动剂(gonadotropin-releasing hormone agonist,GnRH-a),诱导卵巢休眠从而显著减少化疗药物对卵巢的损害,而对于其能否对放疗所导致的卵巢功能损伤具有保护作用,目前国内外相关研究甚少。

1. 促性腺激素释放激素激动剂　化疗前给予 GnRH-a 诱导卵巢休眠能够显著减少化疗药物对卵巢功能的损害。化疗药物多作用于细胞的 DNA 双链,放疗与之具有相同的关键靶点,因此有理由推断 GnRH-a 亦能对放疗中的卵巢产生保护作用。Camats 发现在放疗前应用曲谱瑞林可以保护大鼠的生殖细胞,提高了生殖细胞的染色体稳定性,并有助于放疗后卵巢功能的恢复。

谭燕等人在雌性大鼠 GnRH-a 给药后的第 15 天,即在达到卵巢功能最大抑制状态时给予盆腔照射,发现用 GnRH-a 后卵巢的重量指数明显高于未用 GnRH-a 的大鼠,FSH 上升及 E_2、AMH 下降的幅度明显减低,原始及初级卵泡数显著高于未用 GnRH-a 的大鼠,推测 GnRH-a 能够通过抑制促卵泡生成素和促黄体生成素的作用,将卵泡的发育阻滞在原始及初级卵泡阶段,避免其进入对放射线敏感的生长卵泡及成熟卵泡阶段。GnRH-a 还通过减少卵巢血供,降低卵巢代谢和组织氧合,降低其对放射损伤的敏感性。

虽然研究结果初步揭示了 GnRH-a 对大鼠卵巢放射损伤的保护效果,能否应用于人体,还有待进一步临床研究证实。由于 GnRH-a "点火效应"的存在,即 FSH 与 E_2 水平升高,需要在 GnRH-a 给药后 2 周左右方可开始放疗,这一缺点易导致治疗时机的延误,这对其临床应用造成了一定限制。

2. **促性腺激素释放激素拮抗剂**(GnRH-antagonist,GnRH-ant) GnRH-ant 相比 GnRH-a 对性腺轴的抑制作用更强,起效更快,且无"点火效应",有望较 GnRH-a 获得更好的卵巢保护效果。

谭燕等人发现,大鼠的卵巢在给予 GnRH-ant 后 4 天左右即可达到最大抑制状态。在雌性大鼠 GnRH-ant 给药后的第 4 天,即在卵巢功能最大抑制状态下给予盆腔照射,用 GnRH-ant 后卵巢的湿重明显高于未用 GnRH-ant 的大鼠,FSH 上升及 E_2、AMH 下降的幅度明显减低,始基及初级卵泡数显著高于未用 GnRH-ant 的大鼠。表明 GnRH-ant 能够通过将卵泡阻滞在对射线相对不敏感的始基、初级卵泡阶段,同时减少卵巢血供,进而降低其对放射的敏感性,从而降低放射线对卵巢功能的损伤。

尽管研究结果初步揭示了 GnRH-ant 对大鼠卵巢放射损伤的保护效果,但是目前并没有临床试验证实其在人体的有效性,因此有待进一步探讨。GnRH-ant 对大鼠卵巢功能的抑制比 GnRH-a 更为迅速有效,且没有 GnRH-a 给药后短暂的 FSH 与 E_2 水平升高,即所谓的"点火效应",这一优点在临床中具有重要意义。这意味着,只要在放疗前通过简短的 GnRH-ant 预处理,就可以开始肿瘤的放疗,而传统所使用的 GnRH-a 则需在给药后近 2 周才能进行放疗,如果不按此时间进行将导致更为严重的卵巢功能损伤,因为应用 GnRH-a 后产生的点火效应将使卵巢对照射变得更为敏感。

(四)放疗技术的改进

预防及减少放疗对年轻妇科恶性肿瘤患者卵巢功能及生育的影响不仅依赖于上述保护卵巢的各项措施,而且也和放疗技术的改进息息相关。

肿瘤放疗的原则是最大限度地增加肿瘤组织的放射剂量并减少正常组织暴露量,以获得较高的肿瘤控制率,减少放疗并发症的发生及卵巢的损伤。放疗技术已经从二维(常规照射)进展到三维(三维适形放疗和调强放疗)再到四维(四维 CT 和图像引导放疗)放疗。三维适形放疗、调强放疗和图像引导放疗的开展,对肿瘤临床治疗结果产生了革命性的变化,提高了临床治疗疗效,并降低了毒副作用。

通过精准的定位、精确的计划设计和剂量计算可以提高靶区内肿瘤的剂量,同时降低周围正常组织的受量,从而保护正常器官。CT、MRI 及 PET-CT 等影像学的进步为精确放疗、自适应放疗、个体化微创放疗提供了机会,以计算机和肿瘤影像学技术为基础的三维定向放疗技术日趋成熟,并广泛应用于妇科恶性肿瘤。应用三维体外照射如调强放疗和适形放疗这些技术可以最大限度地提高肿瘤照射部位的剂量,并且可以最大限度地减少周围正常组织的受量,除了降低各种急慢性并发症的发生外,还可以减少对保留的卵巢的损伤。

二、放疗后卵巢功能的监测和相应治疗方式

放疗后应对患者进行卵巢储备功能的监测,以了解卵巢受损程度,并指导患者选择不同的治疗方式。

(一)卵巢功能的评估

卵巢所含卵泡数量有限,极易受到放射治疗带来的损伤。采取干预措施之后需要对保留的卵巢或者移植的卵巢组织的功能进行评估。目前评估卵巢功能的标准主要为:FSH、E_2、抗米勒管激素、抑制素 B、超声检查卵巢体积和窦卵泡计数以及围绝经症状。其中性激素水平标准为:FSH>25mU/ml 判定为卵巢功能下降,FSH>40mU/ml 判定为卵巢功能丧失。通过绝经期综合征量表进行围绝经期症状评价,包括潮热盗汗、感觉异常、失眠、激动、性交痛、抑郁及眩晕等,每项分值 0~4 分,分值越高提示围绝经期症状越严重。

(二)卵巢功能衰退的临床处理

对于有生育要求的女性,需对其生育力进行评估,提供辅助生殖的指导建议,帮助患者制订合理的生育计划。对于一部分卵巢功能已经衰竭的女性,或已出现更年期症状时,可以考虑激素替代治疗(详见第八章)。此外,卵巢早衰患者无论在生理上还是心理方面都面临更多的问题和困难,因此需要同时提供足够的心理支持才能最大程度地减轻症状,提高生活质量。综上所述,目前针对放疗所致卵巢损伤的防治措施主要有卵巢移位术、卵巢组织冷冻移植、GnRH-a 等相关保护药物以及放疗技术的改进。在放疗前进行卵巢腹腔内的移位有手术简单、疗效肯定的优点,已成为不少育龄女性可以选用的常规手术。卵巢组织冷冻及移植则具有更广的应用范围和更大的应用优势,是需要立即化疗或不想接受卵巢刺激的成年癌症患者保留生育能力的重要选择,但目前需要对其技术方案进一步优化,以减少冷冻及移植过程中卵泡的损伤。且卵巢组织冻存移植有复发肿瘤的风险。对于需要生育但恶性肿瘤重新植入风险大的患者,可以从冷冻的卵巢组织中分离单个卵泡,在体外成熟并受精。GnRH-a 可以作为保护卵巢功能的一种候选方法,其疗效有待进一步考证,需要进行临床试验来证实其能否对放疗所导致的卵巢功能损伤具有保护作用,更多的药物保护剂需要更进一步的临床研究。放疗技术的改进可以减少放疗对保留卵巢的损伤,以上这些措施可以单独或联合应用以获得最佳的效果。

在恶性肿瘤治疗前迅速而准确地评估患者生育力受损风险,妇科肿瘤医师与生殖内分泌医师一起协作,通过多学科合作,尽最大可能减小放疗造成的不良影响,提高肿瘤患者生存率的同时提高患者的生存质量,选择合理的保留生育力和内分泌功能的方式,制订个体化的肿瘤治疗方案,是未来工作和研究的方向。

(项 涛)

参考文献

1. 孙建衡.妇科恶性肿瘤的近距离放射治疗.2 版.北京:中国协和医科大学出版社,2014:54.
2. Wallace WH,Thomson AB,Kelsey TW.The radiosensitivity of the human oocyte.Hum Reprod,2003,18:117-121.
3. Gomez-Hidalgo NR,Darin MC,Dalton H,et al.Ovarian torsion after laparoscopic ovarian transposition in patients with gynecologic cancer:a report of two cases.Journal of Minimally Invasive Gynecology,2015,22:687-690.

4. Gubbala K, Laios A, Gallos I, et al.Outcomes of ovarian transposition in gynaecological cancers：a systematic review and meta-analysis.Journal of Ovarian Research,2014,7：69-78.

5. 陈美一,邵茵,马利国.带蒂卵巢器官移位术与游离卵巢器官移位术对宫颈癌患者卵巢功能的影响.中国妇幼保健,2017,32：608-610.

6. Hoekman EJ, Broeders BJ, Louwe LA, et al.Ovarian function after ovarian transposition and additional pelvic radiotherapy：A systematic review.European Journal of Surgical Oncology,2019,45：1328-1340.

7. Hariyono W, Eva F, Gatot P, et al.The need for laparoscopic ovarian transposition in young patients with cervical cancer undergoing radiotherapy.International Journal of Reproductive Medicine,2013：1-6.

8. Buekers TE, Anderson B, Sorosky JI, et al.Ovarian function after surgical treatment for cervical cancer. Gynecologic Oncology,2001,80：85-88.

9. 王建六,张晓红,梁旭东,等.宫颈癌患者腹腔内移位卵巢的功能评价.中华妇产科杂志,2006,41：229-232.

10. Toman J, Feyereisl J, Zamecnik J, et al.A safe site for transposition of ovaries in radical hysterectomy for cervical carcinoma.CesKa Gynekol,2001,66：184-186.

11. Wallace WH, Thomson AB, Saran F, et al.Predicting age of ovarian failure after radiation to a field that includes the ovaries.Int J Radiat Oncol Biol Phys,2005,62：738.

12. Barahmeh S, Al Masri M, Badran O, et al.Ovarian transposition before pelvic irradiation：indications and functional outcome.J Obstet Gynaecol Res,2013,39：1533-1537.

13. 黄宇璐,郭梓耘,马宇毅,等.影响年轻宫颈癌患者放疗后卵巢功能相关性因素分析.国际妇产科学杂志,2017,508-511.

14. Williams RS, Littell RD, Mendenhall NP.Laparoscopic oophoropexy and ovarian function in the treatment of Hodgkin disease.Cancer,1999,86：2138-2142.

15. 伍克佳,张蔚.宫颈癌手术中卵巢去留问题的探讨.妇产与遗传,2017：11-15.

16. 尹秀菊,魏丽惠,赵超,等.宫颈癌卵巢移位后复发危险因素分析.中国妇产科临床杂志,2010,11：191-194.

17. 程晶.宫颈癌卵巢移位术.国外医学：妇产科学分册,1994：155-158.

18. 国际妇科内分泌学会中国妇科内分泌学分会.卵巢组织冻存与移植中国专家共识.中国临床医师杂志,2018,46：496-500.

19. 谷瑞环,孙贻娟,孙晓溪.卵巢组织冷冻技术在女性生育力保存中的应用.中华生殖与避孕杂志,2018,38：812-816.

20. Camats N, F.García, Parrilla JJ, et al.The GnRH analogue triptorelin confers ovarian radio-protection to adult female rats.Mutation Research,2009,669：67-79.

21. 谭燕,颜高姝,刁鹏,等.促性腺激素释放激素激动剂对辐射所致大鼠卵巢功能损伤的防护作用研究.国际放射医学核医学杂志,2017,41：314-320.

22. 谭燕,孙春堂,颜高姝,等.促性腺激素释放激素拮抗剂对盆腔放疗所致卵巢功能损伤的防护作用.国际放射医学核医学杂志,2018,42：420-424.

23. 李晔雄.放疗新技术对肿瘤临床疗效的影响.肿瘤预防与治疗,2008,21：12-14.

24. So-Youn K, Ki KS, Ryeol LJ, et al.Toward precision medicine for preserving fertility in cancer patients：existing and emerging fertility preservation options for women.Journal of Gynecologic Oncology,2016,27：22-39

第三节　化疗相关性卵巢损伤的防治

目前,女性癌症患者中大约有 5% 是育龄妇女,这些年轻的患者在肿瘤治疗后可能面临卵巢功能和生育力受损的问题。化疗是恶性肿瘤普遍且有效的治疗方法,使许多癌症患者预后有了明显的改善,其生存期也明显延长。一些对化疗比较敏感的疾病如滋养细胞疾病,甚至可以达到治愈的效果。但是,化疗药物在杀伤恶性肿瘤细胞的同时,也会损伤正常细胞,如一些化疗药物可导致卵母细胞耗竭和卵巢损害,从而降低生殖潜能。近年来,接受化疗的年轻女性恶性肿瘤的预后有了很大的改善,更多的关注转向改善长期生活质量,包括生育能力和内分泌功能。因此,采用适当的方法、策略或药物防治卵巢功能的损伤,显得尤为重要。目前保护化疗所致卵巢功能受损的方法主要包括:化疗前卵子、胚胎及卵巢组织的冻存和移植、促性腺激素释放激素类似物、其他小分子药物及植物提取物。

一、化疗前胚胎、卵子及卵巢皮质的冻存和移植

胚胎冷冻保存是通过促排卵后得到卵泡,然后进行体外受精和冷冻胚胎。2014 年一项生育成功率报告表明冷冻胚胎活产率在不同年龄女性中有所差异,35 岁以下女性的活产率是 46.6%,而超过 44 岁女性患者的活产率则降至 14.2%。此外,有关于乳腺癌患者胚胎冻存的研究表明怀孕率和活产率与正常人相似。可见胚胎冻存可以较好地保存生育力,但是也存在一些限制。对于胚胎冷冻保存的患者,癌症治疗至少要推迟 1 个月才能获得患者的卵母细胞。此外,卵母细胞的获取需提供外源性激素,而对于乳腺癌等激素依赖性的肿瘤可能会有加重肿瘤增殖转移的风险。且胚胎保存的方法仅适用于已婚女性,对于未婚女性法律上是禁止的。

卵母细胞冻存是指用外源性激素刺激卵泡成熟,获得卵母细胞,冷冻后贮藏。卵母细胞冻存的一个优点是它不需要性伴侣或捐献精子。2012 年,美国生殖医学会将卵母细胞冷冻保存作为一种保留生育能力的标准疗法,并比较了冷冻卵子和新鲜卵子进行体外受精和胞质内精子注射的随机对照试验,结果表明冷冻卵子和新鲜卵子的受精率和活产率没有显著差异。更重要的是,许多研究发现,与新鲜的卵母细胞相比,低温贮藏的卵母细胞没有增加新生儿先天性畸形的风险,表明卵母细胞的冻存可以有效地保存女性肿瘤患者的生育力。

随着医学技术的进步,卵巢组织冻存和移植正逐步从实验阶段走向成熟,现已列入有 POI 风险的恶性和非恶性肿瘤患者的治疗方案中。鉴于该部分内容较多且比较重要,在本章第四节将进行详细阐述。

二、化疗方案的制订

我们选择化疗方案时要做到规范合理。临床医师既要考虑肿瘤的病理类型、肿瘤细胞对化疗药物的敏感性以及化疗药物的作用机制,还要考虑药物的毒副作用、药物的配伍原则等。不同的化疗药物对卵巢的损害程度不同,根据对卵巢的影响程度可将化疗药物分为高、中、低性腺毒性。

化疗方案及剂量是决定化疗后是否影响卵巢功能的重要因素。因此,在保证化疗疗效的前提下,应尽可能选用性腺毒性较弱的抗肿瘤药物。一项来自意大利的回顾性研究比较了单药化疗与多药化疗治疗妊娠滋养细胞肿瘤患者的月经和生殖结局,发现单药化疗和联合化疗的暂时性闭经发生率分别为 33% 和 66.7%。因此,研究者认为无论是单药化疗还是多药化疗,都可以应用于有生育要求的患者,但联合化疗致卵巢早衰的风险更高。另有报道 170 例绝经前乳腺癌患者,78 例采用氟尿嘧啶加表阿霉素和环磷酰胺(FEC)化疗方案,66 例采用多西紫杉醇联合表阿霉素(TE)方案,26 例为长春瑞滨联合表阿霉素(NE)治疗。在各种化疗方案的治疗过程中闭经概率分别为 FEC 方案 44.87%,TE 方案 30.30%,NE 方案

23.08%。FEC 组与 TE 和 NE 组相比,有显著性差异,表明不同的化疗方案对卵巢功能的损伤程度有较大差别。同时,一项类似研究旨在观察不同的化疗方案对育龄期乳腺癌患者卵巢早衰的发生是否存在差异性,即 CAF 方案(替加氟 + 吡柔比星 + 异环磷酰胺)以及 DTC 方案(多西紫杉醇 + 吡柔比星 + 异环磷酰胺)对 POF 的影响。经过比较发现,DTC 化疗方案对卵巢功能的影响明显大于 CAF 方案。此外,在淋巴瘤的一项临床研究中,为了比较不同化疗方案治疗晚期霍奇金淋巴瘤的卵巢毒性,Richard 的研究组比较了 ABVD 方案和 BEACOPP 方案,结果表明与 ABVD 方案相比,BEACOPP 方案具有更高的性腺毒性。

　　以上研究表明化疗药物的性腺毒性差异较大,大多数癌症治疗是联合化疗,需要 2 种或更多的药物,由于化疗方案的复杂性,较少团队对化疗综合方案的性腺毒性进行比较。因此,临床肿瘤学家在化疗过程中应重视卵巢功能,鼓励开展临床试验研究,为化疗方案的选择提供更多的参考。

三、各种药物对化疗所致卵巢功能损害的保护作用

(一)促性腺激素释放激素激动剂

　　1. 促性腺激素释放激素激动剂保护化疗卵巢功能的机制　关于 GnRH-a 对化疗所致的卵巢功能损伤的保护作用机制尚有争论。有研究报道,GnRH-a 可以阻止原始卵泡的募集和成熟,从而减少易受化疗细胞毒性影响的卵泡数量。1985 年,Ataya 等分别在大鼠和恒河猴模型上观察到 GnRH-a 能够抑制小卵泡的有丝分裂,长效 GnRH-a 对 CTX 引起卵巢损害有明显的保护作用。此外,一项小样本的临床试验认为:根据年龄、化疗所用方案以及雌激素受体水平分层分析后,使用 GnRH-a 与对照组相比,卵巢功能可以得到明显保护。青春期前患者进行药物化疗后,卵巢受到的损伤较小。因此,推测处于抑制状态的卵巢对化疗具有更强的耐受性,认为 GnRH-a 对卵巢有保护作用也是基于这个原理。GnRH-a 对卵巢损伤有保护作用的机制可能是通过抑制 HPO 轴使卵泡处于静止期;另一种机制可能是 GnRH-a 使卵巢血流量减少,导致到达卵巢的化疗药物减少,对于这一观点,有些学者持不同意见,通过减少血流量来改善卵巢储备也没有科学证据支持。如果 GnRH-a 导致卵巢血流减少,那么这种情况也会发生在肿瘤组织中,这又可能导致化疗药物的总体有效性降低,或是由于肿瘤组织的血流减少,反而利于抑制肿瘤生长,目前尚没有明确定论。第三个可能的机制是 GnRH-a 可以抑制凋亡分子或通过保护未分化的生殖系干细胞以保护卵巢功能。综上,GnRH-a 保护化疗所致卵巢功能损害的机制较复杂,有待进一步更加深入的研究。

　　2. 促性腺激素释放激素激动剂保护化疗卵巢功能的临床研究　目前大多数关于在化疗同时使用 GnRH-a 以保护卵巢损伤的数据主要来源于乳腺癌、淋巴瘤或系统性红斑狼疮(systemic lupus erythematosus,SLE)的临床研究。

　　2011 年来自 *JAMA* 的一项平行、随机、开放Ⅲ期临床试验,旨在探讨化疗中应用 GnRH-a(曲普瑞林)是否通过暂时性抑制卵巢功能从而改善年轻乳腺癌化疗患者围绝经期症状,该研究结果提示:单纯化疗组早期更年期率为 25.9%,化疗加曲普瑞林组为 8.9%。因此在绝经前早期乳腺癌患者化疗中应用曲普瑞林可减少化疗所致的早期围绝经的发生率。此外,有研究表明,GnRH-a 对乳腺癌患者化疗卵巢功能的保护效应与年龄有关:在 40 岁以下的患者中,对照组 POF 的发生率为 34.8%,GnRH-a 组为 18.5%,而在 40 岁以上的妇女中,GnRH-a 的获益没有统计学意义。2018 年《临床肿瘤学杂志》刊载的一项荟萃分析评估在化疗期间

使用 GnRH-a 保护绝经前患者卵巢功能和生育能力在早期乳腺癌患者的有效性和安全性。POI 发生率：GnRH-a 组为 14.1%，对照组为 30.9%。GnRH-a 组治疗后成功妊娠 37 例(10.3%)，对照组为 20 例(5.5%)。可见 GnRH-a 作为降低化疗诱发的 POI 的发生率和提高绝经前乳腺癌患者生育能力是一种有效的选择。同时，2019 年一项在乳腺癌患者进行的早期更年期预防研究(prevention of early menopause study, POEMS)随机对照试验的最终结果显示，在化疗期间使用 GnRH-a 治疗的患者卵巢衰老的发病风险显著降低。因此，2019 年在 NCCN 发布的乳腺癌指南中提出 GnRH-a 可能对化疗过程中的卵巢损伤具有保护作用。

此外，有研究报道，在霍奇金淋巴瘤患者中，GnRH-a 的联合应用可显著减轻卵巢损伤。在一项 111 例霍奇金淋巴瘤的研究中，实验组进行化疗的同时予以 GnRH-a 联合治疗，化疗前后对患者卵巢功能进行监测。在 GnRH-a 联合化疗组中，65 名患者中有 63 名(96.9%)恢复排卵和正常月经，而对照组中 46 名患者中有 63% 的患者恢复排卵和正常月经。随后对不同的化疗方案进行分层分析，发现 BEACOPP/GnRH-a 联合治疗 22 例患者中有 20 例恢复了卵巢功能，而仅接受化疗的 14 例患者中有 9 例恢复了卵巢功能。17 例 MOPP/ABV/GnRH-a 联合治疗的患者均恢复了卵巢功能，而单化疗组的 22 例患者中有 11 例恢复了卵巢功能。而 GnRH-a 联合治疗对 ABVD 化疗组中卵巢功能的恢复无明显影响。随后，Blumenfeld 证明 GnRH-a 的作用不仅限于血液系统恶性疾病，而且适用于任何需要接触烷化剂的疾病。同时，Badeiwy 认为 GnRH-a 联合化疗是可行的，耐受性好，对长期的卵巢功能有保护作用。

除恶性肿瘤外，烷化剂的化疗还应用于自身免疫性疾病。GnRH-a 应用于该领域保护卵巢功能的研究较少，大多都集中于 SLE 患者。在不同的研究中，接受环磷酰胺治疗的 SLE 患者的 POF 发生率差异很大，这与自身免疫性疾病也可能会导致卵巢功能衰退有关。GnRH-a 对自身免疫性疾病 POF 的预防尚未见 RCT 的报道。2009 年一项荟萃分析研究自身免疫性疾病接受环磷酰胺联合 GnRH-a 治疗对 POF 发生率影响，作者认为 GnRH-a 可以保护化疗卵巢功能。同时，在 SLE 的一项病例对照研究中，其研究对象是 40 例 35 岁以下的患者，GnRH-a 组中 POF 的发生率较低，为 5%，而对照组则为 30%，这表明在 SLE 患者的治疗过程中，GnRH-a 可以防止烷化剂化疗导致的卵巢功能受损。

3. **促性腺激素释放激素激动剂保护化疗卵巢功能的相关争议** 对于 GnRH-a 能否改善化疗导致的卵巢损伤是存在争议的，目前众多研究结果是相互矛盾的。其中，来自 6 项 RCT 的证据表明，GnRH-a 与化疗合用可能有助于改善患者的月经恢复率和排卵率，但不能改善妊娠率。此外，一项前瞻性随机试验为评价 GnRH-a(曲普瑞林)在早期乳腺癌化疗中保护卵巢功能的作用时发现，按年龄、雌激素受体状态和治疗方案分层后，曲普瑞林组的继发性闭经率与对照组相当。2014 年的一项荟萃分析探讨了同时使用 GnRH-a 联合化疗是否能保护未使用他莫昔芬的乳腺癌患者的卵巢功能时得出这样的结论：这种治疗方案对于卵巢功能的保护未能起到任何作用。而 2016 年的一项由 *J Clin Oncol* 发布的研究，经过一年的随访，认为促性腺激素释放激素激动剂并不能预防淋巴瘤患者化疗所致的 POF，但可能对卵巢储备起到保护作用。但经过长达 5 年的随访后，发现卵巢储备相关指标抗米勒管激素和促卵泡激素水平在两组中是相似的，两组的妊娠率也没有差别。因此他们得出结论：GnRH-a 对年轻淋巴瘤患者化疗所致 POF 的卵巢功能保护不理想，对妊娠率也没有影响。因此，目前的研究结果还不能将 GnRH-a 作为一种确切的保护化疗所致卵巢损伤的方法。

现已有大量文献探讨关于 GnRH-a 是否在化疗相关卵巢受损中起保护作用的研究，但仍有许多局限性,仅有有限的前瞻性研究发表,而且大多数研究缺乏真正的随机对照。现发表的大多数 RCT 规模较小,没有提供可靠的数据分析,也有一些 RCT 目前仍在进行中,没有得到确切的结论。此外,研究终点的定义不明确,研究组和对照组的随访时间不同,一些研究的随访期较短,限制了对其长期有效性的分析。

在 GnRH-a 应用的安全性方面,有学者提出两点可能不利的因素:一方面 GnRH-a 可能会降低化疗的有效性。多种癌症,如乳腺癌、卵巢癌和子宫内膜癌,这些肿瘤组织均表达 GnRH 受体,其受体参与介导肿瘤细胞增殖和凋亡。因此,在化疗的同时使用 GnRH-a 治疗可能降低化疗的疗效,特别是在激素敏感的恶性肿瘤中(如 ER 阳性的乳腺癌)。另一方面,GnRH-a 可能增加与化疗相关的促性腺毒性。抗氧化酶(谷胱甘肽 S- 转移酶)存在于卵巢不同阶段卵泡的颗粒细胞中,在解毒化疗药物中起着一定的作用。而 GnRH-a 对卵巢的抑制可能降低这些酶的表达,使卵泡更容易受到化疗毒性作用的影响。

从上述一些 RCT 的数据可以看出,GnRH-a 对化疗所致的卵巢功能损害的保护效果并不确切,所取得的研究结果也是相互矛盾的,对于接受化疗的癌症患者同时使用 GnRH-a 的安全性也仍然有所争议。所以,这一方案仍然存在争议,国际上主要的临床指南仍然把它作为一种试验性技术。由于没有足够的证据证明 GnRH-a 的安全性和有效性,因此,必须设计大规模、可靠的随机临床研究,并进行长期随访,来探讨 GnRH-a 保护化疗卵巢功能的疗效。

(二)口服避孕药对化疗所致卵巢功能损害的保护作用

口服避孕药(oral contraceptive,OC)的作用机制是药物中的雌激素通过负反馈抑制 HPO 轴,减少 FSH 和 LH 的合成,从而抑制排卵。目前关于口服避孕药是否对化疗女性的卵巢起到保护作用,尚无统一的结论。正常卵泡发育及排卵需要 FSH 和 LH 的调节,避孕药最终使卵泡不能发育、生长、成熟与排卵,卵巢处于一种抑制状态,从而降低了卵泡对化疗药物的敏感性,起到保护卵巢的作用。

目前有一些临床试验显示口服避孕药能够促使化疗后月经周期提前恢复。Behringer K 等为评价霍奇金淋巴瘤化疗后的月经状况并分析引起继发性闭经的影响因素,包括年龄、化疗方案、分期以及化疗期间口服避孕药的使用情况。在其研究中,年龄 <40 岁的患者共 405 例,接受博莱霉素、依托泊苷、阿霉素、环磷酰胺、长春新碱、普萘嗪以及泼尼松 8 个周期化疗,继发性闭经率达到 51.4%,他们发现,未服用口服避孕药的妇女在治疗期间的闭经率高于口服避孕药的患者。闭经率最高的是没有口服避孕药的晚期霍奇金淋巴瘤患者,并认为口服避孕药能预防年轻患者卵巢早衰是由于血清促性腺激素水平下降抑制卵巢卵泡生长的结果。Farorio S 等人对 238 名霍奇金淋巴瘤患者进行回顾性评估 OC 和 GnRH-a 对卵巢功能的保护作用,结果表明,年轻患者服用 OC 的生育率较高,因此认为 GnRH-a 或 OC 是一种独立的卵巢保护因素。

也有些学者认为在化疗期间服用口服避孕药对患者卵巢功能没有保护作用。虽然在化疗过程中应用口服避孕药可以保护生育能力已在一些文献中得到证实,但目前为止还没有随机试验进行相关研究。Longhi A 等为了预防化疗后引起卵巢早衰,对 31 例骨肉瘤患者在接受新辅助化疗(包括大剂量异环磷酰胺、大剂量氨甲蝶呤、阿霉素和顺铂)前开始口服避孕药。结果表明,化疗期间口服避孕药对接受大剂量的烷基类化疗的卵巢功能并没有保护作用。

如上所述,目前关于口服避孕药是否对化疗所致卵巢损伤具有保护作用,尚无定论。一些临床试验认为,口服避孕药能够促使化疗后月经周期提前恢复,也有学者认为,化疗剂量较高时,口服避孕药对卵巢并没有明显的保护效果。此外,口服避孕药中的雌激素可能会增加血栓性疾病的风险,并且还可能影响性激素依赖性肿瘤的生长,因此口服避孕药用于肿瘤患者的卵巢功能保护也受到一定限制。

(三)其他小分子药物及植物提取物

详细见第十一章第五节。

综上,目前化疗卵巢功能保护的方法主要包括:化疗前卵子、胚胎及卵巢组织的冻存和移植、促性腺激素释放激素类似物、其他小分子药物及植物提取物。虽然在一系列临床前期实验中,化疗后卵巢功能损伤的防治措施取得了令人鼓舞的进展,但还是有诸多的问题有待解决,如卵巢保护效果仍存在争议,安全性有待进一步验证,对化疗效果的影响有待观察,对化疗患者后代健康的影响等,因此仍需要多中心、大样本的临床研究。对于血液恶性肿瘤和非激素恶性肿瘤,GnRH-a 可能是有益的。在青春期后,应建议对卵母细胞或胚胎进行冷冻保存,但在没有其他选择的情况下,可考虑与 GnRH-a 共处理。在卵巢功能丧失高风险的情况下,可考虑卵巢组织的冷冻保存。对于乳腺癌,尤其是激素受体阳性的乳腺癌,GnRH-a 还没有被证明其在保护卵巢功能和生育方面的有效性,口服避孕药的效果也在评估中。当然,与 GnRH-a 相比,口服避孕药的耐受性更好,因为它可以缓解低雌激素的症状。患者在心理上可能更容易接受,尤其是那些经历过化疗痛苦的年轻女性。而对于妇科肿瘤领域,卵巢功能保护方面的研究较少。

为确定最佳的卵巢功能保护方案,每个患者应进行个体化评估,充分考虑肿瘤的类型、年龄、产科病史、卵巢储备、卵巢早衰家族史和血栓栓塞危险因素,以及化疗方案及其持续时间,从而制订合理的化疗和卵巢保护方案。鉴于恶性肿瘤的发病率不断上升,而治疗的进展使患恶性肿瘤的年轻妇女生存率明显提高,以及化疗在自身免疫性和其他疾病中的应用越来越多,有必要制订具体的个体化治疗方案,以最大程度减轻化疗对卵巢功能的损害,改善女性化疗后的健康水平与生活质量。

(刘荣华)

参考文献

1. Bedoschi G, Navarro PA, Oktay K.Chemotherapy-induced damage to ovary: mechanisms and clinical impact. Future Oncol, 2016, 12: 2333-2344.

2. Cioffi R, Bergamini A, Gadducci A, et al.Reproductive outcomes after gestational trophoblastic neoplasia. A comparison between single-agent and multiagent chemotherapy: retrospective analysis from the MITO-9 Group.International Journal of Gynecological Cancer, 2018, 28: 332-337.

3. Zhou WB, Yin H, Liu XA, et al.Incidence of chemotherapy-induced amenorrhea associated with epirubicin, docetaxel and navelbine in younger breast cancer patients.BMC Cancer, 2010, 10: 281.

4. Long JP, Wan F, Zhang F, et al.DTC chemotherapy regimen is associated with higher incidence of premature ovarian failure in women of reproductive age with breast cancer.Eur Rev Med Pharmacol Sci, 2016, 20: 1087-1092.

5. Anderson RA, Remedios R, Kirkwood AA, et al.Determinants of ovarian function after response-adapted therapy in patients with advanced Hodgkin's lymphoma(RATHL): a secondary analysis of a randomised phase 3 trial.The Lancet Oncology, 2018, 19: 1328-1337.

6. Ataya KM, McKanna JA, Weintraub AM, et al.A luteinizing hormone-releasing hormone agonist for the

prevention of chemotherapy-induced ovarian follicular loss in rats.Cancer Res,1985,45：3651-3656.

7. Dada T,Salha O,Allgar V,et al.Utero-ovarian blood flow characteristics of pituitary desensitization.Hum Reprod,2001,16：1663-1670.

8. Del Mastro L,Boni L,Michelotti A,et al.Effect of the gonadotropin-releasing hormone analogue triptorelin on the occurrence of chemotherapy-induced early menopause in premenopausal women with breast cancer：a randomized trial.JAMA,2011,306：269-276.

9. Bedaiwy MA,Abou-Setta AM,Desai N,et al.Gonadotropin-releasing hormone analog cotreatment for preservation of ovarian function during gonadotoxic chemotherapy：a systematic review and meta-analysis. Fertility and Sterility,2011,95：906-914 e1-4.

10. Lambertini M,Moore HCF,Leonard RCF,et al.Gonadotropin-releasing hormone agonists during chemotherapy for preservation of ovarian function and fertility in premenopausal patients with early breast cancer：a systematic review and meta-analysis of individual patient-level data.Journal of Clinical Oncology, 2018,36：1981-1990.

11. Moore HCF,Unger JM,Phillips KA,et al.Final analysis of the prevention of early menopause study（POEMS）/ SWOG Intergroup S0230.Journal of the National Cancer Institute,2019,111：210-213.

12. Blumenfeld Z,Avivi I,Linn S,et al.Prevention of irreversible chemotherapy-induced ovarian damage in young women with lymphoma by a gonadotrophin-releasing hormone agonist in parallel to chemotherapy. Hum Reprod,1996,11：1620-1626.

13. Blumenfeld Z,Shapiro D,Shteinberg M,et al.Preservation of fertility and ovarian function and minimizing gonadotoxicity in young women with systemic lupus erythematosus treated by chemotherapy.Lupus,2000,9：401-405.

14. Somers EC,Marder W,Christman GM,et al.Use of a gonadotropin-releasing hormone analog for protection against premature ovarian failure during cyclophosphamide therapy in women with severe lupus.Arthritis Rheum,2005,52：2761-2767.

15. Munster PN,Moore AP,Ismail-Khan R,et al.Randomized trial using gonadotropin-releasing hormone agonist triptorelin for the preservation of ovarian function during（neo）adjuvant chemotherapy for breast cancer.Journal of Clinical Oncology,2012,30：533-538.

16. Vitek WS,Shayne M,Hoeger K,et al.Gonadotropin-releasing hormone agonists for the preservation of ovarian function among women with breast cancer who did not use tamoxifen after chemotherapy：a systematic review and meta-analysis.Fertility and Sterility,2014,102：808-815 e1.

17. Demeestere I,Brice P,Peccatori FA,et al.No evidence for the benefit of gonadotropin-releasing hormone agonist in preserving ovarian function and fertility in lymphoma survivors treated with chemotherapy：final long-term report of a prospective randomized trial.Journal of Clinical Oncology 2016,34：2568-2574.

18. Emons G,Grundker C,Gunthert AR,et al.GnRH antagonists in the treatment of gynecological and breast cancers.Endocrine-Related Cancer,2003,10：291-299.

19. Rahilly M,Carder PJ,al Nafussi A,et al.Distribution of glutathione S-transferase isoenzymes in human ovary.Journal of Reproduction and Fertility,1991,93：303-311.

20. Bansal A,Patel FD,Rai B,et al.Gonadotrophin releasing hormone analogues for ovarian function preservation in young females undergoing chemotherapy.Asian Pacific Journal of Cancer Prevention,2014, 15：2185-2190.

21. Behringer K,Breuer K,Reineke T,et al.Secondary amenorrhea after Hodgkin's lymphoma is influenced by age at treatment,stage of disease,chemotherapy regimen,and the use of oral contraceptives during therapy：a report from the German Hodgkin's Lymphoma Study Group.Journal of Clinical Oncology,2005,23：7555-7564.

22. Falorio S,Biasoli I,Luminari S,et al.Risk factors for impaired gonadal function in female Hodgkin

lymphoma survivors:final analysis of a retrospective multicenter joint study from Italian and Brazilian Institutions.Hematological Oncology,2013,31:72-78.

23. Longhi A,Pignotti E,Versari M,et al.Effect of oral contraceptive on ovarian function in young females undergoing neoadjuvant chemotherapy treatment for osteosarcoma.Oncology Reports,2003,10:151-155.

第四节 卵巢移植

目前,女性生育力保护的方法主要有:卵母细胞冻存、胚胎冻存、卵巢组织冻存移植、体外激活技术、药物抑制卵巢的卵泡发育、卵巢移位手术等。卵巢移植作为一种新兴手术方法,已有较多活产的报道,是解决女性内分泌功能障碍和生育障碍的有效方式,随着器官保存、显微外科及移植手术等的发展,其应用将会越来越广泛。

一、卵巢移植的发展历程

早在 20 世纪 80 年代,国内已有卵巢移植的成功案例。但该技术一直停留在恢复卵巢内分泌功能的层面,且由于激素替代治疗的快速普及,数十年间卵巢移植领域进展缓慢。

21 世纪初,随着辅助生殖技术和冷冻学研究迎来发展热潮,卵巢移植开始崭露优越性。2004 年,比利时的学者 Donnez 教授等利用冻存卵巢组织,为一名患有霍奇金淋巴瘤的女性行自体卵巢移植手术,之后该患者顺利产下一健康女婴,这是首例通过卵巢移植术诞下婴儿的报道,该历史性突破在社会上和学术界都获得了空前的关注。随后数年,美国、丹麦以及英国等国家陆续报道此类临床研究。截至目前,已有超过 180 名婴儿是经由卵巢移植诞生的。卵巢移植从冻卵和冻胚两方面吸取冻存和复苏经验,与其他尚不成熟的生育力保存技术(体外卵泡激活、体外卵泡培养、人工卵巢)相比,越来越多专家认可它的有效性,而不应仅仅作为一种试验性方法。

卵巢移植技术的优越性体现在以下 4 个方面:①卵巢移植对原发病影响小。卵巢组织冻存在对性腺有毒性的治疗前进行,几乎不耽误原发病的治疗。②卵巢移植是青春期前女性和患性激素依赖性疾病女性的唯一生育力保存方法,因为这些群体无法通过促排卵获卵,或者促排卵可能加重原发病进展。③不受月经周期影响。④卵巢移植可同时恢复内分泌功能和生殖功能。本节将依照卵巢移植不同的分类方式,就国内外相关基础和临床研究现况进行论述。

二、卵巢同种异体移植与自体移植

(一)卵巢同种异体移植

同种异体移植即同一种属内不同个体之间进行的移植,根据供受体双方基因是否相合,又可分为异体同基因移植和异体异基因移植。

异体同基因卵巢移植往往发生在同卵双胎姐妹之间,虽然卵巢来自另一不同的个体,但由于供受体双方遗传背景完全相同,因此移植物与宿主不会发生免疫排斥反应。Silber 进行了一项由 9 对同卵双生姐妹(其中一位有正常生育能力,另一位患有 POI)参与的同种异体同基因卵巢移植手术,随访观察发现,有 8 名 POI 女性恢复正常月经和激素水平,并且妊娠总次数达 14 次,诞下 11 名健康婴儿。不过,曾有动物实验报道,自体移植也存在免疫排斥反应,会导致细胞凋亡和坏死,但具体机制不明。迄今为止,几乎所有卵巢异体移植均是在双方遗传背景相同的条件下进行的,且病例量屈指可数。

同种异体异基因移植的临床转化研究,在肝、肾等器官移植领域中蓬勃发展至今,但在卵巢移植方面却罕有报道,全球仅有 1 例成功妊娠,且以流产告终。造成此现象的原因可能有以下三点:①异体异基因移植的患者,在术后必须服用抗免疫排斥药,如环孢素、他克莫司等。这些药物在抑制免疫排斥反应的同时,对卵巢的毒性也很大,副作用明显、费用昂贵,甚至有导致死亡的报道。②异体卵巢来源受限。同种异体卵巢移植供体的匹配成功率依次为:同卵双胞胎姐妹 > 亲姐妹 > 母女 > 器官捐献志愿者。这其中还涉及可能产生后代的伦理学问题。③现有资料表明,卵巢自体移植即可实现妊娠和维持长期内分泌功能,用非自身来源的卵巢并无明显优势。

在基础实验方面,大多研究集中于利用免疫缺陷小鼠探究影响移植物存活率的因素,力图为人体卵巢移植提供参考,而少有涉及免疫相关的问题。Gook 将人类卵巢组织移植到裸鼠体内,每天注射 FSH,20 周后在卵巢中可观察到 0.1~5.0mm 大小不等的窦状卵泡。此类试验最多进展到排卵前卵泡的阶段,便需要停止研究,主要是出于伦理学规范,部分原因也在于,人类卵巢组织移植到其他物种后,后者所分泌的内源性促性腺激素不足以诱发排卵。

(二)卵巢自体移植

卵巢移植中应用最多的是自体移植,它是在患者行放、化疗等性腺毒性治疗前,摘除、取出卵巢并冷冻保存,待原发病治愈后、备孕时再将卵巢复苏,移植回患者体内。这是卵巢移植相较于肝、肾移植来说最特殊的一点——肝、肾移植适用于本身器官功能衰竭或障碍的患者,他们的肝、肾功能往往已经遭受了不可逆的损伤,因此才需要其他人的器官捐献,用健康的器官置换出衰竭的器官;卵巢移植不一样,这类需要保存生育力的女性大多自身并非因为卵巢疾病而行治疗,她们的卵巢功能依旧旺盛,因此能备以后用。在动物模型上,最早是 Parrott 在小鼠实验中利用冷冻卵巢产生了正常后代。1994 年,Gosden 利用绵羊作为实验对象,将它们的卵巢皮质块行自体移植,最终正常产仔。据报道,卵巢移植物恢复内分泌功能的起始时间和持续时间在不同物种间存在差异,小鼠需要至少 15 天,绵羊则需 4~6 个月,人类一般需要 3 个月。至于产生的性激素能够持续多久,小鼠能持续 11 个月,绵羊能持续 22 个月。在人类卵巢移植方面,目前观察到的最长持续 8 年,这批患者目前仍在持续随访中。

三、卵巢皮质块移植与全卵巢移植

(一)卵巢皮质块移植

卵巢移植并不要求移植卵巢整体,而只需部分卵巢皮质即可。因为所有始基卵泡都位于卵巢外围 1mm 以内,单纯的移植卵巢皮质也可达到生育目的。国际生育力保存网络统计数据表明,在该网络中冻存 <1 个卵巢组织的人数比例逐年上升,2008 年为 86%,到 2013 年已增长到 97%,只有 3% 的女性选择完整取出 1 个或 2 个卵巢,这意味 97% 的患者已经认同部分卵巢组织足够恢复卵巢功能。2018 年 3 月,中国专家根据国内现有成功案例及国际生育力保护相关指南的经验,汇总重要文献,通过多学科综合协作讨论,制定了首部《卵巢组织冻存与移植中国专家共识》,为中国卵巢组织的相关流程提供了科学、实用的参考。"共

识"中也指出,卵巢的取材可以取一侧或双侧卵巢体积的 1/2 以上,不一定需要 1 个卵巢完整取出。目前,国内有多家医院(中山大学附属第六医院、首都医科大学附属北京妇产医院、第二军医大学附属长征医院等)已成功施行卵巢皮质移植,且长征医院已有诞生婴儿的案例报道。

卵巢皮质块移植是将供体卵巢整体摘除后,于体外分离出 0.75~1mm 厚的皮质带,再移植入受体残余卵巢部位,术中需要配合微双极电凝刀止血、9-0 或 10-0 细尼龙线间断缝合和肝素生理盐水冲洗,以避免形成微小的血肿,从而提高移植物存活率。目前在全球范围内,多个临床试验中心共有超过 180 名儿童都是经卵巢皮质块移植术后生育的。进一步分析也表明,皮质块移植术后的妇女绝大多数可以在 3 年内妊娠,妊娠并发症发生率低,孕龄及新生儿出生体重也在正常范围内。

卵巢皮质块的移植是没有附带大血管的,组织血运的恢复主要依赖于新生血管。近些年,许多学者把卵巢移植后妊娠率低归因于缺血 - 再灌注过程损伤:卵巢块移植后需要 3~5 天的时间重构血管系统,该过程中大量细胞因子和自由基得以释放,血小板凝血途径激活,导致大量卵泡损失,进一步影响了移植物发挥功能的时间。而且一旦血管重建失败,血栓堵塞血管,卵巢最终会缺血坏死。但另有部分学者认为,单纯缺血缺氧对卵巢皮质和始基卵泡的影响是有限的,因其本身就不是存在于血管丰富的部位,Schmidt 发现,人类卵巢组织可以耐受约 4 小时的缺血期,卵泡周围的基质细胞对缺血缺氧表现得更敏感。

为缩短缺血期,研究人员提出了多种促进移植物血管形成和再生的方法,包括使用抗氧化剂、促血管生成剂、激素类制剂、中药制剂、机械刺激和细胞外基质等。维生素 E 能够清除氧自由基,是一个公认的抗氧化剂,其自然提取物在调节细胞周期、黏附、生长和凋亡等方面发挥作用。过量氧自由基会破坏细胞膜,引起基因变异并导致细胞功能障碍。Abir 同时对受体个体和移植物用维生素 E 处理,发现对移植物的大小和细胞凋亡情况均有改善。在进一步实验时,他在抗氧化方案中增加了褪黑素,同时,将移植物置于透明质酸中,后者被发现在卵泡的抗炎和抗凋亡途径中发挥重要作用,该强化方案同样提高卵巢移植的效果。值得一提的是,一篇荟萃分析总结了褪黑素在卵巢移植领域的应用,多项实验共同证实了褪黑素对卵巢移植的保护作用,在卵泡的形态、卵泡发育、抗凋亡、免疫原性和抗氧化机制等方面均体现出获益的一面。促红细胞生成素在体内主要由肾脏产生,具有抗氧化、抗凋亡、抗免疫和促血管生成的多重作用,Monireh 在卵巢移植前 1 天至手术后 7 天,每天给小鼠腹腔注射促红细胞生成素,发现处理组凋亡减少,雌、孕激素水平增高。血管内皮生长因子是一种高度特异的促血管生长因子,在血管形成和增加血管通透性方面发挥作用,移植前若采用血管生长因子处理移植物,有利于移植物的存活。早期实验发现,促性腺激素具有促进血管内皮生长因子、成纤维细胞生长因子和转化生长因子表达的作用,在实验动物移植前后 2 天,如果联合使用 LH 和 FSH,能增加卵泡数。但促性腺激素长期使用会导致卵泡数减少,因此把握时机很重要。中医、中药在促卵巢移植物方面的研究较少,Wu 以丹参在肾移植中发挥的作用为参考,发现丹参提取物有助于始基卵泡的存活。机械性因素是另一种在临床上采用的促进新生血管生成的方法,它需要通过两个阶段的手术来完成。根据现有报道,第一次手术在卵巢移植前 7 天进行,经腹腔镜在欲移植部位先做腹膜窗口,通过手术创伤刺激血管的形成,然后再进行第二次卵巢移植手术。关于细胞外基质是否有助于卵巢皮质块的存活尚不明确,Oktay 将卵巢组织连同细胞外基质共同移植,成功帮助一名女性产下女婴,然而基础实验却表明细胞外基质对卵母细胞存活影响其实并不大。总体来说，目前仍没有一个很好的办法能够完全防止卵泡的丢失，在人类的卵巢移植中，我们很难通过现有的临床数据来说明何种方式更好，但促血管生成对卵巢移植存在的意义重大，需要更多的研究和证据来佐证。

（二）全卵巢移植

全卵巢移植是将供体卵巢及其血管蒂组织整体摘除，再通过显微外科血管缝合操作移植到受体体内。常规的卵巢皮质块移植需要一段时间重建血管，恢复血供，该期间会损失多达 2/3 的卵泡，严重影响移植物的功能。全卵巢移植正是在该背景下被提出来的，理论上，全卵巢移植术通过吻合血管能够快速恢复血供，最大限度地减少卵泡的丢失。在大型哺乳动物上，通过全卵巢移植产生后代已不足为奇，多数研究表明，虽然全卵巢移植可以看到各个发育阶段的卵泡以及卵丘-卵母细胞复合体，但产仔率普遍不高。2007 年，Silber 进行了全球唯一 1 例全卵巢移植术，术后移植卵巢成功存活并逐渐恢复功能，2 年后该女性已成功产下 1 名健康婴儿。全卵巢移植难度极大，与卵巢皮质块移植的优劣势比较见表 9-1。

表 9-1　卵巢皮质块移植与全卵巢移植的比较

	卵巢皮质块移植	全卵巢移植
优势	• 手术简单，耗时短 • 降低肿瘤复发风险 • 冻存方法简单	• 卵巢移植物血流恢复快 • 降低卵巢缺血的概率 • 可能发挥更持久的功能
劣势	• 血供恢复较慢 • 皮质处理方法复杂	• 全卵巢冻存困难 • 手术难度大、时间长 • 其他：缺血再灌注损伤，血栓形成的风险，肿瘤复发

四、卵巢原位移植与异位移植

（一）卵巢原位移植

卵巢原位移植是将冷冻的卵巢移植到正常的解剖位置，它最大的优势在于不需要人类辅助生殖技术即可自然妊娠，因此应用更为广泛。卵巢原位能够提供适宜的温度、压力、腹腔液和旁分泌因子等，有利于卵泡发育。世界首例卵巢原位移植是由 Oktay 教授于 2000 年实施的，该患者卵巢功能持续了 9 个月。Yang 通过实验发现，原位卵巢来源的卵母细胞得到的二细胞期胚胎的数目是最多的。Demeestere 对一名霍奇金淋巴瘤女性行卵巢移植术，他们将 18 片卵巢皮质块分别移植到了腹膜（9/18）、皮下（6/18）和卵巢原位（3/18），术后记录了 14 次月经周期情况，发现在排卵期直径 ≥ 15mm 的情况分别为 7%、29% 和 64%，该案例充分体现了卵巢原位移植的优越性。

第一次手术取出卵巢皮质时，剩下的卵巢结构我们称之为残留卵巢。原位移植有时需要处理残余卵巢，使得手术操作稍显复杂。有学者推测，原位移植的卵巢在行使旁分泌和内分泌功能时，会对残余卵巢产生影响，重新激发残余卵巢的活力，甚至让其重新开始排卵。这引发了另一个问题，如果是同种异体异基因卵巢移植后发生受孕，我们并不知道卵子的来源，进一步牵涉到出生小孩的归属问题。

(二) 卵巢异位移植

卵巢异位移植即把卵巢组织移植到腹直肌、腹壁甚至前臂等正常解剖部位以外的地方，它具有手术创伤小、经济、不需要全身麻醉手术的优势。而且，我们需要知道，这类女性已经做过一次取卵巢手术，前次手术如果术后粘连严重，很有可能难以找到理想的原位移植部位，此时只能依靠异位移植。由于异位卵巢组织必须通过穿刺获卵，因此一般移植到身体表浅部位以便于检测卵泡发育和采集卵母细胞。21世纪以前，国内、外卵巢移植均以异位移植为主，国内首次报道由中山大学于1980年发表，当时移植主要是为了恢复卵巢的内分泌功能，虽也可通过辅助生殖技术获得胚胎，但胚胎种植失败率和流产率非常高，一直未见成功生育的报道，这也一定程度上说明了异位有某些未阐明的因素会影响到卵泡发育。2004年，Oktay将冻存了6年的卵巢组织自体移植到患者腹壁下，术后3个月检测到卵泡发育和雌激素水平上升，说明卵巢功能基本恢复，并从移植物中抽吸出20个卵子，其中8个适合体外受精，最终1个卵子正常受精并发育到4细胞胚胎阶段。澳大利亚学者Stern将冻存了10年的卵巢组织移植回患者，8个月后FSH已经降至4U/L，1.5年以后患者做了第二次移植手术，以维持内分泌水平，经过数个周期的卵巢刺激以后，将获得的卵母细胞经ICSC以后得到胚胎，但最终还是发生了生化妊娠。直至2006年，Oktay的报道打破了这一"魔咒"，他公布了首例卵巢异位移植后生产的情况，该女性因霍奇金淋巴瘤复发治疗切除了左侧卵巢，骨髓移植后立即出现了停经，2.5年后患者提出了生育要求，经整体评估后，医师将卵巢组织移植到耻骨弓部位，之后数年她妊娠4次生育了3名儿童。异位移植和原位移植的比较见表9-2。

表 9-2 异位移植与原位移植的比较

	异位移植	原位移植
优势	• 对移植物的数目没有限制 • 手术简单 • 容易检测卵泡发育及排卵情况	• 有自然妊娠的可能 • 已被证实可以恢复生育力 • 为卵泡生长提供最优环境
劣势	• 生育力极低 • 需要辅助生殖技术 • 局部微环境因素影响卵泡发育	• 移植物的数目受卵巢本身大小所限

卵巢异位移植的实验设计方案多样，包括临床试验、动物模型验证、不同动物种属间以及将人卵巢移至免疫缺陷的小鼠。在众多可选择的"异位"中，皮下移植最不被推荐，因为皮下移植会破坏局部血管，与移植入肌肉和肾被膜下相比，卵泡长势不良。其他研究人员也得到了类似的结果，大鼠皮下移植时初级卵泡数目和黄体数目更少。据报道，异位移植比原位移植更能保存卵泡的完整性，凋亡相关指标也更低，他们推测这与组织取出来后结构发生改变有关。Garcia在狒狒模型中比较了网膜、邻近脾脏的网膜处、陶氏腔和腰大肌盆壁段4个部位的异位移植的效果，通过在术后3个月和6个月观察皮质存活情况、卵泡密度和激素水平，他们发现移植到网膜（包括任意部位和邻近脾区）的情况是最好的。另有研究将人类卵巢移植给免疫缺陷小鼠，Nisolle在移植后24天比较腹腔内和皮下移植的卵巢，发现其纤维化和血管分布的影响均无差别。有趣的是，将卵巢移植物同时放在多个不同部位时，原位移植物会更早发挥功能，但如果只移植到单个局限部位，与多部位同时移植相比，单独移植

更快发挥功能。我们推测,这可能是由于原位卵巢发挥功能以后,会发挥其"生长优势"从而抑制后续卵巢组织发挥功能。类似现象小鼠实验中已得到证实,如果给未去势的雌性小鼠移植第 3 个的卵巢(自己本身有 2 个),移植物的卵泡发育会受到影响,不会排卵,而移植到去势小鼠,则能够正常发挥功能。

　　需要注意的是,无论是原位移植还是异位移植,卵巢在放化疗、自体骨髓干细胞移植等治疗前已经被摘除,移植物实际上并未受到损害,所以移植后能继续发挥功能。但有些患者在初诊时就已被诊断为 POI,她们能否受益于卵巢移植技术呢? Suzuki 教授将 37 位 POI 患者的卵巢皮质经体外激活处理,再移植回患者的输卵管浆膜面,经过 IVF 和药物治疗后,3 例女性妊娠,2 例成功分娩。这些结果表明即使已经发生 POI,也可能通过自体异位移植成功生育。

五、冷冻卵巢移植与新鲜卵巢移植

(一)冷冻卵巢移植

　　早在 20 世纪 60 年代,研究者就关注了卵巢组织冻存研究。Deanesly 将出生后 7 天大鼠卵巢组织切割成两半,降温至 −79℃以后再复苏,移植到成年大鼠皮下,发现部分卵巢组织成功存活,并包含有活性的卵泡,这是首次报道的卵巢组织冻存实验。数年后,Parrot 在多种小鼠模型上完善冷冻卵巢方案,他将甘油和马血清混合作为冷冻保护剂,卵巢组织在其中浸透 30~40 分钟,然后放于 −79℃冻存,一年后复苏行移植手术,虽然存活的卵母细胞不多,但仍能产生健康后代。2018 年国际妇科内分泌学会中国妇科内分泌学分会及共识专家发表了《卵巢组织冻存与移植中国专家共识》,该共识基于国内具体情况,借鉴国际共识指南经验,对卵巢组织冻存的适应证、流程及移植后管理流程进行了详细的阐述。

　　1. 卵巢组织冻存的筛选标准　目前,国际上尚无统一的卵巢组织冻存筛选标准,常用的有爱丁堡筛选标准、国际生育力保存网络实用指南等。目前较为统一的观点认为:患者具有一定的卵巢储备、原发疾病预后较好、POI 发生风险高是重要的筛选指标。筛选标准:①年龄 ≤ 35 岁,且卵巢储备功能较好;也可以根据卵巢储备情况和个人意愿适当放宽年龄限制。②肿瘤患者必须排除卵巢恶性肿瘤或卵巢转移,转移风险高者需慎用。③原发病预后较好。④由原发病及其治疗导致的 POI 发生风险高。⑤能够耐受腹腔镜或开腹卵巢组织活检手术。⑥距放、化疗开始至少 3 天。⑦取得患者本人或其监护人的知情同意。

　　2. 卵巢组织冻存的适应证　卵巢组织冻存适用于肿瘤、非肿瘤性疾病患者的生育力与卵巢内分泌功能的保护,最佳适应证是青春期前患者,放、化疗无法延迟的患者以及患有激素敏感性肿瘤的患者。主要分为两类,一类为恶性疾病(需化疗、放疗或骨髓移植),包括:①血液系统疾病(白血病、霍奇金淋巴瘤、非霍奇金淋巴瘤);②乳腺癌;③肉瘤;④某些盆腔肿瘤。第二类为非恶性疾病:①需放疗、化疗或骨髓移植的自身免疫性疾病、血液疾病等系统性疾病:再生障碍性贫血;地中海贫血;系统性红斑狼疮等。②卵巢疾病:交界性卵巢肿瘤;重度和复发性子宫内膜异位症。③ POI 高危人群:家族史或基因检测显示有 POI 高风险者;尚存卵巢功能的特纳综合征(但目前为止,尚无该类患者冻存卵巢组织移植后分娩的病例,虽然目前已有超过 60 例通过卵巢的自体移植活产的患者,但均为其他类型的患者)。

　　3. 冻存卵巢组织冻存复苏与移植技术　冻存卵巢组织和复苏卵巢组织复苏是卵泡存

活的关键步骤,但尚无标准化的复苏方案。以国内成功移植为例,复苏流程如下:①将患者冻存管从冻存罐中取出,双人核对患者信息;②37℃水浴箱中溶解冷冻保护液;③取出组织片,依次放入不同梯度浓度的复苏液中摇匀;④复苏同时准备手术室,完成复苏的卵巢组织片应以最短时间送至手术室,移回患者体内。

(1)冷冻保护剂(cryoprotective agent,CPA):它们是能够在冷冻及复苏过程中保护细胞和组织,预防和减少冷冻损伤的各种化学成分,分为渗透性 CPA 和非渗透性 CPA 两大类。渗透性保护剂大多是一些小分子物质,它们可以直接渗入细胞,在细胞内外产生一定的摩尔浓度梯度,从而降低细胞内水分,避免细胞内冰晶形成。胚胎内含有 80% 的水分,其中90% 会在低温作用下形成冰晶,如果不降低细胞内水分,胚胎内形成的冰晶会“撑大”细胞,对内部结构造成破坏。常用的渗透性 CPA 有二甲基亚砜(dimethyl sulfoxide,DMSO)、乙二醇(ethylene glycol)、1,2-丙二醇(1,2-propanediol,PROH)和丙三醇,又称甘油(glycerol,GL)等,四种 CPA 的渗透性由强到弱依次为:EG>DMSO>PROH>GL;毒性由强到弱为:DMSO>GL>PROH>EG。非渗透性保护剂由于分子量大,不能进入细胞,因此又被叫作细胞外冷冻保护剂,它通过提高细胞外溶液的渗透压,引起细胞脱水,从而避免细胞内冰晶形成。一般来说,CPA 的浓度越高,它们对卵巢组织的毒性作用也越大,所以在临床实践中,原则是在有效范围内降低 CPA 的浓度,同时可以将几种 CPA 混合使用,优势互补,其效果往往优于单一。

(2)程序化慢速冷冻:目前卵巢组织冻存有两种方式——程序化慢速冷冻和玻璃化冷冻。冻卵、冻胚方案中,慢速程序化冷冻已被玻璃化冷冻替代,但在卵巢移植领域,传统的程序化慢速冷冻法仍是主流方法,为大多数临床中心所认可。当然,也有部分中心在尝试玻璃化冷冻卵巢组织,但截至 2018 年,130 名婴儿中仅有 2 名是通过玻璃化冷冻卵巢移植后诞生的。程序化慢速冷冻,也叫作平衡冷冻法,它是通过程序化冷冻仪,借助既定的程序逐步缓慢降温,最后投入到液氮中保存。它的降温速率是分阶段的。卵巢组织冻存使用的方法是以 Gosden 的实验方案为基础的,首次在大型动物模型上证实了冻存卵巢组织可通过移植产生后代。

用于人类卵巢组织的明确 CPA 仍无定论。主要原因在于卵巢组织本身的特殊性,与单纯的冻卵、冻胚相比,卵巢组织体积更大,而且含有非常致密的纤维组织,其内细胞外基质按照一定的方式排列,实验表明冻存会不可避免地损伤细胞外基质,进而影响卵泡发育。刘丽英比较了不同冷冻保护剂(PROH、EG、DMSO)在不同浓度(1.5mol/L 或 2.0mol/L)时在程序化慢速冷冻时的效果,发现 1.5mol/L 的 EG 能够更好地保存卵母细胞和颗粒细胞。其他研究指出,用 EG 冻存的卵巢移植后原始卵泡的存活率最高,达到 83%,而后才是 DMSO、PROH 及 GL,它们的存活率依次为 74%、44% 及 10%。

(3)玻璃化冷冻:该技术最早的尝试来自于 Luyet 在 1937 年的研究,发展到今天,已广泛应用于冻卵和冻胚的流程中。与前述不同,玻璃化冷冻是将水分直接由液相转变为固相的过程,有效防止了组织内冰晶形成,最大程度地减少细胞遭受的“创伤”,为后续的卵巢移植提供良好开端。而且它不需要特殊的仪器,大大简化了流程,具有安全和经济的优势。Migishima 在总结前人技术方案的基础上,提出了 CPA 的“DAP213”方案,即 2mol/L DMSO、1mol/L 乙酰胺和 3mol/L PROH,在小鼠身上可以繁育后代。Isachenko 利用 40%EG+0.35mol 蔗糖 +5% 蛋黄作为 CPA,并把卵巢组织切成 0.5mm^3 大小的碎块,发现采用这种方法能够较好地保护卵泡和卵巢基质。尽管学术界已经做了诸多探讨研究,但其实对于玻璃化冷冻的过程,不同临床中心在 CPA 的选择、冻存组织大小和渗透平衡时间等方面都存在差异,因此,无论是在基础还是临床,都需要开展进一步的研究。

在玻璃化冷冻方案中,为了加快降温速率,需要减少冷冻物的体积,体积越小,获得的冷冻效果越好。随后,研究者对卵巢组织玻璃化冷冻做了调整——采用开放式玻璃化冷冻。其大致原理是使含组织的液滴直接与液氮接触,使玻璃化速度最大化,而且还不需要用到冻存管,这在胚胎冷冻中也被使用,最快只需 5 分钟即可完成全部操作。目前,有两位婴儿是通过该方法冻存的卵巢诞生的。玻璃化冷冻卵巢目前应用于人类的数据不多,Suzuki 在猕猴模型上比较封闭式和开放式玻璃化冷冻,经过长期观察,两组的激素水平没有差别,而且 ICSC 后也都没有成功受孕。

(二) 新鲜卵巢移植

用新鲜卵巢移植的好处是不言而喻的,但现实条件下想实现难度极高,因为该情况下需要供体,且她们要通过 ABO 血型相配、HLA 配型、交叉配合及淋巴毒试验等一系列免疫相容性的检测,完全吻合后才能行移植手术,所以绝大多数卵巢移植采用的都是自体移植。利用新鲜卵巢移植配型成功的概率非常低,供体来源缺乏是全球器官移植发展的瓶颈,卵巢移植中利用提前冻存的自体卵巢,对每一位女性都不难做到,同时还免除了使用抗免疫排斥药物等一系列麻烦。Silber 教授是目前报道中做新鲜卵巢移植手术例数最多的学者,前后共11 例,其中 9 例为同卵双生的双胞胎姐妹,另外 2 例虽然不是同卵双胞胎,但她们均在移植手术前因原发病做过骨髓移植,因此她们的骨髓配型完全吻合。在 Silber 的长期跟踪研究中,11 名女性总共发生过 15 次妊娠,成功诞生了 11 名健康的婴儿,足见新鲜卵巢移植的优势。至于这些卵巢移植物发挥功能的持续时间,与其移植块大小密切相关。目前,所有这些女性都只移植了 1/4~1/2 大小的卵巢皮质,移植物发挥功能最长可达 8 年。理论上来看,卵巢行使功能的时间跨度为 18~50 岁,总共能有 32 年左右,如果移植的卵巢只占 1/4,这部分皮质则能够发挥 8 年的功能,与目前的观察是一致的,而实际情况受到手术完成度、短暂缺血期和个体差异等多因素影响。2008 年,Benoit 将从 15 个卵巢良性囊肿的患者身上获取卵巢皮质组织,随机进行新鲜卵巢移植或者冷冻卵巢组织移植,80 天后观察发现新鲜移植的始基卵泡数目更多。有研究报道指出,冷冻卵巢移植女性的 IVF 结局很差,移植物中的卵泡虽然仍保持"年轻",但由于卵泡数目大量减少,没有足够的卵泡进行募集、选择。同时冷冻卵巢移植容易发生卵母细胞成熟缺陷,空卵率上升,受精率下降。在一篇荟萃分析中,Bedaiwy对 46 名做了卵巢移植的女性进行分析,她们当中有的恢复了内分泌功能,有的始终没有,而且起止时间和持续时间长短不一。他发现与冻存卵巢相比,新鲜的移植物恢复的时间更快,而且持续时间更长。但同样是来自 Silber 的数据表明,新鲜卵巢和冻存卵巢在恢复第一次月经周期的时间、FSH 和 AMH 水平上均无明显差异,而且妊娠率都很高,似乎又暗示着冷冻卵巢也可以与新鲜卵巢一样发挥作用。Anderson 的研究也发现类似结果,冷冻卵巢维持激素水平的时间可长达 7 年。在转录水平上,Mofarahe 等发现卵巢玻璃化冷冻对各个阶段的卵泡发育无明显影响,卵泡发育相关基因的 RNA 表达量(figla、kit ligand、gdf-9、fshr)也与未处理的接近,这也表明冷冻卵巢组织作为卵巢移植的来源是可行的。

六、卵巢组织移植与随访

（一）移植后随访

移植后每月跟踪随访,观察分析患者移植后卵巢生殖内分泌功能恢复情况,卵巢功能恢复后可每 3～6 个月随访 1 次。监测指标如下:实验室内分泌指标包括 FSH、AMH、LH、E_2、P 等;月经恢复情况;超声监测卵巢卵泡发育情况;妊娠情况与结局。一般在移植后 3~6 个月卵巢组织功能恢复,绝经相关症状明显缓解或消失,FSH<25U/L,认为是移植成功,卵巢功能恢复。

（二）冻存卵巢组织移植前后的患者管理

放、化疗后,由于卵巢功能受损,患者可能出现多种围绝经期症状,如潮热、失眠,长期会导致骨质疏松等,影响患者生活质量与远期健康。在卵巢组织移植前后,为缓解绝经症状,保护卵巢存留卵泡功能,可加用某些疗效确切的中药或中成药;对于非激素依赖性肿瘤患者,如宫颈鳞状细胞癌,可联合性激素治疗,采用口服或经皮途径补充天然雌激素;对有子宫的患者,需加用孕激素。对于激素依赖性肿瘤患者,如乳腺癌,雌激素是禁忌证,可服用不含雌激素的植物药或中药缓解症状。

七、卵巢移植面临的问题

卵巢移植为卵巢衰老的女性带来了新的生育机会,但其临床应用方面仍存在一些问题:①卵巢移植的病例数依然较少,证据强度不足。据推测,也许有其他生殖中心也尝试过卵巢移植,但因仍未成功生育,所以未见报道,存在发表偏倚;同时,部分做过移植手术的女性并不想生育,而有的女性为了生育要做数次卵巢移植,这些情况使得计算卵巢移植的妊娠率变得困难。②不同临床试验中心的研究有明显异质性,比如患者的入选标准、卵巢冷冻技术和手术操作等都存在差异。不难发现,有一些中心的妊娠率明显高于其他中心的报道,这是否是因为他们选择性地选取了易于成功的案例,这点我们不得而知。对此,国际生育力保护学会已经在汇总、整理所有卵巢移植的临床研究,以期望获得全面、标准化以后的数据。③存在肿瘤复发和播散的风险。卵巢移植女性中相当一部分是肿瘤存活患者,在放、化疗之前,她们的卵巢被摘除,但我们无法确定卵巢是否被原发肿瘤浸润,即使移植前可以对部分卵巢组织进行活检,但对于未活检的部分,我们仍无法保证它们的安全性。肿瘤复发的风险与原发病类型相关,具体见表 9-3。Stern 曾报道 1 例因卵巢颗粒细胞瘤切除双侧卵巢的女性,通过自体卵巢移植术,她成功产下一对双胞胎,但也出现了肿瘤复发,复发来源未知。

表 9-3　转移至卵巢的原发肿瘤的危险度分级

高危	中危	低危
白血病	高级别乳腺癌（Ⅳ期	早期乳腺癌
神经母细胞瘤	浸润型小叶状）	宫颈上皮性肿瘤
Burkitt 淋巴瘤	胃肠道肿瘤	霍奇金淋巴瘤
	宫颈腺癌	骨源性肿瘤
	非霍奇金淋巴瘤	非性腺来源的横纹肌肉瘤
	尤因肉瘤	Wilms 肿瘤

为了避免肿瘤细胞再种植风险,对于原发疾病为肿瘤的患者,如需重新移植卵巢,可采取以下措施使风险最小化:

1. **异种器官移植**　有学者将准备移植的患者卵巢冲洗,取部分组织移植入免疫缺陷小鼠,观察6个月,评估小鼠无肿瘤细胞后将剩余卵巢移植入患者体内,经IVF后活产1胎,随访2年未见肿瘤复发。该个案的成功提示此方案可为选择的途径,但尚需进一步临床大样本的验证。

2. **人工卵巢**　人工卵巢的目的是提供一种模拟体内微环境的载体,使卵泡或细胞生长在细胞外基质或基质环境之中,从而降低重新种植肿瘤细胞的风险。

3. **体外卵泡生长**　该方法为体外培养未成熟的卵泡,对于不适合应用激素刺激的患者具有一定的应用价值。未成熟的卵泡培养于三维空间,直至培养至窦状卵泡,随后进入卵泡体外成熟阶段。

卵巢移植术作为保留女性生育力的有效方法之一,已逐渐成为一种防治卵巢功能衰退所致的内分泌功能失调以及不孕不育的有效手段。近年来,国内外在卵巢移植方面取得重大进展,为许多年轻的卵巢早衰患者带来了曙光。截至目前,全球已有180个卵巢移植术后出生的健康儿童。但由于手术方式、卵巢组织保存方法、后代伦理争议等诸多方面尚无定论,且卵巢移植成功率高低参差不齐,未来还需要更多的基础和临床研究去验证,为不孕不育和肿瘤患者提供生育可能,甚至对于健康的已绝经女性,都有机会选择卵巢移植术来恢复卵巢的激素分泌功能,或达到生育目的。

(吴　桐)

参考文献

1. Silber S,Pineda J,Lenahan K,et al.Fresh and cryopreserved ovary transplantation and resting follicle recruitment.Reproductive Biomedicine Online,2015,30:643-650.

2. Damásio LCVC,Soares-Júnior JM,Iavelberg J,et al.Heterotopic ovarian transplantation results in less apoptosis than orthotopic transplantation in a minipig model.Journal of Ovarian Research,2016,9:14.

3. 凌卓.我国同种异体卵巢移植的临床应用中的医学伦理研究.南方医科大学,2015.1-2.

4. Silber S.Ovarian tissue cryopreservation and transplantation:scientific implications.Journal of Assisted Reproduction & Genetics,2016,33:1595-1603.

5. Gook DA,Mccully BA,Edgar DH,et al.Development of antral follicles in human cryopreserved ovarian tissue following xenografting.Human Reproduction,2001,16:417-422.

6. Parrott DMV.The fertility of mice with orthotopic ovarian grafts derived from frozen tissue.J Reprod Fertil,1960,1:230-241.

7. Gosden RG.Restitution of fertility in sterilized mice by transferring primordial ovarian follicles.Human Reproduction,1990,5:117-122.

8. Demirci B,Lornage J,Salle B,et al.The cryopreservation of ovarian tissue:uses and indications in veterinary medicine.Theriogenology,2003,60:999-1010.

9. Von WM,Dittrich R,Liebenthron J,et al.Fertility-preservation counselling and treatment for medical reasons:data from a multinational network of over 5000 women.Reproductive Biomedicine Online,2015,31:605-612.

10. 国际妇科内分泌学会中国妇科内分泌学分会.卵巢组织冻存与移植中国专家共识.中国临床医师杂志,2018,46:496-500.

11. Silber SJ, Woodruff TK, Shea LD.To transplant or not to transplant–that is the question.Cancer Treatment & Research, 2010, 156 : 41.

12. Jensen AK, Macklon KT, Fedder J, et al.86 successful births and 9 ongoing pregnancies worldwide in women transplanted with frozen-thawed ovarian tissue : focus on birth and perinatal outcome in 40 of these children.J Assist Reprod Genet, 2017, 34 : 325-336.

13. Ladanyi C, Mor A, Christianson MS, et al.Recent advances in the field of ovarian tissue cryopreservation and opportunities for research.Journal of Assisted Reproduction & Genetics, 2017, 34 : 709-722.

14. Schmidt KLT, Ernst E, Byskov AG, et al.Survival of primordial follicles following prolonged transportation of ovarian tissue prior to cryopreservation.Human Reproduction, 2003, 18 : 2654-2659.

15. Abir R, Fisch B, Jessel S, et al.Improving post-transplantation survival of human ovarian tissue by treating the host and graft.Fertility & Sterility, 2011, 95 : 1205-1210.

16. Friedman O, Orvieto R, Fisch B, et al.Possible improvements in human ovarian grafting by various host and graft treatments.Human Reproduction, 2012, 27 : 474.

17. Shiroma ME, Botelho NM, Damous LL, et al.Melatonin influence in ovary transplantation : systematic review. Journal of Ovarian Research, 2016, 9 : 1-5.

18. Mahmoodi M, Soleimani MM, Shariatzadeh SM, et al.Effects of erythropoietin on ischemia, follicular survival, and ovarian function in ovarian grafts.Reproduction, 2014, 147 : 733-741.

19. 张帅, 张云山. 卵巢移植的研究进展. 现代妇产科进展, 2014, 32 : 661-664.

20. Imthurn B, Cox SL, Jenkin G, et al.Gonadotrophin administration can benefit ovarian tissue grafted to the body wall : implications for human ovarian grafting.Molecular & Cellular Endocrinology, 2000, 163 : 141-146.

21. Wu DD, Lei YN, Tong YH, et al.Angiogenesis of the frozen-thawed human fetal ovarian tissue at the early stage after xenotransplantation and the positive effect of Salviae miltiorrhizae.Anatomical Record, 2010, 293 : 2154-2162.

22. Demeestere I, Simon P, Buxant F, et al.Ovarian function and spontaneous pregnancy after combined heterotopic and orthotopic cryopreserved ovarian tissue transplantation in a patient previously treated with bone marrow transplantation : case report.Human Reproduction, 2006, 21 : 2010-2014.

23. Oktay K, Bedoschi G, Pacheco F, et al.First pregnancies, live birth, and in vitro fertilization outcomes after transplantation of frozen-banked ovarian tissue with a human extracellular matrix scaffold using robot-assisted minimally invasive surgery.American Journal of Obstetrics & Gynecology, 2016, 214 : 94.e1-e9.

24. GrazulBilska A, Banerjee J, Yazici I, et al.Morphology and function of cryopreserved whole ovine ovaries after heterotopic autotransplantation.Reproductive Biology and Endocrinology, 2008, 6 : 1-15.

25. Silber SJ.Ovary cryopreservation and transplantation for fertility preservation.Molecular Human Reproduction, 2012, 18 : 59-67.

26. Donnez J, Dolmans MM.Ovarian cortex transplantation : 60 reported live births bring the success and worldwide expansion of the technique towards routine clinical practice.Journal of Assisted Reproduction & Genetics, 2015, 32 : 1167-1170.

27. Yang S, Wang S, Luo A, et al.Expression patterns and regulatory functions of microRNAs during the initiation of primordial follicle development in the neonatal mouse ovary.Biology of Reproduction, 2013, 89 : 126.

28. Demeestere I, Simon P, Emiliani S, et al.Orthotopic and heterotopic ovarian tissue transplantation.Best Practice & Research Clinical Obstetrics & Gynaecology, 2009, 15 : 649-665.

29. K O, E B, L V, et al.Embryo development after heterotopic transplantation of cryopreserved ovarian tissue. Lancet, 2004, 363 : 837-840.

30. Oktay K, Buyuk E, Veeck L, et al.Embryo development after heterotopic transplantation of cryopreserved ovarian tissue.Lancet, 2004, 363 : 837-840.

31. Stern CJ, Toledo MG, Hale LG, et al.The first Australian experience of heterotopic grafting of cryopreserved ovarian tissue：evidence of establishment of normal ovarian function.Australian & New Zealand Journal of Obstetrics & Gynaecology, 2011, 51 : 268-275.

32. S Samuel K.Assessment of long term endocrine function after transplantation of frozen-thawed human ovarian tissue to the heterotopic site：10 year longitudinal follow-up study.Journal of Assisted Reproduction & Genetics, 2012, 29 : 489.

33. Oktay K.Spontaneous conceptions and live birth after heterotopic ovarian transplantation：is there a germline stem cell connection？ Human Reproduction, 2006, 21 : 1345.

34. Díazgarcía C, Milenkovic M, Groth K, et al.Ovarian cortex transplantation in the baboon：comparison of four different intra-abdominal transplantation sites.Human Reproduction, 2011, 26 : 3303.

35. Nisolle M, Casanas-Roux F, Qu J, et al.Histologic and ultrastructural evaluation of fresh and frozen-thawed human ovarian xenografts in nude mice.Fertility & Sterility, 2000, 74 : 122-129.

36. Flurkey K, Anderson CP, May PC, et al.Supernumerary ovarian grafts in aging C57BL/6J mice reveal complexities in the neuroendocrine impairments of acyclic mice.Biology of Reproduction, 1987, 36 : 961-969.

37. Suzuki N, Yoshioka N, Takae S, et al.Successful fertility preservation following ovarian tissue vitrification in patients with primary ovarian insufficiency.Human Reproduction, 2015, 30 : 608.

38. Deanesly R.Immature rat ovaries grafted after freezing and thawing.Journal of Endocrinology, 1954, 11 : 197-200.

39. Von Wolff M, Montag M, Dittrich R, et al.Fertility preservation in women——a practical guide to preservation techniques and therapeutic strategies in breast cancer, Hodgkin's lymphoma and borderline ovarian tumours by the fertility preservation network FertiPROTEKT.Arch Gynecol Obstet, 2011, 284 : 427-435.

40. 于晓光 . 程序化冷冻和玻璃化冷冻技术实用性的对比研究 . 河北医科大学, 2016.

41. Donnez J, Dolmans MM, Pellicer A, et al.Restoration of ovarian activity and pregnancy after transplantation of cryopreserved ovarian tissue：a review of 60 cases of reimplantation.Fertility & Sterility, 2013, 99 : 1503-1513.

42. Gosden RG, Baird DT, Wade JC, et al.Restoration of fertility to oophorectomized sheep by ovarian autografts stored at-196 degrees C.Human Reproduction, 1994, 9 : 597-603.

43. Pegg DE.The relevance of ice crystal formation for the cryopreservation of tissues and organs.Cryobiology, 2010, 60 : S36-S44.

44. 刘丽英, 曲文玉, 蒋丽, 等 . 人卵巢组织慢速程序化冷冻保存方案的初步探讨 . 中国医科大学学报, 2015, 44 : 425-428.

45. Migishima F, Suzuki-Migishima R, Song SY, et al.Successful cryopreservation of mouse ovaries by vitrification.Biology of Reproduction, 2003, 68 : 881-887.

46. Isachenko V, Isachenko E, Rahimi G, et al.Cryopreservation of human ovarian tissue by direct plunging into liquid nitrogen：negative effect of disaccharides in vitrification solution.Cryo Letters, 2002, 23 : 333-344.

47. Martino A, Songsasen N, Leibo SP.Development into blastocysts of bovine oocytes cryopreserved by ultra-rapid cooling1.Biology of Reproduction, 1996, 54 : 1059-1069.

48. Suzuki N, Shu H, Igarashi S, et al.Assessment of long-term function of heterotopic transplants of vitrified ovarian tissue in cynomolgus monkeys.Human Reproduction, 2012, 27 : 2420-2429.

49. Schubert B, Canis M, Darcha C, et al.Follicular growth and estradiol follow-up after subcutaneous xenografting of fresh and cryopreserved human ovarian tissue.Fertility & Sterility, 2008, 89 : 1787-1794.

50. Greve T, Schmidt KT, Kristensen SG, et al.Evaluation of the ovarian reserve in women transplanted with frozen and thawed ovarian cortical tissue.Fertility & Sterility, 2012, 97 : 1394-1398.

51. Dolmans MM, Donnez J, Camboni A, et al.IVF outcome in patients with orthotopically transplanted ovarian

tissue.Hum Reprod,2009,24,2778-2787.

52. Bedaiwy MA,El-Nashar SA,Evers JLH,et al.Reproductive outcome after transplantation of ovarian tissue. Human Reproduction,2008,23：2709-2717.

53. Andersen CY,Silber SJ,Bergholdt SH,et al.Long-term duration of function of ovarian tissue transplants：case reports.Reproductive Biomedicine Online,2012,25：128.

54. Shams MZ,Ghaffari NM,Jafarabadi M,et al.Effect of human ovarian tissue vitrification/warming on the expression of genes related to folliculogenesis.Iranian Biomedical Journal,2015,19：220.

55. Andersen CY.Success and challenges in fertility preservation after ovarian tissue grafting.Lancet,2015,385：1947.

56. Meirow D,Ra'Anani H,Shapira M,et al.Transplantation of frozen thawed ovarian tissue demonstrate high reproductive performance and the need to revise restrictive criteria.Fertility & Sterility,2016,106：467-474.

57. Stern CJ,Gook D,Hale LG,et al.Delivery of twins following heterotopic grafting of frozen-thawed ovarian tissue.Human Reproduction,2014,29：1828.

58. Chae-Kim JJ,Gavrilova-Jordan L.Premature ovarian insufficiency：procreative management and preventive strategies.Biomedicines,2018,7.

第十章

卵巢功能衰退的临床处理

卵巢衰老不仅影响更年期女性的身心健康,还对年轻女性产生重大影响,尤其是有生育需求的女性。及时有效地处理卵巢衰老各种病理性情况有助于保障女性的生殖健康,延长女性生育年限,提高妇女生活质量。本章将详细阐述 POI、DOR、POR 及卵巢衰老心理问题的临床处理。

第一节　早发性卵巢功能不全的临床处理

2008 年,美国生殖医学学会(American Society of Reproductive Medicine,ASRM)提出原发性卵巢功能不全(primary ovarian insufficiency,POI)的概念。2016 年,欧洲人类生殖与胚胎学学会(European Society of Human Reproduction and Embryology,ESHRE)将 POI 全称更改为"早发性卵巢功能不全(premature ovarian insufficiency,POI)",该指南制定小组将 FSH 临界值从 40U/L 降至 25U/L,目的是尽早发现卵巢功能不全的女性,做到早诊断、早治疗。同年,国际绝经学会也将"原发性卵巢功能不全"改为"早发性卵巢功能不全";英国国家健康与护理研究所发布的指南中也给出早发性卵巢功能不全的诊断与治疗建议;中华医学会妇产科学分会绝经学组 2016 年建议临床开始使用"早发性卵巢功能不全"这一概念。

POI 对女性的预期寿命、生育及妊娠均有不良影响,还可引起心血管疾病风险增加,骨质疏松性骨折发病率升高等,各种并发症导致女性死亡率增加,社会经济负担明显加重。因此,合理管理此类患者(管理流程见图 10-1),对女性自身、家庭及社会具有重要意义。

一、早发性卵巢功能不全的一般管理

POI 患者如无生育要求,则根据 POI 特点,与患者充分沟通,告知疾病对机体的影响以及目前可给予的临床处理与建议,同时应向患者强调长期随访的重要性与意义,与患者建立长期稳定、相互信任的医患关系。以下将分别从预期寿命、骨健康及心血管系统等方面阐述 POI 患者管理要点。

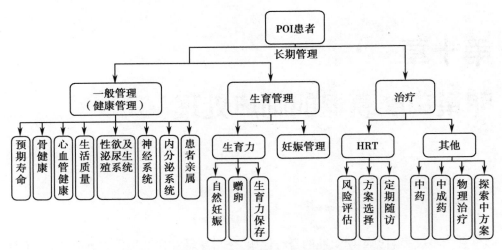

图 10-1 早发性卵巢功能不全患者管理长期流程

（一）早发性卵巢功能不全与预期寿命

POI 患者预期寿命较正常绝经女性短，由于长期缺乏雌激素以及不孕等原因带来的心理压力，POI 患者可出现多个系统远期并发症，严重影响患者身心健康与生活质量，甚至缩短患者预期寿命约 2 年左右。Wu 等研究者对 1 003 例 POI 患者进行的队列研究发现，POI 患者的死亡风险是正常人群的 1.29 倍，因恶性疾病死亡的风险是正常人群的 1.38 倍。因此，对 POI 患者建议其禁烟、坚持运动、保持正常体重等，进行全面管理，以减低各个系统尤其是心血管疾病风险。

（二）早发性卵巢功能不全与骨健康

POI 患者由于雌激素缺乏，骨转换增加，骨吸收大于骨形成，骨量丢失加速，导致骨质疏松症发生风险明显增加。因此，应尽早维护 POI 女性的骨健康，达到一级预防的目的。

1. **早发性卵巢功能不全患者骨健康的维护** POI 患者可发生骨密度降低，提示 POI 患者未来骨折风险增加。为了减少 POI 患者骨密度降低带来的风险，应建议患者保持健康的生活方式，包括合理膳食（钙摄入推荐量 500~1 000mg/d 及维生素 D 400~800U/d）、负重锻炼、避免吸烟、保持正常体重等。雌激素治疗可用于维持骨健康及预防骨质疏松，甚至可能降低骨折风险。其他治疗方案包括双磷酸盐阿仑膦酸钠，但该药需在骨质疏松专家指导下使用，对有生育要求女性应慎用（女性至少停药 1 年以后方可考虑怀孕）。

2. **早发性卵巢功能不全患者骨健康监测** 对初次诊断为 POI 的患者，需监测骨密度，双能 X 线骨密度测量法（dual-energy X-ray absorptiometry，DEXA）为骨密度检查的金标准。如果患者骨密度正常，并且已给予系统雌激素治疗，则不需重复进行 DEXA 扫描。如患者诊断为骨质疏松，同时相关治疗已经启动，建议 5 年内复查一次骨密度。在治疗期间如患者出现骨密度下降，需重新评估其治疗方案。

（三）早发性卵巢功能不全与心血管健康

POI 患者心血管疾病风险增加，因此应建议患者尽量通过生活方式调整规避风险，同时患者需每年监测血压、体重、吸烟状态等危险因素。虽然目前缺乏相关临床研究，但基于现有证据，绝经学组专家及指南均强烈推荐 POI 患者尽早启动激素治疗以更好控制心血管疾病的发生、发展,且治疗应至少持续至平均绝经年龄。

1. 早发性卵巢功能不全患者心血管疾病危险因素的监测 相比其他同龄个体,POI患者的心血管疾病风险较高,因此对 POI 患者定期进行心血管疾病危险因素监测尤其重要。传统的冠心病危险因素包括血清胆固醇升高、高血压、肥胖等,而特发性、医源性 POI患者可有绝经时血清胆固醇增加,其冠心病发病率高于绝经年龄较晚女性,可能与前者经历了更长时间的高血脂有关。早绝经影响血清胆固醇,但不影响 BMI 或收缩压。传统心血管疾病风险分层方法(基于各种图表得分,图表评价指标包括性别、年龄、吸烟状况、收缩压和总胆固醇或总胆固醇/高密度脂蛋白之比)可能不适用于评价 POI 患者,因为传统的方法很可能将年轻发病女性错误地归类为低风险。欧洲心脏病学会指南建议的评分图表不适用于年龄 <40 岁的人群,常规的筛选工具亦不适用于 POI 患者(相比于同龄的健康女性,POI 患者心血管疾病风险增加)。目前尚无针对 POI 或 TS 患者心血管疾病风险的有效筛查工具。

2. 特纳综合征(TS)患者的监测 TS 患者除了有先天性心脏缺陷,还常常伴随若干心血管疾病危险因素,包括高血压、肥胖、葡萄糖耐量降低、高脂血症,应每年对患者上述危险因素进行筛查。高血压可见于 50%TS 成年人和 25%TS 青少年。临床对于 TS 患者高血压的治疗,目前尚无针对该人群降压治疗明确的血压阈值甚至目标血压,理想的降压治疗可使患者血压稳定或稍低于目标值。TS 患者若存在 2 个及以上主动脉夹层的危险因素(如高血压、二叶主动脉瓣和主动脉根部扩张),则应行降压治疗;患者若为三叶主动脉瓣,血压控制目标为收缩压 <140mmHg;患者若为二叶主动脉瓣,血压控制目标为收缩压 <120mmHg。TS 患者与同龄个体相比,有 50% 糖耐量受损的风险,并且发展为 2 型糖尿病的相对风险为4 倍,如合并肥胖,会进一步加重患者胰岛素抵抗。与正常染色体核型的 POI 患者相比,TS患者发生动脉粥样硬化性病变更常见(低密度脂蛋白和三酰甘油升高)。2016 年 ESHRE 颁布的 POI 处理指南建议,所有初诊 TS 的患者均应由心脏科医师进行先天性心脏疾病的专业评估,此后需每年评估 TS 患者的心血管疾病的危险因素,至少监测血压、体重、血脂、空腹血糖、糖化血红蛋白及吸烟情况。

(四)早发性卵巢功能不全与生活质量

POI 严重影响患者心理健康与生活质量。POI 患者心理健康状况不容忽视,与正常人群相比,POI 患者更容易出现抑郁、焦虑、心理承受能力差及生活满意度低下等问题。研究表明,将近 70% 的 POI 患者在确诊前即可出现焦虑、抑郁等症状,而与成年前确诊 POI 的妇女相比,在成年后确诊 POI,妇女出现抑郁的比例更高,HRT 治疗似乎并不能改善患者的心理状态,提示患者的心理健康问题,很大程度上是由不孕带来的心理压力以及社会心理支持的缺乏所引起的。鉴于 POI 严重影响患者心理健康与生活质量,患者可按需尝试心理和生活方式的干预,这可能对改善患者生活质量具有重要作用。

(五)早发性卵巢功能不全与性欲及泌尿生殖系统功能

POI 患者性生活健康同样值得被关注。适当的雌激素治疗可使部分患者性功能恢复正常,患者如出现性交困难则可局部应用雌激素,必要时雄激素也可考虑用于改善性欲,但长期的有效性及安全性尚不清楚。局部雌激素治疗是改善泌尿生殖系统症状的有效方法。POI 患者在系统 HRT 时仍有可能出现泌尿生殖系统的症状,可加用局部用药。如患者拒绝或不宜行 HRT,可用润滑剂改善阴道不适及性交困难。

1. **经阴道雌激素** 目前局部雌激素用药主要包含以下几种：

（1）雌三醇乳膏：每克乳膏含雌三醇 1mg，雌三醇对子宫内膜刺激小，对血浆 E_2 水平基本无影响。

（2）普罗雌烯阴道胶丸：每粒含普罗雌烯 10mg，普罗雌烯属于严格局部作用的雌激素，不吸收入血，不刺激子宫内膜增生。

（3）氯喹那多-普罗雌烯阴道片：每片含普罗雌烯 10mg 和氯喹那多 200mg；对老年性阴道炎亦有较好作用。

（4）结合雌激素软膏：每克软膏含结合雌激素 0.625mg。结合雌激素可轻度升高血浆 E_2 水平，对子宫内膜有轻微作用。

2. **改善性欲相关用药**

（1）替勃龙：替勃龙有效成分为 7-甲基-异炔诺酮，每片含量为 2.5mg，属于组织选择性雌激素活性调节剂。口服后在体内代谢后产生较弱的雌激素、孕激素和雄激素活性，对情绪低落和性欲低下有较好的效果，不增加乳腺密度。对 FSD 也具有治疗价值。

（2）睾酮：可能对性欲和/或性兴奋缺乏的妇女有用。

3. **阴道润滑剂** POI 患者如有局部阴道干涩或性交困难等不适可局部使用阴道润滑剂。

（六）早发性卵巢功能不全与神经系统功能

多数观察性研究表明，雌激素水平低下对女性精神神经功能和认知功能存在影响，在 POI 患者中表现更为明显。目前研究主要评估的是 POI 对认知功能的影响。医源性 POI 可能与非文字记忆功能的迅速降低有关，子宫全切及卵巢切除患者如未行激素替代治疗即可出现认知能力加速减退，阿尔茨海默病的发病风险增加。重视 POI 发生、进展的诸多影响因素，尽可能减缓患者病程进展，是防范 POI 患者神经功能损伤的首要目标。

（七）早发性卵巢功能不全与内分泌系统健康

1. **甲状腺功能评估** 特发性 POI 患者中，甲状腺功能异常为患者最常合并的免疫异常疾病，其中 12%~40% 可检出。POI 患者甲状腺过氧化物酶抗体（thyroid peroxidase antibody，TPO-Ab）阳性率（24%）显著高于正常人群（正常人群该抗体的阳性率大约在 12%~15%），如患者该抗体检出阳性，建议每年复查一次 TSH，以及时发现甲状腺功能异常。

2. **肾上腺功能评估** 2.5%~20% 的 POI 患者合并肾上腺自身免疫异常。艾迪生病中 10%~20% 合并 POI。因患有自身免疫性疾病的患者，POI 发病可能在其肾上腺功能出现异常之前，因此，对不明原因的 POI 患者，如怀疑合并肾上腺自身免疫性疾病（如艾迪生病或者自身免疫性内分泌腺病综合征）时，应筛查 21-羟化酶自身抗体（21-hydroxylase autoantibodies，21OHAb）或可替代的肾上腺皮质抗体（adrenal-cortical antibodies，ACA），如上述抗体中的任意一项为阳性，应推荐该患者于内分泌科就诊以排除艾迪生病。艾迪生病如未经治疗可能造成严重的母胎并发症。因此，对有生育要求的 POI 患者，尤其是考虑辅助生殖技术助孕者，应评估其肾上腺功能，以避免妊娠对艾迪生病患者及胎儿带来的致命威胁。

3. **血糖管理** POI 患者 2 型糖尿病风险虽然较正常绝经女性显著增高，但并不推荐对其常规进行糖尿病筛查（发病率仍较低，在 POI 群体中约为 2.5%）。

（八）早发性卵巢功能不全患者亲属的管理

POI 患者如通过基因检测证实存在遗传问题,临床医师应给予患者相关遗传咨询,尤其是对患者的直系亲属应予以高度关注:①脆性 X 染色体前突变的 POI 患者,其亲属应予以遗传咨询,同时检测 *FMR1* 基因;②对非医源性 POI 患者,应嘱其告知直系亲属,关注卵巢功能的检测,及时发现卵巢功能异常,并提前做好计划,如安排生育时间;③除检测 POI 发病相关基因突变外,目前尚无预测该疾病的有效手段。

二、早发性卵巢功能不全生育相关问题的临床处理

（一）早发性卵巢功能不全与生育

研究表明,有 5%~10% 的 POI 患者可以自然妊娠。虽然概率较低,若 POI 患者如无生育要求,仍建议采取避孕措施。目前尚无有效方法增强 POI 患者的生育力。

1. 赠卵　女性赠卵历史久远,最早可追溯至 1984 年。赠卵是目前公认的 POI 患者助孕方法之一,技术上相对简单,其妊娠率要显著高于控制性超促排卵或者使用自身卵子的体外受精(*in vitro* fertilization,IVF)的妊娠率。因此,对有生育要求的女性,赠卵为其主要助孕手段,在欧美国家,赠卵助孕者不断增加。Ameratunga 等的研究发现,接受赠卵女性的单个周期成功妊娠率约 40%,四周期的累积妊娠率可达 70%~80%。

TS 患者亦是接受赠卵的适应人群,但由于此类患者有较高的心血管系统异常发病率,ASRM 建议,其在妊娠前行常规身体评估,以期降低妊娠期死亡率。

赠卵受孕是否对母胎健康造成影响,这一问题近年来越来越受到学者注意。越来越多的研究关注赠卵对母胎结局的影响,结果发现接受赠卵母亲胎盘异常发生率(如妊娠期高血压疾病及子痫前期等)可能更高,其新生儿更易出现低出生体重儿及早产儿。因此,建议赠卵 IVF 采用单胚胎移植。

根据我国人类辅助生殖技术的相关规范:"每位赠卵者最多只能使 5 名妇女妊娠""赠卵只限于人类辅助生殖治疗周期中剩余的卵子,为保障赠卵者的切身利益,应当在其每周期获取成熟卵子 >20 个,并在保留 >15 个的基础上进行赠卵"这一规定大大增加了卵子来源的难度,接受赠卵者通常需要等待很长时间,同时不孕症妇女来源的赠卵移植后临床妊娠率也低于正常女性。

2. 生育力保存　女性如有生育要求,可考虑在 POI 之前(发现生育力下降早期阶段如 DOR 时期)选择合适的方式保存生育力。生育力保护主要针对 POI 高风险人群,或因某些疾病治疗过程中卵巢功能即将受损的情况。众多相关国际学会强烈建议:对于所有年轻的女性癌症患者,医师在患者癌症确诊时就应及时告知其生育力保护(保存)的方法,并根据患者的个体化情况(如手术、放疗或化疗的急迫性,年龄,婚姻状况,肿瘤治疗的方案及剂量等)选择不同的生育力保护方法。

目前,女性生育力保存方法主要有:卵母细胞冻存、胚胎冻存、卵巢组织冻存移植、卵泡体外激活技术、药物抑制卵巢的卵泡发育以及卵巢移位手术等。

（1）卵母细胞冷冻:成熟卵母细胞(M Ⅱ期)冻存,即通过控制性超促排卵获取成熟卵母细胞,而后进行冷冻。该技术也为国外未婚女性提供了一定的生育力保存机会。但当肿瘤治疗不能被延迟、肿瘤具有雌激素依赖性或肿瘤患者为青春期前的女童时,此方法不可选择且部分受到我国法律、法规限制。

(2)胚胎冷冻:胚胎冷冻是已婚不孕女性生育力保存的方法之一,适用于癌症治疗可以被延迟 2 周左右的患者。

(3)卵巢组织冻存与移植:是青春期前女性和因放、化疗无法进行女性生育力保护(保存)的唯一选择。具体见第九章第四节。

(4)卵泡体外激活技术:卵泡体外激活技术(*in vitro* activation,IVA)治疗是一种对卵巢含有残留卵泡的 POI 患者可能的不孕症治疗方法。此技术可以通过激活 POI 患者残余休眠卵母细胞而获得妊娠,术前应充分评估 POI 患者可能的始基卵泡数量,其有效性也有待大样本的临床研究予以证实。具体见第十一章第八节。

(5)卵巢移位:2018 年美国临床肿瘤学会(American Society of Clinical Oncology,ASCO)指南建议育龄期女性在盆腔放疗前可行卵巢移位手术以保护卵巢功能,要求卵巢应位于髂嵴以上至少 2cm。但由于盆腔放疗时射线分散,且卵巢对射线极其敏感,所以应告知患者移位并非一定能成功有效地保护卵巢功能。具体见第九章第二节。

(6)干细胞移植:近年来各类干细胞的发现使卵泡的再生成为可能,已有学者成功将生殖干细胞诱导分化成卵母细胞,将该技术应用于啮齿类动物,不仅可培育出卵泡,动物甚至能够成功受孕并产生后代。Hayashi 等将胚胎干细胞及多功能干细胞体外诱导成原始生殖细胞样细胞(primordial germ cell-like cells,PGCLCs),而原始生殖细胞可进一步形成卵母细胞。以上发现可能为生殖内分泌领域带来革命性的变化,但关于卵巢生殖干细胞的存在与否仍然有诸多争议。具体见第十一章第六节。

(二)早发性卵巢功能不全患者的妊娠期管理

POI 患者妊娠前需常规检查血压、肾功能及甲状腺功能。不同原因导致的 POI 患者其妊娠风险不一致:

1. 对于特发性及大部分化疗后的 POI 患者,其自然妊娠后产科并发症及新生儿风险与正常人群无显著差异。

2. 对于曾接受阿霉素或者心脏放疗的女性,妊娠期需要心脏病学专家参与妊娠期护航。

3. 由赠卵获得妊娠的 POI 患者妊娠风险显著增加。而产前是否进行非整倍体染色体的筛查主要由供卵女性年龄决定。

4. 盆腔放疗后 POI 患者尤其是青春前期接受该治疗的女性,为妊娠期出现产科并发症的高风险人群。

5. TS 女性妊娠后有很高的产科及非产科的并发症,需产科及心内科专家共同参与常规产检。

三、早发性卵巢功能不全的药物治疗

(一)早发性卵巢功能不全与激素治疗

如上所述,POI 可致身体多系统出现功能改变,而雌、孕激素周期性治疗(下文简称"激素治疗")在改善上述结局中的作用是值得肯定的,包括改善血管舒缩症状、泌尿生殖系统症状,维护骨健康、心血管健康与性健康。激素治疗是否可改善女性预期寿命、生活质量与神经系统功能,结论有待商榷。如无激素治疗的禁忌证,此方案为 POI 患者药物治疗的首选。

1. 激素治疗的风险评估

(1)乳腺癌:在自然绝经年龄之前,激素治疗并不增加乳腺癌风险。绝经后激素治疗引起的乳腺癌风险亦很小,治疗结束后风险逐渐降低。乳腺癌风险增加主要与激素治疗方案中添加的合成孕激素有关,并与孕激素应用的持续时间有关。天然孕激素和选择性雌激素受体调节剂优化了传统药物对代谢和乳腺的影响。与合成孕激素相比,微粒化黄体酮或地屈孕酮导致乳腺癌的风险可能更低。现有数据显示,口服和经皮雌激素给药途径之间的乳腺癌风险并无差异。

(2)子宫内膜癌与内膜增生:对有子宫的女性,为保护子宫内膜需在应用雌激素的基础上加用孕激素。加用孕激素的激素治疗并不增加内膜病变的概率。

(3)脑卒中:目前尚无证据证明 POI 患者应用激素治疗与脑卒中之间有关系。但是绝经后激素替代治疗可增加血栓性脑卒中风险(绝对风险从 6/1 000 增加至 8/1000)。

(4)血栓栓塞性疾病:无确切证据表明 POI 与静脉血栓栓塞症(venous thromboembolism, VTE)之间有关系。但是 POI 患者应用口服避孕药可增加 VTE 风险。

2. 激素治疗的方案 POI 女性需要 HRT 的时间更长,建议选用天然或接近天然的雌激素与孕激素,以减少对乳腺、代谢及心血管等方面的不利影响。与正常年龄绝经的女性相比,POI 女性需要更大剂量的雌激素。推荐的雌激素剂量是 17β- 雌二醇 2mg/d、结合雌激素 1.25mg/d 或经皮雌二醇 75~100μg/d。有子宫的女性用雌激素治疗时应添加孕激素以保护子宫内膜。在 50 岁前,有子宫的女性推荐雌、孕激素序贯疗法。

3. 激素治疗的随访 治疗期间需每年常规随诊,以了解患者用药的依从性、满意度、副作用及可能需要改变方案、剂量的需求。POI 女性激素治疗至少应持续用至女性正常绝经年龄(即 50 岁左右),后续治疗按照正常年龄绝经女性对待。诊断 POI 后仍有近 5%~10% 的怀孕概率,无生育要求的女性,应告知其激素治疗期间应采取避孕措施;有生育要求者应选用天然的雌、孕激素治疗,一旦发现妊娠,嘱其停药后可继续妊娠。在 POI 的早期有避孕需求者可以考虑短期应用复方口服避孕药(combined oral contraceptives,COC),但不宜长期应用。与 COC 相比,天然雌激素与孕激素的周期序贯疗法对骨骼及代谢更有利。对于性欲低下,尤其是双侧卵巢切除后的女性,可辅助用睾酮凝胶或贴剂,但由于缺乏适用于女性的相关产品,应降低相应产品用药剂量。

4. 早发性卵巢功能不全女性激素治疗中的特殊问题

(1)TS 女性整个生育期需提供激素治疗。

(2)乳腺癌为激素治疗的禁忌证,对 *BRCA1/2* 基因携带者,但无乳腺癌病史,并已经行预防性双侧输卵管 - 卵巢切除的女性可选择激素治疗。

(3)子宫内膜异位症患者如已切除卵巢,联合雌、孕激素治疗可有效改善血管舒缩症状,同时可能降低疾病的复发概率。

(4)其他内科合并症:①偏头痛:偏头痛并非激素治疗的禁忌证,经皮雌激素为最低风险的用药途径。②高血压:为激素治疗的慎用情况,对于高血压患者经皮雌激素为更加安全的选择,同时积极降压治疗。有研究表明 17β- 雌二醇联合屈螺酮在绝经后患者的应用过程中,不仅可缓解绝经症状,同时可有降血压的作用。③深静脉血栓病史:有 VTE 风险的 POI 患者仍然可能在激素治疗中获益,目前尚无这部分人群 VTE 影响的相关研究,对有 VTE 病史或者血栓栓塞性疾病的 POI 患者,在应用 HRT 前建议咨询血液病专家,经皮雌激素为更优选择。④肥胖:

肥胖或者超重 POI 患者推荐 HRT 中应用经皮雌激素。⑤子宫肌瘤:虽然目前无 POI 患者应用 HRT 对子宫肌瘤的研究,但根据绝经后相关研究,子宫肌瘤并非 HRT 的禁忌证。

(二) 早发性卵巢功能不全患者的青春期诱导

当 POI 发生在青春期之前时(如 TS、儿童期需进行造血干细胞移植或有青春期前放化疗史的患者等),其体内无内源性雌激素的产生,通过雌激素治疗进行青春期诱导尤为重要,从青春期开始至成年期间必须坚持激素治疗,以利于青春期发育。

青春期 POI 原发疾病常见类型为 TS。5%~10% 的 TS 患者表现为无自主发育。因雌激素加速骨骼成熟,通常直到 15 或 16 岁开始雌激素治疗。当患者乳腺无自主发育时,建议从 12 岁开始补充雌激素。最新研究表明,更早应用 GH,可以延长无雌激素的 GH 治疗时间,以改善患者的最终身高。

1. 青春期诱导常用药物及方案

(1) 用药种类

1)雌激素:

A. 炔雌醇:炔雌醇是经肝脏代谢的合成雌激素,可低剂量给药。

B. 17β- 雌二醇:属于天然雌激素,可在血清中测出,天然雌激素对凝血、血脂和血压等相关指标的影响比合成雌激素小,因此更建议采用 17β- 雌二醇促青春期发育。口服的 17β- 雌二醇经肝脏代谢,故需要较大剂量服用;而经皮的 17β- 雌二醇则无首过效应,较小剂量则可达到需要的血药浓度。通过使用雌二醇经皮贴片或凝胶,可模仿青春期激素改变,实现正常青春期发育。青春期是一个相对缓慢的过程,补充疗法应该模仿这个过程。

2)孕激素:推荐应用天然或最接近天然的孕激素。

A. 天然孕激素:微粒化黄体酮。

B. 合成孕激素:地屈孕酮是最接近天然的孕激素,对乳腺刺激较小。

(2) 用药方案:目前起始剂量尚未确定,为了正常的乳腺和子宫发育,起始剂量为成人剂量的 1/10~1/8,然后 2~4 年内逐渐增加。在应用雌激素 2 年后或者子宫内膜出现突破性出血后,开始加用天然黄体酮。基于上述原则,不同年龄组雌激素替代疗法不同:

1)对于 12~13 岁患者:如果没有自主发育而 FSH 升高,可以开始低剂量雌激素治疗,可用 17β- 雌二醇,通过经皮给药,剂量为 6.25μg/d;经皮贴片或者口服微粉化雌二醇,剂量为 5μg/(kg·d) 或 0.25mg/d。

2)12.5~15 岁:应每间隔 6~12 个月逐步增加雌二醇剂量,超过 2~3 年达成人剂量,通过经皮给药,剂量为每天 12.5、25、37.5、50、75、100μg(成人剂量:每天 100~200μg),或者口服雌二醇,剂量为每千克体重每天 5、7.5、10、15μg(成人剂量:每天 2~4mg)。

3)14~16 岁:应用雌激素 2 年后或者发生子宫内膜突破性出血后开始周期应用孕酮,应每月口服微粉化黄体酮 100~200mg/d 或地屈孕酮 5~10mg/d,应用 12~14 天。目前已有治疗方案:开始剂量为 0.5mg/d 口服微粉化雌二醇或 12.5μg/d 皮肤贴片。初始雌二醇剂量可以每 3~6 个月逐渐增加,至少 2 年后增至成人剂量。

4)对于较晚诊断的患者及无须考虑身高的患者:雌激素起始剂量可以更高,加药可更快。随着 17β- 雌二醇口服和经皮的剂量增加,可实现正常乳房和阴毛的发育。

2. 治疗期间监测

(1)骨龄和身高:治疗期间应监测骨龄和身高的变化,对于骨骺尚未闭合的患者,在达到理想身高后,应增加雌激素剂量,促进骨骺愈合而使身高停止增长。

(2)乳房阴毛发育:治疗期间应检测乳房及阴毛发育。乳房发育过快会导致妊娠纹和乳房发育不对称。

(3)其他器官:口服雌激素治疗对子宫发育的影响尚不确定。经皮雌激素治疗对青少年代谢的影响尚不明确。口服或经皮 17β- 雌二醇对骨骼自然增长的短期效果类似,但尚无长期研究。

青春期诱导 POI 的特殊性在于患者群体的特殊性,此时患者正处于青春期或青春前期,对于 POI 疾病以及 HRT 治疗的重要性可能不能完全理解,甚至存在一定的排斥心理。因此,在治疗过程中医患间充分的沟通和交流,以及家属对患者的关心与监督十分重要,甚至可直接影响到用药的持续性以及治疗效果。POI 的青春期诱导需要患者、家属、医师密切配合,从而令疾病的个体化治疗效应最大化。此外,长期记录用药情况以及月经情况对于用药的调整有很好的辅助作用。

综上,POI 的青春期诱导建议采用 17β- 雌二醇,应于患者 12 岁时开始小剂量用药并逐渐增加剂量,2~3 年达成人剂量。对于较晚诊断的 POI 患者及无须考虑身高的患者,可以采用雌激素加强方案。雌激素的最佳给药方案(口服或皮贴)目前仍存在争议,但经皮雌激素贴剂更符合青春期雌激素生理水平,建议首选。口服避孕药不应用于青春期诱导。应用雌激素至少 2 年或发生子宫内膜突破性出血后方可加用周期性孕激素治疗。

(三)早发性卵巢功能不全的其他治疗

1. **中药** 中药可整体调节人体各个系统,使之相互作用,协调肾 - 天癸 - 冲任 - 胞宫轴,进而改善卵巢功能。如有激素治疗禁忌证,可考虑服用中药改善临床症状。中成药更年宁心成方联合 HRT 可能对改善 POI 临床症状效果更佳。

2. **植物药** 黑升麻提取物可缓解潮热、盗汗等围绝经期症状。

3. **针灸治疗及物理治疗** 见第十一章第九节。

4. **其他** 如白藜芦醇、人参皂苷等。此外,最近有临床学者提出对 POI 患者卵巢进行"划伤"可增强卵巢活力从而改善生育结局。但因观察人群数量有限,因此,需进一步验证。POI 患者自体干细胞卵巢移植(autologous stem cell ovarian transplantation, ASCOT)的临床研究结果提示,ASCOT 可改善卵泡的生长微环境,其可能为未来改善 POI 卵巢功能的潜在有效方案。

总之,近年来,随着女性生育年龄推迟、寿命延长,POI 患者对生育及生命质量要求不断提高。与此同时,炎症衰老概念的提出,干细胞移植等为卵巢衰老的病因研究及治疗提供了新的思路。然而,目前尚无有效方法逆转 POI 患者的卵巢功能。各类干细胞相关研究目前仍处于实验阶段,难以迅速推广应用于临床。故目前针对 POI 患者的临床处理,一方面应给予患者恰当的长期管理;另一方面,仍需科研人员对 POI 病理、发病机制、分型及临床用药等方面进行更加深入的探索及实践,为将来 POI 治疗提供有效方案。

(杨书红 唐夏楠)

参考文献

1. European Society for Human R, Embryology Guideline Group on POI, Webber L, et al. ESHRE Guideline:

management of women with premature ovarian insufficiency.Hum Reprod,2016,31 :926-937.

2. Baber RJ,Panay N,Fenton A,et al.2016 IMS recommendations on women's midlife health and menopause hormone therapy.Climacteric,2016,19 :109-150.

3. Lumsden MA.The NICE Guideline—Menopause:diagnosis and management.Climacteric,2016,19 :426-429.

4. Cobin RH,Goodman NF,Committee ARES.American Association of Clinical Endocrinologists and American College of Endocrinology position statement on menopause—2017 update.Endocr Pract,2017,23 :869-880.

5. Lambalk CB,Wu X,Cai H,et al.Impact of premature ovarian failure on mortality and morbidity among Chinese women.PLoS One,2014,9(3),e89597 :1-8.

6. Quinn MM,Cedars MI.Cardiovascular health and ovarian aging.Fertil Steril,2018,110 :790-793.

7. Maffei S,Guiducci L,Cugusi L,et al.Women-specific predictors of cardiovascular disease risk—new paradigms.Int J Cardiol,2019,286 :190-197.

8. Schmidt PJ,Cardoso GM,Ross JL,et al.Shyness,social anxiety,and impaired self-esteem in Turner syndrome and premature ovarian failure.JAMA,2006,295 :1374-1376.

9. The NHTPSAP.The 2017 hormone therapy position statement of The North American Menopause Society. Menopause,2017,24 :728-753.

10. Kirshenbaum M,Orvieto R.Premature ovarian insufficiency(POI) and autoimmunity—an update appraisal. Journal of Assisted Reproduction and Genetics,2019,36 :2207-2215.

11. Anagnostis P,Christou K,Artzouchaltzi AM,et al.Early menopause and premature ovarian insufficiency are associated with increased risk of type 2 diabetes:a systematic review and meta-analysis.Eur J Endocrinol, 2019,180 :41-50.

12. Lutjen P,Trounson A,Leeton J,et al.The establishment and maintenance of pregnancy using in vitro fertilization and embryo donation in a patient with primary ovarian failure.Nature,1984,307 :174-175.

13. Ameratunga D,Weston G,Osianlis T,et al.In vitro fertilisation(IVF) with donor eggs in post-menopausal women:are there differences in pregnancy outcomes in women with premature ovarian failure(POF) compared with women with physiological age-related menopause ？ J Assist Reprod Genet,2009,26 :511-514.

14. Liu KE,Case A.No.346-advanced reproductive age and fertility.J Obstet Gynaecol Can,2017,39 :685-695.

15. Practice Committee of American Society For Reproductive M.Increased maternal cardiovascular mortality associated with pregnancy in women with Turner syndrome.Fertil Steril,2012,97 :282-284.

16. Meczekalski B,Maciejewska-Jeske M,Podfigurna A.Reproduction in premature ovarian insufficiency patients—from latest studies to therapeutic approach.Prz Menopauzalny,2018,17 :117-119.

17. Storgaard M,Malchau S,Loft A,et al.Oocyte donation is associated with an increased risk of complications in the pregnant woman and the fetus.Ugeskr Laeger,2017,179 :V11160817.

18. Storgaard M,Loft A,Bergh C,et al.Obstetric and neonatal complications in pregnancies conceived after oocyte donation:a systematic review and meta-analysis.BJOG,2017,124 :561-572.

19. Lambertini M,Del Mastro L,Pescio MC,et al.Cancer and fertility preservation:international recommendations from an expert meeting.BMC Med,2016,14 :1.

20. Jensen AK,Rechnitzer C,Macklon KT,et al.Cryopreservation of ovarian tissue for fertility preservation in a large cohort of young girls:focus on pubertal development.Hum Reprod,2017,32 :154-164.

21. Donnez J,Dolmans MM.Fertility preservation in women.N Engl J Med,2017,377 :1657-1665.

22. von Wolff M,Germeyer A,Liebenthron J,et al.Practical recommendations for fertility preservation in women by the FertiPROTEKT network.Part Ⅱ:fertility preservation techniques.Arch Gynecol Obstet,2018,297 :257-267.

23. 国际妇科内分泌学会中国妇科内分泌学分会及共识专家.卵巢组织冻存与移植中国专家共识.中国临床医师杂志,2018,46 :496-500.

24. von Wolff M,Montag M,Dittrich R,et al.Fertility preservation in women—a practical guide to preservation

techniques and therapeutic strategies in breast cancer, Hodgkin's lymphoma and borderline ovarian tumours by the fertility preservation network FertiPROTEKT.Arch Gynecol Obstet, 2011, 284：427-435.

25. Grynberg M, Bidet M, Benard J, et al.Fertility preservation in Turner syndrome.Fertil Steril, 2016, 105：13-19.

26. Shapira M, Raanani H, Barshack I, et al.First delivery in a leukemia survivor after transplantation of cryopreserved ovarian tissue, evaluated for leukemia cells contamination.Fertility and Sterility, 2018, 109：48-53.

27. Chae-Kim J, Gavrilova-Jordan L.Premature ovarian insufficiency：procreative management and preventive strategies.Biomedicines, 2018, 7.

28. Kawamura K, Kawamura N, Hsueh AJ.Activation of dormant follicles：a new treatment for premature ovarian failure？　Curr Opin Obstet Gynecol, 2016, 28：217-222.

29. Kawamura K, Cheng Y, Suzuki N, et al.Hippo signaling disruption and Akt stimulation of ovarian follicles for infertility treatment.Proc Natl Acad Sci U S A, 2013, 110：17474-17479.

30. Loren AW, Mangu PB, Beck LN, et al.Fertility preservation for patients with cancer：American Society of Clinical Oncology clinical practice guideline update.J Clin Oncol, 2013, 31：2500-2510.

31. Oktay K, Harvey BE, Partridge AH, et al.Fertility preservation in patients with cancer：ASCO clinical practice guideline update.J Clin Oncol, 2018, 36：1994-2001.

32. White YA, Woods DC, Takai Y, et al.Oocyte formation by mitotically active germ cells purified from ovaries of reproductive-age women.Nat Med, 2012, 18：413-421.

33. 中华医学会妇产科学分会绝经学组 . 早发性卵巢功能不全的激素补充治疗专家共识 . 中华妇产科杂志,2016, 51：881-886.

34. Hayashi K, Ogushi S, Kurimoto K, et al.Offspring from oocytes derived from in vitro primordial germ cell-like cells in mice.Science, 2012, 338：971-975.

35. Zhang X, Han T, Yan L, et al.Resumption of ovarian function after ovarian biopsy/scratch in patients with premature ovarian insufficiency.Reprod Sci, 2019, 26：207-213.

36. Simpson JL, Ory SJ.Can pregnancies be achieved in premature ovarian insufficiency？Reprod Sci, 2019, 26：157-158.

37. Herraiz S, Pellicer N, Romeu M, et al.Treatment potential of bone marrow-derived stem cells in women with diminished ovarian reserves and premature ovarian failure.Curr Opin Obstet Gynecol, 2019, 31：156-162.

38. Huang Y, Hu C, Ye H, et al.Inflamm-aging：a new mechanism affecting premature ovarian insufficiency.J Immunol Res, 2019：8069898.

第二节　卵巢储备功能减退的临床处理

卵巢储备功能减退（DOR）是指卵巢内卵母细胞的数量减少和 / 或质量下降,同时伴有 AMH 水平降低、AFC 减少、基础 FSH（basic follicle-stimulating hormone, bFSH）水平升高,患者生育力降低,但不强调年龄、病因和月经状态。DOR 一旦出现,暗示女性的生育及内分泌功能开始走下坡路,及时合理调整人生规划,安排生育时间,对维持家庭稳定、社会和谐具有重要意义。鉴于此,本节内容主要阐述 DOR 女性的临床管理。

DOR 这个概念目前虽然被临床医师广泛接受,但其定义及诊断标准尚未统一。Cohen 等总结了 121 篇文章,发现 DOR 定义有 14 种,而仅有两组研究者使用同一定义。由于 DOR 定义不同导致研究结果混淆,无法对研究结果进行分析比较,因此统一诊断标准具有重要意义。因 AMH 与 AFC 为临床最佳指标,故推荐 DOR 诊断标准如下：妇女卵巢储备功能检测如满足以下 3 条中的 2 条,则可诊断为 DOR:双侧 AFC<6 枚;AMH<1.1ng/ml;10mU/ml<bFSH<25mU/ml(两次复查需间隔一个月以上,均达此水平)。DOR 需与 POR 相区分,前者常伴 POR 出现,但这两者并非卵巢的同一种状态,POR 是卵巢对 Gn 刺激反应不良的病理状态(详见本章第三节)。DOR 的患者可能出现 POR,而 POR 的患者可能并非 DOR,需根据实际情况整体评估。

应根据 DOR 患者有无生育要求区别管理,如无生育要求则按照一般管理方案进行,主要进行病因管理;如有生育要求,则需行特殊人群管理,帮助患者进行生育规划(图 10-2)。

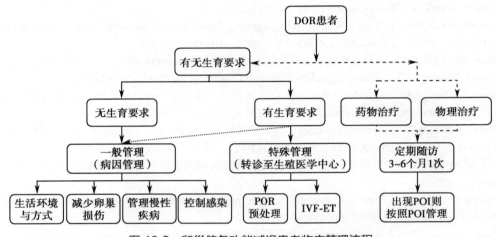

图 10-2 卵巢储备功能减退患者临床管理流程

一、卵巢储备功能减退的一般管理

DOR 患者如无生育要求,可按照一般管理方案进行管理,主要管理可控因素部分,包括减少社会心理因素、生活方式的影响,减少卵巢破坏,控制慢性疾病及感染性疾病等。

(一) 环境、社会心理和生活方式的管理

主要指改善生活环境、远离环境毒物、纠正不良生活作息习惯(如吸烟、饮酒等)等。长期紧张、焦虑、抑郁等不良精神应激容易诱发中枢神经系统以及 HPO 轴功能异常,导致卵巢储备功能减退。因此,女性应学会自我调整心态,如无法自控,可考虑就诊于精神专科,通过辅助用药改善相关症状。

建议女性日常生活中多食用新鲜蔬菜、水果、鱼类、瘦肉、鸡蛋等,尤其是富含维生素、多不饱和脂肪酸的食物。有研究表明食物中添加 ω-3 脂肪酸可降低正常体重女性血清 FSH 水平,但对肥胖者无效。同时小鼠模型证实摄入食物中如富含 ω-3 脂肪酸可延长生育年限。上述结果提示调整饮食结构有望改善女性卵巢功能。此外,科学健康的生活方式亦有助于改善卵巢功能低下症状(详见第十二章)。

(二) 卵巢破坏性因素

卵巢破坏性因素包括卵巢手术史(包括输卵管切除、卵巢巧克力囊肿剥除术、子宫肌瘤挖除术、卵巢打孔术等),放、化疗史,盆腔感染等。其损伤卵巢的机制可能主要为破坏卵巢血供、损害卵母细胞以及导致卵巢间质纤维化或坏死等。

1. **卵巢手术**　手术应尽量避免损伤卵巢，保留卵巢皮质。很多盆腔手术，如子宫全切术、输卵管切除术、卵巢囊肿剥除术等，均可能损伤卵巢组织，同时影响卵巢的血供，进而导致 DOR 乃至 POI 的发生。医师在手术过程中应重视患者生育力的保护，尽可能减少操作，或通过改进操作（如采用缝合止血而非电凝止血，前者更有利于卵巢功能保护），保护卵巢的血供；伤害无法避免时术者应尽量保留正常卵巢组织，以确保患者今后生育的可能性。

2. **化疗**　化疗患者的年龄、化疗药物种类及剂量为影响女性化疗后卵巢储备的关键因素。年龄越大，化疗后发生 DOR 或 POI 的概率越高。不同的化疗药物，对卵巢功能影响亦不相同。随着医疗水平的提高，接受化疗的患者其卵巢功能保护越来越受到关注，但大规模可靠的临床试验证据仍不足，目前可供选择的有效治疗方案不多，详见第九章第三节及第十一章。

3. **放疗**　人卵母细胞对放射线极为敏感，放射剂量 <2Gy 即可致 50% 的人卵母细胞损伤，5~10Gy 盆腔放射剂量可使女性卵巢功能彻底丧失。放疗可损害女性生殖器官（如子宫、阴道等），进而对后续生育造成影响。因此对要求保留生育力或者有强烈生育要求的女性，应充分告知其放疗后潜在不孕风险。放疗患者卵巢功能保护策略见第九章第二节。

（三）相关慢性疾病处理

卵巢的自身免疫反应亦可破坏卵巢，导致未成熟卵泡闭锁、卵子退化。有研究提示，如患者存在自身免疫性抗体（如抗卵巢抗体、抗核抗体、抗透明带抗体、抗心磷脂抗体等）或伴有自身免疫性疾病（如艾迪生病、桥本甲状腺炎、类风湿性关节炎、系统性红斑狼疮等），其卵巢储备可能降低，甚至出现 POI。此时，需警惕伴随的内分泌相关疾病，与内分泌科共同进行健康管理。

（四）感染因素

有病例报道指出，感染可导致女性卵巢储备功能减退，甚至出现 POI。目前仅认为流行性腮腺炎性卵巢炎可为 POI 病因，感染后 POI 发病率 3%~7%。此外，有研究指出痢疾杆菌、带状疱疹病毒、麻疹病毒、HIV、巨细胞病毒感染以及严重的结核性、淋菌性或化脓性盆腔炎等亦可破坏卵巢组织，造成卵巢功能的减退。因此，医师应密切关注此类患者。另有大量文献指出，炎症与卵巢功能的降低有关。鉴于此，医师应充分重视患者的炎症状态或相关病史，及时治疗，以减少炎症反应带来的功能障碍。

二、卵巢储备功能减退生育相关问题的临床处理

（一）有生育要求的卵巢储备功能减退患者的管理

DOR 患者如有生育要求，一般建议试孕 3~6 个月，如未孕建议尽早行体外受精胚胎移植术（*in vitro* fertilization and embryo transfer，IVF-ET），该技术为 DOR 不孕症患者的常规助孕方法。研究表明，年轻的 DOR 患者虽然存在卵巢低反应，但是一旦获卵，胚胎质量明显高于相对年长的 DOR 患者，妊娠率亦明显高于年长患者，因此推荐 DOR 患者尽早行 IVF-ET。除患者年龄，本周期获卵率及移植胚胎所处阶段皆可影响活产率，而获卵率低与 POR 密切相关。DOR 患者常同时伴有 POR，因此，在其助孕过程中应积极处理 POR（POR 患者的预处理方案及 IVF 促排卵方案详见本章第三节）。

（二）卵巢储备功能减退患者妊娠相关问题的管理

不同原因的 DOR，其妊娠风险不一致（特殊妊娠管理注意事项同本章第一节）。如无特

殊疾病及病因,DOR 患者如妊娠,按照常规孕期管理模式进行孕期保健,定期产检。下文对 DOR 妊娠相关问题做简要叙述:

1. 卵巢储备功能减退患者妊娠成功率的问题

(1)自然妊娠成功率:女性的生育力与年龄密切相关,随着年龄的增长而逐渐降低。目前研究表明,无不孕史的 DOR 患者自然妊娠概率同正常卵巢储备的女性并无显著差异,对备孕女性中 AMH<0.7ng/ml 或者 bFSH>10mU/ml 者进行随访观察,发现相比卵巢功能正常女性,其 6 个月或者 12 个月妊娠率均无统计学差异。DOR 患者囊胚形成率及胚胎整倍体率与卵巢储备正常的同龄女性相当,提示 DOR 本身似乎与女性不良生育结局无关。卵泡数量与质量为反映女性卵巢储备的两个各自独立的指标,临床医师应该谨慎使用 AMH 及 bFSH 水平来评估女性目前的生育能力。

(2)体外受精妊娠成功率:研究发现,年龄 <35 岁的 DOR 患者,其 IVF 妊娠率与 bFSH 或者 AFC 正常患者妊娠率类似,而年龄在 35~44 岁之间、bFSH 升高的 DOR 患者,其 IVF 妊娠率显著降低。不同原因 DOR 患者其 IVF 结局可有显著差异,因此临床医师应根据患者病因与患者充分沟通,告知不同病因 IVF 周期取消率不同。譬如,手术导致的 DOR 患者 IVF 结局优于化疗及有性腺毒性药物使用史的患者。

2. 卵巢储备功能减退患者妊娠结局相关问题

(1)流产率:目前尚无确切的证据表明 DOR 女性自然妊娠流产率或胎儿异常发生率升高。DOR 患者 IVF 妊娠丢失率对评估其卵母细胞质量的意义有限,原因如下:① DOR 患者移植胚胎数目可能不止一个;② DOR 患者可供移植的胚胎数目有限,而无选择性的胚胎移植本身与高流产率相关;③回顾性研究表明,正常、高卵巢反应、高卵巢储备女性行 IVF 更易获得多个胚胎,更易成功妊娠或者活产。因此 DOR 患者如计算流产率,一般应根据周期获卵数分别计算,如该周期获卵 1~3 个,其流产率约为 16.9%;4~9 个,则为 14.4%;10~14 个,则为 13.7%;≥ 15 个,则为 13.5%。研究人员通过多元预测模型分析 124 351 个周期 ART 结局后得出结论:女性获卵数 ≤ 3 个,其流产风险显著增加。另有学者提出 <35 岁的 DOR 女性其妊娠丢失风险并不增加,但该结论不适用于大龄 DOR 女性。

(2)异位妊娠:有学者通过比较 2 061 例女性 IVF 妊娠结局(受试者为卵巢功能正常女性或 DOR 患者),发现两组女性宫外孕发病率有显著差异(5.51% *vs.* 2.99%,$P = 0.003$)。在 IVF-ET 受孕者中,DOR 患者宫外孕概率显著高于非 DOR 患者,但该研究结果是否具有普适性目前仍未可知。

三、卵巢储备功能减退的治疗

(一)西药

1. 脱氢表雄酮(dehydroepiandrosterone,DHEA) 是由肾上腺、中枢神经系统、卵巢卵泡膜细胞共同分泌的一种具有雄激素活性的激素,广泛分布于人体的组织器官和循环系统,可在外周组织中转化为更具活性的雄激素和雌激素。随着年龄的增长,DHEA 分泌减少,一般认为其与人体衰老有关。近年的研究表明,DHEA 与卵巢功能有着密切关系。目前学术界认为 DHEA 可降低流产率、减少胚胎非整倍体性,改善卵巢功能,提高妊娠率。此外,DHEA 通过调整机体内氢化可的松与 DHEA 的比值,增强 Th1 细胞免疫反应,调节机体自身免疫状态,改善女性 DOR。中华医学会生殖医学分会在 2015 年辅助生殖促排卵药物专家共识中提出,对于卵巢功能不良患者建议至少 IVF 前 6 周开始补充 DHEA,推荐剂量为 25mg/ 次,一天 3 次,饭后服。但亦有观点认为 DHEA 对改善妊娠结局无显著影响。

2. 生长激素　目前学术界关于 GH 与卵巢功能之间的关系、其应用有效性与安全性尚无定论。2016 年 ESHRE 发表的大规模临床研究结果提示,GH 不能明显改善女性妊娠结局。但对于 DOR 常规治疗无效的患者,应用 GH 未尝不是一个选择。

3. **阿司匹林**　阿司匹林可改善微循环,对血小板凝集有抑制作用。血小板通过自身释放胶原蛋白、血栓素 A2(thromboxane A2,TXA2)、二磷酸腺苷(adenosine diphosphate,ADP)、凝血酶等获得活性,具有活性的血小板释放钙离子进入血浆,使血小板凝集、收缩,释放大量的 ADP、凝血酶、花生四烯酸等。花生四烯酸经环氧合酶(cyclooxygenase,COX)催化转化为 TXA2,TXA2 占优势时血管收缩,进一步促进血小板凝集,导致血栓形成,如发生于女性生殖系统,可导致卵巢、子宫内膜等血供不足。前列腺素(prostaglandin,PG)刺激肥大细胞、淋巴细胞、白细胞等炎性细胞释放白细胞介素(interleukin,IL),使女性盆腔脏器局部发生炎性反应,影响卵巢和子宫局部环境。而阿司匹林能够减少 PGs 合成,低剂量的阿司匹林能够不可逆地抑制 COX 和前列环素(prostacyclin,PGI2)活性,减少 TXA2 生成,缓解血管收缩及血小板凝集,降低血管内阻力,增加血流量,丰富卵巢血供,改善卵巢功能。有荟萃分析指出低剂量(100mg/d)阿司匹林可能改善 IVF/ 卵细胞质内单精子注射(intracytoplasmic sperm injection,ICSI)结局,但因缺乏大样本随机对照试验,该结论有待进一步证实。

4. **肝素**　低分子量肝素是一种临床上常用的抗凝剂,其机制是与抗凝血酶Ⅲ(antithrombin Ⅲ,AT Ⅲ)及其复合物结合形成复合物,增强对凝血因子Ⅹa 和凝血酶的抑制作用。另外,肝素还具有抗炎作用,可作用于补体系统,通过抑制补体过度激活,影响滋养细胞增殖及其侵袭力。同时,肝素还可以改善微循环,增加局部血运。基于肝素上述作用机制,可考虑对 POI 患者使用低分子量肝素,促进其卵巢功能恢复,但目前尚无大样本研究数据支持,学者对于肝素的应用也存在争议。

5. **褪黑素**　褪黑素是一种松果体激素,其作为一种自由基清除剂可调节众多生殖生理行为。一项纳入 66 例病例的随机双盲对照研究结果提示,DOR 受试者服用褪黑素可获得更高质量的卵母细胞及胚胎,但其他 ART 结局指标服药后未见显著差异。因此,褪黑素是否能跻身成为治疗药物、用药后是否能改善妊娠结局,这仍需大规模临床研究予以证实。

(二) **中医药治疗**

中医药治疗(周期疗法、单方验方、针灸等)具有多系统、多环节、多靶点、整体调控的特点,通过提高卵巢对促性腺激素的反应性和卵巢中激素受体含量,从而起到改善卵巢储备功能的作用,但其具体作用机制有待进一步研究。应根据不同病因采取相应的治疗方案。

(三) **物理治疗**

物理治疗(physical therapy,PT)是通过功能训练、手法治疗,并借助力、电、光、声、磁、冷、热、水等物理因子来提高人体健康,预防和治疗疾病,恢复、改善或重建躯体功能的治疗方法。物理治疗主要分为三大类:以功能训练为主要手段的运动治疗,又称运动疗法;以力、电、光、声、磁、冷、热、水等物理因子为主要手段的物理因子疗法,又称理疗;以物理治疗师的手力为主要手段的手法治疗。其中物理因子疗法在妇产科领域尤其是盆底肌功能恢复方面应用较广泛,可通过改善靶器官血流发挥作用。但对卵巢储备是否也有相应效能目前研究甚少。

物理因子治疗原理为利用不同因子的特性使其在靶组织器官局部发挥作用。根据其不同作用原理,有望用于改善卵巢储备的物理治疗方法包括高频电疗法、微波疗法、光疗法(红外线疗法、可见光疗法)等。这些方法均可作用于组织,产生温热效应,改善靶器官的血流,促进炎症的吸收,因此有望改善卵巢功能。

(四) 激素治疗

主要通过模拟人体正常生理周期,调理女性生殖内分泌,提高 DOR 患者的生活质量。临床上常用的激素治疗方案为周期序贯法,也可选用短效口服避孕药来建立人工周期(目前一般建议坚持长期 HRT,且尽量选择天然或者接近天然的激素)。对 DOR 女性而言,HRT 使用方便且见效快,如考虑长期用药需先排除禁忌证及是否存在慎用情况。

综上,截至目前,DOR 仍无统一定义,对 DOR 患者的临床处理,国内外也无可靠、一致的临床指导意见。明确 DOR 诊断标准对指导临床实践及制定相关诊疗规范具有重要意义,需要更多的临床研究及更高等级的循证医学证据支持。关于 DOR 尚有许多未解之谜,包括 DOR 患者妊娠所需时间、妊娠丢失率、胎儿非整倍体率及绝经时间等,上述问题有待未来研究进一步阐释。

(杨书红)

参考文献

1. Practice Committee of the American Society for Reproductive M.Testing and interpreting measures of ovarian reserve:a committee opinion.Fertil Steril,2015,103:e9-e17.

2. Santulli P,de Villardi D,Gayet V,et al.Decreased ovarian reserve in HIV-infected women.AIDS,2016,30:1083-1088.

3. Chang Y,Li J,Li X,et al.Egg quality and pregnancy outcome in young infertile women with diminished ovarian reserve.Med Sci Monit,2018,24:7279-7284.

4. Huang Y,Li J,Zhang F,et al.Factors affecting the live-birth rate in women with diminished ovarian reserve undergoing IVF-ET.Arch Gynecol Obstet,2018,298:1017-1027.

5. Steiner AZ,Pritchard D,Stanczyk FZ,et al.Association between biomarkers of ovarian reserve and infertility among older women of reproductive age.JAMA,2017,318.

6. Ata B,Seyhan A,Seli E.Diminished ovarian reserve versus ovarian aging.Current Opinion in Obstetrics and Gynecology,2019,31:139-147.

7. Bishop LA,Richter KS,Patounakis G,et al.Diminished ovarian reserve as measured by means of baseline follicle-stimulating hormone and antral follicle count is not associated with pregnancy loss in younger in vitro fertilization patients.Fertility and Sterility,2017,108:980-987.

8. Yun BH,Kim G,Park SH,et al.In vitro fertilization outcome in women with diminished ovarian reserve.Obstet Gynecol Sci,2017,60:46-52.

9. Winter E,Wang J,Davies MJ,et al.Early pregnancy loss following assisted reproductive technology treatment.Hum Reprod,2002,17:3220-3223.

10. Haadsma ML,Groen H,Mooij TM,et al.Miscarriage risk for IVF pregnancies in poor responders to ovarian hyperstimulation.Reprod Biomed Online,2010,20:191-200.

11. Sunkara SK,Khalaf Y,Maheshwari A,et al.Association between response to ovarian stimulation and miscarriage following IVF:an analysis of 124351 IVF pregnancies.Hum Reprod,2014,29:1218-1224.

12. Lin S,Yang R,Chi H,et al.Increased incidence of ectopic pregnancy after in vitro fertilization in women with

decreased ovarian reserve.Oncotarget,2017,8：14570-14575.

13. Wang L，Huang X，Li X，et al.Efficacy evaluation of low-dose aspirin in IVF/ICSI patients evidence from 13 RCTs.Medicine,2017,96：37.

14. Jahromi BN，Sadeghi S，Alipour S，et al.Effect of melatonin on the outcome of assisted reproductive technique cycles in women with diminished ovarian reserve：a double-blinded randomized clinical trial.Iran J Med Sci,2017,42：73-78.

第三节　卵巢低反应的临床处理

卵巢的低反应可导致不孕患者每治疗周期获卵数少、MⅡ卵少,卵裂率、卵子成熟率、受精率及优质胚胎率均较低,周期取消率升高,可移植胚胎少,胚胎着床率低,最终使患者不能获得较理想的妊娠结局。目前辅助生殖领域专家对于如何采取有效的促排卵方案来改善卵巢的反应性,提高妊娠率及抱婴率的问题极为关注。

1983 年,Garcia 第一次阐述了卵巢低反应(poor ovarian response,POR)患者的特征:在足量的促排卵药物作用下雌激素水平低于 1 835pmol/L、hCG 日优势卵泡数少于 4 个、ART 过程中周期取消率较高而临床妊娠率较低。POR 在人群中比例约 10%,有报道指出年龄与 POR 人群最终妊娠结局直接相关,且 POR 人群中高龄患者占较大比例。众所周知,卵泡池中的始基卵泡会随年龄增长而减少,但年轻女性也不能完全避免 POR,因此 POR 患者并非年龄均质性群体。部分遗传和后天因素亦可能导致 POR 发生。

一般认为卵巢刺激周期卵泡数目少及雌二醇峰值低下是 POR 的两个主要表现。大多数学者都使用以下标准:使用常规促排卵方案,至少使用 Gn(重组人促卵泡激素注射液)300U/d 或标准剂量的 Gn 使用时程≥ 12 天后获卵数≤ 3 个;既往有标准的促排卵方案失败史或各种原因导致的促排卵周期取消史。而对于 POR 患者的诊断,2011 年 ESHRE 在意大利博洛尼亚市召开会议,综合了多中心对 POR 的定义,形成 POR 诊断共识:高龄(≥ 40 岁)或其他发生 POR 的高危因素;前次 IVF 周期卵巢低反应,常规促排方案获卵数≤ 3 个;卵巢储备功能提示下降,如 AFC 少于 5~7 个,或者 AMH<0.5~1.1ng/ml。以上标准同时满足 2 个或以上者可归为 POR。

博洛尼亚诊断标准并没有将卵子数量和卵子质量区别开来,而后者对于 ART 的妊娠结局来说更为重要(卵子质量可更大程度地影响临床妊娠率和活产率)。目前对于卵巢储备功能减退患者,评价卵巢反应性的较好指标是 AFC,有学者提出用卵泡输出率(follicular output rate,FORT)来评价获卵数量和卵子质量之间的关系,卵泡输出率最早由 Genro 于 2011 年提出。FORT 与优质胚胎率呈显著正相关,高 FORT 值将意味着更多的优质胚胎及更好的妊娠结局。因此,改善 POR 患者的妊娠率可以从卵子数量及卵子质量两方面着手。

一、卵巢低反应的一般管理

(一)促排卵预处理

1. 口服避孕药预处理　口服避孕药(oral contraceptive,OC)中的甾体激素可抑制黄体晚期内源性 FSH 升高,使卵泡发育同步化以增加成熟卵子数。在进入 IVF 周期之前使用 OCP,对控制 GnRH-a 的激发,同步卵泡发育和预防自发性 LH 峰有一定作用,也可能改善 POR 患者卵巢反应性,恢复卵泡对外源性 FSH 的敏感性。然而,OCP 可能会导致下丘脑和促性腺激素抑制,停用 OCP 后其抑制作用不会消失,甚至可能会减弱卵泡早期 GnRH-a 的激发作用。GnRH-a 与 OCP 的联合应用可缩短达到垂体抑制所需的时间。

2. 雌二醇(E_2)预处理 Fanchin 等最早提出在促排卵治疗前 1 个周期的黄体期给予 E_2 预处理,可提高早卵泡期窦卵泡大小的一致性,提高获卵率及胚胎移植率,改善妊娠结局。在 GnRH 拮抗剂方案的前次周期的黄体期使用 E_2,可以提高促排卵过程中卵泡同步性。Reynolds 通过对 8 项 POR 的 E_2 预处理研究进行荟萃分析,发现 E_2 预处理可降低周期取消率,增加临床妊娠率,然而,其研究结果因方法学缺陷而受到质疑。目前尚无足够证据表明 E_2 预处理对 POR 患者有益。

3. 雄激素预处理 Suzuki 等最早在人类的卵巢上发现了雄激素受体。睾酮在女性卵泡增殖和生长方面有一定的促进作用。动物模型证明,雄激素是卵泡生成足够类固醇的关键。雄激素促进颗粒细胞中 FSH 受体的表达,促进原始卵泡起始募集。有学者推测,部分女性卵巢储备减少本质上可能是由雄激素缺乏而导致的,对上述人群,人为地添加睾酮或 DHEA 补充雄激素可能有助于刺激早期卵泡发育,改善卵巢储备。

(1)雄激素:在促排卵前用雄激素(DHEA 或睾酮)进行预处理,可增加窦前卵泡及窦卵泡数量。Luo 等的荟萃分析表明,经皮睾酮能有效改善 POR 患者的临床结局,但该研究存在样本量小和治疗组异质性的不足。Sunkara 等认为,POR 患者能够从补充睾酮和 DHEA 中获益,但该研究同样存在例数较少和方法学的异质性等问题。

(2)添加 DHEA:DHEA 和 DHEA 硫酸盐是由肾上腺皮质网状区产生的类固醇激素,是性激素(睾酮和 E_2)生成的中间产物,存在于育龄期女性的循环血液中。DHEA 可促进卵泡发育与颗粒细胞增殖,增加卵巢内雄激素浓度。此外,DHEA 还可以提高卵泡 IGF-1 的水平,增强促性腺激素的作用,减少卵泡发育阻滞,促进卵泡生成。随着年龄的增长,血清 DHEA 水平不断下降。Casson 等最先发现将 DHEA 应用于 POR 患者可以改善其妊娠结局。

因 DHEA 仅由需要的器官摄取和代谢,而睾酮经血液循环流经全身各器官,DHEA 日益成为优于睾酮的补充雄激素的首选方法。补充 DHEA 后,卵泡需 6~8 周时间达到同步化,并对 Gn 刺激有反应。基于此,在 IVF 周期前几周或前几个月开始补充雄激素,并采用正规厂家生产的微粉化 DHEA 制剂,患者可能获益更多。少数患者对 DHEA 没有反应,仅补充睾酮有效。国际调查显示 26% 的临床医师将 DHEA 作为雄激素缺乏 POR 妇女的 IVF 辅助治疗方案。对添加 DHEA 的患者应告知潜在副作用,如痤疮、油性皮肤、声音加深、多毛症和脱发等。

有关 DHEA 研究表明,DHEA 的添加与流产率降低、妊娠率升高及活产率升高相关。2012 年发表的一篇论文指出目前关于 DHEA 的添加研究主要存在两方面不足:其一均为回顾性研究;其二为纳入主体的异质性。亟需更大规模、设计更严谨的临床研究来评估 DHEA 作为控制性促排卵的辅助剂在改善 POR 卵巢储备中的作用。

(二)辅助药物

1. 促生长激素(growth hormone,GH) 补充 GH 是改善促排卵结局的辅助疗法之一。ART 中补充 GH 可有多种原因。卵泡成熟过程中,卵母细胞与周围颗粒细胞结构与功能之间紧密相连,颗粒细胞通过缝隙连接与卵母细胞相互作用,形成了一个功能性合体细胞,两者交互作用最终导致卵母细胞核、浆成熟。IGF-1 和 IGF-2 两者均存在于卵泡液中,在卵母细胞胞质成熟中起着至关重要的作用。在体外成熟的几种动物模型中,外源性 GH 增加了卵泡 IGF-1 和 IGF-2 的表达,增强了卵母细胞潜能。有确切的证据表明,生长激素轴在卵泡发育中发挥重要作用。人生长激素直接或间接通过 IGF-1 增加卵巢对 Gn 的敏感性来调节卵母细胞的成熟,促进早期卵泡发育。临床研究表明,人生长激素对卵母细胞有正向作用,例如可以改善胚胎质量,且人生长激素副作用(如外周水肿和关节疼痛等)较少。一项 Cochrane 研究证实,补充人生长激素的 IVF 低应答者临床妊娠率(OR = 3.28,95% 置信区间:1.74~6.20)和活产率有显著改善(OR=5.39,95% 置信区间:1.89~15.35)。在卵巢刺激期间血清 GH 浓度的增加与 IVF 妊娠率显著增高相关,提示生长激素相对缺乏可能是卵巢低反应的原因。另有双盲对照研究,纳入 25 名 POR 患者(获卵 <6 枚),在卵巢刺激期间隔日给予 24U GH,结果显示添加 GH 组总 Gn 用量显著减少。然而,随后的前瞻性随机对照研究却表明,GH 协同处理并无益处。而对于 bFSH 值高的 POF 患者,添加 GH 对卵巢反应性无明显改善。

2. 促性腺激素释放激素　一项有 196 名 POR 患者参与的多中心随机双盲对照研究指出,补充 GHRH 后,尽管治疗组的血清 GH 和 IGF-1 浓度显著升高,但患者促 Gn 用量或募集卵泡数并无改善。高等级的循证医学证据表明 GH 或 GHRH 作用有限,或在无明显 GH 缺乏的患者中作用有限。

3. 阿司匹林　阿司匹林已成功用于接受 IVF 治疗的抗磷脂抗体综合征患者。小剂量阿司匹林可增加卵巢及子宫内膜血流量,抑制血管收缩剂及血小板合成,而血管扩张剂的合成相对不受影响。一项在 298 例单纯输卵管性不孕患者中进行的随机对照研究结果表明,100mg 阿司匹林组获卵数显著高于对照组,服用阿司匹林后妊娠率和种植率显著增高,周期取消率降低,多普勒超声提示阿司匹林组患者子宫和卵巢的血流量较高,且服用阿司匹林后未见明显副作用。该研究阿司匹林治疗组卵巢反应性普遍改善,但同样不能确定阿司匹林是否能够改善严格定义的 POR,且该研究治疗组、安慰剂组 bFSH 存在差异,为一潜在混杂因素。最近的一项研究指出,小剂量阿司匹林辅助治疗不能改善 POR 患者卵巢和子宫血流或卵巢反应性。

4. 重组人黄体生成素　有关 POR 患者 IVF 治疗添加 LH 是否获益目前仍存在争议。Fan 等通过荟萃分析认为,添加 LH 并不增加获卵数,用药并不能显著改变外源性 FSH 总用量、周期取消率与妊娠率等。一年后,囊括了 40 项随机试验的荟萃分析支持使用重组人黄体生成素,并指出 POR 患者用药后临床妊娠率增加 30%。目前,生殖医学界关于 IVF 超促排卵中应用 LH 是否必要和用药的最佳剂量尚无定论。小剂量的 LH 早期用于 IVF-ET 周期的卵巢刺激时,对改善卵母细胞的质量有益(尤其是在患者可用胚胎很少的情况下)。在 POR 患者中,在促排卵早期给予 LH,可能有利于卵母细胞成熟和受精,增加可移植胚胎数。然而,尚无强有力的循证医学证据支持添加 LH 可提高临床妊娠率。

(三) POR 患者的心理辅导

有学者将不孕患者的心理应激与正常人进行了比较。相关研究发现,57% 的不孕症患者属于临床抑郁症范畴,76% 属于临床焦虑症范畴。一项纳入在 IVF 诊所接受治疗的 106 名妇女的独立研究发现,9.4% 不孕妇女曾有自杀念头或自杀企图,且有上述情绪经历的妇女多半很难受孕,抑郁可能性较高。另有研究发现,40% 的 IVF 患者对进一步治疗过于紧张。不孕症治疗过程中的情绪负担是患者退出助孕治疗的主要原因。

虽有研究质疑不孕症对患者的心理健康存在影响,但很少有关于 POR 对患者心理影响的研究。根据大多数生殖医学专家经验,POR 患者往往有较严重的焦虑和抑郁,且 POR 常见于 DOR 患者,可合并其他健康问题,包括钙质流失、性欲减退和睡眠障碍,这可能进一步加重患者的焦虑、痛苦和抑郁。

为了减轻 POR 患者压力,在进入 IVF 周期之前和期间建议接受心理咨询。西班牙学者一项研究发现对不孕患者开始 IVF 治疗前和促排卵期间提供个体化咨询,能有效帮助 POR 患者应对压力,已接受咨询的 POR 患者心理压力与普通不孕患者相当。理想情况下,建议所有 IVF 患者在开始第一次 IVF 前都接受初步咨询,以帮助夫妇设定合理的期望。在大的生殖中心,反复 IVF 失败的 POR 患者更常见,关注患者心理健康可有巨大获益。为患者提供心理咨询时,医护人员可借助必要的辅助检查(如血常规和 B 超),帮助缓解极端焦虑和恐惧,改善患者的就医体验。亦有研究表明,减少患者治疗过程中的痛苦也有助于提高临床妊娠率。

临床实际工作中,医护人员为不孕患者提供大部分心理支持,但仍然不能充分满足患者的所有需求。因此,生殖中心应考虑为患者提供多种外部支持及干预措施,有助于其减轻焦虑和痛苦。应鼓励患者尝试调整生活方式,接受团体或个人咨询以及接受心理或者药物治疗。身心疗法涉及认知行为治疗、社会支持的各个方面,包括技能训练,可以帮助患者学会更好地自我控制,充分调动其主观能动性。生殖中心甚至可以尝试开发减压工具包,供不孕患者在家使用。最近一项研究指出,不孕妇女使用减压包可显著改善其心理状况,其治疗退出率降低。在极端情况下,POR 患者所经历的挫折、高度焦虑和苦恼可能导致过激情绪或行为的发作,医护人员常常成为上述医患矛盾的攻击目标。医患矛盾出现时,为了保护中心的工作人员,并且限制患者的不当行为,减轻其他患者的压力,建议工作人员暂时地回避,等待患者情绪稳定后再电话联系。

二、POR 的临床促排卵方案

(一)促性腺激素的使用

为了达到最佳的妊娠率,POR 患者需要一个可以充分利用她们现有的卵巢储备的促排卵方案。卵泡发育是一个复杂的过程,在发育的不同阶段涉及多种生殖激素的表达和相互作用。卵泡在大约 2~4 个月的时间内成熟,IVF 周期中的传统促排卵方案上侧重于刺激窦卵泡,增加获卵数,而窦卵泡在这一过程的最后 2 周发育成熟。然而,促性腺激素是否可以成功促排卵受到卵巢内多个窦卵泡的限制。在传统的促排卵之前,早期卵泡的刺激和同步化可进一步改善 IVF 的结果,尤其是对于 POR 患者。

大多数关于 POR 的定义会考虑获卵数、E_2 值、Gn 总量及 bFSH 值,而未提及每天 Gn 用量。Keay 等认为仅在患者出现对每天 300U FSH 刺激无反应的情况时,才能判定其预后不良。大部分周期被取消的患者,每天给予 Gn<300U,其 FSH 无法达到募集卵泡的阈值,在后续周期中调整用药,每天给予 ≥ 300U FSH 患者能够获得满意的妊娠率。在取卵周期中,每天使用 Gn ≥ 50 安瓿(每安瓿 75U FSH)患者移植率(5.9% vs. 14%)和临床妊娠率(10.6% vs. 26.5%)显著降低,强调了 IVF 周期中 Gn 刺激剂量的重要性。因此在界定 POR 时,

必须考虑 Gn 用量。

对于 POR 患者,临床医师通常考虑在其促排卵过程中增加 Gn 剂量,而关于 Gn 剂量增加的上限。有研究证实,将 IVF 患者按每天 Gn 的起始剂量分 300U、450U 和 600U 三组,三组获卵数、成胚数和妊娠率无明显差别,提示 Gn 只支持接受刺激的卵泡继续发育,而无改善低反应卵泡的生长能力,仅增加 Gn 剂量并不能克服卵巢低反应。

引入重组卵泡刺激素(recombinant follicle-stimulating hormone,rFSH)后,其在控制性超促排卵方案中得到了广泛的应用。许多研究赞成 IVF 过程中使用 rFSH,患者用药后在获卵数、成熟卵母细胞百分比、优质胚胎百分比和妊娠率方面更有优势。若干前瞻性研究证明在低反应者中使用 rFSH 有显著的好处,但这些初步的结果并没有得到其他研究的支持。一项研究表明,低成本促性腺素如 HMG,用于 ICSI 周期,其结果与应用 rFSH 后结果相当。此外,最近一项荟萃分析提示,在 IVF/ICSI 周期中 rFSH 和 HMG 之间无临床显著性差异。目前尚无确切的证据支持 rFSH 对 POR 患者疗效更佳。

国外上市的 Corifollitropin α 注射剂通过引入新型杂化分子,使药物半衰期延长,为 POR 患者带来希望。Corifollitropin α 注射剂是长效促排卵药,其药代动力学研究显示,注射 1 次,药效可持续 1 周,可促进患者多个卵泡发育,与标准促性腺激素相比,Corifollitropin α 注射剂能更好地利用卵巢储备,使患者卵泡早期血清 FSH 浓度快速升高。然而在 POR 患者拮抗方案使用 Corifollitropin α 注射剂,其妊娠率低,其临床结局与激动剂短方案相当。

如前所述,POR 患者在 IVF 周期开始前补充 DHEA 数周或数月,可能有益于其基础窦卵泡的同步。POR 患者的促排卵方案应在多卵泡发育的基础上尝试模仿和促进单卵泡生长的自然发育过程,避免使用高剂量外源性 Gn 覆盖患者的自然周期,高剂量外源性 Gn 存在一定的副作用和安全性问题,往往对患者卵巢反应无明显改善。

(二) 促排卵方案的选择

迄今为止,POR 仍无统一的标准,且其卵巢低反应的具体发病机制尚不明确,无法针对病因治疗,故对 POR 患者的治疗尤为困难。自 ART 产生以来,各国生殖医学专家为改善 POR 患者妊娠结局一直不断进行着探索和研究(如从超促排卵方案的优化到辅助治疗的添加)。但究竟何种方案最适合 POR 患者,仍需大量的前瞻性研究予以明确。选择促排卵方案时应仔细考虑每个患者的临床特征,如 AFC 数量、黄体同步化情况、治疗史和既往的促排卵结局。过早黄素化经常发生在高龄患者(年龄 ≥ 43 岁)和部分 POR 患者,对以上患者,早扳机(优势卵泡 ≥ 16mm)可以提高胚胎的数量、质量以及临床妊娠率。

1. 减量 GnRH-a 降调节方案 目前对于该方案是否最优尚存争议。现有研究表明,GnRH-a 对垂体 - 卵巢轴的抑制程度依赖于 GnRH-a 的使用剂量。大量临床研究证实,GnRH-a 降调节方案可提高获卵数,同时使可移植胚胎数目增加,最终提高胚胎植入率和妊娠率,获得较好妊娠结局。因此,对 POR 低反应患者而言,减量 GnRH-a 长方案是可行的。

2. 增加促性腺激素启动剂量 对 POR 患者可以增加 Gn 的剂量,但是对于大剂量 Gn 超排卵能否改善助孕结局,目前国内外文献尚无统一定论。有学者认为,获卵数和胚胎数的提高可通过增加 Gn 的用量、提高 E_2 峰值水平得以实现。同时也有学者认为,高剂量的 Gn 对改善 POR 患者助孕结局是否有效还有待进一步研究证实,增加 Gn 剂量可使患者血清 FSH 浓度增加,但血清 FSH 浓度与卵巢的反应性并非呈正相关。总之,Gn 启动剂量对卵巢相当重要,增加 Gn 启动剂量可部分提高 POR 患者对 FSH 的敏感性,最终改善临床结局,但因为 POR 患者存在个体差异性,这一方案并不对所有 POR 患者有效。

3. **拮抗剂的超促排卵方案** 拮抗剂通过与垂体 GnRH-a 受体特异性结合而阻断 GnRH-a 对垂体的作用,使垂体 Gn 分泌减少,目前主要有以下 2 个方案:①固定方案:多在 Gn 启动第 6 天开始给予拮抗剂;②灵活方案:于主导卵泡达 14mm 或出现尿 LH 峰时给药。研究表明,拮抗剂方案 Gn 刺激日数明显少于激动剂方案,但是在成熟卵母细胞数、获卵数、周期取消率及临床妊娠率方面两者无显著差异。GnRH 拮抗剂的使用给 POR 患者带来了新的希望。GnRH 拮抗剂可避免早发 LH 峰,最大程度地募集窦卵泡。GnRH 拮抗剂的临床应用优点包括卵巢刺激持续时间较短,Gn 用量较少,不增加卵巢囊肿形成的风险,降低患者经济和时间成本。部分研究者坚持认为 GnRH-a 短方案可改善 POR 高危患者妊娠结局。有随机前瞻性研究比较 GnRH-a 短方案和长方案(两者 GnRH-a 剂量都经过了调整,改进的短方案相当于减量 GnRH-a 方案)得出结论,部分 POR 患者更易从短方案中获益。最近,另一项关于控制性超排卵研究表明:超短 GnRH-a 方案联合灵活多剂量 GnRH 方案联合治疗 POR,卵母细胞数和可移植胚胎数显著增加。

4. **轻刺激和微刺激方案** 因具备简单、经济及可重复性高等优点,近年来微刺激方案在 POR 患者的治疗中越来越受重视。该方案也存在一定缺陷,如易诱发早发内源性 LH 峰,引起子宫内膜容受性降低。有学者认为可以通过联合使用 GnRH 拮抗剂避免早发 LH 峰来改善微刺激方案的不足。总体来说,微刺激方案具有简便、疗程短的特点,对于有急迫生育要求的高龄低反应患者是一个可行方案。

(1)来曲唑:是一种高度选择性的非甾体芳香化酶抑制剂,已成为多囊卵巢综合征患者一线促排卵用药。最近研究提示,来曲唑可以改善 POR 患者对 FSH 的反应,减少促排卵所需的 Gn 剂量。

(2)氯米芬+低剂量促性腺激素方案:下次月经第 2 天开始用氯米芬,100mg/d,连用 5 天,并在月经的第 2、4 和 6 天给予低剂量 HMG 150U,随后每天肌内注射 150U Gn 直至卵泡成熟。当主导卵泡 ≥ 12mm 时,给予 GnRH 拮抗剂,避免早发 LH 峰;如果患者的 LH 水平开始上升,考虑 GnRH 拮抗剂可以一天给药 2 次。当卵泡直径约 18~19mm 时,使用 GnRH 激动剂扳机。

5. **改良自然周期方案** 由于自然周期容易引起 POR 患者周期取消,故在自然周期的基础上产生了改良自然周期,方法是当卵泡 ≥ 14mm 时添加拮抗剂和小剂量 Gn。最近,有学者认为,对年龄 <36 岁的年轻 POR 患者给予改良自然周期治疗,可获得与其他刺激周期相近的临床妊娠率和妊娠结局。因此,对于较年轻的 POR 患者,改良自然周期有较大的临床应用价值。

6. **增强型自然周期方案** 旨在为卵泡发育缓慢的妇女提供持续、温和的周期支持。持续监测患者的 E_2 和卵泡大小,部分患者可能在月经周期的第 7~10 天才出现 $E_2>20pg/ml$,窦卵泡大小达到 3~4mm。一旦窦卵泡直径达到 3~4mm,即用 HMG 和 rFSH 的低剂量组合开始促排卵(75U/d),持续用药大约 6 天,用药时间取决于卵泡发育情况;主导卵泡直径达 12mm 以上时加用 GnRH 拮抗剂,hCG 10 000U 或亮丙瑞林诱发排卵。该方案可能特别有益于既往刺激没有成熟卵泡的患者。前瞻性研究表明,自然周期方案对部分患者有利(该方案周期取消率为 17.7%,胚胎移植周期为 42.5%,获得卵母细胞的周期临床妊娠率为 28.3%,3 个周期后每位患者的累计临床妊娠率为 35.2%)。尚无文献总结 POR 患者的最佳刺激方案。2010 年,Cochrane 针对 POR 人群试验提示,四种促排卵改良方案在临床妊娠和 / 或活产率方面无显著差异,该研究最后结论为"没有足够证据支持何种方案最优"。

7. 自然周期紧急取卵　自然周期是对于 POR 及高龄患者常常优先考虑的治疗方案,但常因不可控性内源性 LH 峰获卵失败而取消周期,紧急取卵成为避免这一问题发生的可行方法。当卵泡直径 ≥ 16mm、LH ≥ 10mU、E_2 ≥ 200pg/ml 即可考虑诱发排卵,同时密切监测 E_2 变化,若 E_2 下降超过诱发日数值的 1/2,可考虑实施紧急取卵,这一方法能使部分 POR 患者获得宝贵的妊娠机会。

近来认为,对于 POR 患者,IVF 自然周期不失为一有效方案。自然周期存在一定生物学优势,可为女性提供单一优质的卵母细胞,从而能够将更健康的胚胎移植到容受性更好的子宫内膜中,故 POR 患者可能受益于自然周期 IVF 治疗。

8. 黄体期促排卵　一般正常月经周期中存在 2 个卵泡募集波,卵巢周期性排卵后雌激素下降,诱导 FSH 上升,FSH 波可募集卵泡,但是 FSH 受到黄体期雌、孕激素峰的抑制,所募集的主导卵泡发生闭锁,所以通常月经周期中黄体期无自发排卵,但是给予外源性 FSH 和 / 或克罗米芬可避免卵泡在高黄体酮的环境下闭锁,因而继续生长发育成为成熟卵泡,故为黄体期取卵得以在临床实践应用提供了理论依据。黄体期促排卵方案是卵泡期取卵后 B 超监测,若超声显示卵巢内仍然有 1 个或多个 <10mm 的卵泡,取卵日开始继续使用促排卵药物促排卵,待卵泡成熟后可再次通过阴道超声引导下穿刺取卵。在黄体期取卵的基础上,最近有学者提出了月经期取卵及随机取卵的方法,目的是为 POR 患者提供更多的获卵机会,但是该观点尚未得到国内外专家的一致认同,未来需要更多大样本的前瞻性研究来证实这一想法的可行性。对于常规方案均未能获卵且有强烈生育意愿的 POR 患者,黄体期促排卵取卵是一种值得考虑的的有效促排卵方案,它能使这部分患者获得宝贵的胚胎,增加患者的受孕机会。有研究表明,患者同一月经周期黄体期获卵可能没有卵泡期多,但卵泡输出率不一定低于卵泡期(卵泡输出率可以解释卵泡数量和卵泡质量之间的关系)。有学者认为长方案可导致垂体过度抑制,可能对 POR 患者造成不利影响,通过尝试缩短抑制时间或降低 / 停止黄体期 GnRH 激动剂剂量,短方案、超短方案已被广泛应用于 POR 患者。但没有一项研究能明确说明何种方案对 POR 患者临床结局更为有益。Kyrou 比较了多种促排卵方案的 POR 患者获益,结果显示,各个方案间临床妊娠率无统计学差异。

三、卵巢低反应的其他措施

(一) 不同时期胚胎移植

Baacheci 通过 RCT 研究评估了 POR(POR 定义为扳机日 >13mm 的卵泡 ≤ 5 个)患者第 2 天胚胎移植与第 3 天胚胎移植的妊娠率,研究纳入 35 个卵巢刺激周期,采用长或短的 GnRH-a 方案,第 2 天胚胎移植组移植胚胎数为(2.0 ± 0.8)个,第 3 天胚胎移植组移植胚胎数为(1.7 ± 0.8)个,持续妊娠率两组分别为 27.7% 及 16.3%。

生殖医学界关于第 3 天卵裂期胚胎还是第 5/6 天囊胚移植临床结局更理想,目前仍然存在争论。有 RCT 研究提示,第 3 天和第 5 天胚胎移植植入率和妊娠率无明显差异。该研究还认为,患者即使移植第 3 天的胚胎中无优质胚胎(妊娠率为 33%)仍可受益。因部分胚胎无法发育到囊胚阶段,对胚胎数量非常少的患者移植第 3 天胚胎以确保他们新鲜周期有胚胎可供移植。但在某些情况下,考察到患者子宫内膜将在采卵后第 5 天处于更好的状态,最好安排第 5 或第 6 天囊胚移植。

(二) 胚胎冷冻保存,累积胚胎

胚胎冷冻保存,累积更多的胚胎,已经被提出作为 POR 患者 IVF 的可能策略。POR 患者经过若干促排卵周期积累胚胎,从中选择高质量的胚胎进行移植并确保子宫内膜处于较好的状态,从而改善 POR 患者的临床结局。分阶段周期治疗,POR 患者退出率更低,并且累积成功率接近正常反应者。

(三) 植入前基因筛查

植入前基因筛查可以筛查染色体异常并发现已知基因突变,帮助选择优质胚胎进行移植。因为 PGS 结果仅反映活检细胞的染色体和基因情况,染色体嵌合现象(一个个体内同时存在 2 种或 2 种以上核型的细胞系)可影响 PGS 结果的可靠性。此外,在某些情况下,胚胎在发育过程中能"自我纠正"异常。故不良的 PGS 结果有时可能导致不必要的胚胎丢弃,对 POR 患者造成极大困扰,且 PGS 胚胎活检涉及的胚胎操作可能带来的损伤,对胚胎数量少的 POR 患者来说也是需要考虑的问题。

(四) 黄体支持

同正常卵巢反应者,在 POR 患者黄体期补充孕酮,可改善妊娠结局。有证据表明黄体支持添加 E_2,可能提高种植率,然而该方法未能提高 POR 患者妊娠率。

(五) 转为宫腔内人工授精助孕

即使考虑到患者年龄和卵巢储备等因素,也很难预测其促排卵后可能出现的不良反应。当患者促排卵后反应不良,医患双方都很难决定是继续进行 IVF 还是转为宫腔内人工授精(intrauterine insemination,IUI)。有荟萃分析(纳入 7 项回顾性研究和 1 项随机对照研究)表明,其中有 6 项研究报告了较高的临床妊娠率,其中 5 项研究指出随着 IVF 周期数增加,累积活产率增加,研究按发育卵泡数进一步分组后行亚组分析,当控制性促排卵发育卵泡达 2 个及以上时,相比转为 IUI,继续 IVF 临床妊娠率和活产率较高,当只有 1 个卵泡发育时,继续 IVF 组和转为 IUI 组临床妊娠率或活产率无显著差异。不过,仍需进一步研究确认上述发现。

(六) 胞质内单精子注射授精

比较两种受精方法即常规授精与 ICSI 对 POR 患者妊娠率的影响。一项随机对照试验(POR 定义为前一周期中获卵数 ≤ 6 个)指出,对 POR 患者使用长方案(HMG+FSH)促排卵,常规授精组和 ICSI 组妊娠率无显著差异(妊娠率分别为 17.3% 和 21.1%)。

(七) 双腔针冲洗卵泡

由于 IVF 获卵数与患者累积妊娠率直接相关,因此促排卵尽可能获得更多的卵子非常重要。在卵泡耗尽的情况下,单卵泡生长可能是卵巢刺激的最优结果,此类患者即使仅获卵一枚,也能至少保证患者有可移植胚胎。因此,在 POR 患者中,使用双腔针冲洗卵泡已成为降低卵泡内卵母细胞滞留风险的常用方法。在奥地利和德国,据估计有高达 18% 的女性采用双腔针冲洗取卵。

有研究在正常反应患者比较了双腔针冲洗与单腔针常规卵泡抽吸的采卵效率,未发现前者卵泡冲洗的优越性,其中一项荟萃分析指出,双腔针冲洗组卵母细胞回收率增加,但取卵操作时间延长,最终结论为常规使用双腔针冲洗对 POR 患者无积极影响。

(八) 替代医学与营养补充剂

最近的一项 RCT 发现,针灸可提高 POR 患者的妊娠率,但针灸和其他形式的替代医学通常缺乏高质量的研究证据支持。目前观点认为,替代药物和营养补充可一定程度上缓解 IVF 患者的焦虑和痛苦,可能改善其整体健康和优化 IVF 结局。有证据表明,替代医学对于 IVF 患者可能是有益的,但同样存在问题,例如,部分替代医学建议干扰 IVF 治疗过程,或直接与 IVF 医疗团队给出的指导和护理相悖。营养补充剂含多种有益成分,可能具有一定提高受孕概率的效果,合理补充可能提高患者主观能动性,甚至让患者感觉治疗过程更"自然"。然而,目前营养补充剂没有作为药物进行管制,故其实际有效性有待商榷,且不同厂家质量参差不齐,部分补充剂甚至被证明可与药物和其他补充剂相互作用,对人体造成危害,而其健康获益不清。此外,部分补充剂和替代医学实践可干扰化验结果,例如,使用 DHEA 可影响黄体酮的测定。

替代医学实践和营养补充剂可能大大增加患者的经济成本,这可能会限制患者进行后续 IVF 治疗。经验表明,许多患者并不愿意告诉医师和护士其正在服用的所有药物和补充剂(包括 DHEA)。因替代医学实践和营养补充剂可能影响临床治疗决策和结果,医务人员应鼓励患者积极告知其所有替代药物,便于临床制订个性化治疗方案。

综上,随着 ART 的快速发展,生殖医学工作者越来越重视不孕患者的个体化治疗。POR 患者理想妊娠结局的获得与有效的超促排卵密不可分。对于 POR 患者使用何种促排卵方案最有效,以及采用哪些辅助治疗手段或药物可以提高妊娠率,目前国内外专家尚未达成共识,有待更进一步的大样本临床研究证实。

(陈枝岚)

参考文献

1. Garcia J,Jones GS,Acosta AA,et al.Corpus luteum function after follicle aspiration for oocyte retrieval.Fertil Steril,1981,36:565-572.

2. Ferraretti AP,La Marca A,Fauser BC,et al.ESHRE consensus on the definition of "poor response" to ovarian stimulation for in vitro fertilization:the Bologna criteria.Hum Reprod,2011,26:1616-1624.

3. Genro VK,Grynberg M,Scheffer JB,et al.Serum anti-Müllerian hormone levels are negatively related to Follicular Output RaTe(FORT) in normo-cycling women undergoing controlled ovarian hyperstimulation. Hum Reprod,2011,26:671-677.

4. Fanchin R,Cunha-Filho JS,Schonäuer LM,et al.Coordination of early antral follicles by luteal estradiol administration provides a basis for alternative controlled ovarian hyperstimulation regimens.Fertil Steril, 2003,79:316-321.

5. Reynolds KA,Omurtag KR,Jimenez PT,et al.Cycle cancellation and pregnancy after luteal estradiol priming in women defined as poor responders:a systematic review and meta-analysis.Hum Reprod,2013,28:2981-2989.

6. Polyzos NP,Tournaye H.Poor ovarian responders:to meta-analyse or not,that is the question.Hum Reprod, 2014,29:634-635.

7. Suzuki T,Sasano H,Kimura N,et al.Immunohistochemical distribution of progesterone,androgen and oestrogen receptors in the human ovary during the menstrual cycle:relationship to expression of steroidogenic enzymes.Hum Reprod,1994,9:1589-1595.

8. Luo S,Li S,Li X,et al.Effect of pretreatment with transdermal testosterone on poor ovarian responders undergoing IVF/ICSI:A meta-analysis.Exp Ther Med,2014,8:187-194.

9. Sunkara SK, Coomarasamy A. Androgen pretreatment in poor responders undergoing controlled ovarian stimulation and in vitro fertilization treatment. Fertil Steril, 2011, 95: e73-74.

10. Casson PR, Lindsay MS, Pisarska MD, et al. Dehydroepiandrosterone supplementation augments ovarian stimulation in poor responders: a case series. Hum Reprod, 2000, 15: 2129-2132.

11. Shohat-Tal A, Sen A, Barad DH, et al. Genetics of androgen metabolism in women with infertility and hypoandrogenism. Nat Rev Endocrinol, 2015, 11: 429-441.

12. Triantafyllidou O, Sigalos G, Vlahos N. Dehydroepiandrosterone (DHEA) supplementation and IVF outcome in poor responders. Hum Fertil, 2017, 20: 80-87.

13. Wiser A, Gonen O, Ghetler Y, et al. Addition of dehydroepiandrosterone (DHEA) for poor-responder patients before and during IVF treatment improves the pregnancy rate: a randomized prospective study. Hum Reprod, 2010, 25: 2496-2500.

14. Urman B, Yakin K. DHEA for poor responders: can treatment be justified in the absence of evidence? Reprod Biomed Online, 2012, 25: 103-107.

15. Paulini F, Melo EO. The role of oocyte-secreted factors GDF9 and BMP15 in follicular development and oogenesis. Reprod Domest Anim, 2011, 46: 354-361.

16. Duffy J M, Ahmad G, Mohiyiddeen L, et al. Growth hormone for in vitro fertilization. Cochrane Database Syst Rev, 2010, CD000099.

17. Potashnik G, Lunenfeld E, Shwartz I, et al. Endogenous plasma growth hormone and the occurrence of pregnancies in patients undergoing in-vitro fertilization and embryo transfer with ovarian stimulation. Hum Reprod, 1995, 10: 1065-1069.

18. Bergh C, Hillensjö T, Wikland M, et al. Adjuvant growth hormone treatment during in vitro fertilization: a randomized, placebo-controlled study. Fertil Steril, 1994, 62: 113-120.

19. Homburg R, Ostergaard H. Clinical applications of growth hormone for ovarian stimulation. Hum Reprod Update, 1995, 1: 264-275.

20. Howles CM, Loumaye E, Germond M, et al. Does growth hormone releasing factor assist follicular development in poor responder patients undergoing ovarian stimulation for in vitro fertilization? Hum Reprod, 1999, 14: 1939-1943.

21. Sher G, Feinman M, Zouves C, et al. High fecundity rates following in vitro fertilization and embryo transfer in antiphospholipid antibody seropositive women treated with heparin and aspirin. Hum Reprod, 1994, 9: 2278-2283.

22. Rubinstein M, Marazzi A, Polak de Fried E. Low-dose aspirin treatment improves ovarian responsiveness, uterine and ovarian blood flow velocity, implantation, and pregnancy rates in patients undergoing in vitro fertilization: a prospective, randomized, double-blind placebo controlled assay. Fertil Steril, 1999, 71: 825-829.

23. Frattarelli JL, McWilliams GD, Hill MJ, et al. Low-dose aspirin use does not improve in vitro fertilization outcomes in poor responders. Fertil Steril, 2008, 89: 1113-1117.

24. Fan W, Li S, Chen Q, et al. Recombinant luteinizing hormone supplementation in poor responders undergoing IVF: a systematic review and meta-analysis. Gynecol Endocrinol, 2013, 29: 278-284.

25. Lehert P, Kolibianakis EM, Venetis CA, et al. Recombinant human follicle stimulating hormone (r-hFSH) plus recombinant luteinizing hormone versus r-hFSH alone for ovarian stimulation during assisted reproductive technology: systematic review and meta analysis. Reprod Biol Endocrinol, 2014, 12: 17.

26. Pasch LA, Holley SR, Bleil ME, et al. Addressing the needs of fertility treatment patients and their partners: are they informed of and do they receive mental health services? Fertil Steril, 2016, 106: 209-215 e2.

27. Shani C, Yelena S, Reut BK, et al. Suicidal risk among infertile women undergoing in-vitro fertilization: Incidence and risk factors. Psychiatry Res, 2016, 240: 53-59.

28. Domar AD,Rooney KL,Wiegand B,et al.Impact of a group mind/body intervention on pregnancy rates in IVF patients.Fertil Steril,2011,95:2269-2273.

29. Frederiksen Y,Farver-Vestergaard I,Skovgard NG,et al.Efficacy of psychosocial interventions for psychological and pregnancy outcomes in infertile women and men:a systematic review and meta-analysis. BMJ Open,2015,5:e006592.

30. Domar AD,Gross J,Rooney K,et al.Exploratory randomized trial on the effect of a brief psychological intervention on emotions,quality of life,discontinuation,and pregnancy rates in in vitro fertilization patients. Fertil Steril,2015,104:440-451 e7.

31. Keay SD,Liversedge NH,Mathur RS,et al.Defining poor ovarian response to gonadotrophin stimulation prior to assisted conception.Hum Fertil,1999,2:80-81.

32. Berkkanoglu M,Ozgur K.What is the optimum maximal gonadotropin dosage used in microdose flare-up cycles in poor responders? Fertil Steril,2010,94:662-665.

33. De Placido G,Alviggi C,Mollo A,et al.Recombinant follicle stimulating hormone is effective in poor responders to highly purified follicle stimulating hormone.Hum Reprod,2000,15:17-20.

34. Eskandar M,Jaroudi K,Jambi A,et al.Is recombinant follicle-stimulating hormone more effective in IVF poor responders than human menopausal gonadotrophins? Med Sci Monit,2004,10:16-19.

35. Drakakis P,Loutradis D,Kallianidis K,et al.A comparative study of the effect of ovarian stimulation protocols with different gonadotropin preparations on the biological and clinical parameters of the outcome of introcytoplasmic sperm injection.Clin Exp Obstet Gyn,2002,29:286-289.

36. Kyrou D,Kolibianakis EM,Venetis CA,et al.How to improve the probability of pregnancy in poor responders undergoing in vitro fertilization:a systematic review and meta-analysis.Fertil Steril,2009,91:749-66.

37. Polyzos NP,Devos M,Humaidan P,et al.Corifollitropin alfa followed by rFSH in a GnRH antagonist protocol for poor ovarian responder patients:an observational pilot study.Fertil Steril,2013,99:422-426.

38. Wu YG,Barad DH,Kushnir VA,et al.Aging-related premature luteinization of granulosa cells is avoided by early oocyte retrieval.J Endocrinol,2015,226:167-180.

39. Land JA,Yarmolinskaya MI,Dumoulin JCM,et al.High-dose human menopausal gonadotropin stimulation in poor responders does not improve in vitro fertilization outcome.Fertil Steril,1996,65:961-965.

40. Olivennes F,Belaisch-Allart J,Emperaire JC,et al.Prospective,randomized,controlled study of in vitro fertilization-embryo transfer with a single dose of a luteinizing hormone-releasing hormone(LH-RH) antagonist(cetrorelix)or a depot formula of an LH-RH agonist(triptorelin).Fertil Steril,2000,73:314-320.

41. Orvieto R,Kruchkovich J,Rabinson J,et al.Ultrashort gonadotropin-releasing hormone agonist combined with flexible multidose gonadotropin-releasing hormone antagonist for poor responders in in vitro fertilization/embryo transfer programs.Fertil Steril,2008,90:228-230.

42. Schoolcraft WB,Surrey ES,Minjarez DA,et al.Management of poor responders:can outcomes be improved with a novel gonadotropin-releasing hormone antagonist/letrozole protocol? Fertil Steril,2008,89:151-156.

43. Castelo Branco A,Achour-Frydman N,Kadoch J,et al.In vitro fertilization and embryo transfer in seminatural cycles for patients with ovarian aging.Fertil Steril,2005,84:875-880.

44. Pandian Z,McTavish AR,Aucott L,et al.Interventions for "poor responders" to controlled ovarian hyper stimulation(COH)in in-vitro fertilisation(IVF).Cochrane Database Syst Rev,2010:CD004379.

45. Kuang Y,Chen Q,Hong Q,et al.Double stimulations during the follicular and luteal phases of poor responders in IVF/ICSI programmes(Shanghai protocol).Reprod Biomed Online,2014,29:684-691.

46. Kyrou D,Kolibianakis EM,Venetis CA,et al.How to improve the probability of pregnancy in poor responders undergoing in vitro fertilization:a systematic review and meta-analysis.Fertil Steril,2009,91:749-766.

47. Bahceci M, Ulug U, Turan E, et al.Comparisons of follicular levels of sex steroids, gonadotropins and insulin like growth factor-1 (IGF-1) and epidermal growth factor (EGF) in poor responder and normoresponder patients undergoing ovarian stimulation with GnRH antagonist.Eur J Obstet Gynecol Reprod Biol, 2007, 130: 93-98.

48. Coskun S, Hollanders J, Al-Hassan S, et al.Day 5 versus day 3 embryo transfer: a controlled randomized trial. Hum Reprod, 2000, 15: 1947-1952.

49. Rienzi L, Gracia C, Maggiulli R, et al.Oocyte, embryo and blastocyst cryopreservation in ART: systematic review and meta-analysis comparing slow-freezing versus vitrification to produce evidence for the development of global guidance.Hum Reprod Update, 2017, 23: 139-155.

50. Capalbo A, Wright G, Elliott T, et al.FISH reanalysis of inner cell mass and trophectoderm samples of previously array-CGH screened blastocysts shows high accuracy of diagnosis and no major diagnostic impact of mosaicism at the blastocyst stage.Hum Reprod, 2013, 28: 2298-2307.

51. Northrop LE, Treff NR, Levy B, et al.SNP microarray-based 24 chromosome aneuploidy screening demonstrates that cleavage-stage FISH poorly predicts aneuploidy in embryos that develop to morphologically normal blastocysts.Mol Hum Reprod, 2010, 16: 590-600.

52. Pritts EA, Atwood AK.Luteal phase support in infertility treatment: a meta-analysis of the randomized trials. Hum Reprod, 2002, 17: 2287-2299.

53. Aghahosseini M, Aleyassin A, Khodaverdi S, et al.Estradiol supplementation during the luteal phase in poor responder patients undergoing in vitro fertilization: a randomized clinical trial.J Assist Reprod Genet, 2011, 28: 785-790.

54. Fujii DT, Quesnell JL, Heitmann RJ.Conversion to IUI versus continuance with IVF in low responder patients: A systematic review.Eur J Obstet Gynecol Reprod Biol, 2018, 227: 35-40.

55. Sfontouris IA, Kolibianakis EM, Lainas GT, et al.Live birth rates using conventional in vitro fertilization compared to intracytoplasmic sperm injection in Bologna poor responders with a single oocyte retrieved.J Assist Reprod Genet, 2015, 32: 691-697.

56. Wongtra Ngan S, Vutyavanich T, Brown J.Follicular flushing during oocyte retrieval in assisted reproductive techniques.Cochrane Database Syst Rev, 2010, 8: CD004634.

57. Roque M, Sampaio M, Geber S.Follicular flushing during oocyte retrieval: a systematic review and meta-analysis.J Assist Reprod Genet, 2012, 29: 1249-1254.

58. Zheng Y, Feng X, Mi H, et al.Effects of transcutaneous electrical acupoint stimulation on ovarian reserve of patients with diminished ovarian reserve in in vitro fertilization and embryo transfer cycles.J Obstet Gynaecol Res, 2015, 41: 1905-1911.

59. Tsai HH, Lin HW, Simon Pickard A, et al.Evaluation of documented drug interactions and contraindications associated with herbs and dietary supplements: a systematic literature review.Int J Clin Pract, 2012, 66: 1056-1078.

60. Franasiak JM, Thomas S, Ng S, et al.Dehydroepiandrosterone (DHEA) supplementation results in supraphysiologic DHEA-S serum levels and progesterone assay interference that may impact clinical management in IVF.J Assist Reprod Genet, 2016, 33: 387-391.

第四节　卵巢衰老的心理管理

在当今社会,进入青春期的女性,很容易从一群"已成年的女性"那里,获得足够的信息,来帮助她们成长。母亲、已成年的姐姐、长辈朋友、老师和保健工作者都会提供强有力的帮助。青春期对她们来说,可能是一段十分开心的时期。社会倾向于将少女月经的开始,视为性欲的开始、女性魅力的萌芽,以及向成人生活的过渡。相比之下,处于卵巢功能衰退期的中年女性,由于自己的父母和姐妹们可能远在异乡,周围的朋友和同事们也不愿谈论卵巢衰老的话题,往往难以获得任何支持和帮助。她们可能希望从丈夫或性伴侣那里获得鼓励和支持,但对方对更年期的了解有限。多数中年女性会独自面对月经的结束。因此,对女性而言,围绝经期通常是一段令她们困惑、恐惧和悲伤的经历。本节重点从心理层面,基于现有的心理学理论和应对技巧,探讨保持心理健康对女性卵巢功能的维护作用。

一、心理健康的概念及标准

(一)心理健康的概念

诸多学者从各自关注的角度对心理健康进行了论述,迄今为止,对于什么是心理健康还没有一个统一的、公认的定义。第三届国际心理卫生大会指出,心理健康是指:"身体、智力、情绪十分协调;适应环境,在人际交往中能彼此谦让;有幸福感;在工作和职业中能充分发挥自己的能力,过有效率的生活。"《不列颠简明百科全书》将心理健康解释为:"个体心理在本身及环境条件许可范围内所能达到的最佳状态,但不是十全十美的绝对状态。"我国研究者认为,心理健康指人的一种较稳定持久的心理功能状态,其特征为"和谐"。主要表现为在人际交往中,个体能否使自己的心态保持平衡,使情绪、需要、认知三者保持一种稳定状态,并表现出一个与真实自我有关的、相对稳定的人格特征。在与社会环境相互作用时,个体不仅能够自我感觉良好,与社会环境和谐相处,发挥最佳的心理效能,而且还能进行自我保健,自觉减少行为问题和精神疾病的发生。心理健康也被认为是一种持续的心理状态。在此状态中,个体具有生命的活力、积极的内心体验、良好的社会适应能力,能有效地发挥个人的身心潜力与社会功能。

(二)心理健康的标准

不同学者对心理健康的标准,持不同的观点,随着社会文化与时代的变更,心理健康标准也在不断地变化和发展。以下3个标准,可供大家参考:

1. 人本主义心理学家马斯洛关于心理健康的十条标准　①充足的安全感;②充分了解自己,并能对自己的能力作恰当的评价;③生活目标切合实际。④不脱离周围现实环境,与外界环境保持接触;⑤能保持人格的完整与和谐;⑥具有一定的学习能力,善于从经验中学习;⑦能保持良好的人际关系;⑧能适度发泄与控制自己的情绪;⑨在符合集体要求,不违背集体利益的前提下,能有限度地发挥自己的个性;⑩在不违背社会道德规范的前提下,能恰当地使个人的基本需要得到一定程度的满足。

2. 人格心理学家奥尔波特关于心理健康的六条标准　①力争自我的成长;②能客观地看待自己;③人生观的统一;④有与他人建立亲睦关系的能力;⑤人生所需的能力、知识和技能的获得;⑥具有同情心,对生命充满爱。

3. 中国著名心理学家林崇德关于心理健康的十条标准　①了解自我,对自己有充分的认识和了解,并能恰当地评价自己的能力;②信任自我,对自己有充分的信任感,能克服困难,面对挫折能坦然处之,并能正确地评价自己的失败;③悦纳自我,对自己的外形特征、人格、智力、能力等都能愉快地接纳认同;④控制自我,能适度地表达和控制自己的情绪和行为;⑤调节自我,对自己不切实际的行为目标、心理不平衡状态、与环境的不适应性,能做出及时的反馈、修正、选择、变革和调整;⑥完善自我,能不断地完善自己,保持人格的完整与和谐;⑦发展自我,具备从经验中学习的能力,充分发展自己的智力,能根据自身的特点,在集体允许的前提下,发展自己的人格;⑧调适自我,对环境有充分的安全感,能与环境保持良好的接触,理解他人,悦纳他人,能保持良好的人际关系;⑨设计自我,有自己的生活理想,理想与目标能切合实际;⑩满足自我,在社会规范的范围内,适度地满足个人的基本需求。

4. 郭念锋在《临床心理学概论》中提出的心理健康判断标准 ①心理活动强度:这是指人们对于突然出现的精神刺激的抵抗能力。这种抵抗力主要与人的认识水平有关,当人们对外部事件有充分理智的认识时,其事件对人的刺激强度就可以相对地减弱。此外,人们的生活经验、固有的个性特征以及先天神经系统调节能力,也都会影响心理活动强度。②心理活动耐受力:这是指人们对于生活中长期反复出现的精神刺激的抵抗能力。人们在慢性精神刺激下可出现心理异常、人格改变,甚至产生严重躯体疾病,但也有人把不断克服这种精神刺激当作自己是一个强者的标志。③周期节律性:人的心理活动在形式和效率上都有着自己内在的节律性。一般可以用心理活动的效率作为指标去评估这种客观节律的变化。无论何种原因所致的心理活动节律紊乱,都意味着个人的心理健康水平下降。④意识水平:注意力水平为评价意识水平的客观指标。当人们因注意分散而无法专注工作,不能专心思考问题,可提示其存在心理健康问题。⑤受暗示性:人们往往容易被周围环境的无关因素引起情绪的波动和思维的紊乱,造成精神活动的不稳定性。⑥康复能力:是指人们从创伤刺激中恢复到既往水平的能力。康复水平高的人恢复较快,不留严重痕迹,当再次回忆起创伤时,原有的情绪色彩也很平淡。⑦心理自控力:个人情绪的强度和表达、思维的方向和过程,都是在人们主动控制下实现的。所谓不随意的情绪和思维只是相对的,它们都有随意性,只是控制水平不高,以致难以察觉。⑧自信心:当人们面对某种生活事件或工作任务时,必然会首先估计一下自己的应付能力,这种自我评估就是自信。自信心反映的是一种与自我认知和思维相关的分析综合能力,这种能力可以在生活实践中逐步提高。一个人是否有恰当的自信是衡量心理健康的一个标准。⑨社会交往:人类精神活动得以产生和维持,其重要的支柱是充分的社会交往。社会交往的剥夺必然导致人们精神崩溃,出现心理异常。因此,一个人与社会中其他人的交往能力,也标志着一个人的心理健康水平。⑩环境适应能力:心理从某种意义上可认为是适应环境的工具,人类为了保存个体和种族的延续,为了自我发展和完善,就必须适应环境。当环境条件变动剧烈时,这就需要采取主动性的或被动性的措施,使自身与环境达到新的平衡,这一过程就叫作适应。适应分为积极适应和消极适应,前者指积极地改变环境,后者指躲避环境的冲击。当生活环境突然变化时,一个人能否很快地采取各种办法去适应,并保持心理平衡,往往反映了一个人的心理健康水平。

二、女性卵巢功能衰退期心理健康管理

(一)正确理解卵巢衰老

卵巢衰老确实是女性生命中的一个事件,因此而会引发某些生理和病理性改变。但这只是人们一生中某个阶段的变化,不是命运的改变,更不是生命终结的开始。当平均预期寿

命是 48 岁时,卵巢衰老可能确实标志着生命结束的临近。但如今,女性的平均预期寿命已经达到 79 岁甚至更长,一般女性即使在停经后仍然至少可平安生活 25~30 年。

生育功能结束这一生理信号,会引起女性对衰老的意识增强。但从另外一个角度,女性也可以感到高兴和放松,因为她不再有月经,也不再害怕怀孕。随着孩子们逐渐成熟和独立,女性有更多的精神和心理力量来投入到其他的事情。譬如她们可以接受继续教育,回到做母亲前中断的工作,选择新的工作或职业,进行个人的艺术创造,参与政治、志愿工作和旅行等。选择机会仍然很多,应鼓励女性在卵巢功能衰退期拥有保持健康和成就感的信心。

从心理学角度来看,卵巢衰老和其他生活事件没有什么不同。对于中年女性而言,这一因素或许没有心理和社会因素那么重要。澳大利亚的一项研究发现,处于此期的女性的幸福感与当前的健康状况、心理社会和生活方式改变有关,而与卵巢功能下降的内分泌变化无关。因此,与卵巢衰老改变相关的社会心理因素,可作为女性用来塑造独特的个性和风格,改变一些生活事件的契机。

(二)女性在卵巢功能衰退期的自我调节和控制

女性在卵巢衰老过程中可能出现一些身体症状,如潮热、性交时的不适、失眠、心悸和抑郁,她们会感觉到自己在身体上、性生活上和情感上的崩溃。我们应该向女性提供足够的帮助和支持,特别是准确和详细的有关卵巢衰老的信息,让其认识到,卵巢衰老的所有不适,无论多么严重,都是正常的,专业的帮助是有效的,并且症状会随着时间而消退。

与青春期和育龄期类似,卵巢衰老也是女性生命中的一个里程碑,在此期间,身体外观和功能的改变,会影响她们对身体形象的自我认知。职业女性和异性恋女性对外表关注度会更高。她们会认为男人是根据外表来判断自己的,而其他女人会在外表上跟自己进行比较。女性可能会对工作前景感到担忧,会因不能凭知识和经验得到应有的尊重而愤怒。但当在不需要外表,而是靠知识、成就和经验来评判自我价值的领域,如学术界,这可能就不是个问题。

女性可能因需要满足社会所期望的"身体标准",而不太自信,在她努力达到社会所期望的"身体标准"时,反过来也导致"作为女性角色"的自我认同感降低。这种恶性循环会对女性的生活质量产生负面影响。我们应鼓励尽管女性接受自己稍胖的身材,仍然认为自己具有吸引力。女性需要适应卵巢衰老的过程,并把卵巢衰老当作正常的生活事件,需要对下一个生命阶段产生新的信念,女性在这个阶段应该有更大的自由,来关注自身的需求而不是家庭或其他的需求。

(三)勇于面对女性在卵巢功能衰退期的性困惑

当前社会性吸引力多被归结为年轻和生育能力,我们完全可以理解女性因卵巢衰老而感到性吸引力下降的担忧。尽管一个女性在卵巢衰老期的性生活确实在改变,但她仍然完全有能力享受性交、性快感和性高潮。此外,她的性伴侣,如果年龄与她相当或更大,也会经历正常的性变化,最明显的是勃起能力下降。问题在于,女方本人或男方大多倾向于将男性勃起障碍,归结于女方年龄原因导致的性吸引力降低。正确的处理方式是,让双方都明白他们正在经历一个正常的性转变,并通过大量的交流和正确面对,表明双方愿意一起解决这个问题。生育能力的终结并不意味着性快感的终结。对一些女性而言,消除对怀孕的恐惧,意味着享受更大程度的性生活自由。最后,也许是最大的挑战,就是女性要有足够的勇气,相信性吸引力并不仅仅属于年轻人,只要她和其伴侣坚信,性作为其个人特征的一个组成部分,将一直存在。

(四) 卵巢功能衰退期女性心理困扰的专业应对

在对待卵巢衰老的来访者或其家人时,专业人士需要关注以下几点:首先要意识到,来访者的身体症状可能伴随着广泛的心理和情绪反应,而这些反应又可能会放大或加剧身体症状,这可能是对卵巢衰老的事实或猜疑的反应。在任何一种情况下,专业人士都必须与来访者进行充分的沟通,尽管卵巢衰老可能是一个困难的时期,但它是一个正常的生活经历,完全可以顺利度过。其次,专业人士要帮助患者理清卵巢衰老和猜疑之间的关系,这一点至关重要,有必要建议来访者进行彻底的身体检查。一旦事实和猜疑被分离,下一步就是帮助来访者接受和处理客观现实,这可能包括帮助她进行自我形象重塑,帮助她评估价值,确定优先事项,并鼓励她作出关于激素替代治疗和避孕的知情决定。

咨询的一个主要部分是处理现实问题。这可能包括通过规划新的职业和生活,来抵消非理性的谣言和对卵巢衰老后生活的恐惧。女性在经历卵巢衰老的过程中,认识到自己被理解、照顾和支持是非常重要的。这种支持可以来自于寻求临床咨询,也可以来自于她的家庭和人际关系。

卵巢衰老的危机也可能揭示出已存在的但未解决的心理问题。在卵巢衰老的压力下,之前被否认、阻止或压制的个人、家庭或婚姻的冲突,都可能会突然暴发。在这种情况下,专业人士需要帮助来访者解决其更为深入的问题。这需要花时间倾听女性的个人经历,给她们提供更深层次的教育和信息,来支持和验证自己的想法和体验。

卵巢功能由盛而衰的转变,对女性而言是一个应激过程,她们以不同的方式做出反应。然而,不管她们是否经历过生理、心理、情感和/或精神上的压力,都会像许多其他重大的生活变故一样得到改变。生物医学界倾向于把卵巢衰老所导致的转变,描绘成一种可以治疗的疾病,因此妇科临床医师倾向于寻找治疗雌激素缺乏的方法。而女性主义者认为,卵巢衰老不一定是消极的,她们质疑卵巢衰老是身体异常、缺陷和衰老的观点;同时认为卵巢衰老是当女性作为性对象时,社会对女性年龄的歧视。这些混乱的观点,对女性如何感知卵巢衰老及其对自身形象的看法具有潜在的影响。最新研究表明,女性对卵巢衰老的态度,不仅影响对躯体症状的感知,而且还影响对身体形象的感知。具有不同态度和文化背景的个体,经历卵巢衰老转变的方式不同,因此,女性在应对卵巢衰老经历时,同样的"解决办法"是否对所有女性都有效,或者是否存在最佳的个体化支持,尚无明确定论。

卵巢功能异常除具有多系统症状以外,还可引起精神病理性症状,严重影响生活质量。卵巢功能异常同精神科心身障碍一样,其心理治疗和传统医疗治疗密不可分。因此,在日常卵巢功能维护时,应强调多学科联合治疗的方法。由于卵巢功能异常是一种与心理、生殖和代谢特征有关的常见复杂疾病,尤其是在精神、心理问题上,我们应该把重点放在支持、教育和咨询管理上。我们的工作目标,就是帮助女性寻找新的自由和满足,来协助她们应对卵巢衰老时身体的变化或缺损,使其保持心理健康,善待自己,勇敢和乐观地面对人生中的每一天。

(张晓凡)

参考文献

1. Lange AL.Coping ability at mid-life in relation to genetic and environmental influences at adolescence: a follow-up of Swedish twins from adolescence to mid-life.Twin Research the Official Journal of the International Society for Twin Studies,2003,6:344-350.

2. Rotem M,Kushnir T,Levine R,et al.A psycho-educational program for improving women's attitudes and coping with menopause symptoms.JOGNN,2005:342

3. Dennerstein L,Lehert P,Koochaki PE,et al.A symptomatic approach to understanding women's health experiences:a cross-cultural comparison of women aged 20 to 70 years.Menopause,2007,14:688-696.

第十一章

卵巢衰老防治的探索

自古以来,人们对于抗老防衰的探索从未停止。卵巢衰老可引发全身多器官功能的衰退。近年来,卵巢衰老防治的研究越来越受到重视。前述卵巢衰老的病因和机制研究为卵巢衰老的预防和延缓提供思路,但延缓卵巢衰老、干预卵巢早衰仍任重道远。本章概述了卵巢功能保护的相关前沿探索、总结了延缓卵巢衰老的策略和方法,以期为后续深入探索卵巢衰老防治的策略和方法提供参考,为临床应用提供科学指导。

第一节 抗 氧 化 剂

前面章节已述,氧化应激在卵巢衰老过程中扮演着重要角色。抗氧化剂作为一种公认的抗衰老药物,以清除自由基,防止自由基破坏生物膜为主要特性。多项研究提示,抗氧化剂在一定程度上可以对抗机体衰老,其在延缓卵巢衰老方面亦有研究。本文将抗氧化剂如维生素 C、维生素 E 及褪黑素等保护卵巢储备和功能、延缓卵巢衰老的研究进展进行总结,为正确使用抗氧化剂和相关产品提供参考。

(一) 维生素 C 和维生素 E

维生素 C 和维生素 E 是天然的抗氧化剂。维生素 C 和叶酸与女性生殖功能的关系研究较多,大多是作为妊娠期间的补充剂来研究的,包括其对胎儿发育、妊娠期相关并发症(如子痫、子痫前期、贫血)的影响以及在流产中的作用等。亦有研究提示,维生素 C 对男性不孕有治疗作用,通过其抗氧化作用可以改善精液参数、精子功能、染色体质量、辅助生殖结局和活产率。维生素 C 对卵母细胞的成熟和早期发育有促进作用。

维生素 E 又叫生育酚,是脂溶性维生素,广泛分布于动植物组织中,尤其是植物油中。维生素 E 具有抗氧化作用,对蛋白质和脂质代谢也有重要作用。维生素 E 与哺乳动物的生殖功能密切相关,研究报道其可以刺激促性腺激素的分泌,从而调节睾丸和卵巢的生长发育与功能,分别表现在促进精子的产生、增强精子活性、保护卵巢功能、促进卵泡生长发育及黄体细胞增殖。维生素 E 可使孕酮作用增强、防止流产发生、提高产仔数和幼仔成活率。一定剂量的维生素 E 可提高卵巢颗粒细胞中芳香化酶的表达,提高内源性雌激素的合成能力而改善卵巢的功能。Tarín 给予刚断奶小鼠或者 32 周小鼠不同剂量的维生素 C 和维生素 E,直至小鼠死亡,结果表明不论给予抗氧化剂早或晚,维生素 C 和维生素 E 都可以对抗年龄增长引起的卵泡数目和输卵管总获卵数的下降,进而延缓卵巢衰老。

(二)褪黑素

褪黑素主要是由哺乳动物(包括人类)的松果体产生的一种胺类激素。光照能够抑制褪黑素的分泌,并且改变褪黑素节律的时相。目前,人们对松果体的了解十分有限。松果体可以分泌多种吲哚类和肽类激素,其中褪黑素是一种非常重要的吲哚类激素,在生物钟调节、抗氧化以及抗肿瘤方面具有广泛的生物学效应,已应用于催眠、抗癌、抗心脑血管疾病、抗衰老等领域的治疗。褪黑素保护细胞结构的主要机制是清除自由基和抑制脂质过氧化反应,调节抗氧化剂和促氧化的活性,对抗 DNA 氧化损伤、降低体内氧化损伤产物的含量等。这些褪黑素的作用被认为是由 Keap1-Nrf2-ARE 通路和 SIRT1 的激活介导的。

褪黑素具有抗氧化、抗衰老作用。褪黑素抗氧化作用主要通过以下两个途径起作用:一是直接与自由基结合,产生一系列连锁反应;另一个途径是减少体内自由基的产生。褪黑素也可抑制体内 NO 合成酶的活性,从而抑制 NO 的生成以减少其对机体的氧化损伤。有研究表明缩短日照的时间可以延缓生殖衰老。Meredith S 给出生 10 天的小鼠终生服用褪黑素,发现其可以推迟青春期到来,延缓生殖系统衰老,但是对始基卵泡池大小无明显影响。Chao Song 发现 2~3 月龄年轻昆明小鼠服用褪黑素 12 个月可以显著延缓卵巢衰老、增加小鼠卵泡数目、提高卵母细胞数量和质量、延长端粒长度、提高年老小鼠生育能力并减少卵巢内 ROS 的产生。Fernández BE 研究表明,褪黑素治疗 2 个月可以显著增加 13 月龄中年大鼠卵巢体积,改善中年大鼠动情周期,维持雌激素分泌至正常年轻大鼠水平。由此可见,褪黑素可延长中老年大鼠卵巢的生殖寿命。Bellipanni G 给予 42~62 岁围绝经期和绝经期女性 6 个月褪黑素治疗,结果显示治疗后 43~49 岁女性血清 LH 水平显著增高,垂体和甲状腺功能恢复正常,这些现象预示着褪黑素可促进卵巢周期的恢复,提高年老女性生育力。近期研究提示褪黑素能够在一定程度上增加始基卵泡池大小,延缓小鼠卵巢衰老,其机制可能与褪黑素增强抗氧化能力、维持端粒酶活性、刺激 SIRT1 表达以及增强核糖体功能有关。

(三)N- 乙酰 -L- 半胱氨酸

越来越多的证据表明,使用抗氧化剂 N- 乙酰半胱氨酸(N-acetylcysteine,NAC)在预防 ROS 诱导的病理损伤方面有好处。已有研究表明,NAC 能有效降低氧化应激诱导的卵母细胞端粒缩短、端粒融合和染色体不稳定性,改善卵母细胞质量和早期胚胎发育。另一项在小鼠饮用水中使用 NAC 2 个月的研究表明,NAC 可以提高小鼠卵母细胞质量,促进早期胚胎发育。该实验室通过给予 1~1.5 月龄小鼠低剂量 NAC 1 年,还发现 NAC 可增加 7~10 月龄小鼠产仔数和卵母细胞质量,提高端粒酶活性和端粒酶长度。这些研究表明,适当的抗氧化剂 NAC 可以通过减少自由基产生来改善卵母细胞质量和生育力进而起到保护卵巢的作用。

(四)辅酶 Q10

辅酶 Q10(coenzyme Q10,Co-Q10)是一种脂溶性醌类化合物,广泛存在于哺乳动物线粒体中,是目前发现的唯一能由人体自身合成的脂溶性抗氧化剂,Co-Q10 在线粒体能量合成过程中发挥着质子和电子载体的关键作用,其缺乏可引起 ATP 的合成不足。Co-Q10 是几乎所有细胞膜的油溶性成分,通过抑制脂质过氧化、蛋白质和 DNA 氧化,在细胞代谢中发挥抗氧化作用。研究表明,补充 Co-Q10 可以保护细胞免受 ROS 诱导的损伤,因为 Co-Q10 具有抗氧化特性,可以增强内源性细胞抗氧化系统。

Co-Q10 对卵巢储备和功能具有潜在保护作用。Ben-Meir 等观察到介导 Co-Q10 合成的 *Pdss2* 和 *Coq6* 基因在年长的女性及雌性小鼠的卵母细胞中表达下降,通过特异性地敲除小鼠卵母细胞中的 *Pdss2* 基因来阻断 Co-Q10 的合成,结果这些 Pdss2$^{-/-}$ 小鼠在青春期开始后不久就出现了卵母细胞排出数量减少和卵巢储备功能下降,提示 Co-Q10 的缺乏可能加速了卵母细胞的凋亡,并导致与卵巢衰老相关的不良妊娠结局;该研究组给衰老小鼠补充 Co-Q10 后,这些小鼠的卵母细胞线粒体基因表达得到修复,线粒体功能增强,其卵巢储备功能也得到改善,排卵率提高,妊娠率增加。补充 Co-Q10 可通过抑制线粒体功能不良或生理编程诱导的卵巢衰老来保护卵巢储备。除此之外,Co-Q10 对顺铂引起的小鼠卵巢损伤也有改善作用。

在辅助生殖领域,也有研究报道 Co-Q10 能够提高不孕症患者的妊娠率。Gat 等的研究显示脱氢表雄酮和 Co-Q10 的联合使用可明显提高卵巢储备低下患者的窦卵泡计数和卵巢反应性。Bentov 等进行的一项随机双盲安慰剂对照试验,给 35~43 岁不孕女性患者补充 Co-Q10 (600mg/d)2 个月,与对照组相比,其卵母细胞的非整倍体率降低,妊娠率升高。Xu 等的研究显示预先补充 Co-Q10 可以提高卵巢储备功能低下年轻女性的卵巢反应性和胚胎参数。目前,Co-Q10 在生殖领域的研究和应用主要是作为一种辅助用药来改善卵巢的生殖功能,对性激素水平改变及相应靶器官功能的影响尚缺乏系统的研究。对于有改善绝经综合征需求的卵巢衰老患者,Co-Q10 单药治疗或作为辅助用药的效果如何仍需要确切的临床试验证据。

(五)其他小分子化合物和植物提取物

亦有研究表明,小分子化合物如 AS101、硒化合物、SRT1720 以及植物提取物如人参皂苷和槲皮素等可通过抗氧化作用保护卵巢储备和功能。但抗氧化只是这些物质保护卵巢储备和功能的作用机制之一。这些物质对卵巢储备和功能的保护作用将在本章第五节进行详细介绍。

上述多项研究提示,抗氧化剂可以通过激活抗氧化损伤的重要基因表达或者直接清除 ROS,来延缓卵巢衰老、增强卵巢储备和功能。但目前的研究多限于小鼠或其他实验动物,临床证据缺乏,且抗氧化剂种类繁多,各种抗氧化剂的具体效果仍不明确,其安全性和有效性均有待考证。总之,抗氧化剂保护女性卵巢储备和功能,延缓卵巢衰老的效果仍需要大量临床研究证实。

(张金金 鲁 欢)

参考文献

1. M K, M Z, MR S, et al. Effects of grape seed extract, quercetin and vitamin C on ovine oocyte maturation and subsequent embryonic development. Cellular and Molecular Biology, 2018, 64: 98-102.

2. Tarín JJ P-AS, Cano A. Oral antioxidants counteract the negative effects of female aging on oocyte quantity and quality in the mouse. Mol Reprod Dev, 2002, 61: 385-397.

3. Zhang J, Chen Q, Du D, et al. Can ovarian aging be delayed by pharmacological strategies?Aging, 2019, 11: 817-832.

4. Song C, Peng W, Yin S, et al. Melatonin improves age-induced fertility decline and attenuates ovarian mitochondrial oxidative stress in mice. Sci Rep, 2016, 6: 35165.

5. Place NJ TC, Schoomer EE, Tramontin AD, Zucker I. Short day lengths delay reproductive aging. Biology of Reproduction, 2004, 71: 987-992.

6. Finley CM GM, Tuthill CR, Zucker I. Long-term reproductive effects of a single long day in the Siberian hamster (Phodopussungorus). J Biol Rhythms, 1995, 10: 33-41.

7. Meredith S JK, Dudenhoeffer G, Graham L, et al. Long-term supplementation with melatonin delays reproductive senescence in rats, without an effect on number of primordial follicles. Experimental Gerontology, 2000, 35: 343-352.

8. Song C PW, Yin S, Zhao J, et al. Melatonin improves age-induced fertility decline and attenuates ovarian mitochondrial oxidative stress in mice. Sci Rep, 2016, 12: 35165.

9. Fernández BE DE, Fernández C, Núñez P, et al. Ovarian aging: melatonin regulation of the cytometric and endocrine evolutive pattern. Curr Aging Sci, 2013, 6: 1-7.

10. Bellipanni G BP, Pierpaoli W, Bulian D, et al. Effects of melatonin in perimenopausal and menopausal women: a randomized and placebo controlled study. Experimental Gerontology, 2001, 36: 297-310.

11. Tamura H KM, Sato S, Tamura I, et al. Long term melatonin treatment delays ovarian aging. J Pineal Res, 2017 Mar: 622.

12. Huang J OM, McLean M, Keefe DL, et al. Telomere susceptibility to cigarette smoke-induced oxidative damage and chromosomal instability of mouse embryos in vitro. Free Radic Biol Med, 2010, 48: 1663-1676.

13. Navarro PA LL, Ferriani RA, Keefe DL. Arsenite induces aberrations in meiosis that can be prevented by coadministration of N-acetylcysteine in mice. FertilSteril, 2006, 85 (Suppl 1): 1187-1194.

14. Liu L TJ, Navarro P, Blasco MA, et al. Oxidative stress contributes to arsenic-induced telomere attrition, chromosome instability, and apoptosis. The Journal of Biological Chemistry, 2003, 278: 31998-32004.

15. Liu J LM, Ye X, Liu K, et al. Delay in oocyte aging in mice by the antioxidant N-acetyl-L-cysteine (NAC). Hum Reprod, 2012, 27: 1411-1420.

16. Santos-Ocaña C DT, Padilla S, Navas P, et al. Uptake of exogenous coenzyme Q and transport to mitochondria is required for bc1 complex stability in yeast coq mutants. The Journal of Biological Chemistry, 2002, 277: 10973-10981.

17. Villalba JM NP. Plasma membrane redox system in the control of stress-induced apoptosis. Antioxid Redox Signal, 2000, 2: 213-230.

18. Ben-Meir A, Burstein E, Borrego-Alvarez A, et al. Coenzyme Q10 restores oocyte mitochondrial function and fertility during reproductive aging. Aging Cell, 2015, 14: 887-895.

19. Özcan P FC, Kizilkale O, Yesiladali M, et al. Can Coenzyme Q10 supplementation protect the ovarian reserve against oxidative damage？ Journal of Assisted Reproduction and Genetics, 2016, 33: 1223-1230.

20. Gat I, Mejia SB, Balakier H, et al. The use of coenzyme Q10 and DHEA during IUI and IVF cycles in patients with decreased ovarian reserve. Gynecol Endocrinol, 2016, 32: 534-537.

21. Bentov Y, Hannam T, Jurisicova A, et al. Coenzyme Q10 supplementation and oocyte aneuploidy in women undergoing IVF-ICSI treatment. Clin Med Insights Reprod Health, 2014, 8: 31-36.

第二节　表观遗传调节药物

人类等复杂生物体在年龄增长及老化过程中,生殖系统的损伤逐渐增加,这种损伤的累积是由内外因素共同引起的,尽管遗传因素对于长寿至关重要,但遗传因素只能解释双胞胎和长寿家庭中人类寿命变化的 20%~30%,其余 70%~80% 可能是由随机事件、环境等其他非遗传因素引起的。因此,表观遗传学由于同时关联环境和基因,被认为是衰老的重要原因。

在哺乳动物中,表观遗传修饰是在胎儿发育过程中形成的。在正常情况下,在整个生命周期中,表观遗传过程受到多种环境因素的精细调节,如果外部和 / 或内部环境发生改变,那么在出生后,细胞或组织中的表观遗传学修饰可能会发生改变。表观遗传调控的失衡是衰老的重要特征,它包括染色质结构的整体变化和一些特定基因启动子区域的局部表观遗传修饰改变,在控制人类衰老过程中的基因表达和基因组不稳定性方面发挥着重要作用。表观遗传失调已被证明与卵巢衰老及多种年龄相关疾病有密切的关系,如免疫功能下降、动脉粥样硬化、2 型糖尿病、癌症和神经退行性疾病。更重要的是,与无法恢复的基因突变不同,表观遗传变化是可逆的,可以通过营养和药物干预,相对容易地纠正。表观遗传变化的潜在可逆性使其成为药物开发的重要靶点,针对表观遗传途径的特定药物的开发为抗衰老带来新的希望,这种新的靶向表观遗传途径的药物被称为"表观遗传药物"。

一、基于 DNA 甲基化的药物研究

衰老通常伴随着基因组整体低甲基化和部分区域高甲基化,全基因组 DNA 甲基化的程度被认为是表观遗传学的生物时钟。年龄相关的 DNA 甲基化变化在衰老中起重要作用的最有力证据来自对小鼠抗衰老干预措施(例如热量限制和雷帕霉素治疗)的研究。这些抗衰老干预措施会降低表观遗传时钟的速度,逆转或阻止 20%~40% 与年龄相关的 DNA 甲基化变化。因此,逆转异常的 DNA 甲基化有可能成为抑制疾病和延长寿命的方法。那么,如何使衰老的卵母细胞的 DNA 甲基化特征恢复到年轻或成熟时的状态,并防止随年龄而增加的去甲基化? 如何使 DNA 甲基化时钟慢下来甚至转回来? 卵巢作为生殖器官具有自身的特殊性和复杂性,如何特异性地精准重置 DNA 甲基化时钟仍待进一步研究。

目前,研究最多的调节 DNA 甲基化水平的药物是 DNMT 抑制剂(DNA methyltransferase inhibitors,DNMTis),DNMTi 可以使异常沉默的基因重新表达并恢复细胞的正常功能。阿扎胞苷(5-azacytidine)和地西他滨(5-Aza-2′-deoxycytidine)是两种研究最广泛的 DNMTi,它们属于核苷类似物,通过被掺入 DNA 中取代胞嘧啶,然后结合并隔离 DNMT,从而有效地消耗 DNMT 活性。阿扎胞苷和地西他滨已被美国食品药品监督管理局(Food and Drug Administration,FDA)批准用于治疗急性髓细胞白血病(acute myeloblastic leukemia,AML)和骨髓增生异常综合征(myelodysplastic syndrome,MDS)。DNMTi 不仅可以为血液系统恶性肿瘤的患者,还可以为其他类型肿瘤患者提供新的有效治疗方案(阿扎胞苷和地西他滨目前正处于实体瘤患者的 I 期临床试验中)。Zebularine 是 DNMTi 家族的第三个成员,这种胞苷类似物具有在水溶液中稳定且低毒的特性。然而,到目前为止 DNMTi 主要还是用于癌症治疗,深入研究靶向于 DNA 甲基化的药物在卵巢衰老及其他年老相关慢性病中的应用,有望为抗衰老及延缓生殖衰老提供新的治疗策略。

二、基于组蛋白乙酰化的药物研究

组蛋白修饰是另一种重要的表观遗传修饰,是指在核心组蛋白(H2A、H2B、H3 和 H4)氨基末端添加化学标记,如乙酰化、甲基化、磷酸化、苏酰化或泛素化,这些修饰改变了组蛋白 -DNA 的相互作用,影响 DNA 的紧密或松散程度,协调转录因子和聚合酶的募集进而调控基因的表达。最近的研究揭示了染色质修饰在衰老中的重要作用,Bryant Villeponteau 提出衰老中异染色质损失模型,即在胚胎早期建立的异染色质在衰老过程中逐渐丢失,导致与年龄有关的异常基因表达。在调节染色质结构中,组蛋白乙酰化和去乙酰化发挥重要作用。尽管组蛋白甲基化、泛素化等与衰老密切相关,但组蛋白乙酰化最有可能诱导染色质展开,

因为它能中和组蛋白和带负电荷的 DNA 之间的静电相互作用,使其更容易接近转录装置。组蛋白乙酰化修饰在衰老及衰老相关疾病中的重要作用及其可逆性使靶向组蛋白乙酰化修饰的药物成为近年来抗衰老领域的研究热点,组蛋白去乙酰化酶抑制剂被认为是最有前途的治疗年龄相关慢性疾病的药物,是本文的主要探讨内容。

(一)组蛋白乙酰化修饰

组蛋白乙酰化修饰是受组蛋白乙酰转移酶(histone acetyltransferase,HAT)和组蛋白脱乙酰酶(histone deacetylase,HDAC)调控,指在组蛋白的赖氨酸残基上添加或去除乙酰基。HAT 将乙酰辅酶 A 的乙酰基转移到核心组蛋白氨基末端特定 Lys 的 $\varepsilon\text{-NH}_3^+$ 上,中和其正电荷,降低其与带负电荷的 DNA 链的亲和性,使组蛋白与 DNA 间的作用减弱,导致局部 DNA 与组蛋白八聚体结合松弛,染色质构象变得松散,从而促使参与转录调控的各种蛋白因子与 DNA 特异序列结合,促进基因的转录。当基因表达达到一定程度需要关闭时,由 HDAC 催化从组蛋白上移去乙酰基,这样,组蛋白和 DNA 又可重新形成稳定的念珠状结构,使 DNA 处于封闭状态,抑制基因的转录(图 11-1)。组蛋白赖氨酸的乙酰化水平是高度动态的,乙酰化和去乙酰化状态之间的平衡在调节基因表达中起着至关重要的作用,乙酰化作用与建立开放的染色质结构和促进转录活性有关,不仅可以作为启动子和增强子激活的标记,还广泛参与基因转录、DNA 修复、染色质结构开放与记忆形成等过程,调控哺乳动物的多个发育阶段和众多生理过程。

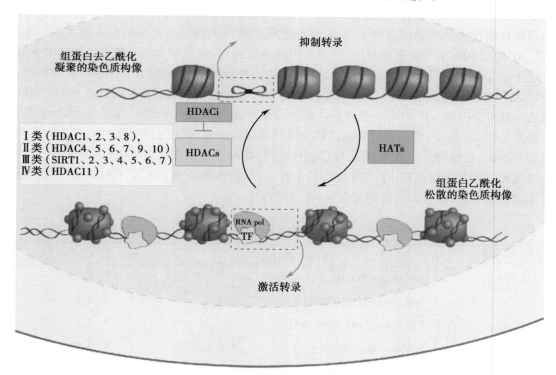

图 11-1　组蛋白乙酰化修饰对染色质重塑的作用

组蛋白乙酰化酶种类繁多,HATs 根据 HAT 的亚细胞定位被分为 HAT A 和 HAT B 两组,HDACs 在哺乳动物中根据同源性和系统发育关系可分为四类:Ⅰ类(HDAC1、2、3、8),类似酵母 Rpd3;Ⅱ类(HDAC4、5、6、7、9、10),类似酵母 Hdal;Ⅲ类也称为 sirtuins(SIRT1、2、3、4、

5、6、7),与酵母 Sir2 同源;Ⅳ类(HDAC11)与酵母 Hos3 相似。Ⅰ类和Ⅱ类在其催化位点具有 Zn,能被曲古抑菌素、伏立诺他和 PBA 抑制。Ⅲ类 HDAC 是 NAD$^+$ 依赖性酶类,在其催化结构域中不含 Zn,并且被活化剂而不是抑制剂靶向。

(二)组蛋白去乙酰化酶抑制剂

HDACs 作为全局转录调节因子,不仅通过组蛋白去乙酰化作用影响染色质的重塑,还可以与几百种不同的转录因子相互作用调控基因的表达,参与细胞周期、DNA 损伤、凋亡、分化和衰老。组蛋白乙酰化作为转录调控的主要机制,是维持机体稳态和健康寿命所必需的众多生理过程的关键调控因子,在人类寿命和生殖衰老中发挥重要作用。随着年龄的增长,不同基因的转录谱以不同的方式变化,然而大多数基因包括生物合成和代谢基因的转录水平随着年龄的增长而显著降低,抑制 HDACs 可导致组蛋白乙酰化,随后由于 DNA 构象的放松可恢复基因的转录活性,有望延缓高龄引起的机体功能下降。开发靶向 HDAC 活性的特异性药物是一种很有前景的抗衰老策略,组蛋白脱乙酰酶抑制剂(histone deacetylase inhibitor,HDACi)被认为是治疗年龄相关慢性病的最有前途的药物。

HDACi 主要抑制 Ⅰ/Ⅱ/Ⅳ类 HDACs 的活性,表 11-1 中为目前常用的 HDACis,包括苯基丁酸(phenylbutyricacid,PBA)、丁酸钠(sodium butyrate,SB)、曲古菌素 A(trichostatin A,TSA)、伏立诺他等。尽管最佳暴露年龄、浓度和其他条件在细节上存在一些疑问,多种动物模型的实验研究均发现合成的 HDACi 对寿命和健康衰老有着积极的作用。对它延长寿命的研究在黑腹果蝇中的报道最多,而它对衰老相关疾病的益处多在小鼠和大鼠实验中观察到。HDACi-PBA 喂养的黑腹果蝇,在不影响运动能力、抗应激能力或繁殖能力的情况下,能使整个成年期的平均生存时间和最大生存时间显著增加 30%~50%。其他 HDACi,如曲古菌素 A 和丁酸钠也被证明可以显著延长果蝇的寿命,促进热休克蛋白 HSP22 和 HSP70 的表达。此外,HDACi 还能减缓肥胖和高脂饮食对小鼠和大鼠产生的不良反应,诱导小鼠转录谱发生类 CR 转变,激活炎症和应激相关通路基因的表达,延缓衰老的发生。除动物实验,目前 HDACi 已被用于人类临床试验,其中一些药物被推荐用于年龄相关疾病的治疗,FDA 已经批准了几种 HDACi 用于各种癌症的治疗,一些临床前研究也证实了 HDACi 在神经退行性、炎性、心血管疾病、代谢相关疾病的治疗潜力。

表 11-1　最常用的抗衰老的 HDACi 列表

化学类别	HDACi 化合物的名称	靶向 HDAC 的类型
异羟肟酸	Belinostat(PXD101)	Ⅰ,Ⅱ,Ⅳ
	Panobinostat(LBH589)	Ⅰ,Ⅱ,Ⅳ
	Quisinostat(JNJ-26481585)	Ⅰ,Ⅱ,Ⅳ
	Trichostatin A(TSA)	Ⅰ,Ⅱ,Ⅳ
	Vorinostat(suberoylanilide hydroxamic acid, SAHA)	Ⅰ,Ⅱ,Ⅳ
	Abexinostat(PCI-24781)	Ⅰ,Ⅱ
	Givinostat(ITF2357)	Ⅰ,Ⅱ
	Resminostat(4SC-201)	Ⅰ,Ⅱ

续表

化学类别	HDACi 化合物的名称	靶向 HDAC 的类型
短链脂肪酸	Phenylbutyrate（PBA）	I，II
	Sodium Butyrate（SB）	I，II
	Valproic Acid（VPA）	I
环肽苯甲酰胺	Depsipeptide（romidepsin）	I
	Entinostat（MS-275）	I
	Mocetinostat（MGCD0103）	I
	Tubastatin A（TBA）	II

尽管 HDACi 在延长寿命及许多年龄相关性疾病如癌症、神经退行性疾病、肥胖、糖尿病及心血管疾病中表现出极高的治疗价值,但在卵巢衰老领域中的研究甚少,HDACi 能否应用于延缓卵巢衰老及改善卵母细胞质量目前尚未可知。对于卵母细胞来说,组蛋白去乙酰化能力随着年龄的增长而降低,应用组蛋白去乙酰化酶抑制剂改善卵母细胞质量似乎是矛盾的。卵巢作为生殖内分泌器官,不仅含有生殖细胞(卵母细胞),还含有体细胞(包括颗粒细胞和卵泡膜间质细胞),细胞与细胞通过细胞连接彼此沟通交流、相互影响。卵巢衰老不仅表现为卵泡池的逐渐耗竭和内分泌功能的下降,而且表现为卵母细胞质量的下降和非整倍体发生率的增加。组蛋白乙酰化等表观遗传修饰在卵母细胞发育成熟过程中是动态变化的,改变卵母细胞的乙酰化对其后代表型的影响也是未知的。这些因素都增加了卵巢衰老领域开展表观遗传药物研究的难度和复杂性。

组蛋白曲古菌素 A 是一种广泛应用的 HDACi,具有广谱的表观遗传活性。研究表明它不仅可以提高克隆胚胎的发育能力,而且可以提高牛及小鼠卵母细胞在体外受精的胚胎质量。在体外培养的猪卵母细胞中添加 TSA 抑制组蛋白去乙酰酶活性,发现 TSA 处理可通过促进 DNA 损伤修复来提高卵母细胞的修复能力。而且 TSA 能延长猪卵母细胞的体外培养成熟的时间,提高猪卵母细胞的减数分裂能力,但不能增强猪卵母细胞的潜在发育能力,猪卵母细胞质量和衰老不受影响。相反,另有研究提示 TSA 可以通过干扰组蛋白乙酰化的状态人工加速小鼠卵母细胞的衰老。经 TSA 处理的卵母细胞中,约 38.9% 在受精 6 小时后未形成原核或形成形态异常的原核,与对照组相比,TSA 处理的卵母细胞囊胚形成率明显降低(41.5% vs. 60.5%)。补充 TSA 也不能改善因长时间体外培养导致的小鼠卵母细胞的低受精率和低胚胎形成率。此外,TSA 处理还可改变细胞外基质基因的表达,阻断 ERK1/2 的活化,从而抑制小鼠卵母细胞成熟过程中卵丘的膨胀。目前关于 TSA 对卵母细胞质量的研究大多基于体外实验,由于 TSA 干预浓度及时间的差异,卵母细胞所处的发育阶段的不同,加上物种的特异性及实验条件的差异等导致结果的不一致,TSA 能否提高卵母细胞质量及改善卵巢功能,对始基卵泡激活是否有影响仍是未解之谜。表观遗传修饰的建立主要发生在胚胎时期,这使得 HDACi 在生殖器官卵巢中的研究更为复杂,HDACi 干预的卵母细胞形成的胚胎及后代是否受影响尚待进一步的研究。

(三) Sirtuins 激活剂

Sirtuins（SIRTs）是一类依赖烟酰胺腺嘌呤二核苷酸（nicotinamide adenine dinucleotide,

NAD^+)的组蛋白去乙酰化酶家族,属于 III 型 HDACs,在哺乳动物中有 7 个成员 SIRT1-SIRT7,SIRT1 是目前研究最深入的。SIRTs 通过消耗 NAD^+ 释放烟酰胺(nicotinamide)、乙酰二磷酸腺苷核糖和去乙酰化蛋白,逆转赖氨酸残基的乙酰化修饰,催化一系列不同的酶促反应,参与能量代谢和线粒体的生物合成,被认为是机体代谢的能量传感器。SIRTs 将组蛋白乙酰化与代谢和衰老联系起来,直接控制着不同生物体的寿命。SIRT1 介导热量限制(caloric restriction,CR)引起的寿命延长在各种动物模型及细胞系统中均得以证实。过度表达 SIRTI 或 SIRT6 可显著延长小鼠的寿命,延缓衰老。SIRTs 对寿命的有益作用可能与它们参与了各种老化相关途径,如氧化应激、DNA 修复、基因组稳定、炎症反应、神经保护、凋亡、细胞周期和线粒体功能等有关。

同样地,SIRTs 的激活对于女性生殖健康具有积极的作用。SIRTs 可作为卵巢旁分泌因子和卵母细胞内调节因子,参与卵巢的各种生理及病理过程。作为 NAD^+ 依赖的去乙酰化酶,SIRT1 能感受始基卵泡向初级卵泡转化过程中卵泡内 NAD^+ 代谢的变化,介导 PGCla 的激活,促进线粒体的生物合成和氧化磷酸化,调控始基卵泡的激活和闭锁,SIRTs 的低表达与生理性和病理性卵巢储备的减少有关。在卵母细胞发育过程中,SIRTs 通过选择性去乙酰化组蛋白底物(如 H3K9)参与染色质重构过程,调控卵母细胞的氧化应激反应和线粒体功能,控制卵母细胞成熟过程中的纺锤体分布和染色体排列。*SIRT1*、*SIRT2*、*SIRT3* 和 *SIRT6* 的激活有利于人类和哺乳动物卵母细胞的体外生长或成熟,改善卵母细胞质量和胚胎发育。SIRT1、SIRT2 和 SIRT3 已成为卵母细胞抵抗排卵后老化的保护剂。SIRT1 还被证明可调节颗粒细胞的增殖和凋亡。SIRT3 也被发现可以促进黄体的生成。$SIRT1^{-/-}$ 小鼠表现出许多早期胚胎发育缺陷,而 SIRT1 敲入可以延长卵巢的寿命。高脂饮食抑制 SIRT1 信号并激活 mTOR 可加速卵泡丢失,导致卵巢早衰。老年小鼠卵母细胞及卵巢内 SIRTs 蛋白的低表达是高龄小鼠卵巢功能障碍、卵母细胞发育受损和不孕的重要因素。因此,激活 SIRTs 成为预防卵巢衰老、延长生殖寿命、提高卵母细胞数量和质量的潜在治疗策略。

SIRTs 可被天然多酚(如白藜芦醇)和人工合成的 SIRT 激活剂(sirtuin-activating compounds,STACs)激活,并被 NAM、sirtinol、EX527 和硫代巴比妥类药物抑制。第一代合成的 STACs 如 SRT1720、SRT1460 和 SRT2183 是咪唑的衍生物,而第二代 STACs 是基于苯并咪唑和尿素支架的衍生物。白藜芦醇是最早的 SIRTs 激活剂,这种天然多酚化合物常见于葡萄、浆果和红酒中。白藜芦醇被认为是一种"长生不老药",可以延长酵母、线虫、果蝇、蜜蜂、大鼠和小鼠的寿命,增加机体能量代谢和线粒体氧化能力。为了寻找更有效和特异的 STACs,人们通过高通量筛选发现并鉴定出 SRT1720、SRT1460 和 SRT2183。SRT1720 是目前研究最多的 STACs,它可以增强线粒体的生物合成,促进脂肪酸降解,防止氧化应激相关的器官损伤和炎症状态,延长寿命。促进 SIRT1 激活的非药物干预包括热量限制(calorie restriction,CR)和 N-乙酰半胱氨酸(N-acetylcysteine,NAC)的补充,当热量受到限制时,通过线粒体氧化的碳循环将 NAD/NADH 平衡转移到氧化状态,从而建立一个促进 SIRTs 活性的氧化还原环境。研究表明,CR 诱导的 SIRT1 活性增强是通过激活单磷酸腺苷活化激酶(adenosine 5′-momophosphate-activated protein kinase,AMPK)来实现的,AMPK 是一种能量状态下降的传感器,可促进 ATP 快速生成。从高脂肪饮食诱导肥胖小鼠和大鼠的实验中得到的重要证据支持 SIRT1 可作为一种治疗靶点,防止肥胖对卵巢寿命的负面影响。肥胖动物的卵巢中 SIRT1 和 SIRT6 表达水平降低,口服白藜芦醇或 SRT1720 可通过激活 *Sirt1* 抑制 mTOR 信号通路和调节 NF-kB 信号抑制始基卵泡的激活和卵泡闭锁,改善大鼠卵巢储备,延长生殖寿命。白藜芦醇还可以通过激活 *Sirt1* 提高小鼠、猪和牛卵母细胞的质量和数量,保护小鼠免于衰老相关的不孕,这可能是因为白藜芦醇诱导的 SIRT1 表达增加通过组蛋白去乙酰化促进卵母细胞中线粒体的生物合成,改善线粒体功能,降低卵母细胞中 ROS 产生,显著减少纺锤体的缺陷和染色体排列紊乱。同样地,如果对成年雌性小鼠进行热量限制,它们的卵母细胞发生非整倍体、纺锤体异常或线粒体功能障碍的情况不会随年龄增长而增加。2 个月的 NAC 补充,可通过升高 SIRT1 和 SIRT2 表达,增加体外培养卵母细胞的受精率,促进胚胎的早期发育。此外,高于 $50\mu mol/L$ 白藜芦醇的添加可降低颗粒细胞的增殖,促进重要的类固醇生成酶类,如 STAR、LHR 和 P450 芳香化酶的表达,促进孕激素的分泌,在颗粒细胞的终末分化和黄素化中发挥重要作用。

最近研究表明,化疗和放疗引起的促性腺激素毒性与卵巢 SIRTs 水平的降低有关,在动物模型中使用 SIRTs 激活物可以保护卵巢免受抗癌治疗的损害。众所周知,烷基化剂(如 CPM)和/或辐射可显著增加人类和动物罹患卵巢早衰的风险,这些治疗引起的卵巢损害与 SIRT1、SIRT3 和 SIRT6 的表达降低有关。SIRTs 蛋白激活策略,如白藜芦醇干预或能量限制可改善放化疗小鼠的卵巢储备。白藜芦醇干预可激活暴露于单剂量 γ 辐射的大鼠中 SIRT1 的表达,提高大鼠 AMH 水平,并且降低促炎信号。SIRT1 对于卵巢储备的保护效应与 mTOR 信号通路的抑制有关。

如上所述,通过白藜芦醇、SRT1720 和能量限制可以通过改善卵巢 SIRTs 的表达,延长衰老雌性小鼠的生殖寿命。与 SIRT1 表达增加相关的抗衰老饮食策略还包括 2 个月的 NAC 补充,这些治疗策略有望成为改善卵巢功能和延缓卵巢衰老的有效方法,但仍需要更多的临床试验的证据。

三、非编码 RNA

非编码 RNA(non-coding RNA,ncRNA)是细胞和组织功能的强大调节因子,微小 RNA(microRNA,miRNA)是 ncRNA 中含量最多、特征最明显的一种。miRNA 可通过降解 mRNA 或抑制 RNA 翻译对基因表达产生负面影响,从而调控细胞周期、分化、凋亡等多种生理及病理过程。大约 60% 的人类基因是由 miRNA 控制的,同时 miRNA 的表达受 DNA 甲基化调控。miRNA 已经成为诊断和预测指标以及治疗靶标。由于单个 miRNA 可以靶向数百个基因,对一个 miRNA 的调控可以显著改变一个生理通路。研究表明,miRNA 可以被不同的组织释放,在血液中循环,被其他组织吸收,并改变基因表达,提示一种新的细胞间信号可以在正常和病理过程中发生。最近,在小鼠和人类衰老器官中也观察到 miRNA 表达谱的变化。此外,与年轻女性(<31 岁)相比,高龄女性(>38 岁)滤泡液中的 miRNA 图谱明显不同。具有更长生殖寿命的侏儒小鼠卵巢的 miRNA 谱在衰老过程中发生了显著变化,提示 miRNAs 可能在维持卵巢表型的年轻化方面发挥重要作用。另一项研究也表明,某些特定的 ncRNA 与女性年龄和卵巢储备有关,提示 ncRNA 可能参与调控卵母细胞的质量。然而,目前尚无针对 ncRNAs 的药物来改善卵巢储备或延缓卵巢衰老的进程。

女性有限的卵巢寿命严格限制了女性的最佳生育年龄,如何延缓卵巢衰老、延迟更年期,从而促进健康衰老,已成为当今社会的重要课题。系统全面地研究卵巢衰老的机制,包括卵泡的激活和闭锁、卵母细胞质量的下降,能为我们开发抗卵巢衰老的药物提供新的策略,具有重要意义。表观遗传改变作为延长寿命的最有前途的方法引起了我们的关注,与其他衰老特征不同,表观遗传改变可以通过抑制或激活相关酶来调节甚至重置到年轻状态。多项研究已经证实,针对表观遗传信息的干预措施具有延长寿命和抵抗年龄相关疾病(包括癌症和神经退行性疾病)的巨大潜力。目前一些最有效的延长寿命的方法至少部分通过表观遗传途径发挥作用,其中以 CR、CR 模拟物(包括 STACs 和二甲双胍)和 HDACi 的抗衰老表现最为突出。

卵巢作为女性的生殖内分泌器官,与机体其他器官具有共性和特性。多项研究已经提示,表观遗传改变在卵巢衰老过程中同样发挥着重要作用,但表观遗传标志在卵巢发育过程本身的动态变化及其改变对后代的影响,都增加了生殖衰老领域开展表观遗传药物研究的难度和复杂性。靶向表观遗传分子可能是改善卵巢功能和延缓卵巢衰老的有效方法,但仍有很多难关亟待突破。我们坚信,随着医学的进步,在不远的未来表观遗传疗法将为延长妇女的生育年龄和延迟更年期提供新的药物策略。

(程 静)

参考文献

1. Brooks-Wilson AR. Genetics of healthy aging and longevity. Human Genetics, 2013, 132: 1323-1338.

2. Pal S, Tyler JK. Epigenetics and aging. Science Advances, 2016, 2: e1600584.

3. Vaiserman AM, Pasyukova EG. Epigenetic drugs: a novel anti-aging strategy?Frontiers in Genetics, 2012, 3: 224.

4. Sen P, Shah PP, Nativio R, et al. Epigenetic mechanisms of longevity and aging. Cell, 2016, 166: 822-839.

5. Field AE, Robertson NA, Wang T, et al. DNA methylation clocks in aging: categories, causes, and consequences. Molecular Cell, 2018, 71: 882-895.

6. Unnikrishnan A, Freeman WM, Jackson J, et al. The role of DNA methylation in epigenetics of aging. Pharmacology & Therapeutics, 2019, 195: 172-185.

7. Gnyszka A, Jastrzebski Z, Flis S. DNA methyltransferase inhibitors and their emerging role in epigenetic therapy of cancer. Anticancer Research, 2013, 33: 2989-2996.

8. Johnson AA, Akman K, Calimport SR, et al. The role of DNA methylation in aging, rejuvenation, and age-related disease. Rejuvenation Research, 2012, 15: 483-494.

9. Zhang W, Qu J, Liu GH, et al. The ageing epigenome and its rejuvenation. Nature Reviews Molecular Cell Biology, 2020, 21: 137-150.

10. Villeponteau B. The heterochromatin loss model of aging. Experimental Gerontology, 1997, 32: 383-394.

11. Pasyukova EG, Vaiserman AM. HDAC inhibitors: A new promising drug class in anti-aging research. Mechanisms of Ageing and Development, 2017, 166: 6-15.

12. Bannister AJ, Kouzarides T. Regulation of chromatin by histone modifications. Cell Research, 2011, 21: 381-395.

13. Sanaei M, Kavoosi F. Histone deacetylases and histone deacetylase inhibitors: molecular mechanisms of action in various cancers. Advanced Biomedical Research, 2019, 8: 63.

14. McIntyre RL, Daniels EG, Molenaars M, et al. From molecular promise to preclinical results: HDAC inhibitors in the race for healthy aging drugs. EMBO Molecular Medicine, 2019, 11: e9854.

15. Kang HL, Benzer S, Min KT. Life extension in Drosophila by feeding a drug. Proceedings of the National Academy of Sciences of the United States of America, 2002, 99: 838-843.

16. McDonald P, Maizi BM, Arking R. Chemical regulation of mid-and late-life longevities in Drosophila. Experimental Gerontology, 2013, 48: 240-249.

17. Zhao Y, Sun H, Lu J, et al. Lifespan extension and elevated hsp gene expression in Drosophila caused by histone deacetylase inhibitors. The Journal of Experimental Biology, 2005, 208: 697-705.

18. Gryder BE, Sodji QH, Oyelere AK. Targeted cancer therapy: giving histone deacetylase inhibitors all they need to succeed. Future Medicinal Chemistry, 2012, 4: 505-524.

19. Broekmans FJ, Soules MR, Fauser BC. Ovarian aging: mechanisms and clinical consequences. Endocrine Reviews, 2009, 30: 465-493.

20. Jee BC, Jo JW, Lee JR, et al. Effect of trichostatin A on fertilization and embryo development during extended culture of mouse oocyte. Zygote, 2012, 20: 27-32.

21. Wittayarat M, Sato Y, Do LT, et al. Histone deacetylase inhibitor improves the development and acetylation levels of cat-cow interspecies cloned embryos. Cellular Reprogramming, 2013, 15: 301-308.

22. Zhang B, Niu H, Cai Q, et al. Roscovitine and Trichostatin A promote DNA damage repair during porcine oocyte maturation. Reproduction, Fertility, and Development, 2019, 31: 473-481.

23. Jin YX, Zhao MH, Zheng Z, et al. Histone deacetylase inhibitor trichostatin A affects porcine oocyte maturation in vitro. Reproduction, Fertility, and Development, 2014, 26: 806-816.

24. Jeseta M, Petr J, Krejcova T, et al. In vitro ageing of pig oocytes: effects of the histone deacetylase inhibitor trichostatin A. Zygote, 2008, 16: 145-152.

25. Du M, Fu X, Zhou Y, et al. Effects of Trichostatin A on Cumulus Expansion during Mouse Oocyte Maturation. Asian-Australasian Journal of Animal Sciences, 2013, 26: 1545-1552.

26. Grabowska W, Sikora E, Bielak-Zmijewska A. Sirtuins, a promising target in slowing down the ageing process. Biogerontology, 2017, 18: 447-476.

27. Tatone C, Di Emidio G, Barbonetti A, et al. Sirtuins in gamete biology and reproductive physiology: emerging roles and therapeutic potential in female and male infertility. Human Reproduction Update, 2018, 24: 267-289.

28. Liu WJ, Zhang XM, Wang N, et al. Calorie restriction inhibits ovarian follicle development and follicle loss through activating SIRT1 signaling in mice. European Journal of Medical Research, 2015, 20: 22.

29. Liu M, Yin Y, Ye X, et al. Resveratrol protects against age-associated infertility in mice. Human Reproduction, 2013, 28: 707-717.

30. Labrecque R, Lodde V, Dieci C, et al. Chromatin remodelling and histone m RNA accumulation in bovine germinal vesicle oocytes. Molecular Reproduction and Development, 2015, 82: 450-462.

31. Itami N, Shirasuna K, Kuwayama T, et al. Resveratrol improves the quality of pig oocytes derived from early antral follicles through sirtuin 1 activation. Theriogenology, 2015, 83: 1360-1367.

32. Li Y, Wang J, Zhang Z, et al. Resveratrol compares with melatonin in improving in vitro porcine oocyte maturation under heat stress. Journal of Animal Science and Biotechnology, 2016, 7: 33.

33. Zhang T, Zhou Y, Li L, et al. SIRT1, 2, 3 protect mouse oocytes from postovulatory aging. Aging, 2016, 8: 685-696.

34. Sirotkin AV, Dekanova P, Harrath AH, et al. Interrelationships between sirtuin 1 and transcription factors p53 and NF-kappaB (p50/p65) in the control of ovarian cell apoptosis and proliferation. Cell and Tissue Research, 2014, 358: 627-632.

35. Long GY, Yang JY, Xu JJ, et al. SIRT1 knock-in mice preserve ovarian reserve resembling caloric restriction. Gene, 2019, 686: 194-202.

36. Luo LL, Chen XC, Fu YC, et al. The effects of caloric restriction and a high-fat diet on ovarian lifespan and the expression of SIRT1 and SIRT6 proteins in rats. Aging Clinical and Experimental Research, 2012, 24: 125-133.

37. Mitchell SJ, Martin-Montalvo A, Mercken EM, et al. The SIRT1 activator SRT1720 extends lifespan and improves health of mice fed a standard diet. Cell Reports, 2014, 6: 836-843.

38. Zhou XL, Xu JJ, Ni YH, et al. SIRT1 activator (SRT1720) improves the follicle reserve and prolongs the ovarian lifespan of diet-induced obesity in female mice via activating SIRT1 and suppressing mTOR signaling. Journal of Ovarian Research, 2014, 7: 97.

39. Li L, Fu YC, Xu JJ, et al. Caloric restriction promotes the reserve of follicle pool in adult female rats by inhibiting the activation of mammalian target of rapamycin signaling. Reproductive Sciences, 2015, 22: 60-67.

40. Liu J, Liu M, Ye X, et al. Delay in oocyte aging in mice by the antioxidant N-acetyl-L-cysteine (NAC). Human Reproduction, 2012, 27: 1411-1420.

41. Morita Y, Wada-Hiraike O, Yano T, et al. Resveratrol promotes expression of SIRT1 and StAR in rat ovarian granulosa cells: an implicative role of SIRT1 in the ovary. Reproductive Biology and Endocrinology: RB & E, 2012, 10: 14.

42. Said RS, El-Demerdash E, Nada AS, et al. Resveratrol inhibits inflammatory signaling implicated in ionizing radiation-induced premature ovarian failure through antagonistic crosstalk between silencing information regulator 1 (SIRT1) and poly (ADP-ribose) polymerase 1 (PARP-1). Biochemical Pharmacology, 2016, 103: 140-150.

43. Xiang Y, Xu J, Li L, et al. Calorie restriction increases primordial follicle reserve in mature female chemotherapy-treated rats. Gene, 2012, 493: 77-82.

44. Liu Z, Gan L, Liu G, et al. Sirt1 decreased adipose inflammation by interacting with Akt2 and inhibiting mTOR/S6K1 pathway in mice. Journal of Lipid Research, 2016, 57: 1373-1381.

45. Anwar SL, Lehmann U. DNA methylation, microRNAs, and their crosstalk as potential biomarkers in hepatocellular carcinoma. World Journal of Gastroenterology, 2014, 20: 7894-7913.

46. Inukai S, de Lencastre A, Turner M, et al. Novel microRNAs differentially expressed during aging in the mouse brain. PloSOne, 2012, 7: e40028.

47. Pincus Z, Smith-Vikos T, Slack FJ. MicroRNA predictors of longevity in Caenorhabditis elegans. PLoSGenetics, 2011, 7: e1002306.

48. Diez-Fraile A, Lammens T, Tilleman K, et al. Age-associated differential microRNA levels in human follicular fluid reveal pathways potentially determining fertility and success of in vitro fertilization. Human Fertility, 2014, 17: 90-98.

49. Schneider A, Matkovich SJ, Victoria B, et al. Changes of ovarian microrna profile in long-living ames dwarf mice during aging. PloSOne, 2017, 12: e0169213.

50. Barragan M, Pons J, Ferrer-Vaquer A, et al. The transcriptome of human oocytes is related to age and ovarian reserve. Molecular Human Reproduction, 2017, 23: 535-548.

第三节　热量限制类似物

热量限制是目前延缓卵巢衰老最有效的方法之一。但热量限制是一个相当严格的长期干预过程,需要坚定的决心和较强的自我控制能力。因此,运用到临床还面临着重重困难。研究表明,尽管大多数肥胖者都知道减重对身体健康有益,比如可降低心血管疾病的进展,减少并发症的发生,但只有 20% 的肥胖者能在 1 年内减去他们体重的 10%。同样地,对体重正常、表面看健康但糖耐量异常或是血脂异常的人而言,他们很难为了健康去接受充足的锻炼、严格的节食或间断的禁食。此外,长期进行热量限制也会产生一些副作用,比如会使伤口难以愈合,也更容易受细菌、病毒、寄生蠕虫等感染,若饮食摄入量控制不佳还可能导致营养不良,对机体产生一系列危害。因此,对于女性来说,热量限制并不是一个理想的改善卵巢功能的方式。随着对热量限制机制的研究不断深入,研究者们提出了热量限制类似物(caloric restriction mimetic,CRM)的概念,这类化合物可以在实际上没有降低热量摄入的情况下,使体内产生类似于能量限制的效果,从而有利于个体的健康和长寿。热量限制类似物是潜在延缓卵巢衰老的最佳策略之一。

CRM 因可以延长寿命而又不用限制饮食而受到关注,目前常用的热量限制类似物包括二甲双胍、NAC、白藜芦醇、褪黑素、雷帕霉素等。研究提示二甲双胍、ω-3 脂肪酸、白藜芦醇、褪黑素、马齿苋乙醇提取物等热量限制类似物对于保护卵巢储备和功能、延缓卵巢自然衰老起到重要作用,下文将对这些药物的研究进展进行详细阐述。

(一) 二甲双胍

二甲双胍作为 2 型糖尿病的一线用药,在临床应用已有 60 年,其安全性已得到普遍认可。虽然是一个"老药",二甲双胍的实际和潜在用途已远远超出了其规定的使用范围。目前已有较多相关的基础研究和临床试验证据表明二甲双胍在对抗癌症、延缓衰老、逆转肺纤维化、保护心血管和调节肠道菌群等方面有着巨大潜力。2015 年,美国 FDA 批准了一项二甲双胍抗衰老的临床试验,这是首个在人体进行的抗衰老药物研究。已有研究明确表明,二甲双胍作用于小鼠后能产生与热量限制作用类似的基因表达谱,它们延长寿命的机制主要是调控能量代谢相关通路:在外界能量减少或缺乏的时候,细胞内线粒体呼吸链复合物 I 受抑制,产生较少的 ATP,使得 AMP/ATP 比例升高从而直接激活 AMPK,升高的 AMPK 作用于肝细胞可以增加脂肪酸的氧化分解代谢,使得 NAD^+ 水平升高,进而直接激活 $Sirt1$,产生一定的生物学效应。基于此,研究人员认为二甲双胍可能具有延缓卵巢衰老的作用,并进行了相关研究。在 28 周龄雌性 C57 小鼠的饲料中添加二甲双胍,喂养 6 个月后发现:与对照组相比,二甲双胍组小鼠动情周期规律者所占的比例更高,卵巢内始基卵泡的数目更多且卵巢内衰老相关标志物水平明显降低,这些结果表明二甲双胍能改善卵巢功能并减缓始基卵泡的激活,有效延缓小鼠卵巢衰老。二甲双胍延缓卵巢衰老的可能机制:随着小鼠年龄的增长,其卵巢储备下降,SIRT1 蛋白表达量也减少,而热量限制引起的小鼠卵巢储备的提高与SIRT1 表达量的增多呈正相关,因此认为 SIRT1 可以作为评估卵巢衰老的一项指标。研究显示二甲双胍组小鼠卵巢的 SIRT1 蛋白表达量高于对照组,故而研究人员认为二甲双胍可以通过增加 SIRT1 的表达来提高卵巢储备。同时,有研究表明激活 $Sirt1$ 可以抑制氧化应激,阻止衰老过程中增多的活性氧对机体带来的损伤。对小鼠卵巢组织切片进行免疫组化染色,发现二甲双胍组中 DNA 氧化应激蛋白(8-OHdG)、脂质氧化应激蛋白(4-HNE)的表达量较对照组均有明显下降。以上结果提示二甲双胍可以通过激活 $Sirt1$,提高年老小鼠卵巢储备、减少氧化应激损伤,从而延缓卵巢衰老。

(二) ω-3 脂肪酸

人类学和营养学研究表明,人类饮食在过去的 100 年中发生了巨大变化,尤其是在脂肪的类型和数量方面,主要表现为 ω-6 脂肪酸和 ω-3 脂肪酸消耗的绝对量和相对量的变化。在过去,ω-6 脂肪酸和 ω-3 脂肪酸消耗比例大约为 1∶1,而近 100 年来西方饮食提供的 ω-6 脂肪酸和 ω-3 脂肪酸比例高达 25∶1。鉴于过去 100 年饮食习惯的变化以及随着 35 岁以上女性生育率的下降趋势,这种变化尤为重要。研究人员为评估富含 ω-3 脂肪酸的饮食对小鼠生殖功能和卵母细胞质量的影响,以及确定长期食用富含 ω-3 脂肪酸的饮食是否安全用于进行了相关实验。二十二碳六烯酸(docosahexaenoicacid,DHA)是一种对人体非常重要的不饱和脂肪酸,属于 ω-3 不饱和脂肪酸家族中的重要成员。研究人员连续 4 周给予成年雌性小鼠富含 DHA 的饮食,并以正常饮食组作为对照进行相关实验。卵母细胞质量是决定大龄妇女能否妊娠成功的最重要因素。随着年龄的增长,卵母细胞的减数分裂过程容易出现染色体分离的错误,这导致大龄妇女排卵的卵母细胞中非整倍体的比例增高,会对高龄产妇的成功妊娠及后代存活率产生不利影响。研究人员将富含 DHA 饮食的小鼠培育至 F6 代,发现其后代存活率从 F1 代的 75% 到 F5 代的 95%,再到 F6 代的 100%,有显著提升,提示 DHA 改善了小鼠卵母细胞的质量。评估卵母细胞质量还可通过观察线粒体在细胞质中是否均匀分布而没有发生聚集。研究人员对卵母细胞线粒体进行共聚焦分析显示,线粒体在富含 DHA 饮食组的动物卵母细胞中具有均匀的细胞质分布模式,但在其他饮食组的动物卵母细胞中存在广泛的聚集。这些结果表明膳食中的 ω-3 脂肪酸不仅可以延长小鼠生殖寿命,还能显著改善卵母细胞质量。上述研究结果表明长期食用富含 ω-3 脂肪酸的饮食可以延缓雌性小鼠生殖系统衰老,还能显著改善卵母细胞的质量。富含 ω-3 脂肪酸的饮食可以安全、长期地食用且尚无造成必需脂肪酸缺乏的证据。这些发现对高龄孕妇成功妊娠和辅助生殖具有深远的意义。

(三) 白藜芦醇

白藜芦醇是 *Sirt1* 的激活剂,它是一种多酚化合物,广泛存在于植物如花生、中药的虎杖苷、葡萄以及红葡萄酒中等。2003 年,Howitz 等学者在筛选的 18 种去乙酰化酶激活剂中发现白藜芦醇是作用最强的 *Sirt1* 激活剂。随后人们发现,摄入白藜芦醇可使酵母、果蝇和非洲齿鲤等寿命延长,并且发现它可以部分模拟热量限制的生理作用。同时,白藜芦醇能激活 *Sirt1* 并保护线粒体功能。此外,白藜芦醇还具有其他生物活性,包括抗癌、抗炎、增强端粒酶活性,同时可抑制细胞衰老、保护心血管系统和抑制细胞凋亡。

2013 年,Mengyuan Liu 团队研究发现白藜芦醇对小鼠卵巢衰老也有保护效应:白藜芦醇组的雌鼠生育年龄延长,在其 12~14 月龄时仍可产仔,而对照组已无产仔;白藜芦醇组小鼠卵母细胞发生纺锤体异常及染色体错位的概率明显下降,卵母细胞质量显著提高,同时健康卵泡数量更多,卵泡闭锁减少;白藜芦醇还可能增加 *Sirt1* 水平,上调端粒酶表达并增强其活性,以及减少卵巢内氧化应激损伤,以维持生殖细胞和颗粒细胞的存活和增殖,延缓卵巢衰老。

综上,目前一些热量限制类似物如二甲双胍、ω-3 脂肪酸和白藜芦醇展示出了在延缓小鼠卵巢衰老方面的潜力,但这些研究绝大多数还停留在动物实验阶段。这些热量限制类似物能否延缓人卵巢衰老、长期使用有无副作用还需要通过大规模、多阶段的临床试验来进行验证。

(杜鼎夫)

参考文献

1. MagkosFaidon, Mary Yannakoulia, Jean L Chan, et al. Management of the metabolic syndrome and type 2 diabetes through lifestyle modification. Annual Review of Nutrition, 2009, 29 (1): 223-256.

2. Roth LW, AJ Polotsky. Can we live longer by eating less?A review of caloric restriction and longevity. Maturitas, 2012, 71 (4): 315-319.

3. Reed MJ, Penn PE, Li Y, et al. Enhanced cell proliferation and biosynthesis mediate improved wound repair in refed, caloric-restricted mice. Mech Ageing Dev, 1996, 89 (1): 21-43.

4. Kristan DM. Calorie restriction and susceptibility to intact pathogens. Age, 2008, 30 (2-3): 147-156.

5. Martin-Montalvo A, EMMercken, SJ Mitchell, et al. Metformin improves healthspan and lifespan in mice. Nat Commun, 2013, 4: 2192.

6. Oh SI, JK Park, SK Park. Lifespan extension and increased resistance to environmental stressors by N-acetyl-L-cysteine in Caenorhabditis elegans. Clinics, 2015, 70 (5): 380-386.

7. Baur JA, KJ Pearson, NL Price, et al. Sinclair, Resveratrol improves health and survival of mice on a high-calorie diet. Nature, 2006, 444 (7117): 337-342.

8. Morselli E, MC Maiuri, M Markaki, et al. Caloric restriction and resveratrol promote longevity through the sirtuin-1-dependent induction of autophagy. Cell Death & Disease, 2010, 1 (1): p. e10-e10.

9. Hardeland R. Melatonin and the theories of aging: a critical appraisal of melatonin's role in antiaging mechanisms. J Pineal Res, 2013, 55 (4): 325-356.

10. Bitto Alessandro, Takashi K Ito, Victor VPineda, et al Transient rapamycin treatment can increase lifespan and healthspan in middle-aged mice. eLife, 2016, 5.

11. Qin X, D Du, Q Chen, et al. Metformin prevents murine ovarian aging. Aging, 2019, 11 (11): 3785-3794.

12. Nehra D, HD Le, EM Fallon, et al. Prolonging the female reproductive lifespan and improving egg quality with dietary omega-3 fatty acids. Aging Cell, 2012, 11 (6): 1046-1054.

13. Liu M, Y Yin, X Ye, et al. Resveratrol protects against age-associated infertility in mice. Hum Reprod, 2013, 28 (3): 707-717.

第四节　激素类药物

谈到卵巢衰老,尤其是对处于绝经状态的女性应用激素类药物进行治疗时,人们对性激素补充或替代治疗(如雌激素或雌、孕激素联合的补充治疗)比较熟悉。其主要原因是对绝经期的生理特点及其发病机制的理解相对透彻。关于 HRT 在有关章节已详细阐述,本节主要阐述雄激素、瘦素以及生长激素在卵巢衰老中的药理学防治策略的研究进展,其中重点介绍脱氢表雄酮(dehydroepiandrosterone, DHEA)的药理作用及其机制。

激素类药物如雄激素及其类似物防治卵巢衰老的药理学机制及其策略,是一个崭新的领域和方向,首先需要了解绝经过渡期(menopausal transition, MT)和绝经后是卵巢衰老的两个重要疾病状态。在这一节中,阐明这两个疾病状态的新内分泌基础将有助于理解雄激素和其他激素类药物在卵巢衰老防治中的作用和机制。

（一）雄激素在防治卵巢衰老中的探索

雄激素在生殖系统结构和功能的发育以及维持过程中发挥着重要的生理调节作用,而它在卵巢储备和功能中的作用还没有得到充分的研究和认识。一些研究者针对这个科学问题开展了相关探索。

张翠莲等将 DOR 不孕患者 160 例,随机分为联合组(DHEA+ 维生素 E)55 例、DHEA 组 57 例、维生素 E(VE)组 48 例,均连用 2 个月经周期;治疗后均采用高孕激素状态下促排卵(PPOS)方案并行体外受精 - 胚胎移植(IVF-ET),结果表明 DHEA 能改善 DOR 不孕患者的卵巢储备功能和 IVF-ET 妊娠结局,适量添加维生素 E 有助于提高 DHEA 的上述作用。一项关于 DHEA 用于改善卵巢储备减少患者 IVF-ET 或 ICSI 成功的可能性的系统性回顾和荟萃分析评估了 910 名接受 IVF-ET 或 ICSI 的患者,其中 413 名接受了 DHEA,结果表明 DHEA 的使用与妊娠可能性的显著增加有关,与流产可能性的显著降低之间存在较低的异质性。DHEA 与平均卵母细胞获取数的相关性分析表明两组研究间差异较大,而 DHEA 的使用与卵母细胞获取数目无相关性。另一项关于 DHEA 克服卵巢衰老效应的有效性的双盲随机、安慰剂对照试验研究表明,在体外受精治疗中已预测较低卵巢储备接受长方案治疗妇女治疗前补充 DHEA 没有改善对卵巢过度刺激或卵母细胞质量或活产率的控制反应,与上面两项研究结果不一致。这种雄激素在 POR 如 POF 患者中的使用结果争议性引起研究者们探讨其原因。近期研究认为 AR 基因型可能在卵巢自然衰老中发挥作用,AR 多态性与 POR 风险相关,重复次数大于 22 次的患者风险更高。AR 基因分型可以帮助我们识别 POR 患者的风险,这些患者可能受益于经皮睾丸素预处理。因此,治疗前检测 AR 基因型,补充 DHEA 可能是一种新的治疗策略,可以提高 DOR 和 POR 育龄妇女如 POF 的生育能力。

(二)其他激素类药物在卵巢衰老中的应用进展

1. **瘦素**　瘦素是由脂肪细胞分泌的具有生物活性的多肽激素,主要分布于脂肪组织,其次分布于脑、卵巢、睾丸、胎盘及骨等组织中。瘦素与其受体结合后参与体内多种生物学作用,不仅作用于下丘脑饱食中枢调控摄食行为和脂肪代谢,而且能够通过影响神经内分泌机制直接或间接作用于生殖器官对生殖内分泌代谢起到调控作用。有研究提示,瘦素对卵泡发育和生育能力至关重要。卵巢瘦素受体的表达在整个动情周期中受卵巢类固醇激素的调控,在排卵时达到峰值,表明该激素可能参与卵泡发育和黄体形成。此外,胰岛素样生长因子 -1(insulin-like growth factor-1,IGF-1)在整个动情周期,尤其是青春期前,对瘦素受体的表达起重要作用。在超排卵过程中,老年小鼠瘦素与促性腺激素的联合应用,可提高卵巢反应、卵母细胞发育能力和卵巢 VEGF 表达。尽管瘦素的潜在抑制机制可能不同,但瘦素对未成熟和成年小鼠卵泡发育的早期均有抑制作用。另一项研究表明,循环中外周血瘦素的减少促进了青春期前雌性小鼠卵泡发育,提示瘦素具有抑制卵泡发育的作用。小鼠瘦素缺乏与卵泡发育受损有关,其可导致卵泡闭锁增加。因此,瘦素缺乏引起的卵泡损伤可能是不孕的原因之一。最近一项研究表明,新生儿过量喂养会导致卵巢储备提前下降,循环瘦素升高的急性效应可能是导致长期生殖力下降结果的原因,从而导致卵巢过早衰老和生殖效率的变化。而瘦素对卵巢功能的保护作用及作用浓度仍有待进一步研究证实。

2. **生长激素**　促生长激素(growth hormone,GH)是一种能促进动物和人类细胞增殖和身体发育的多肽。生长激素已被应用于儿童和成人患有生长激素缺乏症。缺乏生长激素受体的小鼠,其始基卵泡池缩小,生长卵泡存活率下降,结果表明 GH 可能参与了 IGF-1 途径募集原始卵泡池的过程,抑制卵泡凋亡。GH 可保护卵巢功能不受放疗损伤,促进卵泡发育,通过增加 IGF-1 的表达,抑制辐射诱导的卵巢氧化损伤,改善 AMH 水平。

总之,随着人们对卵巢衰老发病机制了解的逐渐深入,尤其是绝经后肾上腺皮质、卵巢干细胞、免疫以及血液微环境对卵巢衰老特殊调控机制的阐明,将揭开卵巢衰老激素类药物治疗的新篇章。人们对非雌激素类药物,如雄激素、瘦素以及生长激素等,与卵巢衰老之间的关系的新认识、新探索,尤其是 DHEA 对人类健康,包括衰老有益证据的发现和分子机制的探索,有助于最终确定激素类药物治疗的最佳剂量和持续时间。

未来的研究将需要确定雄激素新的生理发现与更年期症状和健康问题之间的关系。肾上腺性激素具有雄激素和雌激素双重生物活性的可能性,将提供重要线索来解释目前有关女性健康衰老,尤其是卵巢衰老的难题。具体地说,必须根据症状和健康轨迹的差异来考虑肾上腺功能的个体和种族差异。此外,还需要从 HRT 策略的角度来研究多种 ERs 的作用、它们在雌激素敏感器官中的不同比例以及不同类型的循环 ER 配体的变化。最后,必须检查经典的下丘脑 - 垂体 - 肾上腺轴(hypothalamic-pituitary-adrenal axis,HPA axis)的改变,作为代谢和肾上腺功能中观察到的相应短暂变化的可能解释。雄激素介导的过程可能涉及完全或部分缓解 GSM 症状,这将为雄激素及其类似物作为药物在卵巢衰老相关 GSM 及其他疾病中的应用提供理论依据和潜在的临床应用前景。

(吴明富)

参考文献

1. Lasley BL, Crawford SL, McConnell DS. Ovarian adrenal interactions during the menopausal transition. Minerva Ginecol, 2013, 65: 641-651.

2. Traish AM, Vignozzi L, Simon JA, et al. Role of androgens in female genitourinary tissue structure and function: implications in the genitourinary syndrome of menopause. Sex Med Rev, 2018, 6: 558-571.

3. Lledo B, Llacer J, Ortiz JA, et al. A pharmacogenetic approach to improve low ovarian response: The role of CAG repeats length in the androgen receptor gene. Eur J ObstetGynecolReprod Biol, 2018, 227: 41-45.

4. Portman DJ, GassML, Vulvovaginal Atrophy Terminology Consensus Conference P. Genitourinary syndrome of menopause: new terminology for vulvovaginal atrophy from the International Society for the Study of Women's Sexual Health and the North American Menopause Society. Maturitas, 2014, 79: 349-354.

5. Zhang J, Chen Q, Du D, et al. Can ovarian aging be delayed by pharmacological strategies?Aging (Albany NY), 2019, 11: 817-832.

6. Joo JK, Joo BS, Kim SC, et al. Role of leptin in improvement of oocyte quality by regulation of ovarian angiogenesis. AnimReprod Sci, 2010, 119: 329-334.

7. HammML, Bhat GK, Thompson WE, et al. Folliculogenesis is impaired and granulosa cell apoptosis is increased in leptin-deficient mice. Biol Reprod, 2004, 71: 66-72.

8. Slot KA, Kastelijn J, Bachelot A, et al. Reduced recruitment and survival of primordial and growing follicles in GH receptor-deficient mice. Reproduction, 2006, 131: 525-532.

9. Mahran YF, El-Demerdash E, Nada AS, et al. Growth hormone ameliorates the radiotherapy-induced ovarian follicular loss in rats: impact on oxidative stress, apoptosis and IGF-1/IGF-1R axis. PLoS One, 2015, 10: e0140055.

第五节　小分子化合物和植物提取物

一些小分子化合物和植物提取物或针对年老伴发的卵巢功能下降有延缓功效,或针对放疗、化疗、重金属、有机污染物等某一种或多种因素所致的卵巢功能损伤有一定的预防和 / 或改善作用。

(一) 小分子化合物

1. AS101　它是由 Michael Albeck 教授的实验室研发出的一种具有免疫调节功能的四

价碲小分子化合物,主要用于艾滋病、肿瘤等免疫相关疾病的研究中。其生物学功能与其化学反应活性有关,四价碲能够与蛋白质氨基酸残基上的巯基发生反应,使蛋白构象改变或形成二硫键而失活。因此,AS101 能够选择性地破坏那些功能域富含巯基的蛋白质的功能。实验也表明,四价碲化合物能够使半胱氨酸蛋白酶失活,而不影响丝氨酸、天冬氨酸和金属蛋白酶的活性。

有研究表明,联合使用 AS101 在不影响甚至增强原有化疗方案疗效的同时还能够减轻化疗所致的生殖毒性。烷化剂如环磷酰胺等具有重度生殖毒性,能引起女性癌症化疗患者发生卵巢早衰和不孕,一方面,环磷酰胺能够引起增殖活跃细胞的 DNA 损伤,诱发生长卵泡颗粒细胞凋亡从而导致卵泡闭锁;另一方面,它又能够激活 PI3K-AKT 通路,激活始基卵泡向生长卵泡转化,进入其"杀伤范围"。AS101 联合化疗不影响环磷酰胺对乳腺癌细胞 MCF-7 和 MDA-MB-231 的杀伤力,同时还能够抑制卵巢中 PI3K-AKT 通路,进而抑制始基卵泡过度激活,保护小鼠的卵巢储备功能;此外,AS101 抑制 PI3K-AKT-FOXO3a 通路使得 SIRT1 和 SIRT3 表达下调,SOD2 和 PGC1α 表达增加,增强了组织抗氧化能力和线粒体合成能力,有利于抵御外界因素的不良刺激。

目前,AS101 对卵巢功能的保护作用仅仅体现在对环磷酰胺化疗小鼠模型上,对于其他原因所致的卵巢早衰和其他化疗药物所致的卵巢储备功能下降是否同样有预防和改善作用仍未可知。

2. **磷酸鞘氨醇** 1- 磷酸鞘氨醇(sphingosine-1-phosphate,S1P)是鞘脂代谢产物之一。鞘脂类存在于所有真核细胞中,在细胞膜生物学和细胞内外信号传导方面发挥着重要作用。大部分鞘脂代谢产物是具有生物活性的,其中神经酰胺(ceramide,Cer)和鞘氨醇(sphingosine,Sph)是细胞死亡的激活因子,而 S1P 能够促进细胞存活和增殖。应激因子激活鞘磷脂酶产生 Cer,促进细胞凋亡;存活因子激活鞘氨醇激酶 1(sphingosine kinase,SPHK1),使 S1P 合成增加,抑制 Cer 诱导的细胞凋亡作用。细胞内 S1P 和 Cer 间的动态平衡构成了"鞘磷脂变阻器(sphingolipid rheostat)",因 S1P 和 Cer 发挥相反的生物学效应,且在细胞内可相互转化,S1P/Cer 的比值变化可导致鞘磷脂变阻器失衡,而 S1P 和 Cer 间的动态平衡是决定细胞命运的重要因素。

S1P 是存在于卵泡液中的一种热稳定的生长因子,通过与 5 个 G 蛋白偶联受体(G-protein coupled receptor,GPCR)家族蛋白相互作用,激活 ERK1/2、PKC 和 AKT 信号通路,诱导内皮细胞增殖和血管生成,可能在卵泡发育和随后转化成黄体过程中发挥重要作用。S1P 可显著降低多种刺激因素如辐射、化疗药物、热休克等诱发的卵母细胞凋亡。Morita 等研究发现,在照射前给予 S1P 可阻滞辐射诱导的雌性小鼠卵巢功能早衰。Hancke 等对小鼠进行卵巢囊内局部注射 S1P,抑制了化疗药物达卡巴嗪诱导的小鼠卵巢的细胞凋亡,从而有利于保护生育力。体外实验也表明,低浓度的 S1P 能够促进牛颗粒细胞的增殖。Mumusoglu 等用一种长效口服 S1P 类似物 FTY720 干预 10 月龄雌性大鼠 60 天,检测发现 FTY720 组大鼠卵巢中闭锁卵泡数目减少,血清 AMH 较空白对照组高。

S1P 在类风湿关节炎、炎症性肠病等炎性疾病和心血管疾病、糖尿病领域的研究较早,既往研究表明血清 S1P 是冠状动脉狭窄发生及严重程度显著而稳定的预测因子,S1P 受体 2 参与调节血小板聚集和巨噬细胞炎症因子分泌,促进动脉粥样硬化的发生。研究 S1P 对卵巢功能改善作用的同时需关注心血管功能的变化,选择合适的剂量、给药时间和给药方式。

3. SIRT1 小分子激动剂 -SRT1720　如前所述,SIRT1 被认为是 CR 延长动物寿命的关键调控因子,属"长寿基因"。CR 可能通过激活 SIRT1 信号改善线粒体再生和合成 ATP 的能力,增强机体抗氧化能力,减少卵泡闭锁,减慢始基卵泡募集速度,延长卵巢的"功能寿命"。SRT1720 是一种合成的小分子化合物,能特异性激活 SIRT1,与 SIRT1 的结合能力是天然激活剂白藜芦醇的 1 000 多倍,与白藜芦醇和 SIRT1 过表达一样,SRT1720 能够增强肥胖小鼠的胰岛素敏感性和糖耐量,但与白藜芦醇不同的是,它对细胞内 AMPK 的活性没有明显的改变。实验表明,SRT1720 能够使 SIRT1 的底物 P53、PGC1α 和 FOXO1 去乙酰化,抑制多发性骨髓瘤细胞的增殖,促进肿瘤细胞凋亡,目前作为一种新型口服制剂运用于多发性骨髓瘤的联合治疗研究中。有研究表明,SRT1720 能够通过激活 SIRT1 抑制 mTOR 通路,保护卵巢储备功能,延长肥胖小鼠的"卵巢寿命"。SRT1720 在其他因素造成的卵巢损伤中是否有保护作用以及其副作用尚未见报道,仍有待进一步研究。

4. 红细胞生成素　红细胞生成素(erythropoietin,EPO)是主要由肾脏皮质及外髓部肾小管周围的毛细血管内皮细胞生成的一种糖蛋白,神经细胞、输卵管上皮细胞、子宫内膜细胞和脐静脉内皮细胞等也分泌 EPO,与肾源性 EPO 结构相同,其合成受雌激素、雄激素、甲状腺素、催乳素、生长激素等多种激素的调节。EPO 能促进红系祖细胞增殖和分化,动员造血干细胞。此外,EPO 是细胞因子超家族成员之一,还具有多种非造血作用,如抗凋亡、抗氧化应激、促血管生成、调节炎症等,能够改善年老动物的听力和神经系统功能。目前,EPO 主要被临床应用于肾功能障碍贫血患者和围手术期患者的辅助治疗。

生理情况下,人体内的 EPO 水平比较稳定,在贫血或缺氧刺激下,机体会通过缺氧的反馈机制刺激 EPO 的生成。EPO 通过与特异的膜受体 EPOR 结合发挥生物学效应,EPOR 缺乏酪氨酸蛋白激酶活性,但能借助细胞内的非受体型酪氨酸蛋白激酶完成信号传导,主要的信号传导途径包括 EPOR-JAK2-STAT5、EPOR-JAK2-PI3K、EPOR-NF-κB、EPOR-JAK2-ERKs、EPOR-JAK2-RAS-MAPK 等。有研究表明,EPO 能够减轻卵巢组织移植过程中缺血再灌注引起的卵巢组织氧化损伤,减少卵泡丢失,移植卵巢在受体小鼠中雌激素表达水平也比对照组高。Sayan 等给予顺铂致卵巢损伤大鼠模型皮下注射 EPO［200U/(kg·d)］,持续 7 天,干预结束后 1 周取出卵巢组织,发现 EPO 能够明显改善顺铂所致小鼠卵泡丢失,始基卵泡数和 AMH 水平都显著高于单用顺铂组大鼠。

但是,需要警惕的是,EPO 促红细胞生成的作用可能增加血液黏滞度从而增加脑卒中风险,还可能引起纯红细胞再生障碍性贫血,使血压增高和增加恶性肿瘤的发生率,故临床 EPO 的应用有限。现有许多关于 EPO 的衍生物如 CEPO、asialoEPO 和 ARA290 等的研究,它们不能与经典的 EPOR2 结合,不具有促红细胞生成的作用,无高血压、血栓形成等风险,但可与 EPOR-βcR 结合,进而发挥对心、脑、肾、神经等器官组织的保护作用,而在女性生殖系统中的作用尚未见报道。

5. 硒化合物　硒(Se)是人体必需的一种微量营养元素,缺硒可导致心血管疾病、癌症、大骨节病、病毒感染性疾病等的发病率显著升高。一般认为硒主要通过硒蛋白发挥生物学功能,已知的人体内含有的硒蛋白有 25 种,它们在抗氧化应激、细胞信号传导、甲状腺激素水平调节、免疫调节等生命过程中发挥着重要作用,人体重要的抗氧化酶谷胱甘肽过氧化物酶(glutathione peroxidase,GPX/GSH-PX)就是其中一种。食物来源或营养补充的硒化合物包括无机硒(常见的有亚硒酸钠、硒酸钠)和有机硒(常见的有硒代蛋氨酸、硒代半胱氨酸)。

缺硒会使猪等动物的生育力下降并影响子代的生长发育,硒化合物在畜禽养殖方面的研究比较多。Ceko 等用 X 射线荧光成像技术证明硒主要存在于牛卵巢大卵泡(直径>10nm) 的颗粒细胞层,黄体中含量低;比较硒蛋白 GPX1、GPX3、VIMP 和 SELM 在小卵泡和大卵泡中表达差异,发现只有 GPX1 存在显著差异,GPX1 在小卵泡颗粒细胞内表达很低,在大卵泡颗粒细胞中表达大幅增高。腹腔注射硒酸钠能够提高大鼠卵巢抗氧化能力,减少氧化损伤产物的生成,减轻卵巢的缺血再灌注损伤。Gurgen 等用抗坏血酸、α- 硫辛酸和亚硒酸钠干预注射环磷酰胺的大鼠,结果显示亚硒酸钠对大鼠卵巢的始基卵泡和生长卵泡都有较强的保护作用。亚硒酸钠对于镉中毒所致的卵巢损伤也有改善作用,它能够减轻镉中毒所致的鸡的卵巢细胞自噬和线粒体功能紊乱,提高血清雌激素和孕激素水平,提高产卵率。此外,亚硒酸钠还能够保护放疗大鼠的卵巢储备功能,使放疗大鼠抗氧化应激的能力增强,血清 FSH 降低,雌二醇升高,存活的始基卵泡增多。

但是,硒在生物体内的安全剂量范围非常狭窄,很容易因过量而产生毒性,这限制了传统硒化合物在临床疾病防治方面的广泛应用。近 10 多年来,随着纳米技术在生物医药领域的应用突飞猛进,纳米级的无定型单质硒(简称“纳米硒”)的合成及其生物医学作用也受到研究者们的广泛关注,但其在体内的转化机制、对器官的保护作用及副作用仍需进一步研究。

(二) 植物提取物

1. **人参皂苷** 人参素有“中药之王”的美誉,在心血管系统、神经系统、消化系统、血液造血系统、免疫系统和内分泌系统疾病以及抗肿瘤、抗衰老等方面具有广泛的药用价值和保健功能。人参皂苷是其主要的生物活性成分,目前已经明确结构的人参皂苷有 50 多种。

人参皂苷是三萜类皂苷,属固醇类化合物,在动物实验中对阿尔茨海默病、皮肤老化等衰老相关疾病或状态有所改善。Yokozawa 等发现人参皂苷 Rd 能降低衰老加速小鼠模型的脂质过氧化水平,通过增加 GPX 的表达水平提高小鼠肝脏抗氧化能力,但对于是否影响这些小鼠的整体寿命及生殖寿命并未提及。He 等用人参皂苷 Rg1 对 D- 半乳糖所致卵巢早衰的小鼠模型进行干预,服用了 Rg1 的模型小鼠大多可恢复动情周期,体重和产仔能力也有所回升,卵巢 SOD 和 GPX 表达升高而炎症因子 IL1β、IL6 和 TNF-α 含量下降,提示人参皂苷 Rg1 能够增强卵巢组织抗氧化和抗炎能力,保护卵巢储备功能。

2. **枸杞多糖** 枸杞是一种食药两用的名贵植物,《本草纲目》中记载枸杞子能够“久服坚筋骨,轻身不老,耐寒暑。补精气不足,养颜,肌肤变白,明目安神,令人长寿”。枸杞多糖被认为是枸杞发挥生物学功效最重要的组成成分,具有抗氧化、抗肿瘤、免疫调节、神经保护、肝脏保护、降血糖等多种功效。枸杞多糖能显著地延长果蝇和非显著地延长小鼠的平均寿命,但对两者的最高寿命均无影响。用枸杞多糖处理斑马鱼胚胎,可以显著抑制其复制性衰老,并且下调衰老相关基因(如 *P53*、*P21* 和 *BAX*)的表达水平。在啮齿动物实验中,枸杞多糖还可以抑制自然衰老、肥胖、缺氧、锻炼诱导的氧化应激,上调外周血和肝脏、脑、心脏、骨骼肌等多器官中抗氧化酶的活性,提高抗氧化能力,降低组织脂质过氧化水平。

枸杞多糖对卵巢功能也有一定的保护作用,能够改善自然衰老雌性大鼠和自身免疫性卵巢早衰小鼠模型的卵巢功能。韦敏等给 14 月龄的大鼠灌服枸杞多糖,发现枸杞多糖能够提高大鼠血清雌、孕激素,IGF-1 和 IGFR 的浓度。黄恬等用小鼠透明带多肽片段多点注射的方式建立了自身免疫性卵巢早衰小鼠模型,然后用枸杞多糖进行干预,改善了模型小鼠的动情周期规律性,降低了血清抗透明带抗体、FSH 的浓度,并提高了血清雌二醇的浓度,提示枸杞多糖具有调节卵巢内分泌功能,减缓抗透明带抗体所致的小鼠卵巢损伤,对卵巢功能有一定的保护作用。其保护作用可能与其免疫调节功能和/或神经内分泌调节功能有关,但具体作用机制仍有待进一步深入研究。

3. 丹参酮 丹参为唇形科植物,以干燥的根和根茎入药,《日华子诸家本草》中记载丹参能够"养神定志,通利关脉,治冷热劳,骨节疼痛,四肢不遂,头痛赤眼,热温狂闷,破宿血,生新血,安生胎,落死胎,止血崩带下,调妇女经脉不匀,血邪气烦"。现代药理研究表明,丹参具有保护血管内皮细胞、抗心律失常、抗动脉粥样硬化、改善微循环等作用。丹参酮是丹参的主要脂溶性成分之一,具有保护神经、抗动脉粥样硬化、抗肿瘤、抗氧化、抗炎、调节免疫、镇痛等功效。

丹参酮对于卵巢衰老引起的生殖内分泌功能失调和骨质疏松症状有缓解作用。给大鼠口服丹参酮后,卵巢、子宫、肾上腺的脏器系数有所提高,血清雌二醇水平升高,FSH 水平降低,提示丹参酮对大鼠的生殖内分泌系统功能紊乱有一定的调节作用。雒志恒等对维甲酸诱导的雌性骨质疏松大鼠模型分别给予葛根素和丹参酮 ⅡA 进行干预,结果显示:与模型组相比,葛根素和丹参酮 ⅡA 干预组血清雌二醇水平升高,子宫腔径、管径厚度、上皮厚度、肌层厚度及腺体数量增加,阴道上皮增厚;但丹参酮组与葛根素组相比,前者子宫管径厚度和阴道上皮厚度显著高于后者,说明葛根素和丹参酮 ⅡA 均对维甲酸诱导的骨质疏松大鼠生殖系统损伤具有修复作用,且丹参酮 ⅡA 的修复作用优于葛根素。

4. 葛根素 葛根素是从豆科植物野葛或甘葛藤的干燥根中提取的主要生物活性成分,其化学名为 8-β-D- 葡萄吡喃糖 -4,7- 二羟基异黄酮,属异黄酮类化合物,与人体分泌的雌激素结构相似,具有雌激素样活性。葛根素具有雌激素受体部分激动剂的特性,对雌激素的作用具有双向调节功能。葛根素能够有效降低因卵巢切除而引起的 LH 升高,显著改善子宫萎缩状况,增加子宫、阴道重量。郑高利等研究表明,葛根素能增加卵巢去势大鼠阴道涂片中角质化细胞数量,恢复部分大鼠的动情周期,其促进作用呈现明显的剂量依赖性;葛根素对正常成年雌鼠子宫则无显著促进作用,而当与雌二醇联用时,则能够抑制后者对子宫生长的促进作用。

葛根素对自身免疫性卵巢早衰和绝经综合征有一定的改善作用。张金慧等将确诊为抗卵巢抗体(anti-ovarian antibody,AOAb)阳性的 80 例卵巢早衰患者随机分为葛根素组和雌激素组各 40 例,雌激素组采用雌激素——甲羟孕酮替代治疗,葛根素组采用葛根素——甲羟孕酮序贯治疗,治疗和随访 1 年,结果显示:两组治疗后的 Kupperman 评分与治疗前相比明显降低,两组间治疗前后的 Kupperman 评分均无统计学差异;两组的症状改善情况无明显差异;与治疗前相比,两组治疗后的 FSH、LH 水平均显著降低,雌激素组治疗后雌二醇水平显著升高,而葛根素组治疗后的雌二醇无明显变化;葛根素组治疗后的 AOAb 浓度显著低于雌激素组和治疗前。提示葛根素可能通过免疫调节作用降低自身免疫性卵巢早衰患者血清自身抗体,改善卵巢功能,使血清雌二醇维持在正常低水平而降低雌激素相关性肿瘤发生的可能性。进一步研究发现,葛根素治疗组外周血 CD8$^+$T 细胞数明显增加,而 CD3$^+$、CD4$^+$T 淋巴细胞,CD19$^+$B 淋巴细胞数明显减少,抗核抗体(ANA)和 AoAb 转阴或降低,提示葛根素可能通过调节 CD3$^+$、CD4$^+$ 和 CD8$^+$T 淋巴细胞功能来调节机体细胞免疫,抑制 CD19$^+$B 淋巴细胞的增殖及 ANA 和 AoAb 等自身抗体介导的对卵巢组织的损伤。除此之外,葛根素还能改善卵巢去势大鼠骨密度和认知功能,在体外实验中抑制顺铂所致的颗粒细胞凋亡。

葛根素注射液在临床上应用于缺血性心脑血管病的治疗,具有良好的治疗效果,部分患者在治疗过程中出现有溶血、过敏、发热和肝、肾损害等严重不良反应,以急性血管内溶血为主。因此,临床研究和应用时应注意用药的安全性并做好应对措施。

5. 大蒜素 大蒜素是大蒜中含硫有机化合物的主要有效成分,化学名为二烯丙基三硫化物,结构式为 CH_2=CH—CH_2—S—S—S—CH_2—CH=CH_2,分子中的不饱和键和二硫键赋予其较强的生物活性。大蒜素具有较强的还原性,可清除过氧化物,阻止 ROS 对细胞器、代谢酶、活性蛋白分子的损伤,有助于维持细胞的活性。

于洋等的一项研究显示,大蒜素能够降低 D- 半乳糖所致衰老大鼠模型卵巢组织的 FSHR 和 LHR 的表达水平,抑制细胞凋亡,减轻 D- 半乳糖诱导的卵巢损伤。此外,铅中毒绵羊服用大蒜素后,肝、脾、肾、脑、骨骼和卵巢中的铅浓度与未治疗绵羊相比明显降低。大蒜素能够减少铅中毒所致小鼠卵泡丢失。目前,关于大蒜素对卵巢功能影响的研究并不多,其对卵巢功能的保护作用有待进一步研究证实。

6. 原花青素 原花青素(proanthocyanidin)是一种酚类化合物,存在于水果、蔬菜、坚果、种子、葡萄酒和茶叶中,已被证明能有效保护组织免受氧化损伤。研究人员发现,葡萄籽中提取的原花青素可以通过减轻 D- 半乳糖诱导的卵巢和自然衰老的卵巢的氧化损伤,维持细胞增殖和凋亡之间的稳态,从而有效延缓母鸡卵巢的衰老过程。

7. 槲皮素和其他植物多酚 一些植物多酚对卵巢储备功能也有潜在的保护作用。槲皮素广泛存在于水果、蔬菜和树叶中,具有抗氧化和自由基清除的作用,可以通过上调抗氧化酶 SOD1、CAT、GSS 等的表达,提高大鼠卵巢和体外培养的卵巢颗粒细胞的抗氧化能力。茶多酚可以通过抑制始基卵泡激活,降低其转变为生长卵泡的速率,延长卵泡的生长周期,减少每个周期的优势卵巢数量,进而减缓卵巢储备功能的消耗。

8. 姜黄素 姜黄素是从姜黄中提取出来的一种活性成分,同样具有抗氧化和自由基清除作用。姜黄素能够改善环磷酰胺所致的卵巢形态学变化,降低卵巢的氧化损伤水平,减轻环磷酰胺对卵巢的毒性作用;对于缺血 - 再灌注和亚砷酸诱导的卵巢氧化应激损伤,姜黄素也有一定的改善作用。此外,姜黄素联合氟他胺可以改善年老的 FSHR 单倍体不足小鼠的卵巢结构和腹部肥胖表型。

目前,关于改善卵巢功能的药物治疗策略大概包括两个方面:一是针对卵巢低反应但始基卵泡和初级卵泡等幼稚卵泡储备尚可的女性,我们可以通过药物促进其卵泡的发育,改善生殖和内分泌功能;二是针对遗传、环境、免疫等各种因素所致的始基卵泡过度激活和 / 或卵泡闭锁速率增加的女性,我们可以在清除诱因的前提下,针对损伤的分子机制(如自身免疫、氧化应激、线粒体功能障碍、PI3K-AKT 等始基卵泡激活通路过度激活等)选择药物进行干预,保护卵巢的储备功能。

综上,上述小分子化合物中,AS101 可通过抑制始基卵泡过度激活,增强抗氧化能力保护卵巢储备功能;S1P 和硒化合物是人体中或多或少存在的物质,S1P 可通过信号传导作用调节炎症、细胞存活和增殖,降低辐射、化疗、热休克等理化因素所致的卵巢功能损伤,硒化合物主要通过抗氧化途径改善卵巢功能;而 EPO 主要对移植、化疗等过程中卵巢缺血缺氧所致的损伤有改善作用,但需警惕血栓形成、卒中等副作用;SIRT1 激动剂则可通过增强组织抗氧化能力和线粒体能量代谢改善细胞活力,降低始基卵泡激活速度,延长卵巢功能寿命。人参皂苷、大蒜素、原花青素、槲皮素和姜黄素均具有抗氧化作用,能够减轻各种理化因素所致的卵巢氧化损伤,人参皂苷和姜黄素还具有抗炎作用;而枸杞多糖、丹参酮和葛根素在现有的研究中显示出免疫调节和神经内分泌调节作用,对改善卵巢的内分泌功能有辅助作用。

　　中国地大物博、物种丰富,而且中医的发展历史悠久,为我们探索卵巢衰老的药物治疗提供了丰富的资源。目前,关于中草药制剂或提炼的单体成分改善卵巢功能的研究日益增多,但选取的动物模型不同,导致卵巢衰老的因素复杂多样,目前的研究尚不能为某一分子或植物提取物作为治疗卵巢早衰提供充足的依据。寻找和发明一种对多种原因所致或对不明原因所致的卵巢早衰确切有效的药物依然任重道远,很多有潜力的中药成分仍有待于我们去挖掘和证实。

(习玥玥)

参考文献

1. Kalich-PhilosophL, Roness H, Carmely A, et al. Cyclophosphamide triggers follicle activation and "burnout"; AS101 prevents follicle loss and preserves fertility. Sci Transl Med, 2013, 5 (185): 185ra62.

2. Carmely A, Meirow D, Peretz A, et al. Protective effect of the immunomodulator AS101 against cyclophosphamide-induced testicular damage in mice. Hum Reprod, 2009, 24 (6): 1322-1329.

3. Kalechman Y, Albeck M, Oron M, et al. Protective and restorative role of AS101 in combination with chemotherapy. Cancer Res, 1991, 51 (5): 1499-1503.

4. Di Emidio G, Rossi G, Bonomo I, et al. The natural carotenoid crocetin and the synthetic tellurium compound AS101 protect the ovary against cyclophosphamide by modulating SIRT1 and mitochondrial markers. Oxid Med Cell Longev, 2017: 8928604.

5. Morita Y, Perez GI, Paris F, et al. Oocyte apoptosis is suppressed by disruption of the acid sphingomyelinase gene or by sphingosine-1-phosphate therapy. Nat Med, 2000, 6 (10): 1109-1114.

6. Hancke K, Strauch O, Kissel C, et al. Sphingosine 1-phosphate protects ovaries from chemotherapy-induced damage in vivo. FertilSteril, 2007, 87 (1): 172-177.

7. Mumusoglu S, Turan V, Uckan H, et al. The impact of a long-acting oral sphingosine-1-phosphate analogue on ovarian aging in a rat model. Reprod Sci, 2018, 25 (9): 1330-1335.

8. Feige JN, Lagouge M, Canto C, et al. Specific SIRT1 activation mimics low energy levels and protects against diet-induced metabolic disorders by enhancing fat oxidation. Cell Metab, 2008, 8 (5): 347-358.

9. Zhou XL, Xu JJ, Ni YH, et al. SIRT1 activator (SRT1720) improves the follicle reserve and prolongs the ovarian lifespan of diet-induced obesity in female mice via activating SIRT1 and suppressing mTOR signaling. J Ovarian Res, 2014, 7: 97.

10. Mahmoodi M, Mehranjani MS, Shariatzadeh SMA, et al. Effects of erythropoietin on ischemia, follicular survival, and ovarian function in ovarian grafts. Reproduction, 2014, 147 (5): 733-741.

11. Sayan CD, Tulmac OB, Karaca G, et al. Could erythropoietin reduce the ovarian damage of cisplatin in female rats？ Gynecol Endocrinol, 2018, 34 (4): 309-313.

12. Ceko MJ, Hummitzsch K, Hatzirodos N, et al. X-Ray fluorescence imaging and other analyses identify selenium and GPX1 as important in female reproductive function. Metallomics, 2015, 7 (1): 71-82.

13. Bozkurt S, Arikan DC, Kurutas EB, et al. Selenium has a protective effect on ischemia/reperfusion injury in a rat ovary model: biochemical and histopathologic evaluation. J PediatrSurg, 2012, 47 (9): 1735-1741.

14. Wang S, Xu Z, Yin H, et al. Alleviation mechanisms of selenium on cadmium-spiked in chicken ovarian

tissue: perspectives from autophagy and energy metabolism. Biol Trace Elem Res, 2018, 186 (2): 521-528.

15. Wan N, Xu Z, Liu TQ, et al. Ameliorative effects of selenium on cadmium-induced injury in the chicken ovary: mechanisms of oxidative stress and endoplasmic reticulum stress in cadmium-induced apoptosis. Biol Trace Elem Res, 2018, 184 (2): 463-473.

16. Said RS, Nada AS, El-Demerdash E. Sodium selenite improves folliculogenesis in radiation-induced ovarian failure: a mechanistic approach. PLoS One, 2012, 7 (12): e50928.

17. Yokozawa T, Satoh A, Cho EJ. Ginsenoside-Rd attenuates oxidative damage related to aging in senescence-accelerated mice. J Pharm Pharmacol, 2004, 56 (1): 107-113.

18. He LL, Ling L, Wei TQ, et al. Ginsenoside Rg1 improves fertility and reduces ovarian pathological damages in premature ovarian failure model of mice. Exp Biol Med, 2017, 242 (7): 683-691.

19. Cheng J, Zhou ZW, Sheng HP, et al. An evidence-based update on the pharmacological activities and possible molecular targets of Lyciumbarbarum polysaccharides. Drug Des DevelTher, 2015, 9: 33-78.

20. Chang RC, So KF. Use of anti-aging herbal medicine, Lyciumbarbarum, against aging-associated diseases. What do we know so far？ Cell Mol Neurobiol, 2008, 28 (5): 643-652.

21. 韦敏, 郑生智, 马红, 等. 枸杞多糖对自然衰老雌性大鼠卵巢保护作用机制的探讨. 中药材, 2011, 34 (12): 1915-1918.

22. 黄恬, 郑晓霞, 邱小华, 等. 枸杞多糖对自身免疫性卵巢早衰模型小鼠的保护作用. 药学研究, 2014, 33 (8): 437-440.

23. 雒志恒, 祁珊珊, 冯自立, 等. 葛根素和丹参酮ⅡA对维A酸诱导骨质疏松大鼠生殖系统的修复作用. 中国骨质疏松杂志, 2017, 23 (6): 800-806.

24. 郑高利, 张信岳, 郑经纬, 等. 葛根素和葛根总异黄酮的雌激素样活性. 中药材, 2002, 8: 566-568.

25. 张金慧, 杜洪灵, 周琼青, 等. 葛根素在抗卵巢抗体阳性卵巢早衰患者中的应用价值与安全性研究. 临床医学工程, 2016, 23 (10): 1322-1324.

26. 张金慧, 杜洪灵, 周琼青. 葛根素在卵巢早衰患者中的免疫调节作用. 中国临床医学, 2016, 23 (6): 816-819.

27. 于洋, 刘师兵, 李松岩, 等. 大蒜素对D-半乳糖致衰老小鼠卵巢FSHR、LHR和active Caspase-3蛋白表达的影响. 吉林医药学院学报, 2016, 37 (5): 321-324.

28. Bagchi D BM, Stohs SJ, Das DK, et al. Free radicals and grape seed proanthocyanidin extract: importance in human health and disease prevention. Toxicology, 2000, 148 (2-3): 187-197.

29. Liu X, Liu X, Mi Y, et al. Grape seed proanthocyanidin extract prevents ovarian aging by inhibiting oxidative stress in the hens. Oxid Med Cell Longev, 2018: 9390810.

30. Wang J, Qian X, Gao Q, et al. Quercetin increases the antioxidant capacity of the ovary in menopausal rats and in ovarian granulosa cell culture in vitro. J Ovarian Res, 2018, 11 (1): 51.

31. Luo LL, Huang J, Fu YC, et al. Effects of tea polyphenols on ovarian development in rats. J Endocrinol Invest, 2008, 31 (12): 1110-1118.

32. Gupta SC, Patchva S, Koh W, et al. Discovery of curcumin, a component of golden spice, and its miraculous biological activities. Clin Exp PharmacolPhysiol, 2012, 39 (3): 283-299.

33. Melekoglu R, Ciftci O, Eraslan S, et al. Beneficial effects of curcumin and capsaicin on cyclophosphamide-induced premature ovarian failure in a rat model. J Ovarian Res, 2018, 11 (1): 33.

34. Eser A, Hizli D, Namuslu M, et al. Protective effect of curcumin on ovarian reserve in a rat ischemia model: an experimental study. Clin Exp ObstetGynecol, 2017, 44 (3): 453-457.

35. Wang XN, Zhang CJ, Diao HL, et al. Protective effects of curcumin against sodium arsenite-induced ovarian oxidative injury in a mouse model. Chin Med J, 2017, 130 (9): 1026-1032.

36. Tiwari-Pandey R, Ram Sairam M. Modulation of ovarian structure and abdominal obesity in curcumin-and flutamide-treated aging FSH-R haploinsufficient mice. Reprod Sci, 2009, 16 (6): 539-550.

<h1 style="text-align:center">第六节 干细胞治疗</h1>

干细胞具有自我增殖的特点,因此基于干细胞的卵巢衰老治疗与激素替代治疗相比有独特的优势。目前在胚胎期、胎儿期及成体阶段均发现干细胞的存在,已有利用这3个时期的干细胞进行卵巢衰老治疗的相关报道。目前干细胞治疗卵巢衰老的相关基础与临床研究主要集中于间充质干细胞、成体生殖干细胞、胚胎干细胞和诱导多能干细胞,以及其他种类的成体干细胞。

一、干细胞防治衰老的研究历史

目前医学治疗方式正从以药物治疗为主向药物治疗、基因治疗和细胞治疗等多种方式相结合的方向发展,其中细胞治疗是指将正常或生物工程改造过的人体细胞移植或输入患者体内,目的是恢复患病细胞的功能或增强免疫细胞对抗特定疾病的能力,干细胞治疗属于细胞治疗中的一种,其细胞媒介是干细胞。干细胞分为胚胎干细胞和成体干细胞两种,前者具有全能性,后者通常只能定向分化为特定组织细胞。中国科学院文献情报中心迟培娟等联合美国化学文摘社(Chemical Abstracts Service,CAS)的研究人员依据权威数据库对基因治疗及细胞治疗的研发历史进行统计研究,表明1993—2012年10年间关于基因治疗和细胞治疗的发文数量快速增长,随后2013—2017年发文增长趋势减缓,但此5年间相关专利数量明显超过发文数量。据此作者认为基因治疗和细胞治疗的市场应用在此期间为业界广泛认可和重视。另外,该文还统计到自2008年起干细胞、细胞增殖及干细胞移植就成为全球论文研究的焦点,而中国自2003年起干细胞及干细胞移植就成为持续的研究焦点。

干细胞治疗最成功的临床实践是造血干细胞治疗血液病,其次就是自2012年兴起的获得临床成功并有巨大潜力的嵌合抗原受体修饰T细胞(CAR-T细胞)治疗,而与衰老相关的疾病,如心血管疾病、肿瘤、神经退行性变等,随着平均寿命延长带来的老龄人口增加,正日益成为一个关注热点。干细胞可利用其本身或其分泌因子进行衰老细胞替代或增强细胞功能达到延缓衰老的目的,因而也成为抗衰老治疗的研究领域之一。有研究报道神经干细胞或者脂肪来源间充质干细胞移植可提高衰老大脑的功能,干细胞治疗衰老相关的骨质疏松症,另外亦有诸多文献报道干细胞治疗卵巢衰老的基础及临床研究,下文将重点详述。

二、各类干细胞治疗卵巢衰老/卵巢损伤的研究现状

(一)间充质干细胞

间充质干细胞(mesenchymal stem cells,MSCs)是来源于胚胎发育早期中胚层的一类多能干细胞,是全身结缔组织的干细胞,它们具有易获取和低免疫原性的特点。MSCs可以从骨髓、脐带、脐带血、胎盘、羊膜、绒毛膜和脂肪等组织中分离而得到,实验证实若分化条件适宜,其可以分化为成骨细胞、脂肪细胞、软骨细胞、内皮细胞、肌肉细胞等间质细胞,甚至可以跨分化为外胚层的神经元、神经胶质细胞和内胚层的肝细胞。其低免疫原性意味着具有移植后不易发生排斥反应的特点。另外,MSCs还能在损伤局部分泌多种神经营养因子,这些因子包括脑源性神经营养因子、神经生长因子、血管内皮生长因子、血管内皮生长因子受体、

碱性成纤维生长因子等,可促进局部血管增生、组织再生等,从而起到了治疗损伤的作用。

人脐带间充质干细胞(human umbilical cord mesenchymal stem cells,hUCMSCs)的移植可以增加卵巢组织内部的血供,减缓卵巢衰老的进程或者改善受损卵巢功能。Wang 等发现将人脐带间充质干细胞注入小鼠可治疗卵巢早衰,实验结果表明 hUCMSCs 可降低颗粒细胞的凋亡,恢复卵巢功能并提高性激素水平,与野生型小鼠对照比较 MSCs 治疗组展现了类似的 RNA 表达水平。在大鼠中,Li 等发现 hUCMSCs 可以降低 FSH 水平,提高 AMH 和雌二醇水平,从而改善卵巢储备增加卵泡数量。作者还报道 hUCMSCs 可分泌胰岛素样生长因子 -1(insulin-like growth factor-1,IGF-1)、血管内皮生长因子(vascular endothelial growth factor,VEGF)和肝细胞生长因子(hepatocyte growth factor,HGF)。

将兔骨髓间充质干细胞(bone mesenchymal stem cells,BMMSCs)植入卵巢早衰模型兔可以提高 VEGF 表达水平、降低 FSH 表达水平,从而增加正常卵泡数量。有报道人 BMMSCs 移植到小鼠可以增加它的体重、卵巢重量并重塑内分泌激素水平,使得卵泡发育得到恢复。

直接植入卵巢或者静脉注射脂肪间充质干细胞(adipose-derived mesenchymal stem cells,ADSCs)也能改善受损卵巢功能,增加卵泡数量促进排卵。有研究将 MSCs 和颗粒细胞混合进行治疗,中国学者 Sun 等将人 ADSCs 作为种子细胞利用组织工程技术进行干细胞治疗卵巢早衰,首先利用 I 型胶原构建支架,将 MSCs 铺种其间,制备好之后经阴道超声注射入卵巢,发现可提高患者雌激素水平,促进卵泡发育,增加窦卵泡数目,且有患者可获得临床妊娠及生出正常胎儿。

取自月经血的子宫内膜间充质干细胞可以改善小鼠的月经周期并恢复其生殖力,而且还可以降低生殖干细胞池的消耗速度。Wang 等报道人月经血来源的间充质干细胞移植可减少颗粒细胞凋亡和卵巢间质纤维化,改善卵巢微环境并增加卵泡数量,同时间充质干细胞还可以分泌 FGF2,保护受损卵巢。

间充质干细胞发生作用是基于细胞归巢和旁分泌作用。旁分泌所产生的因子具有正、负效应,其中正面效应可以修复卵巢损伤。然而,尽管有月经周期修复并受孕生产的病例,但是 MSCs 的临床试验案例依然很少。MSCs 涉及的治疗机制主要包括:迁移、抗凋亡、抗纤维化、促血管生成、抗炎、免疫调节以及氧化应激。

间充质干细胞表面的 CXCL8 和 HGF 受体参与了 MSCs 的迁移和归巢,miR-21 经 PI3K/AKT 通路上调基质金属蛋白酶(matrix metalloproteinase,MMP,*MMP-2/MMP-9*)基因促进了干细胞的迁移。MSCs 可经由循环系统直接或者脉冲式归巢到卵巢的某些组织,MSCs 可迁移到卵巢门和髓质、皮质,但不会迁移到卵泡和黄体中。另有报道,MSCs 可定位到卵巢受损部位并存活,从而使得受损部位的组织结构和内分泌功能得以恢复。还有报道认为 MSCs 不仅可以迁移归巢,还可以分化为卵泡膜细胞、颗粒细胞、放射冠细胞以及血管内皮细胞,迄今尚无报道 MSCs 可分化为卵母细胞。总体来说,普遍认可的是 MSCs 主要是通过旁分泌功能而非分化功能来促进卵巢修复和功能恢复的。

间充质干细胞可分泌细胞因子、生长因子及激素作用于邻近细胞,信号介导抗凋亡、抗炎、抗血管生成等作用,从而改善相应部位的微环境,利于损伤部位的修复。MSCs 的旁分泌作用可为 MSCs 的条件培养基(即 MSCs 体外培养一定时间的培养液上清)实验证实,有报道将 MSCs 条件培养基注射进受试动物体内,发现与 MSCs 直接注射对照组相比,两者的修复效果类似,这就表明 MSCs 条件培养基中含有与体内 MSCs 诱导产生的相同的旁分泌因子,从而改善受损组织微环境,并促进组织和功能修复。如果能够深入研究这些因子的作用机制,也许可以直接使用条件培养基或特定小分子化合物,来实现卵巢功能受损及卵巢衰老的治疗。

MSCs 培养液上清中可以检测到 VEGF、HGF 和 IGF-1,体内的 MSCs 可以检测到 Bcl2,这些细胞因子均可作用于颗粒细胞使其产生抗凋亡效应。Guo 等在体外将 MSCs 与顺铂处理的颗粒细胞共培养,然后通过流式细胞仪和实时定量 PCR 检测凋亡效应及其相关基因,发现顺铂单独处理颗粒细胞可导致凋亡比例增高,而与 MSCs 共培养可以显著降低颗粒细胞的凋亡。定量 PCR 结果显示,共培养可以逆转顺铂导致的颗粒细胞 *p21* 与 *bax* 的上调、*c-myc* 的下调。同样,MSCs 移植的体内动物实验也显示,颗粒细胞的凋亡受到 MSCs 的抑制。另有研究者发现,VEGF 预处理颗粒细胞可以降低冷冻解冻对它的凋亡效应。而另一研究也证实在 MSCs 移植的大鼠血清中 VEGF 的水平显著升高,这预示 MSCs 可通过分泌 VEGF 而发挥作用。IGF-1 受体通路可促进颗粒细胞增殖,并通过应答 FSH 来提高类固醇激素分泌、芳香化酶刺激水平。鉴于 MSCs 的抗凋亡效应,有研究者为增强植入的 MSCs 的抗凋亡作用,将表达 miR-21 的慢病毒载体感染 MSCs,miR-21 可调控靶基因 *PTEN* 和 *PDCD4* 而抑制细胞凋亡。实验证实不管是将 miR-21-MSCs 与颗粒细胞共培养,还是植入动物体内,都能显著降低颗粒细胞的凋亡,更好地修复卵巢功能。转化生长因子(transforming growth factor,TGF)、碱性成纤维细胞生长因子(basic fibroblast growth factor,bFGF)和粒细胞巨噬细胞集落刺激因子(granulocyte-macrophage colony stimulating factor,GM-CSF)也与抗凋亡效应相关。

如果卵巢中成纤维细胞大量增殖和胞外基质沉积,会形成卵巢纤维化并进而导致卵巢早衰。在卵巢早衰模型中人们也观察到卵巢纤维化和萎缩,以及耗竭的卵泡。纤维化的产生与 MMPs、TIMPs、TGF-β1、VEGF 和 ET-1 有关。在 DHEA 诱导产生的卵巢纤维化是由 TGF-β 信号传导通路介导,由 *EMT*、*CTGF* 和 *MMP2/9* 等基因共同参与;而抗纤维化则与 HGF、bFGF 和 ADM 有关。MSCs 移植可以抑制成纤维细胞的增殖、降低某些胞外基质沉积,因而改善了卵巢组织纤维化。另外,MSCs 既能分泌促纤维化因子,如 VEGF,也可分泌抑制因子,如 HGF 等,因此关于 MSCs 如何平衡两者关系并抑制卵巢组织纤维化迄今仍未明晰,需要研究者们进行深入研究。

在卵巢受损部位促进血管生成以加强营养供应,可促进损伤修复。MSCs 可以分泌 VEGF、FGF2 及血管生成素等因子,它们可促进新生血管形成、血液透过。MSCs 是通过整合素 α6β1 受体来介导血管生成。有研究表明,将 MSCs 注入子宫瘢痕组织后,其可分化为内皮细胞和周细胞,促进血管生成。MSCs 和内皮细胞前体细胞共培养时经 PDGF 和 Notch 通路促进其增殖,并促进血管生成。另外,MSCs 来源的血管生成素对人卵巢移植组织的血管生成具有正向调节作用。MSCs 联合 *HGF* 基因的促血管生成作用强于单一的 MSCs 移植。LMO2 作为血管生成的关键因子受 TGF-β1 和 HGF 介导,VEGF 和 HGF 可协同作用促进血管生成,VEGF 单独使用可促进血管在长度、面积和分支点方面的增长,HGF 单独使用可加快血管面积的生长速度,而两者联合使用可促进血管直径的增加。MMPs 调控毛细血管直径并可能增加新生血管的稳定性。MSCs 促血管生成还与 MT1-MMP 有关,*IGF* 和 *MCP1* 基因也参与了血管生成。

MSCs 还具有抗炎效应,静脉注射 MSCs 可使卵巢炎症模型小鼠的白细胞浸润减少,修复卵巢功能。MSCs 调控调节性 T 细胞(Treg 细胞)和相关细胞因子,通过 PI3K/AKT 信号通路改变 Th17/Tc17 与 Th17/Treg 细胞比例来修复卵巢功能。MSCs 的旁分泌功能在抗炎中发挥重要作用,由 NF-κB 介导。MSCs 旁分泌机制可减弱 IL-1 的炎症效应,IFN-γ 可上调 MSCs 表达前列腺素雌二醇(prostaglandin E_2,PGE_2)、HGF 和 TGF-β1,同时诱导 MSCs 表达吲哚胺 2,3- 二氧化酶(indoleamine 2,3-dioxygenase,IDO),从而共同发挥免疫抑制的作用。另外,MSCs 表达低水平的 MHC I 分子,不表达 MHC II 分子,它可抑制 T 细胞增殖,从而达到免疫豁免或免疫耐受。因此 MSCs 具有低免疫原性,并进而使得 MSCs 的同种异体移植可行。MSCs 可直接调控免疫细胞,亦可通过旁分泌作用平衡抗炎与致炎,从而可对所有类型的免疫细胞发挥免疫调节作用。另外它可抑制多种免疫细胞功能从而导致免疫耐受;可分泌抗炎因子和抑制促炎分子,从而使得炎症效应无法扩大。例如,MSCs 可分泌 PGE_2 调控巨噬细胞增加 IL-10 的表达翻译;可通过 miR-23b 抑制树突状细胞的分化成熟;可利用 TNF-R2 通路改变巨噬细胞表型,从而抑制局部炎症反应;可分泌 HGF 和 TGF-β,从而发挥免疫调节作用。

(二)成体生殖干细胞

如前文所述,自 20 世纪 50 年代以来,生殖生物学领域一直秉承传统观念,即哺乳动物出生后不存在雌性生殖干细胞,其卵泡池大小的初始值一定,且随着年龄的增长,由于排卵及卵泡闭锁和凋亡,卵泡池逐渐萎缩直至完全耗竭。然而根据 Tilly 及吴际等学者始自 2004 的研究报道,该观念受到挑战。其研究结果表明哺乳动物出生后卵巢中存在卵原干细胞(oogonial stem cells,OSCs)。它能够自我增殖并定向分化为卵子从而更新卵泡池。但是有学者质疑认为 DDX4(MVH 的另一命名)蛋白是胞质表达而不是膜表达,基于 DDX4 免疫磁珠的分选方式并不能得到 OSCs,而可能是非特异的杂细胞。Zhang 等利用多种转基因动物模型如彩虹鼠、Gdf9-Cre;iDTR 基因鼠、Sohlh1-CreERT2;R26R 和 Foxl2-CreERT2;mT/mG 等,观察认为,新生或成体小鼠卵巢体内并无 OSCs 存在。同时认为不论生理还是病理条件下均未观察到来自 mOSCs 分化的新生卵子发生。

目前关于 OSCs 的争议较大,主要受以下几个方面困扰:首先,利用已知的和已报道的表面分子进行 OSCs 的分离纯化效率较低,且纯度不够,加之成体卵巢组织中 OSCs 细胞数量极其稀少,因而更凸显了它的分离纯化之难;其次,由于 OSCs 的体外培养条件一直模拟精原干细胞,然而迄今研究发现这类培养基并不能有效促进它的长期增殖,如果不能在体外获得足够多代的增殖,那么数量稀少的 OSCs 更无法达到深入研究和应用的数量要求,因此如何寻找到适合 OSCs 增殖传代的细胞因子成为迫切问题;再次,如何解决 OSCs 在体外培养条件下去分化以维持其原始干性的问题;最后,有报道认为卵巢皮质组织中存在间充质干细胞,基因表达谱分析表明这些细胞不同于成纤维细胞,可表达 CD44、CD90 和间质细胞前体表面抗原(stromal cell precursor surface antigen,STRO-1),据此,卵巢间充质干细胞或许可以作为一种治疗卵巢衰老的新型干细胞。针对这一研究,我们是否可以进一步提出:在分离纯化得到 OSCs 的细胞群体中是否也含有间充质干细胞,或者 OSCs 在体外培养条件易于跨分化为这些间充质干细胞?

OSCs 作为卵子前体干细胞,有学者研究其体外分化机制及潜能。Park 等已经利用成年小鼠来源的 OSCs 来研究 BMP4 对它分化为卵子的作用。BMPs 作为 TGF-β 家族成员之一,在原始生殖细胞（primordial germ cells，PGCs）的特化中起着关键作用。而且也有文献表明它们可作用于人类发育卵巢中的生殖细胞。基于这些研究，作者用 BMP4 来处理 mOSCs，发现不仅能够提高 mOSCs 分化为类卵子结构的比率，也可以提高启动减数分裂的基因的表达——这些基因包括 *Msx1*、*Msx2* 以及 *Strat8*。但是该文作者所得到的这些类卵子结构离真正的卵子还相差很远，甚至都没有非常明显的透明带结构。而在吴际研究组中则报道了采用与分化相关的因子和颗粒细胞共培养来进行 OSCs 的体外卵子分化。在这些促进分化的因子中，维甲酸（retinoic acid，RA）可以调控减数分裂启动的时钟，因此可以促使 OSCs 进入减数分裂。BMP4 参与胚胎期生殖系细胞的提呈和促进始基生殖细胞的分化。也有报道称 BMPs 可推动生殖细胞进入减数分裂进程。故作者先用颗粒细胞及 RA、BMP4、bFGF 一起处理 OSCs，最后用睾丸常见的因子如 EGF、bFGF、转铁蛋白、胰岛素及性激素（孕马血清促性腺激素、人绒毛膜促性腺激素、雌激素、孕酮）来处理。作者的思路是借鉴精原干细胞分化和模拟体内卵巢微环境。实验结果表明经过 1 个月左右的体外培养能得到一些有透明带结构的类卵子。2017 年，吴际组又报道利用 EGFP 转基因鼠来源的 EGFP-OSCs 卵巢移植研究其发育路径，发现 OSCs 具有归巢特性且只有迁移到卵巢皮质边缘才开始向卵母细胞分化。随后作者又分离这些移植的 OSCs 分化形成的窦前卵泡和小窦卵泡进行单卵泡 RNA-seq，对其卵泡发生的调控网络做了相应分析。将 OSCs 植入化疗小鼠卵巢中可使得受损卵巢功能恢复，并获得子代小鼠。Zou 等将 OSCs 注射入环磷酰胺处理小鼠卵巢，使本已不育的小鼠得到来源于 OSCs 的子代；Xiong 等将 OSCs 注射入化疗损伤小鼠卵巢，发现受损卵巢功能得以恢复，例如雌激素水平上升，并可得到子代小鼠。Tilly 利用自体卵巢分离的 OSCs 对 34 名平均年龄 36 岁的不育妇女进行卵胞质线粒体移植，以期改善卵子质量，结果显示该技术提高了高龄不育妇女的试管婴儿成功率。OSCs 在分离纯化、长期传代方面依然需要改进，虽然理论上说其具有潜在的改善卵巢功能及治疗卵巢衰老的价值，但对此仍需要进行大量、深入的研究。目前距离其临床应用尚远。

（三）胚胎干细胞和诱导多能干细胞

胚胎干细胞（embryonic stem cells，ESCs）和诱导多能干细胞（induced pluripotent stem cells，iPSCs）的特点是具有向各组织细胞分化发育的潜能，它既可以发育为卵巢中的上皮细胞/颗粒细胞，也可以定向诱导分化为雌雄配子，因此可统称为多能干细胞（pluripotent stem cells，PSCs）。作为卵巢功能修复的重要细胞，颗粒细胞和卵母细胞都发挥关键作用，基于 PSCs 的多向分化特性，研究人员都在努力尝试将 PSCs 向颗粒细胞和卵母细胞定向诱导分化，并进行分选纯化，以期通过移植卵巢来解决卵巢衰老的问题。尽管分化的路径和相关分子机制都属空白，人们依然在努力利用转录组学、蛋白质组学、染色质免疫共沉淀技术、单细胞分析和测序技术的最新发展来开拓定向分化的技术路径和具体机制，截至目前已取得可喜的进展。

Liu 等将 hiPSCs（human iPSCs 的简写）诱导分化为卵巢上皮样细胞，这些细胞对激素敏感，植入卵巢早衰小鼠中可降低波形蛋白表达，提高纤连蛋白和雌激素水平，增加卵巢重量，从而修复受损卵巢功能。该小组后又将 hiPSCs 分化为颗粒细胞样细胞并植入卵巢早衰小鼠，发现其可促进卵巢组织生长和颗粒细胞标志分子表达，提高雌激素水平并降低卵泡闭锁，最终修复受损卵巢的功能。

而将 PSCs 定向诱导分化为配子的这一方向，吸引了不少科学工作者对其进行研究，其中尤以来自英国剑桥大学和日本京都大学的两个小组取得的成果最为引人注目。自2003年以来,数个研究小组开始利用拟胚体或二维细胞培养体系进行随机分化,获得了卵母细胞样细胞、原PGCs和圆形精子细胞。由于他们采取的是随机分化并结合生殖细胞表面标志分子来筛选生殖细胞,因此存在低获得率和无法确定是否获得真正雌雄配子的问题,而且这些分化的生殖细胞均未获得后代。早期研究未获得配子的主要原因是对生殖细胞发育过程缺乏充分认知,同时对分化细胞缺乏充分评估,这两个因素也导致ESCs和iPSCs体外诱导分化策略的缺乏。

随后研究聚焦于配子诱导分化的第一个关键过程——PGCs的诱导分化,并获得了精确的重构和评估。

1. **PGCs特化机制** 近年PGCs诱导分化的研究为PSCs定向分化为原始生殖细胞样细胞(primordial germ cell-like cells,PGCLCs)奠定了基础。近侧后上胚层细胞首先表达Blimp1和Prdm14,从而促使这些细胞向生殖细胞方向特化,该特化过程包含3个关键事件:体细胞中胚层程序抑制(repression of the somatic mesodermal program)、多能潜能重获(re-acquisition of pluripotent potential)和基因组表观遗传重组(genome-wide-epigenetic reprogramming)。Blimp1参与此3个事件,Prdm14参与后2个事件;BMP4由胚外外胚层分泌,使得近侧后上胚层细胞向生殖细胞转化。在正常发育过程中,BMP4的拮抗剂如Cerberus 1(CER1),可抑制前内胚层细胞向生殖细胞特化。体外实验证实,胚胎E5.5~6.0而不是胚胎E6.5后期从内胚层分离出的上胚层细胞在BMP4的影响下,会表达Blimp1,随后表达Stella,促使自身向PGCs转化。同时上胚层细胞自分泌的WNT3也会部分响应BMP4诱导Blimp1和Prdm14的表达。在BMP4存在的情况下,SCF和其他细胞因子对上胚层细胞向生殖细胞转化也至关重要,能使诱导分化的细胞在基因表达谱和表观遗传上类似PGCs。以上研究结果为之后的体外重构mPGCs确立了有效的策略。

2. **mPSCs(mouse PSCs)向mPGCLCs(mouse PGCLCs)诱导分化** Ying等于2008年报道了干细胞培养基2i体系可使mESCs在无饲养层细胞条件下传代培养,该研究为mPSCs向生殖细胞诱导分化提供了高度同质性的基因表达谱系,并在随后分化成的围种植期上胚层细胞的基因表达和DNA甲基化方面也有高度同质性。PSCs培养条件的优化、生殖细胞相关鉴定的推出和进展、生殖细胞特化机制的深入研究成果为mPSCs定向分化为mPGCLCs、mPGCLCs发育为精子、卵子进而获得子代奠定了基础,铺平了探索的道路。最初上胚层干细胞(epiblast stem cells,EpiSCs)被认为是mPGCLCs的前体细胞,然而发现处于上胚层发育晚期的EpiSCs无法向生殖细胞转化,因此研究者用ActA和bFGF短期处理2i体系培养的mESCs,以保证EpiSCs处于早期发育阶段[该阶段细胞称为epiblast-like cells(EpiLCs)],从而在后续的诱导中可将其转化为生殖细胞。目前认为ActA和bFGF处理2天(既不能是1天,也不能是3天,必须是精确的2天)得到的EpiSCs,按照上胚层细胞向PGC样细胞诱导条件继续处理,可得到表达Blimp1、Prdm14和Stella的mPGCLCs,后者的表达谱非常类似E5.5的上胚层细胞。研究认为EpiLCs向mPGCLCs分化包括3个关键事件:多能干性基因表达重获,如*Sox2*和*Nanog*;体细胞中胚层基因一过性上调,如T(*Brachyury*)、*Hoxa1*和*Hoxb1*;关键表观遗传修饰基因下调,如*Dnmt3a*、*Dnmt3b*、*Uhrf1*和*Ehmt1*。结果诱导6天的mPGCLCs在转录组和表观遗传方面与E9.5的mPGCs(正处于迁移期)高度类似,但例外的是迁入生殖嵴的mPGCs高度上调表达Dazl(deleted in azoospermia-like),而相应天数的 mPGCLCs 并不上调。为了验证 mPGCLCs 能否产生精子,研究人员将其植入 W/W^V 模型小鼠睾丸后获得精子细胞,随后显微注射入卵子再植入假孕小鼠子宫,最后获得可生育的子代。随后该小组又验证了 mPGCLCs 可以分化为有功能的卵母细胞,过程简述如下:首先诱导 XX 核型的 mESCs 为 mPGCLCs,然后与胎鼠卵巢的体细胞聚合而成人工卵巢,大约培养 4~6 天后 mPGCLCs 上调表达某些基因如 Ddx4,表达谱系类同 E12.5 的雌性 mPGCs,基因印记删除,并重激活灭活 X 染色体,随之进入第一次减数分裂前期。接着将此人工卵巢植入 4 周大裸鼠卵巢被膜下,完成减数分裂并发育出成熟的卵母细胞,受精并获得具生育能力的子代。

总之,mPSCs 向 mPGCLCs 特化路径始于种植前上胚层细胞(E4.5),进入原肠作用前上胚层细胞(E5.5~E5.75),发育到迁移期 mPGCs 阶段(E9.5,即 Day6 期的 PGCLCs),然后借助人工卵巢可继续向前发育到第一次减数分裂前期(E12.5)。以上几个关键发育转化过程构成了 mPGCLCs 的特化程序。mPGCLCs 在体外诱导后最多仅能保持 10 天,体外长期扩增 mPGCLCs 是个巨大挑战,目前尚不清楚体内扩增机制,因为在体内 mPGCs 可以扩增 100 多倍,如果能够深入了解其中的机制和维持 mPGCs 存活及扩增的相关细胞因子,可以促进 mPGCLCs 的相关研究。

3. mPGCLCs 向成熟生殖细胞和配子诱导分化 人们在睾丸及人工卵巢中虽然可将 mPGCLCs 分化为有功能的精子细胞和卵母细胞,但对于 mPGCLCs 向成熟生殖细胞分化发育的机制仍然不清楚,因此相关研究聚焦于此,期待明确后可直接在无睾丸或卵巢体细胞的培养体系中获得分化的精子或卵母细胞,下面简述这方面的相关研究成果。

mPGCLCs 的生殖系基因初始时会被组蛋白甲基化酶(H3K27me3)通过甲基化抑制,而到了体外分化的第 6 天,一些生殖系基因如 Dazl、Ddx4、Mael 和 Piwil2 等解除部分抑制,获得低表达,这对于它们进入减数分裂初始阶段至关重要。由于促进生殖系基因表达的分子主要来源于 PGCs 的微环境,因此人们将 mPGCLCs 与胚胎期性腺的体细胞混合培养,发现可提高这些基因的表达水平,推动 mPGCLCs 进入 E12.5 时期的 mPGCs 状态,并继续发育进入减数分裂,或继续发育到前精原细胞阶段,或发育到减数分裂期卵母细胞。目前已知精子发生通路中的关键标志分子包括 Nanos2,它对前精原细胞分化发挥翻译调控作用,Plzf 则对于精原干细胞的维持起到关键作用;卵母细胞发生通路中的关键标志分子包括 Stra8,它调控减数分裂的启动过程,Spo11 和 Sycp3 对于减数分裂阶段的同源重组至关重要。由于目前仍未找到确定精原干细胞身份的独有标志分子,因此想在诱导分化中的 PSCs 中鉴定并分选得到一群纯精原干细胞(spermatogonial stem cell,SSCs)性质的生殖干细胞(germline stem cell,GSC)样细胞比较困难,目前已知 GFRα1,作为 GDNF 的受体,可作为 SSCs 干性的一个标志分子。SSCs 形成和继续发育离不开体内睾丸作为适合的微环境,因此研究者们利用睾丸体细胞环境在体外培养条件中成功地将 SSCs 激活,使其完成了精子发生过程并得到子代小鼠。随后中国学者 Zhou 等将诱导中的 PSCs 与睾丸分离得到的体细胞共培养,并在培养基中加入 RA、BMP2/4/7 和 ActA,第 6 天 mPGCLCs 当天就进入减数分裂 I 期,再补充添加 FSH、牛垂体提取物(bovine pituitary extract,BPE)和睾酮,mPGCLCs 则在随后的 8 天中完成了整个减数分裂过程,分化为精子样细胞,通过 ICSI 受精后产生子代小鼠。以上进展巨大,但是未来仍需明确其中涉及的分子和相关通路。同理,卵巢内微环境主要包括颗粒细胞和膜细胞为 PGCs 提供其后续发育的微环境。因此 Hayashi 等将胎鼠生殖嵴原始卵巢的体细胞分离出来,并与 mPGCLCs 混合构建人工卵巢,可形成卵母细胞样细胞(oocyte-like cells, OLCs),随后将人工卵巢植入肾被膜下或卵巢包膜下,经过 IVM(体外成熟)和 IVF(体外受精 - 胚胎移植)后成功诞下 3 只子代鼠。

4. 人生殖细胞发育 人类 hPSCs 与小鼠 mPSCs 比较,存在某些不同特性,在体外培养传代的条件下 hPSCs 更接近 EpiSCs,不是 mESCs,因为基因表达、表观遗传等均显示 hPSCs 处于后原肠胚期的上胚层细胞阶段,具有始发多能性(primed pluripotent)状态,而这个阶段的细胞被认为是无生殖细胞发育潜能。但也有不同观点认为 hPSCs 并不完全类同 EpiSCs,依然具有发育为生殖细胞的潜能。2015 年,Irie 等报道 hESCs/hiPSCs 在培养基中加入 4 种激酶(MAPK、GSK3、p38 和 JNK)抑制剂处理后,再依照 mPGCLCs 的诱导方案进行定向分化,可获得较高的 hPGCLCs 的分化效率,而且发现 SOX17 作为上游信号激活 BLIMP1,从而为 hPGCLCs 的转化发挥关键作用,与小鼠不同 hPGCLCs 并不表达 *DDX4* 和 *DAZL* 基因。由于种属差异,担心 hPGCLCs 与小鼠卵巢体细胞混合培养可能无法促进其继续发育为生殖细胞。然而 2018 年日本京都大学 Saitou 组发表研究称 hPGCLCs 与小鼠卵巢体细胞混合后经长达 4 个月的体外培养获得了卵母细胞样细胞,对这些卵母样细胞进行转录组、全基因组甲基化和基因印记检测,显示这些细胞处于减数分裂前期状态。这些成果表明 hPSCs 具有生殖系发育潜能且可通过类似 mPSCs 体外诱导分化完成卵母细胞发育进程。尽管 hPSCs 向卵母细胞发育的相关分子和通路并未完全明晰,但是以上研究结果为后来者奠定了一定基础。

综上,hPSCs 成功地在体外诱导体系中分化为卵母细胞样细胞意义重大,为多能干细胞用于不孕症和卵巢衰老的治疗铺垫了道路,然而关于此分化过程中的转录调控、表观遗传重组、减数分裂及基因组稳定性的问题依然不清楚。这些基础问题的解答对于 hPSCs 将来临床应用的安全性和可靠性至关重要。PSCs 是目前理论上对于卵巢衰老治疗具备确定性和发展潜能最大的干细胞,它可以通过分化为卵巢中多类细胞来促进卵巢功能的修复或恢复,因此有必要对其进行深入的研究。hPSCs 与其他干细胞治疗所面临的伦理问题一样,首先是干细胞的安全性问题,比如是否可以避免基因组突变和表观遗传突变;然后就是巨大的社会和宗教争议问题。

(四) 其他类型干细胞

其他类型干细胞,主要有人羊水干细胞(human amniotic fluid stem cell,hAFS)、人羊膜上皮细胞(human amniotic epithelial cells,hAECs)、极小胚胎样干细胞(very small embryonic-like stem cells,VSELs)。羊水干细胞来源于胚层外组织,属于胚外干细胞,可表达胚胎和成体干细胞的一些标志分子,具备一定的多向分化能力。Xiao 等发现 AFSCs 可以抑制卵泡凋亡及维持卵泡的健康;Wang 等发现 hAECs 可以在植入卵巢后分化为颗粒细胞并恢复卵巢功能。羊水或羊膜来源的干细胞抗卵巢衰老的具体机制和某些 MicroRNA 及其靶基因有关,上调 miR-10 或 miR-146 的表达可以抑制颗粒细胞的凋亡,干细胞分泌的外泌体(exosome)可以减少卵泡闭锁。有研究还发现这些干细胞制备而来的条件培养基可包含多达 100 多种细胞因子,单独注射条件培养基于卵巢组织中同样具有修复受损卵巢功能的作用。Bhutda 等认为在卵巢表面上皮中存在两种干细胞——VSELs 和 OSCs,当用白消安或环磷酰胺处理小鼠时除了 VSELs 还存活外,其他卵母细胞和 OSCs 等生殖细胞均失去活性,这些存活的 VSELs 分离并体外培养可分化发育为类卵母细胞样细胞,处于减数分裂前状态。作者认为如果能够获得存在于卵巢表面的 VSELs 并定向分化为有功能卵母细胞，那么对于卵巢早衰患者或癌症患者的生育力保存具有一定的意义。

三、干细胞治疗面临的机遇和挑战

随着现代医学的不断进步，危重病、疑难病的救治成功率不断提高。然而，目前医学领域还存在着相当的局限性，现有的临床干预和治疗手段还不能很好地治疗一些疾病，干细胞治疗技术应运而生，成为了当今医学领域最热门、最前沿的研究之一，也是未来最有希望的治疗手段。目前干细胞治疗受到世界各国及医药研发企业的高度重视，不惜投入重金支持与之相关的基础研究和临床研究，而且越来越多的科研人员亦将研究目标聚焦在干细胞及干细胞治疗的相关领域，研究论文及相应专利数量进入逐年增长的趋势，这表明干细胞治疗在资金、人员及受重视程度上面临前所未有的机遇，正从过去的萌芽期走向成长壮大期。

目前干细胞移植技术在临床诸多疾病中均有研究，包括神经系统疾病、血液系统疾病、呼吸系统疾病、心血管系统疾病、消化系统疾病、内分泌系统疾病、免疫系统疾病、泌尿生殖系统疾病、运动系统疾病、皮肤病、重度下肢缺血、慢性腰背痛等。然而，将干细胞治疗从基础研究向临床转化及商业应用仍然面临各种挑战，包括以下几个方面：

1. **干细胞的异质性问题**　多项研究表明细胞之间具有异质性，同一个体、同一发育阶段的不同组织来源的干细胞具有异质性，同组织来源的干细胞仍然存在异质性，具有不同的细胞亚型。干细胞的异质性主要体现在其生长特性、生物学特性如迁移能力、免疫调节能力以及分泌的细胞因子种类等方面的不同，所以需要根据干细胞的异质性来选择最佳适应证，也需要根据卵巢衰老的病因来选择不同类别或不同组织来源的干细胞。要建立标准化干细胞的分离、培养和鉴定方法，建立统一的质控标准，为干细胞的临床应用做好充分准备。

2. **干细胞生物学效力的检测方法**　基于目前干细胞的研究，以间充质干细胞（mesenchymal stem cells，MSCs）为例，MSCs 的生物学效力主要在于评价分泌的细胞因子的水平，这些生物学效力包括促造血、促新生血管生成、免疫调节、抗纤维化等。但目前对于生物学效力的检测方法并不统一，包括检测样本和时间以及检测的实验技术手段，这些都需要通过实验室来筛选出相关的标志物，再进一步验证及进行生物学活性定量测定，为干细胞的临床应用及推广奠定了一定基础。

3. **干细胞的安全性问题**　干细胞作为一种多能细胞，具有一定的致瘤性，特别是诱导的多能干细胞，不能排除病毒的导入可激活致癌基因的表达从而促使干细胞向肿瘤细胞转化，所以其安全性有待进一步明确。到目前为止，没有关于干细胞治疗卵巢早衰引发肿瘤病例的报道，但这可能与随访时间的长短有关。随着干细胞临床试验的开展，其安全性问题会得到最终的证实。

4. **干细胞移植治疗的伦理学问题**　干细胞移植临床研究的前提是要符合伦理原则。临床研究的终极目标是要最大限度地使患者受益，但在实施过程中需要符合临床试验的伦理原则，保护受试者的生命健康权益；临床试验只是一个试验阶段，可能有些风险并不在研究者考虑的范围内，但是研究者需要考虑技术的安全性和治疗的有效性，使风险性降到最低；此外，研究者应有效地履行知情同意，保护个人隐私，维护受试者的权益，这是干细胞临床研究服务公众健康的基础。

5. **干细胞治疗的规范化管理问题**　从国家层面上对干细胞的临床研究进行规范化管

理是保证干细胞治疗有效开展的前提。前期,国内多家单位都在进行干细胞治疗的临床项目,也取得了一定的进展,但仍存在一定的不规范,包括适应证不明确、操作不规范、收费标准混乱、干细胞来源不明确等一系列问题。卫生部(现称为国家卫生健康委员会)及时发现并做出调整,相继出台了《干细胞临床试验研究管理办法》《干细胞临床试验研究基地管理办法》《干细胞制剂质量控制及临床前研究指导原则》等法规以规范干细胞的临床试验。但如何有效地实施、合理地监管仍是一个难题,管理上的挑战则是必须时刻根据研发和临床应用态势制定相应的政策法规来处理伦理问题及非法谋取商业利益的风险,以达到"医疗机构的自觉"和"相关部门的严格监管"两方面的完美平衡,这需要在长期的实践中去探索。

6. **其他问题**　此外,干细胞治疗还有很多其他问题,例如如何规范干细胞输注的途径、细胞的数量、间隔的时间和治疗的疗程等,以及如何明确干细胞治疗的适应证和禁忌证,这对疗效评估至关重要;干细胞进入体内后的半衰期、器官定位、免疫反应、具体治疗机制等都与其后续的合理应用息息相关。

卵巢衰老的干细胞治疗(亦可扩展概念为细胞治疗),其着眼点应聚焦于促进卵巢组织中与卵泡形成、发育及维持有关的细胞增殖,这类细胞目前包含卵泡或卵母细胞、颗粒细胞、免疫细胞,只有当植入或注射的干细胞(或者干细胞相关条件培养基/外泌体等)可以分化为这些有益于卵巢功能的终末分化细胞,或可以促进本已存在于卵巢组织中的这些有益细胞增殖时,干细胞治疗才能发挥治疗作用。

目前MSCs治疗卵巢早衰已经进入临床研究阶段,初步的研究结果已表明了MSCs移植治疗卵巢早衰的有效性和安全性,目前有多个医学中心申请了相关的临床试验。但是这些报道多为小样本、单中心、开放、单治疗组的临床试验,要真正获得令人信服的疗效,还需要大样本、多中心、随访、双盲对照的临床试验加以验证。

总之,干细胞移植对卵巢早衰的治疗作用值得重视,通过不断努力,干细胞移植治疗技术有望给卵巢衰老患者带来希望。

(卢智勇)

参考文献

1. 迟培娟. 基因治疗及细胞治疗发展态势分析. 中国生物工程杂志, 2019: 43-52.

2. 胡豫. 细胞治疗临床研究和转化应用的思考. 临床血液学杂志, 2019: 491-493.

3. Wang S, Yu L, Sun M, et al. The therapeutic potential of umbilical cord mesenchymal stem cells in mice premature ovarian failure. Biomed Res Int, 2013: 690491.

4. Li J, Mao Q, He J, et al. Human umbilical cord mesenchymal stem cells improve the reserve function of perimenopausal ovary via a paracrine mechanism. Stem Cell Res Ther, 2017, 8: 55.

5. Mohamed SA, Shalaby SM, Abdelaziz M, et al. Human mesenchymal stem cells partially reverse infertility in chemotherapy-induced ovarian failure. Reprod Sci, 2018, 25: 51-63.

6. Su J, Ding L, Cheng J, et al. Transplantation of adipose-derived stem cells combined with collagen scaffolds restores ovarian function in a rat model of premature ovarian insufficiency. Hum Reprod, 2016, 31: 1075-1086.

7. Wang Z, Wang Y, Yang T, et al. Study of the reparative effects of menstrual-derived stem cells on premature ovarian failure in mice. Stem Cell Res Ther, 2017, 8: 11.

8. Lv C, Yang S, Chen X, et al. MicroRNA-21 promotes bone mesenchymal stem cells migration in vitro by

activating PI3K/Akt/MMPs pathway. J Clin Neurosci, 2017, 46: 156-162.

9. Chien-Chen L. Stem cells prevent radiation exposue-induced ovarian follicular depletion. Biology of Reproduction, 2010, Suppl.

10. Khanmohammadi N, SameniHR, Mohammadi M, et al. Effect of transplantation of bone marrow stromal cell-conditioned medium on ovarian function, morphology and cell death in cyclophosphamide-treated rats. Cell J, 2018, 20: 10-18.

11. Guo JQ, Gao X, Lin ZJ, et al. BMSCs reduce rat granulosa cell apoptosis induced by cisplatin and perimenopause. BMC Cell Biol, 2013, 14: 18.

12. Shin SY, Lee JY, Lee E, et al. Protective effect of vascular endothelial growth factor (VEGF) in frozen-thawed granulosa cells is mediated by inhibition of apoptosis. Eur J ObstetGynecolReprod Biol, 2006, 125: 233-238.

13. Stocco C. IGF-1 Signaling is required for FSH induction of Cyp19 expression in granulosa cells. Biology of Reproduction, 2012, 87: 609.

14. Yin N, Wang Y, Lu X, et al. hPMSC transplantation restoring ovarian function in premature ovarian failure mice is associated with change of Th17/Tc17 and Th17/Treg cell ratios through the PI3K/Akt signal pathway. Stem Cell Res Ther, 2018, 9: 37.

15. Zhou F, Shi LB, Zhang SY. Ovarian fibrosis: a phenomenon of concern. Chin Med J (Engl), 2017, 130: 365-371.

16. Cooke J. LMO2 regulates angiogenesis through TGFB1 and HGF. Faseb Journal, 2015.

17. Figueroa FE, Carrion F, Villanueva S, et al. Mesenchymal stem cell treatment for autoimmune diseases: a critical review. Biol Res, 2012, 45: 269-277.

18. Wu J, Ji C, Cao F, et al. Bone marrow mesenchymal stem cells inhibit dendritic cells differentiation and maturation by microRNA-23b. Biosci Rep, 2017, 37: 1-9.

19. Johnson J, Canning J, Kaneko T, et al. Germline stem cells and follicular renewal in the postnatal mammalian ovary. Nature, 2004, 428: 145-150.

20. Zou K, Yuan Z, Yang Z, et al. Production of offspring from a germline stem cell line derived from neonatal ovaries. Nat Cell Biol, 2009, 11: 631-636.

21. Zhang H, Liu L, Li X, et al. Life-long in vivo cell-lineage tracing shows that no oogenesis originates from putative germline stem cells in adult mice. Proc Natl Acad Sci USA, 2014, 111: 17983-17988.

22. Zhang H, Zheng W, Shen Y, et al. Experimental evidence showing that no mitotically active female germline progenitors exist in postnatal mouse ovaries. Proc Natl Acad Sci USA, 2012, 109: 12580-12585.

23. Stimpfel M, Cerkovnik P, Novakovic S, et al. Putative mesenchymal stem cells isolated from adult human ovaries. J Assist Reprod Genet, 2014, 31: 959-974.

24. Park ES, Woods DC, Tilly JL. Bone morphogenetic protein 4 promotes mammalian oogonial stem cell differentiation via Smad1/5/8 signaling. FertilSteril, 2013, 100: 1468-1475.

25. Zhou L, Wang L, Kang JX, et al. Production of fat-1 transgenic rats using a post-natal female germline stem cell line. Mol Hum Reprod, 2014, 20: 271-281.

26. Wu C, Xu B, Li X, et al. Tracing and characterizing the development of transplanted female germline stem cells in vivo. Mol Ther, 2017, 25: 1408-1419.

27. Xiong J, Lu Z, Wu M, et al. Intraovarian transplantation of female germline stem cells rescue ovarian function in chemotherapy-injured ovaries. PLoS One, 2015, 10: e0139824.

28. Woods DC, Tilly JL. Autologous germline mitochondrial energy transfer (AUGMENT) in human assisted reproduction. Semin Reprod Med, 2015, 33: 410-421.

29. Liu T, Qin W, Huang Y, et al. Induction of estrogen-sensitive epithelial cells derived from human-induced pluripotent stem cells to repair ovarian function in a chemotherapy-induced mouse model of premature ovarian failure. DNA Cell Biol, 2013, 32: 685-698.

30. Saitou M, Miyauchi H. Gametogenesis from pluripotent stem cells. Cell Stem Cell, 2016, 18: 721-735.

31. Seki Y, Hayashi K, Itoh K, et al. Extensive and orderly reprogramming of genome-wide chromatin modifications associated with specification and early development of germ cells in mice. Dev Biol, 2005, 278: 440-458.

32. Yabuta Y, Kurimoto K, Ohinata Y, et al. Gene expression dynamics during germline specification in mice identified by quantitative single-cell gene expression profiling. Biol Reprod, 2006, 75: 705-716.

33. Ying QL, Wray J, Nichols J, et al. The ground state of embryonic stem cell self-renewal. Nature, 2008, 453: 519-523.

34. Hayashi K, Ohta H, Kurimoto K, et al. Reconstitution of the mouse germ cell specification pathway in culture by pluripotent stem cells. Cell, 2011, 146: 519-532.

35. Hayashi K, Ogushi S, Kurimoto K, et al. Offspring from oocytes derived from in vitro primordial germ cell-like cells in mice. Science, 2012, 338: 971-975.

36. Zhou Q, Wang M, Yuan Y, et al. Complete meiosis from embryonic stem cell-derived germ cells in vitro. Cell Stem Cell, 2016, 18: 330-340.

37. Irie N, Weinberger L, Tang WW, et al. SOX17 is a critical specifier of human primordial germ cell fate. Cell, 2015, 160: 253-268.

38. Yamashiro C, Sasaki K, Yabuta Y, et al. Generation of human oogonia from induced pluripotent stem cells in vitro. Science, 2018, 362: 356-360.

39. Xiao GY, Liu IH, Cheng CC, et al. Amniotic fluid stem cells prevent follicle atresia and rescue fertility of mice with premature ovarian failure induced by chemotherapy. PLoS One, 2014, 9: e106538.

40. Wang F, Wang L, Yao X, et al. Human amniotic epithelial cells can differentiate into granulosa cells and restore folliculogenesis in a mouse model of chemotherapy-induced premature ovarian failure. Stem Cell Res Ther, 2013, 4: 124.

41. Xiao GY, Cheng CC, Chiang YS, et al. Exosomal miR-10a derived from amniotic fluid stem cells preserves ovarian follicles after chemotherapy. Sci Rep, 2016, 6: 23120.

42. Sriraman K, Bhartiya D, Anand S, et al. Mouse ovarian very small embryonic-like stem cells resist chemotherapy and retain ability to initiate oocyte-specific differentiation. Reprod Sci, 2015, 22: 884-903.

第七节 线粒体移植

线粒体功能障碍与人类和哺乳动物衰老模型中卵母细胞质量和胚胎发育潜力下降之间存在密切的关系。线粒体通过卵母细胞遗传,线粒体 DNA(mitochondrial DNA, mtDNA)拷贝数在受精卵卵裂期保持卵母细胞时期的数量不变,mtDNA 复制将在内细胞和滋养外胚层分化后的胚泡期恢复。老龄化卵母细胞中线粒体的改变,如线粒体 DNA 拷贝数不足、数量缺乏、分布异常、功能失调和 ATP 生成不足等,均会影响卵母细胞的成熟、受精和胚胎发育,导致女性生育困难。Yi 等发现通过将健康线粒体显微注射入年老小鼠卵母细胞内能够提高卵子受精后的桑葚胚形成率,表明年老小鼠受精卵可能发生 mtDNA 突变累积导致其线粒体无法维持合子继续发育至桑葚胚。目前,利用线粒体移植改善女性卵子质量已成为一种新的治疗手段。

一、线粒体移植的由来

线粒体移植(mitochondrial transplantation)技术的出现主要出于对治疗线粒体疾病和不孕症患者卵子质量不良的需求。在各种线粒体疾病中,由于 mtDNA 小而不稳定,容易受到自由基、组蛋白以及修复机制的影响,因此线粒体基因组相对于核基因组更容易发生突变,而目前尚无有效的治疗方法。在少数情况下,我们可以通过植入前基因学诊断避免移植致病 mtDNA 突变的胚胎,但是目前 mtDNA 异质性程度的评估及风险预测尚存在一定局限性,因此基因学诊断不能应用于所有类型的线粒体疾病。人们需要一种能够直接阻断突变 mtDNA 传递给子代的方法。线粒体功能障碍和 mtDNA 突变随着年龄逐渐发生,从而影响卵母细胞质量,即便通过辅助生殖技术也难以改善其受精和胚胎发育能力,因此也需要一种能够改善卵子线粒体功能、降低或清除 mtDNA 突变的方法。而随着克隆和辅助生殖技术的发展,胞质移植与核移植技术逐渐成熟,为线粒体移植奠定了良好的技术基础。自 20 世纪末,研究者们通过动物实验和临床研究不断改进和突破,逐渐实现了在卵母细胞内减少甚至清除 mtDNA 突变、优化线粒体,并成功获得健康子代。从此,线粒体移植技术逐渐被人们所接受且开始逐步进入临床应用。

二、线粒体移植的种类和技术简介

(一)线粒体替代疗法

供体线粒体主要来源于第三方卵子。随着显微操作技术和胚胎植入前诊断 / 筛查(preimplantation genetic diagnosis/preimplantation genetic screening,PGD/PGS)技术在生殖领域的不断应用,线粒体移植技术不仅为阻断线粒体疾病的遗传,也为卵母细胞质量受损的女性不孕患者提供了新的方向。目前有以下几种线粒体替代疗法(mitochondria replacement treatment,MRT)技术:

1. **胞质移植**　胞质移植(cytoplasmic transfer)又称为卵质移植(ooplasmic transfer),最初是在 20 世纪 80 年代建立的一个实验工具,用于阐明细胞质决定小鼠胚胎发育的作用。虽然辅助生殖技术不是其主要目的,然而将细胞质从年轻女性卵母细胞转移至年老女性卵母细胞的相关技术已进入生殖领域,用于提高其卵母细胞及胚胎的发育潜能。该技术将大约 5%~15% 的供体卵母细胞质转入受体卵母细胞,其中包含 mRNA、蛋白质、线粒体以及其他细胞器。研究者利用这项技术已经实现了 30 多次成功活产。然而,少量外源线粒体的引入导致后代携带两种不同来源的线粒体,与此同时,在该项试验的 17 例随访患者中,出现了 2 例特纳综合征和 1 例广泛性发育障碍。由于不确定这些异常是线粒体异质性的作用,还是由于供体和受体卵母细胞发育不同步导致,还是操作本身所致,因此,2002 年美国食品药品监督管理局(Food and Drug Administration,FDA)叫停该项技术,并等待进一步对于安全性的研究。尽管如此,这项技术目前仍然在全世界其他国家的少数试管婴儿诊所中应用。尽管胞质移植可以降低 mtDNA 突变的比例,但它并不能有效地阻断线粒体疾病的遗传,因此该技术也逐渐地被核移植技术所取代。

2. **核基因组转移**　卵母细胞 / 受精卵之间的核基因组转移(nuclear genome transfer)包括生发泡转移(germinal vesicle transfer,GVT)、纺锤体转移[metaphase(MⅡ)spindle transfer]和原核移植(pronuclear transfer,PNT)。生发泡转移和 MⅡ 期纺锤体转移使用的是未受精的卵,而原核转移使用的是已受精的合子。

(1)生发泡移植:将停滞于 MⅠ 前期 GV 阶段的未成熟的卵母细胞核通过电融合技术转移至去核的健康受体卵子中,并进行体外成熟、受精。2004 年,Takeucki 等通过辐照损伤小鼠 GV 期卵母细胞线粒体,导致其无法成熟,然后通过 GV 移植成功逆转了该异常胚胎发育,并获得了与对照组无差异的活产率。其后代不仅成年后表型正常,并且生育力也没有出现任何影响。2009 年,Tanaka 等报道了将 35 例老年女性卵母细胞核植入年轻供体去核卵母细胞中,其中 28% 发育至囊胚期,该比例显著高于未处理组,且所有囊胚核型正常,但是该研究没有继续追踪胚胎的着床后发育情况、mtDNA 携带程度以及后代的健康状况。2014 年,Neupane 等在卵母细胞间进行生发泡移植后行体外成熟、受精并继续培养,发现其重组胚胎的 mtDNA 携带率极低,但是其发育均停滞于囊胚前期,他们认为其可能与体外卵母细胞成熟技术较困难有关系。

(2)纺锤体移植:大部分成熟卵母细胞停留于 MⅡ期减数分裂中期。作为纺锤体移植的关键技术,去除卵母细胞 MⅡ期中期板是克隆技术中体细胞核移植最常见的技术,因此纺锤体移植技术已经相当成熟。在人类卵母细胞中,清晰的卵母细胞胞质使得减数分裂纺锤体在偏振光显微镜下易于定位。MⅡ期染色体定位有不同的技术,比如 HE 染色和紫外线照射、细胞骨架抑制剂或相差显微镜等,主要因物种不同而不同。MⅡ纺锤体移植因为其染色质浓缩,易于利用微型吸管吸取且不掺杂过多胞质,因而相比于 GV 移植对细胞的侵入性更小。携带少量突变 mtDNA 的染色体 - 纺锤体复合物从异常的卵母细胞中被转移至供体卵子,通过电融合或灭活的仙台病毒诱导重组,继续继续受精、着床等发育。在一项以恒河猴为研究对象的实验中,MⅡ纺锤体复合物能够被高效分离并转移至去核卵母细胞,经过受精、着床后的胚胎干细胞未检测到任何 mtDNA 携带。然而,该研究中 mtDNA 携带未检测到的情况有可能是检测设备敏感度过低所导致。由于定位核 DNA 的染色方法对卵子及胚胎的后续影响不明确,而且在衰老或异常的卵子内染色体排列并不一定规律性地处于同一中期板,因此相关的技术问题和安全性问题在该技术进入临床应用前仍需要进行严格审查。2013 年在一项灵长类动物纺锤体移植研究中报道其中有相当一部分比例的重组卵母细胞出现受精异常或失败。研究者认为,受精失败的原因可能是操作所致的过早卵母细胞激活,该激活导致了核蛋白体异常。由此可见 MⅡ期卵母细胞对于纺锤体的操作十分敏感,因此该技术仍需要继续优化,方能保证其临床安全性。在人类研究中,MⅡ纺锤体移植技术仅有 1/2 的卵母细胞能够受精成功,但是受精成功的合子不仅大部分能够发育至囊胚期甚至足月,而且mtDNA 携带比例非常低(<1%)。2016 年,Zhang 报道了利用 MST 技术阻断 mtDNA 疾病的首例健康婴儿在墨西哥诞生,该案例中这名 36 岁经历了 4 次流产和 2 次由于 mtDNA 突变致死产的妇女经过 MST 技术后,得到的可移植囊胚平均 mtDNA 突变累积率为 5.73%,婴儿出生后组织细胞 mtDNA 突变累积率 <9.23%,表明 MST 显著降低了 mtDNA 突变的遗传,且获得的囊胚能够顺利发育并出生。尽管新生儿出生的 mtDNA 突变率较低,但仍不能够确定其是否会随着年龄而继续升高,因此该研究仍需要长期随访。

(3)原核移植(pronuclear transfer,PNT):将患者与供体卵子使用标准化 IVF 流程受精处理,再将患者受精卵内精子和卵子的原核一同取出,携带小部分胞质,转移至已经去掉精子原核的供体受精卵的卵周间隙,利用电脉冲或灭活的仙台病毒诱导其融合。原核移植相较于 MⅡ期纺锤体移植具有可视化强的优点,且精卵原核周围均有核膜包裹,易于识别和处理。在 20 世纪 80 年代初,PNT 已在小鼠受精卵中操作,其中 96% 的重组合子能够发育至桑葚胚或囊胚阶段,16% 的胚胎能产出下一代。在小鼠 PNT 过程中含有线粒体的细胞质不可避免地被共同转移,造成后代的线粒体异质率高达 24%,这与原核体积、线粒体不均一分布有关。2016 年的一项研究结果显示,优化后的人受精卵 PNT 技术能将线粒体异质率降至

2%,且不影响囊胚形成率、胚胎整倍体率和基因表达。因此,PNT作为减少线粒体疾病发生的治疗技术具有一定的临床应用前景。PNT原本是一项在哺乳动物胚胎中操作的技术,用于证明亲本基因组对发育的不同贡献。该技术模型已在小鼠体内成功建立,建模后的小鼠受精卵可以发育至囊胚期,甚至着床后发育至足月。Craven等通过转移原核发现重组后的人类受精卵不仅mtDNA携带率很低(<2%),且这些合子能够发育至囊胚期,意味着原核转移在人类线粒体相关疾病中的潜在应用价值。

3. **极体移植**　极体是卵母细胞或受精卵在第一次和第二次减数分裂过程中排出的微小结构,第一极体含有二倍染色体,第二极体含有单倍染色体,两者都含有与卵母细胞或受精卵相同的遗传物质。第一极体移植(PB1T)指的是将MⅡ期卵母细胞中移出的极体转入去核MⅡ卵母细胞;第二极体移植(PB2T)指的是将原核期合子中移出的极体转入去除原核的受体合子。两种技术目前均已在小鼠卵母细胞中实现,且被证明能够产生具有发育潜能的胚胎甚至活产。Wang等发现由于极体体积很小,所携带的胞质含量极少,因此相对于原核移植和纺锤体移植其mtDNA携带率更低。将第一极体转入未受精MⅡ期卵母细胞能绕过中心粒数目异常所导致的非整倍体或多极性纺锤体阶段。PB2T的一个潜在问题则是第二极体是否含有足够的中心粒以支持其纺锤体形成,目前对该问题的相关研究甚少。在小鼠体内,PB2T合子表现出正常的发育并产生健康子代,意味着在小鼠体内,缺少胞质的第二极体并不会降低重组胚胎的发育潜能。目前关于MⅡ卵母细胞极体移植只有一项人类研究,该研究证明重组后的PB1T卵子具有正常的受精能力并能够继续发育,但最终停滞于囊胚前期。尽管如此,该技术仍为线粒体移植提供了新的方向。

(二) 自体细胞线粒体移植

移植后的线粒体异质性被发现与认知功能异常和类似早期代谢综合征的某种表型有关。尽管在英国,这些来自捐赠者的线粒体目前已经被批准用于治疗某些线粒体疾病,但这些方法在世界范围中仍受到大量质疑。为了避免异质性,研究者提出了自体细胞线粒体移植。但是体细胞来源的线粒体具有组织特异性并影响后期胚胎发育,因此最好的解决方法是提取卵巢来源的线粒体。利用颗粒细胞线粒体移植在牛的研究中取得了理想的效果,将颗粒细胞线粒体移植入卵母细胞提高了卵母细胞mtDNA含量,明显改善了受精后的胚胎发育情况。但由于卵泡的闭锁是由卵泡内细胞的凋亡信号释放所启动,因此这类细胞的线粒体移植可能是导致卵母细胞退行性改变的风险因素。利用体细胞线粒体移植还有一个问题,即自身作为供体细胞时,其衰老对体细胞线粒体的影响不能被消除。由此可见,卵巢内的生殖细胞是线粒体最理想的替代来源,尤其是未经历有丝分裂后停滞的生殖干细胞。目前,随着卵原生殖干细胞在出生后的小鼠和人类卵巢中被发现,利用自体生殖系干细胞线粒体移植技术提高不孕妇女受孕率已成为可能。

(三) 自体生殖系干细胞线粒体移植

自体生殖系干细胞线粒体移植(autologous germline mitochondrial energy transfer,AUGMENT)技术的前提是使用IVF患者自己的卵母细胞前体细胞[被称为卵巢生殖干细胞(OSCs)]作为线粒体来源,将线粒体随着卵细胞质内单精子注射(intracytoplasmic sperm injection,ICSI)方法注入卵子。该技术不仅延续了异源卵质转移的原理(即提供雌性生殖系线粒体以强化发育受限卵子),而且利用的是自身线粒体,消除了FDA的担忧,因而最终进入了临床研究阶段。此外,来源于自体卵巢生殖干细胞的线粒体也消除了组织源性的差异。与人类辅助生殖中异源卵质（线粒体）转移所产生的效应相一致，AUGMENT 的早期临床经验亦令人鼓舞。在加拿大多伦多生殖中心（Toronto Centrefor Advanced Reproductive Technology，TCART）和阿联酋 FAKIH-IVF 生殖中心（Fakih Fertility Center）的 93 名患者中，与其既往 IVF 历史数据相比，AUGMENT 提高了其每个辅助生殖周期的临床妊娠率 3~6 倍。在一项由 Fakih 等进行的对回顾性对照组的前瞻性队列研究中，在选定的 IVF 结果极差的一组女性中，其临床妊娠率提高了 8~10 倍。虽然研究表明 AUGMENT 可以改善妊娠，但该技术的有效性尚需要在无选择偏倚的临床研究中再次评估。

在外源性线粒体改善卵子受精后成功率的报道中，供体细胞要么来自年轻女性，要么来自与受体卵子同年龄但是从分化角度上来看更为年轻的干细胞。普遍的观点是线粒体为衰老过程中受损的卵母细胞提供了更多的生物能量，从而使得卵子在受精后得以恢复。这种作用模式与目前大量关于线粒体功能和卵子及胚胎三磷酸腺苷（adenosine triphosphate，ATP）利用相关联的证据相一致。然而还有其他可能的解释需要进一步验证，其中一种关于线粒体的潜在功能差异，即供体细胞的线粒体亚型，这是与能量无关的。如果细胞核与特定线粒体亚群之间的交互作用被衰老所损害，导致线粒体无法接受核基因产物的指令，那么注入未受损的线粒体可能有助于恢复胚胎发育所需的卵子内稳态，或通过调控衰老相关的 ROS 及下游机制促进胚胎发育。通过建立能够基于特征（大小、膜极化状态或生物标志）而对线粒体进行分析和分选亚型的平台，将有助于检验上述这些可能的机制。一旦被纯化，这些线粒体亚型可以通过处理而进行一系列下游分析，包括功能特性和蛋白组学差异。这些信息可能解释衰老如何影响生殖细胞中的线粒体，以及外源线粒体如何恢复卵子的发育能力。

线粒体移植不仅能够有效阻断线粒体遗传疾病从而得到健康子代，还可以改善卵母细胞受损所致的不孕症，但由于其涉及三方亲代基因组的遗传，因此相关的安全和伦理学问题阻碍了其在临床上的发展。目前仅有英国将 MRT 技术实现了合法化，但也仅限于线粒体疾病领域。而 AUGMENT 技术则通过提取患者自体卵巢生殖干细胞中的线粒体，以扩充卵母细胞内线粒体从而提高卵母细胞质量和胚胎发育潜能，具有更加重要的理论意义和临床应用价值，但其技术仍需要进一步完善，相关的临床安全性研究也需要进一步审查。且随着技术的逐步应用，线粒体移植技术产生的后代健康安全问题也应进一步随访，纳入相关的安全伦理研究。

（沈 璐）

参考文献

1. Fragouli E, Spath K, Alfarawati S, et al. Altered levels of mitochondrial DNA are associated with female age, aneuploidy, and provide an independent measure of embryonic implantation potential. PLoSGenetics, 2015, 11: e1005241.

2. Reynier P, May-Panloup P, Chretien MF, et al. Mitochondrial DNA content affects the fertilizability of human oocytes. Molecular Human Reproduction, 2001, 7: 425-429.

3. May-Panloup P, Boucret L, Chao de la Barca JM, et al. Ovarian ageing: the role of mitochondria in oocytes and follicles. Human Reproduction Update, 2016, 22: 725-743.

4. Yi YC, Chen MJ, Ho JY, et al. Mitochondria transfer can enhance the murine embryo development. Journal of Assisted Reproduction and Genetics, 2007, 24: 445-449.

5. Taylor RW, Turnbull DM. Mitochondrial DNA mutations in human disease. Nature Reviews Genetics, 2005, 6: 389-402.

6. Cohen J, Scott R, Schimmel T, et al. Birth of infant after transfer of anucleate donor oocyte cytoplasm into recipient eggs. Lancet, 1997, 350: 186-187.

7. Soini S, Ibarreta D, Anastasiadou V, et al. The interface between assisted reproductive technologies and genetics: technical, social, ethical and legal issues. European journal of human genetics: EJHG, 2006, 14: 588-645.

8. Cree L, Loi P. Mitochondrial replacement: from basic research to assisted reproductive technology portfolio tool-technicalities and possible risks. Molecular Human Reproduction, 2015, 21: 3-10.

9. Brown DT, Herbert M, Lamb VK, et al. Transmission of mitochondrial DNA disorders: possibilities for the future. Lancet, 2006, 368: 87-89.

10. Craven L, Tuppen HA, Greggains GD, et al. Pronuclear transfer in human embryos to prevent transmission of mitochondrial DNA disease. Nature, 2010, 465: 82-85.

11. Takeuchi T, Rosenwaks Z, Palermo GD. A successful model to assess embryo development after transplantation of prophase nuclei. Human Reproduction, 2004, 19: 975-981.

12. Tanaka A, Nagayoshi M, Awata S, et al. Metaphase II karyoplast transfer from human in-vitro matured oocytes to enucleated mature oocytes. Reproductive Biomedicine Online, 2009, 19: 514-520.

13. Neupane J, Vandewoestyne M, Ghimire S, et al. Assessment of nuclear transfer techniques to prevent the transmission of heritable mitochondrial disorders without compromising embryonic development competence in mice. Mitochondrion, 2014, 18: 27-33.

14. Tachibana M, Amato P, Sparman M, et al. Towards germline gene therapy of inherited mitochondrial diseases. Nature, 2013, 493: 627-631.

15. Zhang J, Liu H, Luo S, et al. Live birth derived from oocyte spindle transfer to prevent mitochondrial disease. Reproductive Biomedicine Online, 2017, 34: 361-368.

16. McGrath J, Solter D. Nuclear transplantation in the mouse embryo by microsurgery and cell fusion. Science, 1983, 220: 1300-1302.

17. Richardson J, Irving L, Hyslop LA, et al. Concise reviews: Assisted reproductive technologies to prevent transmission of mitochondrial DNA disease. Stem Cells, 2015, 33: 639-645.

18. Hyslop LA, Blakeley P, Craven L, et al. Towards clinical application of pronuclear transfer to prevent mitochondrial DNA disease. Nature, 2016, 534: 383-386.

19. Wang T, Sha H, Ji D, et al. Polar body genome transfer for preventing the transmission of inherited mitochondrial diseases. Cell, 2014, 157: 1591-1604.

20. Ma H, O'Neil RC, Marti Gutierrez N, et al. Functional human oocytes generated by transfer of polar body genomes. Cell Stem Cell, 2017, 20: 112-119.

21. Sharpley MS, Marciniak C, Eckel-Mahan K, et al. Heteroplasmy of mouse mtDNA is genetically unstable and results in altered behavior and cognition. Cell, 2012, 151: 333-343.

22. Acton BM, Lai I, Shang X, et al. Neutral mitochondrial heteroplasmy alters physiological function in mice. Biology of Reproduction, 2007, 77: 569-576.

23. Takeda K, Tasai M, Akagi S, et al. Microinjection of serum-starved mitochondria derived from somatic cells affects parthenogenetic development of bovine and murine oocytes. Mitochondrion, 2010, 10: 137-142.

24. Schatten H, Sun QY, Prather R. The impact of mitochondrial function/dysfunction on IVF and new treatment possibilities for infertility. Reproductive Biology and Endocrinology: RB & E, 2014, 12: 111.

25. Hua S, Zhang Y, Li XC, et al. Effects of granulosa cell mitochondria transfer on the early development of bovine embryos in vitro. Cloning and Stem Cells, 2007, 9: 237-246.

26. Pierrynowski-Gallant DM, Vollman AR. Influenza vaccination choices. The Canadian Nurse, 2004, 100: 16-21.

27. Zou K, Yuan Z, Yang Z, et al. Production of offspring from a germline stem cell line derived from neonatal ovaries. Nature Cell Biology, 2009, 11: 631-636.

28. Oktay K, Baltaci V, Sonmezer M, et al. Oogonial precursor Cell-Derived autologous mitochondria injection to improve outcomes in women with multiple IVF failures due to low oocyte quality: a clinical translation. Reproductive Sciences, 2015, 22: 1612-1617.

29. Woods DC, Tilly JL. Autologous germline mitochondrial energy transfer (AUGMENT) in human assisted reproduction. Seminars in Reproductive Medicine, 2015, 33: 410-421.

30. Tilly JL, Sinclair DA. Germline energetics, aging, and female infertility. Cell Metabolism, 2013, 17: 838-850.

第八节 卵巢体外激活

卵巢体外激活(*in vitro* activation,IVA)主要是指从体内获得卵巢组织,在体外完成始基卵泡激活,使始基卵泡从休眠状态向初级卵泡转化,从而触发卵泡发育,使其能进一步在体内或者体外发育为成熟卵子。IVA 的核心是在体外激活始基卵泡,最终目的是在体内或体外获得成熟卵子。这一过程涉及卵巢组织和卵泡的体外培养体系,始基卵泡激活的调控机制,卵泡体外成熟等。目前 IVA 还处于试验探索阶段,尚未广泛应用于临床,但其作为极具潜力的保存生育力的新方法而备受关注,成为生殖领域的研究热点。

一、IVA 的渊源

IVA 的出现主要源于恶性肿瘤患者和 POI 患者对于保存女性生育力的新方法的需求。随着恶性肿瘤治疗方法的发展,越来越多的育龄期恶性肿瘤患者得以幸存。然而,由于放化疗的毒性,很多女性患者面临着卵巢早衰的困扰。这些患者为了保存生育力可选择的方法非常有限,因为成熟卵子冷冻的成功率很低。卵巢组织冷冻后择期移植并进一步行辅助生殖技术,这一方法虽然可行,也有成功案例,但对于某些恶性肿瘤比如恶性血液病和乳腺癌,则有引起肿瘤复发的风险,而 IVA 则可以避免这一风险。同时,POI 患者的不孕问题也逐渐成为生殖领域的难题,因为辅助生殖技术也无法解决卵巢反应性差所致的成功率低的问题。

IVA 的核心是在体外激活始基卵泡,完成这一重要步骤的前提是揭示始基卵泡激活的关键机制。2003 年,Castrillon 等研究发现,*Foxo3* 基因敲除的小鼠卵巢中所有始基卵泡均在青春期过早激活,*Foxo3* 敲除雌鼠的生育力随年龄增长明显下降,提示 FOXO3 的主要功能在于维持卵巢中的始基卵泡处于休眠状态,抑制始基卵泡激活。这一结论在后续的研究中也得到了证实。2008 年,John 等研究发现 PI3K-AKT 信号通路在激活卵泡生长的过程中通过 FOXO3 发挥重要作用。特异性敲除小鼠卵母细胞中的 *Pten* 将引起 Akt 过度激活,FOXO3 过度磷酸化,FOXO3 从细胞核中转出,从而引起始基卵泡广泛激活导致卵巢早衰。基于以上研究基础,2010 年 Li 等首次提出 IVA:取新生小鼠的卵巢,在体外用 PTEN 抑制剂和 PI3K 激活剂处理以激活始基卵泡,再将其移植到切除卵巢的成年小鼠的肾被膜下,促进卵泡生长,最终获得了成熟卵子,并孕育了正常的子代小鼠;同时他们从肿瘤患者体内获得人的卵巢皮质碎片,并用 PTEN 抑制剂处理后,异体移植到免疫缺陷小鼠体内,卵巢皮质中的始基卵泡最终发育获得成熟的卵母细胞。此后,IVA 作为女性保存生育力的新兴方法而成为生殖领域的研究热点。尽管如此,目前 IVA 尚未广泛应用于临床,更多的研究尚处于试验探索阶段。而更广义的 IVA 甚至处于起步阶段,即卵泡激活及发育成熟的全部过程均在体外完成。目前从始基卵泡到排卵前卵泡的完整卵泡生成过程,再到卵泡募集、体外受精、胚胎移植和子代出生,仅在小鼠中成功完成过。在高级哺乳动物和人类中,研究者做了大量努力尝试从始基卵泡或窦前卵泡体外培养发育成可用的成熟卵子,但均未成功。

二、IVA 的临床应用

目前已报道的将 IVA 应用于临床并成功解决患者生育问题的研究仅有 3 项,均为 POI 患者。其中 2 项研究出自日本神奈川县川崎市圣玛丽安娜医科大学,1 项研究出自郑州大学第一附属医院。

2013 年,Kawamura 等在小鼠模型中研究始基卵泡激活和卵泡发育的机制后,首次将 IVA 应用于 POI 患者。他们选取 27 位 POI 患者通过腹腔镜手术切除卵巢,随机选择卵巢碎片进行组织学分析,其中 13 例患者卵巢组织中含有残留卵泡。将取出的卵巢组织切成条状进行玻璃化冷冻保存,在自体移植前,将冻存的卵巢条状组织解冻并剪碎成 1~2mm² 的小块,再用 AKT 激活剂处理 2 天,最后再通过腹腔镜手术将卵巢小块自体移植到 POI 患者的输卵管浆膜下。自体移植后 1~2 周,经阴道超声监测,结合血清雌激素水平测定,发现 8 例患者出现卵泡生长,这 8 例患者均在之前进行组织学分析时发现其卵巢组织中有残留卵泡。在卵泡发育至窦卵泡后,每天用 FSH 处理,直至卵泡直径超过 16mm 时注射 hCG。36 小时后,在经阴道超声监测下取卵。8 例患者中有 5 例成功获得可用的成熟卵子,用其丈夫的精子进行卵胞浆内单精子注射,当胚胎发育到四细胞阶段时被冷冻保存以待需要时进行胚胎移植。3 例进行胚胎移植的患者中,其中 1 例患者移植 2 枚胚胎,最终成功单胎妊娠,并于 37 周$^{+2}$成功分娩 1 名健康男婴。

2015 年,来自于同一团队的 Suzuki 等报道了新的临床研究结果,这次研究在前面 27 例 POI 患者的基础上新增了 10 例患者。他们将解冻的卵巢组织剪碎成卵巢小块,置于细胞培养基表面,用 PTEN 酶抑制剂 bpV(hopic)和 PI3K 激活剂 740YP 处理 24 小时,再单独用 740YP 处理 24 小时,最后进行卵巢组织自体移植。37 例 POI 患者中有 20 例患者的卵巢组织通过组织学分析找到了残留卵泡。其中 9 例患者在自体移植后监测到有卵泡生长,6 例患者总共取卵 24 枚,其中 4 例患者进行了体外受精及胚胎移植,3 例成功妊娠,1 例发生流产,2 例成功分娩。

2016 年,郑州大学第一附属医院的翟军等也通过 IVA 使 1 例 POI 患者成功妊娠并分娩。与前面 2 项研究不同的是,他们用的是新鲜卵巢组织进行体外激活,而不是玻璃化冻存之后再解冻的卵巢组织进行体外激活。在第一次腹腔镜手术时,切除的卵巢立即转移到实验室中,置于恒温 37℃ 的培养箱中;立即去除髓质分离出卵巢皮质并剪成小块,将其置于含有 Hopic 和 PI3K 激活剂 740YP 的培养基中培养 2 天。体外激活 2 天后,将新鲜卵巢小块组织彻底冲洗,然后于腹腔镜下行自体移植,将卵巢小块组织移植到双侧输卵管浆膜下。本研究共纳入 14 例 POI 患者,组织学分析发现其中有 7 例患者卵巢组织中含有残留卵泡。在 1 年随访时间内,14 例患者中有 6 例患者出现自发性或诱导性卵泡生长。其中 4 例患者总共采卵 6 枚。将获得的卵子进行体外受精,获得了 4 枚卵裂期胚胎。其中 1 例进行鲜胚移植后,成功分娩 1 名健康男婴。剩余 3 枚胚胎被玻璃化冷冻保存,等待必要时移植。

从以上 IVA 的临床应用案例可见,一个完整的 IVA 周期包括腹腔镜手术切除卵巢,将其剪成小块冷冻保存;在需要时解冻卵巢组织,进一步剪碎成卵巢皮质碎片,置于含有调节因子的培养基中培养(或者新鲜的卵巢组织碎片直接置于培养基中培养),之后卵巢皮质碎片再通过腹腔镜自体移植到患者体内;患者最后常规进行卵泡刺激以获得成熟卵子进行体外受精。

三、IVA 的潜在应用范围

卵巢体外激活主要用于解决由于生理或病理因素引起的卵巢功能衰退所致的生育力下降,其中最常见的就是应用于 POI 患者,除此以外,也可应用于有生育需求的高龄女性以及需要保留生育力的恶性肿瘤患者。

1. **POI 患者**　POI 的患病率约为 1%,其最大的危害是生育力严重下降,也是给患者带来心理和精神压力的最重要原因。POI 患者自然受孕非常困难,虽然 25% 患者有排卵,但只有 5%~10% 患者能自然受孕并分娩。POI 患者的不孕症治疗也非常困难,辅助生殖技术成功率较低。其关键问题在于没有有效地增加卵巢反应性的方法,难以获得可用的成熟卵子。目前,赠卵是治疗 POI 患者不孕的唯一选择,但在国内这一方法是不合法的。

实际上,部分 POI 患者的卵泡并未完全耗竭,但这些残留的卵泡不能正常地生长发育。IVA 能在体外激活残留卵泡,触发其生长发育,从而获得成熟卵子,再借助辅助生殖技术,为患者解决生育问题。

2. **有生育需求的高龄女性**　女性的生育力随着年龄增长而逐渐下降。通常认为,35 岁以后生育的女性为高龄产妇,此后女性卵子质量和数量均急剧下降。在 37 岁左右,卵子发育能力的相关指标出现了显著变化,如受精后异常发育和染色体分离的风险增加。

现代社会,随着女性社会地位的提高,很多女性选择推迟生育计划以适应生活方式的选择和需求,使得有生育需求的高龄女性数量急剧增加。此外,结合我国国情,在全面实施两孩政策后,有生育需求的高龄夫妇也明显增多。

还有一小部分有生育需求的高龄女性来源于失独家庭(即独生子女死亡的家庭)。周伟等研究显示,2010 年我国农村 49 岁以上的失独父母为 55.3 万人,城镇 49 岁以上的失独父母为 26.8 万人;并预计,到 2030 年农村、城镇 49 岁以上的失独父母规模将分别达到 85.1 万、57.2 万人。如果独生子女在成年后死亡,父母的年龄均已较大,尤其是母亲已失去自然妊娠能力。

以上有生育需求的高龄女性,由于卵巢功能下降,即使借助现有的辅助生殖技术,亦难以达到生育目的。IVA 作为生育力保存的新方法,可以激活这些高龄女性卵巢中残留的卵泡以获得成熟卵子,再通过体外受精和胚胎移植技术,满足其生育需求。

3. **恶性肿瘤患者**　恶性肿瘤的治疗技术在近些年已有了很大进步,肿瘤患者的生存时间得以延长。具有性腺毒性的化疗和放疗方法可以延长生命,但同时也会导致卵巢功能衰退,进而导致不孕症。目前为保留肿瘤患者的生育力,可以选择在接受性腺毒性治疗之前,冻存卵子或胚胎。而对于青春期前患者、未婚女性、患激素敏感肿瘤的女性以及没有足够时间进行控制性超促排卵的患者,目前可选择的措施是卵巢组织冻存。

抗肿瘤治疗前没有采取保留生育力措施、治疗后卵巢功能衰退的恶性肿瘤患者,以及治疗前选择冻存卵巢组织的患者,可以考虑通过 IVA 获得成熟卵子,再借助辅助生殖技术,达成生育愿望。

　　IVA 作为一项新的保存女性生育力的方法,为 POI 患者、有生育需求的高龄女性以及恶性肿瘤患者带来了新的希望。然而,这一新技术尚处于试验阶段,离成熟应用于临床还有很长的距离。

　　IVA 能帮助卵巢功能下降的患者获得可用的成熟卵子,从而解决患者的生育问题,这一优势是显而易见的。但由于目前 IVA 相关的基础研究及临床成功案例非常有限,我们也应该对其可能存在的局限性引起重视。IVA 只能增加获得成熟卵子的数量,而对于随年龄增长而逐渐下降的卵子质量问题,IVA 无法解决,因此卵巢功能下降的患者通过 IVA 获得成熟卵子并进行体外受精及胚胎移植后,即使获得临床妊娠,其发生妊娠不良事件的风险也不会降低,其活产率无法保障。

　　总结目前已成功的 3 个临床案例,不难发现,最终获得成熟卵子、成功妊娠和分娩的患者在前期进行组织学分析时,其卵巢皮质内均存在残余的卵泡。因此,实施 IVA 之前,有必要对患者卵巢内是否存在残余卵泡进行评估。但是目前尚缺乏一种无创的方法来评估卵巢内的残余卵泡情况,只能通过手术取得卵巢组织进行组织学分析来进行评估,这使患者的代价太大。

　　IVA 仍处于早期应用阶段,目前报道显示其总体妊娠率为 8%,活产率为 5%。然而,POI 患者本身存在一定的自然妊娠率,而目前 IVA 成功应用于临床的研究报道均没有设置对照组,且样本量不大。因此,严格意义上来说,目前 IVA 临床应用的妊娠率及活产率尚不明确,其性价比亦不明确,在考虑行 IVA 前,需充分与患者进行沟通交流。另外,IVA 对不同病因导致的卵巢功能下降的患者是否都适用,是否需要不同的处理试剂和处理方法,不同类型患者的选择是否影响其成功率,这些都是有待解决的问题。

　　此外,对 IVA 实施过程中的一系列步骤尚处于探索阶段,其中涉及的许多环节均有待进一步研究和完善,例如如何改善卵巢/卵泡体外培养体系,如何优化低温保存方法及卵巢组织移植技术以提高 IVA 的成功率,除了 PTEN 抑制剂和 PI3K 激活剂以外,继续寻找其他可能的治疗靶点等,这些问题都值得探讨,也将成为 IVA 研究领域的热点,为其应用于临床奠定坚实的基础。我们期待 IVA 早日推广于临床,为更多患者带来希望。

（王　曼）

参考文献

1. Castrillon DH, Miao L, Kollipara R, et al. Suppression of ovarian follicle activation in mice by the transcription factor Foxo3a. Science, 2003, 301: 215-218.

2. Liu L, Rajareddy S, Reddy P, et al. Infertility caused by retardation of follicular development in mice with oocyte-specific expression of Foxo3a. Development, 2007, 134: 199-209.

3. Pelosi E, Omari S, Michel M, et al. Constitutively active Foxo3 in oocytes preserves ovarian reserve in mice. Nat Commun, 2013, 4: 1843.

4. John GB, Gallardo TD, Shirley LJ, et al. Foxo3 is a PI3K-dependent molecular switch controlling the initiation of oocyte growth. Dev Biol, 2008, 321: 197-204.

5. Li J, Kawamura K, Cheng Y, et al. Activation of dormant ovarian follicles to generate mature eggs. Proc Natl Acad Sci USA, 2010, 107: 10280-10284.

6. Eppig JJ, O'Brien MJ. Development in vitro of mouse oocytes from primordial follicles. Biol

Reprod, 1996, 54: 197-207.

7. Joo JK, Joo BS, Kim SC, et al. Role of leptin in improvement of oocyte quality by regulation of ovarian angiogenesis. AnimReprod Sci, 2010, 119: 329-334.

8. Kawamura K, Cheng Y, Suzuki N, et al. Hippo signaling disruption and Akt stimulation of ovarian follicles for infertility treatment. Proc Natl Acad Sci U S A, 2013, 110: 17474-17479.

9. Suzuki N, Yoshioka N, Takae S, et al. Successful fertility preservation following ovarian tissue vitrification in patients with primary ovarian insufficiency. Hum Reprod, 2015, 30: 608-615.

10. Zhai J, Yao G, Dong F, et al. In vitro activation of follicles and fresh tissue auto-transplantation in primary ovarian insufficiency patients. J Clin Endocrinol Metab, 2016, 101: 4405-4412.

11. Meczekalski B, Maciejewska-Jeske M, Podfigurna A. Reproduction in premature ovarian insufficiency patients—from latest studies to therapeutic approach. PrzMenopauzalny, 2018, 17: 117-119.

12. Bidet M, Bachelot A, Bissauge E, et al. Resumption of ovarian function and pregnancies in 358 patients with premature ovarian failure. J Clin Endocrinol Metab, 2011, 96: 3864-3872.

13. La Marca A, Minasi MG, Sighinolfi G, et al. Female age, serum antimullerian hormone level, and number of oocytes affect the rate and number of euploid blastocysts in in vitro fertilization/intracytoplasmic sperm injection cycles. FertilSteril, 2017, 108: 777-783 e2.

14. Levi M, Ghetler Y, Shulman A, et al. Morphological and molecular markers are correlated with maturation-competence of human oocytes. Hum Reprod, 2013, 28: 2482-2489.

15. 周伟，米红. 中国失独家庭规模估计及扶助标准探讨. 中国人口科学，2013: 2-9.

16. Teresa K Woodruff, Karrie Ann Snyder. 肿瘤生殖学. 顾崇娟，张学红，主译. 兰州：兰州大学出版社，2013.

第九节　中医药治疗

在延缓衰老的药物中，单方居首位的有人参和茯苓。《神农本草经》记载："茯苓，久服安魂养神，不饥，延年；人参，主补五脏，安精神，定魂魄，开心益智，轻身延年"。其次还有黄芩、沙棘、淫羊藿等。而复方中有二至丸、琼玉膏、四君子汤、北五味子和人参共煎剂等。研究者基于现代医学研究进展和技术手段对传统中医的各种理论提出了新的解释，例如，对于肾精的概念，有学者提出实际上与现代医学中干细胞有认识和内涵、功能的高度一致性，所以猜测两者存在深刻的内在联系。此学说可以在一定程度上解释或联系中医理论中的肾精衰老理论。同时，对各种药物的现代药理学研究也发现，各种、中药单方和复方可以通过刺激机体免疫力、调节神经功能、调整内分泌、促进新陈代谢等各个方面的作用来影响人体的机能，从而达到控制疾病，调节人体稳态，增强人体功能，也就是"延缓衰老"的作用。

一、中医中关于卵巢衰老理论的概述

卵巢衰老是卵巢的储备功能下降继而出现的以绝经为表现的，包括内分泌紊乱、多系统功能障碍的综合征。随着进入老龄化社会，以及现代社会的压力和污染等各种有害卵巢的因素作用下，中国绝经妇女预计在 2030 年达到 2.8 亿，所以卵巢衰老是一个重大的社会问题，如何预防与延缓卵巢衰老是一个迫切的需求。

中医典籍中并没有明确的解剖学的"卵巢"一词，也未有"卵巢衰老"和"卵巢储备功能下降"这一病名的记载。卵巢储备功能下降即卵巢的衰老会导致女性出现月经周期以及经量的改变,进而发生生育能力下降、绝经、绝经期综合征等各种病症,根据临床症状可将其归为中医文献中关于"月经过少""闭经""血枯""不孕""绝经前后诸症"等所描述的情况。从《黄帝内经》中记载的"血枯经闭",到之后《妇人大全良方》中"若经候微少,渐渐不通",再到清代《傅青主女科》中"有年未至七七而经水先断者",这些典籍中均有与卵巢衰老或者卵巢储备功能下降类似的描述。

中医理论指出,机体整体衰老和卵巢功能衰退都与"肾"密不可分。这里的"肾"含义广泛,包括泌尿系统、生殖器官以及一部分内分泌功能。肾通过经络联属及开窍于前阴(外生殖器及尿道外口)从而主导女性生殖器官。从肾的功能来看,肾为先天之本,也是元气之根,肾阴肾阳是维持人体阴阳的根本。女性机体衰老及卵巢功能减退都和肾的逐渐虚衰密切相关。中医理论认为"肾为先天之本,主生殖",而其中"肾藏精",这里的肾精即是生殖的物质基础,而卵泡发育的物质基础与中医之"精"同属。同时依据此理论由罗元恺在1982年总结发展出"肾气-天癸-冲任-胞宫"这一中医生殖轴理论,其中的肾气是女性生理活动的根本,也是生育功能的动力。女性一生各个阶段的生理特征都受到肾气自然盛衰的调控,而卵巢储备功能下降导致的卵泡发育不良、成熟延迟、卵泡闭锁现象,则与肾精(卵泡发育的物质基础)缺乏有密切的关系,提示肾虚为该病的重要发病机制。肾虚精亏可导致肾气-天癸-冲任-胞宫女性生殖轴功能失调,导致不能摄精成孕,天癸也不能按时充盈,最终导致女性出现月经血量减少、月经周期紊乱等临床表现。因此中医认为卵巢储备功能下降基本病机在于肾虚,故而补肾,为针对卵巢储备功能下降的治疗基础。目前有多项临床及动物实验研究发现,补肾的中药可促进卵泡发育,延缓卵巢颗粒细胞衰老,进而改善卵巢功能和各种临床症状。

二、中药防治卵巢衰老的临床应用

明白作用机制之后,治疗方法也就水到渠成,目前主要是药物治疗和传统的中医针刺治疗。下面着重从中药单方、复方、针刺三个方面来介绍中医对于女性增龄性卵巢功能衰退的自然生理过程的影响。

(一)单方在延缓卵巢储备功能下降中的应用

有研究表明,多种中医药物对缓解卵巢功能衰退的生理过程中不良影响方面有明显效用,下面介绍最常用的单方药物。

1. **枸杞子**　味甘,性平,归肝、肾经。药理学研究发现枸杞子具有降低血糖、抗动脉粥样硬化、促进肝细胞再生、抗氧化损伤、提高老年人血浆睾酮水平、增强造血功能、抗肿瘤、修复电离辐射导致的DNA损伤等作用。在抗衰老作用方面,枸杞多糖可能通过增加细胞增殖活性,提高细胞内过氧化物歧化酶活性,体外培养的人皮肤成纤维细胞中波紫外线损伤具有保护作用。此外还具有对抗自由基造成蛋白质氧化损伤等作用。韦敏等研究发现,经枸杞多糖干预后衰老雌性大鼠的血清高雌激素、孕激素及胰岛素样生长因子-1水平明显升高,而胰岛素样生长因子结合蛋白-1水平降低,提示枸杞多糖可延缓卵巢储备功能下降。蔡玉芳等的研究发现枸杞多糖联合β-巯基乙醇可提升冻存胎儿卵巢组织中的卵泡解冻复苏存活率。

2. **菟丝子**　味辛、甘,性平,归肝、脾、肾经。研究表明,菟丝子可通过减少自由基生成、清除自由基从而起到抗氧化防衰老作用。另有研究证实,菟丝子可以明显增强衰老模型小鼠红细胞中自由基的生成,从而具有减缓衰老的作用。同时有研究发现,菟丝子提取物可提高雌性大鼠海马、下丘脑和垂体部位雌激素受体以及卵巢中卵泡刺激素受体以及黄体生成素受体表达。

3. **淫羊藿** 味辛、甘,性温,归肝、肾经。淫羊藿可通过调节免疫反应、减少氧化损伤、降低老龄动物的脑组织和全血中胆碱酯酶的活性来延缓衰老。此外,淫羊藿提取液具有抗糖皮质激素所致的骨质疏松症和肾上腺萎缩的作用。Nie 等人发现淫羊藿中的金丝桃苷及淫羊藿苷可促进颗粒细胞 CYP17 和 CYP19 表达,进而提高雌、孕激素浓度。

4. **当归** 味甘、辛,性温,归肝、心、脾经。现代药理研究发现当归具有抗氧化、延缓衰老的功用。实验表明其药理成分当归多糖可有效降低小鼠体内 P16 蛋白表达,进而截断 *P16* 基因对细胞生长周期的负调控,在细胞衰老的进程中,*P16* 基因的持续高表达受到有效抑制,从而达到抗细胞衰老的作用,也可缓解因增龄性卵巢损伤所致的功能衰退的不良影响。除此之外,也有人认为当归多糖可以清除体内过多活性代谢产物的堆积,尤其以自由基的清除、抗氧化系统的激活为最重要方式。此外,当归提取物可以扩张外周血管,从而降低血流阻力,增加循环血量,改善卵巢供血,提高卵巢组织对 FSH 的反应性,也可在一定程度上抑制血清抑制素 B 的水平,从而实现养血调经、活血止痛的效果。

5. **熟地黄** 味甘,性微温,归肝、肾经,具有补血滋阴、益经填髓的功效。研究表明,熟地黄提取液可以显著提高衰老小鼠模型脑组织中一氧化氮的含量,提高局部一氧化氮合酶和超氧化物歧化酶生物活性。熟地黄的抗衰老作用机制之一为抗氧化损伤。苗明三等在半乳糖制造小鼠衰老模型中发现熟地黄多糖可显著提高小鼠血清中超氧化物歧化酶、过氧化氢酶及谷胱甘肽活力,降低小鼠血浆、脑匀浆及肝匀浆中过氧化物脂质水平,提示此种熟地黄多糖可能是熟地黄抗衰老的主要活性成分之一,其作用机制可能是提高抗氧化相关酶活性,降低相关组织过氧化脂质水平。熟地黄水提液内含 5- 羟甲基糠醛,可以快速提升血清中谷胱甘肽过氧化物酶活性,抑制过氧化脂生成量,从而延缓衰老进程,同时研究发现熟地黄多糖可以改变体内雌二醇浓度、雌激素受体及孕酮受体密度,对于卵巢功能衰退具有重要且积极的意义。

(二) 常用中成药和中药复方的应用

辨证论治是中医治疗理论的核心,也是中医得以传承的法宝。诊治疾病时,医师运用各种方法(脏腑、八纲、气血)对疾病进行辨证分析,以确定病在何脏何腑、在气在血和属性等,再对证施药。目前对卵巢储备功能下降没有统一的辨证标准。但大多数学者认为以肾虚为主,多脏受累,脏腑、气血、经络、胞宫同病。目前多分为肾阳虚,脾肾两虚,肝肾阴虚论治。以下将从这三种症型来介绍一些可以缓解卵巢储备功能下降的常用中成药。

1. **肾阳虚金匮肾气丸**

(1)成分:附子、熟地、山萸肉、茯苓、泽泻、山药、仙灵脾等组成。

(2)作用和机制:中医理论认为补肾阳虚中虚,而肾阳虚实为下 HPO 轴中的不同环节的功能紊乱,其主要发病部位在下丘脑(或者更高级神经调节中枢)的调节功能紊乱,从而对卵巢正常发挥功能产生不利影响。有相关研究表明,肾阳虚时下丘脑组织一氧化氮合酶(nitric oxide synthase,NOS),以 nNOS 为主的活性明显升高,NOS/cGMP 系统活跃性增加,而下丘脑功能受到抑制。然而此复方制剂的机制在于调整下丘脑中的 NO、NOS 活性及 nNOS mRNA 含量,进而影响 nNOS 转录环节,可以在一定程度上抑制 NOS/cGMP 系统,降低对下丘脑以及其相关生殖轴的抑制作用,从而调节卵巢功能。

2. 脾肾两虚滋肾育胎丸

(1)成分:由人参、菟丝子、续断、巴戟天、杜仲、党参、艾叶等组成。

(2)作用和机制:中医中解释该制剂具有生精益髓、补脾肾两虚等作用。在现代药理学实验中,滋肾育胎提取液可促进兔内膜细胞增生,腺体数目明显增多,并多表现为不同程度的分泌期改变,具有随着喂药天数的递增分泌现象越趋明显的倾向,提示其具有促进雌激素分泌作用。近年来,还有人将其应用到 IVF-ET 中,结果发现该药能够提升卵巢和子宫血流指数并促进孕酮分泌,提高胚胎种植率。

3. 滋养肝肾黄连阿胶汤

(1)成分:黄连阿胶汤源于《伤寒杂病论》,由熟地黄、阿胶、黄连、黄芩、茯苓和白芍组成的中成药。

(2)作用和机制:具有滋阴清热、安神除烦之效。中医认为卵巢功能下降其中一个很重要的原因就是肾虚精亏,而坤泰胶囊中熟地黄为滋补肝肾之佳品,《本草经疏》称其为"补肾家之要药,益阴血之上品",能有效地改善卵巢功能下降。现代药理学研究则表明,坤泰胶囊中的有效成分具有雌激素样作用,可提高血液中雌二醇水平,从而改善雌激素缺乏的症状。并且具有抗氧化、上调 M 受体、钙拮抗及抑制下丘脑 - 垂体 - 肾上腺(HPA)轴功能亢进的作用。研究提示,坤泰胶囊可以拮抗过氧化状态,抑制细胞凋亡并提升卵巢中卵泡发育潜能从而改善卵巢功能。

(三) 中医针灸

近年来针刺作为一项传统而成熟的中医诊疗技术受到越来越多人的青睐与重视,尤其对于女性,其随着年龄增长而导致的卵巢功能衰退,可以通过针灸得到有效改善。

1. 针刺治疗的概述

人体脏腑经络气血输注出入的部位称为"腧穴",也可称"穴位"。《灵枢·九针十二原》中有描述:"神气之所游行出入也,非皮肉筋骨也",故腧穴乃脉气所发。通过金属针的刺激可以调整营卫气血,阴阳相对平衡,从而内病外治。卵巢功能下降是由于肾精亏损,气血不调引起,需通过补益肾气、调理冲任、活血化瘀治疗。针灸主穴为"三阴交穴""关元穴"。其中足太阴脾经之湿热之气、足厥阴肝经之水湿之气、足少阴肾经之寒气在三阴交穴交汇,可健脾生血、调肝养肾;关元穴则用于元气亏损者,因此穴藏肾气,可培元固本,修养下焦。配穴包括"天枢穴""玉泉""命口"等。"天枢"为阳明脉气所发,可理气行滞,推动气血运行。"玉泉"为三阴穴与任脉之交,主胞宫,有调理冲任、活血化瘀之功。针刺多个穴位治疗,可通瘀滞血气,舒活经络,补养肾气,从而改善卵巢功能。针刺治疗卵巢储备功能下降的机制目前有以下几点:①激活脑内多巴胺系统进而调整 HPO 轴的自身功能抑制促性腺激素水平;②使生殖内分泌系统恢复正常生理的动态平衡;③能够通过改善卵巢动脉血流进而改善卵巢局部微环境提高雌、孕激素分泌水平;④促进卵巢内卵泡发育成熟以及排卵。

2. 常用穴位

(1)三阴交穴:属于足太阴脾经穴位,为足太阴脾经之交会穴,还可称为太阴穴、下之三里穴及承明穴。脾脏统血,肝脏藏血,肾脏藏精,三阴交穴则具有调理脾胃、活血化瘀、滋补肝肾、清利湿浊的功效。

(2)关元穴:元指的是元真之气,关即"闭藏"。穴位在脐下胞中,是足三阴经的交会穴,冲、任、督三奇经均起源于关元穴,此穴位具有补益元气、调理月经、滋补肾阳的功效。

(3)天枢穴:亦称谷口穴、长溪穴,归属于足阳明胃经。用电针对天枢穴进行刺激,可起到调理脏腑、梳理气机、消食等作用,而妇女气的生化、固摄和推动是血的生成、统摄和运行的基础。气机条达对妇女的生理、病理来说有着重要的作用。

(4)中极:别称为玉泉、气原,归属任脉穴,膀胱的募穴,为足三阴与任脉的交会穴。中极穴主胞宫,调理冲任,培元固本,协同三阴交穴具有调理冲任、化瘀通经的功效。

(5)肾腧穴:归属于足太阳膀胱经穴,别称为高盖。是治疗不孕症的首选穴位,肾腧穴主补肾填精,有强壮腰膝的功效。

(6)腰阳关:原名阳关,别名脊阳关、背阳关,为督脉穴。临床发现对腰阳关穴进行针刺可振奋机体阳气,进而帮助闭阻之气血畅行。

天枢调畅气机,关元穴、中极穴固本培元,肾腧穴增补肾阳,命口穴、腰阳关穴进一步增加补肾功效,三阴交穴促进气血畅达。多个穴位相互配合进行针刺治疗,可达到补益肾气、活血化瘀、调节冲任从而达到改善卵巢功能的目的。

3. 针刺疗法及疗效简述

(1)毫针与电针联合疗法:毫针治疗是指单纯用金属针刺激穴位,而电针治疗是一种在毫针的基础上通过电针机发放微量低频率脉冲电流的治疗方法,适用于毫针刺法所治的病症。目前多数治疗方案都是在毫针的治疗基础上再给予电针刺激。李晓彤等人进行的临床试验中通过对 40 位 DOR 患者进行针灸治疗,分为两组:一组采用消毒后的毫针刺激百会、足三里、关元等穴位;另一组采用脉冲针灸治疗。每月 12 次作为 1 个疗程,3 个疗程后进行随访,两组患者血清 FSH 水平明显下降,窦卵泡计数上升。王波等利用温肾养血冲剂配合电针,以关元、中极为主穴;选取三阴交、肾俞、腰阳关、命门、子宫、天枢、足三里、太溪,补肾助阳,调经活血通络。治疗 3 个疗程后,治疗组中 FSH 水平有 37 例降低,3 例无变化,5 例升高,提示针、药结合有助于改善卵巢储备功能。

(2)耳针治疗:耳针是指用短毫针刺激耳穴来治疗疾病的方法。有实验研究显示,通过对大鼠耳部的内分泌穴位进行针刺并滞留,隔天针刺 1 次,持续 1.5 个月,饲料中混入山药饲养。对照组 1 采用耳针治疗,对照组 2 采用山药混入饲料喂养。之后检查发现耳针 + 山药组大鼠的血清中脱氢表雄酮硫酸盐浓度显著升高,两个对照组间血清脱氢表雄酮硫酸盐也有升高但不具有显著性差异。耳针 + 山药组大鼠的血清中超氧化物歧化酶表达水平也有明显升高。

(3)穴位埋线治疗:穴位埋线是指通过经络理论的指导,将可吸收线体埋入相应的穴位,作用持久且柔和。达到"深纳而留之,以治顽疾"的效果。牟菁对 51 名 DOR 患者进行埋线治疗。选取"天枢"(双侧)、"足三里"(双侧)、"关元""子宫"(双侧)、"三阴交"(双侧)穴位埋线,每半月埋线 1 次,3 个月后疗效评分中观察到卵泡刺激素 FSH 水平下降,Kupperma 评分下降。姜颖慧通过对照试验,实验组选用"肾俞""肝俞""脾俞"等穴位埋入羊肠线,15 天重复 1 次,并且联合生物电刺激疗法。对照组则服用戊酸雌二醇片 + 黄体酮胶丸周期治疗,治疗后实验组血清雌二醇水平优于对照组。提示采用穴位埋线可刺激卵巢雌激素分泌水平升高。

三、中医药防治卵巢衰老机制和基础研究

中医药与现代医学实际上殊途同归,中医药本质上也是通过我们所熟知的机制来调控机体的生理平衡。所以中医药也建立起了一套属于自己的现代医学理论,用现代医学的理论和作用去解释中医药防治卵巢衰老的机制。以下是对补肾法防治卵巢衰老的一些潜在机制和相应的基础研究进行阐述。

(一) 对 HPO 轴的调节作用

下丘脑分泌的 GnRH,从正中隆起处经由垂体门脉系统到达垂体前叶,GnRH 和脑垂体促性腺激素分泌细胞的特异性受体相结合后促使垂体前叶分泌并且释放 FSH、LH 从而调节卵巢功能。近年来发现,去甲肾上腺素、多巴胺和神经肽 Y(neuropeptide Y, NPY)是非常重要的调节下丘脑功能的神经递质。周继春、沈浩等人的研究均发现补肾中药(菟丝子、淫羊藿、熟地、龟板等)可能通过调节下丘脑分泌 GnRH 及其相关的神经递质去甲肾上腺素、多巴胺和 NPY 的合成与释放来调控下丘脑-垂体的促性腺功能。

对雌激素受体表达的调节也是影响 HPO 轴发挥效应的一个重要影响因素。目前的研究认为卵巢以及机体其他靶器官对雌激素不敏感也可能是导致卵巢功能下降的原因之一。卵巢对调节其功能的激素不敏感会导致卵巢功能下降甚至紊乱。而机体靶器官对卵巢分泌的雌激素不敏感则会导致其作用效果的下降,出现多个靶器官的功能紊乱,同时由于过度的反馈调节机制进而打破卵巢的正常代谢稳定,从而加剧卵巢功能紊乱和下降,并由此进入恶性循环。在微观上,机体对激素作用的不敏感主要是因为激素受体的表达水平下降,所以提升调节多种激素的受体也可以有效缓解和改善卵巢功能下降带来的各种临床症状,改善代谢平衡,调节卵巢功能。中药的许多单方与复方制剂就有这样的作用,其效应靶点即是在改变或不改变激素水平的情况下增加受体,从而达到安全有效的调节作用。

张延武等研究中发现,使用滋肾宁心方喂养去势雌兔后,去势雌兔相对于对照组大动脉上雌激素受体水平有明显提升。叶冰等人的研究中发现,经过吴萸当归四逆汤干预后,大鼠子宫的雌激素受体水平明显提升。

(二) 改善卵巢局部血流动力学及提高卵巢反应性

许多中药对卵巢的影响还可通过营养作用,调节平衡,例如促进血管内皮生长因子及血管生成素的产生等因子促进血管生成进而改善卵巢和子宫血液灌注,使得卵巢组织的局部血液循环情况明显改善,最终达到中医中所说的"滋养"效果,增强卵巢和子宫的反应性。

杨升华的研究发现经过滋肾育胎丸干预后卵巢储备功能下降的患者在行阴道三维彩超检查时可发现卵巢间质血流阻力和血管搏动指数明显下降,卵巢血流灌溉情况得到明显改善,由此卵巢的功能也得到明显的提升。

(三) 调控细胞凋亡因子表达

目前认为各时期的卵泡生长发育以及闭锁都与卵泡中颗粒细胞凋亡密切相关。大量研究发现颗粒细胞的异常凋亡会直接影响到卵母细胞的生长发育及质量,因此颗粒细胞凋亡直接影响卵巢储备功能。在闭锁卵泡普遍存在核固缩、胞质出现空泡、形成闭锁小体等凋亡形态的改变,而这些变化首先发生在颗粒细胞中。因此,目前主流观点认为卵泡闭锁实质上是由卵巢颗粒细胞凋亡启动。

在苗小芬等研究中发现,雷公藤致卵巢储备功能下降大鼠的卵巢颗粒细胞凋亡相关因

子 Bcl-2 蛋白表达水平弱,而 Bax 表达呈强阳性,但对照组颗粒细胞凋亡因子呈现相反趋势,提示卵巢颗粒细胞凋亡发生与凋亡相关蛋白 Bcl-2 及 Bax 的表达有着密切的相关性。刘慧萍等的实验研究表明,补肾活血方可通过上调 Bcl-2 蛋白表达以及下调 Bax 表达减少颗粒细胞凋亡。有实验研究发现,养精种玉汤能通过提升增殖细胞核抗原(proliferating cell nuclear antigen,PCNA)、类固醇生成急性调节蛋白(steroidogenic acute regulatory protein,StAR)、卵泡刺激激素受体蛋白表达的水平而促进卵巢颗粒细胞增殖对 FSH 的反应性。张妙等的实验研究表明,补肾益冲抗衰汤有抑制细胞凋亡的作用,其中补肾益冲抗衰汤中、高剂量组与雷公藤致卵巢储备功能下降的对照组大鼠相比较蛋白 Bcl-2 表达增多,而 Bax、Caspase 3 蛋白表达减少。

(四)拮抗过氧化状态

自由基是一类存在于生物系统内含有不成对电子的原子或基因,亦是一类种类多、数量大、生物活性极高的过渡性的中间代谢产物。衰老的自由基学说认为,自由基对机体的损伤与毒害是导致人体衰老和死亡的最直接、最重要的因素。自由基是在人体新陈代谢的过程中,在内外环境影响下,不断产生的对机体有害的物质。在正常情况下,人体内产生的自由基可被体内的多种酶类和非酶系统清除,并且处于动态平衡中,随着年龄的增长,体内清除自由基的酶类和非酶系统的功能逐渐衰退,自由基在体内累积的量会不断增加,对机体的持续性损害将导致衰老的发生。有研究显示,肾虚证患者的血浆中过氧化脂质水平明显高于正常人群,红细胞膜超氧化物歧化酶的活性明显降低。由此可见,肾虚与衰老本质上具有高度的一致性。中医药采用补肾填精、扶正固本、益气养血的治疗方法,能够有效提高机体抗自由基损伤的能力,从而达到延缓衰老的目的。

叶玉枝等的实验证实一贯煎制剂可提升 POI 模型大鼠血清中超氧化物歧化酶、过氧化氢酶水平,同时丙二醛、Caspase 3 水平呈明显降低。提示一贯煎可能通过拮抗过氧化状态发挥延缓卵巢储备功能减退的作用。

(五)选择性雌激素受体调节剂

补肾中药提取物中可发现含有一些特殊的杂环多酚类化合物,与内源性的雌激素结构和功能相似,称为植物雌激素。植物雌激素在进入人体后也能和雌激素受体有效结合,但其生物学活性较低,在机体雌激素水平较高时可以作为雌激素的竞争性抑制剂,起到拮抗作用,但如果体内雌激素缺乏而且水平很低的时候,就能够产生雌激素的效应,可以有效缓解低雌激素状态带来的各种并发症,因其有双向调节作用,所以被称为选择性雌激素受体调节剂(selective estrogen receptor modulators,SERMs)。现代药理学的研究发现植物雌激素主要为异黄酮、木脂素、二苯乙烯、甾醇等。Teixeira 等人研究发现大豆异黄酮这种最为常见的植物雌激素,可通过提高抗氧化以及减少凋亡因子对大鼠的卵巢产生保护作用。

对于卵巢功能衰退病因的认识,古今医家各自持有不同的观点。女性年龄增长或其他病因会导致细胞衰老、器官衰退,其中一个特殊的器官是卵巢。卵巢的衰老会导致卵巢功能衰退,内分泌功能紊乱,性激素不足,进而影响多个器官和系统,导致更年期综合征。中医认为其病因以肾虚为主,与心、肝、脾功能失常甚为相关,同时兼夹气郁、痰瘀和火邪。故临床治疗多以补肾填精为基础,辅以调理其他脏腑及气血,使得机体整体阴阳平衡,是以补肾活血法最为行之有效,且广泛地用于治疗此症。与传统中医的宏观解释不同,现代医学则以深入到系统、器官、组织、细胞乃至分子的层面来研究和揭示各种疾病,通过化学、物理、数学等基础学科构建出药理、生理、病理等各个理论体系,所以现代医学更客观、完整和科学。故而在现代医学兴起后,迫切地需要对传统中医进行现代医学解释。传统中医与现代医学是殊途同归。传统中医的现代医学理论体系正在快速地建立。现代医学中因卵巢储备功能下降而导致的多个系统的相互影响和功能失调在传统中医中体现为肾、脾、肝等出现的气虚或气郁等症状。单方中熟地黄、当归等药物在现代药理学实验的研究中被证实有各种生物活性成分,可以起到调节性腺轴、拮抗自由基、类激素等作用。复方中的相互作用则更为复杂,但其本质仍能够在调节性腺轴、类激素作用、调节受体等一些现代医学理论上的靶点方面得到大多数的解释。针灸治疗的穴位又与刺激神经密切相关,能够通过神经和神经 - 体液调节等机制有效调节卵巢储备功能下降的各种症状。综上所述,传统中医的理论体系能够与现代西医的理论体系有很好的结合,从而使传统中医体系在新时代得到很好的发展和完善。

同时,因现代医学理论体系仍需发展和完善,其仍然有盲点存在,所以从某种程度上来说,传统中医的理论体系在一定程度上达到了现代医学理论体系不能够到达的地方。也就是说传统中医也能够对现代医学起到有效的补充,在很多方面解决现代医学不能解决或难以解决的问题,凸显了在某些方面中医治疗的优势。

总而言之,中医治疗也还有很长的路要走,如药效的持续时间、各种药材最合理的配伍剂量、患者个体差异以及适应证和使用禁忌等,都不甚明确;对于针灸治疗而言,针刺时所选取的穴位及方案繁复而杂乱,且效果没有临床上统一性的标准,数据少,可行性及可信度较低,还需要更多的样本和时间来进行验证。中医是从经验性治疗发展而来的,缺少大数据的支持,所以在很多方面确实缺少客观依据和科学理论支持,所以中医需要进一步规范化、制度化,也需要更多的研究,从现代医学的生化、生理、病理、药理以及循证医学等多个方面建立和完善自己的理论体系。

(赖志文)

参考文献

1. 张金生,张宝霞."肾精"与"干细胞"的同一性认识.中华中医药学刊,2018,36:326-328.
2. 朱鹏,张炜宁.基于代谢组学技术的中医药延缓衰老研究进展.山东中医杂志,2018,37:703-705,712.
3. 张敏,赵江鹏,张雪亮.基于中医传承辅助平台的古代抗衰老方用药规律分析.中国中医基础医学杂志,2018,24:393-396.
4. 王世宣,张金金.卵巢衰老的机制与预防研究进展.山东大学学报(医学版),2019,57:16-22,39.
5. 李萌茹,周玉枝,杜冠华,等.中药黄酮类化合物抗衰老作用及其机制研究进展.药学学报,2019,54:1382-1391.
6. 石作荣.女性生存质量、衰老征象及衰老机制研究.辽宁中医药大学,2010.
7. 乔宗惠,吴丽敏.卵巢储备功能下降病因病机及中医药治疗研究进展.辽宁中医药大学学报,2017,19:88-91.
8. 侯学谦,祝婉芳,曲玮,等.枸杞化学成分及药理活性研究进展.海峡药学,2016,28:1-7.
9. 马锋,马敬祖,巩凡,等.宁夏枸杞叶对去势模型大鼠雌激素受体表达的影响.中国组织工程研究,2016,20:2178-2183.
10. 张伟,陈素红,吕圭源.菟丝子功效性味归经与现代药理学的相关性研究.时珍国医国药,2010,21:808-811.
11. 吴炯树,张毅,文娱,等.淫羊藿苷对去卵巢小鼠血清雌二醇水平的影响.贵州医药,2010,34:79-80.

12. 赵柯杰,钱雯娴,李彦林,等.淫羊藿多糖对卵泡细胞凋亡的作用及机制研究.安徽科技学院学报,2017,31: 6-10.

13. 王晓晓.五种"当归类"药材之间化学成分和补血活性的比较.成都中医药大学,2015.

14. 李乃谦.熟地黄活性成分药理作用的研究进展.中国处方药,2017,15: 14-15.

15. 李杨,高慧,徐文君,等.中药补肾调冲方对卵巢储备功能低下大鼠的影响.亚太传统医药,2016,12: 4-7.

16. 刘贝,周惠芳,周伯如,等.中药对下丘脑作用的研究进展.中成药,2017,39: 1244-1248.

17. 龙泳伶,李政木.金匮肾气丸及其拆方对肾阳虚雌鼠卵巢功能的影响.中国中西医结合杂志,2013,33: 967-971.

18. 杨胜华.滋肾育胎丸对卵巢储备功能低下患者卵巢功能的影响.广州中医药大学,2012.

19. Zhang J, Fang L, Shi L, et al. Protective effects and mechanisms investigation of Kuntai capsule on the ovarian function of a novel model with accelerated aging ovaries. Journal of Ethnopharmacology, 2017, 195: 173-181.

20. 贾紫千,冯晓玲,赵颜,等.针药结合治疗卵巢储备功能下降的研究进展.中华中医药杂志,2019,34: 1124-1127.

21. 李晓彤,房繁恭,尚洁,等.卵巢早衰的针灸治疗思路与探讨.中华中医药杂志,2016,31: 3170-3172.

22. 王黎明,张永臣,贾红玲.近10年来针灸治疗卵巢早衰机制研究进展.上海针灸杂志,2017,36: 361-364.

23. 帅文玉,周征,王梅竹,等.耳针山药对衰老雌性大鼠血清 DHEA-S E_2 骨密度及其腺体影响的实验研究.辽宁中医药大学学报,2010,12: 55-58.

24. 来玉芹,韦立红,郭钦源,等.中药联合埋线治疗卵巢储备功能低下52例临床研究.四川中医,2013,31: 103-105.

25. 王学梅,张赛,樊佳琪,等.穴位埋线治疗卵巢储备功能下降及卵巢早衰概述.河南中医,2017,37: 1998-2000.

26. 秦佳佳,李瑞满,吴倩.不同补肾方法减轻化疗后卵巢功能损害的比较研究.中国病理生理杂志,2012,28: 1847-1850.

27. Wang W, Sun Y, Liu J, et al. Soy isoflavones administered to rats from weaning until sexual maturity affect ovarian follicle development by inducing apoptosis. Food and chemical toxicology: an international journal published for the British Industrial Biological Research Association, 2014, 72: 51-60.

28. 佟雷,刘金丽,孙琳林,等.左归丸及右归丸对卵巢早衰小鼠卵巢衰老的预防作用.中成药,2017,39: 260-265.

29. 申可佳,熊桀,尤昭玲,等.护卵汤对 GnRHa 超排卵大鼠卵巢 FSHR 和 LHR 蛋白表达的影响.湖南中医药大学学报,2013,33: 26-29.

第十节 其他探索

一、人工卵巢

随着医疗技术的进步,癌症患者的总体生存率得到了明显提高。在过去的30年里,癌症患者的总体死亡率降低了29%;预计在未来5年,67%的成年女性和88%年龄在15岁以下的女性癌症患者将有望被治愈。人们越来越关注的不仅是癌症确诊后的存活率,还有康复后的生活质量。女性癌症幸存者咨询的最重要的话题之一,就是如何保留她们的生育能力。目前已有多种措施可供选择,本书第九章进行了详细的介绍。但这些保护措施对于某些患者并不适用。近几十年来,组织器官工程的发展为人类攻克医学难题带来了新的希望,人工卵巢(artificial ovary)是该技术在女性生育力保护(恢复)方面的延伸。已有多项研究描述了人工卵巢的基本成分和特征。尽管还在试验阶段,但人工卵巢技术正缓慢从实验室走向临床。除了癌症幸存者,卵巢低反应、卵巢储备功能减退、卵巢早衰等卵巢功能异常的患者,也将受益于此项技术的发展。

(一)研究现状

从概念上讲,人工卵巢是天然卵巢的一个临时替代物,有卵巢提供卵子和/或分泌性激素的功能,主要由卵泡、卵巢基质细胞以及将它们组装起来的生物材料组成。

1. **卵泡**　卵泡是人工卵巢的主要组分,主要来源是从人或动物的卵巢组织中分离出来的窦前卵泡。大多数动物的卵巢组织比较柔软,可以通过机械或酶消化的方法分离,而人的卵巢皮质密度较大,纤维较多,需采取机械和酶消化两者相结合的策略。

2. **卵巢基质细胞**　卵巢基质细胞可以分泌多种促进始基卵泡激活的因子,对于卵泡的生长发育具有重要作用。将其加入人工卵巢,可以更好地模拟卵巢微环境,促进卵泡生长,提高卵泡存活率。卵巢基质细胞主要来源于患者的卵巢组织,但近期也有研究倾向于使用干细胞替代。

3. **合适的生物材料**　为了能将人工卵巢移植到体内,需要选用合适的生物材料作为基质包裹卵泡和细胞,以保护和维持卵泡的三维结构;此外,该材料应该是可生物降解的,以允许卵泡发育、细胞迁移、增殖和血管形成。目前已有多种生物材料被作为人工卵巢的基质用于研究中,根据它们的起源,可以分为天然聚合物和人工合成聚合物两大类。

(1)天然聚合物:在人工卵巢研究中使用的第一批生物材料是天然聚合物,这些聚合物通常具有生物相容性和可降解性,与细胞具有良好的相互作用,有利于细胞的黏附、迁移、增殖和分化。但是,天然聚合物通常缺乏足够的机械强度,难以处理,结构复杂,不易修饰,而且,可被酶促降解,降解速度难以控制。

1)胶原蛋白:胶原蛋白已经被广泛应用于多种组织工程,早在1990年,Telfer团队将胶原蛋白包裹小鼠窦前卵泡构成的人工卵巢移植到小鼠肾被膜下10天后获得了卵子,并成功进行体外受精得到了胚胎,这也是唯一一项使用胶原蛋白作为人工卵巢基质的研究。

2)明胶:明胶来源于胶原蛋白,由动物结缔组织中的胶原部分降解而成,为白色或淡黄色、半透明、微带光泽的薄片或粉粒,属于一种大分子的亲水胶体。明胶具有良好的生物相容性,有细胞结合位点、柔软耐用,可降解,且降解产物易被吸收而不产生炎症反应,被广泛应用于医药和化工产业。2017年,来自美国西北大学的科研人员结合最热门的3D打印技术,选用明胶作为3D打印的"墨水",通过一系列实验证实3D打印小鼠卵巢既可以保证已有卵泡活性,也可以正常储存分泌的激素,从而促进新的卵泡生成并排卵,最终获得健康子代。但是,人的卵巢结构相比小鼠来说更复杂,卵泡的大小在发育过程中也会发生较大的变化。所以未来还需要在较大的哺乳动物(如兔子、猴子等)中进行进一步的探究,为人类3D打印卵巢工程打下更坚实的科研基础。

3)血浆凝块:血浆凝块富含生长因子,已作为细胞移植的载体被广泛运用。较早的研究表明,以血浆凝块包裹小鼠卵泡和细胞,移植到小鼠体内后,可以排卵并产生正常的后代;用血浆凝块包裹人的窦前卵泡移植到免疫缺陷鼠的卵巢囊内,卵泡可以存活并继续发育。但是,血浆凝块的组成成分比较复杂,且在移植后降解迅速,可能导致卵泡丢失和结果不稳定,这限制了其在人工卵巢领域的应用。

4)纤维蛋白：纤维蛋白被作为外科生物粘接剂和组织工程基质广泛研究和应用,利用纤维蛋白作为人工卵巢的基质,包裹小鼠的窦前卵泡后移植到小鼠体内后,卵泡存活率、血管化率、细胞增殖率和基质降解率均较高,且可恢复性激素循环,添加血管内皮生长因子后可以产生正常的后代。

5)海藻酸盐：海藻酸水凝胶用于包裹分离出的卵泡,不仅适用于可移植的人工卵巢,也适用于离体人工卵巢。用海藻酸盐包裹小鼠窦前卵泡和卵巢细胞后进行自体移植,移植1周后卵泡存活率约为20%,包括不同发育阶段的卵泡,但是海藻酸盐的降解速度非常慢,血管形成率较低,只在移植物的周围观察到了血管化。

6)脱细胞卵巢细胞外基质：近年来,脱细胞外基质已成为再生医学的首选材料,它完全由细胞外基质组成,理想地保存了其固有的超微结构,目前已被用于心脏、肝脏、肺和肾脏等多种脏器。这种方法对人工卵巢的构建也有一定的吸引力,Laronda等将脱细胞的牛卵巢组织和人卵巢组织组装成支架,用于移植分离出的小鼠卵巢细胞,在移植2~4周后发现宿主雌激素和抑制素A的水平均升高。

(2)人工合成聚合物：人工合成聚合物可以大量生产,保质期长,可控制降解速率,在再生医学领域也得到了广泛的应用。其中聚乙二醇作为人工卵巢基质已应用于小鼠试验,其包裹小鼠始基卵泡后移植到小鼠体内,30天后在移植物中发现了窦卵泡,并观察到新生血管形成,宿主体内也检测到了低浓度的卵泡刺激素。

4. 卵泡和卵母细胞的替代来源　对于未接受生育保护的癌症幸存者、早发性卵巢功能不全患者等人群,其自身无法提供或者没有足够的卵子、卵泡,可以考虑采用干细胞作为替代来源。近些年的研究发现,小鼠ESCs和iPSCs均可分化为PGC样细胞,由此得到的卵母细胞可以产生可育后代。2012年,首次从成人和小鼠卵巢中分离并鉴定出OSCs,OSCs在体外可诱导为卵母样细胞,这一发现为解决卵巢早衰患者的生育问题带来了希望。但是人类ESCs的研究因受伦理限制而困难重重,OSCs的分离和鉴定也尚存争议,因此iPSCs是主要的研究方向。目前iPSCs的研究也仅进展至小鼠实验阶段,可获得卵母细胞并产生正常子代,尚未达到临床应用水平。

(二)临床价值

卵巢是女性重要的性腺器官,具有生殖和内分泌功能。抗肿瘤治疗导致医源性卵巢损伤的癌症幸存者和早发性卵巢功能不全患者,其生殖和内分泌功能均过早和/或过快下降,最终表现为绝育乃至绝经,影响全身多个系统的健康,进而严重影响她们的生活质量。

1. 恢复生殖功能　较年轻、有生育需求的癌症幸存者,大多已基本丧失生殖功能;早发性卵巢功能不全患者自然受孕和IVF-ET成功率都极低,近些年新提出的卵巢组织体外激活技术也仍处于试验阶段。目前尚无有效手段可以恢复她们的生殖功能,只能借助赠卵满足其生育需求,但存在法律、伦理等问题。人工卵巢技术的出现和发展,尤其在生物材料、3D打印、干细胞等领域的研究进展,为解决这些女性的生殖问题提供了新策略。目前,只进展至小鼠实验阶段,移植到小鼠体内的人工卵巢可以正常发挥功能,并产生可育的正常子代。人工卵巢距离临床应用还有很远的路要走,未来还需更多探索。

2. 恢复内分泌功能　目前解决内分泌问题的主要手段就是HRT,单独使用雌激素或者雌、孕激素结合,被称为药物激素替代治疗,可改善骨质疏松等围绝经期症状。然而,美国妇女健康倡议（Women's Health Initiative，WHI）在2002年和2004年的研究表明，包括乳腺癌、子宫内膜癌和卵巢癌在内的不良影响超过了骨质疏松性骨折减少等益处，但是在最佳使用时间、剂量、释放频率下还是有一定的益处的。由于生殖内分泌系统的复杂性，实现最佳剂量的pHRT具有挑战性；现有的pHRT没有体现生理情况下HPO轴的正、负反馈调节，且仅补充雌激素和孕激素，没有考虑黄体生成素、卵泡刺激素、雄激素等其他性激素，不能很好地模拟生理情况下的生殖内分泌环境。因此，需要寻找一种更加合适的激素替代治疗方法。由此，研究者们提出了细胞激素替代治疗（cell-based hormone replacement therapy，cHRT）的概念，以尽可能模拟生理性激素分泌。Sivanandane等以Ca^{2+}或Sr^{2+}交联海藻酸盐为基质，与小鼠卵巢颗粒细胞和卵泡膜细胞组装成一个三维结构，将其移植到切除卵巢的大鼠体内，在其后90天的研究中观察到稳定的激素分泌，且可以改善骨骼和子宫健康。这项研究的关注点不是生殖功能，而是着眼于恢复卵巢的内分泌功能，因此，其适用人群更加广泛，围绝经期和绝经后女性也有望受益。

人工卵巢将是恢复女性生殖和内分泌功能的一种极有价值的替代方法，尤其是对于早发性卵巢功能不全和不能使用现有的卵子、胚胎和卵巢组织冻存等方法保留和/或恢复生育功能的患者来说。同时，人工卵巢还是一个独特的研究工具，可用于研究卵泡的发生发育，我们还远远没有弄清楚这一复杂的过程。此外，人工卵巢还可以用于毒理学研究，评估不同药物和化学品对卵泡存活和发育以及对卵母细胞质量的影响。它还可以帮助我们更好地了解某些疾病是如何影响妇女的生育能力的，甚至可以说，人工卵巢的发展将代表着人工生殖技术领域的突破性进展。

虽然目前已通过小鼠实验证实了人工卵巢在生殖和内分泌方面的积极作用，但距离临床应用仍然还很远。未来除了不断改进人工卵巢的成分和结构，提高卵泡分离和血管成形技术，深入了解卵巢卵泡发生的机制、卵泡的力学和生化特性，制定生物材料的统一评价标准外，还需要开发更好的活体成像技术来观察人工卵巢移植到体内后的血管化和降解，使研究人员和临床医师能够有效地监测和评估移植的人工卵巢的状态。此外其他相关领域的进展也将有效促进人工卵巢的发展。如果在未来能应用到临床中，人工卵巢的研发将成为组织和器官工程领域的又一个里程碑。

二、益生菌

益生菌是一类对宿主有益的活性微生物，定植于人体皮肤、口腔、肠道、泌尿生殖系统等部位，能产生确切的健康功效从而改善宿主微生态平衡、发挥有益作用。人体、动物体内有益的细菌或真菌主要有乳杆菌、双歧杆菌、酵母菌等。目前研究的主要是以上各类微生物组成的复合活性益生菌，其广泛应用于生物工程、工农业、食品安全以及生命健康领域。研究表明，益生菌的作用包括预防或改善腹泻、预防生殖系统感染、增强人体免疫力、促进肠道健康、预防骨质疏松等。

目前尚无直接证据表明益生菌可以治疗卵巢早衰或者缓解卵巢衰老，但已有少量随机对照试验（randomized control trial，RCT）结果显示益生菌有助于预防或改善绝经后女性的绝经期综合征相关症状，如骨质疏松、心血管疾病等。

（一）益生菌改善绝经后女性骨质疏松

女性年龄相关性雌激素缺乏会增加骨质疏松的风险，可采用激素替代疗法进行有效治疗,然而激素替代疗法可能会增加患乳腺癌、子宫内膜癌等疾病的风险。肠道菌群可影响宿主的免疫系统,并与多种疾病有关,近年来绝经后骨质流失被认为与肠道菌群有关。生物可利用的异黄酮,具有选择性雌激素受体亲和性,对于防治骨质疏松有一定的潜力,并且能减少或消除癌变的副作用。Lambert 等使用一种富含异黄酮苷元和益生菌的新型红三叶草提取物(red clover extract,RCE)干预 78 名绝经后骨质疏松妇女,并同时补充钙和镁,干预 12 个月后,干预组雌激素缺乏引起的骨密度丢失明显减少,骨代谢得到改善,并可刺激绝经后骨质疏松妇女产生雌马酚。Nilsson 等也进行了一项随机双盲安慰剂对照试验,他们将 90 名绝经后老年女性随机分入安慰剂组和罗伊氏乳杆菌 6475(*Lactobacillus reuteri* ATCCPTA 6475,*L.reuteri* 6475)干预组,干预组每天补充 10^{10} CFU 的罗伊氏乳杆菌 6475,持续 12 个月,最终 70 名受试者完成研究,结果显示干预组与安慰剂组相比胫骨总体积和骨密度的损失明显减少,两组间的不良事件无明显差异,补充罗伊氏乳杆菌 6475 作为一种预防年龄相关性骨质流失和骨质疏松症的新方法值得进一步探索。Takimoto 等研究了枯草杆菌 C-3102 对健康绝经后日本女性骨密度及肠道菌群的影响。76 名健康绝经后日本女性给予 C-3102 干预 24 周,与安慰剂组比较发现 C-3102 可显著增加髋骨骨密度;尿 I 型胶原交联 N 端肽(uNTx)是骨吸收的标志物,在干预 12 周时,C-3102 干预组 uNTx 明显低于安慰剂组;干预 12 周和 24 周时,检测发现 C-3102 干预组肠道双歧杆菌属相对丰度升高、梭菌属相对丰度降低。这些结果表明 C-3102 可通过抑制骨吸收来增加骨密度,同时改善肠道菌群健康。

(二) 益生菌改善绝经后女性代谢综合征

代谢综合征是指人体的蛋白质、脂肪、碳水化合物等物质发生代谢紊乱的病理状态,是一组复杂的代谢紊乱综合征,包括肥胖、高血糖、高血压、血脂异常等。绝经后女性代谢综合征是卒中、冠心病等心血管疾病发病和死亡的重要危险因素,预防和治疗代谢综合征对于预防残疾和延缓衰老是有一定作用的。以往的研究发现,乳酸杆菌有改善代谢综合征的作用。Barreto 等将 24 名绝经后女性按年龄、种族、BMI 匹配分为两组(12 人 / 组),分别予以发酵牛奶和未发酵牛奶干预,然后检测 BMI、血压、生化指标、炎症和免疫指标进行比较,结果发现发酵牛奶中的植物乳杆菌可以显著改善受试者的代谢指标。

(三) 益生菌改善绝经后女性心血管功能

绝经后的肥胖女性心血管疾病风险增加,除了与雌激素缺乏有关外,还可能与肠道屏障通透性失调相关。Szulinska 等开展了一项随机对照临床试验,他们将 81 名绝经后肥胖女性随机分为安慰剂、低剂量益生菌(LD)和高剂量益生菌(HD)3 组,干预 12 周。益生菌为含有双歧杆菌属 3 个菌株和乳杆菌属 6 个菌株的冻干粉末。在 HD 组中,总胆固醇、甘油三酯、低密度脂蛋白胆固醇、葡萄糖、胰岛素、胰岛素抵抗等指标均得到改善。而安慰剂组无相应的变化;在 LD 组中,上述指标也多得到改善;这些结果表明多菌株益生菌可显著改善绝经后肥胖女性的心血管代谢,且改善程度具有剂量依赖性。该团队同时发现,干预 12 周后 LD 组的收缩压和 IL-6,HD 组的收缩压、血管内皮生长因子、脉搏波分析的收缩压 / 脉搏压 / 增强指数、脉搏波速度、IL-6、TNF-α 和血栓调节素的水平均降低,大部分指标的改善有统计学意义,表明补充益生菌可改善绝经后肥胖妇女的血管功能。

虽然这些研究的结果比较积极,但是益生菌在人肠黏膜的定植情况,有明显的个体、部位和菌株特异性,同一益生菌对不同人的影响不同,而且受抗生素使用情况等的影响,未来的趋势是采用个性化的益生菌干预策略。目前益生菌的临床研究普遍缺少充分的安全性 /

危害性报告,这是评估益生菌安全性的一大阻碍;而且现有临床研究证据级别普遍不够高,缺乏多中心、大样本、前瞻性随机对照试验、前瞻性队列研究等高级证据支持。另外,益生菌发挥作用的具体机制大多也尚未阐明。因此,对益生菌功效的探索是一个科学严谨的过程,未来还需要更多的研究证据提供支持。

三、基因治疗

21世纪是基因研究爆炸的时代,随之而来的基因治疗也不断地向研究者们发起了挑战。一些与基因突变相关的疾病通过基因治疗的手段取得了令人欣喜的结果,不仅让患者与医师看到了希望的曙光,也让科学家们看到了基因治疗无限发展的可能性。

基因治疗是指将具有治疗作用的基因通过一定的方法靶向载入人体以发挥治疗作用。目前常用的方法主要有:利用载体将基因导入靶细胞,基因编辑技术以及嵌合抗原受体T细胞免疫疗法(chimeric antigen receptor T-cell immunotherapy,CAR-T)。目前基因治疗中常用的载体主要有病毒载体和非病毒载体。病毒载体主要包括慢病毒载体、反转录病毒载体、腺病毒载体等;非病毒载体主要是纳米载体和高分子载体。它们各自都有一定的优缺点,成为科学家们在不同限定条件下选择的基因工具。除了载体,还有一些相关的基因组编辑技术也在不断的发展中。基因组编辑技术可以介导基因的添加、删除、校正,以及基因组修饰,例如锌指核酸酶(zinc finger nuclease,ZFN)、转录激活因子样效应物核酸酶(transcription activator-like effector nucleases)以及最新的CRISPR-Cas9(clustered regularly interspaced short palindromic repeats-CRISPR associated protein 9)核酸酶技术,均作为治疗手段正迅速发展至临床应用。目前已有一些采用基因治疗的疾病进入了临床试验,例如动脉粥样硬化、血友病B、结直肠癌、肺癌等。

基因治疗已在早衰症领域取得了喜人的成果。来自西班牙奥维耶多大学和美国索尔克生物研究所的研究表明,利用CRISPR-Cas9编辑系统靶向*LMNA*基因,可以使早衰模型小鼠的寿命延长25%。

遗传因素是导致POF的原因之一,约10%的POF患者具有家族史,主要包括性染色体基因突变以及常染色体基因突变。虽然大部分POF都是特发性的,但是仍有约10%的患者是由于遗传因素导致的卵巢功能提前衰竭。这部分患者通常为家族性发病,表现为原发闭经或者继发性闭经。临床上对于这部分患者并没有特定的治疗方式。激素替代治疗是目前应用最为广泛的治疗方法,但并不能有效解决生育问题。而如果医师能够使用基因治疗的方式将特定的治疗基因通过合适的方法导入患者体内,甚至如果可以导入至卵巢内,这将会给全世界POF患者带来治疗的希望。

然而目前关于卵巢早衰的基因治疗的研究寥寥无几。2010年,Ghadami M等人通过将自己构建的携带有*FSHR*基因的腺病毒载体,注射到*FSHR*基因敲除(*FSHR* knockout,FORKO)小鼠的双侧卵巢内,发现治疗组小鼠恢复正常动情周期,雌二醇水平上升2~3倍,FSH下降50%,总卵泡数及窦状卵泡数显著增加,卵巢重量增加,在治疗组的小鼠卵巢中可以检测到FSHR mRNA,并且未见全身病毒播散及腺病毒DNA的生殖系统传播。因此,Ghadami M等人认为*FSHR*基因治疗能恢复卵巢对FSH的反应性,并且促进卵泡发育及恢复雌性FORKO小鼠体内雌激素的生成。

基因治疗让遗传疾病的研究者与患者看到了希望。然而基因治疗仍有很多问题亟待解决,例如基因载体的利用局限性,基因脱靶效应,以及最引人关注的全世界范围内都严谨对待的伦理问题。只有在我们充分掌握了成熟的治疗方法,透彻地了解其作用机制后,基因治疗才会发挥最为强大的价值。基因治疗具有最为广阔的临床研究及应用背景,对于 POF 患者来说亦是如此。通过基因测序手段,已有越来越多的研究不断发现新的基因突变,例如BRCA1、BRCA2、Sal-like 4、BNC1 等,与卵巢早衰相关。我们相信,随着生物科学的不断进步,基因治疗的相关难题会被步步攻破,卵巢早衰的基因治疗一定会大放光彩。

四、端粒保护

端粒缩短是生物衰老的标志。近年来的研究发现,端粒参与了多囊卵巢综合征、早发性卵巢功能不全及子宫内膜异位症等疾病的发生,其与卵巢储备和功能密切相关,在女性生殖内分泌领域发挥重要作用。

(一)端粒系统与衰老

端粒是真核生物染色体末端的进化保守结构域,具有稳定染色体结构,保持基因组的稳定性,避免遗传信息在细胞增殖或 DNA 损伤修复过程中丢失的作用。端粒与细胞寿命的控制密切相关,随着细胞分裂次数的增加,端粒进行性地缩短,当缩短到一定限度后,达到启动衰老的临界点,便不能维持染色体的稳定,导致染色体分离异常,染色体畸变或者细胞失去了分裂增殖能力而死亡。此外,端粒区包括调节 DNA 修复和细胞凋亡的蛋白,端粒缩短可能导致这些蛋白丢失,从而引起程序性细胞死亡。因此,端粒也被称为细胞的"生命钟"。端粒酶是核酸蛋白复合体,利用自身 RNA 为模板合成端粒 DNA,弥补随着有丝分裂逐渐缩短的端粒长度,是端粒复制所必需的一种特殊的 DNA 聚合物,其活性在活体组织的胚胎分化过程中逐渐停止,在成体体细胞中活性被抑制,而在生殖细胞、活化的淋巴细胞和某些类型的干细胞中端粒酶的活性较高。端粒系统(端粒、端粒酶)与衰老的关系密切,是近年来生命科学领域的研究热点之一。

端粒长度决定物种的寿命,长端粒代表了进化优势,构成了所有与衰老有关疾病的保护因子。端粒长度主要由 X 连锁基因和常染色体基因等遗传因素决定,除此之外,还受年龄、性别、环境、自由基、炎症、活性氧、生活方式等因素的影响。因此,不同物种之间、同一物种的不同个体以及同一个体的不同组织和细胞之间,端粒长度均不同。人类体细胞端粒的平均长度是 5~10kb,而生殖细胞端粒的平均长度是 10~20kb,体细胞的端粒随着每一次细胞分裂损失约 50~200bp,而且在病理条件下,这个减少过程会加速。尽管端粒异常缩短加速衰老进程,但端粒过度延长则会引起细胞过度增殖和癌变。

(二)端粒的影响及保护因素

随着年龄增长,端粒长度逐渐缩短,除遗传和性别之外,环境、氧化应激、生活方式(不合理的饮食、缺乏体育锻炼、肥胖、吸烟)等外源性因素都可能加快端粒缩短的速度,引起染色体断裂,细胞凋亡,加速机体衰老。

1. **遗传因素** 端粒具有遗传特性,不同物种的端粒长度有差异。而相同物种某些基因的遗传变异也是影响端粒长度的主要因素之一,如端粒酶及端粒酶反转录酶的基因变化显著影响端粒长度;细胞分裂周期样激酶 2(*CLK-2*)基因突变体延长端粒,而 *CLK-2* 过表达则引起端粒缩短;*TERC* 基因附近(3q26,rs12696304)的突变与端粒缩短密切相关;X 染色体上的 *DKC1* 基因也可能调节端粒长度。此外,全基因组研究发现,在 *MEN1*、*MRE11A*、*RECQL5*

和 *TNKS* 基因中有 13 个单核苷酸多态性(single nucleotide polymorphism,SNP)与端粒长度相关。然而,目前已证实的与端粒长度相关的基因有限,更多参与调节端粒长度的基因有待进一步探索。

2. 性别 端粒受性别影响,动物实验表明精子的端粒比卵母细胞的端粒长,子代的端粒长度主要遗传精子的端粒长度。然而,女性体细胞的端粒通常比同龄男性更长,因为女性体内的雌激素水平较高,一方面,雌激素可诱导多种酶的活性,包括 MnSOD、GPx Ⅰ 和 GRx 等,这些酶参与维持细胞的正常氧化状态,通过降低活性氧的产生保护端粒长度;另一方面,雌激素上调端粒酶的表达,通过 hTERT 启动子直接或间接激活端粒酶,维持端粒长度。

3. 年龄 端粒缩短是衰老的标志,越年轻,端粒越长。高龄妇女的端粒比年轻妇女的短,导致流产或胎儿染色体异常的比例增加。然而,老年男性精子的端粒比年轻男性的更长。一方面,老年男性精子的端粒能形成二聚体和四聚体,诱导端粒延长,这个过程可能会增加产生非整倍体或染色体畸变的风险,导致不良生育结局;另一方面,有观点认为老年男性的细胞增殖活性低,成熟精子经历的有丝分裂次数较年轻人少,精子的端粒损失小,因此端粒更长。尽管子代的端粒长度与受孕时父亲年龄之间的关系一直备受争议,目前的主流观点认为老年男性精子孕育出的后代端粒更长。绝经后的老年女性卵巢功能低下,体内雌激素水平降低,失去了对端粒的保护作用。如果无激素替代禁忌证,长期补充激素使体内的雌激素保持在合理的水平,能减慢端粒缩短,维持端粒长度,延缓衰老。

4. 环境 环境因素影响端粒长度。非洲裔美国人和美国白人出生时的端粒长度并无差异,但由于生长环境不同,前者的端粒比后者长。接触杀虫剂、农药、环境污染物、高温和电磁辐射可能通过诱导氧化应激减少端粒长度。多氯联苯是一种广泛存在的环境毒物,能降低端粒酶活性,引起端粒缩短。应尽量减少或避免暴露于不良环境,这对维持端粒酶活性和阻止端粒缩短具有重要作用。

5. 氧化应激 在端粒依赖性的衰老中,氧化应激起到了重要作用。端粒区域富含鸟嘌呤碱基对,对氧化修饰十分敏感,是氧化应激损伤的首要靶标,可引起端粒受损和端粒酶的功能失调。端粒 DNA 的 T 环结构与端粒结合蛋白(TRF1 和 TRF2)结合,稳定端粒结构。氧化应激通过对 DNA 的损伤作用导致端粒 DNA 的 3′ 突出端丢失,破坏端粒的环状结构,导致端粒"开环",引发 DNA 损伤应答,产生双链断裂的不可逆损伤。

多种内源性和外源性因素通过氧化应激影响端粒长度。如长期接触活性氧的人,端粒酶活性和端粒长度明显降低。母体在孕期营养不良导致氧化应激增加,胎儿在子宫内处于应激状态,抗氧化能力降低,出生后端粒长度较短。此外,心理压力可引起氧化应激和炎症反应,这两者都会引起端粒缩短。儿童时期严重的心理应激导致端粒缩短加快,健康受损,衰老加速,寿命缩短。原发性卵巢功能不全患者承受着高度的心理和生理压力,端粒酶活性降低,端粒缩短加快,衰老加速。因此,适当补充抗氧化剂,保持健康的心理状态,培养广泛的兴趣和爱好,积极参加社会活动,提高心理素质,避免情绪障碍和心理压力等引起的氧化应激是延缓衰老的有效手段。

6. 生活方式

(1)饮食:饮食成分影响端粒长度。合理膳食能够增强机体的抗氧化能力,降低氧化应激水平,维持端粒长度,有益于健康和长寿。研究发现,维生素摄入量低、体重指数高的女性端粒往往较短。由于维生素 C 可以降低体内炎症因子水平,保护端粒长度,而不饱和脂肪酸则会加快端粒缩短,日常饮食中补充维生素 C、Asc2P,饮用绿茶等可以抑制端粒酶活性,延长细胞寿命。

(2)肥胖:肥胖是影响端粒长度的因素之一。肥胖通过氧化应激、细胞因子、胰岛素抵抗和炎症反应加速端粒缩短和生殖衰老,导致卵母细胞质量降低、妊娠率降低、流产率和出生缺陷率增高。合理膳食,坚持长期锻炼,保持理想的体重指数(BMI),改善机体的内环境和代谢状态,有助于延缓端粒缩短和衰老。

(3)锻炼:适度锻炼有助于减少慢性应激对端粒的损伤,如长期中等强度的体育锻炼能够增加最大耗氧量,刺激机体产生抗氧化物,增加体内抗氧化酶的活性,降低氧化损伤。然而,剧烈的体育锻炼会增加氧化应激,加速端粒缩短。

(4)吸烟:吸烟可引起炎症反应,活化白细胞。激活的白细胞产生的活性氧明显增加,加速端粒缩短。

(三)端粒保护与卵巢储备和功能

除了作为衰老的标志,端粒长度与女性的卵巢储备及功能密切相关。有研究发现,白细胞端粒越长的女性,绝经年龄越晚,反之,绝经越早。端粒每增加 1 000 个碱基,女性的自然绝经平均年龄增加 10.2 个月。生殖细胞端粒酶的活性维持时间较长,可延缓端粒缩短,避免非整倍体或配子失衡的染色体畸变。一旦生殖细胞端粒缩短,会发生减数分裂阻滞、分离错误和连接异常,非整倍体细胞的发生率增高,细胞凋亡增加,卵巢功能会下降。

年龄增长是女性卵巢功能下降的重要原因。女性出生便形成了始基卵泡池,目前尚无可靠的证据支持生理条件下会生成新的卵母细胞补充卵泡池的消耗。并且卵母细胞的端粒酶活性低,修复端粒的功能有限,不良的生活方式或暴露于有害的环境中,端粒受损加速,一旦超过端粒酶的修复能力,便加速端粒缩短,损害卵巢储备及功能,导致早发性卵巢功能不全和生殖功能下降。端粒长度与女性生殖寿命呈正相关,同时影响卵母细胞及胚胎质量。由于成熟的人卵母细胞获取困难及存在伦理限制,目前有关人卵母细胞端粒的研究较少。多囊卵巢综合征是育龄妇女中最常见的内分泌疾病之一,遗传因素在该病的发生机制中起着重要作用。尽管推测端粒长度和多囊卵巢综合征之间存在相关性,但目前的研究由于选择的细胞类型不同而其端粒长度的变化不同,如多囊卵巢综合征患者的白细胞端粒长度比健康女性更短,而颗粒细胞端粒长度比健康女性更长,推测这可能是由于影响不同细胞的雄激素或雌激素的水平不同所致。

近年来,研究发现黄芪提取物通过端粒系统发挥抗衰老作用;褪黑素通过抗氧化应激、减少自噬等机制维持端粒长度,延缓卵巢衰老;白藜芦醇通过调节端粒酶活性,改善小鼠卵巢功能。除了药物治疗,避免不良的生活方式和环境因素,合理膳食、坚持锻炼、戒烟限酒、保持良好的身体及心理状态,保持端粒酶活性、维持端粒长度,有益于延缓卵巢衰老和治疗衰老相关疾病。

端粒是细胞的"生命钟",端粒缩短标志着细胞、器官及生物的衰老。近年来,越来越多的研究探索端粒长度及端粒酶活性在卵母细胞及颗粒细胞中的作用,发现端粒系统与卵巢储备及功能关系密切,并且初步揭示了一些延缓卵巢衰老药物的作用机制。然而,引起卵巢细胞端粒缩短的明确诱因(遗传基因、环境、精神、心理因素等)及作用机制尚未阐明,有待更多高质量的研究揭示端粒系统在卵巢衰老中的作用机制和关键靶点,探寻安全有效的端粒酶激活剂,为早发性卵巢功能不全和生育力低下的女性提供新的治疗策略。

五、免疫调节剂

人体是一个有机的整体,许多疾病的发生、发展都与机体的免疫功能失调有关。免疫调节剂(immunomodulator)是具有调节机体免疫功能的药物,包括免疫促进剂、免疫抑制剂和免疫双向调节剂,可以用于治疗和辅助治疗免疫功能低下和/或紊乱所引起的疾病。广义的免疫调节剂还包括各种抗各种细胞表面分子的单克隆抗体等。

(一)免疫调节剂的临床应用与进展

免疫抑制剂对机体的免疫功能具有特异性或非特异性作用,可用于自身免疫疾病及变态反应性疾病的防治,特别是在组织器官移植时,对于控制免疫排斥反应的发生效果显著。1984年,环孢素A用于器官移植术后的抗排斥治疗,推动了器官移植领域的飞速发展,它的问世被称为现代器官移植的一座里程碑。此后,多种新型免疫抑制剂如他克莫司、吗替麦考酚酯等广泛应用,进一步推动了器官移植领域的发展。

免疫增强剂是指能兴奋、增强和恢复机体免疫功能的一大类药物。临床主要用于免疫缺陷性疾病和恶性肿瘤的免疫治疗,也用于难治性细菌、病毒和真菌感染。目前常用的免疫增强剂包括生物类(胸腺激素类、干扰素、白细胞介素等)、微生物来源的制剂(利用细菌抗原做成的制剂)、化学合成药物等。

免疫双向调节剂具有双向免疫调节作用,如聚合糖类(香菇多糖、薄芝糖肽等)、中药及植物来源类(人参、胎盘脂多糖等),其既可以用于免疫亢进性疾病,也可以用于免疫低下疾病的治疗,但具体作用机制尚不清楚。

近年来比较热门的抗各种细胞表面分子的单克隆抗体,如抗IL-2受体的单克隆抗体、抗黏附分子的单克隆抗体都有明显的免疫调节作用,在自身免疫病的治疗、防止肿瘤转移等方面都有重要应用,也属于广义的免疫调节剂的范畴。

(二)免疫调节剂在器官衰老中的作用

1962年,Walford提出免疫衰老学说,认为免疫功能的衰退是造成机体衰老的重要因素。新近的研究发现,免疫细胞的衰老与寿命有关。T细胞受体(T cell receptor,TCR)多样性随年龄增长而降低,适应性免疫细胞功能降低致使个体对外界的防御能力相应降低。通过对不同年龄人群进行研究,发现免疫反应能力随年龄增长而降低。免疫细胞中主要的T淋巴细胞(CD3$^+$T细胞)随着年龄增长会下降。胸腺肽类物质能作用于T细胞分化的不同阶段,协同地、序贯地促进T细胞不同亚群的成熟和分化。其不仅能增强衰老时缺损了的免疫功能,加强机体对感染和肿瘤的免疫力,还能调控自我识别过程,防止自身免疫病的发生,从而可能起到延缓衰老的作用。一些免疫增强剂,如左旋咪唑、多聚核苷酸等,在体外实验和动物实验中被证实,通过抑制ROS和NF-κB的促炎相关通路,发挥一定的抗衰老作用。但以上研究均未在临床应用中得到证实。

通过靶向抑制哺乳动物雷帕霉素靶蛋白(mammalian target of rapamycin,mTOR)通路中的雷帕霉素受体复合物(target of rapamycin complex 1,TORC1),延缓老年人衰老,改善其免疫功能和降低其感染发生率。mTOR信号控制细胞对营养有效性的反应,这一通路在调节寿命方面可能是重要的。在对酵母、果蝇、蠕虫和小鼠等不同物种的研究中发现,抑制mTOR信号后,可以通过抑制与年龄相关的病理过程和癌症来延长个体的寿命。雷帕霉素作为一种免疫调节剂,能特异性地抑制mTOR蛋白;可与细胞内受体FKBP-12结合形成复合物，直接作用于 mTOR 的 FRB 区域，从而抑制蛋白活性。雷帕霉素通过对 mTORC1 的抑制，阻断始基卵泡的活化，增加 PI3K 的表达。在动物实验中，延长了小鼠的最大寿命和中位寿命。

(三) 免疫调节剂与卵巢衰老

卵巢衰老的机制复杂，包括遗传、DNA 损伤修复、端粒、能量代谢、神经内分泌、卵巢微环境等因素。目前，临床上暂无对卵巢衰老有确切作用的免疫调节剂。在体外及临床前的研究中，一些免疫调节剂对卵巢早衰有一定的调节作用。

Dragojević-Dikić S 等研究发现多种自身免疫性抗体如抗核抗体、抗卵巢组织抗体等与卵巢早衰相关，因此免疫疗法对卵巢早衰患者具有一定意义。在理论上，免疫调节剂对自身免疫性卵巢早衰有效。有报道称，临床应用免疫抑制剂如糖皮质激素治疗的患者可恢复排卵和妊娠，但疗效并不确切。青春期前给予免疫抑制剂二乙氨基乙醇和弗氏佐剂，使得小牛体内有足够的抗 GnRH，进而可以使小牛青春期启动延缓 112 天。施晓波等研究发现糖皮质激素和雄激素治疗可显著改善免疫性卵巢早衰小鼠模型的一般状态，其中糖皮质激素的治疗作用与 T 淋巴细胞、免疫球蛋白和相关抗体水平减少等有关，但临床应用糖皮质激素具有较多不良反应，远期疗效有待后续观察。

在动物模型中，一些化学物质在卵巢衰老过程中调控其免疫功能。壳寡糖是将壳聚糖经特殊的生物酶技术降解得到的低分子量产品。使用壳寡糖干预的衰老模型小鼠，观察其卵巢功能及卵巢衰老状况、机体的免疫功能的变化，发现壳寡糖干预后小鼠的卵巢指数，卵泡数、雌、孕激素水平，生殖细胞标志物 MVH/Fragilis 的表达量均有不同程度的增高；衰老基因 $p16$、$p21$、$p53$ 表达量和 β- 半乳糖苷酶染色程度均下降。这提示壳寡糖可能通过提高免疫功能，从而对抗雌性小鼠卵巢功能损伤及衰老。使用 D- 半乳糖建立小鼠衰老模型，并用不同浓度茶多酚灌胃进行治疗，发现茶多酚能提高模型小鼠胸腺与脾脏指数、淋巴细胞转化能力，增加腹腔巨噬细胞吞噬功能和外周血 IL-2 的含量，提示茶多酚可通过 D- 半乳糖致衰老小鼠的免疫功能改善卵巢功能。

芬戈莫德（fingolimod）作为器官移植后抗排斥反应的免疫抑制剂，是一种鞘氨醇 -1- 磷酸（sphingosine-1-phosphate，S1P）类似物。S1P 由鞘氨醇胞内激酶产生，通过抑制其凋亡前神经酰胺的功能来调控细胞的生长和分化，是血液循环中 T 细胞和 B 细胞等免疫细胞的运输所必需的，在自身免疫性疾病和炎性疾病等疾病中有着损害作用。芬戈莫德能够阻断 S1P 信号通路，现已被应用于治疗多发性硬化症。在动物实验和人类卵巢异种移植的模型中，静脉连续输注或腹腔注射或长期口服芬戈莫德等 S1P 类似物被证明可以减少化疗和放疗诱导的始基卵泡凋亡。S1P 可能将作为一个潜在的靶点，用于卵巢早衰的治疗。

在临床前试验中，雷帕霉素除了对小鼠寿命有影响外，也对卵巢生殖寿命有一定的影响。短期雷帕霉素治疗能够保存始基卵泡、提高卵母细胞质量和改善卵巢微环境，从而延长卵巢寿命，且作用持久。其作用机制在于：mTOR 信号通路在卵巢早衰中具有重要作用。临床前研究表明，PI3K/AKT/mTOR 通路在控制各种卵巢功能时经常被激活。mTOR 通路的过表达可破坏卵丘细胞间的相互作用，导致胰岛素抵抗，并直接影响卵泡的生长。持续激活生殖细胞中的 mTOR，导致始基卵泡的募集，最终致卵巢早衰和不孕。雷帕霉素通过抑制这一过程，明显改善卵巢早衰。但由于雷帕霉素具有相关不良反应及生殖毒性，其是否能用于临床以延缓卵巢衰老或者恢复卵巢功能，需要进一步的研究。

随着各种药品长期的临床使用和研究,有时会发现它们具有新的免疫调节功能。随着免疫学的进展,对传统药在免疫调节机制上的认识将更为深入,更多的传统药会列入免疫调节剂。一些传统药物,包括古代和现代的所有天然药物,也包括各个国家和民族的传统药物,其有效成分被广泛地研究。研究者认为,有些药物所具有的独特成分能通过刺激巨噬细胞和淋巴细胞活化固有免疫,并调节细胞因子。多种植物醇类物质具有下调炎症的作用,并增强疫苗接种后的获得性免疫。新加坡国立大学研究者在对具有免疫调节功能和抗菌活性的芦荟、黄芪、人参、黄芩、生姜、灵芝和当归7种草药进行分析后发现,每种植物至少有一种以上的成分具有免疫细胞调节功能,可能成为新的具有开发潜力的药品。这些将为免疫调节剂在卵巢衰老中的运用提供新思路。

（文景宜　张　岩　叶双梅　袁　明）

参考文献

1. Siegel RL, Miller KD, Jemal A. Cancer statistics, 2016. CA Cancer J Clin, 2016, 66: 7-30.

2. Salama M, Woodruff TK. From bench to bedside: current developments and future possibilities of artificial human ovary to restore fertility. Acta ObstetGynecolScand, 2019, 98: 659-664.

3. Dong FL, Ma L, Shi SL, et al. An research on the isolation methods of frozen-thawed human ovarian preantral follicles. Int J Clin Exp Med, 2014, 7: 2298-3203.

4. Nair LS, Laurencin CT. Polymers as biomaterials for tissue engineering and controlled drug delivery. Adv BiochemEngBiotechnol, 2006, 102: 47-90.

5. Telfer E, Torrance C, Gosden RG. Morphological study of cultured preantral ovarian follicles of mice after transplantation under the kidney capsule. J ReprodFertil, 1990, 89: 565-571.

6. Laronda MM, Rutz AL, Xiao S, et al. A bioprosthetic ovary created using 3D printed microporous scaffolds restores ovarian function in sterilized mice. Nat Commun, 2017, 8: 15261.

7. Seybold D, Schildhauer TA, Gessmann J, et al. Osteogenic differentiation of human mesenchymal stromal cells is promoted by a leukocytes containing fibrin matrix. Langenbecks Arch Surg, 2010, 395: 719-726.

8. Gosden RG. Restitution of fertility in sterilized mice by transferring primordial ovarian follicles. Hum Reprod, 1990, 5: 499-504.

9. Dolmans MM, Yuan WY, Camboni A, et al. Development of antral follicles after xenografting of isolated small human preantral follicles. Reprod Biomed Online, 2008, 16: 705-711.

10. Kniazeva E, Hardy AN, Boukaidi SA, et al. Primordial follicle transplantation within designer biomaterial grafts produce live births in a mouse infertility model. Sci Rep, 2015, 5: 17709.

11. Vanacker J, Dolmans MM, Luyckx V, et al. First transplantation of isolated murine follicles in alginate. Regen Med, 2014, 9: 609-619.

12. Laronda MM, Jakus AE, Whelan KA, et al. Initiation of puberty in mice following decellularized ovary transplant. Biomaterials, 2015, 50: 20-29.

13. White YA, Woods DC, Takai Y, et al. Oocyte formation by mitotically active germ cells purified from ovaries of reproductive-age women. Nat Med, 2012, 18: 413-421.

14. Sittadjody S, Saul JM, McQuilling JP, et al. In vivo transplantation of 3D encapsulated ovarian constructs in rats corrects abnormalities of ovarian failure. Nat Commun, 2017, 8: 1858.

15. Nilsson AG, Sundh D, Backhed F, et al. Lactobacillus reuteri reduces bone loss in older women with low bone mineral density: a randomized, placebo-controlled, double-blind, clinical trial. J Intern Med, 2018, 284: 307-317.

16. Takimoto T, Hatanaka M, Hoshino T, et al. Effect of Bacillus subtilis C-3102 on bone mineral density in healthy postmenopausal Japanese women: a randomized, placebo-controlled, double-blind clinical trial. Biosci Microbiota Food Health, 2018, 37: 87-96.

17. Barreto FM, ColadoSimao AN, Morimoto HK, et al. Beneficial effects of Lactobacillus plantarum on glycemia and homocysteine levels in postmenopausal women with metabolic syndrome. Nutrition, 2014, 30: 939-942.

18. Szulinska M, Loniewski I, van Hemert S, et al. Dose-dependent effects of multispeciesprobiotic supplementation on the lipopolysaccharide (LPS) level and cardiometabolic profile in obese postmenopausal women: a 12-week randomized clinical trial. Nutrients, 2018, 10.

19. Szulinska M, Loniewski I, Skrypnik K, et al. Multispeciesprobiotic supplementation favorably affects vascular function and reduces arterial stiffness in obese postmenopausal women-a 12-week placebo-controlled and randomized clinical study. Nutrients, 2018, 10.

20. Zmora N, Zilberman-Schapira G, Suez J, et al. Personalized gut mucosal colonization resistance to empiric probiotics is associated with unique host and microbiome features. Cell, 2018, 174: 1388-1405 e21.

21. Suez J, Zmora N, Zilberman-Schapira G, et al. Post-antibiotic gut mucosal microbiome reconstitution is impaired by probiotics and improved by autologous FMT. Cell, 2018, 174: 1406-1423 e16.

22. Bafeta A, Koh M, Riveros C, et al. Harms reporting in randomized controlled trials of interventions aimed at modifying microbiota: a systematic review. Ann Intern Med, 2018, 169: 240-247.

23. Dunbar CE, High KA, Joung JK, et al. Gene therapy comes of age. Science, 2018, 359.

24. Santiago-Fernandez O, Osorio FG, Quesada V, et al. Development of a CRISPR/Cas9-based therapy for Hutchinson-Gilford progeria syndrome. Nature Medicine, 2019, 25: 423-426.

25. Beyret E, Liao HK, Yamamoto M, et al. Single-dose CRISPR-Cas9 therapy extends lifespan of mice with Hutchinson-Gilford progeria syndrome. Nature Medicine, 2019, 25: 419-422.

26. 韩宁宁, 段玲, 张朝霞. 卵巢早衰的遗传学及相关因素的研究. 中国全科医学, 2009, 12: 1022-1023+7.

27. 马丽, 王林平, 郑艳梅. 性激素替代疗法在治疗卵巢早衰中的应用. 潍坊医学院学报, 2004: 111-113.

28. Ghadami M, El-Demerdash E, Salama SA, et al. Toward gene therapy of premature ovarian failure: intraovarian injection of adenovirus expressing human FSH receptor restores folliculogenesis in FSHR (–/–) FORKO mice. Mol Hum Reprod, 2010, 16: 241-250.

29. Yilmaz NK, KaraginPH, Terzi YK, et al. BRCA1 and BRCA2 sequence variations detected with next-generation sequencing in patients with premature ovarian insufficiency. Journal of the Turkish German Gynecological Association, 2016, 17: 77-82.

30. Ben-Aharon I, Levi M, Margel D, et al. Premature ovarian aging in BRCA carriers: a prototype of systemic precocious aging？ Oncotarget, 2018, 9: 15931-15941.

31. de la Noval BD. Potential implications on female fertility and reproductive lifespan in BRCA germline mutation women. Archives of Gynecology and Obstetrics, 2016, 294: 1099-1103.

32. Atabiekov I, Hobeika E, Sheikh U, et al. The role of gene therapy in premature ovarian insufficiency management. Biomedicines, 2018, 6.

33. Vasilopoulos E, Fragkiadaki P, Kalliora C, et al. The association of female and male infertility with telomere length (Review). Int J Mol Med, 2019, 44: 375-389.

34. 钟守琳. 医学遗传学. 北京: 高等教育出版社, 2004.

35. Hemann MT, Strong MA, Hao LY, et al. The shortest telomere, not average telomere length, is critical for cell viability and chromosome stability. Cell, 2001, 107: 67-77.

36. Rocca MS, Foresta C, Ferlin A. Telomere length: lights and shadows on their role in human reproduction. Biol Reprod, 2018.

37. Thilagavathi J, Venkatesh S, Dada R. Telomere length in reproduction. Andrologia, 2013, 45: 289-304.

38. Mirabello L, Yu K, Kraft P, et al. The association of telomere length and genetic variation in telomere biology

genes. Hum Mutat, 2010, 31: 1050-1058.

39. Bayne S, Jones ME, Li H, et al. Estrogen deficiency leads to telomerase inhibition, telomere shortening and reduced cell proliferation in the adrenal gland of mice. Cell Res 2008, 18 (11): 1141-1150.

40. Sharma R, Agarwal A, Rohra VK, et al. Effects of increased paternal age on sperm quality, reproductive outcome and associated epigenetic risks to offspring. Reprod Biol Endocrinol, 2015, 13: 35.

41. Parks CG, Miller DB, McCanlies EC, et al. Telomere length, current perceived stress, and urinary stress hormones in women. Cancer Epidemiol Biomarkers Prev, 2009, 18: 551-560.

42. Senthilkumar PK, Robertson LW, Ludewig G. PCB153 reduces telomerase activity and telomere length in immortalized human skin keratinocytes (HaCaT) but not in human foreskin keratinocytes (NFK). Toxicol Appl Pharmacol, 2012, 259: 115-123.

43. Tarry-Adkins JL, Chen JH, Smith NS, et al. Poor maternal nutrition followed by accelerated postnatal growth leads to telomere shortening and increased markers of cell senescence in rat islets. Faseb J, 2009, 23: 1521-1528.

44. Entringer S, Epel ES, Kumsta R, et al. Stress exposure in intrauterine life is associated with shorter telomere length in young adulthood. Proc Natl Acad Sci U S A, 2011, 108: E513-518.

45. Kim S, Parks CG, DeRoo LA, et al. Obesity and weight gain in adulthood and telomere length. Cancer Epidemiol Biomarkers Prev, 2009, 18: 816-820.

46. Kark JD, Goldberger N, Kimura M, et al. Energy intake and leukocyte telomere length in young adults. Am J Clin Nutr, 2012, 95: 479-487.

47. Furumoto K, Inoue E, Nagao N, et al. Age-dependent telomere shortening is slowed down by enrichment of intracellular vitamin C via suppression of oxidative stress. Life Sci, 1998, 63: 935-948.

48. Yang Q, Zhao F, Hu L, et al. Effect of paternal overweight or obesity on IVF treatment outcomes and the possible mechanisms involved. Sci Rep, 2016, 6: 29787.

49. Banerjee AK, Mandal A, Chanda D, et al. Oxidant, antioxidant and physical exercise. Mol Cell Biochem, 2003, 253: 307-312.

50. Tremellen K. Oxidative stress and male infertility—a clinical perspective. Hum Reprod Update, 2008, 14: 243-258.

51. Chow ET, Mahalingaiah S. Cosmetics use and age at menopause: is there a connection?FertilSteril, 2016, 106: 978-990.

52. Gray KE, Schiff MA, Fitzpatrick AL, et al. Leukocyte telomere length and age at menopause. Epidemiology, 2014, 25: 139-146.

53. Liu L, Blasco M, Trimarchi J, et al. An essential role for functional telomeres in mouse germ cells during fertilization and early development. Dev Biol, 2002, 249: 74-84.

54. Aydos SE, Elhan AH, Tukun A. Is telomere length one of the determinants of reproductive life span？ Arch GynecolObstet, 2005, 272: 113-116.

55. Wei D, Xie J, Yin B, et al. Significantly lengthened telomere in granulosa cells from women with polycystic ovarian syndrome (PCOS). J Assist Reprod Genet, 2017, 34: 861-866.

56. Yu Y, Zhou L, Yang Y, et al. Cycloastragenol: An exciting novel candidate for age-associated diseases. Exp Ther Med, 2018, 16: 2175-2182.

57. Tamura H, Kawamoto M, Sato S, et al. Long-term melatonin treatment delays ovarian aging. J Pineal Res, 2017, 62.

58. Liu M, Yin Y, Ye X, et al. Resveratrol protects against age-associated infertility in mice. Hum Reprod, 2013, 28: 707-717.

59. Siegel RL, Miller KD, Jemal A. Cancer statistics, 2016. CA Cancer J Clin, 2016, 66: 7-30.

60. Jiang J, Fisher E, Murasko DM. Impaired specific CD8 T cell response with aging is not due to decreased

expression of CD90 on TCR transgenic T cells. Immunity & ageing: I & A, 2013, 10: 36.

61. Lemster BH, Michel JJ, Montag DT, et al. Induction of CD56 and TCR-independent activation of T cells with aging. J Immunol, 2008, 180: 1979-1990.

62. Weber GF, Mirza NM, Yunis EJ, et al. Localization and treatment of an oxidation-sensitive defect within the TCR-coupled signalling pathway that is associated with normal and premature immunologic aging. Growth, development, and aging: GDA, 1997, 61: 191-207.

63. Reggiani PC, Poch B, Console GM, et al. Thymulin-based gene therapy and pituitary function in animal models of aging. Neuroimmunomodulation, 2011, 18: 350-356.

64. Giacconi R, Cipriano C, Muzzioli M, et al. Interrelationships among brain, endocrine and immune response in ageing and successful ageing: role of metallothionein Ⅲ isoform. Mechanisms of Ageing and Development, 2003, 124: 371-378.

65. Sarkar D, LebedevaIV, Emdad L, et al. Human polynucleotide phosphorylase (hPNPaseold-35): a potential link between aging and inflammation. Cancer Research, 2004, 64: 7473-7478.

66. Coelho Horta B, Steinberg Perilo C, Caldeira Costa D, et al. Aging: functional metabolic balance among cAMP, cGMP and reactive oxygen intermediate generation by human granulocytes. Gerontology, 2005, 51: 363-368.

67. Mannick JB, Morris M, Hockey HP, et al. TORC1 inhibition enhances immune function and reduces infections in the elderly. Science Translational Medicine, 2018, 10.

68. Laplante M, Sabatini DM. mTOR signaling in growth control and disease. Cell, 2012, 149: 274-293.

69. Popovich IG, Anisimov VN, Zabezhinski MA, et al. Lifespan extension and cancer prevention in HER-2/neu transgenic mice treated with low intermittent doses of rapamycin. Cancer Biology & Therapy, 2014, 15: 586-592.

70. Miller RA, Harrison DE, Astle CM, et al. Rapamycin, but not resveratrol or simvastatin, extends life span of genetically heterogeneous mice. The Journals of Gerontology Series A, Biological Sciences and Medical Sciences, 2011, 66: 191-201.

71. Dragojević -Dikić S MD, Mitrović A, Dikić S, et al. An immunological insight into premature ovarian failure (POF). Autoimmun Rev, 2010, 9: 771-774.

72. Prendiville DJ EW, Crowe MA, Vaughan L, et al. Immunization of prepubertal beef heifers against gonadotropin-releasing hormone: immune, estrus, ovarian, and growth responses. J Anim Sci, 1995, 73: 3030-3037.

73. Xiaobo Shi NL, Can Liao, Qing Shu, et al. Glucocorticoid or androgen therapy in mice with autoimmune premature ovarian failure. Journal of Central South University, 2009, 34: 576-581.

74. 李小燕, 曹璇, 刘心悦, 等. 壳寡糖对病理性卵巢衰退小鼠免疫功能和生殖功能的作用. 中国应用生理学杂志, 2017, 33: 97-102.

75. 初晓, 姚如泳, 韩志武. 茶多酚对 D-半乳糖致衰老小鼠免疫功能的调节作用. 中国医院药学杂志, 2006, 26: 637-638.

76. Vu TM, Ishizu AN, Foo JC, et al. Mfsd2b is essential for the sphingosine-1-phosphate export in erythrocytes and platelets. Nature, 2017, 550: 524-528.

77. Meng Y, Xu Z, Wu F, et al. Sphingosine-1-phosphate suppresses cyclophosphamide induced follicle apoptosis in human fetal ovarian xenografts in nude mice. Fertility and Sterility, 2014, 102: 871-877 e3.

78. Li F, Turan V, Lierman S, et al. Sphingosine-1-phosphate prevents chemotherapy-induced human primordial follicle death. Hum Reprod, 2014, 29: 107-113.

79. Mumusoglu S, Turan V, Uckan H, et al. The impact of a long-acting oral sphingosine-1-phosphate analogue on ovarian aging in a rat model. Reprod Sci, 2018, 25: 1330-1335.

80. Dou X, Sun Y, Li J, et al. Short-term rapamycin treatment increases ovarian lifespan in young and middle-

aged female mice. Aging Cell, 2017, 16: 825-836.

81. Adhikari D, Liu K. mTOR signaling in the control of activation of primordial follicles. Cell Cycle, 2010, 9: 1673-1674.

82. Cheng Y, Kim J, Li XX, et al. Promotion of ovarian follicle growth following mTOR activation: synergistic effects of AKT stimulators. PloSOne, 2015, 10: e0117769.

83. Tiwari R, Latheef SK, Ahmed I, et al. Herbal immunomodulators—a remedial panacea for designing and developing effective drugs and medicines: current scenario and future prospects. Current Drug Metabolism, 2018, 19: 264-301.

84. Tan BK, Vanitha J. Immunomodulatory and antimicrobial effects of some traditional Chinese medicinal herbs: a review. Current Medicinal Chemistry, 2004, 11: 1423-1430.

第十二章

卵巢功能的日常维护及保养

卵巢是女性最重要的生殖器官,鉴于卵巢的衰老是一个累积性、渐进性过程,卵巢功能的日常维护和保养尤为重要。多项研究提示,健康的生活方式,如日常生活及劳动卫生防护、热量限制、平衡饮食、戒烟限酒、坚持适度锻炼和保证充足睡眠等,有助于延缓卵巢衰老,推迟绝经发生。另外,避免接触有害物质和职业暴露如 PM2.5、化学污染物、麻醉气体、辐射和噪声等,也是防止早绝经的必要措施。但目前这些研究证据充分吗? 本章将围绕上述卵巢功能的维护和保养方式进行详细介绍,希望能给读者带来科学合理的建议。

第一节　日常生活及劳动卫生防护

在日常生活和从事各种职业的过程中,人类隐匿而普遍暴露于被污染的周围环境之中。近年来,大量的人群流行病学和模式动物研究表明,环境因素是女性卵巢功能下降的危险因素之一。本书前文已详细阐述了环境中有害物质的暴露,包括大气悬浮颗粒物、环境内分泌干扰物和特殊职业暴露,对人类及动物的卵巢内分泌和生殖功能造成严重威胁(见第四章第五节)。

环境污染是一个重要的公共卫生问题,需要实施预防保护措施,从源头上控制污染源以对抗这些环境污染物的危害。但是,环境的改善不是一朝一夕可以完成的,我们仍处在对减少污染物排放无力、无法避免暴露的窘境之中。如何有效避免日常生活及劳动卫生过程中危险因素暴露导致的卵巢功能下降,是广大女性群体不可忽视的问题。相关内容详见下文。

一、自我防护措施

减少或避免有害物质暴露是当前更为直接、有效的方法。佩戴防霾口罩、使用空气净化器可尽可能帮助女性减少大气污染物吸入的量和程度。女性应提高对环境内分泌污染物的认识,选择安全有效的替代产品,降低有毒、有害物质的接触。有物理、化学、生物相关有害因素暴露的职业女性,可通过加强自身防护措施,包括穿戴防辐射衣物,佩戴隔音耳塞、头盔或护耳器等减少长期暴露造成的危害,并建议工作场所利用新型技术与其他可替代方法尽可能减少工作环境的有害因素暴露。

二、相关医疗建议

提高自我防护意识固然重要,但这仅仅只是物理防治中迈出的一小步,仍存在一定局限。作为医疗工作者,从临床角度出发,我们建议从以下 2 个方面来改善环境污染物暴露造成的女性卵巢功能下降问题:

(一)遗传易感性检测和定期体检

流行病学研究表明,不同人群、不同个体由于其遗传物质有差异,在受到外界环境影响的条件下会呈现出不同的患病倾向。在同样环境条件下的女性,其卵巢功能受环境的影响程度可能不尽相同,主要原因在于个体之间的差异,尤其是遗传物质的差异。与卵巢早衰发病密切相关的基因已有较多报道,因此,伴有相关基因突变的女性更需要密切关注其卵巢功能的变化。目前有关卵巢功能方面的遗传学研究尚不够深入,仍有必要开展大样本的人群流行病学研究来揭示女性卵巢功能下降的易感性候选基因。

因此,建议有职业暴露危险和 / 或其他原因长期接触环境污染物的女性可考虑遗传易感性检测,以便提前采取预防措施,防患于未然。定期检测卵巢功能、咨询相关专业的医疗工作者,有助于早期发现问题并及时获得最新且权威的治疗方案。

(二)潜在的卵巢保护剂

结合前文第四章和第五章相关内容,环境因素造成卵巢功能下降的机制可涉及卵巢始基卵泡激活、线粒体功能紊乱、氧化应激失衡等。越来越多的证据表明,抗氧化剂如维生素 C 和维生素 E、褪黑素,热量限制类似物如二甲双胍、白藜芦醇,小分子化合物如 1- 磷酸鞘氨醇等均可不同程度地预防和 / 或改善卵巢功能,成为治疗或延缓卵巢衰老的潜在保护剂。但是,针对特定环境污染物暴露导致的卵巢功能下降是否可通过上述潜在保护剂进行改善,仍有待通过人群队列和模式动物开展系统全面的研究,以深入探讨其作用机制并筛选出潜在保护性药物。随着科技的进步,新兴化学物质(如纳米材料)也因其便利性越来越多地出现在人们的日常生活与工作场所,它们对卵巢功能的损害仍是未知。未来,更多环境物质暴露与女性生殖健康的研究亟待深入探讨,为避免女性与有毒有害物质的接触、创造一个干净舒适卫生的环境。同时,寻找治疗和 / 或缓解环境因素所致的卵巢功能下降的策略和方法,有助于女性更加健康、幸福的生活。

(周 素　闫 玮)

参考文献

1. Tarín JJ P-AS, Cano A. Oral antioxidants counteract the negative effects of female aging on oocyte quantity and quality in the mouse. Mol Reprod Dev, 2002, 61: 385-397.

2. Tamura H KM, Sato S, Tamura I, et al. Long term melatonin treatment delays ovarian aging. J Pineal Res, 2016.

3. Martin-Montalvo A, Mercken EM, Mitchell SJ, et al. Metformin improves healthspan and lifespan in mice. Nat Commun, 2013, 4: 2192.

4. Baur JA, Pearson KJ, Price NL, et al. Resveratrol improves health and survival of mice on a high-calorie diet. Nature, 2006, 444: 337-342.

5. Morselli E, Maiuri MC, Markaki M, et al. Caloric restriction and resveratrol promote longevity through the Sirtuin-1-dependent induction of autophagy. Cell Death Dis, 2010, 1: e10-e.

6. Morita Y, Perez GI, Paris F, et al. Oocyte apoptosis is suppressed by disruption of the acid sphingomyelinase gene or by sphingosine-1-phosphate therapy. Nat Med, 2000, 6: 1109-1114.

第二节　热量限制与平衡膳食

　　饮食是能量代谢的基础,对全身各大系统和器官的功能都至关重要。食物的数量和频率是饮食的两个基本方面,它们可对人类的健康和寿命产生深远的影响。近年来,关于饮食与衰老的研究越来越多,有充分的证据表明饮食可以对衰老和健康寿命产生重大影响。

　　近几年研究较热的是热量限制(caloric restriction,CR),不同程度和形式的热量(能量)限制包括减少进餐频率和间歇性禁食可降低多种疾病的发生、发展,并且可以通过减少氧化损伤和增加抗应激能力等机制来延长啮齿动物的寿命。俗话所说的"每餐七分饱,健康活到老",就是对热量限制最好的诠释。膳食营养对卵巢功能的作用已开始受到国内外学者的关注,能量谱的两个极端(慢性能量过剩和慢性能量不足)都可导致生殖功能的异常,包括月经周期异常和闭经等。本节将从热量限制和平衡膳食角度对卵巢功能的保护提出建议和指导。

一、热量限制与衰老

　　在哺乳动物,热量限制已被证实可以提高存活率,延缓衰老和减少年龄相关疾病的发生。70多年前,人们发现减少能量摄入可以延长啮齿动物的寿命,随后在许多不同种类的哺乳动物中,研究者均观察到成年期热量限制可延长寿命这一现象,且热量限制的量和限制时间长短都会影响寿命增加的程度。热量限制是指在提供生物体充分的营养成分如必需氨基酸、维生素等,保证生物体不发生营养不良的情况下,限制每天摄取的总热量,又称为饮食限制(dietary restriction)。越来越多的研究表明,在多模式动物包括酵母、果蝇、线虫、蠕虫、蜘蛛、水蚤、孔雀鱼、鸡和啮齿动物等,热量限制是除遗传操作以外最强有力的延缓衰老方法,且能推后慢性疾病的发病时间。研究发现,能量限制30%~40%时,小鼠和大鼠的平均寿命和最大寿命均增加30%~40%。当在年轻动物中开始CR时,可实现寿命的最大延长,随着热量限制开始时间的延迟,寿命延长效应递减。CR作为一种非药物干预手段,有可能减少年龄相关疾病的发生。

(一)热量限制的模式

　　目前热量限制在动物实验中研究较多,各种限制模式也根据物种的不同大有区别。由于啮齿动物在科研中应用最为广泛,所以在此处作为主要讲述。

　　自McCay及其同事在大鼠中进行了开创性研究以来,多个实验室已在大鼠和小鼠进行了不同的热量限制方案。最常用的方案是,CR动物每天喂食量,是正常对照组,热量不受限制,即自由饮食(ad libitum)小鼠前一天食用量的60%或70%。当AL对照的食物消耗开始表现出随年龄的增加而下降时,每天给予DR组的食物量则不再与AL组的食物摄入量相关联,在剩余研究时间段内保持恒定。即热量限制的程度在动物生命结束时逐渐减少,因为它们的食欲下降。

另一种常用的方法是确定某特定品系成年动物的平均每天食物消耗量,然后将 CR 组喂食该量的固定比例(如 60%)。该方案可以进一步修改,例如不允许对照组动物无限制地获取食物,而是根据经验确定每天的食物分配,以防止肥胖和保持良好的健康。最后,可以通过在隔天给动物喂食 2 倍于每天配额的食物来减少这类研究中涉及的巨大工作量,或者在星期一和星期三给动物喂食 2 倍于每天配额的食物,在星期五给动物喂食 3 倍于每天配额的食物来减少工作量。此外,在长期研究中,CR 动物表现出生长和体重的减少,并且与 AL 对照相比,每单位体重消耗相等量或者更大量的食物,因此,CR 饮食的微量营养素的含量似乎不宜改变。值得一提的是,上面列出的每种 CR 方法都能明显改善健康,延迟或预防癌症以及其他年龄相关性疾病,并显著延长寿命。

CR 的另一种方法是间歇性禁食,此法涉及饮食频率的控制。通常以每隔一日(every-other-day,EOD)喂养的形式进行。无论涉及的机制如何,EOD 喂养可以保护实验室啮齿动物免受与年龄有关的病理和功能衰退的影响,并可以显著延长寿命,改善葡萄糖代谢和心血管功能,增加大脑功能和恢复能力。

(二) 热量限制和机体衰老

早在 80 多年前,人们就证实 CR 可延长大鼠的寿命。随后研究者们逐渐发现 CR 可改善大鼠和小鼠衰老期间的大部分健康问题,如抗感染和伤口愈合能力。对恒河猴的 CR 研究发现,CR 可大大改善恒河猴的代谢健康,预防肥胖,延迟肌肉减少症、老年性耳聋和脑萎缩的发作,并降低 2 型糖尿病、癌症和心血管疾病发展和死亡的风险。

而在人类中,饮食频率、饮食模式与健康的关系也有一些报道。Ancel Keys 对饥饿的研究可能是第一个表明长期 CR 可能对人类健康有益的研究。受试者按指示吃低热量的食物,2 年后发现血压和胰岛素及胆固醇水平显著降低。Pennington 生物医学研究中心 Leanne M Redman 团队,进行了为期 2 年的限制热量饮食的随机对照临床试验结果,这也是全球首个在健康非肥胖年轻人群中开展同类临床研究。试验结果显示,与不限制摄入热量的人群比,持续 2 年减少 15% 热量摄入的人(后续实验证明对健康无害),不仅可以减重 8kg,更重要的是,他们身体的基础代谢、氧化应激等一系列与衰老有关的指标也纷纷降低。

例如,与我们生活息息相关的,早餐与健康的关系也有研究。大众普遍认为不吃早餐是不健康的,但有研究表明,不吃早餐与低心血管疾病和糖尿病的危险因素相关。而一些通过问卷调查膳食频率与肥胖、高胆固醇血症、葡萄糖耐受不良之间关系的评估以及短期(数天至数周)低频率饮食对血糖调节的影响评估,以及自愿性短期(6 个月)CR 的个体的研究,均发现 CR 与血压、血脂和血管功能的显著改善明显相关,这与延缓衰老速度和延长预期寿命的结果相一致。研究者提出建议,少食多餐的饮食模式对健康有益。以上动物和人群研究都表明,热量限制(无论是通过减少摄入还是减少进食频率)可降低机体衰老相关事件的发生率,整体上有延缓机体衰老的趋势。但是与动物实验相比,由于设计和实施的困难,大多数关于人类进食频率和健康的研究是在短时间内(数天到数周)进行的,受试者数量较少,并且不能控制热量摄入、运动量和其他重要变量。

二、热量限制和卵巢衰老

与机体其他系统的器官相比,女性生殖轴较早出现异常,人类大约在 50 岁左右开始进入更年期。作为一个自然的生理过程,卵巢衰老的重要原因在于卵泡的不断消耗,始基卵泡数目逐渐减少,卵巢储备下降,卵巢功能降低。除此以外,由于卵巢内微环境改变,代谢产物堆积,使卵泡质量下降,出现内分泌功能下降、生殖能力降低等一系列表现。此外,随着女性年龄的增长,卵泡数量逐渐减少,剩余卵母细胞的质量也随之下降,导致自然和辅助生育的成功率极低。

20 世纪初就有文献记载,非营养不良的 CR 可以延长寿命,并将许多器官与年龄有关的功能障碍降至最低,其中便包括 CR 对老龄鼠生殖功能的雌性生殖轴效应。在关于这一主题首批发表的研究中,Osborne 等人报道,限制年轻雌性大鼠的食物摄入可以使其生育能力延续到生命后期。由此,作者得出结论:"通过饮食限制,更年期可被推迟,且远远迟于它通常出现的年龄"。Ball 等人在小鼠身上发现,在断奶到 8 月龄期间限制热量摄入,然后允许雌性自由采食饲料(AL),即 CR-then-AL 喂养模式,在接下来的 4 个月里,与年龄匹配的对照组相比,CR 组生产的幼崽数量增加了 13 倍。CR-then-AL 喂养的老年雌性小鼠动情周期的规律性甚至与年轻雌性动物相似,这些现象表明了 CR 可以延缓小鼠与年龄相关的生殖衰老。

(一) 热量限制与卵巢储备

卵泡是哺乳动物卵巢的重要组成部分,卵泡的发育受多种内分泌、自分泌和旁分泌因子的调控。卵泡池的枯竭引起女性绝经和生殖周期的结束,为了维持雌性生殖周期的长度,大多数始基卵泡必须保持在静止状态,相对有限数量的始基卵泡从静止的卵泡库中被招募到生长中的卵泡池中。综上所述,女性的生殖寿命长度取决于始基卵泡休眠池的大小以及卵泡激活与耗竭的速度。增加始基卵泡的储备,减少卵泡闭锁的因素可以提高生殖潜能,延长女性生育期,缩短绝经后的生命比例。

那么热量限制能否增加卵巢储备? Kaisa Selesniemi 在 2008 年的研究中提到,成年期开始的 CR 可维持女性生殖寿命,部分地通过维持卵泡储备来介导。研究者在 CR 持续 4 个月后,发现老年雌鼠中始基卵泡数量增加,闭锁卵泡比例减少。除了老年雌鼠外,还有研究揭示了热量限制对化疗引起大鼠卵巢损伤的保护作用,发现 CR 可增加卵巢卵泡储备,减少 CTX 诱导的卵巢损伤,可能与其干预卵巢从始基卵泡向初级卵泡的转变、降低氧化应激有关。

始基卵泡的激活是一个高度调控的过程,其机制尚未完全了解。最近的研究表明哺乳动物雷帕霉素(mTOR)信号通路的靶点与始基卵泡的激活有关。mTOR 信号通路作为膳食效应的中介,能够很好地感知细胞营养和能量水平,从而控制细胞功能。热量限制已被证明可以抑制 mTOR 信号的激活和促进 TORC1 的表达。以往的研究结果表明,卵母细胞中 mTOR 信号活性的抑制可以使始基卵泡处于休眠状态。有研究者发现暴露于 CR 下的大鼠 mTOR 信号活性受到抑制,随后发现始基卵泡数量和百分比的增加,初级卵泡、次级卵泡和闭锁卵泡的百分比降低。由于始基卵泡向生长卵泡的转化减少,mTOR 信号活性受抑制的大鼠卵泡储备总数增多,具有繁殖潜能的卵母细胞增多,生殖寿命延长,表明 CR 增加雌性大鼠卵母细胞池的储备可能是通过抑制 mTOR 信号的激活。

这些发现证明了 CR 对女性生殖功能的有益作用,且至少部分是通过维持卵巢内卵泡储备来介导的。

（二）热量限制与卵母细胞质量和数量

卵母细胞功能对女性生殖功能至关重要。无论成年时期开始的 CR 如何维持卵泡储备，CR 雌性卵巢中卵母细胞的质量似乎不会受到年龄的影响。事实上，有数据显示 15.5~23 月龄的 CR-then-AL（先热量限制再恢复正常饮食）喂养雌鼠的窝产仔数和后代存活率都非常高，特别是与较年轻组相比（10~15.5 月龄的连续 AL 喂养组对照）。这些研究结果证明，卵子质量随着年龄增加而下降这一老年女性妊娠成功率不高的主要问题（Navot 等，1991），可以通过成年热量限制干预得到改善。这一结论与国内农场动物研究的最新数据相似，即可以通过短期热量限制改善卵母细胞和胚胎质量。

以往的研究发现，表现出线粒体功能受损和 ATP 水平降低的小鼠和人卵母细胞都与减数分裂时期纺锤体异常和受孕失败有关。有趣的是，热量限制抑制了老年小鼠卵母细胞中与年龄有关的线粒体聚集，并且与年轻女性的线粒体聚集模式相似，将成年雌性小鼠的热量摄入减少了 40%，发现当小鼠年龄达到 12 个月时，它们的卵母细胞的异常染色体明显减少。给予人工刺激后，热量限制小鼠也比正常小鼠产生更多的卵母细胞，并且这些卵母细胞一旦受精就更容易受孕。Angelo 和 Van Gilst（2009）也发现，在饥饿期间，成虫线虫会暂停繁殖，现有的性细胞会被破坏，但在条件得到改善后从剩余的干细胞中再更新出一批新的健康卵子。以上研究表明，CR 可能改善卵母细胞和胚胎的质量。虽然热量限制对灵长类动物的卵母细胞动力学和染色体非整倍性的影响仍然未知，但对恒河猴的研究表明，高龄期热量限制的维持表现出许多与小鼠相同的效应。因此，笔者认为通过限制热量来预防卵母细胞的非整倍性和纺锤体缺陷，从而提高老年妇女的生育能力和妊娠结局是合理的。

综上所述，尽管 CR 维持生育能力的机制仍有待充分探究，现有的动物研究已表明，热量限制可以增加女性的卵泡储备、提高卵母细胞的质量，延长女性生育期、提高生育质量。由于热量限制具有严格的摄入热量标准和进食时间，CR 在人群中是很难应用和开展的，但研究者发现了不少热量限制调节剂，如白藜芦醇、雷帕霉素等，该部分将在相应章节具体讲述。

（三）热量限制程度

CR 对女性和男性生殖生理学方面的影响主要集中在动物研究。那些母亲被随机喂食或 50%CR 的幼鼠，胚胎发育期间和出生后发育期间的 CR 显著影响了繁殖并降低了产奶量。当成年昆明小鼠维持 35% CR 饮食 3 个月时，其生殖功能的成熟发生延迟并且其生育能力降低。因此，不恰当的 CR 可能对女性生殖产生不利影响。例如，在一项研究中，47 名女性由于实施 CR 而体重不足，29 名患有不明原因的不孕症，18 名患有月经功能障碍。当其中 36 名妇女随后采用饮食方案增加体重时，26 名不孕妇女中有 19 名自发受孕，10 名继发性闭经妇女中有 9 名恢复了月经。因此，年轻女性 CR 的实施可能是不明原因的不孕症和月经失调的原因。

尽管严重的 CR 对生育和繁殖有不利影响，但更为适度的 CR 可以延长啮齿动物的繁殖期。美国国家衰老研究所（National Institute on Aging，NIA）对猴子进行了维持 15 年以上 30%CR 的研究，发现女性生殖系统没有受到不利影响。然而，对于大多数人来说，经历程度较高的 CR（但每种营养素达到 RDI）并不是一种好的选择，因为它难以实践和维持，并且营养不足会增加月经紊乱、生殖功能减退、骨质疏松性骨折、贫血和心律失常等疾病的风险。

过度的 CR 会引起性欲减退、女性月经不调及不育。在怀孕前及怀孕期施行 CR 对母体及胎儿均有较严重影响,如出现早产、低出生体重儿,因此在此期间不能进行 CR。

总体来说,现有数据表明,高水平的 CR 可能会对生长和繁殖产生不利影响,而适度的 CR 则是无害的,甚至是有利于女性生殖系统的,而间歇性禁食对生殖系统的影响仍不明确。因此,避免不切实际的过度饮食的干预,进行适度的可以获益的 CR,是改善衰老过程中人类健康的重要目标,对于 CR 程度的把握也是一门艺术。除了 CR 对于机体健康和寿命以及卵巢功能的影响,其内在的机制也是极其重要的。如现已研究较为明确的 mTOR 信号通路,通过机制的进一步研究,找到关键作用的靶点,直接对靶点进行干预,就可减少 CR 实施的难度,另辟蹊径,从分子的角度进行干预。

目前大量动物体实验证明了"限制热量可以延长寿命",但也有动物实验并未观测到此现象,另外一部分研究者认为 CR 只在肥胖人群中有延长寿命的作用。虽然各种观点褒贬不一,但至少可以肯定的是,暴饮暴食有害机体健康,限制热量有利于降低衰老并发症的概率。

尽管大量的 CR 动物研究(集中在恒河猴、啮齿类动物)给 CR 在人类中的实用性和可行性的判断提供了重要证据。但 CR 在人类的应用中仍然存在以下问题:①我们需要多少 CR 才能改善与年龄相关的健康状况并可能延长寿命?②我们需要维持多长时间才能获得这些收益?③人类的平均寿命为 70~80 岁,如要进行严格热量限制延寿实验,志愿者能否长期坚持 CR?而且科学家的长期追踪和随访也是需要解决的问题。因此,我们期待更多的证据、更充分的临床研究来回答以上问题,为 CR 如何更有效地促进健康提供合理的建议。

三、平衡膳食

随着社会进步和生活水平的提高,人们对食物的需求已超出温饱的范畴,如今需强调营养这一概念。合理的膳食结构,提供给人们数量充足、种类齐全、比例合适的营养素,是人类延长生存年限、提高生活质量、保持机体健康的有效方法。越来越多的文献表明,饮食和生活方式因素在涉及人类生殖的各种生物学过程中发挥着重要作用。营养代谢作为可调控因素,除了对整个机体,对下丘脑-垂体-卵巢生殖轴的调节也有重要影响。

早在 1976 年,伦敦的一项流行病学和人口学调查发现:极度营养不良与绝经年龄提前相关。1944—1945 年的荷兰饥荒吸引了众多学者的研究,饥荒 30 年后,研究者们发现当年遭受饥荒的近 10 000 名妇女,平均更年期提前 0.36 年。自那以后,越来越多的学者开始研究营养因素(包括食物组分和营养成分)与卵巢储备和绝经时间的生物学预测之间的关系。然而,这些研究的结果并不完全一致。因此,我们需要全面分析营养因素与人类卵巢衰老的潜在关系,力求提出卵巢功能维护的营养学相关建议,帮助广大女性更好地保持卵巢的健康状态。下文分别列举了已有研究中营养因素与自然绝经年龄和卵巢储备之间的关系。

(一)碳水化合物

碳水化合物是能满足人体能量需要,为大脑和神经系统提供燃料的理想营养素,以糖、淀粉、糖原、纤维的形式存在,主要来源于粮谷类和薯类食物。中国营养学会建议膳食碳水化合物的参考摄入量为总能量的 55%~65%,过少会引起蛋白质和脂肪代谢紊乱,增加肝肾负荷。摄入过多会对脂溶性维生素的吸收造成影响。

　　一项德国的队列调查发现,高碳水化合物摄入和女性自然绝经提前有显著相关性,而我国上海的一个队列发现,高碳水化合物摄入和绝经推迟、生育期延长显著相关。碳水化合物可能通过葡萄糖水平变化导致血脂异常和胰岛素抵抗。在胰岛素抵抗的情况下,血清雌激素水平升高、性激素结合球蛋白水平降低,这可能是导致更年期延迟的一个可能原因。但在加拿大的一项涉及 4 693 名妇女、为期 10 年多的随机临床试验中,给予高碳水化合物饮食(占总能量摄入的 65%)与正常饮食的对照组相比,女性在绝经时间上没有明显区别。胰岛素、生长激素、IGF-1(胰岛素样生长因子 1)等在能量和生殖系统间发挥重要介导作用。摄入过少的碳水化合物,会导致能量供给不足,从而影响这些信号分子分泌,抑制 HPO 轴,导致卵泡生长发育、卵母细胞成熟均受影响。这也是重度营养不良导致绝经提前的一个可能机制。因此,过度减肥有导致闭经的可能。但过度提高碳水化合物的摄入,又与肥胖、胰岛素抵抗相关,这就涉及另一个疾病——多囊卵巢综合征。目前关于碳水化合物的摄入与卵巢功能的研究多集中在多囊卵巢综合征,而本节主要集中于对饮食与卵巢衰老的探讨,因此对多囊卵巢综合征不多加赘述。

　　膳食纤维作为碳水化合物的一种,在与女性生殖功能的研究中也是较多的,在此单独讨论。膳食纤维又称为非淀粉多糖,包括纤维素、半纤维素、果胶类等,主要来源于植物性食物,尤其是粗粮。虽然它不提供能量,但对物质吸收、维持胃肠道健康有重要的作用,是健康饮食中不可缺少的一部分。关于膳食纤维对生殖功能的影响,不同研究的结果也不尽相同。在大多数研究中,纤维摄入量也与绝经期无关。一篇人体研究显示膳食纤维有降低血清 FSH 的作用,提示纤维素可能对生殖功能有积极作用。另外一篇观察性研究膳食纤维的总摄入量与女性生殖功能关系的文章也认为,总纤维摄入量与 FSH 浓度之间存在显著相关性。然而也有一些前瞻性研究表明纤维摄入量与绝经期年龄之间存在非线性的反向关系,认为摄入过高的膳食纤维会使卵母细胞体外成熟率降低、胞质中颗粒细胞分布异常、卵泡过度激活等。同时一项前瞻性队列研究显示,高膳食纤维对女性血清雌二醇、孕酮有一定影响。膳食纤维每增加 5g/d,无排卵风险增加 1.78 倍。德国的一项大型队列研究发现,在素食者中更年期发生得更早,这可能与纤维摄入量的增加或动物脂肪摄入量的减少有关,可能与 LH 和 FSH 水平的改变以及月经周期的长短有关。

　　因此,过少的碳水化合物摄入会导致绝经提前,而高碳水化合物对女性生殖力的影响目前还不明确,过高的碳水化合物摄入则会导致肥胖,继而引发排卵减少,受孕率减低。膳食纤维的作用目前还不清楚,大部分研究认为无相关性,也有不少研究认为高膳食纤维会引起绝经提前,因此膳食纤维的摄入要适度,并且要注意碳水化合物与膳纤维食的合理搭配。膳食纤维与能量物质的平衡对维持生殖系统功能的稳定极为重要。

(二) 脂肪

　　脂类包括脂肪和类脂,膳食中的脂类主要是脂肪,除此以外还有少量磷脂、胆固醇和游离脂肪酸。脂肪具有储能、供能、提供必需氨基酸、促进脂溶性维生素吸收等重要作用。人类膳食中脂肪主要来源于动物脂肪组织、肉类、植物种子等,一般平衡膳食的总能量有20%~30% 由脂肪提供。

　　一定的脂肪含量是女性卵巢发育和发挥正常功能不可或缺的,但脂肪过度堆积会导致内分泌紊乱,表现为月经周期紊乱、不孕等。研究表明,肥胖女性与正常体重的女性相比,妊娠率、促排卵周期中的排卵率和 IVF 成功率明显降低。高脂饮食是引起肥胖的一个不可忽视的原因,然而由于脂质组成的复杂性,饮食中的脂质含量和成分对女性卵巢功能的影响尚未得到明确解释。

在动物实验中,有文章显示高脂饮食会引起啮齿类动物动情周期紊乱、生育力下降等不良生殖事件。通过组织学观察,研究者发现被给予高脂饮食的大鼠卵巢组织中脂肪浸润,炎性细胞聚集,这极易诱发炎症反应,影响卵泡的激活。另外,卵泡液中脂质成分的失调改变了卵巢微环境,卵泡闭锁明显,卵母细胞显著减少、欠成熟。除了局部组织的改变以外,脂质是类固醇激素的重要原料,脂质成分和数量的变化,会导致机体性激素和前列腺素的改变,从而影响卵巢功能。另外,高脂饮食引起的肥胖导致机体代谢紊乱,诱发全身炎症反应,影响卵巢功能。

然而,在人类的调查研究中,结论却并不一致。海德堡一项涉及 25 500 人的前瞻性队列发现总脂肪摄入量高与更年期延迟有关,这与日本的横断面研究一致:认为饮食中脂肪和胆固醇的摄入量越高,发生绝经的时间越晚,并且在 2 年后的进一步随访中,结果还是如此。然而目前已有的减少膳食脂肪摄入量的干预研究显示,绝经前和绝经后妇女的血清雌二醇水平降低。这可能是由于膳食脂肪的摄入增加了肠道菌群中葡糖醛酸酶的活性,从而促进雌激素的再吸收,最终推迟更年期的开始。但是也有随机临床试验证明长期坚持低脂肪(将脂肪摄入量减少到总能量的 15%)、高碳水化合物的饮食不会影响绝经的时间。此外,还有干预试验发现了低脂肪高纤维饮食伴随着雌二醇浓度降低。然而,这种结果到底是低脂饮食还是高纤维引起,无法将其独立区分判断。有人认为高纤维摄入可能会降低雌二醇的浓度,尽管其他人的结论是脂肪比纤维更能影响雌激素的代谢。

因此,脂质含量的高低对卵巢功能的影响目前仍不能一概而论,需要更多的人群调查和干预性研究。

(三) 蛋白质

蛋白质具有构成和修复组织、调节生理功能、供给能量的重要作用。摄入过多会引起胃肠功能紊乱,增加肝肾负荷,尤其是动物性蛋白;摄入过少又会引起代谢率下降,对疾病抵抗力减退,易患病。

海德堡一项涉及 25 500 人的前瞻性队列发现,食用肉类较多的女性往往绝经发生得较晚。肉类富含有大量的蛋白质、脂肪、能量,进一步分析发现,高蛋白质摄入与自然更年期延迟发生显著相关,这与我国上海女性的一项横断面研究结果类似,该研究认为高蛋白质摄入与更长的生育期呈正相关。但其他研究并没有发现蛋白摄入量与生育期长短的显著相关性。

动物研究表明,胎儿宫内、青春发育早期低蛋白饮食会降低性成熟后的卵泡数量、卵巢储备和受孕率。这种影响可能是通过氧化应激积累、改变端粒长度和线粒体 DNA 拷贝数介导的,但缺少人类数据的验证。Winship AL 2018 年在小鼠身上研究了低蛋白饮食与卵巢储备的关系,在小鼠孕前、妊娠和哺乳期分别饲喂正常蛋白(20%)和低蛋白(8%)饲料,研究发现饮食对母体卵泡数没有影响。但对于子代卵巢功能的研究显示,低蛋白组卵泡闭锁增加。因此研究者认为妊娠期间低蛋白饮食模式可能引起后代的卵巢储备降低。这提示,孕妇孕前营养情况对后代生殖系统发育和健康的影响不容忽视。

总而言之，无论是动物还是人类的研究，均表明低蛋白饮食对女性生育力有不利影响，表现为卵巢储备降低，绝经提前。而高蛋白饮食对生育期长度的影响，有研究认为呈正相关，有的认为无关。笔者建议，日常膳食中蛋白质的摄入，不能过低，以免引起营养不良；也不能过高，以免加重肾脏、肝脏的负担；建议蛋白质能量占总能量的 20%~25%，也可以适当地增加蛋白摄入量，尽量多食用优质蛋白。

（四）生理盐水和富氢水

水作为生命之源，是我们日常生活中不可或缺的一部分。如何饮水、饮用什么水，也是一门学问。有研究发现富氢水对卵巢功能有保护作用。所谓富氢水，即氢气含量比较高的饮用水。2007 年，日本学者 Ohsawa 等人在 *Nature* 上提出，动物呼吸 2% 的氢气可显著改善脑缺血再灌注损伤，他们通过体外和体内实验证明，氢气可以选择性中和羟自由基和亚硝酸阴离子，但不影响具有重要信号功能的其他重要活性氧，如一氧化氮、过氧化氢和超氧阴离子。并且前两者是氧化损伤的最重要的介质。2015 年，Meng 等通过建立顺铂诱导的 POF 大鼠模型，腹腔注射富氢生理盐水，发现其能抑制 FSH 的释放，提高雌二醇水平，促进卵泡的发育，缓解卵巢皮质的损伤。顺铂通过增加氧化产物水平和降低抗氧化酶活性而引起氧化应激，富氢盐水处理可逆转这一作用。2016 年，Xin He 等使用 ZP3 诱导的 POI 小鼠模型，给予富氢水灌胃共 5 周，最终发现富氢水可提高小鼠血清 AMH 水平，降低 ZP3 诱导的小鼠卵巢颗粒细胞的凋亡。此外，文献报道富氢水干预可以预防去势大鼠的骨质疏松、改善大鼠附件扭转引起的缺血再灌注损伤。

2007 年至今，已有不少人群研究表明，氢气对脑缺血、各器官缺血再灌注损伤、阿尔茨海默病、代谢综合征、糖尿病、类风湿关节炎、尿毒症血液透析副作用、运动疲劳和肌肉病等具有治疗效果。氢气的作用机制包括抗氧化、抗炎、抗凋亡和抗自噬，目前研究最多的还是其选择性的抗氧化作用。并且，氢气相对于其他的抗氧化剂，更加有优势。首先，氢气是选择性抗氧化剂，不损伤有生理功能的活性氧；其次，氢气扩散速度非常快；最后，大多数已知抗氧化剂无法针对细胞器，而氢气具有良好的分布特性，能穿透生物膜并扩散到胞质、线粒体和细胞核中，从而保护线粒体和 DNA。目前没有文献报道氢气的不良反应。但是目前还需要更多经过科学设计的临床实验来评估富氢水对卵巢功能保护的有效性和安全性。

（五）维生素

维生素 A、C、D、E 与卵巢功能或者绝经年龄关系的研究不少见，尤其是维生素 D。

1. 维生素 D 与 25-（OH)D 维生素 D 除了众所周知的对维持钙磷稳态和促进骨矿化的作用外，人们还渐渐认识到维生素 D 有更大范围的生理作用，包括抗炎、免疫抑制、促凋亡、抑制增殖等。还有一些证据表明维生素 D 也调节人的生殖过程：人们在生殖器官中发现了维生素 D 受体（VDR）和维生素 D 相关代谢酶的存在，且维生素 D 受体敲除的小鼠表现出明显的性腺功能不全，包括精子数量和运动能力下降，睾丸、卵巢和子宫组织异常。以上证据均表明，维生素 D 参与生殖相关事件的调节。维生素 D 与卵巢功能的关系研究是所有维生素中最多的，25-（OH)D 作为维生素 D 在体内的主要存在形式，在研究中也不可忽视，维生素 D 缺乏通常被定义为 25-（OH)D 的循环浓度 <10ng/ml。Merhi 等在一项横断面研究中评估了循环 25-（OH)D 与 AMH 水平之间的关系，该研究囊括了 388 名月经周期正常的绝

经前女性。研究发现,在40岁以上的女性中,25-(OH)D水平与AMH呈正相关,这表明25-(OH)D缺乏可能与育龄晚期妇女卵巢储备降低有关。但具体机制仍需研究。除了AMH,一项横断面研究中(n=527)报道了在30~49岁女性中血清25-(OH)D与尿中FSH浓度呈负相关,这与AMH的结论也是一致的,且25-(OH)D每增加10ng/ml,尿FSH下降14%。在一项原发性卵巢功能不全(n=35)与病例对照(n=28)的横断面研究中,研究者发现血清维生素D与血清FSH浓度呈负相关。目前已证明,维生素D是体外AMH基因表达的靶点。很多类似的研究甚至认为循环25-(OH)D是可以纳入卵巢储备功能评估和卵母细胞质量评估的一种新指标。有研究者做过这样的干预试验,秋冬季在16名年龄19~39岁的妇女中每天补充1 000U维生素D,持续3~6个月,发现可以防止秋冬季节血清AMH浓度下降。然而,给35名卵巢功能正常的妇女每周补充5万U维生素D,持续3~8周,血清AMH浓度没有变化。

目前大部分研究认为维生素D缺乏可能与育龄妇女卵巢储备降低有关。因此在日常平衡膳食中,要关注维生素D的摄入,成人建议每天摄取量为5μg。

2. **维生素A** 又称视黄醇,包括所有具有视黄醇生物活性的化学物质,即视黄醇类。膳食中的视黄醇类包括动物来源的维生素A和植物来源的类胡萝卜素(体内可以转化为维生素A)。维生素A主要来源于乳制品、蛋类、动物肝脏,在体内可以氧化成视黄醛,后又进一步氧化为视黄酸(retinoic acid,RA),其为维生素A的一个重要活性形式,对细胞增生分化有重要作用;而类胡萝卜素主要来源于黄色、红色蔬菜、水果,其中最重要的是β-胡萝卜素。

(1)维生素A:维生素A除了众所周知的维持视觉、促进骨骼发育,还有维持生殖功能的作用。此外,RA可促进牛卵母细胞的细胞质成熟,可能是通过调节卵丘颗粒细胞中Gthr、Cox-2和Nos的基因表达发挥作用。体外研究显示,RA缺乏会阻断卵巢生殖细胞的减速分裂启动,卵泡不能继续发育分化。而在添加维生素A或其代谢产物的实验中显示,这类物质用于辅助生殖对促排卵后的获卵数、体外卵泡成熟有明显的积极影响,并认为维生素A在卵母细胞胞质成熟中发挥特殊的作用。同时,维生素A对胚胎发育也至关重要,当VAD雌性大鼠(维生素A缺乏)在交配前获得数量有限的维生素A类胡萝卜素时,会产生一种程度不高的母体维生素A缺乏症,使受精和胚胎植入正常,但往往会导致妊娠中期胚胎死亡。如果提供足够的量,视黄醇将完全支持生殖和胚胎发育——每天给予VAD雌性大鼠2~12μg/g或40~230μg/d的RA足以维持正常受精、着床和早期胚胎发育。

综上,维生素A缺乏时,雌性动物的激素分泌周期性变化消失、卵泡发育停滞、输卵管、子宫上皮角化,导致不能受孕、着床、胎儿异常死亡等。因此,注重维生素A的补充对女性生殖健康也是至关重要的,中国营养学会推荐,我国居民每天维生素A的膳食营养素参考摄入量(dietary reference intake,DRI)为成年人800μg视黄醇当量(retinol equivalent,RE),可耐受最高摄入量(upper limit,UL)为3 000μgRE/d。

(2)β-隐黄素:隐黄素是天然类胡萝卜色素,来源广泛,如植物的花叶、黄色和绿色的水果和蔬菜。结构接近于β-胡萝卜素。Karma Pearcea团队于2016年为了研究饮食对自然绝经开始的影响,对1 146名绝经前妇女进行了平均12.5年的食物频率问卷随访。主要发现自然绝经年龄与膳食摄入的微量营养素β-隐黄素和水果呈正相关,即β-隐黄素和水果的摄入使自然绝经年龄明显延迟。由于 β- 隐黄素是一种抗氧化剂,目前已证明可减少细胞中 DNA 的氧化损伤,膳食 β- 隐黄素高摄入可能通过减缓始基卵泡的氧化损失速率来延长卵巢寿命,或者 β- 隐黄素可能具有一些其他非抗氧化剂相关的作用,能减缓卵泡耗竭。

3. **抗氧化维生素** 包括维生素 C、维生素 E、维生素 A、叶酸。研究者给 56 名接受体外受精的女性补充抗氧化维生素和矿物质,发现血清和卵泡液中脂质过氧化、还原型谷胱甘肽、谷胱甘肽过氧化物酶水平降低,表明补充抗氧化维生素和矿物质可以通过增强抗氧化防御系统来降低氧化应激。这些抗氧化剂可以保护细胞对抗氧化应激产生的 ROS,从而减缓 ROS 导致的 DNA 损伤或其他重要结构如蛋白质和细胞膜。在女性卵巢中,ROS 是卵泡在排卵过程中产生,其具有促进卵母细胞成熟和卵泡壁破裂的重要生理作用。然而,ROS 过量可能会增加卵母细胞质量不良的风险。维生素 C 和 E 的相关研究已在前面章节进行概述。

目前大部分动物实验的证据表明,维生素 A、C、D、E 摄入对女性生殖健康有促进作用,但 Nazanin Moslehi 团队 2017 年的一个系统评价对既往的人群研究做了总结,认为在现有的关于这些营养素摄入量的有限研究基础上,维生素 A、C、E 的摄入量与绝经时间之间没有发现有什么明显关联。对于维生素 D,在一项横断面研究中,认为其摄入量与绝经率之间没有显著联系。而另一个研究却认为,对于 <51 岁的女性,增加维生素 D 摄入量,其绝经年龄会延迟。考虑到人群研究受限于各种研究的人群、分析因素、纳入排除标准等不一,目前没有一致的结论。

(六) 微量元素

1. **锌** 锌是人体必需的微量元素之一,主要来源于贝壳类产品、红色肉类、动物内脏,尤其是牡蛎。锌主要催化酶活性,参与蛋白质结构,调节基因表达。除此以外,锌还能促进器官和性功能的正常发育,对激素受体的效能和靶器官的反应产生影响,对激素的产生、储存和分泌起作用。锌还参与视黄醛的合成、肝内维生素 A 的动员,Zn^{2+} 也参与了维生素 D 基因激活的调控。有研究分析了 POI 患者中血清锌含量和卵巢储备指标的关系,发现锌水平与 FSH、LH 负相关。可能是因为锌抑制 Caspase 3 的活化,从而抑制凋亡。同时锌也具有抗氧化的作用。

2. **铜** 铜是人体必需的微量元素之一,大部分以有机复合物的形式存在,很多是金属蛋白,以酶的形式发挥功能,对生命中许多必需的反应都是至关重要的。

由于铜在宫内节育器中的广泛应用,越来越多的人开始关注铜对女性生殖功能的影响。早在 1936 年,Fevold 就首次报道了静脉注射铜盐可以诱导排卵。除此以外,研究者观察到,用 100mg/kg 硫酸铜($CuSO_4$)干预小鼠 14 天后,小鼠各级卵泡(包括始基、生长、初级、窦状)和黄体数量显著降低。甚至有学者认为,体内铜的水平可以用来作为闭锁卵泡的生物学标志。目前有几种机制来解释铜诱导的细胞毒性。铜既存在于氧化状态,也存在于还原态。在活细胞中,铜作为催化剂,通过 Haber-Weiss 反应产生超氧自由基、羟基自由基和过氧化氢,可引起氧化损伤;高浓度的铜可能会增加脂质、蛋白质和 DNA 的氧化损伤。在最近的研究中发现,在 POF 患者中铜的含量比正常女性中高,且与雌二醇的变化呈负相关,而锌的含量与雌二醇的变化呈正相关。因此目前铜对女性生殖功能的负面作用还是较为明确的。

(七) 蔬菜水果

日本的一项前瞻性研究(包含 1 130 名绝经前妇女)发现黄绿蔬菜摄入量与绝经年龄呈正相关,即摄入越多,绝经年龄越晚;同时,一项涉及 33 054 名中国女性的大型前瞻性研究也表明,水果总摄入量(以卡路里计)与绝经年龄呈正相关。此外还有很多关于蔬菜水果摄入量与绝经年龄正相关的研究,其具体机制可能是黄绿色蔬菜中富含类胡萝卜素,具有显著的抗氧化作用,补充抗氧化剂可能通过抵消卵母细胞和颗粒细胞中潜在的氧化应激,降低卵泡闭锁的比例,从而延缓卵巢衰老,推迟绝经年龄。但也有阴性结论的报道,例如在另外 2 项前瞻性研究中,蔬菜摄入量与绝经年龄无关。类胡萝卜素的抗氧化活性可能与 HPO 轴的衰老有关,HPO 轴的衰老导致更年期的转变,如 FSH 分泌增加。也有 2 个研究认为高蔬菜摄入量与更年期提前有关。因此,目前大部分研究表明增加黄绿蔬菜水果摄入与卵巢功能和绝经年龄呈正相关。

总而言之,以上分析还存在很多局限性:第一,目前关于饮食成分与卵巢功能的研究多为小样本、短周期的研究;第二,这类观察性研究存在不可避免的回忆偏倚,主要是研究对象对绝经年龄和饮食摄入量的记忆模糊;第三,参与者平均年龄的差异、绝经年龄的分布、食物成分的平均摄入量及其变化、饮食中各种食物种类的组合以及作为潜在混杂因素输入模型的协变量,使得不同的研究结果不尽相同;第四,研究营养因素对卵巢衰老的作用基本都是单一的食物或营养成分,而没有控制其他食物成分的影响。希望在未来的研究中,能出现评估食物组合的饮食模式与卵巢功能的相关性的研究。到目前为止,针对营养因素与卵巢储备的相关性的研究还不足,尤其是欠缺将 AMH 作为一种检测的标志物探究其与绝经年龄的相关性的研究。最后,根据目前的证据可以得出,即使饮食摄入能够影响绝经年龄,其程度也是适度的,其临床意义目前还不确定。

(唐维成)

参考文献

1. Speakman JR, Mitchell SE. Caloric restriction. Mol Aspects Med, 2011, 32 (3): 159-221.

2. Weindruch R, Sohal RS. Seminars in medicine of the Beth Israel Deaconess Medical Center. Caloric Intake and Aging. N Engl J Med, 1997, 337 (14): 986-994.

3. Wan R, Camandola S, Mattson MP. Intermittent food deprivation improves cardiovascular and neuroendocrine responses to stress in rats. J Nutr, 2003, 133 (6): 1921-1929.

4. Colman RJ, Beasley TM, Kemnitz JW, et al. Caloric restriction reduces age-related and all-cause mortality in rhesus monkeys. Nat Commun, 2014, 5: 3557.

5. Selesniemi Kaisa, Lee Ho-Joon, Tilly Jonathan L. Moderate caloric restriction initiated in rodents during adulthood sustains function of the female reproductive axis into advanced chronological age. Aging Cell, 2008, 7 (5): 622-629.

6. Nelson JF, Gosden RG, Felicio LS. Effect of dietary restriction on estrous cyclicity and follicular reserves in aging C57BL/6J mice. Biol Reprod, 1985, 32 (3): 515-522.

7. Selesniemi K, Lee HJ, Tilly JL. Moderate caloric restriction initiated in rodents during adulthood sustains function of the female reproductive axis into advanced chronological age. Aging Cell, 2008, 7 (5): 622-629.

8. Xiang Yanfang, Xu Jinjie, Li Li et al. Calorie restriction increases primordial follicle reserve in mature female chemotherapy-treated rats. Gene, 2012, 493 (1): 77-82.

9. Freret S, Grimard B, Ponter AA, et al. Reduction of body-weight gain enhances in vitro embryo production in overfed superovulated dairy heifers. Reproduction, 2006, 131 (4): 783-794.

10. Mattson Mark P. Energy intake, meal frequency, and health: a neurobiological perspective. Annual Review of Nutrition, 2005, 25 (1): 237-260.

11. Wu A, Wan F, Sun X, et al. Effects of dietary restriction on growth, neurobehavior, and reproduction in developing Kunmin mice. Toxicol Sci, 2002, 70 (2): 238-244.

12. Roth GS, Mattison JA, Ottinger MA, et al. Aging in rhesus monkeys: relevance to human health interventions. Science, 2004, 305 (5689): 1423-1426.

13. Elias Sjoerd G, van Noord Paulus AH, Peeters Petra HM, et al. Caloric restriction reduces age at menopause: the effect of the 1944-1945 Dutch famine. Menopause, 2003, 10 (5): 399-405.

14. Nagel G, Altenburg HP, Nieters A, et al. Reproductive and dietary determinants of the age at menopause in EPIC-Heidelberg. Maturitas, 2005, 52 (3-4): 337-347.

15. Dorjgochoo T, Kallianpur A, Gao YT, et al. Dietary and lifestyle predictors of age at natural menopause and reproductive span in the Shanghai Women's Health Study. Menopause, 2008, 15 (5): 924-933.

16. Martin LJ, Greenberg CV, Kriukov V, et al. Intervention with a low-fat, high-carbohydrate diet does not influence the timing of menopause. Am J Clin Nutr. 2006 Oct; 84 (4): 920-8.

17. Nagata C, Wada K, Nakamura K, et al. Associations of physical activity and diet with the onset of menopause in Japanese women. Menopause, 2012, 19 (1): 75-81.

18. Pastuszewska B, Taciak M, Tusnio A, et al. Physiological effects of long-term feeding diets supplemented with potato fibre or cellulose to adult rats. Arch Anim Nutr, 2010, 64 (2): 155-169.

19. Gaskins AJ, Mumford SL, Zhang C, et al. Effect of daily fiber intake on reproductive function: the BioCycle Study. Am J Clin Nutr, 2009, 90 (4): 1061-1069.

20. Nagel G, Altenburg HP, Nieters A, et al. Reproductive and dietary determinants of the age at menopause in EPIC-Heidelberg. Maturitas, 2005, 52 (3-4): 337-347.

21. 陈慧，程冉，许良智. 卵巢早衰与膳食营养相关研究. 四川大学学报 (医学版)，2017,(04): 575-578.

22. Nagata C, Takatsuka N, Kawakami N, et al. Association of diet with the onset of menopause in Japanese women. Am J Epidemiol. 2000 Nov 1; 152 (9): 863-7.

23. Adlercreutz H. Western diet and Western diseases: some hormonal and biochemical mechanisms and associations. Scandinavian Journal of Clinical and Laboratory Investigation (Supplementum), 1990, 201: 3.

24. Martin LJ, Greenberg CV, Kriukov V, et al. Intervention with a low-fat, high-carbohydrate diet does not influence the timing of menopause. Am J Clin Nutr, 2006, 84 (4): 920-928.

25. Mumford SL, Chavarro JE, Zhang C, et al. Dietary fat intake and reproductive hormone concentrations and ovulation in regularly menstruating women. Am J Clin Nutr, 2016, 103 (3): 868-877.

26. Nagata Chisato, Takatsuka Naoyoshi, Inaba Shizuyo, et al. Association of diet and other lifestyle with onset of menopause in Japanese women. Maturitas, 1998, 29 (2): 105-113.

27. Souter I, Chiu Y-H, Batsis M, et al. The association of protein intake (amount and type) with ovarian antral follicle counts among infertile women: results from the EARTH prospective study cohort. BJOG: An International Journal of Obstetrics & Gynaecology, 2017, 124 (10): 1547-1555.

28. Winship AL, Gazzard SE, Cullen-McEwen LA, et al. Maternal low-protein diet programmes low ovarian reserve in offspring. Reproduction, 2018, 156 (4): 299-311.

29. Meng X, Chen H, Wang G, et al. Hydrogen-rich saline attenuates chemotherapy-induced ovarian injury via regulation of oxidative stress. Exp Ther Med, 2015, 10 (6): 2277-2282.

30. He X, Wang SY, Yin CH, et al. Hydrogen-rich water exerting a protective effect on ovarian reserve function in a mouse model of immune premature ovarian failure induced by zona pellucida 3. Chin Med J (Engl). 2016 Oct 5; 129 (19): 2331-7.

31. Merhi Zaher O, Seifer David B, Weedon Jeremy, et al. Circulating vitamin D correlates with serum anti-Müllerian hormone levels in late-reproductive-aged women: Women's Interagency HIV Study. Fertility and Sterility, 2012, 98 (1): 228-234.

32. Jukic Anne Marie Z, Steiner Anne Z, Baird Donna D. Association between serum 25-hydroxyvitamin D and ovarian reserve in premenopausal women. Menopause, 2015, 22 (3): 312-316.

33. Kebapcilar Ayse Gul, Kulaksizoglu Mustafa, Kebapcilar Levent, et al. Is there a link between premature ovarian failure and serum concentrations of vitamin D, zinc, and copper？ Menopause: The Journal of The North American Menopause Society, 2013, 20 (1): 94-99.

34. Dennis NA, Houghton LA, Jones GT, et al. The level of serum anti-Müllerian hormone correlates with vitamin D status in men and women but not in boys. J Clin Endocrinol Metab, 2012, 97 (7): 2450-2455.

35. Irani M, Minkoff H, Seifer DB, et al. Vitamin D increases serum levels of the soluble receptor for advanced glycation end products in women with PCOS. J Clin Endocrinol Metab, 2014, 99 (5): E886-E890.

36. Ikeda S, Kitagawa M, Imai H, et al. The roles of vitamin A for cytoplasmic maturation of bovine oocytes. J Reprod Dev, 2005, 51 (1): 23-35.

37. Clagett-Dame M, Knutson D. Vitamin A in reproduction and development. Nutrients, 2011, 3 (4): 385-428.

38. 陈丽敏，王玉. 维生素 A 和锌摄入对雌性大鼠卵巢功能的影响. 中国社区医师 (医学专业半月刊), 2009,(17): 37.

39. Pearce K, Tremellen K. Influence of nutrition on the decline of ovarian reserve and subsequent onset of natural menopause. Hum Fertil (Camb), 2016, 19 (3): 173-179.

40. 姚兰春，卢长柱，焦润生. 维生素 E 对老年大鼠卵巢分泌功能的影响. 2008 年神经内分泌暨神经免疫内分泌学术研讨会, 2008.

41. Karimian M, Zandi M, Sanjabi MR, et al. Effects of grape seed extract, quercetin and vitamin C on ovine oocyte maturation and subsequent embryonic development. Cell Mol Biol (Noisy-le-grand), 2018, 64 (4): 98-102.

42. Moslehi N, Mirmiran P, Tehrani FR, et al. Current evidence on associations of nutritional factors with ovarian reserve and timing of menopause: a systematic review. Adv Nutr, 2017, 8 (4): 597-612.

43. Kebapcilar AG, Kulaksizoglu M, Kebapcilar L, et al. Is there a link between premature ovarian failure and serum concentrations of vitamin D, zinc, and copper？ Menopause, 2013, 20 (1): 94-99.

44. Roychoudhury S, Nath S, Massanyi P, et al. Copper-induced changes in reproductive functions: in vivo and in vitro effects. Physiol Res, 2016, 65 (1): 11-22.

第三节　适度饮品：茶、酒和咖啡

一、茶与卵巢

茶具有悠久的历史，是一种富含抗氧化剂的健康饮料。不论男女老幼，茶深受世界人民的喜爱。长期饮茶对预防衰老和多种慢性疾病具有益处，例如心脑血管疾病、2 型糖尿病、肥胖及代谢综合征、骨质疏松和神经退行性疾病等。近些年来，饮茶对卵巢功能的影响逐渐受到关注。本节将阐述饮茶对健康的促进以及对生育的保护作用。

（一）茶的简介

茶是消费量仅次于水的世界性饮料，与可可、咖啡并称当今世界三大无酒精饮料。茶源于中国，茶叶的发现和利用已有 4 000 多年的历史，我国唐代陆羽所著的《茶经》记载："茶之为饮,发乎神农氏,闻于鲁周公",这也是世界上第一部茶叶专著。茶可分为绿茶、红茶、白茶、黑茶、乌龙茶和黄茶 6 大基本茶类。根据发酵程度不同,可分为不发酵茶、半发酵茶和全发酵茶。目前全世界每天要消耗超过 20 亿杯茶,其中 61% 产量的茶叶是红茶,31% 是绿茶,剩下 8% 为乌龙茶等其他类型茶叶。茶多酚(tea polyphenol,TP)是茶中多酚类物质及其衍生物的总称,是茶的有效成分,约占茶叶干重的 20%~30%。绿茶(green tea)属不发酵茶,绿茶茶多酚中表没食子儿茶素没食子酸酯[epigallocatechin gallate,EGCG]含量最高,抗氧化活性最强,是公认的绿茶主要活性物质。红茶(black tea)属全发酵茶,茶黄素(theaflavins,TFs)是红茶茶多酚中公认的红茶主要活性物质,也是红茶的特征性色泽和风味的重要组成部分。

茶作为具有几千年历史的饮品,其日常饮用的安全性已经受到全世界人民的检验,目前暂无饮茶造成不良反应的报道。但在一些服用茶源性膳食补充剂的人群中发现,高剂量的 EGCG 有肝毒性的风险,这些人以女性居多,她们通常出于减肥等目的而大量服用绿茶提取物制成的胶囊。现有不良反应报道中,患者肝脏受损的严重程度不一,从血清转氨酶水平轻度升高到急性重症肝炎均有报道。但这种剂量已经远超我们的日常饮用量,日常饮茶仍是一种健康的生活方式。

(二) 茶对健康的促进作用

近年来,在"回归自然"理念的引导下,世界上很多国家对茶多酚和健康的关系进行了大量的研究。茶多酚是一种天然抗氧化剂,临床和流行病学调查发现,饮茶或茶多酚类物质对许多慢性疾病具有预防作用,例如心脑血管疾病、2 型糖尿病、肥胖及代谢综合征、骨质疏松和神经退行性疾病等,已有二期临床试验表明 EGCG 可以改善唐氏综合征患者的认知功能。实验研究发现,茶多酚具有抗炎、抗氧化、免疫调节、抗肿瘤、抗衰老、抗菌、防辐射、神经保护、舒张血管和促进自噬等生理作用。

茶多酚有抗衰老、延长寿命的作用。基于中国 ASCVD 风险预测项目(China-PAR)的研究发现,每周至少喝 3 次茶可以降低心血管疾病和全因死亡风险,与更健康的寿命和更长的预期寿命有关;例如 50 岁习惯性饮茶的人与从未饮茶或非习惯性饮茶的人相比,动脉粥样硬化性心血管疾病和脑卒中的可能性会延迟 1.41 年,预期寿命要长 1.26 年。研究者给健康大鼠饮用含 EGCG 的水,和对照组相比,实验组大鼠可以通过改善年龄相关的炎症反应和氧化应激,减少肝肾损伤,从而延长健康大鼠寿命。另一项研究发现 EGCG 可通过 AMPK-SIRT1-FOXO 依赖性氧化还原信号传导模块,延长秀丽隐杆线虫寿命。同时,在果蝇的研究中发现,茶多酚可以通过调节线粒体铁转运蛋白,减少线粒体中游离铁的含量来延长果蝇寿命。

(三) 茶对女性生育能力的保护

目前有少量研究提示饮茶可以增强女性生育能力。一项基于上海妇女健康的研究发现,运动、水果和长期饮茶等健康生活方式与女性育龄期的延长显著相关。一篇回顾性病例对照研究提示,盆腔手术史、腮腺炎史、家族史、有毒化学物质暴露史是 POF 发病的危险因子,素食、饮茶、饮用富含矿物质的水是 POF 的保护因素。

一项研究表明,绿茶提取物可改善多囊卵巢综合征(polycystic ovarian syndrome,PCOS)大鼠的生殖功能和健康卵泡数目。给予 12 月龄年老大鼠茶多酚连续灌胃 4 个月,每天 1 次,每次 100mg/kg,发现和对照组相比,茶多酚组大鼠卵巢闭锁卵泡减少、黄体数目增多,可能发挥卵巢功能保护作用。化疗药物会引起卵巢功能损害,在人卵巢组织中 EGCG 可通过降低多柔比星诱导的炎症反应来发挥保护卵巢的作用。基于目前有限的关于饮茶和茶有效成分与卵巢功能的研究,我们推测茶可能通过抗炎抗氧化作用来保护卵巢功能,增强女性生育能力,但尚缺乏大量临床研究证据。

茶叶作为一种健康的生活方式,对多种慢性疾病具有预防作用,也更容易被人们接受和实践。研究茶的有效成分和卵巢衰老的关系可以从生活方式和补充天然药物的角度,给女性延缓卵巢衰老、预防卵巢早衰提供策略。根据现有研究,我们推测饮茶可能会成为保护卵巢功能、延缓卵巢衰老的一项重要的生活方式。但目前关于饮茶与卵巢功能的研究尚少,明确饮茶和卵巢衰老的关系还需要大样本的流行病学数据。

二、限制饮酒

饮酒自古以来就是人类社会活动的一种重要形式,饮酒有益于社交,但也与健康有着千丝万缕、矛盾统一的关系。

(一) 饮酒与机体健康

饮酒本身是把双刃剑,一方面适度饮酒具有保健作用,不仅可以减缓疲劳,增加愉悦感,还能延长寿命。加州大学尔湾分校的研究显示每天饮用 2 杯啤酒或红酒的人比同龄人长寿的可能性为 18%。2020 年 1 月 8 日,哈佛大学胡丙长团队在 *BMJ* 上发表论文,发现无论男女,在中年时期采用低风险的生活方式,即禁止吸烟、维持体重指数(18.5~24.9)、中度至剧烈运动(≥ 30 分钟 /d)、适度饮酒(女性乙醇摄入 5~15g/d;男性乙醇摄入 5~30g/d)和更高的饮食质量可提高预期寿命达 10 年,而不会出现重大的慢性疾病。

最近研究认为过量饮酒会严重损伤机体的正常生理功能甚至缩短寿命。*The New England Journal of Medicine* 发表的综述认为饮酒可以增加肝脏铁沉积、损伤肝细胞、改变肠道菌群组成、增加肠道通透性而引起肝脏炎症,酒精性肝炎进一步恶化甚至会引发酒精性肝硬化。除了肝脏,过量饮酒也会导致罹患高血压、高甘油三酯、心肌疾病的风险增加,且其与食管癌、直肠癌、乳腺癌等多种癌症的发病密切相关;在 *The Lancet* 刊出的针对 19 个国家共 60 万名有饮酒习惯的人士的大型研究报告里,40 岁之后,每周饮用 10~15 杯酒精饮料(200~350g 乙醇),寿命可能减少 1~2 年;每周饮用超过 18 杯酒(350g 乙醇),则寿命可减少 4~5 年,即使每周摄取 100~200g 乙醇(5~10 杯酒),减短寿命可能达到 6 个月。

嗜酒和酒精滥用已成为全球性的医学和社会问题,据统计仅美国就有 1 540 万人有严重的酒精相关问题,仅次于血管疾病和肿瘤,居公共卫生问题的第三位。我国酒的生产与消费以 13% 比例逐年上升,我国女性饮酒也有逐年增加的趋势。女性体内含有较少的酒精转化酶,对酒精的反应明显比男性要快,因此,对于相同体重的男女,酒精对女性的危害要更为明显。探讨酒精对女性卵巢的影响并提出合理的行为学建议,对女性生殖功能的保护以及维护家庭和社会的和谐稳定都具有十分重要的意义。

(二) 适度饮酒可能延缓绝经年龄

人们对饮酒跟自然绝经年龄之间的关系研究程度尚浅,并且所得结果存在争议。最初在 1985 年 Gavaler 基于动物实验提出饮酒与女性提早绝经是相关的,这一结论得到 Sammel 的认可。但是在很多将常规量饮酒的女性与戒酒女性作比较的研究中,表示她们的绝经年龄并没有显著差异。而 Morris 认为增加的酒精消费延迟绝经年龄,Kinney 甚至给出了中度酒精消费者绝经年龄延迟了 2.2 年的准确数字。2016 年,Taneri PE 等对基于 20 项独立研究的 22 篇文章进行最终系统评价,认为尽管这种关联程度很低,极低和中度酒精摄入量能够延迟绝经年龄。

以上这些完全相反结论的出现除了研究人群的不同以外,还有可能是对于饮酒的计量差别导致的。为了得到更加可靠的饮酒与绝经年龄之间的关系,需要更大样本的代表性人群研究,并根据乙醇的摄入量去准确而统一地定量饮酒量。

(三)饮酒与卵巢衰老

1. **饮酒与卵泡数目** 在 Westhoff 对人类卵巢形态学研究的证据里,阐述了除了吸烟,年龄的增加、有饮酒史都与卵巢内卵泡密度的减少相关。并且饮酒直接损害卵巢的作用显著,过量的酒精不仅可以直接损伤性腺引发卵巢皱缩,临床观察发现长期饮酒还能使女性卵巢质量下降、窦卵泡数目减少。酒精还可以降低人体红细胞的变形性,引起红细胞比容、血液黏稠度增加,使卵巢组织血供减少、微循环障碍,导致卵巢体积减小,影响卵巢功能。动物实验也得到相同的结论,慢性酒精中毒可使雌鼠卵巢体积缩小、窦状卵泡数目减少、黄体消失、雌激素缺乏。但 2016 年 Jennifer D Peck 等对绝经前妇女的卵巢中的非生长卵泡(始基卵泡、中间型卵泡、初级卵泡)总数进行统计,探讨其与累积饮酒(每天的饮酒量乘以饮酒年数)之间的关系。结果发现少量(<1 年)或适度(1~3 年)的饮酒的女性卵巢内非生长卵泡数目明显高于不饮酒组,但是大量(>3 年)饮酒与卵巢内非生长卵泡数目无显著相关,这说明适度饮酒能够提升卵泡数目,增加储备。

2. **饮酒与 AMH** Kline 等发现每周有 2~7 天饮酒的模式与其体内 AMH 水平之间并无关联,但在 Hawkins Bressler 等的研究里,纳入了 1 654 名来自美国密歇根州的 23~34 岁的女志愿者,其中 74% 的自愿者都会有酒精消费,在这些人中又有 74% 的人在过去的一年里至少有一次酩酊大醉。Hawkins 发现相比正常不过量的饮酒方式,每周至少 2 次酩酊大醉(一次 4 杯或以上)的女性的 AMH 水平下降了 26%,而其他的消费酒精的模式(不论是过去还是现在)并没有在 AMH 水平上有明显的差异,这说明经常大量饮酒才会损害卵巢的储备功能。

但是饮酒对于卵泡数目和 AMH 也并非都是损伤的效应。有研究提示,适度饮葡萄酒对卵巢功能有保护作用。葡萄酒中含有的白藜芦醇是长寿蛋白 SIRT1 的激动剂,它能抑制大鼠始基卵泡池的激活,减少卵泡闭锁,有效延缓卵巢衰老,此外,它还能通过 SIRT1 对 PARP-1 的对抗干扰来抑制电离辐射诱导的卵巢早衰的炎症信号,保护卵巢功能。对于卵巢功能下降的化疗小鼠,白藜芦醇还能提高其 AMH 水平,增加窦状卵泡,降低闭锁卵泡。但是这部分研究仅限于动物实验,目前缺乏人群研究数据。

(四)乙醇推荐摄入量

酒精是否会导致损害,主要与摄入乙醇的量有关。乙醇含量的计算公式:乙醇含量(g)= 饮酒量(ml)× 酒精含量(%)× 0.8(酒精比重)。根据《中国居民膳食指南(2016)》,儿童少年、孕妇、乳母不应饮酒,成人如饮酒,健康成年男性每天饮用乙醇不超 25g(相当于啤酒 750ml 或葡萄酒 250ml 或 38 度白酒 75g 或高度白酒 50g),女性则不能超过 15g(相当于啤酒 450ml 或葡萄酒 150ml 或 38 度白酒 50g);而患有慢性肝病、高血压、高脂血症、糖尿病的人,以及孕妇、青少年则应禁忌饮酒。另外,研究表明,一次大量饮酒较分次少量饮酒的危害性大,每天饮酒比间断性饮酒的危害性大,要想不影响健康,饮酒间隔时间要在 3 天以上。饮酒时还要选择好配菜,以减少酒精的危害。

英国建议每周的饮酒量不应超过 112g 乙醇,美国几乎是其 2 倍,意大利、葡萄牙等国也高于英国约 50%,由前文提到 *The Lancet* 的寿命缩短的研究,这些国家的饮酒标准似乎都应该降低。此外,乙醇摄取每超过建议量 100g,则脑卒中概率上升 14%、致死性高血压疾病风险上升 24%、心脏衰竭风险上升 9%、致死性主动脉瘤风险上升 15%。

饮酒对卵巢功能的影响涉及饮酒时间和饮酒量,少量和中等的饮酒方式可能通过增加窦状卵泡数、延缓绝经年龄来保护卵巢功能,但是仍然需要更大的代表性样本和准确统一的乙醇摄入量的研究去进一步证实。此外适当饮葡萄酒能对小鼠的卵巢功能进行保护,目前缺乏人群研究数据。但是长期大量饮酒不仅能直接损伤卵巢引发器官萎缩,还能使 AFC 减少,AMH 值降低,引起雌激素水平波动、FSH 水平升高,导致卵巢储备功能受损。因此限酒是必需的。

三、咖啡饮用建议

老龄化严重的社会中,衰老的延缓成为大家关注的焦点。咖啡因被认为具有潜在的抗衰老作用,并可能降低衰老相关疾病的发生及死亡率。

目前尚无明确的数据证实咖啡与卵巢功能相关,怎样的咖啡饮用更为恰当及健康呢？现有的咖啡因摄入量分级:成人每天摄入 80~250mg 咖啡因[1.1~3.5mg/(kg·d)]为低摄入量,300~400mg[4~6mg/(kg·d)]为中摄入量,超过 500mg[7mg/(kg·d)]为高摄入量。低、中咖啡因摄入量时其作用包括:兴奋大脑皮质,振奋精神,提高注意力、自信心以及工作效率和积极性;增强警觉性和减少疲乏感,提高警惕性和维持持久的工作能力;增强识别能力,缩短快速与选择反应时间,并能提高瞬时口头记忆力;影响睡眠,故入睡困难者晚上应减少其摄入量。而高摄入量的咖啡因可引起焦虑、烦躁、失眠、易怒及精细运动功能受损。睡眠障碍及焦虑等情绪可引起内分泌紊乱及免疫力低下,不良情绪对下丘脑-垂体-卵巢轴造成累加的刺激干扰,导致垂体促卵泡素,黄体生成素分泌异常,内分泌紊乱,改变了月经周期,甚至发生卵巢早衰。研究表明,经期咖啡因摄入量过多,会增加对体内储存的 B 族维生素的消耗。而 B 族维生素中的胆素、肌醇等对中枢神经系统起着镇静作用,因此 B 族维生素缺乏会引起失眠、焦急、易怒等不良状况。另外,过量饮用咖啡会增加体内的雌激素分泌,加重子宫内膜异位症、乳房胀痛等。而经期喝过量咖啡,会使体内雌激素水平明显上升,影响卵巢内卵泡发育,加速卵巢老化,并导致月经紊乱。但亦有研究表明,咖啡因的摄入与经前综合征无关,目前建议女性减少咖啡因的摄入可能无助于预防经前综合征的发展。

研究表明,每天摄入 100~200mg 咖啡因,就足以提神,且对身体无害。而饮用咖啡最佳时间,就上班族而言,是清晨早饭后刚到办公室时,以及午休过后准备展开下午繁忙的工作之际。此时一杯咖啡,就能免除饭后惯有的昏昏欲睡。饮用过多的咖啡,也会导致钙质的流失,对于年长者,尤其是中老年妇女,更是骨质疏松的一大威胁。每天两杯或两杯以上的咖啡,会增加约 50% 的骨折概率,研究者认为年长者喝咖啡,一天一杯相对安全。

而经期咖啡的饮用也有如下几方面需要注意:①咖啡含有大量的咖啡因,摄入过多的咖啡因会阻碍糖类的新陈代谢,使乳房产生水肿,出现胀痛;②经期咖啡因摄入量过多,会增加对体内储存的 B 族维生素的消耗,导致 B 族维生素缺乏,会使经期的女性大脑亢奋,不能保持冷静平和的心情,从而引起失眠、焦虑、易怒等情绪不稳的症状;③月经期间咖啡过量摄入,可能造成经量增多和经期痛经的症状,宜多饮水,及时补充体内水分;④过量饮用咖啡会影响体内的雌激素水平,影响卵巢内卵子的数量,导致月经紊乱,甚至卵巢早衰;⑤经期饮用咖啡时忌空腹,并注意钙质补充。

对咖啡的喜爱,应持以理性的态度。不良生活方式目前已成为威胁人类生育力的主要因素之一。明确不良生活方式对女性生殖功能的负面影响,了解该负面影响机制,探索预防该负面影响的方法至关重要。因此,改善不良生活方式可作为改善女性生育功能的一种新思路,而咖啡与女性卵巢功能的研究有待于未来进一步的探索。

(陈 骞 李咪璐 王 恬)

参考文献

1. Dower JI, Geleijnse JM, Hollman PC, et al. Dietary epicatechin intake and 25-y risk of cardiovascular mortality: the Zutphen Elderly Study. Am J Clin Nutr, 2016, 104 (1): 58-64.

2. Liu JX, Liu SW, Zhou HM, et al. Association of green tea consumption with mortality from all-cause, cardiovascular disease and cancer in a Chinese cohort of 165, 000 adult men. Eur J Epidemiol, 2016, 31 (9): 853-865.

3. Liu K, Zhou R, Wang B, et al. Effect of green tea on glucose control and insulin sensitivity: a meta-analysis of 17 randomized controlled trials. Am J Clin Nutr, 2013, 98 (2): 340-348.

4. Amiot MJ, C Riva, Vinet A. Effects of dietary polyphenols on metabolic syndrome features in humans: a systematic review. Obes Rev, 2016, 17 (7): 573-586.

5. Kang Sun, Le Wang, Qingping Ma, et al. Association between tea consumption and osteoporosis: A meta-analysis. Medicine (Baltimore), 2017, 96 (49): e9034.

6. Shen CL, MC Chyu, Wang J S. Tea and bone health: steps forward in translational nutrition. Am J Clin Nutr, 2013, 98 (6 Suppl): 1694S-1699S.

7. Farzaei MH, Bahramsoltani R, Abbasabadi Z, et al. Role of green tea catechins in prevention of age-related cognitive decline: pharmacological targets and clinical perspective. J Cell Physiol, 2019, 234 (3): 2447-2459.

8. 陈宗懋. 饮茶与健康的起源和历史. 中国茶叶, 2018, 40 (10): 1-3.

9. Clifford MN, JJ van der Hooft, A Crozier. Human studies on the absorption, distribution, metabolism, and excretion of tea polyphenols. Am J Clin Nutr, 2013, 98 (6 Suppl): 1619S-1630S.

10. Yang CS, Wang X, Lu G, et al. Cancer prevention by tea: animal studies, molecular mechanisms and human relevance. Nat Rev Cancer, 2009, 9 (6): 429-439.

11. Mazzanti G, A Di Sotto, A Vitalone. Hepatotoxicity of green tea: an update. Arch Toxicol, 2015, 89 (8): 1175-1191.

12. Di Lorenzo C, Ceschi A, Kupferschmidt H, et al. Adverse effects of plant food supplements and botanical preparations: a systematic review with critical evaluation of causality. Br J Clin Pharmacol, 2015, 79 (4): 578-592.

13. de la Torre R, de Sola S, Hernandez G, et al. Safety and efficacy of cognitive training plus epigallocatechin-3-gallate in young adults with Down's syndrome (TESDAD): a double-blind, randomised, placebo-controlled, phase 2 trial. Lancet Neurol, 2016, 15 (8): 801-810.

14. Peairs A, Dai R, Gan L, et al. Epigallocatechin-3-gallate (EGCG) attenuates inflammation in MRL/lpr mouse

mesangial cells. Cell Mol Immunol, 2010, 7 (2): 123-132.

15. Han X, Zhang J, Xue X, et al. Theaflavin ameliorates ionizing radiation-induced hematopoietic injury via the NRF2 pathway. Free Radic Biol Med, 2017, 113: 59-70.

16. Kumazoe M, Sugihara K, Tsukamoto S, et al. 67-kDa laminin receptor increases cGMP to induce cancer-selective apoptosis. J Clin Invest, 2013, 123 (2): 787-799.

17. Niu Y, Na L, Feng R, et al. The phytochemical, EGCG, extends lifespan by reducing liver and kidney function damage and improving age-associated inflammation and oxidative stress in healthy rats. Aging Cell, 2013, 12 (6): 1041-1049.

18. Wang X, Liu F, Li J, et al. Tea consumption and the risk of atherosclerotic cardiovascular disease and all-cause mortality: the China-PAR project. Eur J Prev Cardiol, 2020, 12: 2718.

19. Xiong LG, Chen YJ, Tong JW, et al. Epigallocatechin-3-gallate promotes healthy lifespan through mitohormesis during early-to-mid adulthood in Caenorhabditis elegans. Redox Biol, 2018, 14: 305-315.

20. Lopez TE, Pham HM, Nguyen BV, et al. Green tea polyphenols require the mitochondrial iron transporter, mitoferrin, for lifespan extension in Drosophila melanogaster. Arch Insect Biochem Physiol, 2016, 93 (4): 210-221.

21. Dorjgochoo T, Kallianpur A, Gao YT, et al. Dietary and lifestyle predictors of age at natural menopause and reproductive span in the Shanghai Women's Health Study. Menopause, 2008, 15 (5): 924-933.

22. Wang H, Chen H, Qin Y, et al. Risks associated with premature ovarian failure in Han Chinese women. Reprod Biomed Online, 2015, 30 (4): 401-407.

23. Ghafurniyan H, Azarnia M, Nabiuni M, et al. The effect of green tea extract on reproductive improvement in estradiol valerate-induced polycystic ovarian syndrome in rat. Iran J Pharm Res, 2015, 14 (4): 1215-1233.

24. Chen ZG, Luo LL, Xu JJ, et al. Effects of plant polyphenols on ovarian follicular reserve in aging rats. Biochem Cell Biol, 2010, 88 (4): 737-745.

25. Fabbri R, Macciocca M, Vicenti R, et al. Epigallocatechin-3-gallate inhibits doxorubicin-induced inflammation on human ovarian tissue. Biosci Rep, 2019: 39.

26. Li Y, Schoufour J, Wang DD, et al. Healthy lifestyle and life expectancy free of cancer, cardiovascular disease, and type 2 diabetes: prospective cohort study. BMJ, 2020, 368: l6669.

27. Fuster D, Samet JH. Alcohol use in patients with chronic liver disease. N Engl J Med, 2018, 379 (26): 2579.

28. Wood AM, Kaptoge S, Butterworth AS, et al. Risk thresholds for alcohol consumption: combined analysis of individual-participant data for 599912 current drinkers in 83 prospective studies. Lancet, 2018, 391 (10129): 1513-1523.

29. Gavaler JS. Effects of moderate consumption of alcoholic beverages on endocrine function in postmenopausal women. Bases for hypotheses. Recent Dev Alcohol, 1988, 6: 229-251.

30. Sammel MD, Freeman EW, Liu ZY, et al. Factors that influence entry into stages of the menopausal transition. Menopause, 2009, 16 (6): 1218-1227.

31. Bernis C, Reher D. Environmental contexts of menopause in Spain: comparative results from recent research. Menopause, 2007, 14 (4): 777-787.

32. Nagata C, Wada K, Nakamura K, et al. Associations of physical activity and diet with the onset of menopause in Japanese women. Menopause, 2012, 19 (1): 75-81.

33. Morris DH, Jones ME, Schoemarker MJ, et al. Body mass index, exercise, and other lifestyle factors in relation to age at natural menopause: analyses from the breakthrough generations study. Am J Epidemiol, 2012, 175 (10): 998-1005.

34. Kinney A, Kline J, Kelly A, et al. Smoking, alcohol and caffeine in relation to ovarian age during the reproductive years. Hum Reprod, 2007, 22 (4): 1175-1185.

35. Taneri PE, Jong JCK, Bramer WM, et al. Association of alcohol consumption with the onset of natural

menopause: a systematic review and meta-analysis. Hum Reprod Update, 2016, 22 (4): 516-528.

36. Westhoff C, Murphy P, Heller D. Predictors of ovarian follicle number. Fertil Steril, 2000, 74 (4): 624-628.

37. Grive KJ, Freiman RN. The developmental origins of the mammalian ovarian reserve. Development, 2015, 142 (15): 2554-2563.

38. Peddicord RG. A computational model of cerebellar cortex and peripheral muscle. Int J Biomed Comput, 1977, 8 (3): 217-237.

39. Peck JD, Quaas AM, Craig LB, et al. Lifestyle factors associated with histologically derived human ovarian non-growing follicle count in reproductive age women. Hum Reprod, 2016, 31 (1): 150-157.

40. Kline J, Tang A, Levin B. Smoking, alcohol and caffeine in relation to two hormonal indicators of ovarian age during the reproductive years. Maturitas, 2016, 92: 115-122.

41. Bressler LH, Bernardi LA, Chavez PJD, et al. Alcohol, cigarette smoking, and ovarian reserve in reproductive-age African-American women. Am J Obstet Gynecol, 2016, 215 (6): 758 e1-758 e9.

42. Collett JH, Koo L, Cox B. The influence of micellar concentrations of polysorbate 20 on the in vivo absorption of some substituted benzoic acids. Acta Pharm Suec, 1978, 15 (2): 119-126.

43. Said RS, EI-Demerdash E, Nada AS, et al. Resveratrol inhibits inflammatory signaling implicated in ionizing radiation-induced premature ovarian failure through antagonistic crosstalk between silencing information regulator 1 (SIRT1) and poly (ADP-ribose) polymerase 1 (PARP-1). Biochem Pharmacol, 2016, 103: 140-150.

44. K Takahashi, Ishigami A. Anti-aging effects of coffee. Aging, 2017, 9 (8): 1863-1864.

45. Gunter MJ, Murphy N, Cross AJ, et al. Coffee drinking and mortality in 10 european countries: a multinational cohort study. Annals of Internal Medicine, 2017, 167 (4): 236-247.

46. Purdue-Smithe, Manson JE, Hankinson SE, et al. A prospective study of caffeine and coffee intake and premenstrual syndrome. The American Journal of Clinical Nutrition, 2016, 104 (2): 499-507.

第四节　保证充足睡眠

　　人的一生中,有将近1/3 的时间处于睡眠状态。睡眠能使人的体能及精力得以恢复,还能增强免疫功能、促进生长发育、增强学习及记忆能力,并保持情绪的稳定。因此,充足的睡眠在维持人体正常的生理功能中占有重大意义。本节内容将讲述睡眠对机体的好处,改善睡眠的方式并给予医学建议。

一、睡眠节律及质量评估

　　根据人类睡眠时眼电图、肌电图和脑电图的变化,将睡眠分为快速动眼睡眠（rapid eye movement sleep, REM sleep）和非快速动眼睡眠（non-rapid eye movement sleep, NREM sleep）。在正常睡眠中 NREM 睡眠与 REM 睡眠交替出现,每次交替为 1 个周期,每夜 4~6 个周期。由于遗传因素如个体差异,躯体活动量及特定心理状态等影响,使个体睡眠时间及深度存在很大差异。总睡眠时间因人而异,一般每夜需要 6~8 小时睡眠。人脑内存在睡眠和觉醒两大系统,分别由众多的神经核团和递质组成。这两个系统的相互抑制,能调节睡眠和觉醒的时相切换,也称为睡眠 - 觉醒节律。规律的睡眠 - 觉醒周期能维持体内神经 - 内分泌 - 免疫的稳态。

　　睡眠质量包括睡眠的深度和睡眠时间两个方面,其评价包括了主观评价和客观评价。

主观评价主要通过睡眠质量、入睡时间、睡眠时间及睡眠效率等方面来评估。而客观评价则通过脑电图、肌电图及眼动图等数据来评价睡眠质量。

二、睡眠对机体健康及卵巢功能的影响

睡眠对于体力恢复及促进生长发育具有重要意义。而睡眠剥夺可通过多种途径诱发机体的氧化应激反应,具体包括能量消耗代谢及自由基的产生增多,机体抗氧化能力下降以及通过内质网应激间接引起氧化应激等三条途径。氧化应激条件下,儿茶酚胺和糖皮质激素升高,以动员机体各方面的机制来对付应激作用下机体出现自由基产生和清除失衡,自由基在体内大量"堆积",引发广泛的损伤效应。

Davis 等人在睡眠剥夺的女性人群中发现,与睡眠节律正常女性相比她们的 LH、FSH 水平则升高。这提示着卵巢功能下降,而这一改变可能与褪黑素的降低及昼夜节律的消失有关。近期研究提示,睡眠不规律、熬夜、睡眠质量差是卵巢储备功能减退的危险因素之一。睡眠质量差对卵巢功能的影响已在第四章第六节进行详细阐述。

三、改善睡眠的方式

"晚上睡不着,白天醒不了"是现在很多年轻人的状态,进而形成一个恶性循环。其实,睡眠与昼夜更替存在着密切的关系。古代人"日出而作,日落而息"的生活就是对这种规律的适应。不过进化到现代文明后,这种格局就遭到了严重的破坏。人们的睡眠时间大大缩短,夜间做事变得更为普遍,很多人把宝贵的睡眠时间花在聚会、饭局、手机上,睡前太兴奋,人们的神经一直处于跳跃状态,大大影响了睡眠质量。睡前放松心情、调整好状态是保证良好睡眠的前提。

医学上改善睡眠障碍的药物主要有褪黑素及其类似物,苯二氮䓬受体激动剂和非苯二氮䓬类药物这几大类。褪黑素是松果体分泌的一种胺类激素,其表达呈现明显的昼夜周期性变化。褪黑素是用来调整生物节律的有效药物,而苯二氮䓬类药物常用于治疗睡眠障碍。迄今已筛选出一些小分子化合物,能通过修饰生物钟蛋白磷酸化来调节生物节律,从而有望成为治疗生物节律紊乱和睡眠障碍的新型药物。此外,中医药包括针灸及中药成分具有改善睡眠的巨大潜能。

睡眠在维持人体健康的生理功能中起了重要的作用。规律的睡眠 - 觉醒周期能维持体内神经 - 内分泌 - 免疫的稳态。故此,充足的睡眠时间及节律性的睡眠 - 觉醒周期在维持人体、器官及细胞功能方面起着极为重要的作用。良好的生活作息也有利于体内自由基的清除,延缓器官衰老速度,提高生活质量。而在睡眠障碍的情况下,褪黑素及某些中药成分在延缓机体衰老及改善卵巢功能方面可能具有一定的作用。但保证充足的睡眠是否能够确切延缓卵巢衰老,仍有待在动物和人群中进行验证。

(魏 嘉)

参考文献

1. Kloss JD, Perlis ML, Zamzow JA, et al. Sleep, sleep disturbance, and fertility in women. Sleep Med Rev, 2015, 22: 78-87.

2. 朱鸿秋，王艳娜，谢丹，等 . 卵巢储备功能下降危险因素的分析 . 浙江临床医学，2017, 19（009）: 1697-1698.

第五节　坚持适度锻炼

生命在于运动。科学而适宜的运动能强身健体、防御疾病、延年益寿。然而，在现代社会，科技日新月异，出行及生活日益便捷，人们的身体活动量急剧减少；生活节奏快、工作压力大，人们不愿意或难以抽出时间锻炼身体，缺乏锻炼引起的亚健康和各种疾病日益增多。世界卫生组织（World Health Organization，WHO）在 2010 年发布的《关于身体活动有益健康的全球建议》指出，缺乏身体活动已成为全球范围内第四大死亡危险因素（占总死亡人数的 6%），体育锻炼是身体活动的重要内容。因此，WHO 呼吁全球各国卫生部门高度重视体育锻炼，号召民众积极参加体育锻炼。2017 年 8 月 10 日，中国国家体育总局发布了《全民健身指南》，科学引导全民参与健身。本节就适度锻炼保护卵巢功能的角度进行阐述。

一、适度锻炼与机体健康

众所周知，适度运动有益健康。然而，由于年龄、性别、身体素质、健康状态、职业特点、运动基础等不同，"适度"没有一概而论的统一标准。运动的"度"即"运动量"，由"运动强度"和"运动时间"决定。不同形式的运动，强度不同。运动强度达到一定程度后，心率增快，运动最大心率 =220- 实际年龄。国家体育总局发布的《全民健身指南》将体育锻炼强度分为低强度、中等强度和高强度三个级别。低强度锻炼时的心率是最大心率的50%~60%，一般低于 100 次 /min；中等强度锻炼时心率达最大心率的 60%~85%，一般是100~140 次 /min；高强度锻炼时的心率达到或超过最大心率的 85%，一般 >140 次 /min。WHO 指出有益健康的适度锻炼是指成人（18~64 岁）每周至少保证 150 分钟的中等强度运动或 75 分钟高强度运动，或两种强度结合的运动达到相同水平。运动量达不到这个水平，即缺乏锻炼。过量运动指运动时间或强度明显超过适度运动的水平。缺乏锻炼严重危害健康，引起肥胖、心脑血管疾病、亚健康等。纵向数据显示，与不锻炼的人相比，经常进行体育锻炼的人死亡风险要低 30%。但是，在重视体育锻炼带来诸多益处的同时，要警惕不恰当的锻炼带来的危害，过量或过强的体育锻炼带来的健康效益会减少，并且增加运动性伤害的风险。美国一项包含 120 万名 18 岁及以上人群的横断面研究显示，每天平均锻炼时间 >90 分钟或一个月 >23 次都可能不利于身心健康，每天锻炼时间 >3 小时的人健康状况比不锻炼的人更差。

2018 年 9 月，WHO 在最新的研究中报告了全球范围内 18 岁以上成年人缺乏锻炼的普遍性，以女性及高收入国家更突出，使心血管疾病、2 型糖尿病、痴呆以及部分癌症的患病率增加。中国公民健康素养 66 条（2015 版）第 1 条指出，健康不仅是没有疾病，而是身体、心理和社会相互适应的完好状态。体育锻炼可以预防肥胖，调节血糖、血脂和胰岛素代谢，促进身心健康、提高社会适应能力、延缓衰老并减轻衰老相关疾病发生的风险。

二、适度锻炼与卵巢功能

研究表明,长期规律的中等强度体育锻炼可以保护卵巢功能、延缓卵巢衰老、推迟绝经年龄并延长女性的生育年限。而长时间的高强度运动增加氧化应激,诱发颗粒细胞凋亡,导致卵泡闭锁,卵泡池耗竭,影响卵巢排卵和内分泌功能。因此,体育锻炼是把双刃剑,适度锻炼才能对卵巢功能起到积极的保护作用。根据WHO《关于身体活动有益健康的全球建议》和中国国家体育总局《全民健身指南》中的科学号召,推荐成年女性进行有益于健康的适度锻炼,即每周至少保证150分钟的中等强度运动或75分钟的高强度运动,或两种强度结合的运动达到相同水平,促进机体健康,延缓卵巢衰老。

体育锻炼影响卵巢功能的机制尚未明确。目前的研究结论支持或推测体育锻炼通过调节自噬、氧化应激和卵巢的血液循环来影响卵巢功能。

(一) 适度锻炼与自噬

自噬以一种进化保守的作用机制存在于所有真核生物之中,降解功能失调的蛋白质和衰竭的细胞器,在维持细胞稳态和延长寿命方面发挥重要作用。自噬活性受损会缩短生物寿命并导致器官过早衰老。随着年龄增长,自噬活性逐渐下降,细胞凋亡率增加,器官衰老。适度锻炼之所以有促进健康、延缓衰老的作用,部分原因是它能促进机体各器官产生保护性的自噬活动。而在超强度的运动过程中,机体的自噬活性极度升高,细胞内蛋白过度分解,组织和器官功能受损。适度锻炼是否通过影响卵巢自噬发挥保护卵巢功能的作用仍有待研究。

(二) 适度锻炼与氧化应激

活性氧是需氧生物的生命活动中产生的含氧自由基及其衍生物。在生理状态下,活性氧的产生和消除处于平衡状态,当活性氧产生过多或抗氧化系统功能异常时,引起机体自由基代谢失衡,即氧化应激,造成蛋白质、脂质和核酸等物质的氧化损伤。氧化应激诱发颗粒细胞凋亡,导致卵泡闭锁,卵泡池耗竭,卵巢功能减退。长期中等强度的有氧运动刺激机体产生抗氧化物,增加体内抗氧化酶的活性,降低氧化损伤。动物实验证实中等强度的有氧运动降低小鼠卵巢组织中的氧化应激。

人体的抗氧化系统足够应付生理条件下产生的活性氧,但大多数组织的抗氧化储备能力相当有限。短时间、足够强度的剧烈运动会刺激机体抗氧化酶的活性,这种反应是细胞在氧化应激下的一种防御机制。而长时间、剧烈的运动时,活性氧产生过多,细胞的抗氧化防御会被大量活性氧击毁,导致细胞和组织的广泛损伤。同时,长时间的剧烈运动还会导致组织中维生素E含量的短暂下降,并改变身体各种组织中的谷胱甘肽氧化还原状态,破坏机体的抗氧化系统,增加氧化应激损伤,损害卵巢功能。

(三) 适度锻炼与卵巢血液循环

适度锻炼增加卵巢组织中动脉的剪切力,保护卵巢这类非运动性组织的血管内皮细胞的功能。其次,体育锻炼产生的较高的循环抗氧化剂浓度和较低的氧化应激水平抑制抗凝蛋白C通路、降低血小板的黏附和聚集,抑制血管内凝血,保障卵巢的正常血供。此外,中等强度的有氧运动具有抗动脉粥样硬化作用,并提高体内NO含量。NO是强效的血管舒张剂,有效抑制血管收缩,避免血管狭窄和血流减少,改善卵巢血供。

由于个体、种族、地域、年龄等因素的差异,以及每个人平时坚持运动的强度和时间不同,刺激机体合理自噬及氧化应激的运动时间和强度的阈值难以确定,最佳运动类型、"剂量"及作用机制尚不明确,有待更多大样本高质量的人群研究进一步探索体育锻炼的类型、强度、持续时间、频率以及总量之间的量效关系,提供更科学的锻炼策略,获得更大的健康效益。此外,目前有关不同类型和强度的锻炼影响卵巢功能的确切机制十分有限,有待更多可靠的研究探索关键机制,为不同年龄及生理状态的女性提供个性化锻炼方案。

(叶双梅)

参考文献

1. Guthold R, Stevens GA, Riley LM, et al. Worldwide trends in insufficient physical activity from 2001 to 2016: a pooled analysis of 358 population-based surveys with 1. 9 million participants. Lancet Glob Health, 2018, 6 (10): e1077-e1086.

2. Mendes R, Sousa N, Barata JL. Physical activity and public health: recommendations for exercise prescription. Acta Med Port, 2011, 24 (6): 1025-1030.

3. Schnohr P, O'Keefe JH, Marott JL, et al. Dose of jogging and long-term mortality: the Copenhagen City Heart Study. J Am Coll Cardiol, 2015, 65 (5): 411-419.

4. Chekroud SR, Gueorguieva R, Zheutlin AB, et al. Association between physical exercise and mental health in 1. 2 million individuals in the USA between 2011 and 2015: a cross-sectional study. Lancet Psychiatry, 2018, 5 (9): 739-746.

5. Dorjgochoo T, Kallianpur A, Gao YT, et al. Dietary and lifestyle predictors of age at natural menopause and reproductive span in the Shanghai Women's Health Study. Menopause, 2008, 15 (5): 924-933.

6. Filfan M, Sandu RE, Zavaleanu AD, et al. Autophagy in aging and disease. Rom J Morphol Embryol, 2017, 58 (1): 27-31.

7. Alvers AL, Fishwick LK, Wood MS, et al. Autophagy and amino acid homeostasis are required for chronological longevity in Saccharomyces cerevisiae. Aging Cell, 2009, 8 (4): 353-369.

8. Cuervo AM, Macian F. Autophagy and the immune function in aging. Curr Opin Immunol, 2014, 29: 97-104.

9. Escobar KA, Cole NH, Mermier CM, et al. Autophagy and aging: maintaining the proteome through exercise and caloric restriction. Aging Cell, 2018: e12876.

10. Banerjee AK, Mandal A, Chanda D, et al. Oxidant, antioxidant and physical exercise. Mol Cell Biochem, 2003, 253 (1-2): 307-312.

11. Luderer U. Ovarian toxicity from reactive oxygen species. Vitam Horm, 2014, 94: 99-127.

12. Gomez-Cabrera MC, Domenech E, Vina J. Moderate exercise is an antioxidant: upregulation of antioxidant genes by training. Free Radic Biol Med, 2008, 44 (2): 126-131.

13. Ji LL, Zhang Y. Antioxidant and anti-inflammatory effects of exercise: role of redox signaling. Free Radic Res, 2014, 48 (1): 3-11.

14. Falone S, Santini SJ, Cordone V, et al. Regular and moderate exercise counteracts the decline of antioxidant protection but not methylglyoxal-dependent glycative burden in the ovary of reproductively aging mice. Oxid Med Cell Longev, 2016, 2016: 3837623.

15. Mathis KM, Sturgeon KM, Winkels RM, et al. Exercise and chemotherapy-induced amenorrhea. Med Hypotheses, 2018, 116: 49-53.

16. Nyberg M, Seidelin K, Andersen TR, et al. Biomarkers of vascular function in premenopausal and recent postmenopausal women of similar age: effect of exercise training. Am J Physiol Regul Integr Comp Physiol, 2014, 306 (7): R510-517.

17. Thijssen DH, Cable NT, Green DJ. Impact of exercise training on arterial wall thickness in humans. Clin Sci, 2012, 122 (7): 311-322.

18. Braga VA, Couto GK, Lazzarin MC, et al. Aerobic exercise training prevents the onset of endothelial dysfunction via increased nitric oxide bioavailability and reduced reactive oxygen species in an experimental model of menopause. PLoS One, 2015, 10 (4): e0125388.

中英文对照索引

K